临床路径病历
书写与评价标准

主　编： 刘爱民　刘春玲

副主编： 李　恬　吴爱华

编　者： 冯　源　张一辉　刘　华　侯东敏　卜晓英　胡燕生
吴秀兰　赵海平　程　石　叶京明　罗　奕　王星宇
刘东慧　孟　莉　夏志伟　刘晋才　李成义　王新生
叶　辉　黄碧波　吴韫宏　李丽华　张燕宏　焦建军
楚恒群　左　力　李春英　秦安京

校　对： 李　蓓　韩宝泉

中国协和医科大学出版社

图书在版编目（CIP）数据

临床路径病历书写与评价标准 / 刘爱民、刘春玲主编. —北京：中国协和医科大学出版社，2012. 10
ISBN 978 -7 -81136 -744 -7

Ⅰ. ①临… Ⅱ. ①刘… ②刘… Ⅲ. ①病案 - 书写规则 Ⅳ. ①R197. 323

中国版本图书馆 CIP 数据核字（2012）第 201963 号

临床路径病历书写与评价标准

主　　编：刘爱民　刘春玲
责任编辑：吴桂梅　林　娜

出版发行：中国协和医科大学出版社
（北京东单三条九号　邮编 100730　电话 65260378）
网　　址：www. pumcp. com
经　　销：新华书店总店北京发行所
印　　刷：北京佳艺恒彩印刷有限公司

开　　本：889×1194　1/16 开
印　　张：53.5
字　　数：1500千字
版　　次：2013 年 3 月第一版　　**2014年6月第二次印刷**
定　　价：168. 00 元

ISBN 978 -7 -81136 -744 -7

序　言

根据国务院公布的《医药卫生体制五项重点改革2009年工作安排》要求，卫生部于2009年启动了临床路径试点工作。临床路径是一种有行之有效的、精细化的科学管理工具，旨在建立标准化、规范化的医疗流程。采用临床路径后，可以避免传统路径使同一疾病在不同地区、不同医院，不同的治疗组或者不同医师出现不同的治疗方案，避免了其随意性，提高了费用、预后等的可评估性，可以有效缓解小病、常见病涌入大医院，占用高端医疗资源的不合理现象。临床路径在规范医疗流程的同时，还强调了个性化治疗，根据每个患者的个体素质不同，并发症不同，用药品种也不相同，对于有严重并发症的患者还允许离开原设定的临床路径，进入其他的路径。

临床路径对于医院精细化的管理提供了依据和控制手段，医疗机构是否按照设定的路径诊断，能否在规定的时间完成诊断，做到了有据可循，可以监控。按照临床路径执行，不仅能够促进医疗质量和安全，还关系到医疗资源的合理利用，关系到人民群众对医疗服务的满意程度，用合理的投入，保障人民的健康。

卫生系统无论是实施临床路径、进行医院等级评审、重点专科建设、手术分级管理和抗菌药物管理，无一不是通过病案来获取数据，因此对病案的书写和管理水平的要求越来越高。同时也面临诸多新的问题。中国医院协会病案管理专业委员会的专家们历经一年半的研究，编写、出版了这本书，对病案书写和质量评估提供了科学的依据，对促进卫生部提出临床路径的措施给予了实实在在的支持，好的病案记录，就能够体现整个临床思维过程。科学地病案记录，对于今后的科研总结、各类检查所需要的信息支持，无疑是极为重要的，对于今后可能出现的医疗纠纷也能成为可靠的证据，能更好地保护医患两方的利益。

实施临床路径是我国医药卫生体制改革的重要举措之一，相信本书的出版必将对规范医疗行为、提高医疗质量、保证患者安全发挥一定的促进作用。

中国医院协会常务副会长兼秘书长

前　言

党中央国务院在关于深化医药卫生体制改革的意见中指出：“医药卫生事业关系亿万人民的健康，关系千家万户的幸福，是重大民生问题。”为解决好民生大事，卫生部在多方面采取措施，其中包括于2009年末出台了22个专业112个临床路径病种。随后卫生部又于2010年和2011年先后推出了219个临床路径病种，一共是331个病种。

临床路径是一种质量管理工具，将有效地对医疗质量进行监督、管理、评估。临床路径的实施，将会规范医疗行为，提高医疗安全，促进合理用药，减少医疗随意性。同时，也会减低个体的医疗费用，减少住院天数，使医疗费用趋于合理。为了切实推进临床路径的工作，医院评审文件也制定了单项否决的政策，对于没有贯彻执行卫生部临床路径的医院，实行一票否决。

病历是医师的工作日记，也是参与医疗的医务人员共同参考的材料。医师有责任详尽的记录患者病情的演变过程和采取的医疗措施。归档后病案，具有备忘、备考、守信、凭证的功能，可以在医疗、研究、教学、管理、病种付费、医疗纠纷等方面发挥作用。医师书写病历时不应过度地从法律的角度出发，把病历写成法律文书，那样医师就不会写病历，也不敢写病历了。按照病案管理专业委员会提供的临床路径病历书写标准，将有效地提高病历书写质量，避免流水账及缺漏重要的内容。对于病案书写质量监控工作，按照此标准检查才能有据可依，方便、准确，容易培训。

医疗机构采用临床路径管理病种，不仅改变了医疗行为，也改变了传统的病案书写和质控模式。为配合卫生部的临床路径工作，中国医院协会病案管理专业委员会组织部分专家研究、编写了本书，根据临床路径各病种的标准医疗流程，明确应记录的内容与要点，同时也提供了评分的标准，目的是促进病历的书写质量，科学地评估病历书写存在的问题。本书将为病案书写与质量监控提供新的标准方案。

编者

2013年1月

使用说明

《临床路径病历书写与评估标准》一书是中国医院协会病案管理专业委员会组织全国部分从事多年病案质控的专家，以卫生部发布的第一批22个专业112个临床路径病种为基础，以《病历书写基本规范》为指导，历时一年半时间编写的一本旨在作为医务人员书写病案时的参考，作为病案质控人员在监控及评估时作为统一标准的指导。

一、临床路径疾病质控表

此表分为进入临床路径标准和病案质量监控表两部分。

1．进入临床路径标准

疾病进入临床路径的标准是通过疾病编码和手术编码来体现。由于入路径疾病的名称有具体的内涵，只能通过疾病编码和解释才能准确地将相关的内容归入相应的路径，以便准确地收集、提供数据，进行临床路径病种的管理。

例如：先天性巨结肠（ICD－10：Q43.101，Q43.102，Q43.103）

包括疾病：

Q43.101 先天性短段型巨结肠

Q43.102 先天性普通型巨结肠

Q43.103 先天性长段型巨结肠

不包括：

Q43.104 先天性全段型巨结肠

Q43.105 先天性超短型巨结肠

仅从卫生部临床路径中的先天性巨结肠疾病名称，是不能判断具体的病种。在各个临床路径的入径标准中，有详细的解释及国际疾病分类编码，通过这些就可以确定进入路径的病种。

2．病案质量监控表

共有6项内容，包括监控项目、监控重点（监控内容）、分数、减分理由、住院时间和备注。

监控类别 / 住院时间	监控项目	监控要点	分数	减分理由	备注

表的横栏是标准化的，对每一个病种的监控项目都是按时间顺序，对每一个监控的内容都列出了应当评估的要点，以评估病历记录的某一部分内容，给出得分结果的同时提出扣分的理由。

例如：对于肾癌的临床路径病历，监控入院记录和病案首页项目中的主要诊断名称及编码的评估要点，监控内容是肾癌的ICD－10编码为：C64，D09.101。如果相符，此份病历属于临床路径入组疾病。

表的纵栏是按时间顺序，即住院天数以及在此住院时间内应完成病历的各个部分，包括：首页、入院记录、首次病程记录、麻醉知情同意书、麻醉术前访视记录、输血知情同意书、手术知情同意书、术前小结、术前讨论、麻醉记录单、麻醉术后访视记录、手术记录、手术安全核查记录、手术清点记录、术后首次病程记录、出院记录、特殊检查、特殊治疗同意书等医学文书、病危（重）通知书、医嘱、一般书写规范、变异情况。内外科病历记录有所区别。

二、评分方法

传统的病历质量评估，对于手术病历、住院天数长、疑难杂症、危重症病历因书写内容多，出现问题的概率也多，扣分的比例相对大。《临床路径病历书写与评估标准》中的评分，避免了上述原因造成的偏差，对病历的估计也相对公平和客观。如有的病种分为32部分，有的达到40部分。每一部分的评分共有五个级别，从0至5分，缺省2分（不设）。这是因为2介于1和3之间差异小，意义不大。

评分的办法是将各项所得分数相加为总分数，用总分数除以被检查的部分，假定检查部分有32个评分点，则为评出的实际分计算公式为：分值 =100 ÷（32 ×5）=0.63（保留两位小数）。即，某部分评估得分为5分，实际分值是：5 ×0.63。如果评估得分为132分，则实际得分的计算方法为：132分 × 0.63 =83（不保留小数），即实际得分是83分。

三、评估流程

1. 审核是否符合进入路径标准，对照疾病分类编码，检查入院诊断是否符合。

2. 审核患者住院时间与该病种临床路径所要求的住院时间是否一致。

3. 对照临床路径质控表，检查各住院时间段内计划项目的实施情况，有无遗漏，病历记录是否准确和完善。

4. 检查医嘱执行情况，遵嘱执行的内容是否符合相关要求，并在病程记录中体现。

5. 根据《病历书写基本规范》的要求检查病历记录的完整性、及时性和客观性。

《临床路径病历书写与评估标准》一书，突出了重点监控内容，详细提出了某一病种在疾病治疗的不同阶段，医师应完成的重点记录。提示临床医师，在规范诊疗工作的同时，也应规范书写病历，使临床医师清楚病历的各项内容应该写什么、如何写、以及如何评估。希望本书的出版对于提高病历书写质量和病历评估质量有所帮助。但是由于作者水平有限，加之涉及专业较广，书中会有不当之处，敬请广大临床医师指正，我们将做进一步的修正。

目 录

一、呼吸内科 …… 1
（一）肺血栓栓塞症（中低危） …… 1
（二）肺血栓栓塞症（高危） …… 6
（三）社区获得性肺炎 …… 11
（四）慢性阻塞性肺疾病急性加重期 …… 16
（五）支气管扩张症 …… 21
（六）支气管哮喘 …… 26
（七）自发性气胸 …… 31
二、消化内科 …… 36
（一）肝硬化腹水 …… 36
（二）急性胰腺炎 …… 43
（三）胆总管结石 …… 49
（四）胃十二指肠溃疡 …… 55
（五）大肠息肉 …… 61
（六）反流性食管炎 …… 67
三、心血管内科 …… 73
（一）不稳定性心绞痛 …… 73
（二）慢性稳定性心绞痛 …… 81
（三）急性非 ST 段抬高性心肌梗死 …… 88
（四）急性 ST 段抬高性心肌梗死 …… 96
（五）急性左心功能衰竭 …… 104
（六）病态窦房结综合征 …… 110
（七）持续性室性心动过速 …… 116
四、血液内科 …… 128
（一）特发性血小板减少性紫癜 …… 128
（二）急性早幼粒细胞白血病 …… 134
（三）完全缓解急性早幼粒细胞白血病 …… 141
五、肾脏内科 …… 148
（一）终末期肾脏病 …… 148
（二）急性肾损伤 …… 154
（三）狼疮性肾炎行肾穿刺活检 …… 161
（四）IgA 肾病行肾穿刺活检 …… 167
六、内分泌科 …… 174
（一）1 型糖尿病 …… 174

（二）2 型糖尿病 …… 180
（三）嗜铬细胞瘤/副神经节瘤 …… 186
（四）库欣综合征 …… 191
（五）Graves 病 …… 196
七、神经内科 …… 201
（一）短暂性脑缺血发作 …… 201
（二）脑出血 …… 207
（三）吉兰-巴雷综合征 …… 212
（四）多发性硬化复发期 …… 218
（五）癫痫 …… 224
（六）重症肌无力 …… 229
八、普通外科 …… 234
（一）胃十二指肠溃疡 …… 234
（二）急性乳腺炎 …… 243
（三）直肠息肉 …… 251
（四）门静脉高压症——上消化道出血 …… 259
（五）腹股沟疝 …… 268
（六）下肢静脉曲张 …… 276
（七）血栓性外痔 …… 284
（八）急性单纯性阑尾炎 …… 291
（九）结节性甲状腺肿 …… 299
（十）乳腺癌 …… 307
九、神经外科 …… 315
（一）颅前窝底脑膜瘤 …… 315
（二）颅后窝脑膜瘤 …… 324
（三）垂体腺瘤 …… 333
（四）小脑扁桃体下疝畸形 …… 342
（五）三叉神经痛 …… 351
（六）慢性硬脑膜下血肿 …… 359
十、骨科 …… 367
（一）腰椎间盘突出症 …… 367
（二）颈椎病脊髓型 …… 376
（三）重度膝关节骨关节炎 …… 385
（四）股骨颈骨折 …… 394
（五）股骨干骨折 …… 403
（六）胫骨平台骨折 …… 412
（七）踝关节骨折 …… 421
十一、泌尿外科 …… 430
（一）肾癌 …… 430
（二）膀胱肿瘤 …… 438

（三）良性前列腺增生 …… 446
（四）肾结石 …… 454
（五）输尿管结石 …… 462
十二、胸外科 …… 469
（一）贲门失弛缓症 …… 469
（二）自发性气胸 …… 478
（三）食管癌 …… 486
（四）支气管肺癌 …… 494
十三、心脏大血管外科 …… 503
（一）房间隔缺损 …… 503
（二）室间隔缺损 …… 511
（三）动脉导管未闭 …… 519
（四）冠状动脉粥样硬化性心脏病 …… 526
（五）风湿性心脏病二尖瓣病变 …… 534
十四、妇科 …… 543
（一）子宫腺肌病 …… 543
（二）卵巢良性肿瘤 …… 551
（三）宫颈癌Ⅰa_2期～Ⅱa期 …… 559
（四）输卵管妊娠 …… 568
（五）子宫平滑肌瘤 …… 576
十五、产科 …… 585
（一）胎膜早破阴道分娩 …… 585
（二）自然临产阴道分娩 …… 590
（三）计划性剖宫产 …… 595
十六、口腔科 …… 604
（一）舌癌 …… 604
（二）唇裂 …… 612
（三）腭裂 …… 620
（四）下颌骨骨折 …… 628
（五）下颌前突畸形 …… 637
（六）腮腺多形性腺瘤 …… 645
十七、小儿内科 …… 653
（一）轮状病毒肠炎 …… 653
（二）支原体肺炎 …… 658
（三）麻疹合并肺炎 …… 663
（四）母婴ABO血型不合溶血病 …… 668
十八、小儿外科 …… 674
（一）先天性巨结肠 …… 674
（二）先天性幽门肥厚性狭窄 …… 684
（三）尿道下裂 …… 691

（四）急性肠套叠 ………… 699
十九、眼科 ………… 707
（一）原发性急性闭角型青光眼 ………… 707
（二）单纯性孔源性视网膜脱离 ………… 715
（三）共同性斜视 ………… 725
（四）上睑下垂 ………… 732
（五）老年性白内障 ………… 740
二十、耳鼻咽喉科 ………… 749
（一）慢性化脓性中耳炎 ………… 749
（二）声带息肉 ………… 757
（三）慢性鼻-鼻窦炎 ………… 765
（四）喉癌 ………… 773
二十一、皮肤性病科 ………… 782
（一）带状疱疹 ………… 782
（二）皮肌炎/多发性肌炎 ………… 787
（三）寻常型天疱疮 ………… 794
（四）重症多形红斑/中毒性表皮坏死松解型药疹 ………… 801
二十二、肿瘤专业 ………… 809
（一）甲状腺癌 ………… 809
（二）结肠癌 ………… 818
（三）胃癌 ………… 827
附录　病历书写基本规范 ………… 836

一、呼吸内科

（一）肺血栓栓塞症（中低危）

肺血栓栓塞症（中低危）临床路径

1．进入临床路径标准

疾病诊断：肺血栓栓塞症［ICD-10：（I26.0/I26.9）不伴（R57/I95）］

2．病案质量监控表

监控类别 住院时间		监控项目		监控要点	分数	减分理由	备注
首页		主要诊断名称及编码		肺血栓栓塞症［ICD-10：（I26.0/I26.9）不伴（R57/I95）］	5□ 4□ 3□ 1□ 0□		
		其他诊断名称及编码		无遗漏，编码准确			
		其他项目		内容完整、准确、无遗漏	5□ 4□ 3□ 1□ 0□		
住院第1天	入院记录	主诉与现病史	主要症状	是否记录本病最主要的症状及发病时间，如呼吸困难、胸痛、晕厥及咯血等，并重点描述： 1．发作及加重的诱因 2．发作性质、程度 3．缓解方式：自行缓解或采取某种措施缓解 4．对体力、饮食、睡眠、活动的影响	5□ 4□ 3□ 1□ 0□		入院24小时内完成
			病情演变过程	是否描述主要症状的演变过程，如： 呼吸困难、胸痛、晕厥及咯血的变化过程，进行性加重、稳定或缓解	5□ 4□ 3□ 1□ 0□		
			其他伴随症状	是否记录伴随症状，如： 烦躁不安、惊恐甚至濒死感、咳嗽、心悸、发热、下肢肿胀、疼痛或压痛等	5□ 4□ 3□ 1□ 0□		
			住院前诊疗过程	是否记录诊断、治疗情况，如： 1．做过何种检查，结果是否正常 2．诊断过何种疾病 3．用过何种药物，用药时间、剂量、总量及效果如何	5□ 4□ 3□ 1□ 0□		
		既往史 个人史 家族史		是否按照病历书写规范记录，并重点记录： 1．骨折、手术、恶性肿瘤等 2．吸烟史，口服避孕药	5□ 4□ 3□		

续 表

<table>
<tr><th>监控类别
住院时间</th><th></th><th>监控项目</th><th>监控要点</th><th>分数</th><th>减分理由</th><th>备注</th></tr>
<tr><td rowspan="8"></td><td rowspan="3"></td><td></td><td>3．家族中有无类似患者</td><td>1□
0□</td><td></td><td rowspan="3"></td></tr>
<tr><td>体格检查</td><td>是否按照病历书写规范记录，并记录重要体征，无遗漏，如：
1．呼吸频率、心率、血压、体温
2．发绀、肺部体征、心脏体征
3．深静脉血栓的体征</td><td>5□
4□
3□
1□
0□</td><td></td></tr>
<tr><td>辅助检查</td><td>是否记录辅助检查结果，如：
血气分析、心电图、血浆 D-二聚体、胸部 X 线检查、超声心动图、CT 肺动脉造影（CTPA）、磁共振肺动脉造影（MRPA）、核素肺通气灌注扫描</td><td>5□
4□
3□
1□
0□</td><td></td></tr>
<tr><td rowspan="5">首次病程记录</td><td>病例特点</td><td>是否简明扼要，重点突出，无遗漏：
1．年龄、手术史及嗜好等
2．病情特点
3．突出的症状和体征
4．辅助检查结果
5．其他疾病史</td><td>5□
4□
3□
1□
0□</td><td></td><td rowspan="5">入院8小时内完成</td></tr>
<tr><td>初步诊断</td><td>第一诊断为：肺血栓栓塞症（中低危）［ICD-10：（I26.0/I26.9）不伴（R57/I95）］</td><td>5□
4□
3□
1□
0□</td><td></td></tr>
<tr><td>诊断依据</td><td>是否充分、分析合理：
1．临床表现可有呼吸困难、胸痛、咯血等
2．可有肺血栓栓塞症的危险因素，如深静脉血栓等
3．下列检查一项或以上阳性，可以确诊
（1）CTPA：表现为肺动脉内低密度充盈缺损，部分或完全包围在不透光的血流之间，或者呈完全充盈缺损
（2）MRPA：发现肺动脉内的低密度充盈缺损，部分或完全包围在不透光的血流之间，或者呈完全充盈缺损
（3）核素肺通气灌注扫描：呈肺段分布的肺灌注缺损，并与通气显像不匹配，即至少一个或更多叶段的局部灌注缺损而该部位通气良好或 X 线胸片无异常
（4）选择性肺动脉造影：发现 PE 的直接征象，如肺血管内造影剂充盈缺损，伴或不伴轨道征的血流阻断
（5）超声心动图：发现肺动脉近端的血栓</td><td>5□
4□
3□
1□
0□</td><td></td></tr>
<tr><td>鉴别诊断</td><td>是否根据病例特点与下列疾病鉴别：
1．冠心病、急性心肌梗死或心绞痛
2．原发性肺动脉高压、羊水栓塞、脂肪栓塞、空气栓塞、感染性血栓等</td><td>5□
4□
3□
1□
0□</td><td></td></tr>
</table>

续 表

住院时间 \ 监控类别		监控项目	监控要点	分数	减分理由	备注
		诊疗计划	是否全面并具有个性化： 1．是否完成并记录必需的检查项目 （1）血常规、尿常规、粪常规 （2）肝肾功能、电解质、血气分析、血型、凝血功能、D-二聚体、感染性疾病筛查（乙肝、丙肝、梅毒、艾滋病等） （3）肌钙蛋白 T 或 I （4）X 线胸片、心电图、超声心动图、双下肢静脉超声 （5）下列相关检查之一可确诊：CTPA、核素肺通气灌注扫描、MRPA、选择性肺动脉造影 2．是否记录分析根据患者病情选择的辅助检查，如脑钠肽（BNP）、免疫指标（包括心磷脂抗体）、蛋白 S、蛋白 C、抗凝血酶III等 3．一般处理：监测生命体征、血流动力学及心电、血气变化 4．呼吸、循环支持 5．抗凝、溶栓治疗 6．其他治疗措施：外科取栓、经静脉导管碎栓和抽吸血栓、置入腔静脉滤器等	5□ 4□ 3□ 1□ 0□		
	病程记录	上级医师查房记录	是否有重点内容并结合本病例： 1．补充病史和查体 2．诊断、鉴别诊断分析 3．病情评估、疗效评估和预后评估 4．治疗方案分析，提出诊疗意见 5．提示需要观察和注意的内容	5□ 4□ 3□ 1□ 0□		入院48 小时内完成
		住院医师查房记录	是否记录、分析全面，如： 1．病情：如呼吸困难、胸痛和咯血等症状；血压、呼吸频率、心率以及有关体征 2．具体治疗措施：溶栓和抗凝治疗的具体情况 3．分析：辅助检查结果、治疗方案、病情及评估、预后评估等 4．记录：上级医师查房意见的执行情况；患者及家属意见，以及医师的解释内容	5□ 4□ 3□ 1□ 0□		
住院第2~6 天	病程记录	住院医师查房记录	是否记录、分析如下内容： 1．病情变化、溶栓和抗凝等药物不良反应 2．辅助检查结果，对诊断、治疗的影响 3．治疗效果、更改的治疗措施及原因 4．上级医师查房意见执行情况	5□ 4□ 3□ 1□ 0□		
		上级医师查房记录	是否记录： 1．对病情、已完成的诊疗进行总结分析，并提出下一步诊疗意见 2．补充、更改诊断分析和确定诊断分析	5□ 4□ 3□ 1□ 0□		
出院前1~3 天	病程记录	住院医师查房记录	是否记录、分析： 1．目前呼吸困难、胸痛、咯血等症状及肺部体征的			

续 表

住院时间 \ 监控类别		监控项目	监控要点	分数	减分理由	备注
			缓解情况；合并症、并发症的情况 2．目前的治疗情况，抗凝药物的使用情况 3．病情评估及疗效评估 4．符合出院标准 5．出院后的治疗方案及出院后注意事项	5□ 4□ 3□ 1□ 0□		
		上级医师查房记录	是否记录、分析： 1．疗效评估，预期目标完成情况 2．确定抗凝药物是否达到治疗水平 3．判断是否符合出院标准 4．确定是否出院 5．出院后治疗方案	5□ 4□ 3□ 1□ 0□		
住院第7~10天（出院日）	病程记录	住院医师查房记录	是否记录： 1．目前呼吸困难、胸痛、咯血等症状的缓解情况及有关体征的改善情况 2．向患者交代出院后注意事项	5□ 4□ 3□ 1□ 0□		
	出院记录		记录是否齐全，重要内容无遗漏，如： 1．入院情况 2．诊疗经过 3．出院情况：症状、体征、功能恢复等 4．出院医嘱：出院带药需写明药物名称、用量、服用方法，需要调整的药物要注明调整的方法；出院后患者需要注意的事项；门诊复查时间及项目等	5□ 4□ 3□ 1□ 0□		
	操作记录		包括自然项目（另页书写时）、操作名称、操作时间、操作步骤、结果及患者一般情况，记录过程是否顺利、有无不良反应，术后注意事项及是否向患者说明，操作医师签名	5□ 4□ 3□ 1□ 0□		
	特殊检查、特殊治疗同意书等医学文书		包括自然项目（另页书写时）、特殊检查、特殊治疗项目名称、目的、可能出现的并发症及风险、或替代治疗方案、患者或家属签署是否同意检查或治疗、患者签名、医师签名等	5□ 4□ 3□ 1□ 0□		
	病危（重）通知书		包括自然项目（另页书写时）、目前诊断、病情危重情况，患方签名、医师签名并填写日期	5□ 4□ 3□ 1□ 0□		
重点医嘱	长期医嘱	住院第1天	1．呼吸内科护理常规 2．一/二级护理（根据病情） 3．卧床休息 4．吸氧（必要时） 5．心电、呼吸、血压、血氧监测（必要时） 6．抗凝治疗			

续 表

住院时间 \ 监控类别		监控项目	监控要点	分数	减分理由	备注
		住院第 2~6 天	1．呼吸内科护理常规 2．一/二级护理（根据病情） 3．卧床休息 4．吸氧（必要时） 5．心电、呼吸、血压、血氧监测（必要时） 6．抗凝治疗	5□ 4□ 3□ 1□ 0□		
		出院前 1~3 天	1．呼吸内科护理常规 2．二/三级护理（根据病情） 3．卧床休息 4．吸氧（必要时） 5．心电、呼吸、血压、血氧监测（必要时） 6．抗凝治疗			
	临时医嘱	住院第 1 天	1．血常规、尿常规、粪常规 2．电解质、肝肾功能、血糖、凝血功能、血型、血气分析、D-二聚体、感染性疾病筛查、肌钙蛋白 T 或 I 3．X 线胸片、心电图、超声心动图、双下肢静脉超声 4．CTPA、核素肺通气灌注扫描、MRPA 或选择性肺动脉造影 5．有条件行：BNP、免疫指标、蛋白 S、蛋白 C、抗凝血酶III、抗心磷脂抗体等测定			
		住院第 2~6 天	1．复查血常规、凝血功能、D-二聚体、心电图 2．异常指标复查 3．复查 BNP、肌钙蛋白 T 或 I、血气分析（必要时）			
		出院前 1~3 天	根据需要，复查有关检查			
		住院第 7~10 天（出院日）	1．出院带药 2．门诊随诊时间			
一般书写规范		各项内容	完整、准确、清晰、签字	5□ 4□ 3□ 1□ 0□		
变异情况		变异条件及原因	1．治疗过程中出现的并发症 2．伴有其他疾病，需要相关诊断治疗	5□ 4□ 3□ 1□ 0□		

（二）肺血栓栓塞症（高危）

肺血栓栓塞症（高危）临床路径

1．进入临床路径标准

疾病诊断：肺血栓栓塞症［ICD-10：I26.0/I26.9 伴（I95/R57）］

2．病案质量监控表

<table>
<tr><th colspan="2">监控类别
住院时间</th><th colspan="2">监控项目</th><th>监控要点</th><th>分数</th><th>减分理由</th><th>备注</th></tr>
<tr><td colspan="2" rowspan="3">首页</td><td colspan="2">主要诊断名称及编码</td><td>肺血栓栓塞症（高危）［ICD-10：I26.0/I26.9 伴（I95/R57）］</td><td rowspan="2">5□
4□
3□
1□
0□</td><td rowspan="2"></td><td rowspan="2"></td></tr>
<tr><td colspan="2">其他诊断名称及编码</td><td>无遗漏，编码准确</td></tr>
<tr><td colspan="2">其他项目</td><td>内容完整、准确、无遗漏</td><td>5□
4□
3□
1□
0□</td><td></td><td></td></tr>
<tr><td rowspan="5">住院第1天</td><td rowspan="5">入院记录</td><td rowspan="4">主诉与现病史</td><td>主要症状</td><td>是否记录本病最主要的症状及发病时间，如呼吸困难、胸痛、晕厥、咯血、低血压，并重点描述：
1．发作及加重的诱因
2．发作性质、程度
3．对体力、饮食、睡眠、活动的影响</td><td>5□
4□
3□
1□
0□</td><td></td><td rowspan="5">入院24小时内完成</td></tr>
<tr><td>病情演变过程</td><td>是否描述主要症状的演变过程，如：
呼吸困难、胸痛、晕厥、咯血、低血压或休克症状，如神志、头晕、心悸等的变化过程</td><td>5□
4□
3□
1□
0□</td><td></td></tr>
<tr><td>其他伴随症状</td><td>是否记录伴随症状，如：
烦躁不安、惊恐甚至濒死感、咳嗽、头晕、心悸、发热、下肢肿胀、疼痛或压痛等</td><td>5□
4□
3□
1□
0□</td><td></td></tr>
<tr><td>住院前诊疗过程</td><td>是否记录诊断、治疗情况，如：
1．是否做过相关检查以及结果
2．是否诊断过“肺血栓栓塞症”
3．是否进行过抗凝、溶栓治疗，效果如何</td><td>5□
4□
3□
1□
0□</td><td></td></tr>
<tr><td colspan="2">既往史
个人史
家族史</td><td>是否按照病历书写规范记录，并重点记录：
1．骨折、手术、恶性肿瘤等
2．吸烟史；口服避孕药</td><td>5□
4□
3□
1□</td><td></td></tr>
</table>

续 表

住院时间 \ 监控类别		监控项目	监控要点	分数	减分理由	备注
			3．慢性疾病史 4．家族中有无类似患者	0□		
		体格检查	是否按照病历书写规范记录，并记录重要体征，无遗漏，如： 1．呼吸频率、心率、血压、体温 2．发绀、肺部体征、心脏体征 3．深静脉血栓的体征	5□ 4□ 3□ 1□ 0□		
		辅助检查	是否记录辅助检查结果，如： 1. 血气分析 2. 心电图 3. 血浆 D-二聚体 4. 胸部 X 线检查 5. 超声心动图 6. CT 肺动脉造影（CTPA） 7. 磁共振肺动脉造影（MRPA） 8. 核素肺通气灌注扫描 9. 选择性肺动脉造影	5□ 4□ 3□ 1□ 0□		
	首次病程记录	病例特点	是否简明扼要，重点突出，无遗漏： 1．年龄、手术史及嗜好等 2．病情特点 3．突出的症状和体征 4．辅助检查结果 5．其他疾病史	5□ 4□ 3□ 1□ 0□		入院8小时内完成
		初步诊断	第一诊断为：肺血栓栓塞症（高危）［ICD-10：I26.0/I26.9 伴（I95/R57）］	5□ 4□ 3□ 1□ 0□		
		诊断依据	是否充分、分析合理： 1．临床表现可有呼吸困难、胸痛、咯血等 2．可有肺血栓栓塞症的危险因素，如深静脉血栓等 3．下列检查一项或以上阳性，可以确诊 （1）CTPA：表现为肺动脉内低密度充盈缺损，部分或完全包围在不透光的血流之间，或者呈完全充盈缺损 （2）MRPA：发现肺动脉内的低密度充盈缺损，部分或完全包围在不透光的血流之间，或者呈完全充盈缺损 （3）核素肺通气灌注扫描：呈肺段分布的肺灌注缺损，并与通气显像不匹配，即至少一个或更多叶段的局部灌注缺损而该部位通气良好或X线胸片无异常 （4）选择性肺动脉造影：发现PE的直接征象，如肺血管内造影剂充盈缺损，伴或不伴轨道征的血流阻断 （5）超声心动图：发现肺动脉近端的血栓	5□ 4□ 3□ 1□ 0□		

续 表

监控类别 住院时间		监控项目	监控要点	分数	减分理由	备注
		鉴别诊断	是否根据病例特点与下列疾病鉴别： 1．冠心病、急性心肌梗死或心绞痛 2．原发性肺动脉高压、羊水栓塞、脂肪栓塞、空气栓塞、感染性血栓等	5□ 4□ 3□ 1□ 0□		
		诊疗计划	是否全面并具有个性化： 1．是否完成并记录必需的检查项目 （1）血常规、尿常规、粪常规 （2）肝肾功能、电解质、血气分析、血型、凝血功能、D-二聚体、感染性疾病筛查（乙肝、丙肝、梅毒、艾滋病等） （3）肌钙蛋白 T 或 I （4）X 线胸片、心电图、超声心动图、双下肢静脉超声 （5）下列相关检查之一可确诊：CTPA、核素肺通气灌注扫描、MRPA、选择性肺动脉造影 2．是否记录分析根据患者病情选择的辅助检查，如脑钠肽（BNP）、免疫指标（包括心磷脂抗体）、蛋白 S、蛋白 C、抗凝血酶Ⅲ等 3．一般处理：监测生命体征、血流动力学及心电、血气变化 4．呼吸、循环支持 5．抗凝、溶栓治疗 6．其他治疗措施：外科取栓、经静脉导管碎栓和抽吸血栓、置入腔静脉滤器等	5□ 4□ 3□ 1□ 0□		
	病程记录	上级医师查房记录	是否有重点内容并结合本病例： 1．补充病史和查体 2．诊断、鉴别诊断分析 3．病情评估和预后评估 4．治疗方案分析，提出具体诊疗意见，如溶栓和抗凝治疗方案等 5．提示需要观察和注意的内容	5□ 4□ 3□ 1□ 0□		入院 48 小时内完成
		住院医师查房记录	是否记录、分析全面，如： 1．病情：如呼吸困难、胸痛和咯血等症状；血压、呼吸频率、心率以及有关体征 2．具体治疗措施：溶栓和抗凝治疗的具体情况 3．分析：辅助检查结果、治疗方案、病情及评估、预后评估等 4．记录：上级医师查房意见的执行情况；患者和家属意见，以及医师的解释内容	5□ 4□ 3□ 1□ 0□		
住院第 2~9 天	病程记录	住院医师查房记录	是否记录、分析如下内容： 1．病情变化、溶栓和抗凝等药物不良反应 2．辅助检查结果，对诊断、治疗的影响 3．治疗效果、更改的治疗措施及原因 4．上级医师查房意见执行情况	5□ 4□ 3□ 1□ 0□		

续 表

住院时间	监控类别	监控项目	监控要点	分数	减分理由	备注
		上级医师查房记录	是否记录： 1. 对病情、已完成的诊疗进行总结分析，并提出下一步诊疗意见 2. 补充、更改诊断分析和确定诊断分析	5□ 4□ 3□ 1□ 0□		
出院前1~3天	病程记录	住院医师查房记录	是否记录、分析： 1. 目前呼吸困难、胸痛、咯血等症状及肺部体征的缓解情况；合并症、并发症的情况 2. 目前的治疗情况，抗凝药物的使用情况 3. 病情评估及疗效评估 4. 符合出院标准 5. 出院后的治疗方案及出院后注意事项	5□ 4□ 3□ 1□ 0□		
		上级医师查房记录	是否记录、分析： 1. 疗效评估，预期目标完成情况 2. 确定抗凝药物是否达到治疗水平 3. 判断是否符合出院标准 4. 确定是否出院 5. 出院后治疗方案	5□ 4□ 3□ 1□ 0□		
住院第10~14天（出院日）	病程记录	住院医师查房记录	是否记录： 1. 目前呼吸困难、胸痛、咯血等症状的缓解情况及有关体征的改善情况 2. 向患者交代出院后注意事项	5□ 4□ 3□ 1□ 0□		
	出院记录		记录是否齐全，重要内容无遗漏，如： 1. 入院情况 2. 诊疗经过 3. 出院情况：症状、体征等 4. 出院医嘱：出院带药需写明药物名称、用量、服用方法，需要调整的药物要注明调整的方法；出院后患者需要注意的事项；门诊复查时间及项目等	5□ 4□ 3□ 1□ 0□		
	操作记录		包括自然项目（另页书写时）、操作名称、操作时间、操作步骤、结果及患者一般情况，记录过程是否顺利、有无不良反应，术后注意事项及是否向患者说明，操作医师签名	5□ 4□ 3□ 1□ 0□		
	特殊检查、特殊治疗同意书等医学文书		包括自然项目（另页书写时）、特殊检查、特殊治疗项目名称、目的、可能出现的并发症及风险、或替代治疗方案、患者或家属签署是否同意检查或治疗、患者签名、医师签名等	5□ 4□ 3□ 1□ 0□		
	病危（重）通知书		包括自然项目（另页书写时）、目前诊断、病情危重情况，患方签名、医师签名并填写日期	5□ 4□ 3□ 1□ 0□		
重点医嘱	长期医嘱	住院第1天	1. 呼吸内科护理常规（根据病情） 2. 特级护理 3. 病危（重）			

续　表

监控类别 住院时间		监控项目	监控要点	分数	减分理由	备注
			4．卧床休息 5．吸氧 6．心电、呼吸、血压、血氧监测 7．抗凝治疗	5□ 4□ 3□ 1□ 0□		
		住院第2~9天	1．特级护理 2．卧床休息 3．吸氧 4．心电、呼吸、血压、血氧监测 5．抗凝治疗			
		出院前1~3天	1．一/三级护理 2．卧床休息 3．吸氧、心电、呼吸、血压、血氧监测（必要时） 4．抗凝治疗 5．根据病情调整			
	临时医嘱	住院第1天	1．血、尿、粪常规 2．电解质、肝肾功能、血糖、凝血功能、血型、血气分析、D-二聚体、感染性疾病筛查、BNP、肌钙蛋白T或I 3．X线胸片、心电图、超声心动图、双下肢静脉超声 4．CTPA、核素肺通气灌注扫描、MRPA或选择性肺动脉造影 5．有条件行：免疫指标、蛋白S、蛋白C、抗凝血酶Ⅲ、抗心磷脂抗体等测定 6．溶栓治疗、导管取栓碎栓治疗、血栓摘除术 7．血管活性药物（必要时）			
		住院第2~9天	1．复查血常规、凝血功能、D-二聚体、心电图 2．异常指标复查 3．必要时复查BNP、肌钙蛋白T或I、血气分析			
		出院前1~3天	根据需要，复查有关检查			
		住院第10~14天（出院日）	1．出院带药 2．门诊随诊时间			
一般书写规范		各项内容	完整、准确、清晰、签字	5□ 4□ 3□ 1□ 0□		
变异情况		变异条件及原因	1．治疗过程中出现的并发症 2．伴有其他疾病，需要相关诊断治疗	5□ 4□ 3□ 1□ 0□		

（三）社区获得性肺炎（非重症）

社区获得性肺炎（CAP）临床路径

1．进入临床路径标准

疾病诊断：社区获得性肺炎（CAP）（ICD-10：J15.901）

2．病案质量监控表

<table>
<tr><th colspan="2">监控类别
住院时间</th><th colspan="2">监控项目</th><th>监控要点</th><th>分数</th><th>减分理由</th><th>备注</th></tr>
<tr><td colspan="2" rowspan="3">首页</td><td colspan="2">主要诊断名称及编码</td><td>社区获得性肺炎（CAP）（ICD-10：J15.901）</td><td rowspan="2">5□
4□
3□
1□
0□</td><td rowspan="2"></td><td rowspan="2"></td></tr>
<tr><td colspan="2">其他诊断名称及编码</td><td>无遗漏，编码准确</td></tr>
<tr><td colspan="2">其他项目</td><td>内容完整、准确、无遗漏</td><td>5□
4□
3□
1□
0□</td><td></td><td></td></tr>
<tr><td rowspan="5">住院第1天</td><td rowspan="5">入院记录</td><td rowspan="4">主诉与现病史</td><td>主要症状</td><td>是否描述本病的最主要的症状及发病时间：
1．主要症状：发热、咳嗽、咳痰或原有呼吸道疾病症状加重
2．发病、加重的诱因，咳嗽特点，咳痰性状，发热特点等
3．原有呼吸道疾病症状加重的具体情况</td><td>5□
4□
3□
1□
0□</td><td></td><td rowspan="5">入院24小时内完成</td></tr>
<tr><td>病情演变过程</td><td>是否描述主要症状的演变过程，如：
1．咳嗽、痰的性状、痰量、体温变化
2．逐渐出现一些严重情况，如呼吸困难、胸痛，直至出现呼吸衰竭、循环衰竭</td><td>5□
4□
3□
1□
0□</td><td></td></tr>
<tr><td>其他伴随症状</td><td>是否记录伴随症状，如：
呼吸困难、寒战、乏力、肌肉酸痛、食欲差、恶心、呕吐、腹泻、精神、睡眠改变及意识状态等</td><td>5□
4□
3□
1□
0□</td><td></td></tr>
<tr><td>住院前诊疗过程</td><td>是否记录诊断、治疗情况，如：
1．是否做过血常规、胸部X线检查等
2．是否诊断过“CAP”
3．使用抗感染、祛痰药物和激素以及解热等药物的时间、剂量、方法等，效果如何</td><td>5□
4□
3□
1□
0□</td><td></td></tr>
<tr><td colspan="2">既往史
个人史
家族史</td><td>是否按照病历书写规范记录，并重点记录：
1．饮食习惯、环境因素、精神因素及烟酒嗜好
2．慢性疾病史</td><td>5□
4□
3□</td><td></td></tr>
</table>

续　表

住院时间	监控类别	监控项目	监控要点	分数	减分理由	备注
			3．家族中有无类似患者	1□ 0□		
		体格检查	是否按照病历书写规范记录，并记录重要体征，无遗漏，如： 1．一般情况：呼吸频率、心率、血压、体温、意识状态 2．肺实变体征和（或）闻及湿啰音	5□ 4□ 3□ 1□ 0□		
		辅助检查	是否记录辅助检查结果，如： 1．血常规、C 反应蛋白等 2．胸部 X 线检查 3．胸部 CT 检查 4．血气分析 5．其他：心电图等	5□ 4□ 3□ 1□ 0□		
	首次病程记录	病例特点	是否简明扼要，重点突出，无遗漏： 1．年龄、特殊的生活习惯及烟酒嗜好等 2．病情特点 3．突出的症状和体征 4．辅助检查结果 5．其他疾病史	5□ 4□ 3□ 1□ 0□		入院8小时内完成
		初步诊断	第一诊断为：社区获得性肺炎（非重症）（CAP）（ICD-10：J15.901）	5□ 4□ 3□ 1□ 0□		
		诊断依据	是否充分、分析合理： 1．咳嗽、咳痰，或原有呼吸道疾病症状加重，并出现脓痰，伴或不伴胸痛 2．发热 3．肺实变体征和（或）闻及湿啰音 4．白细胞数量$>10\times10^9$/L 或$<4\times10^9$/L，伴或不伴细胞核左移 5．胸部影像学检查显示片状、斑片状浸润性阴影或间质性改变 以上 1~4 项中任何 1 项加第 5 项，并除外肺部其他疾病后，可明确临床诊断	5□ 4□ 3□ 1□ 0□		
		鉴别诊断	是否根据病例特点与下列疾病鉴别： 1．传染性非典型肺炎（SARS） 2．肺结核 3．肺真菌病 4．肺寄生虫病 5．非感染性疾病：肺部肿瘤、肺不张、肺水肿、肺栓塞、肺嗜酸性粒细胞浸润症、肺间质性疾病、肺血管炎等	5□ 4□ 3□ 1□ 0□		
		诊疗计划	是否全面并具有个性化： 1．是否完成并记录必需的检查项目 （1）血常规、尿常规、粪常规			

续 表

住院时间	监控类别	监控项目	监控要点	分数	减分理由	备注
			（2）肝肾功能、血糖、电解质、红细胞沉降率、C反应蛋白、感染性疾病筛查（乙肝、丙肝、梅毒、艾滋病等） （3）病原学检查及药敏 （4）胸部正侧位片、心电图 2．是否记录分析根据患者病情选择的辅助检查，如血培养、血气分析、D-二聚体、血氧饱和度、胸部CT、B超或其他有创性检查 3．一般治疗：吸氧，休息 4．支持治疗、对症治疗、并发症治疗等 5．抗感染治疗：结合临床表现抗感染治疗，以后根据病原学检查结果及治疗反应调整抗感染用药	5□ 4□ 3□ 1□ 0□		
	病程记录	上级医师查房记录	是否有重点内容并结合本病例： 1．补充病史和查体 2．诊断、鉴别诊断分析 3．病情评估和预后评估 4．治疗方案分析，提出诊疗意见，如初期抗生素的选择 5．提示需要观察和注意的内容	5□ 4□ 3□ 1□ 0□		入院48小时内完成
		住院医师查房记录	是否记录、分析全面，如： 1．病情：发热、咳嗽、咳痰、胸痛、呼吸困难等症状和肺部啰音等体征 2．具体治疗措施：如抗生素的名称、用量、用法等 3．分析：辅助检查结果、治疗方案、病情及评估、预后评估等 4．记录：上级医师查房意见的执行情况；患者及家属意见以及医师的解释内容	5□ 4□ 3□ 1□ 0□		
住院第2~6天	病程记录	住院医师查房记录	是否记录、分析如下内容： 1．病情变化、抗生素等药物不良反应 2．辅助检查结果，对诊断、治疗的影响 3．治疗效果、更改的治疗措施及原因 4．上级医师查房意见的执行情况	5□ 4□ 3□ 1□ 0□		
		上级医师查房记录	是否记录： 1．对病情、已完成的诊疗进行总结分析，并提出下一步诊疗意见 2．补充、更改诊断分析和确定诊断分析	5□ 4□ 3□ 1□ 0□		
出院前1~3天	病程记录	住院医师查房记录	是否记录、分析： 1．疗效评估，预期目标完成情况 2．判断是否符合出院标准 3．确定是否出院 4．出院后治疗方案	5□ 4□ 3□ 1□ 0□		
		上级医师查房记录	是否记录、分析： 1．目前发热、咳嗽、咳痰、胸痛、呼吸困难等症状和肺部啰音等体征的缓解情况 2．合并症、并发症的情况	5□ 4□ 3□ 1□		

续 表

住院时间 \ 监控类别		监控项目	监控要点	分数	减分理由	备注
			3．目前的治疗情况，抗生素等药物的使用情况 4．病情评估及疗效评估 5．判断是否符合出院标准 6．出院后的治疗方案及出院后注意事项	0□		
住院第7~14天（出院日）	病程记录	住院医师查房记录	是否记录： 1．目前咳嗽、咳痰、气短和（或）喘息等症状及肺部体征的缓解情况 2．向患者交代出院后注意事项	5□ 4□ 3□ 1□ 0□		
	出院记录		记录是否齐全，重要内容无遗漏，如： 1．入院情况 2．诊疗经过 3．出院情况：症状、体征等 4．出院医嘱：出院带药需写明药物名称、用量、服用方法，需要调整的药物要注明调整的方法；出院后患者需要注意的事项；门诊复查时间及项目等	5□ 4□ 3□ 1□ 0□		
	操作记录		包括自然项目（另页书写时）、操作名称、操作时间、操作步骤、结果及患者一般情况，记录过程是否顺利、有无不良反应，术后注意事项及是否向患者说明，操作医师签名	5□ 4□ 3□ 1□ 0□		
	特殊检查、特殊治疗同意书等医学文书		包括自然项目（另页书写时）、特殊检查、特殊治疗项目名称、目的、可能出现的并发症及风险、或替代治疗方案、患者或家属签署是否同意检查或治疗、患者签名、医师签名等	5□ 4□ 3□ 1□ 0□		
	病危（重）通知书		包括自然项目（另页书写时）、目前诊断、病情危重情况，患方签名、医师签名并填写日期	5□ 4□ 3□ 1□ 0□		
重点医嘱	长期医嘱	住院第1天	1．呼吸内科护理常规 2．一/三级护理（根据病情） 3．吸氧（必要时） 4．抗菌药物 5．祛痰剂	5□ 4□ 3□ 1□ 0□		
		住院第2~6天	1．呼吸内科护理常规 2．一/三级护理（根据病情） 3．吸氧（必要时） 4．抗菌药物 5．祛痰剂 6．根据病情调整抗菌药物			
		出院前1~3天	1．呼吸内科护理常规 2．二/三级护理（根据病情） 3．吸氧（必要时） 4．抗菌药物 5．祛痰剂 6．根据病情调整用药			

续 表

监控类别 住院时间		监控项目	监控要点	分数	减分理由	备注
	临时医嘱	住院第 1 天	1．血常规、尿常规、粪常规 2．肝肾功能、电解质、血糖、红细胞沉降率、CRP、感染性疾病筛查 3．病原学检查及药敏 4．X 线胸片、心电图 5．血气分析、胸部 CT、血培养、B 超、D-二聚体（必要时） 6．对症处理			
		住院第 2~6 天	1．对症处理 2．复查血常规 3．胸片检查（必要时） 4．异常指标复查 5．病原学检查（必要时） 6．有创性检查（必要时）			
		出院前 1~3 天	1．复查血常规、胸片（必要时） 2．根据需要，复查有关检查			
		住院第 7~14 天（出院日）	1．出院带药 2．门诊随诊时间			
一般书写规范		各项内容	完整、准确、清晰、签字	5□ 4□ 3□ 1□ 0□		
变异情况		变异条件及原因	1．伴有影响本病治疗效果的合并症，需要进行相关诊断和治疗，导致住院时间延长 2．病情较重，符合重症肺炎标准，转入相应路径 3．常规治疗无效或加重，转入相应路径	5□ 4□ 3□ 1□ 0□		

（四）慢性阻塞性肺疾病急性加重期

慢性阻塞性肺疾病急性加重期（AECOPD）临床路径

1．进入临床路径标准

疾病诊断：慢性阻塞性肺疾病急性加重期（AECOPD）(ICD-10：J44.0/J44.1)

2．病案质量监控表

住院时间 \ 监控类别		监控项目		监控要点	分数	减分理由	备注
首页		主要诊断名称及编码		慢性阻塞性肺疾病急性加重期（ICD-10：J44.0/J44.1）	5□ 4□ 3□ 1□ 0□		
		其他诊断名称及编码		无遗漏，编码准确			
		其他项目		内容完整、准确、无遗漏	5□ 4□ 3□ 1□ 0□		
住院第1天	入院记录	主诉与现病史	主要症状	是否记录本病最主要的症状及发病时间，如慢性或反复咳嗽、咳痰、喘息近期加重，并重点描述： 1．发作及加重的诱因 2．发作频率或持续时间 3．发作时间、性质、程度 4．缓解方式：自行缓解或采取某种措施缓解 5．对体力、饮食、睡眠、活动的影响	5□ 4□ 3□ 1□ 0□		入院24小时内完成
			病情演变过程	是否描述主要症状的演变过程，如： 咳嗽程度、痰量及痰的性状、气短或喘息的变化过程，进行性加重或稳定或缓解	5□ 4□ 3□ 1□ 0□		
			其他伴随症状	是否记录伴随症状，如： 食欲减退、体重下降、外周肌肉萎缩和功能障碍、精神抑郁和（或）焦虑、意识障碍、咳血痰或咯血等	5□ 4□ 3□ 1□ 0□		
			住院前诊疗过程	是否记录诊断、治疗情况，如： 1．是否做过肺功能、胸部X线检查等 2．是否诊断过“慢性阻塞性肺疾病”或诊断为其他疾病 3．使用抗感染、化痰、祛痰药物以及糖皮质激素、支气管舒张剂等的时间、剂量、方法等，效果如何	5□ 4□ 3□ 1□ 0□		

续 表

住院时间	监控类别	监控项目	监控要点	分数	减分理由	备注
		既往史 个人史 家族史	是否按照病历书写规范记录，并重点记录： 1. 饮食习惯、环境因素、精神因素、过敏史、吸烟史等 2. 慢性疾病史 3. 家族中有无类似患者	5□ 4□ 3□ 1□ 0□		
		体格检查	是否按照病历书写规范记录，并记录重要体征，无遗漏，如： 1. 肺部体征：胸廓形态、呼吸运动、胸部叩诊、呼吸音、湿啰音、哮鸣音 2. 与疾病程度有关的体征：意识状态、体位、发绀、颈静脉充盈状况、肝脏大小、下肢水肿等 3. 与鉴别诊断有关的体征：心率、心律、心界、心脏杂音等	5□ 4□ 3□ 1□ 0□		
		辅助检查	是否记录辅助检查结果，如： 1. 肺功能检查：吸入支气管舒张剂后 $FEV_1/FVC<70\%$ 2. 胸部 X 线检查 3. 胸部 CT 检查 4. 血气检查 5. 其他实验室检查：血常规、心电图等	5□ 4□ 3□ 1□ 0□		
	首次病程记录	病例特点	是否简明扼要，重点突出，无遗漏： 1. 年龄、过敏史、特殊的生活习惯及嗜好等 2. 病情特点 3. 突出的症状和体征 4. 辅助检查结果 5. 其他疾病史	5□ 4□ 3□ 1□ 0□		入院8小时内完成
		初步诊断	第一诊断为：慢性阻塞性肺疾病急性加重期（ICD-10：J44.0/J44.1）	5□ 4□ 3□ 1□ 0□		
		诊断依据	是否充分、分析合理： 1. 有慢性阻塞性肺疾病史 2. 出现超越日常状况的持续恶化，并需改变常规用药者 3. 短期内咳嗽、咳痰、气短和（或）喘息加重，痰量增多，或痰的性状发生改变，可伴发热等炎症明显加重的表现 4. 肺功能检查提示不完全可逆性气流受限 5. 外周血和胸部影像学等检查有肺部感染证据	5□ 4□ 3□ 1□ 0□		
		鉴别诊断	是否根据病例特点与下列疾病鉴别： 1. 支气管哮喘 2. 支气管扩张症 3. 充血性心力衰竭 4. 肺结核 5. 闭塞性细支气管炎 6. 弥漫性泛细支气管炎	5□ 4□ 3□ 1□ 0□		

续 表

住院时间	监控类别	监控项目	监控要点	分数	减分理由	备注
		诊疗计划	是否全面并具有个性化： 1．是否完成并记录必需的检查项目 （1）血常规、尿常规、粪常规 （2）肝肾功能、电解质、血气分析、凝血功能、D-二聚体、红细胞沉降率、C 反应蛋白，感染性疾病筛查（乙肝、丙肝、梅毒、艾滋病等） （3）痰病原学检查 （4）胸部正侧位片、心电图、B 超、肺功能（病情允许时） 2．是否记录分析根据患者病情选择的辅助检查，如胸部 CT、超声心动图、下肢静脉超声 3．一般治疗：吸氧、休息、戒烟等 4．对症治疗：镇咳、祛痰、平喘等 5．抗感染药物 6．处理各种并发症	5□ 4□ 3□ 1□ 0□		
	病程记录	上级医师查房记录	是否有重点内容并结合本病例： 1．补充病史和查体 2．诊断、鉴别诊断分析 3．病情评估和预后评估 4．治疗方案分析，提出诊疗意见 5．提示需要观察和注意的内容	5□ 4□ 3□ 1□ 0□		入院 48 小时内完成
		住院医师查房记录	是否记录、分析全面： 1．病情：如咳嗽、咳痰、气短和（或）喘息等症状和双肺啰音及呼吸衰竭的症状体征等 2．具体治疗措施：镇咳、祛痰、抗感染等治疗措施 3．分析：辅助检查结果、治疗方案、病情及评估、预后评估等 4．记录：上级医师查房意见的执行情况；患者及家属意见，以及医师的解释内容	5□ 4□ 3□ 1□ 0□		
住院第 2~9 天	病程记录	住院医师查房记录	是否记录、分析如下内容： 1．病情变化，主要症状和体征的变化，镇咳、祛痰、抗感染等药物不良反应 2．辅助检查结果，对诊断、治疗的影响 3．治疗效果、更改的治疗措施及原因 4．上级医师查房意见的执行情况 5．指导吸入装置的正确使用情况	5□ 4□ 3□ 1□ 0□		
		上级医师查房记录	是否记录： 1．对病情、已完成的诊疗进行总结分析，并提出下一步诊疗意见 2．补充、更改诊断分析和确定诊断分析	5□ 4□ 3□ 1□ 0□		
出院前 1~3 天	病程记录	住院医师查房记录	是否记录、分析： 1．咳嗽、咳痰、气短和（或）喘息等症状及肺部体征的缓解情况；合并症、并发症的情况 2．目前的治疗情况，抗生素等药物的使用情况	5□ 4□ 3□ 1□ 0□		

续 表

监控类别 住院时间		监控项目	监控要点	分数	减分理由	备注
			3．病情评估及疗效评估 4．判断是否符合出院标准 5．出院后的治疗方案及出院后注意事项			
		上级医师查房记录	是否记录、分析： 1．疗效评估，预期目标完成情况 2．判断是否符合出院标准 3．确定是否出院 4．出院后治疗方案	5□ 4□ 3□ 1□ 0□		
住院第10~21天（出院日）	病程记录	住院医师查房记录	是否记录： 1．目前咳嗽、咳痰、气短和（或）喘息等症状及肺部体征的缓解情况 2．向患者交代出院后注意事项	5□ 4□ 3□ 1□ 0□		
	出院记录		记录是否齐全，重要内容无遗漏，如： 1．入院情况 2．诊疗经过 3．出院情况：症状、体征等 4．出院医嘱：出院带药需写明药物名称、用量、服用方法，需要调整的药物要注明调整的方法；出院后患者需要注意的事项；门诊复查时间及项目等	5□ 4□ 3□ 1□ 0□		
	操作记录		包括自然项目（另页书写时）、操作名称、操作时间、操作步骤、结果及患者一般情况，记录过程是否顺利、有无不良反应，术后注意事项及是否向患者说明，操作医师签名	5□ 4□ 3□ 1□ 0□		
	特殊检查、特殊治疗同意书等医学文书		包括自然项目（另页书写时）、特殊检查、特殊治疗项目名称、目的、可能出现的并发症及风险、或替代治疗方案、患者或家属签署是否同意检查或治疗、患者签名、医师签名等	5□ 4□ 3□ 1□ 0□		
	病危（重）通知书		内容自然项目（另页书写时）、目前诊断、病情危重情况，患方签名、医师签名并填写日期	5□ 4□ 3□ 1□ 0□		
重点医嘱	长期医嘱	住院第1天	1．AECOPD护理常规 2．一/三级护理常规（根据病情） 3．控制性氧疗 4．心电、血氧饱和度监测（必要时） 5．吸痰（必要时） 6．抗菌药物 7．祛痰剂、支气管舒张剂 8．糖皮质激素、胃黏膜保护剂（必要时）	5□ 4□ 3□ 1□ 0□		
		住院第2~9天	1．AECOPD护理常规 2．一/三级护理常规（根据病情） 3．控制性氧疗 4．心电、血氧饱和度监测（必要时） 5．吸痰（必要时）			

续　表

监控类别 住院时间		监控项目	监控要点	分数	减分理由	备注
			6．抗菌药物 7．祛痰剂、支气管舒张剂 8．糖皮质激素、胃黏膜保护剂（必要时） 9．根据病情调整药物			
		出院前 1~3 天	1．基本同前 2．根据病情调整			
	临时医嘱	住院第 1 天	1．血常规、尿常规、粪常规 2．肝肾功能、电解质、血气分析、红细胞沉降率、D-二聚体、C 反应蛋白、凝血功能、感染性疾病筛查 3．痰病原学检查、胸片、心电图、B 超、肺功能 4．胸部 CT、超声心动图、下肢静脉超声（必要时） 5．维持水、电解质、酸碱平衡 6．预防深静脉血栓（必要时）			
		住院第 2~9 天	1．对症治疗 2．复查血常规、血气分析（必要时） 3．异常指标复查			
		出院前 1~3 天	根据需要，复查有关检查			
		住院第 10~21 天 （出院日）	1．出院带药 2．门诊随诊时间			
一般书写规范		各项内容	完整、准确、清晰、签字	5□ 4□ 3□ 1□ 0□		
变异情况		变异条件 及原因	1．存在并发症，需要进行相关的诊断和治疗，延长住院时间 2．病情严重，需要呼吸支持者，归入其他路径	5□ 4□ 3□ 1□ 0□		

（五）支气管扩张症

支气管扩张症临床路径

1. 进入临床路径标准

疾病诊断：支气管扩张症（ICD-10：J47）

2. 病案质量监控表

<table>
<tr><th colspan="2">监控类别
住院时间</th><th colspan="2">监控项目</th><th>监控要点</th><th>分数</th><th>减分理由</th><th>备注</th></tr>
<tr><td colspan="2" rowspan="3">首页</td><td colspan="2">主要诊断名称及编码</td><td>支气管扩张症（ICD-10：J47）</td><td rowspan="2">5□
4□
3□
1□
0□</td><td rowspan="2"></td><td rowspan="2"></td></tr>
<tr><td colspan="2">其他诊断名称及编码</td><td>无遗漏，编码准确</td></tr>
<tr><td colspan="2">其他项目</td><td>内容完整、准确、无遗漏</td><td>5□
4□
3□
1□
0□</td><td></td><td></td></tr>
<tr><td rowspan="5">住院第1天</td><td rowspan="5">入院记录</td><td rowspan="4">主诉与现病史</td><td>主要症状</td><td>是否记录本病最主要的症状及发病时间，如慢性咳嗽、咳脓痰，反复咯血及感染，并重点描述：
1. 发作及加重的诱因
2. 发作频率或持续时间
3. 发作时间、性质、程度
4. 缓解方式：自行缓解或采取某种措施缓解
5. 对体力、饮食、睡眠、活动的影响</td><td>5□
4□
3□
1□
0□</td><td></td><td rowspan="5">入院24小时内完成</td></tr>
<tr><td>病情演变过程</td><td>是否描述主要症状的演变过程，如：
1. 咳嗽、痰的性状、痰量、咯血量的变化
2. 逐渐出现并发症（如肺纤维化、肺气肿或慢性肺源性心脏病）的症状，如呼吸困难</td><td>5□
4□
3□
1□
0□</td><td></td></tr>
<tr><td>其他伴随症状</td><td>是否记录伴随症状，如：
发热，乏力、食欲减退、消瘦、贫血等</td><td>5□
4□
3□
1□
0□</td><td></td></tr>
<tr><td>住院前诊疗过程</td><td>是否记录诊断、治疗情况，如：
1. 是否做过血常规、胸部X线检查等
2. 是否诊断过“支气管扩张症”
3. 使用抗感染、祛痰药物名称、用药时间、剂量、方法，效果如何</td><td>5□
4□
3□
1□
0□</td><td></td></tr>
<tr><td colspan="2">既往史
个人史</td><td>是否按照病历书写规范记录，并重点记录：
1. 饮食习惯、环境因素、精神因素及烟酒嗜好等</td><td>5□
4□</td><td></td></tr>
</table>

续 表

住院时间	监控类别	监控项目	监控要点	分数	减分理由	备注
		家族史	2．慢性疾病史 3．家族中有无类似患者	3□ 1□ 0□		
		体格检查	是否按照病历书写规范记录，并记录重要体征，无遗漏，如： 肺部固定性局限性湿啰音、杵状指	5□ 4□ 3□ 1□ 0□		
		辅助检查	是否记录辅助检查结果，如： 1．血常规 2．胸部 X 线检查 3．胸部 CT 检查 4．血气分析 5．其他：心电图等	5□ 4□ 3□ 1□ 0□		
	首次病程记录	病例特点	是否简明扼要，重点突出，无遗漏： 1．年龄、特殊的生活习惯及嗜好等 2．病情特点，发病年龄、反复发作等 3．突出的症状和体征 4．辅助检查结果 5．其他疾病史	5□ 4□ 3□ 1□ 0□		入院8小时内完成
		初步诊断	第一诊断为：支气管扩张症（ICD-10：J47）	5□ 4□ 3□ 1□ 0□		
		诊断依据	是否充分、分析合理： 1．病史：反复咳嗽、咳脓痰、咯血 2．肺部固定性局限性湿啰音 3．胸部 X 线或 CT 检查显示支气管扩张 4．除外肺部其他疾病	5□ 4□ 3□ 1□ 0□		
		鉴别诊断	是否根据病例特点与下列疾病鉴别： 1．慢性支气管炎 2．肺脓肿 3．肺结核 4．先天性肺囊肿 5．弥漫性泛细支气管炎	5□ 4□ 3□ 1□ 0□		
		诊疗计划	是否全面并具有个性化： 1．是否完成并记录必需的检查项目 （1）血常规、尿常规、粪常规 （2）肝肾功能、电解质、红细胞沉降率、C 反应蛋白、血糖、凝血功能、感染性疾病筛查（乙肝、丙肝、梅毒、艾滋病等） （3）痰病原学检查 （4）胸部 X 线正侧位片、心电图 2．是否记录分析根据患者病情选择的辅助检查，如血气分析、肺功能、胸部 CT、超声心动图 3．保持呼吸通畅，积极排出痰液	5□ 4□ 3□ 1□ 0□		

续　表

住院时间	监控类别	监控项目	监控要点	分数	减分理由	备注
			4．积极控制感染 5．咯血时给予止血治疗 6．对症支持治疗 7．处理各种并发症			
	病程记录	上级医师查房记录	是否有重点内容并结合本病例： 1．补充病史和查体 2．诊断、鉴别诊断分析 3．病情评估和预后评估 4．治疗方案分析，提出诊疗意见 5．提出需要观察和注意的内容	5□ 4□ 3□ 1□ 0□		入院48小时内完成
	病程记录	住院医师查房记录	是否记录、分析全面： 1．病情：咳嗽、咳脓痰、咯血等症状和肺部啰音等体征 2．具体治疗措施：如抗生素的名称、用量、用法等 3．分析：辅助检查结果、治疗方案、病情及评估、预后评估等 4．记录：上级医师查房意见执行情况；患者及家属意见，以及医师的解释内容	5□ 4□ 3□ 1□ 0□		
住院第2~6天	病程记录	住院医师查房记录	是否记录、分析如下内容： 1．咳嗽、咳脓痰、咯血等症状和肺部啰音的变化 2．药物不良反应 3．辅助检查结果，对诊断、治疗的影响 4．病情评估 5．治疗效果，调整治疗分析 6．上级医师查房意见执行情况	5□ 4□ 3□ 1□ 0□		
住院第2~6天	病程记录	上级医师查房记录	是否记录： 1．对病情、已完成的诊疗进行总结分析，并提出下一步诊疗意见 2．补充、更改诊断分析和确定诊断分析	5□ 4□ 3□ 1□ 0□		
出院前1~3天	病程记录	住院医师查房记录	是否记录、分析： 1．目前咳嗽、咳脓痰、咯血等症状及肺部体征的缓解情况；合并症、并发症的情况 2．目前的治疗情况，抗生素等药物的使用情况 3．病情评估及疗效评估 4．判断是否符合出院标准 5．出院后的治疗方案及出院后注意事项	5□ 4□ 3□ 1□ 0□		
出院前1~3天	病程记录	上级医师查房记录	是否记录、分析： 1．疗效评估，预期目标完成情况 2．判断是否符合出院标准 3．确定是否出院 4．出院后治疗方案	5□ 4□ 3□ 1□ 0□		
住院第7~14天（出院日）	病程记录	住院医师查房记录	是否记录： 1．目前咳嗽、咳脓痰、咯血等症状及肺部体征的缓解情况 2．向患者交代出院后注意事项	5□ 4□ 3□ 1□ 0□		

续 表

监控类别 住院时间		监控项目	监控要点	分数	减分理由	备注
	出院记录		记录是否齐全，重要内容无遗漏，如： 1. 入院情况 2. 诊疗经过 3. 出院情况：症状、体征等 4. 出院医嘱：出院带药需写明药物名称、用量、服用方法，需要调整的药物要注明调整的方法；出院后患者需要注意的事项；门诊复查时间及项目等	5□ 4□ 3□ 1□ 0□		
	操作记录		包括自然项目（另页书写时）、操作名称、操作时间、操作步骤、结果及患者一般情况，记录过程是否顺利、有无不良反应，术后注意事项及是否向患者说明，操作医师签名	5□ 4□ 3□ 1□ 0□		
	特殊检查、特殊治疗同意书等医学文书		包括自然项目（另页书写时）、特殊检查、特殊治疗项目名称、目的、可能出现的并发症及风险、或替代治疗方案、患者或家属签署是否同意检查或治疗、患者签名、医师签名等	5□ 4□ 3□ 1□ 0□		
	病危（重）通知书		包括自然项目（另页书写时）、目前诊断、病情危重情况，患方签名、医师签名并填写日期	5□ 4□ 3□ 1□ 0□		
重点医嘱	长期医嘱	住院第1天	1. 呼吸内科护理常规 2. 一/三级护理常规（根据病情） 3. 抗菌药物 4. 祛痰剂 5. 支气管舒张剂（必要时） 6. 止血药（必要时）	5□ 4□ 3□ 1□ 0□		
		住院第2~6天	1. 呼吸内科护理常规 2. 二/三级护理常规（根据病情） 3. 根据病情调整抗菌药物 4. 祛痰药 5. 支气管舒张剂（必要时） 6. 止血药（必要时）			
		出院前1~3天	1. 呼吸内科护理常规 2. 二/三级护理常规（根据病情） 3. 根据病情调整抗菌药物 4. 祛痰药 5. 支气管舒张剂（必要时） 6. 止血药（必要时） 7. 根据病情调整用药			
	临时医嘱	住院第1天	1. 血常规、尿常规、粪常规 2. 肝肾功能、电解质、红细胞沉降率、C反应蛋白、血糖、凝血功能、感染性疾病筛查 3. 痰病原学检查及药敏 4. 胸部X线正侧位片、心电图 5. 血气分析、肺功能、胸部CT、超声心动图（必要时）			

续 表

监控类别 住院时间		监控项目	监控要点	分数	减分理由	备注
		住院第 2~6 天	1．复查血常规 2．复查胸片（必要时） 3．异常指标复查 4．病原学检查（必要时） 5．有创性检查（必要时）			
		出院前 1~3 天	1．血常规、胸片检查（必要时） 2．根据需要，复查有关检查			
		住院第 7~14 天 出院日	1．出院带药 2．门诊随诊时间			
一般书写规范		各项内容	完整、准确、清晰、签字	5□ 4□ 3□ 1□ 0□		
变异情况		变异条件及原因	1．治疗无效或者病情进展，需复查病原学检查并调整抗菌药物，导致住院时间延长 2．伴有影响本病治疗效果的合并症和并发症，需要进行相关诊断和治疗 3．伴有大量咯血者，按照大咯血的临床路径处理 4．有手术治疗指征需外科治疗者，转入外科治疗路径	5□ 4□ 3□ 1□ 0□		

（六）支气管哮喘（非危重）

支气管哮喘（非危重）临床路径

1．进入临床路径标准

疾病诊断：支气管哮喘（非危重）(ICD-10：J45. 903)

2．病案质量监控表

监控类别 住院时间		监控项目		监控要点	分数	减分理由	备注
首页		主要诊断名称及编码		支气管哮喘（非危重）(ICD-10：J45.903)	5□ 4□ 3□ 1□ 0□		
		其他诊断名称及编码		无遗漏，编码准确			
		其他项目		内容完整、准确、无遗漏	5□ 4□ 3□ 1□ 0□		
住院第1天	入院记录	主诉与现病史	主要症状	是否记录本病最主要的症状及发病时间，如反复发作喘息、气急、胸闷或咳嗽，并重点描述： 1．发作及加重的诱因 2．发作频率或持续时间 3．发作时间、性质、程度 4．缓解方式：自行缓解或采取某种措施缓解 5．对体力、饮食、睡眠、活动的影响	5□ 4□ 3□ 1□ 0□		入院24小时内完成
			病情演变过程	是否描述主要症状的演变过程，如： 1．发作诱因的变化 2．发作频率或间隔时间的变化 3．发作时间、性质、程度的变化 4．缓解方式的变化	5□ 4□ 3□ 1□ 0□		
			其他伴随症状	是否记录伴随症状，如： 气短、胸闷、咳嗽、干咳或咳大量白色泡沫痰、端坐呼吸、讲话有断续、出汗、焦虑、烦躁、嗜睡等	5□ 4□ 3□ 1□ 0□		
			住院前诊疗过程	是否记录诊断、治疗情况，如： 1．是否做过肺功能检查、胸部X线检查等 2．是否诊断过“支气管哮喘”或其他疾病 3．使用糖皮质激素、β_2受体激动剂、白三烯调节剂、茶碱、抗胆碱等药物的时间、剂量、方法、效果	5□ 4□ 3□ 1□ 0□		

续 表

住院时间	监控类别	监控项目	监控要点	分数	减分理由	备注
		既往史 个人史 家族史	是否按照病历书写规范记录，并重点记录： 1．饮食习惯、过敏史、吸烟史、环境因素、精神因素 2．慢性疾病史 3．家族中有无类似患者	5□ 4□ 3□ 1□ 0□		
		体格检查	是否按照病历书写规范记录，并记录重要体征，无遗漏，如： 1．肺部体征：发作时双肺可闻及散在或弥漫性、以呼气相为主的哮鸣音 2．体位、呼吸频率、心率、心律、意识状态、胸腹反常运动、辅助呼吸肌活动和三凹征 3．与鉴别诊断有关的体征：湿啰音、心界扩大、心脏杂音等	5□ 4□ 3□ 1□ 0□		
		辅助检查	是否记录辅助检查结果，如： 临床表现不典型者，应至少具备以下一项试验阳性 1．支气管激发试验或运动激发试验阳性 2．支气管舒张试验阳性 FEV_1 增加≥12%，且 FEV_1 增加绝对值≥200ml 3．呼气流量峰值（PEF）日内（或2周）变异率≥20%	5□ 4□ 3□ 1□ 0□		
	首次病程记录	病例特点	是否简明扼要，重点突出，无遗漏： 1．年龄、过敏史、特殊的生活习惯及嗜好等 2．病情特点，如反复发作、往往有诱因等 3．突出的症状和体征 4．辅助检查结果 5．其他疾病史等	5□ 4□ 3□ 1□ 0□		入院8小时内完成
		初步诊断	第一诊断为：支气管哮喘（非危重）（ICD-10：J45.903）	5□ 4□ 3□ 1□ 0□		
		诊断依据	是否充分、分析合理： 1．反复发作喘息、气急、胸闷或咳嗽，多与接触变应原、冷空气、物理、化学性刺激以及病毒性上呼吸道感染、运动等有关 2．发作时双肺可闻及散在或弥漫性、以呼气相为主的哮鸣音 3．上述症状和体征可经治疗缓解或自行缓解 4．除外其他疾病所引起的喘息、气急、胸闷和咳嗽 5．临床表现不典型者，应至少具备以下一项试验阳性： （1）支气管激发试验或运动激发试验阳性 （2）支气管舒张试验阳性 FEV_1 增加≥12%，且 FEV_1 增加绝对值≥200ml （3）呼气流量峰值（PEF）日内（或2周）变异率≥20% 符合1、2、3、4条者或4、5条者可诊断	5□ 4□ 3□ 1□ 0□		

续 表

监控类别 住院时间		监控项目	监控要点	分数	减分理由	备注
		鉴别诊断	是否根据病例特点与下列疾病鉴别： 1．心源性哮喘 2．喘息型慢性支气管炎 3．支气管肺癌 4．变态反应性肺浸润	5□ 4□ 3□ 1□ 0□		
		诊疗计划	是否全面并具有个性化： 1．是否完成并记录必需的检查项目 （1）血常规、尿常规、粪常规 （2）肝肾功能、电解质、血糖、红细胞沉降率、C反应蛋白、血气分析、D-二聚体、感染性疾病筛查（乙肝、丙肝、梅毒、艾滋病等） （3）胸部X线正侧位片、心电图、肺功能（根据病情） 2．是否记录分析根据患者病情选择的辅助检查，如血清过敏原测定、胸部CT、超声心动图、血茶碱浓度、痰病原学检查等 3．首先进行病情评估，按照病情分级和治疗反应确定治疗方案，包括一般治疗、支气管扩张剂、抗炎药物、抗过敏药 4．对超出常规的治疗方案进行说明，如使用抗生素治疗	5□ 4□ 3□ 1□ 0□		
	病程记录	上级医师查房记录	是否有重点内容并结合本病例： 1．补充病史和查体 2．诊断、鉴别诊断分析 3．进行病情初步评估，病情严重度分级；预后评估 4．治疗方案分析，提出诊疗意见，如是否应用激素治疗 5．提示需要观察和注意的内容	5□ 4□ 3□ 1□ 0□		入院48小时内完成
		住院医师查房记录	是否记录、分析全面： 1．病情：喘息等症状和双肺哮鸣音等体征 2．具体治疗措施：如激素的名称、用量、用法等 3．分析：辅助检查结果、治疗方案、病情及评估、预后评估等 4．记录：上级医师查房意见的执行情况；患者及家属意见，以及医师的解释内容	5□ 4□ 3□ 1□ 0□		
住院第2~6天	病程记录	住院医师查房记录	是否记录、分析如下内容： 1．病情变化、症状体征的变化、激素等药物不良反应 2．辅助检查结果，对诊断、治疗的影响 3．治疗效果、更改的治疗措施及原因 4．上级医师查房意见的执行情况 5．指导吸入装置的正确应用情况	5□ 4□ 3□ 1□ 0□		
		上级医师查房记录	是否记录： 1．是否对病情、已完成的诊疗进行总结分析，并提出下一步诊疗意见 2．补充、更改诊断分析和确定诊断分析	5□ 4□ 3□ 1□ 0□		

续 表

住院时间 \ 监控类别		监控项目	监控要点	分数	减分理由	备注
出院前1~3天	病程记录	住院医师查房记录	是否记录、分析： 1．目前喘息、气急、胸闷或咳嗽等症状和肺部啰音等体征的缓解情况 2．合并症、并发症的情况 3．目前的治疗情况，激素等药物的使用情况 4．病情评估及疗效评估 5．符合出院标准 6．出院后的治疗方案及出院后注意事项	5□ 4□ 3□ 1□ 0□		
		上级医师查房记录	是否记录、分析： 1．疗效评估，预期目标完成情况 2．判断是否符合出院标准 3．确定是否出院 4．出院后治疗方案	5□ 4□ 3□ 1□ 0□		
住院第7~14天（出院日）	病程记录	住院医师查房记录	是否记录： 1．目前喘息等症状及肺部体征的缓解情况 2．向患者交代出院后注意事项	5□ 4□ 3□ 1□ 0□		
	出院记录		记录是否齐全，重要内容无遗漏，如： 1．入院情况 2．诊疗经过 3．出院情况：症状、体征等 4．出院医嘱：出院带药需写明药物名称、用量、服用方法，需要调整的药物要注明调整的方法；出院后患者需要注意的事项；门诊复查时间及项目等	5□ 4□ 3□ 1□ 0□		
	操作记录		包括自然项目（另页书写时）、操作名称、操作时间、操作步骤、结果及患者一般情况，记录过程是否顺利、有无不良反应，术后注意事项及是否向患者说明，操作医师签名	5□ 4□ 3□ 1□ 0□		
	特殊检查、特殊治疗同意书等医学文书		包括自然项目（另页书写时）、特殊检查、特殊治疗项目名称、目的、可能出现的并发症及风险、或替代治疗方案、患者或家属签署是否同意检查或治疗、患者签名、医师签名等	5□ 4□ 3□ 1□ 0□		
	病危（重）通知书		包括自然项目（另页书写时）、目前诊断、病情危重情况，患方签名、医师签名并填写日期	5□ 4□ 3□ 1□ 0□		
重点医嘱	长期医嘱	住院第1天	1．支气管哮喘护理常规 2．一/三级护理常规（根据病情） 3．氧疗（必要时） 4．支气管舒张剂 5．糖皮质激素 6．胃黏膜保护剂（必要时） 7．抗菌药物（有感染证据）			

续 表

<table>
<tr><th colspan="2">监控类别
住院时间</th><th>监控项目</th><th>监控要点</th><th>分数</th><th>减分理由</th><th>备注</th></tr>
<tr><td rowspan="7"></td><td rowspan="2"></td><td>住院第 2~6 天</td><td>1．支气管哮喘护理常规
2．二/三级护理常规（根据病情）
3．氧疗（必要时）
4．支气管舒张剂
5．糖皮质激素
6．胃黏膜保护剂（必要时）
7．抗菌药物（有感染证据）
8．根据病情调整药物</td><td rowspan="7">5□
4□
3□
1□
0□</td><td rowspan="7"></td><td rowspan="7"></td></tr>
<tr><td>出院前 1~3 天</td><td>1．支气管哮喘护理常规
2．二/三级护理常规（根据病情）
3．氧疗（必要时）
4．支气管舒张剂
5．糖皮质激素
6．胃黏膜保护剂（必要时）
7．抗菌药物（有感染证据）</td></tr>
<tr><td rowspan="5">临时医嘱</td><td>住院第 1 天</td><td>1．血常规、尿常规、粪常规
2．肝肾功能、电解质、血糖、红细胞沉降率、C 反应蛋白、血气分析、D-二聚体、感染性疾病筛查
3．胸部 X 线正侧位片、心电图、肺功能（根据病情）
4．血清过敏原测定、胸部 CT、超声心动图、血茶碱浓度、痰病原学检查等（必要时）
5．维持水、电解质、酸碱平衡
6．对症治疗</td></tr>
<tr><td>住院第 2~6 天</td><td>1．对症治疗
2．复查血常规、血气分析（必要时）
3．异常指标复查</td></tr>
<tr><td>出院前 1~3 天</td><td>根据需要，复查有关检查</td></tr>
<tr><td>住院第 7~14 天（出院日）</td><td>1．出院带药
2．门诊随诊时间</td></tr>
<tr><td colspan="2">一般书写规范</td><td>各项内容</td><td>完整、准确、清晰、签字</td><td>5□
4□
3□
1□
0□</td><td></td><td></td></tr>
<tr><td colspan="2">变异情况</td><td>变异条件及原因</td><td>1．治疗期间出现并发症或常规治疗效果不佳，需特殊诊断和治疗，导致住院时间延长
2．严重哮喘发作需行气管插管和机械通气维持者</td><td>5□
4□
3□
1□
0□</td><td></td><td></td></tr>
</table>

（七）自发性气胸

自发性气胸临床路径

1．进入临床路径标准

疾病诊断：自发性气胸（ICD-10：J93.0/J93.1）

2．病案质量监控表

监控类别 住院时间		监控项目		监控要点	分数	减分理由	备注
首页		主要诊断名称及编码		自发性气胸（ICD-10：J93.0/J93.1）	5□ 4□ 3□ 1□ 0□		
		其他诊断名称及编码		无遗漏，编码准确			
		其他项目		内容完整、准确、无遗漏	5□ 4□ 3□ 1□ 0□		
住院第1天	入院记录	主诉与现病史	主要症状	是否记录本病最主要的症状及发病时间，如胸痛、呼吸困难、刺激性咳嗽，并重点描述： 1．发作及加重的诱因 2．发作特点 3．发作性质、程度 4．缓解方式：自行缓解或采取某种措施缓解 5．对体力、饮食、睡眠、活动的影响	5□ 4□ 3□ 1□ 0□		入院24小时内完成
			病情演变过程	是否描述主要症状的演变过程，如： 1．主要症状胸痛、呼吸困难、刺激性咳嗽的变化情况 2．随病情发展出现新的症状	5□ 4□ 3□ 1□ 0□		
			其他伴随症状	是否记录伴随症状，如： 紧张、烦躁不安、发绀、冷汗、胸闷、脉速、虚脱、心律失常、意识障碍、呼吸衰竭	5□ 4□ 3□ 1□ 0□		
			住院前诊疗过程	是否记录诊断、治疗情况，如： 1．是否进行过胸部X线检查 2．诊断过何种疾病 3．是否抽气减压或放置引流管，处理的效果如何	5□ 4□ 3□ 1□ 0□		
		既往史个人史		是否按照病历书写规范记录，并重点记录： 1．饮食习惯、吸烟史、环境因素、精神因素	5□ 4□		

续 表

住院时间	监控类别	监控项目	监控要点	分数	减分理由	备注
		家族史	2．慢性疾病史 3．家族中有无类似患者	3□ 1□ 0□		
		体格检查	是否按照病历书写规范记录，并记录重要体征，无遗漏，如： 1．一般情况：体温、呼吸频率、心率、血压、意识状态 2．患侧呼吸音减弱、叩诊呈鼓音或过清音、气管向健侧移位	5□ 4□ 3□ 1□ 0□		
		辅助检查	是否记录辅助检查结果，如： 胸部X线或胸部CT检查	5□ 4□ 3□ 1□ 0□		
	首次病程记录	病例特点	是否简明扼要，重点突出，无遗漏： 1．年龄、特殊的生活习惯及烟酒嗜好等 2．病情特点 3．突出的症状和体征 4．辅助检查结果 5．其他疾病史	5□ 4□ 3□ 1□ 0□		入院8小时内完成
		初步诊断	第一诊断为：自发性气胸（ICD-10：J93.0/J93.1）	5□ 4□ 3□ 1□ 0□		
		诊断依据	是否充分、分析合理： 1．有胸痛、呼吸困难、刺激性咳嗽症状 2．查体发现患侧呼吸音减弱或消失、叩诊呈鼓音或过清音、气管向健侧移位 3．胸部X线检查见气胸线，肺组织受压	5□ 4□ 3□ 1□ 0□		
		鉴别诊断	是否根据病例特点与下列疾病鉴别： 1．支气管哮喘和阻塞性肺气肿 2．急性心肌梗死 3．肺栓塞 4．肺大疱 5．其他：如食管裂孔疝、膈疝、胸膜炎和肺癌	5□ 4□ 3□ 1□ 0□		
		诊疗计划	是否全面并具有个性化： 1．是否完成并记录必需的检查项目 （1）血常规、尿常规、粪常规 （2）肝肾功能、电解质、凝血功能 （3）胸部X线正侧位片、心电图 2．是否记录分析根据患者病情选择的辅助检查，如胸腔超声、胸部CT、心肌酶、血气分析、D-二聚体等 3．计算患侧肺压缩百分比 4．明确是单纯性气胸还是张力性气胸 5．氧疗及对症治疗	5□ 4□ 3□ 1□ 0□		

续　表

<table>
<tr><th>监控类别
住院时间</th><th></th><th>监控项目</th><th>监控要点</th><th>分数</th><th>减分理由</th><th>备注</th></tr>
<tr><td rowspan="3"></td><td></td><td></td><td>6．排气疗法：胸腔穿刺抽气，随后根据肺复张情况决定是否继续进行胸腔穿刺抽气或胸腔闭式引流
7．必要时外科手术治疗</td><td></td><td></td><td></td></tr>
<tr><td rowspan="2">病程记录</td><td>上级医师查房记录</td><td>是否有重点内容并结合本病例：
1．补充病史和查体
2．诊断、鉴别诊断分析
3．病情评估和预后评估
4．治疗方案分析，提出诊疗意见，如排气方法等
5．提示需要观察和注意的内容</td><td>5□
4□
3□
1□
0□</td><td></td><td>入院48小时内完成</td></tr>
<tr><td>住院医师查房记录</td><td>是否记录、分析全面,如：
1．病情：胸痛、呼吸困难、刺激性咳嗽等症状和肺部呼吸音等体征
2．具体治疗措施：如排气方法等
3．胸腔闭式引流操作记录等
4．引流管排气情况
5．分析：辅助检查结果、治疗方案、病情及评估、预后评估等
6．记录：上级医师查房意见的执行情况；患者及家属意见，以及医师的解释内容</td><td>5□
4□
3□
1□
0□</td><td></td><td></td></tr>
<tr><td rowspan="2">住院第2~5天</td><td rowspan="2">病程记录</td><td>住院医师查房记录</td><td>是否记录、分析如下内容：
1．病情变化、症状体征变化情况、引流排气情况
2．辅助检查结果，对诊断、治疗的影响
3．治疗效果、更改的治疗措施及原因
4．上级医师查房意见的执行情况</td><td>5□
4□
3□
1□
0□</td><td></td><td></td></tr>
<tr><td>上级医师查房记录</td><td>是否记录：
1．是否对病情、已完成的诊疗进行总结分析，并提出下一步诊疗意见
2．补充、更改诊断分析和确定诊断分析</td><td>5□
4□
3□
1□
0□</td><td></td><td></td></tr>
<tr><td rowspan="2">出院前1~3天</td><td rowspan="2">病程记录</td><td>住院医师查房记录</td><td>是否记录、分析：
1．目前胸痛、咳嗽等症状及肺部体征的缓解情况
2．合并症、并发症的情况
3．目前的治疗情况，是否已经终止闭式引流排气
4．病情评估及疗效评估
5．符合出院标准
6．出院后的治疗方案及出院后注意事项</td><td>5□
4□
3□
1□
0□</td><td></td><td></td></tr>
<tr><td>上级医师查房记录</td><td>是否记录、分析：
1．疗效评估，预期目标完成情况
2．判断是否符合出院标准
3．确定是否出院
4．出院后治疗方案</td><td>5□
4□
3□
1□
0□</td><td></td><td></td></tr>
<tr><td>住院第6~10天（出院日）</td><td>病程记录</td><td>住院医师查房记录</td><td>是否记录：
1．目前胸痛、咳嗽等症状及肺部体征的缓解情况
2．向患者交代出院后注意事项</td><td>5□
4□
3□
1□
0□</td><td></td><td></td></tr>
</table>

续　表

监控类别 住院时间		监控项目	监控要点	分数	减分理由	备注
	出院记录		记录是否齐全，重要内容无遗漏，如： 1．入院情况 2．诊疗经过 3．出院情况：症状体征等 4．出院医嘱：出院带药需写明药物名称、用量、服用方法，需要调整的药物要注明调整的方法；出院后患者需要注意的事项；门诊复查时间及项目等	5□ 4□ 3□ 1□ 0□		
	操作记录		包括自然项目（另页书写时）、操作名称、操作时间、操作步骤、结果及患者一般情况，记录过程是否顺利、有无不良反应，术后注意事项及是否向患者说明，操作医师签名	5□ 4□ 3□ 1□ 0□		
	特殊检查、特殊治疗同意书等医学文书		包括自然项目（另页书写时）、特殊检查、特殊治疗项目名称、目的、可能出现的并发症及风险或替代治疗方案、患者或家属签署是否同意检查或治疗、患者签名、医师签名等	5□ 4□ 3□ 1□ 0□		
	病危（重）通知书		包括自然项目（另页书写时）、目前诊断、病情危重情况，患方签名、医师签名并填写日期	5□ 4□ 3□ 1□ 0□		
重点医嘱	长期医嘱	住院第1天	1．自发性气胸护理常规 2．一/三级护理（根据病情） 3．吸氧（必要时） 4．卧床休息	5□ 4□ 3□ 1□ 0□		
		住院第2~5天	1．自发性气胸护理常规 2．二/三级护理（根据病情） 3．吸氧（必要时）			
		出院前1~3天	1．自发性气胸护理常规 2．二/三级护理（根据病情） 3．吸氧（必要时）			
	临时医嘱	住院第1天	1．血常规、尿常规、粪常规 2．肝肾功能、电解质、凝血功能 3．胸部X线正侧位片、心电图 4．胸腔超声、胸部CT、心肌酶、血气分析、D-二聚体等（必要时） 5．镇咳、通便（必要时） 6．胸腔穿刺抽气术或胸腔闭式引流术			
		住院第2~5天	1．胸片检查（必要时） 2．镇咳、通便（必要时） 3．更换敷料 4．负压吸引（必要时），适时夹管			
		出院前1~3天	1．拔出引流管 2．更换敷料 3．根据需要，复查有关检查			

续 表

监控类别 住院时间		监控项目	监控要点	分数	减分理由	备注
		住院第6~10天（出院日）	1．出院带药 2．门诊随诊时间			
一般书写规范		各项内容	完整、准确、清晰、签字	5□ 4□ 3□ 1□ 0□		
变异情况		变异条件及原因	1．因有基础疾病或其他原因，导致气胸反复难愈，治疗时间延长 2．对于内科治疗无效或反复发作的患者，需要转入外科进行相关处理，退出本路径 3．治疗过程中出现并发症需要相应处理	5□ 4□ 3□ 1□ 0□		

二、消 化 内 科

（一）肝硬化腹水

肝硬化腹水临床路径

1．进入临床路径标准

疾病诊断：肝硬化腹水［ICD-10：（A52. 7/B65. 2/K70. 3/K71. 7/K74. 3-K74. 6/K76. 1）伴 R18］

手术操作：腹腔穿刺术（ICD-9-CM-3：54. 91）

2．病案质量监控表

监控类别 住院时间		监控项目		监控要点	分数	减分理由	备注
首页		主要诊断名称及编码		肝硬化腹水［ICD-10：（A52.7/B65.2/K70.3/K71.7/K74.3-K74.6/K76.1）伴 R18］	5□ 4□ 3□ 1□ 0□		
		主要手术名称及编码		腹腔穿刺术（ICD-9-CM-3：54.91）			
		其他诊断名称及编码		无遗漏，编码准确			
		其他项目		内容完整、准确、无遗漏	5□ 4□ 3□ 1□ 0□		
住院第1天	入院记录	主诉与现病史	主要症状	是否记录本病最主要的症状及发病时间，如乏力、食欲减退、腹胀、尿量、体重变化等，并重点描述： 1．发作及加重的诱因 2．起病特点 3．发作性质及程度 4．缓解方式：自行缓解或采取某种措施缓解 5．对体力、饮食、睡眠、活动的影响	5□ 4□ 3□ 1□ 0□		入院24小时内完成
			病情演变过程	是否描述主要症状的演变过程，如： 1．发作诱因的变化 2．发作性质及程度的变化 3．缓解方式的变化	5□ 4□ 3□ 1□ 0□		
			其他伴随症状	是否记录伴随症状，如： 1．内分泌系统失调表现 2．水肿：有无下肢或其他部位水肿 3．神经精神症状	5□ 4□ 3□ 1□ 0□		
			住院前诊疗过	是否记录诊断、治疗情况，如： 1．是否诊断过“肝硬化”或肝病等其他疾病 2．是否做过肝功能、腹部超声等检查	5□ 4□ 3□		

续 表

住院时间 \ 监控类别		监控项目	监控要点	分数	减分理由	备注
		程	3．是否抽腹水及相关检测，有无自发性腹膜炎 4．是否使用保肝药、利尿剂等情况及效果	1□ 0□		
		既往史 个人史 家族史	是否按照病历书写规范记录，并重点记录： 1．肝硬化相关慢性疾病史及治疗史 2．饮酒史、吸烟史、输血史、药物史等 3．流行病学史：传染性肝炎患者接触情况，居住地是否为肝炎高发区等 4．特殊的饮食习惯、环境因素及精神因素等 5．家族中有无类似患者	5□ 4□ 3□ 1□ 0□		
		体格检查	是否按照病历书写规范记录，并重点记录重要体征，无遗漏，如： 1．一般情况：体位、体温、呼吸频率、心率、意识状态、血压等 2．注意有无慢性肝病面容，有无黄疸、蜘蛛痣、肝掌、出血点、淤斑、腹壁静脉曲张、下肢及其他部位水肿等 3．有无肺部呼吸音减低，肺部啰音变化、心脏听诊等 4．腹部体征：有无腹水征，压痛，反跳痛，肌紧张，肝、脾大小及质地等	5□ 4□ 3□ 1□ 0□		
		辅助检查	是否记录辅助检查结果，如： 1．腹部超声：肝硬化、腹水 2．肝功能试验：血清清蛋白降低、胆红素升高、凝血酶原时间延长、转氨酶升高等	5□ 4□ 3□ 1□ 0□		
	首次病程记录	病例特点	是否简明扼要，重点突出，无遗漏： 1．年龄、输血史、药物史、特殊的生活习惯及嗜好等 2．病情特点 3．突出的症状和体征 4．辅助检查结果 5．其他疾病史	5□ 4□ 3□ 1□ 0□		入院8小时内完成
		初步诊断	第一诊断为：肝硬化腹水［ICD-10：（A52.7/B65.2/K70.3/K71.7/K74.3-K74.6/K76.1）伴 R18］	5□ 4□ 3□ 1□ 0□		
		诊断依据	是否充分、分析合理： 1．符合肝硬化失代偿期诊断标准：包括肝功能损害、门脉高压的临床表现、实验室检查及影像学检查 2．有腹水的体征和影像学结果：腹部膨隆、腹部移动性浊音阳性等；腹部超声或 CT 检查证实存在腹水	5□ 4□ 3□ 1□ 0□		
		鉴别诊断	主要针对产生腹水原因的鉴别诊断： 1．肿瘤性腹水 2．结核性腹膜炎 3．心源性腹水	5□ 4□ 3□ 1□ 0□		

续 表

<table>
<tr><th>监控类别
住院时间</th><th></th><th>监控项目</th><th>监控要点</th><th>分数</th><th>减分理由</th><th>备注</th></tr>
<tr><td rowspan="5"></td><td rowspan="2"></td><td></td><td>4. 肾病性腹水
5. 血管疾病
6. 自发性腹膜炎</td><td></td><td></td><td rowspan="2"></td></tr>
<tr><td>诊疗计划</td><td>是否全面并具有个性化：
1. 诊断
（1）首先进行病情评估
（2）了解肝脏功能储备诊断方面的相关检查
（3）病因方面检查：病毒性肝炎标记的测定及血清免疫学检查
（4）确定腹水的性质与程度：抽腹水行常规检测及血清-腹水白蛋白梯度（SAAG）等、腺苷脱氢酶（ADA）、血与腹水 LDH、细菌培养和内毒素测定
2. 治疗
（1）一般治疗（休息、控制水和钠盐的摄入、记出入量）
（2）消除病因及诱因（如戒酒、停用损害肝功能的药物、抗病毒治疗等）
（3）药物治疗：利尿剂、清蛋白等
（4）抽腹水
3. 向患者及家属交代病情，签署腹腔穿刺检查知情同意书；并进行有关肝硬化腹水的宣教
4. 是否完成并记录必需的检查项目：
（1）血常规、尿常规、粪常规+潜血
（2）肝肾功能、电解质、血糖、血脂、血型、红细胞沉降率、凝血功能、甲胎蛋白（AFP）、感染性疾病筛查（乙肝、丙肝，梅毒、艾滋病）
（3）腹水检查
（4）腹部超声、胸部正侧位片
5. 是否记录分析根据患者病情选择的辅助检查，如：
（1）腹水病原学检查，腹部 CT+门脉三维重建或 MRI，超声心动图检查
（2）24 小时尿钠排出量或尿钠/钾比值</td><td>5□
4□
3□
1□
0□</td><td></td></tr>
<tr><td rowspan="2">病程记录</td><td>上级医师查房记录</td><td>是否有重点内容并结合本病例：
1. 补充病史和查体
2. 诊断、鉴别诊断分析
3. 病情评估和预后评估
4. 治疗方案分析，提出诊疗意见
5. 治疗的进展情况介绍
6. 提示需要观察和注意的内容</td><td>5□
4□
3□
1□
0□</td><td></td><td>入院 48 小时内完成</td></tr>
<tr><td>住院医师查房记录</td><td>是否记录、分析全面：
1. 腹胀等症状和腹水等体征的变化，全身状况
2. 观察的重点内容，如腹水的变化，主要是体重变化、出入量等</td><td></td><td></td><td></td></tr>
</table>

续 表

住院时间 \ 监控类别		监控项目	监控要点	分数	减分理由	备注
			3．分析辅助检查结果：重点肝肾功能、血与腹水LDH，血清-腹水白蛋白梯度（SAAG）及腹部超声、CT或MRI，超声心动图检查等 4．治疗效果、调整治疗方案及原因分析、病情评估及预后评估 5．上级医师查房意见的执行情况 6．腹腔穿刺记录 7．请其他科会诊的目的、结果及执行情况等 8．向患者及家属交代病情，签署知情同意书	5□ 4□ 3□ 1□ 0□		
	操作记录		是否记录： 1．自然项目（另页书写时） 2．操作名称 3．操作时间 4．操作步骤 5．操作结果：肉眼观察腹水特点及抽出腹水总量 6．术中、术后患者的一般情况及症状变化 7．操作过程是否顺利 8．术后注意事项及是否向患者说明 9．如有麻醉，记录麻醉情况并有麻醉师签名 10．操作者签名及时间	5□ 4□ 3□ 1□ 0□		腹腔穿刺术者书写
住院第2天			是否记录： 1．上级医师查房 2．明确下一步诊疗计划 3．完成上级医师查房记录 4．向患者及家属交代病情，并签署腹腔穿刺检查同意书 5．对腹水量大或肥胖患者行超声腹水定位 6．腹腔穿刺术 7．观察腹腔穿刺术后并发症（出血、血肿等） 8．完成穿刺记录	5□ 4□ 3□ 1□ 0□		
住院第3~5天			是否记录： 1．上级医师查房 2．完成病历记录 3．评价疗效，调整治疗药物（无水肿者每天体重减轻300~500g，下肢水肿者每天体重减轻800~1000g时，毋需调整药物剂量） 4．根据腹部血管彩超结果决定是否请相关科室会诊 5．根据腹水检测结果调整治疗方案（如加用抗感染治疗等）	5□ 4□ 3□ 1□ 0□		

续 表

住院时间	监控类别	监控项目	监控要点	分数	减分理由	备注
住院第6~9天	病程记录	住院医师查房记录	是否记录、分析如下内容： 1. 腹胀等症状和腹围、体重等体征的变化，尿量的变化、全身状况变化 2. 腹腔穿刺术 3. 辅助检查结果及意义：血清学指标的变化 4. 治疗效果及调整的治疗方案、调整的药物等及原因分析 5. 上级医师查房意见的执行情况 6. 患者及家属的知情告知情况	5□ 4□ 3□ 1□ 0□		
		上级医师查房记录	是否记录： 1. 对病情、已完成的诊疗进行总结分析，并提出下一步诊疗意见 2. 补充、更改诊断分析和确定诊断分析	5□ 4□ 3□ 1□ 0□		
出院前1~3天	病程记录	住院医师查房记录	是否记录、分析： 1. 目前腹胀等症状及腹部体征的改善情况，尿量的变化 2. 合并症、并发症的情况 3. 病情评估及疗效评估 4. 目前的治疗情况 5. 分析符合出院标准 6. 出院后的治疗方案 7. 出院后注意事项	5□ 4□ 3□ 1□ 0□		
		上级医师查房记录	是否记录、分析： 1. 疗效评估，预期目标完成情况 2. 确定符合出院标准 3. 出院后治疗方案	5□ 4□ 3□ 1□ 0□		
住院第10~14天（出院日）	病程记录	住院医师查房记录	是否记录： 1. 目前症状及体征的缓解情况 2. 目前治疗情况 3. 实验室检查指标正常与否 4. 向患者交代出院后注意事项	5□ 4□ 3□ 1□ 0□		
	出院记录		记录是否齐全，重要内容无遗漏，如： 1. 入院情况 2. 诊疗经过：麻醉、手术方式，术中特殊情况及处理，术后并发症等 3. 出院情况：症状体征、功能恢复、穿刺伤口愈合情况及病理结果等 4. 出院医嘱：出院带药需写明药物名称、用量、服用方法，需要调整的药物要注明调整的方法；出院后患者需要注意的事项；门诊复查时间及项目等	5□ 4□ 3□ 1□ 0□		
	特殊检查、特殊治疗同意书等医学文书		包括自然项目（另页书写时）、特殊检查、特殊治疗项目名称、目的、可能出现的并发症及风险、或替代治疗方案、患者或家属签署是否同意检查或治疗、患者签名、医师签名等	5□ 4□ 3□ 1□ 0□		

续 表

监控类别 住院时间		监控项目	监控要点	分数	减分理由	备注
	病危（重）通知书		包括自然项目（另页书写时）、目前诊断、病情危重情况，患方签名、医师签名并填写日期	5□ 4□ 3□ 1□ 0□		
重点医嘱	长期医嘱	住院第 1 天	1．消化内科护理常规 2．二级护理 3．低盐饮食 4．记 24 小时液体出入量 5．测体重+腹围 qd	5□ 4□ 3□ 1□ 0□		
		住院第2~14 天	1．消化内科护理常规 2．二级护理 3．低盐饮食 4．记 24 小时液体出入量 5．测体重+腹围 qd 6．利尿剂			
		出院前 1~3 天	1．消化内科护理常规 2．二级护理 3．低盐饮食 4．记 24 小时液体出入量 5．测体重+腹围 qd 6．利尿剂			
	临时医嘱	住院第 1 天	1．血、尿、粪常规+潜血 2．肝肾功能、电解质、血糖、血脂、血型、凝血功能、AFP、感染性疾病筛查 3．腹水相关检查 4．腹部超声、胸部正侧位片 5．腹水病原学检查，腹部 CT 或 MRI，超声心动图检查，24 小时尿钠排出量或尿钠/钾比值、肺功能、胃镜（必要时） 6．其他检查（酌情）			
		住院第 2~14 天	1．腹腔穿刺术 2．腹水常规、总蛋白、清蛋白、细胞学检查 3．腹水需氧菌及厌氧菌培养（必要时） 4．清蛋白静滴（必要时） 5．其他检查（酌情） 6．根据病情需要下达 7．复查：肾功能、电解质测定、24 小时尿钠排出量测定、尿钠/钾比值测定（酌情）			
		出院前 1~3 天	根据需要			
		住院第 10~14 天（出院日）	1．出院带药 2．门诊随诊时间			

续 表

监控类别 / 住院时间	监控项目	监控要点	分数	减分理由	备注
一般书写规范	各项内容	完整、准确、清晰、签字	5□ 4□ 3□ 1□ 0□		
变异情况	变异条件及原因	1．治疗期间出现并发症或常规治疗效果不佳，需特殊诊断和治疗，导致住院时间延长 2．合并结核性腹膜炎、肺部感染等转入相应路径 3．难治性腹水，需进一步诊治，导致住院时间延长、费用增加 4．合并自发性腹膜炎、肝肾综合征、上消化道出血或肝性脑病	5□ 4□ 3□ 1□ 0□		

（二）急性胰腺炎（轻型）

急性胰腺炎（轻型）临床路径

1. 进入临床路径标准

疾病诊断：急性胰腺炎（轻型）（ICD-10：K85. 001/K85. 101/K85. 201/K85. 301/K85. 801-K85. 809/K85. 901）

2. 病案质量监控表

<table>
<tr><th colspan="2">监控类别
住院时间</th><th colspan="2">监控项目</th><th>监控要点</th><th>分数</th><th>减分理由</th><th>备注</th></tr>
<tr><td colspan="2" rowspan="3">首页</td><td colspan="2">主要诊断名称及编码</td><td>急性胰腺炎（轻型）（ICD-10：K85.001/K85.101/K85.201/K85.301/K85.801-K85.809/K85.901）</td><td rowspan="2">5□
4□
3□
1□
0□</td><td rowspan="2"></td><td rowspan="2"></td></tr>
<tr><td colspan="2">其他诊断名称及编码</td><td>无遗漏，编码准确</td></tr>
<tr><td colspan="2">其他项目</td><td>内容完整、准确、无遗漏</td><td>5□
4□
3□
1□
0□</td><td></td><td></td></tr>
<tr><td rowspan="4">住院第1天</td><td rowspan="4">入院记录</td><td rowspan="4">主诉与现病史</td><td>主要症状</td><td>是否记录本病最主要的症状及发病时间，如腹痛、恶心、呕吐、发热等，并重点描述：
1．腹痛：有无诱因（如饮酒、进油腻食物、暴饮暴食等）、起病情况、部位、性质、程度、放射部位、持续状况及是否有变化、随体位变化情况
2．恶心、呕吐：呕吐物性质、次数、量、频度，呕吐后腹痛的变化情况
3．发热：是否有发热，出现时间、体温及其变化情况
4．其他症状：黄疸，是否有眼黄、尿黄、皮肤黄染</td><td>5□
4□
3□
1□
0□</td><td></td><td></td></tr>
<tr><td>病情演变过程</td><td>是否描述主要症状的演变过程，如：
腹痛、恶心、呕吐等主要症状出现后程度和特点，随时间的演变情况</td><td>5□
4□
3□
1□
0□</td><td></td><td rowspan="3">入院24小时内完成</td></tr>
<tr><td>其他伴随症状</td><td>是否记录伴随症状，如：
1．腹胀：出现时间及演变情况
2．其他有助于疾病分型和鉴别诊断的阳性及阴性症状是否存在、程度及演变情况：如心悸、头晕、出汗、肛门排气、排便情况、尿量变化、呼吸困难等</td><td>5□
4□
3□
1□
0□</td><td></td></tr>
<tr><td>住院前诊疗过程</td><td>是否记录诊断、治疗情况，如：
是否接受过医院的诊断和治疗，检查的结果及治疗措施如何及对主要症状的影响</td><td>5□
4□
3□
1□
0□</td><td></td></tr>
</table>

续　表

监控类别 住院时间		监控项目	监控要点	分数	减分理由	备注
		既往史 个人史 家族史	是否按照病历书写规范记录，并重点记录： 1．慢性疾病史，药物应用情况，手术外伤史 2．饮酒史、饮食习惯、环境因素、精神因素及其他嗜好等 3．家族中有无类似患者	5□ 4□ 3□ 1□ 0□		
		体格检查	是否按照病历书写规范记录，并重点记录重要体征，无遗漏，如： 1．一般状况：生命体征、皮肤及巩膜黄染，口唇指甲发绀 2．心肺体征 3．腹部体征：腹式呼吸是否存在；Gray-Turner 征及 Cullen 征；腹部压痛位置、严重程度；是否存在反跳痛、肌紧张等腹膜炎体征；肝浊音界、移动性浊音、肠鸣音	5□ 4□ 3□ 1□ 0□		
		辅助检查	是否记录辅助检查结果，如： 1．用于确定胰腺炎诊断和有助于分型的相关检查 2．血、尿淀粉酶，血脂肪酶，肝、肾功能等 3．腹部超声及 CT、磁共振等影像学检查	5□ 4□ 3□ 1□ 0□		
	首次病程记录	病例特点	是否简明扼要，重点突出，无遗漏： 1．年龄、特殊的生活习惯及嗜好等，可能的诱因 2．病情特点 3．辅助检查结果 4．突出的症状和体征 5．其他疾病史	5□ 4□ 3□ 1□ 0□		入院8小时内完成
		初步诊断	第一诊断为：急性胰腺炎（轻型）（ICD-10：K85.001/K85.101/K85.201/K85.301/K85.801-K85.809/K85.901）	5□ 4□ 3□ 1□ 0□		
		诊断依据	是否充分、分析合理： 1．临床表现：急性、持续性腹痛（偶无腹痛） 2．实验室检查：血清淀粉酶≥正常值上限 3 倍 3．辅助检查：影像学检查提示胰腺有或无形态学改变	5□ 4□ 3□ 1□ 0□		
		鉴别诊断	是否根据病例特点与下列疾病鉴别： 1．急性胆囊炎、胆石症 2．上消化道穿孔 3．肠梗阻 4．急性胃肠炎 5．缺血性肠病 6．心绞痛、心肌梗死、肺炎等心肺疾病	5□ 4□ 3□ 1□ 0□		
		诊疗计划	是否全面并具有个性化： 1．是否完成并记录必需的检查项目 （1）血常规、尿常规、粪常规+潜血 （2）血淀粉酶、尿淀粉酶、血脂肪酶、肝肾功能、			

续 表

<table>
<tr><th>住院时间 \ 监控类别</th><th></th><th>监控项目</th><th>监控要点</th><th>分数</th><th>减分理由</th><th>备注</th></tr>
<tr><td rowspan="3"></td><td></td><td></td><td>电解质、血糖、心肌酶、红细胞沉降率、C反应蛋白（CRP）、凝血功能、感染性疾病筛查（乙肝、丙肝、梅毒、艾滋病等）
（3）血气分析
（4）X 线胸片、心电图
2．是否记录分析根据患者病情选择的辅助检查，如：
（1）血型及 Rh 因子、肿瘤标志物筛查（CA19-9、AFP、CEA）、自身免疫标志物测定（ANA、ENA、IgG）
（2）腹部 CT、腹部 MRI
（3）内镜下逆行胰胆管造影（ERCP）
（4）超声内镜
3．腹部超声
4．病情评估
5．按照病情分级和治疗反应确定治疗方案，包括饮食限制、对症治疗、胃肠减压、营养支持，必要时生命体征监护
6．药物治疗：抑酸治疗、抑制胰腺分泌药物、胰酶抑制剂；有感染征象者可用抗生素，必要时谨慎应用镇静和镇痛治疗
7．对治疗方案进行说明，如使用抗生素治疗</td><td>5□
4□
3□
1□
0□</td><td></td><td></td></tr>
<tr><td rowspan="2">病程记录</td><td>上级医师查房记录</td><td>是否有重点内容并结合本病例：
1．补充病史和查体
2．诊断、鉴别诊断分析
3．进行病情初步评估，病情严重度分级
4．预后评估
5．治疗方案分析，提出诊疗意见
6．提示需要观察和注意的内容</td><td>5□
4□
3□
1□
0□</td><td></td><td>入院48小时内完成</td></tr>
<tr><td>住院医师查房记录</td><td>是否记录、分析全面：
1．病情：腹痛等症状的变化，注意与疾病严重程度、分型相关的症状，如呼吸频率、体温、尿量、腹膜炎体征等
2．具体治疗措施：抑制胰腺分泌药物或胰酶抑制剂等
3．分析：辅助检查结果、治疗方案、病情及评估、预后评估等
4．记录：上级医师查房意见的执行情况；患者及家属意见，以及医师的解释内容</td><td>5□
4□
3□
1□
0□</td><td></td><td></td></tr>
<tr><td>住院第2~4天</td><td>病程记录</td><td>住院医师查房记录</td><td>是否记录、分析如下内容：
1．病情评估
2．核查辅助检查的结果是否有异常
3．上级医师意见执行情况
4．调整治疗分析
5．饮食恢复情况及相应的调整
6．记录药物不良反应
7．对患者的宣教情况</td><td>5□
4□
3□
1□
0□</td><td></td><td></td></tr>
</table>

续 表

住院时间 \ 监控类别		监控项目	监控要点	分数	减分理由	备注
		上级医师查房记录	是否记录： 1．是否对病情、已完成的诊疗进行总结分析，并提出下一步诊疗意见 2．补充、更改诊断分析和确定诊断分析	5□ 4□ 3□ 1□ 0□		
出院前1~3天	病程记录	住院医师查房记录	是否记录、分析： 1．目前腹痛等症状及腹部体征的缓解情况 2．病情评估及疗效评估 3．饮食恢复情况及恢复饮食后的消化道症状、体征和相关检查的变化 4．目前的治疗情况 5．分析是否符合出院标准：包括血淀粉酶水平及进食后的变化 6．出院后的治疗方案 7．出院后注意事项	5□ 4□ 3□ 1□ 0□		
		上级医师查房记录	是否记录、分析： 1．疗效评估，预期目标完成情况 2．确定符合出院标准 3．出院后治疗方案	5□ 4□ 3□ 1□ 0□		
住院第8~10天（出院日）	病程记录	住院医师查房记录	是否记录： 1．目前消化道症状及腹部体征的缓解情况 2．饮食恢复情况 3．实验室检查指标正常与否 4．向患者交待出院后注意事项	5□ 4□ 3□ 1□ 0□		
	出院记录		记录是否齐全，重要内容无遗漏，如： 1．入院情况 2．诊疗经过 3．出院情况：症状、体征等 4．出院医嘱：出院带药需写明药物名称、用量、服用方法，需要调整的药物要注明调整的方法；出院后患者需要注意的事项；门诊复查时间及项目等	5□ 4□ 3□ 1□ 0□		
	操作记录		包括自然项目（另页书写时）、操作名称、操作时间、操作步骤、结果及患者一般情况，记录过程是否顺利、有无不良反应，术后注意事项及是否向患者说明，操作医师签名	5□ 4□ 3□ 1□ 0□		术者记录
	特殊检查、特殊治疗同意书等医学文书		包括自然项目（另页书写时）、特殊检查、特殊治疗项目名称、目的、可能出现的并发症及风险、或替代治疗方案、患者或家属签署是否同意检查或治疗、患者签名、医师签名等	5□ 4□ 3□ 1□ 0□		
	病危（重）通知书		包括自然项目（另页书写时）、目前诊断、病情危重情况，患方签名、医师签名并填写日期	5□ 4□ 3□ 1□ 0□		

续 表

<table>
<tr><th colspan="2">监控类别
住院时间</th><th>监控项目</th><th>监控要点</th><th>分数</th><th>减分理由</th><th>备注</th></tr>
<tr><td rowspan="7">重点医嘱</td><td rowspan="3">长期医嘱</td><td>住院第 1 天</td><td>1．消化内科护理常规
2．一级护理
3．禁食
4．生命体征监测
5．记 24 小时液体出入量
6．补液治疗及必要的营养支持
7．抑酸治疗
8．抑制胰腺分泌药物或胰酶抑制剂
9．如有感染征象给予抗菌药物治疗</td><td rowspan="7">5□
4□
3□
1□
0□</td><td rowspan="7"></td><td rowspan="7"></td></tr>
<tr><td>住院第 2~4 天</td><td>1．消化内科护理常规
2．二级护理
3．记 24 小时液体出入量
4．禁食、不禁水
5．补液治疗及营养支持
6．抑酸治疗
7．抑制胰腺分泌药物或胰酶抑制剂
8．急性胆源性胰腺炎给予抗菌药物治疗</td></tr>
<tr><td>出院前 1~3 天</td><td>1．消化内科护理常规
2．二级护理
3．记 24 小时液体出入量
4．低脂低蛋白流质饮食
5．补液治疗（酌情）
6．抑酸治疗
7．急性胆源性胰腺炎给予抗菌药物治疗</td></tr>
<tr><td rowspan="4">临时医嘱</td><td>住院第 1 天</td><td>1．血、尿、粪常规+潜血
2．肝肾功能、血脂、电解质、血糖、CRP、血淀粉酶、脂肪酶、凝血功能、血气分析
3．心电图、腹部超声、胸腹部 X 线片
4．血型及 Rh 因子、肿瘤标志物筛查、自身免疫标志物测定，腹部 CT、MRCP、ERCP、EUS（根据病情）</td></tr>
<tr><td>住院第 2~4 天</td><td>1．根据病情复查：血常规、肝功能、肾功能、血电解质、血气分析、血淀粉酶、尿淀粉酶、血脂肪酶
2．若 B 超提示胰周积液，且病情无缓解行腹部增强 CT 扫描</td></tr>
<tr><td>出院前 1~3 天</td><td>根据病情变化及检查异常结果复查：血淀粉酶、脂肪酶、电解质</td></tr>
<tr><td>住院第 8~10 天（出院日）</td><td>1.出院带药
2.门诊随诊时间</td></tr>
<tr><td colspan="2">一般书写规范</td><td>各项内容</td><td>完整、准确、清晰、签字</td><td>5□
4□</td><td></td><td></td></tr>
</table>

续 表

监控类别 / 住院时间	监控项目	监控要点	分数	减分理由	备注
			3□ 1□ 0□		
变异情况	变异条件及原因	1．治疗期间出现并发症或常规治疗效果不佳，转为重型或需特殊诊断和治疗，导致住院时间延长 2．存在胆石症等可能需要内镜治疗或外科治疗的情况，可进入相关路径	5□ 4□ 3□ 1□ 0□		

（三）胆总管结石

胆总管结石临床路径

1．进入临床路径标准

疾病诊断：胆总管结石（ICD-10：K80. 3/K80. 4/K80. 5）

手术操作：胆总管内镜下取石术（ICD-9-CM-3：51. 88）

2．病案质量监控表

<table>
<tr><th colspan="2">监控类别
住院时间</th><th colspan="2">监控项目</th><th>监控要点</th><th>分数</th><th>减分理由</th><th>备注</th></tr>
<tr><td colspan="2" rowspan="4">首页</td><td colspan="2">主要诊断名称及编码</td><td>胆总管结石（ICD-10：K80.3/K80.4/K80.5）</td><td rowspan="3">5□
4□
3□
1□
0□</td><td rowspan="3"></td><td rowspan="3"></td></tr>
<tr><td colspan="2">主要手术名称及编码</td><td>胆总管内镜下取石术（ICD-9-CM-3：51.88）</td></tr>
<tr><td colspan="2">其他诊断名称及编码</td><td>无遗漏，编码准确</td></tr>
<tr><td colspan="2">其他项目</td><td>内容完整、准确、无遗漏</td><td>5□
4□
3□
1□
0□</td><td></td><td></td></tr>
<tr><td rowspan="3">住院第1天</td><td rowspan="3">入院记录</td><td rowspan="3">主诉与现病史</td><td>主要症状</td><td>是否记录本病最主要的症状及发病时间，如腹痛、黄疸、发热等，并重点描述：
1．腹痛：有无诱因（如饮酒、进油腻食物、暴饮暴食等）、起病情况、部位、性质、程度、放射部位、持续状况及变化、随体位变化情况
2．黄疸：是否有眼黄、尿黄、皮肤黄染
3．发热：是否有发热，有无寒战，出现时间、体温及变化情况
4．恶心、呕吐：呕吐物性质、次数、量、频度，呕吐后腹痛的变化情况
5．其他症状：粪便颜色、神志、全身症状、尿量等</td><td>5□
4□
3□
1□
0□</td><td></td><td rowspan="2">入院24小时内完成</td></tr>
<tr><td>病情演变过程</td><td>是否描述主要症状的演变过程如：
腹痛、发热、黄疸等主要症状出现后程度和特点随时间的演变情况</td><td>5□
4□
3□
1□
0□</td><td></td></tr>
<tr><td>其他伴随症状</td><td>是否记录伴随症状，如：
1．腹胀：出现时间及其演变情况
2．其他有助于疾病分型、判断是否合并和相关鉴别诊断的阳性及阴性症状：如心悸、头晕、出汗、</td><td>5□
4□
3□
1□
0□</td><td></td><td></td></tr>
</table>

续　表

监控类别 / 住院时间		监控项目		监控要点	分数	减分理由	备注
				肛门排气、排便情况、尿量变化、呼吸困难等，是否存在、程度及演变情况			
			住院前诊疗过程	是否记录诊断、治疗情况，如： 是否接受过医院的诊断和治疗，检查的结果及治疗措施如何及其对主要症状的影响	5□ 4□ 3□ 1□ 0□		
		既往史 个人史 家族史		是否按照病历书写规范记录，并重点记录： 1．慢性疾病史及既往手术及治疗史，合并用药史 2．饮食习惯、环境因素、精神因素及烟酒嗜好等 3．家族中有无类似患者	5□ 4□ 3□ 1□ 0□		
		体格检查		是否按照病历书写规范记录，并重点记录重要体征，无遗漏，如： 1．一般状况：生命体征、皮肤及巩膜黄染，口唇指甲发绀 2．心肺体征 3．腹部体征：腹式呼吸是否存在；Gray-Turner 征及 Cullen 征；腹部压痛位置、严重程度；是否存在反跳痛、肌紧张等腹膜炎体征；肝浊音界、移动性浊音、肠鸣音	5□ 4□ 3□ 1□ 0□		
		辅助检查		是否记录辅助检查结果，如： 1．血常规，尿常规，便常规+隐血 2．血、尿淀粉酶，血脂肪酶，肝功能、肾功能等 3．腹部超声、CT 或磁共振等影像学检查	5□ 4□ 3□ 1□ 0□		
	首次病程记录	病例特点		是否简明扼要，重点突出，无遗漏： 1．年龄、特殊的生活习惯及嗜好等 2．辅助检查结果 3．病情特点 4．突出的症状和体征 5．其他疾病史	5□ 4□ 3□ 1□ 0□		入院8小时内完成
		初步诊断		第一诊断为：胆总管结石（ICD-10：K80.3/K80.4/K80.5）	5□ 4□ 3□ 1□ 0□		
		诊断依据		是否充分、分析合理： 1．胆绞痛、梗阻性黄疸、急性胆管炎（Charcot 三联征：腹痛、黄疸、发热）或胆源性胰腺炎 2．辅助检查（超声、CT 或 MRCP）怀疑或提示胆总管结石	5□ 4□ 3□ 1□ 0□		
		鉴别诊断		是否根据病例特点与下列疾病鉴别： 1．急性胆囊炎 2．上消化道穿孔 3．肠梗阻 4．急性胃肠炎	5□ 4□ 3□ 1□ 0□		

续 表

住院时间	监控类别	监控项目	监控要点	分数	减分理由	备注
			5．缺血性肠病 6．心绞痛、心肌梗死、肺炎等心肺疾病			
		诊疗计划	是否全面并具有个性化： 1．是否完成并记录必需的检查项目 （1）血常规、尿常规、粪常规+隐血 （2）血淀粉酶、尿淀粉酶、肝肾功能、电解质、血糖、血脂、心肌酶、血型及 Rh 因子、红细胞沉降率、C 反应蛋白（CRP）、凝血功能、感染性疾病筛查（乙肝、丙肝、梅毒、艾滋病等） （3）X 线胸片、心电图 （4）腹部超声、CT 或 MRI 2．是否记录分析根据患者病情选择的辅助检查，如： （1）肿瘤标志物筛查（CA19-9、AFP、CEA）、自身免疫标志物测定（ANA、ENA、IgG）、血脂肪酶 （2）血气分析（必要时） （3）超声内镜（必要时） 3．按照是否合并胆管炎和胆源性胰腺炎确定有针对性的治疗方案，包括饮食限制、对症、胃肠减压、营养支持，生命体征监护（必要时） 4．抗菌药物治疗：合并感染者针对革兰阴性杆菌和厌氧菌的广谱抗生素，优先应用经胆道排泄者 5．合并胆源性胰腺炎者给予抑酸、抑制胰腺分泌、胰酶抑制剂等治疗 6．谨慎应用镇静和镇痛治疗（必要时） 7．对治疗方案进行说明，如使用抗生素治疗 8．必要的辅助检查项目及意义 9．安排 ERCP 下胆总管取石术	5□ 4□ 3□ 1□ 0□		
住院第2天（术前准备日）	病程记录	上级医师查房记录	是否有重点内容并结合本病例： 1．补充病史和查体 2．诊断、鉴别诊断分析 3．进行病情评估和预后评估 4．治疗方案分析，提出诊疗意见 5．提示需要观察和注意的内容	5□ 4□ 3□ 1□ 0□		入院48小时内完成
		住院医师查房记录	是否记录、分析如下内容： 1．病情评估 2．核查辅助检查的结果是否有异常 3．上级医师意见执行情况 4．确认手术前准备 5．向患者及家属交待病情并签署知情同意书 6．家属及患者的健康宣教	5□ 4□ 3□ 1□ 0□		

续　表

监控类别 住院时间		监控项目	监控要点	分数	减分理由	备注
住院第3~4天（手术日）	病程记录	住院医师查房记录	是否记录、分析如下内容： 1. 腹痛等症状的变化、术后体温、生命体征，腹部体征；特别是与操作并发症相关腹部体征 2. 术后治疗措施，如禁食、补液、营养支持、抗生素应用等 3. 饮食恢复 4. 辅助检查结果分析 5. 病情评估及疗效评估	5□ 4□ 3□ 1□ 0□		
		上级医师查房记录	是否记录： 1. 根据 ERCP 结果进行病情和疗效评估，评价目标完成情况 2. 确定术后治疗方案 3. 交代术后重点观察项目及注意事项	5□ 4□ 3□ 1□ 0□		
住院第4~5天（术后第1天）	病程记录	住院医师查房记录	是否记录、分析如下内容： 1. 腹痛等症状、术后体温、生命体征、腹部体征，特别是与操作并发症相关腹部体征 2. 术后治疗措施，如补液、营养支持、应用抗生素、复查实验室检查结果等 3. 病情评估及疗效评估 4. 对患者坚持治疗和预防复发进行宣教的情况	5□ 4□ 3□ 1□ 0□		术后连续3天须有参加手术的医师或上级医师的查房记录
		上级医师查房记录	是否记录： 1. 病情评估及疗效评估 2. 根据 ERCP 结果确定下一步治疗方案	5□ 4□ 3□ 1□ 0□		
住院第5~6天（术后日）	病程记录	住院医师查房记录	是否记录、分析： 1. 病情：饮食、体温、消化道症状及腹部体征的恢复或缓解情况 2. 辅助检查结果分析 3. 向患者交待注意事项	5□ 4□ 3□ 1□ 0□		
		上级医师查房记录	是否记录、分析： 1. 疗效评估，预期目标完成情况 2. 判断是否符合出院标准 3. 确定是否出院 4. 出院后治疗方案调整用药	5□ 4□ 3□ 1□ 0□		
住院第7~10天（出院日）	病程记录	住院医师查房记录	是否记录： 1. 目前体温、消化道症状及腹部体征的缓解情况 2. 饮食恢复情况 3. 检查指标正常与否 4. 向患者交待注意事项及随诊计划	5□ 4□ 3□ 1□ 0□		

续 表

住院时间＼监控类别		监控项目	监控要点	分数	减分理由	备注
	出院记录		记录是否齐全，重要内容无遗漏，如： 1．入院情况 2．诊疗经过及内镜下胆管取石的情况 3．出院情况：症状、体征等 4．出院医嘱：出院带药需写明药物名称、用量、服用方法，需要调整的药物要注明调整的方法；出院后患者需要注意的事项；门诊复查时间及项目等	5□ 4□ 3□ 1□ 0□		
	操作记录	内镜下胆管取石术操作记录	是否记录： 1．自然项目（另页书写时） 2．操作名称 3．操作时间 4．操作步骤 5．操作结果 6．患者一般情况 7．操作过程是否顺利，有无不良反应 8．术后注意事项及是否向患者说明 9．如有麻醉，记录麻醉情况并有麻醉师签名 10．操作者签名及时间	5□ 4□ 3□ 1□ 0□		术者记录
	特殊检查、特殊治疗同意书等医学文书		包括自然项目（另页书写时）、特殊检查、特殊治疗项目名称、目的、可能出现的并发症及风险、或替代治疗方案、患者或家属签署是否同意检查或治疗、患者签名、医师签名等	5□ 4□ 3□ 1□ 0□		
	病危（重）通知书		包括自然项目（另页书写时）、目前诊断、病情危重情况，患方签名、医师签名并填写日期	5□ 4□ 3□ 1□ 0□		
重点医嘱	长期医嘱	住院第1天	1．消化内科护理常规 2．二级护理 3．低脂半流食或禁食	5□ 4□ 3□ 1□ 0□		
		住院第2天（术前准备）	1．消化内科护理常规 2．二级护理 3．低脂半流食或禁食			
		住院第3~4天（手术日）	1．消化内科护理常规 2．特级护理 3．术前禁食、水 4．应用覆盖革兰阴性杆菌和厌氧菌的广谱抗菌药物 5．抑酸剂、生长抑素等 6．静脉补液			
		住院第4~5天（术后第1天）	1．消化内科护理常规 2．一级护理 3．试饮水 4．应用覆盖革兰阴性杆菌和厌氧菌的广谱抗菌药物 5．抑酸剂 6．静脉输液及必要的营养支持			

续 表

监控类别 住院时间		监控项目	监控要点	分数	减分理由	备注
		住院第5~6天（术后日）	1．消化内科护理常规 2．二级护理 3．流食或低脂半流食 4．应用覆盖革兰阴性杆菌和厌氧菌的广谱抗菌药物 5．静脉输液			
	临时医嘱	住院第1天	1．血、尿、粪常规+潜血 2．肝肾功能、电解质、血糖、血淀粉酶、脂肪酶、凝血功能、血型、Rh因子、感染性疾病筛查 3．腹部超声、心电图、胸片 4．超声心动图、腹部CT、MRCP（必要时）			
		住院第2天（术前准备）	1．次晨禁食 2．碘过敏试验 3．镇静药、解痉药、泛影葡胺或有机碘造影剂、麻醉用药 4．预约ERCP			
		住院第3~4天（手术日）	1．复查血常规 2．复查肝功能、电解质 3．术后2及6小时复查血淀粉酶、脂肪酶			
		住院第4~5天（术后第1天）	1．血常规、肝功能、电解质（必要时） 2．复查血淀粉酶、脂肪酶			
		住院第5~6天（术后日）	1．血常规、肝功能、电解质（必要时） 2．复查血淀粉酶、脂肪酶 3．腹部超声			
		出住院第7~10天（出院日）	1．出院带药 2．门诊随诊时间			
一般书写规范		各项内容	完整、准确、清晰、签字	5□ 4□ 3□ 1□ 0□		
变异情况		变异条件及原因	1．出现并发症（ERCP相关性胰腺炎、胆道感染、出血、穿孔及麻醉意外）等转入相应临床路径 2．合并胆道狭窄、占位者转入相应临床路径 3．巨大结石需要内镜下机械或激光碎石，多次镜下取石等转入相应临床路径 4．合并胆囊结石、肝内胆管结石者转入相应临床路径	5□ 4□ 3□ 1□ 0□		

（四）胃十二指肠溃疡

胃十二指肠溃疡临床路径

1．进入临床路径标准

疾病诊断：胃十二指肠溃疡（ICD-10：K25.7/K25.9/K26.7/K26.9/K27.7/K27.9）

手术操作：胃镜检查（伴活检）44.13（44.14）

2．病案质量监控表

<table>
<tr><th colspan="2">监控类别
住院时间</th><th colspan="2">监控项目</th><th>监控要点</th><th>分数</th><th>减分理由</th><th>备注</th></tr>
<tr><td colspan="2" rowspan="4">首页</td><td colspan="2">主要诊断名称及编码</td><td>胃十二指肠溃疡（ICD-10：K25.7/K25.9/K26.7/K26.9/K27.7/K27.9）</td><td rowspan="3">5□
4□
3□
1□
0□</td><td rowspan="3"></td><td rowspan="3"></td></tr>
<tr><td colspan="2">主要手术名称及编码</td><td>胃镜检查（伴活检）44.13（44.14）</td></tr>
<tr><td colspan="2">其他诊断名称及编码</td><td>无遗漏，编码准确</td></tr>
<tr><td colspan="2">其他项目</td><td>内容完整、准确、无遗漏</td><td>5□
4□
3□
1□
0□</td><td></td><td></td></tr>
<tr><td rowspan="3">住院第1天</td><td rowspan="3">入院记录</td><td rowspan="3">主诉与现病史</td><td>主要症状</td><td>是否描述主要症状及发病时间，如上腹部疼痛，并重点描述：
1．疼痛的部位：多位于上腹中部，偏右或偏左
2．疼痛的程度、性质：一般较轻而能忍受；可为隐痛、钝痛、烧灼样痛或饥饿性痛
3．疼痛的节律性：与进食有关
（1）十二指肠溃疡疼痛好发于餐前，部分患者发生于夜间，常于进食或服抗酸药后可缓解
（2）胃溃疡疼痛多于餐后 1 小时出现，1~2 小时后逐渐缓解
4．疼痛的周期性：好发于秋末至春初，季节变换时
5．发作及加重的诱因：如劳累、刺激性饮食、紧张、兴奋可成为诱因，并使症状加重</td><td>5□
4□
3□
1□
0□</td><td></td><td rowspan="3">入院24小时内完成</td></tr>
<tr><td>病情演变过程</td><td>是否描述主要症状的演变过程如：
腹痛发作频率、性质、程度的变化</td><td>5□
4□
3□
1□
0□</td><td></td></tr>
<tr><td>其他伴随</td><td>是否记录伴随症状，如：
1．反酸、嗳气、胃灼热、上腹饱胀、恶心、呕吐、</td><td>5□
4□</td><td></td></tr>
</table>

续 表

住院时间 \ 监控类别		监控项目		监控要点	分数	减分理由	备注
			症状	呃逆、食欲不振等消化不良症状 2．有无黑便、发热，疼痛与进食或食物种类是否有关	3□ 1□ 0□		
			住院前诊疗过程	是否记录诊断、治疗情况，如： 1．胃镜、上消化道造影、幽门螺杆菌等检查结果 2．诊断何种疾病 3．服药情况及效果 4．有无与消化性溃疡并发症相关的症状、治疗情况和恢复情况	5□ 4□ 3□ 1□ 0□		
		既往史 个人史 家族史		是否按照病历书写规范记录，并重点记录： 1．饮食习惯：如浓茶、咖啡、辛辣、高盐饮食等 2．饮酒史、吸烟史等 3．服药史：尤其是非甾类抗炎药、激素等 4．有无类似疾病家族史 5．慢性疾病史	5□ 4□ 3□ 1□ 0□		
		体格检查		是否按照病历书写规范记录，并重点记录重要体征，无遗漏，如： （消化性溃疡缺乏特征性体征，活动期可有） 1．胃溃疡：贫血貌、体质较弱，上腹部局限性轻压痛 2．十二指肠溃疡：上腹偏右压痛	5□ 4□ 3□ 1□ 0□		
		辅助检查		是否记录辅助检查结果，如： 1．X 线检查 2．胃镜 3．腹部超声	5□ 4□ 3□ 1□ 0□		
	首次病程记录	病例特点		是否简明扼要，重点突出，无遗漏： 1．年龄、饮食习惯、生活习惯、服药史及嗜好等 2．病情特点 3．突出的症状和体征 4．辅助检查结果 5．其他疾病史	5□ 4□ 3□ 1□ 0□		入院8小时内完成
		初步诊断		第一诊断为：胃十二指肠溃疡（ICD-10：K25.7/K25.9/K26.7/K26.9/K27.7/K27.9）	5□ 4□ 3□ 1□ 0□		
		诊断依据		是否充分、分析合理： 1．临床症状：慢性上腹疼痛、反酸等 2．胃镜检查提示存在溃疡或 X 线钡餐检查提示龛影	5□ 4□ 3□ 1□ 0□		
		鉴别诊断		是否根据病例特点与下列疾病鉴别： 1．慢性胆囊炎和胆石症 2．胰腺疾病 3．胃癌 4．胃泌素瘤 5．功能性消化不良	5□ 4□ 3□ 1□ 0□		

续 表

住院时间＼监控类别		监控项目	监控要点	分数	减分理由	备注
		诊疗计划	是否全面并具有个性化： 1．诊断方面 （1）内镜检查 （2）幽门螺杆菌检测 （3）血清胃泌素测定（必要时） （4）X 线钡餐检查 （5）腹部超声检查 （6）相关肿瘤标志物筛查 2．治疗方面 （1）一般治疗：包括调整生活方式、注意饮食、停用致溃疡药物等 （2）药物治疗：标准药物治疗方案 1）合并幽门螺杆菌感染者进行根除治疗： ①质子泵抑制剂 PPI 联合两种相关抗菌药物三联疗法，或加用铋剂的四联疗法，疗程为 1~2 周） ②抗幽门螺杆菌治疗后继续使用质子泵抑制剂或 H_2 受体阻断剂抑酸治疗（疗程：十二指肠溃疡 4~6 周，胃溃疡 6~8 周） 2）未合并幽门螺杆菌感染者进行抑酸治疗（疗程同上） 3）可同时给予胃黏膜保护剂治疗 4）对症治疗 3．向患者及家属交代病情，签署胃镜检查同意书 4．是否完成并记录必需的检查项目 （1）血常规、尿常规、粪常规+潜血 （2）肝肾功能、电解质、血糖、凝血功能、血型、Rh 因子、感染性疾病筛查（乙肝、丙肝、艾滋病、梅毒等） （3）胃镜检查及黏膜活检（包括幽门螺杆菌检测），幽门螺杆菌培养及药敏试验（必要时） （4）心电图、胸片 5．是否记录分析根据患者病情选择的辅助检查，如： （1）血淀粉酶、血浆胃泌素水平、肿瘤标志物筛查 （2）^{13}C 或 ^{14}C 呼气试验 （3）腹部超声、立位腹平片、X 线钡餐、上腹部 CT 或 MRI	5□ 4□ 3□ 1□ 0□		
住院第 2~3 天	病程记录	上级医师查房记录	是否有重点内容并结合本病例： 1．补充病史和查体 2．诊断、鉴别诊断分析 3．病情评估和预后评估 4．治疗方案分析，提出诊疗意见 5．提示需要观察和注意的内容	5□ 4□ 3□ 1□ 0□		入院 48 小时内完成

续 表

住院时间＼监控类别		监控项目	监控要点	分数	减分理由	备注
		住院医师查房记录	是否记录、分析全面： 1. 观察的重点内容：上腹部疼痛、反酸等症状的变化，全身状况 2. 分析辅助检查结果：重点肝肾功能及超声、心电图、胸片等 3. 向患者及家属交代病情，签署胃镜检查同意书 4. 如做无痛胃镜，需签署麻醉知情同意书，麻醉师访视患者并记录 5. 胃镜检查操作记录（要求见下）	5□ 4□ 3□ 1□ 0□		
	病程记录	住院医师查房记录	是否记录、分析： 1. 上腹部疼痛、反酸等症状的变化 2. 观察有无胃镜检查后并发症（如穿孔、出血等） 3. 辅助检查结果：重点是胃镜结果，明确有无溃疡，溃疡部位、大小、形态等，并行幽门螺杆菌检测及组织活检 4. 有无不良反应的相关症状 5. 相应伴随症状的变化 6. 调整的治疗方案、调整的药物等原因分析 7. 补充、更改诊断分析和确定诊断分析	5□ 4□ 3□ 1□ 0□		
		上级医师查房记录	是否记录： 1. 根据胃镜结果，结合其他检查结果，做出明确诊断，并进行诊断、鉴别诊断分析 2. 提出治疗方案和具体措施 3. 介绍消化性溃疡诊治的进展情况 4. 提出需要观察和注意的内容	5□ 4□ 3□ 1□ 0□		
出院前1~3天	病程记录	住院医师查房记录	是否记录、分析 1. 目前上腹部疼痛、反酸症状减轻或缓解 2. 有无合并症、并发症的情况 3. 病情评估及疗效评估 4. 目前的治疗情况 5. 分析符合出院标准 6. 出院后的治疗方案 7. 出院后注意事项 8. 有病理检查者追查病理报告，并向患者及家属交代病理结果 9. 若患者不能出院，在病程记录中说明原因和继续治疗的方案继续药物治疗，观察疗效和不良反应	5□ 4□ 3□ 1□ 0□		
		上级医师查房记录	是否记录、分析： 1. 疗效评估，预期目标完成情况 2. 确定符合出院标准 3. 出院后治疗方案	5□ 4□ 3□ 1□ 0□		
住院第5~7天（出院日）	病程记录	住院医师查房记录	是否记录： 1. 目前上腹部疼痛、反酸的改善情况 2. 向患者交待出院后注意事项	5□ 4□ 3□ 1□ 0□		

续 表

住院时间	监控类别	监控项目	监控要点	分数	减分理由	备注
	出院记录		记录是否齐全，重要内容无遗漏，如： 1．入院情况 2．诊疗经过 3．出院情况：症状、体征病理结果等 4．出院医嘱：出院带药需写明药物名称、用量、服用方法，需要调整的药物要注明调整的方法；出院后患者需要注意的事项；门诊复查时间及项目等	5□ 4□ 3□ 1□ 0□		
	操作记录	胃镜检查操作记录	是否记录： 1．自然项目（另页书写时） 2．操作名称 3．操作时间 4．操作步骤 5．操作结果 6．患者一般情况 7．操作过程是否顺利，有无不良反应 8．术后注意事项及是否向患者说明 9．如有麻醉，记录麻醉情况并有麻醉师签名 10．操作者签名及时间	5□ 4□ 3□ 1□ 0□		术者记录
	特殊检查、特殊治疗同意书等医学文书		包括自然项目（另页书写时）、特殊检查、特殊治疗项目名称、目的、可能出现的并发症及风险、或替代治疗方案、患者或家属签署是否同意检查或治疗、患者签名、医师签名等	5□ 4□ 3□ 1□ 0□		
	病危（重）通知书		包括自然项目（另页书写时）、目前诊断、病情危重情况，患方签名、医师签名并填写日期	5□ 4□ 3□ 1□ 0□		
重点医嘱	长期医嘱	住院第 1 天	1．消化内科护理常规 2．二级护理 3．软食 4．对症治疗	5□ 4□ 3□ 1□ 0□		
		住院第 2~3 天	1．消化内科护理常规 2．二级护理 3．软食 4．诊断胃十二指肠溃疡伴幽门螺杆菌感染者，行根除幽门螺杆菌治疗 5．诊断胃十二指肠溃疡不伴幽门螺杆菌感染者，行抑酸治疗和（或）胃黏膜保护剂口服 6．其他对症治疗			
		出院前 1~3 天	1．消化内科护理常规 2．二级护理 3．软食 4．诊断胃十二指肠溃疡伴幽门螺杆菌感染者，此前并未根除治疗者，行相应的根除治疗			

续 表

监控类别 住院时间		监控项目	监控要点	分数	减分理由	备注
			5．诊断胃十二指肠溃疡不伴幽门螺杆菌者，行抑酸治疗（质子泵抑制剂和 H_2 受体阻断剂）和（或）胃黏膜保护剂口服 6．其他对症治疗			
	临时医嘱	住院第 1 天	1．血、尿、粪常规+潜血 2．肝肾功能、电解质、血糖、凝血功能、血型、RH 因子、感染性疾病筛查 3．心电图、胸片 4．其他检查（酌情）：血淀粉酶、胃泌素、肿瘤标记物筛查，^{13}C 或 ^{14}C 呼气试验，腹部超声、立位腹平片、X 线钡餐、上腹部 CT 或 MRI			
		住院第 2~3 天	1．胃镜检查 2．复查粪常规+潜血 3．复查血常规			
		出院前 1~3 天	根据病情			
		住院第 5~7 天（出院日）	1．出院带药 2．门诊随诊时间			
一般书写规范		各项内容	完整、准确、清晰、签字	5□ 4□ 3□ 1□ 0□		
变异情况		变异条件及原因	1．临床症状改善不明显，调整药物治疗，导致住院时间延长 2．难治性或顽固性溃疡，需要进一步诊治，导致住院时间延长 3．胃十二指肠溃疡出现并发症（出血、穿孔、幽门梗阻、癌变等），退出本路径，转入相应临床路径	5□ 4□ 3□ 1□ 0□		

（五）大肠息肉

大肠息肉临床路径

1．进入临床路径标准

疾病诊断：大肠息肉（ICD-10：D12.6/D12.8/K62.1/K63.5）

手术操作：内镜下大肠息肉摘除术（ICD-9-CM-3：45.42）

2．病案质量监控表

<table>
<tr><th colspan="2">监控类别
住院时间</th><th colspan="2">监控项目</th><th>监控要点</th><th>分数</th><th>减分理由</th><th>备注</th></tr>
<tr><td colspan="2" rowspan="4">首页</td><td colspan="2">主要诊断名称及编码</td><td>大肠息肉（ICD-10：D12.6/D12.8/K62.1/K63.5）</td><td rowspan="3">5□
4□
3□
1□
0□</td><td rowspan="3"></td><td rowspan="3"></td></tr>
<tr><td colspan="2">主要手术名称及编码</td><td>内镜下大肠息肉摘除术（ICD-9-CM-3：45.42）</td></tr>
<tr><td colspan="2">其他诊断名称及编码</td><td>无遗漏，编码准确</td></tr>
<tr><td colspan="2">其他项目</td><td>内容完整、准确、无遗漏</td><td>5□
4□
3□
1□
0□</td><td></td><td></td></tr>
<tr><td rowspan="3">住院第1天</td><td rowspan="3">入院记录</td><td rowspan="3">主诉与现病史</td><td>主要症状</td><td>是否记录本病最主要的症状及发病时间，如腹痛、便血、腹泻等，并重点描述：
1．便血：次数、性状、便血量、与排便的关系
2．腹痛：部位、程度、性质、与排便的相关性
3．黏液便：粪便带黏液
4．腹泻：每日排便次数、量、粪便性状
5．其他症状：直肠刺激症状，粪便变形情况
6．个别患者可能缺少特定症状，仅通过查体发现结肠息肉</td><td>5□
4□
3□
1□
0□</td><td></td><td rowspan="3">入院24小时内完成</td></tr>
<tr><td>病情演变过程</td><td>是否描述主要症状的演变过程，如：
主要症状程度和特点随时间的演变情况</td><td>5□
4□
3□
1□
0□</td><td></td></tr>
<tr><td>其他伴随症状</td><td>是否记录伴随症状，如：
有助于鉴别诊断的阳性及阴性症状，如消瘦、低热、乏力等</td><td>5□
4□
3□
1□
0□</td><td></td></tr>
</table>

续　表

住院时间	监控类别	监控项目		监控要点	分数	减分理由	备注
			住院前诊疗过程	是否记录诊断、治疗情况，如： 1．是否接受过医院的诊断和治疗 2．检查的结果及治疗措施及其对主要症状的影响	5□ 4□ 3□ 1□ 0□		
		既往史 个人史 家族史		是否按照病历书写规范记录，并重点记录： 1．饮食习惯、环境因素、精神因素及嗜好等 2．慢性疾病史 3．家族中有无类似患者及结直肠癌患者	5□ 4□ 3□ 1□ 0□		
		体格检查		是否按照病历书写规范记录，并重点记录重要体征，无遗漏，如： 1．皮肤色素沉着，贫血相关体征等 2．腹部包块及压痛，直肠指诊	5□ 4□ 3□ 1□ 0□		
		辅助检查		是否记录辅助检查结果，如： 1．粪潜血 2．结肠镜检查 3．X 线钡剂灌肠检查	5□ 4□ 3□ 1□ 0□		
	首次病程记录	病例特点		是否简明扼要，重点突出，无遗漏： 1．年龄、特殊的生活习惯及嗜好等 2．病情特点 3．突出的症状和体征 4．辅助检查结果 5．其他疾病史	5□ 4□ 3□ 1□ 0□		入院8小时内完成
		初步诊断		第一诊断为：大肠息肉（ICD-10：D12.6/D12.8/K62.1/K63.5）	5□ 4□ 3□ 1□ 0□		
		诊断依据		是否充分、分析合理： 1．腹痛、便血的特点和体格检查结果 2．结肠镜及 X 线钡剂灌肠检查发现或提示息肉 3．结肠息肉病理结果可明确息肉的诊断	5□ 4□ 3□ 1□ 0□		
		鉴别诊断		是否根据病例特点与下列疾病鉴别： 1．结肠癌 2．息肉病 3．肠易激综合征 4．炎症性肠病 5．肠结核等	5□ 4□ 3□ 1□ 0□		
		诊疗计划		是否全面并具有个性化： 1．必需的辅助检查项目 （1）血常规、尿常规、粪常规+潜血 （2）肝肾功能、电解质、血糖、凝血功能、血型、Rh 因子，感染性疾病筛查（乙肝、丙肝、梅毒、艾滋病等）	5□ 4□ 3□ 1□ 0□		

续 表

住院时间	监控类别	监控项目	监控要点	分数	减分理由	备注
			（3）消化道肿瘤标志物筛查（CEA，CA19-9，CA24-2 等） （4）胸片、心电图、腹部超声，超声肠镜（必要时） 2．是否记录分析根据患者病情选择的辅助检查，如其他与鉴别诊断相关的检查 3．对症治疗 4．安排肠道准备 5．预约结肠镜手术时间			
住院第2天（术前准备日）	病程记录	上级医师查房记录	是否有重点内容并结合本病例： 1．补充病史和查体 2．诊断、鉴别诊断分析 3．初步决定内镜下治疗方式 4．确定患者对手术的耐受性和适应证，行无痛肠镜者需评价对麻醉的耐受性 5．根据患者的特点交待围术期注意事项 6．提示需要观察和注意的内容	5□ 4□ 3□ 1□ 0□		入院48 小时内完成
		住院医师查房记录	是否记录、分析全面： 1．病情：主要症状变化 2．分析术前检查结果是否适合手术 3．确认是否存在手术禁忌 4．手术前准备事项 5．上级医师查房意见的执行情况 6．签署结肠镜检查及治疗同意书 7．签署自费用品协议书 8．简要记录患者及家属意见，以及医师的解释内容	5□ 4□ 3□ 1□ 0□		
住院第3天（手术日）	病程记录	住院医师查房记录	是否记录、分析如下内容： 1．病情变化，肠道准备及效果 2．结肠镜手术过程简介 3．手术后的表现，包括腹部症状及肛门排气排便，体温情况 4．术后注意事项如患者腹部体征等 5．术后治疗计划 6．向患者交待术后注意事项的情况	5□ 4□ 3□ 1□ 0□		
		上级医师查房记录	是否记录 1．评估手术的耐受性 2．手术的风险 3．术中注意事项 4．术后处理及注意事项	5□ 4□ 3□ 1□ 0□		

续 表

住院时间 \ 监控类别		监控项目	监控要点	分数	减分理由	备注
住院第4天（术后第1天）	病程记录	住院医师查房记录	是否记录、分析如下内容： 1．病情变化 2．手术后症状体征，包括腹部症状及肛门排气、排便，体温情况 3．病情评估及治疗计划 4．辅助检查结果	5□ 4□ 3□ 1□ 0□	术后连续3天须有参加手术的医师或上级医师的查房记录	
		上级医师查房记录	是否记录： 根据结肠镜检查结果确定诊断和下一步治疗方案	5□ 4□ 3□ 1□ 0□		
住院第5天（术后日）	病程记录	住院医师查房记录	是否记录、分析： 1．患者的腹部症状和进食后的临床表现 2．排便情况 3．分析符合出院标准 4．出院后的随诊方案 5．出院后注意事项	5□ 4□ 3□ 1□ 0□		
		上级医师查房记录	是否记录、分析： 1．对病情、已完成的诊疗进行总结分析及对补充、更改诊断分析和确定诊断分析 2．评估息肉手术切除情况，预期目标完成情况 3．判断是否符合出院标准 4．确定是否出院 5．出院后治疗方案	5□ 4□ 3□ 1□ 0□		
住院第6~7天（出院日）	病程记录	住院医师查房记录	是否记录： 1．目前主要症状的缓解情况及有关体征的改善情况 2．确认无手术相关并发症 3．向患者交待出院后注意事项的内容，如饮食宣教	5□ 4□ 3□ 1□ 0□		
	出院记录		记录是否齐全，重要内容无遗漏，如： 1．入院情况 2．诊疗经过及结肠镜操作情况 3．出院情况：症状、体征等 4．出院医嘱：出院带药需写明药物名称、用量、服用方法，需要调整的药物要注明调整的方法；出院后患者需要注意的事项；门诊复查时间及项目等	5□ 4□ 3□ 1□ 0□		

续 表

住院时间	监控类别	监控项目	监控要点	分数	减分理由	备注
	操作记录	结肠镜手术	是否记录： 1．自然项目（另页书写时） 2．操作名称 3．操作时间 4．操作步骤 5．操作结果 6．患者一般情况 7．操作过程是否顺利，有无不良反应 8．术后注意事项及是否向患者说明 9．如有麻醉，记录麻醉情况并有麻醉师签名 10．操作者签名及时间	5□ 4□ 3□ 1□ 0□		术者记录
	特殊检查、特殊治疗同意书等医学文书		包括自然项目（另页书写时）、特殊检查、特殊治疗项目名称、目的、可能出现的并发症及风险、或替代治疗方案、患者或家属签署是否同意检查或治疗、患者签名、医师签名等	5□ 4□ 3□ 1□ 0□		
	病危（重）通知书		包括自然项目（另页书写时）、目前诊断、病情危重情况，患方签名、医师签名并填写日期	5□ 4□ 3□ 1□ 0□		
重点医嘱	长期医嘱	住院第1天	1．消化内科护理常规 2．二级护理 3．少渣饮食	5□ 4□ 3□ 1□ 0□		
		住院第2天（术前准备日）	1．消化内科护理常规 2．一级护理 3．少渣饮食			
		住院第3天（手术日）	1．消化内科护理常规 2．专科治疗后护理 3．少渣饮食或禁食			
		住院第4天（术后第1天）	1．消化内科护理常规 2．二级护理 3．少渣饮食			
		住院第5天（术后日）	1．消化内科护理常规 2．二级护理 3．少渣饮食			
	临时医嘱	住院第1天	1．血尿便常规+潜血 2．肝肾功能、电解质、血糖、凝血功能、血型、Rh因子、感染性疾病筛查 3．肿瘤标志物筛查 4．心电图、胸片、腹部超声			
		住院第2天（术前准备日）	1．清肠剂（治疗前两天开始肠道准备，根据不同肠道准备方法选用不同药物） 2．次晨禁食（治疗当日） 3．拟明日行结肠镜检查及治疗			

续 表

监控类别 / 住院时间		监控项目	监控要点	分数	减分理由	备注
		住院第 3 天（手术日）	利多卡因凝胶 1 支			
		住院第 4 天（术后第 1 天）	1．复查血常规 2．术后 2 天复查粪常规+潜血试验			
		住院第 6~7 天（出院日）	1．出院带药 2．门诊随诊时间			
一般书写规范		各项内容	完整、准确、清晰、签字	5□ 4□ 3□ 1□ 0□		
变异情况		变异条件及原因	1．患者年龄小于 18 岁或大于 65 岁，可疑存在肠道特殊疾病患者，进入相应临床路径 2．合并严重心肺肝肾等其他脏器基础疾病及凝血功能障碍者，退出本路径 3．息肉不符合内镜治疗指征或存在内镜治疗禁忌证，转外科进入结肠肿瘤外科治疗流程 4．患者住院期间出现合并症，如急性消化道大出血，肠道穿孔或活检病理提示为恶性肿瘤等，必要时转外科手术，转入相应临床路径 5．合并感染，需要继续抗感染治疗，进入肠道感染流程 6．多发息肉、大息肉或复杂情况：>5 枚、直径≥2cm；广基息肉；粗蒂（蒂直径≥1cm）；侧向生长型息肉	5□ 4□ 3□ 1□ 0□		

（六）反流性食管炎

反流性食管炎临床路径

1．进入临床路径标准

疾病诊断：反流性食管炎（ICD-10：K21.001）

手术诊断：胃镜检查（伴活检）44.13（44.14）

2．病案质量监控表

<table>
<tr><th colspan="2">监控类别
住院时间</th><th colspan="2">监控项目</th><th>监控要点</th><th>分数</th><th>减分理由</th><th>备注</th></tr>
<tr><td colspan="2" rowspan="4">首页</td><td colspan="2">主要诊断名称及编码</td><td>反流性食管炎（ICD-10：K21.001）</td><td rowspan="3">5□
4□
3□
1□
0□</td><td rowspan="3"></td><td rowspan="4"></td></tr>
<tr><td colspan="2">主要手术名称及编码</td><td>胃镜检查（伴活检）44.13（44.14）</td></tr>
<tr><td colspan="2">其他诊断名称及编码</td><td>无遗漏，编码准确</td></tr>
<tr><td colspan="2">其他项目</td><td>内容完整、准确、无遗漏</td><td>5□
4□
3□
1□
0□</td><td></td></tr>
<tr><td rowspan="3">住院第1天</td><td rowspan="3">入院记录</td><td rowspan="3">主诉与现病史</td><td>主要症状</td><td>是否记录本病最主要的症状及发病时间，如胸痛、胃灼热、反酸，并重点描述：
1．胃灼热、反酸的特点
（1）与饮食的关系：常于饭后1小时出现
（2）与体位的关系：屈曲、弯腰、平卧时易发生
（3）诱发或促使症状加重的因素：咳嗽、进食某些食物、妊娠、用力排便、腹腔积液等
2．胸痛特点：位于胸骨后、剑突下或上腹部，常向胸、腹、颈、上肢及左肩放射，含服硝酸甘油无效</td><td>5□
4□
3□
1□
0□</td><td></td><td rowspan="3">入院24小时内完成</td></tr>
<tr><td>病情演变过程</td><td>是否描述主要症状的演变过程，如：
胸痛、胃灼热、反酸变化发展过程</td><td>5□
4□
3□
1□
0□</td><td></td></tr>
<tr><td>其他伴随症状</td><td>是否记录伴随症状，如：
1．有无季节性发作性夜间哮喘、咳嗽、睡醒后声嘶
2．吞咽困难
3．上腹胀、恶心、呕吐
4．黑便</td><td>5□
4□
3□
1□
0□</td><td></td></tr>
</table>

续 表

住院时间 \ 监控类别		监控项目		监控要点	分数	减分理由	备注
			住院前诊疗过程	是否记录诊断、治疗情况，如： 1．是否做过胃镜、上消化道造影等检查 2．诊断过何种疾病 3．用药情况及效果	5□ 4□ 3□ 1□ 0□		
		既往史 个人史 家族史		是否按照病历书写规范记录，并重点记录： 1．饮酒史、吸烟史、输血史、用药史（如钙离子通道阻断剂、地西泮、茶碱、非甾体类抗炎药等）等 2．饮食习惯、环境因素、精神因素 3．慢性疾病史 4．家族中有无类似患者	5□ 4□ 3□ 1□ 0□		
		体格检查		是否按照病历书写规范记录，并重点记录重要体征，无遗漏，如： 1．一般情况：体位、体温、呼吸频率、心率、心律、意识状态、血压等 2．肺部、心脏检查 3．腹部体征：有无腹水征、压痛、反跳痛、肌紧张，肝、脾大小及质地等	5□ 4□ 3□ 1□ 0□		
		辅助检查		是否记录辅助检查结果，如： 1．X 线检查 2．腹部超声 3．胃镜或上消化道造影	5□ 4□ 3□ 1□ 0□		
	首次病程记录	病例特点		是否简明扼要，重点突出，无遗漏： 1．年龄、特殊的生活习惯及嗜好等 2．病情特点 3．突出的症状和体征 4．辅助检查结果 5．其他疾病史	5□ 4□ 3□ 1□ 0□		入院8小时内完成
		初步诊断		第一诊断为：反流性食管炎（ICD-10：K21.001）	5□ 4□ 3□ 1□ 0□		
		诊断依据		是否充分、分析合理： 1．典型症状：胃灼热、反酸、反胃、胸骨后疼痛 2．体征：可无特殊体征 3．胃镜检查：食管中下段黏膜有破损	5□ 4□ 3□ 1□ 0□		
		鉴别诊断		是否根据病例特点与下列疾病鉴别： 1．以胸痛为主要症状的应与冠心病鉴别 2．吞咽困难应考虑是否有食管癌、贲门失弛缓症 3．反酸应与消化性溃疡鉴别 4．有咳嗽、夜间发作性哮喘症状应与呼吸系统疾病鉴别	5□ 4□ 3□ 1□ 0□		

续 表

住院时间	监控类别	监控项目	监控要点	分数	减分理由	备注
		诊疗计划	是否全面并具有个性化： 1. 诊断方面 （1）首先进行病情评估 （2）行内镜检查以明确诊断并作相应的检查 （3）24 小时食管 pH 监测或联合阻抗检测 （4）食管压力测定 （5）其他：胸片、腹部超声、粪潜血等 2. 治疗方面 （1）一般治疗（抬高床头，戒烟、禁酒，降低腹压，避免吃高脂肪、咖啡、刺激性食品，避免使用影响胃排空和降低食管下括约肌压力的药物（如抗胆碱能药、钙离子通道阻断剂、茶碱等） （2）药物治疗： 1）抑酸药物是治疗的基本药物，首选 PPI，或 H_2 受体阻断剂等。必要时加胃黏膜保护剂 2）治疗分 2 个阶段：初始治疗（8~12 周）与维持治疗阶段 3）无效时可加用促动力药 3. 住院天数为 5~7 天 4. 是否完成并记录必需的检查项目 （1）血常规、尿常规、粪常规+潜血 （2）肝肾功能、电解质、血糖、血脂、感染性疾病筛查（乙肝、丙肝、艾滋病、梅毒等） （3）X 线胸片、心电图、腹部 B 超 （4）胃镜检查，必要时取组织病理学检查，上消化道钡剂造影等 5. 是否记录分析根据患者病情选择的辅助检查，如： （1）24 小时食管 pH 监测或联合阻抗监测 （2）食管测压	5□ 4□ 3□ 1□ 0□		
住院第 2 天（术前准备日）	病程记录	上级医师查房记录	是否有重点内容并结合本病例： 1. 补充病史和查体 2. 诊断、鉴别诊断分析 3. 病情评估和预后评估 4. 治疗方案分析，提出诊疗意见 5. 提示需要观察和注意的内容	5□ 4□ 3□ 1□ 0□		入院 48 小时内完成
		住院医师查房记录	是否记录、分析全面： 1. 观察的重点内容：胃灼热、反酸、胸骨后疼痛等症状的变化，全身状况 2. 分析辅助检查结果：重点肝肾功能及超声、心电图、胸片结果等 3. 分析治疗方案、病情及评估、预后评估等 4. 向患者及家属交代病情，签署胃镜检查同意书，患者及家属意见，以及医师的解释内容	5□ 4□ 3□ 1□ 0□		

续 表

住院时间＼监控类别		监控项目	监控要点	分数	减分理由	备注
			5．如做无痛胃镜，需签署麻醉知情同意书，麻醉师访视患者并记录 6．上级医师查房意见的执行情况			
住院第3天(手术日)	病程记录	住院医师查房记录	是否记录、分析如下内容： 1．病情变化 2．胃镜操作记录（要求见下） 3．手术后患者症状、体征 4．术后注意事项 5．术后治疗计划 6．向患者交待术后注意事项的情况	5□ 4□ 3□ 1□ 0□		
		上级医师查房记录	是否记录： 1．评估手术的耐受性 2．手术的风险 3．术中注意事项 4．术后处理及注意事项	5□ 4□ 3□ 1□ 0□		
住院第4天(术后第1天)	病程记录	住院医师查房记录	是否记录、分析如下内容： 1．胃灼热、反酸及胸骨后痛等症状减轻或缓解 2．有无合并症、并发症的情况 3．病情评估及疗效评估 4．目前的治疗情况 5．辅助检查结果	5□ 4□ 3□ 1□ 0□		术后连续3天须有参加手术的医师或上级医师的查房记录
		上级医师查房记录	是否记录、分析如下内容： 1．根据胃镜结果，结合其他检查结果，做出明确诊断，并进行诊断、鉴别诊断分析 2．提出治疗方案和具体措施 3．反流性食管炎的诊治进展 4．提出需要观察和注意的内容	5□ 4□ 3□ 1□ 0□		
住院第5天(术后日)	病程记录	上级医师查房记录	是否记录、分析如下内容： 1．疗效评估，预期目标完成情况 2．判断是否符合出院标准 3．确定是否出院 4．出院后治疗方案	5□ 4□ 3□ 1□ 0□		
		住院医师查房记录	是否记录如下内容： 1．胃灼热、反酸、胸骨后痛的改善情况 2．向患者交待出院后注意事项	5□ 4□ 3□ 1□ 0□		
住院第6~9天（出院日）	出院记录		记录是否齐全，重要内容无遗漏，如： 1．入院情况 2．诊疗经过 3．出院情况：症状、体征、病理结果等 4．出院医嘱：出院带药需写明药物名称、用量、服用方法，需要调整的药物要注明调整的方法；出院后患者需要注意的事项；门诊复查时间及项目等	5□ 4□ 3□ 1□ 0□		

续　表

住院时间 \ 监控类别		监控项目	监控要点	分数	减分理由	备注
	操作记录	胃镜检查操作	是否记录： 1．自然项目（另页书写时） 2．操作名称 3．操作时间 4．操作步骤 5．操作结果 6．患者一般情况 7．操作过程是否顺利，有无不良反应 8．术后注意事项及是否向患者说明 9．如有麻醉，记录麻醉情况并有麻醉师签名 10．操作者签名及时间	5□ 4□ 3□ 1□ 0□		术者记录
	特殊检查、特殊治疗同意书等医学文书		包括自然项目（另页书写时）、特殊检查、特殊治疗项目名称、目的、可能出现的并发症及风险、或替代治疗方案、患者或家属签署是否同意检查或治疗、患者签名、医师签名等	5□ 4□ 3□ 1□ 0□		
	病危（重）通知书		包括自然项目（另页书写时）、目前诊断、病情危重情况，患方签名、医师签名并填写日期	5□ 4□ 3□ 1□ 0□		
重点医嘱	长期医嘱	住院第1天	1．内科疾病护理常规 2．二级护理 3．饮食（根据病情） 4．患者既往基础用药	5□ 4□ 3□ 1□ 0□		
		住院第2天（术前准备日）	1．内科疾病护理常规 2．二级护理 3．饮食（根据病情） 4．患者既往基础用药			
		住院第3天（手术日）	1．内科疾病护理常规 2．一级护理 3．明日普食 4．质子泵抑制剂，必要时加用促动力药、黏膜保护剂（根据胃镜结果制定用药方案）			
		住院第4~5天（术后1~2天）	1．内科疾病护理常规 2．二/三级护理常规 3．普食 4．治疗药物（同第3天）			
	临时医嘱	住院第1天	1．血、尿、粪常规+潜血 2．肝肾功能、电解质、血糖、血脂、感染性疾病筛查 3．腹部B超、心电图、胸片			
		住院第2天（术前准备日）	1．术前医嘱：明日准备常规或静脉诱导麻醉下行胃镜检查 2．术前禁食、水 3．完成胸片、心电图、腹部B超检查			

续 表

住院时间 \ 监控类别		监控项目	监控要点	分数	减分理由	备注
		住院第3天（手术日）	1．拟行食管压力测定、24小时食管pH监测者，晨禁食 2．其他特殊医嘱			
		住院第4~5天(术后1~2天)	1．质子泵抑制剂 2．胃黏膜保护药			
		住院第6~9天(出院日)	1．出院带药 2．门诊随诊时间			
一般书写规范		各项内容	完整、准确、清晰、签字	5□ 4□ 3□ 1□ 0□		
变异情况		变异条件及原因	1．反流性食管炎出现并发症（如食管狭窄、出血、Barrett食管甚至可疑癌变）时，不进入本路径 2．药物治疗无效或食管狭窄者，活检病理提示恶性，可考虑内镜下治疗或外科治疗，退出本路径 3．临床症状改善不明显，行24小时食管pH、阻抗、胆汁酸监测，调整药物治疗，导致住院时间延长、费用增加	5□ 4□ 3□ 1□ 0□		

三、心血管内科

（一）不稳定性心绞痛

不稳定性心绞痛介入治疗临床路径

1．进入临床路径标准

疾病诊断：不稳定性心绞痛（ICD-10：I20. 0/I20. 1/I20. 9）

手术操作：冠状动脉内支架置入术（ICD-9-CM-3：36. 06/36. 07）

2．病案质量监控表

<table>
<tr><th colspan="2">监控类别
住院时间</th><th colspan="2">监控项目</th><th>监控要点</th><th>分数</th><th>减分理由</th><th>备注</th></tr>
<tr><td colspan="2" rowspan="4">首页</td><td colspan="2">主要诊断名称及编码</td><td>不稳定性心绞痛（ICD-10：I20.0/I20.1/I20.9）</td><td rowspan="3">5□
4□
3□
1□
0□</td><td rowspan="3"></td><td rowspan="3"></td></tr>
<tr><td colspan="2">主要手术名称及编码</td><td>冠状动脉内支架置入术（ICD-9-CM-3：36.06/36.07）</td></tr>
<tr><td colspan="2">其他诊断名称及编码</td><td>无遗漏，编码准确</td></tr>
<tr><td colspan="2">其他项目</td><td>内容完整、准确、无遗漏</td><td>5□
4□
3□
1□
0□</td><td></td><td></td></tr>
<tr><td rowspan="2">住院第1天（CCU）</td><td rowspan="2">入院记录</td><td rowspan="2">主诉与现病史</td><td>主要症状</td><td>是否描述主要症状及发病时间，并重点描述：胸痛
1．发病诱因：运动或激动等
2．起病急缓
3．按时间顺序对胸痛进行描述：发生时间、部位、性质、程度、放射部位、持续时间、频率、一定时间段内发作的次数等
4．缓解方式：自行缓解或休息后缓解或口含硝酸甘油缓解</td><td>5□
4□
3□
1□
0□</td><td></td><td rowspan="2">入院24小时内完成</td></tr>
<tr><td>病情演变过程</td><td>是否描述主要症状的演变过程，如：
1．胸痛发作频率、持续时间、严重程度的变化
2．缓解方式的变化
3．发作诱因的变化</td><td>5□
4□
3□
1□
0□</td><td></td></tr>
</table>

续 表

住院时间 \ 监控类别		监控项目		监控要点	分数	减分理由	备注
			其他伴随症状	是否记录伴随症状，如： 心悸、胸闷、晕厥、出汗、呼吸困难、恶心、呕吐、咳嗽、咳痰等	5□ 4□ 3□ 1□ 0□		
			住院前诊疗过程	是否记录诊断、治疗情况，特别是急诊科的治疗情况，如： 1．是否诊断过“冠心病”、“心绞痛”或其他疾病 2．是否做过心电图、心肌酶检查，检查的时间、结果是否正常 3．是否有药物治疗，用药物的时间、剂量、使用方法及效果如何 4．是否行急诊冠脉造影及血运重建：直接经皮冠状动脉介入治疗（PCI）或急诊冠状动脉旁路移植术（CABG） 5．急诊治疗情况	5□ 4□ 3□ 1□ 0□		
		既往史 个人史 家族史		是否按照病历书写规范记录，并重点记录： 1．高血压、糖尿病、高脂血症 2．吸烟史、饮酒史、饮食习惯 3．家族中有无类似患者	5□ 4□ 3□ 1□ 0□		
		体格检查		是否按照病历书写规范记录，并记录重要体征，无遗漏，如： 1．体型 2．血压、心率、心律 3．心尖部收缩期杂音 4．第四或第三心音奔马律	5□ 4□ 3□ 1□ 0□		
		辅助检查		是否记录辅助检查结果，如： 1．心电图 2．心肌损伤标志物 3．冠脉造影	5□ 4□ 3□ 1□ 0□		
	首次病程记录	病例特点		是否简明扼要重点突出，无遗漏： 1．存在易患因素 2．诱因 3．胸痛特点 4．心电图和心肌损伤标志物结果 5．其他疾病史	5□ 4□ 3□ 1□ 0□		入院8小时内完成
		初步诊断		第一诊断为：不稳定性心绞痛（ICD-10：I20.0/I20.1/I20.9）	5□ 4□ 3□ 1□ 0□		

续 表

住院时间	监控类别	监控项目	监控要点	分数	减分理由	备注
		诊断依据	是否充分、分析合理： 1．临床发作特点：表现为运动或自发性胸痛，休息或含服硝酸甘油可迅速缓解 2．心电图表现：胸痛发作时相邻两个或两个以上导联心电图 ST 段压低或抬高＞0.1mV，或 T 波倒置≥0.2mV，胸痛缓解后 ST-T 变化可恢复 3．心肌损伤标志物不升高或未达到心肌梗死诊断水平	5□ 4□ 3□ 1□ 0□		
		鉴别诊断	是否根据病例特点与下列疾病鉴别： 急性心肌梗死、急性心包炎、主动脉夹层、急性肺栓塞等	5□ 4□ 3□ 1□ 0□		
		诊疗计划	是否全面并具有个性化： 1．临床分型和危险度分层 2．药物治疗：抗心肌缺血药物、抗血小板药物、抗凝药物、调脂药物 3．冠脉血运重建治疗：选择 PCI 或 CABG 的理由以及实施的时机 4．是否需要主动脉内球囊反搏术 5．需要改善的不良生活方式，需要控制的危险因素，以及具体措施 6．是否完成并记录必需的检查项目 （1）血常规+血型、尿常规+酮体、粪常规+潜血 （2）肝肾功能、电解质、血糖、血脂、血清心肌损伤标志物、凝血功能、感染性疾病筛查（乙肝、丙肝、艾滋病、梅毒等） （3）胸片、心电图、超声心动图 7．是否记录分析根据患者病情选择的辅助检查，如： （1）血气分析、脑钠肽、D-二聚体、红细胞沉降率、C 反应蛋白或高敏 C 反应蛋白 （2）24 小时动态心电图、心脏负荷试验 （3）心肌缺血评估（低危、非急诊血运重建患者）	5□ 4□ 3□ 1□ 0□		
	病程记录	上级医师查房记录	是否有重点内容并结合本病例： 1．补充病史和查体 2．诊断、鉴别诊断分析 3．确定临床分型、危险度分层和评价心功能 4．病情评估和预后评估 5．治疗方案分析，提出诊疗意见，如 PCI 或 CABG 6．提示需要观察和注意的内容	5□ 4□ 3□ 1□ 0□		入院 48 小时内完成

续 表

住院时间＼监控类别		监控项目	监控要点	分数	减分理由	备注
		住院医师查房记录	是否记录、分析全面： 1．胸痛等症状和体征的变化，监测血压、心率、尿量、呼吸、药物反应等情况 2．有无心电图变化，检查有无血红蛋白下降及心肌损伤标志物升高 3．如果已经行 PCI，则观察穿刺点及周围情况 4．具体治疗措施：如阿司匹林、氯吡格雷、肝素、β受体阻断剂、硝酸酯类、钙离子通道阻断剂、他汀类药物等 5．分析：辅助检查结果、治疗方案、病情及评估、预后评估等 6．记录：上级医师查房意见的执行情况；患者及家属意见，以及医师的解释内容 7．签署病情、PCI 知情同意书等（必要时） 8．如行 PCI 书写操作记录	5□ 4□ 3□ 1□ 0□		
住院第2~3天（CCU）	病程记录	住院医师查房记录	是否记录、分析如下内容： 1．胸痛等症状和体征的变化，监测血压、心率、尿量、呼吸、药物反应等情况 2．有无心电图变化，检查有无血红蛋白下降及心肌损伤标志物升高 3．如果已经行 PCI，则观察穿刺点及周围情况 4．核查辅助检查的结果是否有异常 5．病情评估 6．调整治疗分析 7．上级医师意见执行情况 8．对患者的宣教情况 9．转出 CCU 时书写转出记录	5□ 4□ 3□ 1□ 0□		
		上级医师查房记录	是否记录： 1．病情评估、疗效评估、评价心功能 2．修订诊疗方案 3．疾病诊断、治疗新进展 4．有无手术并发症，如继发感染等 5．补充、更改诊断分析和确定诊断分析 6．确定患者是否可以转出 CCU	5□ 4□ 3□ 1□ 0□		
	转出记录	住院医师查房记录	是否记录： 1．自然项目：患者姓名、性别、年龄 2．入院日期 3．转出日期 4．主诉 5．入院情况 6．入院诊断 7．诊疗经过 8．目前情况 9．目前诊断	5□ 4□ 3□ 1□ 0□		在患者转出科室前完成

续 表

住院时间 \ 监控类别		监控项目	监控要点	分数	减分理由	备注
			10. 转出科室 11. 转科目的 12. 注意事项 13. 医师签名			
住院第4~6天（普通病房第1~3天）	转入记录	住院医师查房记录	是否记录： 1. 自然项目：患者姓名、性别、年龄 2. 入院时间 3. 转入时间 4. 主诉 5. 入院情况 6. 入院诊断 7. 诊疗经过 8. 目前情况 9. 目前诊断 10. 转入科室 11. 转科目的 12. 治疗计划 13. 医师签名	5□ 4□ 3□ 1□ 0□		在患者转入后24小时内完成
	病程记录	住院医师查房记录	是否记录、分析： 1. 病情评估、主要症状的变化 2. 穿刺点情况 3. 心电图、心肌损伤标志物 4. 调整治疗分析 5. 上级医师意见执行情况	5□ 4□ 3□ 1□ 0□		
		上级医师查房记录	是否记录、分析： 1. 病情评估，心功能和治疗效果评估 2. 确定下一步治疗方案 3. 维持原有治疗或调整药物、注意药物副作用	5□ 4□ 3□ 1□ 0□		在患者转入后48小时内完成
住院第7~9天（出院前1~3天）	病程记录	住院医师查房记录	是否记录、分析： 1. 目前症状、体征情况，合并症、并发症的情况，心电图等检查情况 2. 病情评估及疗效评估 3. 目前的治疗情况 4. 分析是否符合出院标准 5. 出院后的治疗方案 6. 出院后注意事项	5□ 4□ 3□ 1□ 0□		
		上级医师查房记录	是否记录、分析： 1. 诊疗、心功能评估 2. 预期目标完成情况 3. 确定符合出院标准 4. 出院后治疗方案	5□ 4□ 3□ 1□ 0□		

续 表

住院时间＼监控类别		监控项目	监控要点	分数	减分理由	备注
住院第8~14天（出院日）	病程记录	住院医师查房记录	是否记录： 1. 目前症状及体征 2. 辅助检查指标正常与否 3. 目前主要治疗情况 4. 向患者交代出院后注意事项 5. 二级预防方案，康复和宣教	5□ 4□ 3□ 1□ 0□		
	出院记录		记录是否齐全，重要内容无遗漏，如： 1. 入院情况 2. 诊疗经过：麻醉、手术方式；术中特殊情况及处理；术后并发症等 3. 出院情况：症状、体征、功能恢复、切口愈合情况等 4. 出院医嘱：出院带药需写明药物名称、用量、服用方法，需要调整的药物要注明调整的方法；出院后患者需要注意的事项；门诊复查时间及项目等	5□ 4□ 3□ 1□ 0□		
	操作记录		是否记录： 1. 自然项目（另页书写时） 2. 操作名称 3. 操作时间 4. 操作步骤 5. 操作结果 6. 患者一般情况 7. 操作过程是否顺利，有无不良反应 8. 术后注意事项及是否向患者说明 9. 如有麻醉，记录麻醉情况并有麻醉师签名 10. 操作者签名及时间	5□ 4□ 3□ 1□ 0□		术者记录
	特殊检查、特殊治疗同意书等医学文书		包括自然项目（另页书写时）、特殊检查、特殊治疗项目名称、目的、可能出现的并发症及风险、患者或家属签署是否同意检查或治疗、患者签名、医师签名等	5□ 4□ 3□ 1□ 0□		
	病危（重）通知书		包括自然项目（另页书写时）、目前诊断、病情危重情况，患方签名、医师签名并填写日期	5□ 4□ 3□ 1□ 0□		
重点医嘱	长期医嘱	住院第1天（CCU）	1. 不稳定性心绞痛护理常规 2. 一级护理/特级护理 3. 吸氧 4. 病危通知 5. 卧床或床旁活动 6. 流食或半流食 7. 重症监护（持续心电、血压和血氧饱和度监测等） 8. 保持排便通畅 9. β受体阻断剂（无禁忌证者常规使用） 10. ACEI（如无禁忌证：低血压、肺淤血或LVEF≤0.40、			

续 表

监控类别 住院时间		监控项目	监控要点	分数	减分理由	备注
			高血压或糖尿病者，应在 24 小时内口服；不能耐受者可选用 ARB 治疗） 11．硝酸酯类药物 12．阿司匹林+氯吡格雷联合应用 13．术后应用低分子肝素 2~8 天 14．调脂治疗：他汀类药物 15．钙离子通道阻断剂（酌情）			
		住院第 2~3 天（CCU）	1．不稳定性心绞痛护理常规 2．一级护理/特级护理 3．卧床 4．床旁活动 5．低盐低脂普食 6．保持排便通畅 7．β 受体阻断剂（无禁忌证者常规使用） 8．ACEI 或 ARB 治疗（酌情） 9．硝酸酯类药物 10．阿司匹林+氯吡格雷联合应用 11．术后应用低分子肝素 2~8 天 12．调脂治疗：他汀类药物 13．钙离子通道阻断剂（酌情）	5□ 4□ 3□ 1□ 0□		
		住院第 4~6 天（普通病房第 1~3 天）	1．不稳定性心绞痛护理常规 2．二级护理 3．床旁活动 4．低盐低脂普食 5．β 受体阻断剂（无禁忌证者常规使用） 6．ACEI 或 ARB 治疗（酌情） 7．口服硝酸酯类药物 8．阿司匹林+氯吡格雷联用 9．术后应用低分子肝素 2~8 天 10．调脂治疗：他汀类药物 11．钙离子通道阻断剂（酌情）			
		住院第 7~9 天（出院前 1~3 日）	1．不稳定性心绞痛护理常规 2．二级护理 3．室内或室外活动 4．低盐低脂普食 5．β 受体阻断剂（无禁忌证者常规使用） 6．ACEI 或 ARB 治疗（酌情） 7．口服硝酸酯类药物 8．阿司匹林+氯吡格雷联合应用 9．调脂治疗：他汀类药物 10．钙离子通道阻断剂（酌情）			

续 表

监控类别 住院时间		监控项目	监控要点	分数	减分理由	备注
	临时医嘱	住院第 1 天（CCU）	1．心电图 2．动态监测心肌损伤标志物 3．床旁胸片 4．床旁超声心动图			
		住院第 2~3 天（CCU）	1．心电图 2．心肌损伤标志物			
		住院第 4~6 天（普通病房第 1~3 天）	根据情况调整治疗和检查			
		住院第 7~9 天（出院前 1~3 天）	1．心电图 2．超声心动图 3．胸片 4．肝肾功能、电解质			
		住院第 8~14 天（出院日）	1．出院带药 2．门诊随诊时间			
一般书写规范		各项内容	完整、准确、清晰、签字	5□ 4□ 3□ 1□ 0□		
变异情况		变异条件及原因	1．冠脉造影后转外科行急诊 CABG 2．等待二次 PCI 或择期 CABG 3．病情危重 4．出现严重并发症	5□ 4□ 3□ 1□ 0□		

（二）慢性稳定性心绞痛

慢性稳定性心绞痛介入治疗临床路径

1．进入临床路径标准

疾病诊断：慢性稳定性心绞痛（ICD-10：I20. 806）

手术操作：冠状动脉内支架置入术（ICD-9-CM-3：36. 06/36. 07）

2．病案质量监控表

<table>
<tr><th colspan="2">监控类别
住院时间</th><th colspan="2">监控项目</th><th>监控要点</th><th>分数</th><th>减分理由</th><th>备注</th></tr>
<tr><td colspan="2" rowspan="4">首页</td><td colspan="2">主要诊断名称及编码</td><td>慢性稳定性心绞痛（ICD-10：I20.806）</td><td rowspan="3">5□
4□
3□
1□
0□</td><td rowspan="3"></td><td rowspan="4"></td></tr>
<tr><td colspan="2">主要手术名称及编码</td><td>冠状动脉内支架置入术（ICD-9-CM-3：36.06/36.07）</td></tr>
<tr><td colspan="2">其他诊断名称及编码</td><td>无遗漏，编码准确</td></tr>
<tr><td colspan="2">其他项目</td><td>内容完整、准确、无遗漏</td><td>5□
4□
3□
1□
0□</td><td></td></tr>
<tr><td rowspan="4">住院第1天</td><td rowspan="4">入院记录</td><td rowspan="4">主诉与现病史</td><td>主要症状</td><td>是否描述主要症状及发病时间，并重点描述：胸痛
1．发病诱因：运动或激动等
2．起病急缓
3．按时间顺序对胸痛进行描述：发生时间、部位、性质、程度、放射部位、持续时间、频率、一定时间段内发作的次数等
4．缓解方式：自行缓解或休息后缓解或口含硝酸甘油缓解</td><td>5□
4□
3□
1□
0□</td><td></td><td></td></tr>
<tr><td>病情演变过程</td><td>是否描述主要症状的演变过程，如：
1．胸痛发作频率、持续时间、严重程度的变化
2．胸痛缓解方式的变化
3．胸痛发作诱因的变化</td><td>5□
4□
3□
1□
0□</td><td></td><td rowspan="3">入院24小时内完成</td></tr>
<tr><td>其他伴随症状</td><td>是否记录伴随症状，如：
心悸、胸闷、晕厥、出汗、呼吸困难、恶心、呕吐、咳嗽、咳痰等</td><td>5□
4□
3□
1□
0□</td><td></td></tr>
<tr><td>住院前诊疗过</td><td>是否记录诊断、治疗情况，如：
1．是否诊断过“冠心病”、“心绞痛”或其他疾病
2．是否做过心电图、心肌酶检查，检查的时间，结</td><td>5□
4□
3□</td><td></td></tr>
</table>

续 表

住院时间＼监控类别		监控项目	监控要点	分数	减分理由	备注
		程	果是否正常 3．是否药物治疗，用药时间、剂量、使用方法及效果如何	1□ 0□		
		既往史 个人史 家族史	是否按照病历书写规范记录，并重点记录： 1．高血压、糖尿病、高脂血症 2．吸烟史、饮酒史、饮食习惯 3．家族中有无类似患者	5□ 4□ 3□ 1□ 0□		
		体格检查	是否按照病历书写规范记录，并记录重要体征，无遗漏，如： 1．体型 2．血压、心率、心律 3．心尖部收缩期杂音 4．第四或第三心音奔马律	5□ 4□ 3□ 1□ 0□		
		辅助检查	是否记录辅助检查结果，如： 1．心电图 2．心肌损伤标志物 3．冠脉造影	5□ 4□ 3□ 1□ 0□		
	首次病程记录	病例特点	是否简明扼要，重点突出，无遗漏： 1．存在易患因素 2．诱因 3．胸痛特点 4．心电图和心肌损伤标记物结果 5．其他疾病史	5□ 4□ 3□ 1□ 0□		入院8小时内完成
		初步诊断	第一诊断为：慢性稳定性心绞痛（ICD-10：I20.806）	5□ 4□ 3□ 1□ 0□		
		诊断依据	是否充分、分析合理： 1．临床发作特点：由运动或其他增加心肌需氧量的情况所诱发，胸痛<10 分钟，休息或含服硝酸甘油可迅速缓解 2．心电图变化：胸痛发作时相邻两个或两个以上导联心电图 ST 段压低≥0.1mV，胸痛缓解后 ST 段恢复 3．心肌损伤标志物如心脏特异的肌钙蛋白 T 或 I、肌酸激酶（CK）、CKMB，不升高 4．临床症状稳定在 1 个月以上	5□ 4□ 3□ 1□ 0□		
		鉴别诊断	是否根据病例特点与下列疾病鉴别： 急性心肌梗死、主动脉夹层、急性肺栓塞等	5□ 4□ 3□ 1□ 0□		
			是否全面并具有个性化： 1．危险度分层			

续 表

住院时间 \ 监控类别		监控项目	监控要点	分数	减分理由	备注
		诊疗计划	2．药物治疗：抗心肌缺血药物、抗血小板药物、抗凝药物、调脂药物 3．进行冠状动脉造影检查的理由 4．是否需要经皮冠状动脉介入治疗（PCI）或冠状动脉旁路移植术（CABG）及理由 5．需要改善的不良生活方式，需要控制的危险因素，以及具体措施 6．是否完成并记录必需的检查项目 （1）血常规+血型、尿常规+酮体、粪常规+潜血 （2）肝肾功能、电解质、血糖、血脂、血清心肌损伤标志物、凝血功能、感染性疾病筛查（乙肝、丙肝、艾滋病、梅毒等） （3）胸片、心电图、超声心动图 7．是否记录分析根据患者病情选择的辅助检查如： （1）脑钠肽、D-二聚体、红细胞沉降率、C 反应蛋白或高敏 C 反应蛋白 （2）24 小时动态心电图、心脏负荷试验	5□ 4□ 3□ 1□ 0□		
	病程记录	上级医师查房记录	是否有重点内容并结合本病例： 1．补充病史和查体 2．诊断、鉴别诊断分析 3．确定危险度分层 4．病情评估和预后评估 5．治疗方案分析，提出诊疗意见，如 PCI 或 CABG 6．提示需要观察和注意的内容	5□ 4□ 3□ 1□ 0□		入院 48 小时内完成
		住院医师查房记录	是否记录、分析全面： 1．胸痛等症状和体征的变化，监测血压、心率、尿量、呼吸、药物反应等情况 2．有无心电图变化和心肌损伤标志物升高 3．具体治疗措施：如阿司匹林、氯吡格雷、肝素、β受体阻断剂、硝酸酯类、钙离子通道阻断剂、他汀类药物等 4．分析：辅助检查结果、治疗方案、病情及评估、预后评估等 5．记录：上级医师查房意见的执行情况；患者及家属意见，以及医师的解释内容	5□ 4□ 3□ 1□ 0□		
住院第 1~3 天（术前准备日）	病程记录	住院医师查房记录	是否记录、分析如下内容： 1．胸痛等症状和体征的变化，监测血压、心率、尿量、呼吸、药物反应等情况 2．核查术前检查结果是否有异常，分析对手术的影响 3．病情评估，手术适应证、手术风险以及预防措施等 4．术前准备完成情况 5．上级医师意见执行情况 6．向家属及患者交代冠脉造影和介入手术风险，签	5□ 4□ 3□ 1□ 0□		

续 表

住院时间＼监控类别		监控项目	监控要点	分数	减分理由	备注
			署知情同意书 7. 术者术前看患者，确认手术指征、禁忌证，决定是否手术			
		上级医师查房记录	是否记录： 1. 病情评估，手术适应证、风险分析 2. 确定冠脉造影和支架置入方案	5□ 4□ 3□ 1□ 0□		
住院第2~4天（手术日）	病程记录	住院医师查房记录	是否记录、分析： 1. 简要手术经过 2. 术后心率、血压、心电图、心肌损伤标志物 3. 病情评估	5□ 4□ 3□ 1□ 0□		
住院第3~5天（术后第1天）	病程记录	住院医师查房记录	是否记录、分析： 1. 目前症状、体征情况，合并症、并发症的情况，心电图等检查情况 2. 穿刺部位情况及换药情况 3. 病情评估及疗效评估 4. 目前的治疗情况	5□ 4□ 3□ 1□ 0□		术后连续3天须有参加手术的医师或上级医师的查房记录
		上级医师查房记录	是否记录： 1. 病情评估和治疗效果评估 2. 目前的治疗方案	5□ 4□ 3□ 1□ 0□		
住院第4~7天（术后日）	病程记录	住院医师查房记录	是否记录、分析： 1. 目前症状、体征情况，穿刺部位情况，合并症、并发症的情况，心电图等检查情况 2. 病情评估及疗效评估 3. 目前的治疗情况 4. 分析是否符合出院标准 5. 出院后的治疗方案 6. 出院后注意事项 7. 康复及宣教	5□ 4□ 3□ 1□ 0□		
		上级医师查房记录	是否记录、分析： 1. 诊疗评估 2. 预期目标完成情况 3. 确定符合出院标准 4. 出院后治疗方案	5□ 4□ 3□ 1□ 0□		
住院第6~9天（出院日）	病程记录	住院医师查房记录	是否记录： 1. 目前症状和体征以及穿刺部位情况 2. 辅助检查指标正常与否 3. 目前主要治疗情况 4. 向患者交代出院后注意事项 5. 二级预防方案，康复和宣教	5□ 4□ 3□ 1□ 0□		

续 表

监控类别 住院时间		监控项目	监控要点	分数	减分理由	备注
	出院记录		记录是否齐全，重要内容无遗漏，如： 1．入院情况 2．诊疗经过：麻醉、手术方式；术中特殊情况及处理；术后并发症等 3．出院情况：症状、体征、功能恢复、切口愈合情况及病理结果等 4．出院医嘱：出院带药需写明药物名称、用量、服用方法，需要调整的药物要注明调整的方法；出院后患者需要注意的事项；门诊复查时间及项目等	5□ 4□ 3□ 1□ 0□		
	操作记录		是否记录： 1．自然项目（另页书写时） 2．操作名称 3．操作时间 4．操作步骤 5．操作结果 6．患者一般情况 7．操作过程是否顺利，有无不良反应 8．术后注意事项及是否向患者说明 9．如有麻醉，记录麻醉情况并有麻醉师签名 10．操作者签名及时间	5□ 4□ 3□ 1□ 0□		术者记录
重点医嘱	长期医嘱	住院第1天	1．冠心病护理常规 2．一/二级护理 3．低盐低脂饮食 4．持续心电监测 5．β受体阻断剂（无禁忌证者常规使用） 6．硝酸酯类药物 7．阿司匹林、氯吡格雷联合应用 8．调脂治疗：他汀类药物 9．钙离子通道阻断剂：可与β受体阻断剂联合应用 10．ACEI	5□ 4□ 3□ 1□ 0□		
		住院第1~3天（术前准备日）	1．冠心病护理常规 2．一/二级护理 3．低盐低脂饮食 4．持续心电监测 5．β受体阻断剂（无禁忌证者常规使用） 6．硝酸酯类药物 7．阿司匹林、氯吡格雷联合应用 8．调脂治疗：他汀类药物 9．钙离子通道阻断剂：可与β受体阻断剂联合应用 10．ACEI			
		住院第2~4天（手术日）	1．拟明日行冠脉造影+支架置入术 2．明早禁食、水 3．备皮 4．造影剂皮试			

续 表

监控类别 住院时间		监控项目	监控要点	分数	减分理由	备注
			5．术前镇静 6．足量使用抗血小板药物（阿司匹林+氯吡格雷） 7．术前晚可适当使用镇静药物			
		住院第 3~5 天（术后 1 天）	1．PCI 术后护理常规 2．一/二级护理 3．低脂饮食 4．持续心电监测 5．药物治疗同前 6．PCI 术后常规治疗			
		住院第 4~7 天（术后日）	1．PCI 术后护理常规 2．二级护理 3．低盐低脂饮食 4．药物治疗同前 5．PCI 术后常规治疗			
	临时医嘱	住院第 1 天	1．血常规+血型、尿常规+酮体，粪常规+潜血 2．血清心肌损伤标志物、凝血功能、肝肾功能、电解质、血糖、血脂、感染性疾病筛查 3．心电图、胸片、超声心动图 4．脑钠肽、D-二聚体、血气分析、红细胞沉降率、C 反应蛋白、24 小时动态心电图、心脏负荷试验（必要时）			
		住院第 1~3 天（术前准备日）	1．拟明日行冠脉造影+支架置入术 2．明早禁食、水 3．备皮 4．造影剂皮试 5．术前镇静 6．足量使用抗血小板药物（阿司匹林+氯吡格雷） 7．术前晚可适当使用镇静药物			
		住院第 2~4 天（手术日）	1．急查尿常规 2．心肌损伤标志物（TNT、TNI、CK-MB）、血常规 3．心电图			
		住院第 3~5 天（术后 1 天）	根据病情需要下达医嘱			
		住院第 4~7 天（术后日）	根据病情需要下达医嘱			
		住院第 6~9 天（出院日）	1．低盐低脂饮食、适当运动、改善生活方式（戒烟）控制高血压、高血脂、糖尿病等危险因素 2．出院带药（根据病情）：他汀类药物、抗血小板药物、β 受体阻断剂、ACEI、钙离子通道阻断剂等 3．定期复查			

续 表

监控类别 住院时间	监控项目	监控要点	分数	减分理由	备注
一般书写规范	各项内容	完整、准确、清晰、签字	5□ 4□ 3□ 1□ 0□		
变异情况	变异条件及原因	1．冠脉造影后转外科行急诊 CABG 2．等待二次 PCI 或择期 CABG 3．PCI 术中出现并发症转入 CCU 4．造影冠脉正常，需进一步检查明确诊断 5．药物保守治疗，观察治疗效果	5□ 4□ 3□ 1□ 0□		

（三）急性非 ST 段抬高性心肌梗死

急性非 ST 段抬高性心肌梗死介入治疗临床路径

1. 进入临床路径标准

疾病诊断：急性非 ST 段抬高性心肌梗死（ICD-10：I21.4）

手术操作：冠状动脉内支架置入术（ICD-9-CM-3：36.06/36.07）

2. 病案质量监控表

<table>
<tr><th colspan="2">监控类别
住院时间</th><th colspan="2">监控项目</th><th>监控要点</th><th>分数</th><th>减分理由</th><th>备注</th></tr>
<tr><td colspan="2" rowspan="4">首页</td><td colspan="2">主要诊断名称及编码</td><td>急性非 ST 段抬高性心肌梗死（ICD-10：I21.4）</td><td rowspan="3">5□
4□
3□
1□
0□</td><td rowspan="3"></td><td rowspan="4"></td></tr>
<tr><td colspan="2">主要手术名称及编码</td><td>冠状动脉内支架置入术（ICD-9-CM-3：36.06/36.07）</td></tr>
<tr><td colspan="2">其他诊断名称及编码</td><td>无遗漏，编码准确</td></tr>
<tr><td colspan="2">其他项目</td><td>内容完整、准确、无遗漏</td><td>5□
4□
3□
1□
0□</td><td></td></tr>
<tr><td rowspan="3">住院第1天（CCU）</td><td rowspan="3">入院记录</td><td rowspan="3">主诉与现病史</td><td>主要症状</td><td>是否描述主要症状及发病时间，并重点描述：胸痛
1．发病诱因：运动或激动等
2．起病急缓
3．按时间顺序对胸痛进行描述：发生时间、部位、性质、程度、放射部位、持续时间、频率、一定时间段内发作的次数等
4．含硝酸甘油是否可以缓解</td><td>5□
4□
3□
1□
0□</td><td></td><td rowspan="3">入院24小时内完成</td></tr>
<tr><td>病情演变过程</td><td>是否描述主要症状及发病时间，如：
1．胸痛发作频率、持续时间、严重程度的变化
2．胸痛缓解方式的变化或已经不能缓解
3．胸痛发作诱因的变化</td><td>5□
4□
3□
1□
0□</td><td></td></tr>
<tr><td>其他伴随症状</td><td>是否记录伴随症状，如：
心悸、胸闷、晕厥、出汗、呼吸困难、恶心、呕吐、咳嗽、咳痰等</td><td>5□
4□
3□
1□
0□</td><td></td></tr>
</table>

续 表

监控类别 / 住院时间		监控项目	监控要点	分数	减分理由	备注
		住院前诊疗过程	是否记录诊断、治疗情况，特别是急诊科的治疗情况，如： 1．是否诊断过“冠心病”、“心绞痛”或其他疾病 2．是否做过心电图、心肌酶检查，检查的时间，结果是否正常 3．是否有药物治疗，用药物的时间、剂量、使用方法及效果如何 4．是否行急诊冠脉造影及血运重建：直接经皮冠状动脉介入治疗（PCI）或急诊冠状动脉旁路移植术（CABG） 5．急诊治疗情况	5□ 4□ 3□ 1□ 0□		
		既往史 个人史 家族史	是否按照病历书写规范记录，并重点记录： 1．高血压、糖尿病、高脂血症 2．吸烟史、饮酒史、饮食习惯 3．家族中有无类似患者	5□ 4□ 3□ 1□ 0□		
		体格检查	是否按照病历书写规范记录，并记录重要体征，无遗漏，如： 1．体型 2．血压、心率、心律 3．心尖部收缩期杂音 4．第四或第三心音奔马律	5□ 4□ 3□ 1□ 0□		
		辅助检查	是否记录辅助检查结果，如： 1．心电图 2．心肌损伤标志物 3．冠脉造影	5□ 4□ 3□ 1□ 0□		
	首次病程记录	病例特点	是否简明扼要，重点突出，无遗漏： 1．存在易患因素 2．诱因 3．胸痛特点 4．心电图和心肌损伤标志物结果 5．其他疾病史	5□ 4□ 3□ 1□ 0□		入院8小时内完成
		初步诊断	第一诊断为：急性非 ST 段抬高性心肌梗死（ICD-10：I21.4）	5□ 4□ 3□ 1□ 0□		

续 表

住院时间 \ 监控类别		监控项目	监控要点	分数	减分理由	备注
		诊断依据	是否充分、分析合理： 心肌损伤标志物增高或增高后降低，至少有一次数值超过参考值上限的 99 百分位，具备至少下列一项心肌缺血证据者即可诊断： 1．缺血症状（缺血性胸痛>15 分钟，含服硝酸甘油缓解不明显） 2．心电图变化提示有新的心肌缺血，即新的 ST-T 动态演变（新发或一过性 ST 压低≥0.1mV，或 T 波倒置≥0.2mV）	5□ 4□ 3□ 1□ 0□		
		鉴别诊断	是否根据病例特点与下列疾病鉴别： 急性心包炎、主动脉夹层、急性肺栓塞等	5□ 4□ 3□ 1□ 0□		
		诊疗计划	是否全面并具有个性化： 1．危险度分层 2．药物治疗：抗心肌缺血药物、抗血小板药物、抗凝药物、调脂药物 3．冠脉血运重建治疗：选择 PCI 或 CABG 的理由以及实施的时机 4．是否需要主动脉内球囊反搏术 5．需要改善的不良生活方式，需要控制的危险因素及具体措施 6．是否完成并记录必需的检查项目 （1）血常规+血型、尿常规+酮体、粪常规+潜血 （2）肝肾功能、电解质、血糖、血脂、血清心肌损伤标记物、凝血功能、感染性疾病筛查（乙肝、丙肝、艾滋病、梅毒等） （3）胸片、心电图、超声心动图 7．是否记录分析根据患者病情选择的辅助检查如： （1）血气分析、脑钠肽、D-二聚体、红细胞沉降率、C 反应蛋白或高敏 C 反应蛋白 （2）24 小时动态心电图、心脏负荷试验 （3）心肌缺血评估（低危、非急诊血运重建患者）	5□ 4□ 3□ 1□ 0□		
	病程记录	上级医师查房记录	是否有重点内容并结合本病例： 1．补充病史和查体 2．诊断、鉴别诊断分析 3．确定危险度分层 4．病情评估和预后评估 5．治疗方案分析，提出诊疗意见，如 PCI 或 CABG 6．提示需要观察和注意的内容	5□ 4□ 3□ 1□ 0□		入院 48 小时内完成

续 表

住院时间 \ 监控类别		监控项目	监控要点	分数	减分理由	备注
		住院医师查房记录	是否记录、分析全面： 1．胸痛等症状和体征的变化，监测血压、心率、尿量、呼吸、药物反应等情况 2．有无心电图变化，检查有无血红蛋白下降及心肌损伤标志物升高 3．如果已经行 PCI，则观察穿刺点及周围情况 4．药物治疗措施：如阿司匹林、氯吡格雷、肝素、β 受体阻断剂、硝酸酯类、钙离子通道阻断剂、他汀类药物等 5．分析：辅助检查结果、治疗方案、病情及评估、预后评估等 6．记录：上级医师查房意见的执行情况；患者及家属意见，以及医师的解释内容 7．签署病情、PCI 知情同意书等（必要时） 8．如行 PCI 书写操作记录	5□ 4□ 3□ 1□ 0□		
住院第 2~3 天（CCU）	病程记录	住院医师查房记录	是否记录、分析如下内容： 1．胸痛等症状和体征的变化，监测血压、心率、尿量、呼吸、药物反应等情况 2．有无心电图变化，检查有无血细蛋白下降及心肌损伤标志物升高 3．如果已经行 PCI，则观察穿刺点及周围情况 4．核查辅助检查的结果是否有异常 5．病情评估 6．调整治疗分析 7．上级医师意见执行情况 8．对患者的宣教情况 9．转出 CCU 时书写转出记录	5□ 4□ 3□ 1□ 0□		
		上级医师查房记录	是否记录： 1．病情评估，疗效评估、评价心功能 2．修订诊疗方案 3．疾病诊断、治疗新进展 4．有无手术并发症，如继发感染等 5．补充、更改诊断分析和确定诊断分析 6．确定患者是否可以转出 CCU	5□ 4□ 3□ 1□ 0□		
	转出记录	住院医师查房记录	是否记录： 1．自然项目：患者姓名、性别、年龄 2．入院日期 3．转出日期 4．主诉 5．入院情况 6．入院诊断 7．诊疗经过 8．目前情况 9．目前诊断	5□ 4□ 3□ 1□ 0□		在患者转出科室前完成

续 表

住院时间 \ 监控类别		监控项目	监控要点	分数	减分理由	备注
			10. 转出科室 11. 转科目的 12. 注意事项 13. 医师签名			
住院第4~6天（普通病房第1~3天）	转入记录	住院医师查房记录	是否记录： 1. 自然项目：患者姓名、性别、年龄 2. 入院时间 3. 转入时间 4. 主诉 5. 入院情况 6. 入院诊断 7. 诊疗经过 8. 目前情况 9. 目前诊断 10. 转入科室 11. 转科目的 12. 治疗计划 13. 医师签名	5□ 4□ 3□ 1□ 0□		在患者转入后24小时内完成
	病程记录	住院医师查房记录	是否记录、分析： 1. 病情评估、主要症状的变化 2. 穿刺点情况 3. 心电图、心肌损伤标志物 4. 调整治疗分析 5. 上级医师意见执行情况	5□ 4□ 3□ 1□ 0□		
		上级医师查房记录	是否记录： 1. 病情评估，心功能和治疗效果评估 2. 确定下一步治疗方案 3. 维持原有治疗或调整药物、提示注意药物副作用	5□ 4□ 3□ 1□ 0□		在患者转入后48小时内完成
住院第7~9天（出院前1~3天）	病程记录	住院医师查房记录	是否记录、分析： 1. 目前症状体征情况，穿刺点情况，合并症、并发症的情况，心电图等检查情况 2. 病情评估及疗效评估 3. 目前的治疗情况 4. 分析是否符合出院标准 5. 出院后的治疗方案 6. 出院后注意事项	5□ 4□ 3□ 1□ 0□		
		上级医师查房记录	是否记录、分析： 1. 诊疗、心功能评估 2. 预期目标完成情况 3. 再次血运重建治疗评估，包括 PCI、CABG，完成择期 PCI 4. 确定符合出院标准 5. 出院后治疗方案	5□ 4□ 3□ 1□ 0□		

续 表

住院时间 \ 监控类别		监控项目	监控要点	分数	减分理由	备注
住院第8~14天（出院日）	病程记录	住院医师查房记录	是否记录： 1. 目前症状及体征 2. 辅助检查指标正常与否 3. 目前主要治疗情况 4. 向患者交代出院后注意事项 5. 二级预防方案，康复和宣教	5□ 4□ 3□ 1□ 0□		
	出院记录		记录是否齐全，重要内容无遗漏，如： 1. 入院情况 2. 诊疗经过：麻醉、手术方式；术中特殊情况及处理；术后并发症等 3. 出院情况：症状、体征、功能恢复、切口愈合情况等 4. 出院医嘱：出院带药需写明药物名称、用量、服用方法，需要调整的药物要注明调整的方法；出院后患者需要注意的事项；门诊复查时间及项目等	5□ 4□ 3□ 1□ 0□		
	操作记录		是否记录 1. 自然项目（另页书写时） 2. 操作名称 3. 操作时间 4. 操作步骤 5. 操作结果 6. 患者一般情况 7. 操作过程是否顺利，有无不良反应 8. 术后注意事项及是否向患者说明 9. 如有麻醉，记录麻醉情况并有麻醉师签名 10. 操作者签名及时间	5□ 4□ 3□ 1□ 0□		术者记录
	特殊检查、特殊治疗同意书等医学文书		包括自然项目（另页书写时）、特殊检查、特殊治疗项目名称、目的、可能出现的并发症及风险、患者或家属签署是否同意检查或治疗、患者签名、医师签名等	5□ 4□ 3□ 1□ 0□		
	病危（重）通知书		包括自然项目（另页书写时）、目前诊断、病情危重情况，患方签名、医师签名并填写日期	5□ 4□ 3□ 1□ 0□		
重点医嘱	长期医嘱	住院第1天（CCU）	1. 非 ST 段抬高性心肌梗死护理常规 2. 病危通知 3. 一级护理或特级护理 4. 流食或半流食 5. 吸氧 6. 卧床 7. 保持排便通畅 8. 术后应用低分子肝素 2~8 天			

续 表

住院时间 \ 监控类别		监控项目	监控要点	分数	减分理由	备注
			9．β受体阻断剂（无禁忌证者常规使用） 10．ACEI（不能耐受者可选用 ARB 治疗） 11．硝酸酯类药物 12．阿司匹林+氯吡格雷联合 13．调脂治疗：他汀类药物 14．钙离子通道阻断剂（必要时）	5□ 4□ 3□ 1□ 0□		
		住院第 2~3 天（CCU 第 2~3 天）	1．非 ST 段抬高性心肌梗死护理常规 2．一级护理/特级护理 3．卧床或床旁活动 4．半流食或低盐低脂普食 5．重症监护 6．保持排便通畅 7．药物治疗同前			
		住院第 4~6 天（普通病房第 1~3 天）	1．非 ST 段抬高性心肌梗死护理常规 2．二级护理 3．床旁活动 4．低盐低脂普食 5．药物治疗同前，根据情况调整			
		住院第 7~9 天（出院前 1~3 天）	1．非 ST 段抬高性心肌梗死护理常规 2．二级护理 3．室内或室外活动 4．低盐低脂普食 5．药物治疗同前，根据情况调整			
	临时医嘱	住院第 1 天	1．心电图、床旁胸片、超声心动图 2．动态监测心肌损伤标志物 3．感染性疾病筛查			
		住院第 2~3 天（CCU 第 2~3 天）	1．心电图 2．心肌损伤标志物			
		住院第 4~6 天（普通病房第 1~3 天）	根据病情需要下达医嘱			
		住院第 7~9 天（出院前 1~3 天）	1．心电图、超声心动图、胸片 2．血常规、尿常规、粪常规 3．肝肾功能、电解质、凝血功能			
		住院第 8~14 天（出院日）	1．改善生活方式 2．低盐低脂普食 3．适当运动 4．控制高血压、高血脂、糖尿病等危险因素 5．定期复查 6．出院带药：β受体阻断剂、ACEI、硝酸酯类药物、			

续 表

监控类别 住院时间	监控项目	监控要点	分数	减分理由	备注
		阿司匹林、他汀类药物、钙离子通道阻断剂（根据情况）			
一般书写规范	各项内容	完整、准确、清晰、签字	5□ 4□ 3□ 1□ 0□		
变异情况	变异条件及原因	1．冠脉造影后转外科行急诊 CABG 2．等待二次 PCI 或择期 CABG 3．病情危重 4．出现严重并发症	5□ 4□ 3□ 1□ 0□		

（四）急性 ST 段抬高性心肌梗死

急性 ST 段抬高性心肌梗死介入治疗临床路径

1．进入临床路径标准

疾病诊断：急性 ST 段抬高性心肌梗死（ICD-10：I21. 0-I21. 3）

手术操作：冠状动脉内支架置入术（ICD-9-CM-3：36. 06/36. 07）

2．病案质量监控表

<table>
<tr><th colspan="2">监控类别
住院时间</th><th colspan="2">监控项目</th><th>监控要点</th><th>分数</th><th>减分理由</th><th>备注</th></tr>
<tr><td colspan="2" rowspan="4">首页</td><td colspan="2">主要诊断名称及编码</td><td>急性 ST 段抬高性心肌梗死介入治疗（ICD-10：I21.0-I21.3）</td><td rowspan="3">5□
4□
3□
1□
0□</td><td rowspan="3"></td><td rowspan="4"></td></tr>
<tr><td colspan="2">主要手术名称及编码</td><td>冠状动脉内支架置入术（ICD-9-CM-3：36.06/36.07）</td></tr>
<tr><td colspan="2">其他诊断名称及编码</td><td>无遗漏，编码准确</td></tr>
<tr><td colspan="2">其他项目</td><td>内容完整、准确、无遗漏</td><td>5□
4□
3□
1□
0□</td><td></td></tr>
<tr><td rowspan="3">住院第1天(进入CCU 24h内)</td><td rowspan="3">入院记录</td><td rowspan="3">主诉与现病史</td><td>主要症状</td><td>是否描述主要症状及发病时间，并重点描述：胸痛
1．发病诱因：运动或激动等
2．起病急缓
3．按时间顺序对胸痛进行描述：发生时间、部位、性质、程度、放射部位、持续时间、频率、一定时间段内发作的次数等
4．含硝酸甘油是否缓解</td><td>5□
4□
3□
1□
0□</td><td></td><td rowspan="3">入院24小时内完成</td></tr>
<tr><td>病情演变过程</td><td>是否描述主要症状的演变过程，如：
1．胸痛发作频率、持续时间、严重程度的变化
2．胸痛缓解方式的变化
3．胸痛发作诱因的变化</td><td>5□
4□
3□
1□
0□</td><td></td></tr>
<tr><td>其他伴随症状</td><td>是否记录伴随症状，如：
心悸、胸闷、晕厥、出汗、呼吸困难、恶心、呕吐、咳嗽、咳痰等</td><td>5□
4□
3□
1□
0□</td><td></td></tr>
</table>

续 表

住院时间 \ 监控类别		监控项目	监控要点	分数	减分理由	备注
		住院前诊疗过程	是否记录诊断、治疗情况，特别是急诊科的治疗情况，如： 1．是否诊断过“冠心病”、“心肌梗死”或其他疾病 2．是否做过心电图、心肌酶检查，检查的时间，结果是否正常 3．是否有药物治疗，用药物的时间、剂量、使用方法及效果如何 4．是否行急诊冠脉造影及血运重建：直接经皮冠状动脉介入治疗（PCI）或急诊冠状动脉旁路移植术（CABG） 5．急诊治疗情况	5□ 4□ 3□ 1□ 0□		
		既往史 个人史 家族史	是否按照病历书写规范记录，并重点记录： 1．高血压、糖尿病、高脂血症 2．吸烟史、饮酒史、饮食习惯 3．家族中有无类似患者	5□ 4□ 3□ 1□ 0□		
		体格检查	是否按照病历书写规范记录，并记录重要体征，无遗漏，如： 1．体型 2．血压、心率、心律 3．心尖部收缩期杂音 4．第四或第三心音奔马律	5□ 4□ 3□ 1□ 0□		
		辅助检查	是否记录辅助检查结果，如： 1．心电图 2．心肌损伤标志物 3．冠脉造影	5□ 4□ 3□ 1□ 0□		
	首次病程记录	病例特点	是否简明扼要，重点突出，无遗漏： 1．存在易患因素 2．诱因 3．胸痛特点 4．心电图和心肌损伤标志物检查结果 5．其他疾病史	5□ 4□ 3□ 1□ 0□		入院8小时内完成
		初步诊断	第一诊断为：急性ST段抬高性心肌梗死介入治疗（ICD-10：I21.0-I21.3）	5□ 4□ 3□ 1□ 0□		

续 表

住院时间	监控类别	监控项目	监控要点	分数	减分理由	备注
		诊断依据	是否充分、分析合理： 1. 临床发作特点：持续剧烈胸痛＞30 分钟，含服硝酸甘油不缓解 2. 心电图表现：相邻两个或两个以上导联心电图 ST 段抬高≥0.1mV 3. 心肌损伤标志物：如肌酸激酶（CK）、CKMB、心肌特异的肌钙蛋白 cTNT 和 cTNI、肌红蛋白异常升高	5□ 4□ 3□ 1□ 0□		
		鉴别诊断	是否根据病例特点与下列疾病鉴别： 主动脉夹层、急性肺栓塞等疾病或严重机械性并发症	5□ 4□ 3□ 1□ 0□		
		诊疗计划	是否全面并具有个性化： 1. 危险评估 2. 监护及一般治疗 3. 冠脉血运重建治疗：选择溶栓治疗、PCI 或 CABG 的理由以及实施的时机 4. 药物治疗：抗心肌缺血药物、抗血小板药物、抗凝药物、调脂药物 5. 需要改善的不良生活方式，需要控制的危险因素，以及具体措施 6. 是否完成并记录必需的检查项目 （1）血常规+血型 （2）肝肾功能、电解质、血糖、血清心肌损伤标志物、凝血功能、感染性疾病筛查（乙肝、丙肝、艾滋病、梅毒等） （3）心电图 7. 是否记录分析根据患者病情选择的辅助检查，如： （1）血脂、脑钠肽、D-二聚体 （2）尿常规+酮体、粪常规+潜血 （3）血气分析 （4）床旁胸片和超声心动图	5□ 4□ 3□ 1□ 0□		
	病程记录	上级医师查房记录	是否有重点内容并结合本病例： 1. 补充病史和查体 2. 诊断、鉴别诊断分析 3. 确定危险度分层、梗死面积和评价心功能 4. 病情评估和预后评估 5. 治疗方案分析，提出诊疗意见，如溶栓、PCI 6. 提示需要观察和注意的内容	5□ 4□ 3□ 1□ 0□		入院 48 小时内完成

续 表

住院时间	监控类别	监控项目	监控要点	分数	减分理由	备注
		住院医师查房记录	是否记录、分析全面： 1．胸痛等症状和体征的变化，监测血压、心率、尿量、呼吸、药物反应等情况 2．有无心电图变化，检查有无血红蛋白下降及心肌损伤标志物升高 3．如果已经行 PCI，则观察穿刺点及周围情况 4．药物治疗措施：如阿司匹林、氯吡格雷、肝素、β受体阻断剂、硝酸酯类、钙离子通道阻断剂、他汀类药物等 5．分析：辅助检查结果、治疗方案、病情及评估、预后评估等 6．记录：上级医师查房意见的执行情况；患者及家属意见，以及医师的解释内容 7．签署病情、溶栓、PCI 知情同意书等（必要时） 8．如行 PCI 书写操作记录	5□ 4□ 3□ 1□ 0□		
住院第 2~3 天（CCU 第 2~3 天）	病程记录	住院医师查房记录	是否记录、分析如下内容： 1．胸痛等症状和体征的变化，监测血压、心率、尿量、呼吸、药物反应等情况 2．有无心电图变化，检查有无血红蛋白下降及心肌损伤标志物升高 3．如果已经行 PCI，则观察穿刺点及周围情况 4．核查辅助检查的结果是否有异常 5．病情评估 6．调整治疗分析 7．上级医师意见执行情况 8．对患者的宣教情况 9．转出 CCU 时书写转出记录	5□ 4□ 3□ 1□ 0□		
		上级医师查房记录	是否记录： 1．病情评估，疗效评估、评价心功能 2．修订诊疗方案 3．疾病诊断、治疗新进展 4．有无手术并发症，如继发感染等 5．补充、更改诊断分析和确定诊断分析 6．确定患者是否可以转出 CCU	5□ 4□ 3□ 1□ 0□		
	转出记录	住院医师查房记录	是否记录： 1．自然项目：患者姓名、性别、年龄 2．入院日期 3．转出日期 4．主诉 5．入院情况 6．入院诊断 7．诊疗经过 8．目前情况 9．目前诊断	5□ 4□ 3□ 1□ 0□		在患者转出科室前完成

续 表

住院时间	监控类别	监控项目	监控要点	分数	减分理由	备注
			10．转出科室 11．转科目的 12．注意事项 13．医师签名			
住院第4~6天（普通病房第1~3天）	转入记录	住院医师查房记录	是否记录： 1．自然项目：患者姓名、性别、年龄 2．入院时间 3．转入时间 4．主诉 5．入院情况 6．入院诊断 7．诊疗经过 8．目前情况 9．目前诊断 10．转入科室 11．转科目的 12．治疗计划 13．医师签名	5□ 4□ 3□ 1□ 0□		在患者转入后24小时内完成
	病程记录	住院医师查房记录	是否记录、分析： 1．病情评估、主要症状的变化 2．穿刺点情况 3．心电图、心肌损伤标志物 4．调整治疗分析 5．上级医师意见执行情况	5□ 4□ 3□ 1□ 0□		
		上级医师查房记录	是否记录： 1．病情评估，心功能和治疗效果评估 2．确定下一步治疗方案 3．维持原有治疗或调整药物、提示注意药物副作用	5□ 4□ 3□ 1□ 0□		在患者转入后48小时内完成
住院第7~9天（出院前1~3天）	病程记录	住院医师查房记录	是否记录、分析： 1．目前症状、体征情况，穿刺点情况，合并症、并发症的情况，心电图等检查情况 2．病情评估及疗效评估 3．目前的治疗情况 4．分析是否符合出院标准 5．出院后的治疗方案 6．出院后注意事项	5□ 4□ 3□ 1□ 0□		
		上级医师查房记录	是否记录、分析： 1．诊疗、心功能评估 2．预期目标完成情况 3．再次血运重建治疗评估，包括 PCI、CABG，完成择期 PCI 4．确定符合出院标准 5．出院后治疗方案	5□ 4□ 3□ 1□ 0□		

续　表

住院时间 \ 监控类别		监控项目	监控要点	分数	减分理由	备注
住院第10~14天（出院日）	病程记录	住院医师查房记录	是否记录： 1．目前症状及体征 2．辅助检查指标正常与否 3．目前主要治疗情况 4．向患者交代出院后注意事项 5．二级预防方案，康复和宣教	5□ 4□ 3□ 1□ 0□		
	出院记录		记录是否齐全，重要内容无遗漏，如： 1．入院情况 2．诊疗经过：麻醉、手术方式；术中特殊情况及处理；术后并发症等 3．出院情况：症状、体征、功能恢复、切口愈合情况等 4．出院医嘱：出院带药需写明药物名称、用量、服用方法，需要调整的药物要注明调整的方法；出院后患者需要注意的事项；门诊复查时间及项目等	5□ 4□ 3□ 1□ 0□		
	操作记录		是否记录 1．自然项目（另页书写时） 2．操作名称 3．操作时间 4．操作步骤 5．操作结果 6．患者一般情况 7．操作过程是否顺利，有无不良反应 8．术后注意事项及是否向患者说明 9．如有麻醉，记录麻醉情况并有麻醉师签名 10．操作者签名及时间	5□ 4□ 3□ 1□ 0□		术者记录
	特殊检查、特殊治疗同意书等医学文书		包括自然项目（另页书写时）、特殊检查、特殊治疗项目名称、目的、可能出现的并发症及风险、患者或家属签署是否同意检查或治疗、患者签名、医师签名等	5□ 4□ 3□ 1□ 0□		
	病危（重）通知书		包括自然项目（另页书写时）、目前诊断、病情危重情况，患方签名、医师签名并填写日期	5□ 4□ 3□ 1□ 0□		

续　表

监控类别 住院时间		监控项目	监控要点	分数	减分理由	备注
重点医嘱	长期医嘱	住院第 1 天（CCU 24 小时内）	1．急性心肌梗死护理常规 2．特级护理 3．卧床、吸氧 4．记录 24 小时出入量 5．流食或半流食 6．保持排便通畅 7．镇静、镇痛 8．重症监护（持续心电、血压和血氧饱和度监测等） 9．心肌酶动态监测 10．β 受体阻断剂（无禁忌证者常规使用） 11．ACEI（不能耐受者可选用 ARB 治疗） 12．硝酸酯类药物 13．阿司匹林、氯吡格雷联合应用 14．术后应用低分子肝素 2~8 天 15．调脂治疗：他汀类药物	5□ 4□ 3□ 1□ 0□		
		住院第 2~3 天（CCU 2~3 天）	1．急性心肌梗死护理常规 2．特级护理或一级护理 3．卧床或床旁活动 4．流食或半流食 5．保持排便通畅 6．吸氧 7．记录 24 小时出入量 8．重症监护（持续心电、血压和血氧饱和度监测等） 9．β 受体阻断剂（无禁忌证者常规使用） 10．ACEI（不能耐受者可选用 ARB 治疗） 11．硝酸酯类药物 12．阿司匹林、氯吡格雷联合应用 13．术后应用低分子肝素 2~8 天 14．调脂治疗：他汀类药物			
		住院第 4~6 天（普通病房第 1~3 天）	1．急性心肌梗死护理常规 2．二级护理 3．床旁活动 4．低盐低脂普食 5．β 受体阻断剂（无禁忌证者常规使用） 6．ACEI（不能耐受者可选用 ARB 治疗） 7．口服硝酸酯类药物 8．阿司匹林、氯吡格雷联合应用 9．术后应用低分子肝素 2~8 天 10．调脂治疗：他汀类药物			
		住院第 7~9 天（出院前 1~3 天）	1．急性心肌梗死护理常规 2．二级护理 3．室内或室外活动 4．低盐低脂普食 5．β 受体阻断剂（无禁忌证者常规使用） 6．ACEI（不能耐受者可选用 ARB 治疗）			

续　表

住院时间 \ 监控类别		监控项目	监控要点	分数	减分理由	备注
			7．口服硝酸酯类药物 8．阿司匹林、氯吡格雷联合应用 9．术后应用低分子肝素 2~8 天 10．调脂治疗：他汀类药物			
	临时医嘱	住院第 1 天（CCU 24 小时内）	1．病危通知 2．心电图 3．感染性疾病筛查 4．床旁 X 线胸片 5．床旁超声心动图			
		住院第 2~3 天（CCU 2~3 天）	1．心电图 2．心肌损伤标志物			
		住院第 4~6 天（普通病房 1~3 天）	1．心电图 2．心肌损伤标志物			
		住院第 7~9 天（出院前 1~3 天）	1．血、尿、粪常规，凝血功能，生化检查 2．心电图、超声心动图、X 线胸片			
		住院第 10~14 天（出院日）	1．出院带药 2．门诊随诊时间			
一般书写规范		各项内容	完整、准确、清晰、签字	5□ 4□ 3□ 1□ 0□		
变异情况		变异条件及原因	1．冠脉造影后转外科行急诊冠状动脉旁路移植术 2．等待二次择期 PCI 或择期冠状动脉旁路移植术 3．有合并症、病情危重不能出 CCU 和出院 4．患者拒绝出院	5□ 4□ 3□ 1□ 0□		

（五）急性左心功能衰竭

急性左心功能衰竭临床路径

1．进入临床路径标准

疾病诊断：急性左心功能衰竭（ICD-10：I50.1）

2．病案质量监控表

<table>
<tr><td colspan="2">监控类别
住院时间</td><td colspan="2">监控项目</td><td>监控要点</td><td>分数</td><td>减分理由</td><td>备注</td></tr>
<tr><td colspan="2" rowspan="3">首页</td><td colspan="2">主要诊断名称及编码</td><td>急性左心功能衰竭（ICD-10：I50.1）</td><td rowspan="2">5□
4□
3□
1□
0□</td><td rowspan="2"></td><td rowspan="2"></td></tr>
<tr><td colspan="2">其他诊断名称及编码</td><td>无遗漏，编码准确</td></tr>
<tr><td colspan="2">其他项目</td><td>内容完整、准确、无遗漏</td><td>5□
4□
3□
1□
0□</td><td></td><td></td></tr>
<tr><td rowspan="4">住院第1天</td><td rowspan="4">入院记录</td><td rowspan="4">主诉与现病史</td><td>主要症状</td><td>是否描述主要症状及发病时间，并重点描述：呼吸困难
1．发病诱因：运动或激动等
2．起病急缓
3．按时间顺序对呼吸困难进行描述：发生时间、程度、持续时间、一定时间段内发作的次数等
4．缓解方式：自行缓解、休息后缓解或改变体位缓解或不缓解</td><td>5□
4□
3□
1□
0□</td><td></td><td rowspan="4">入院24小时内完成</td></tr>
<tr><td>病情演变过程</td><td>是否描述主要症状的演变过程，如：
1．呼吸困难发作频率、持续时间、严重程度的变化
2．呼吸困难缓解方式的变化
3．呼吸困难发作诱因的变化</td><td>5□
4□
3□
1□
0□</td><td></td></tr>
<tr><td>其他伴随症状</td><td>是否记录伴随症状，如：
心悸、胸闷、晕厥、水肿、出汗、恶心、呕吐、咳嗽、咳痰、食欲、进食减少、尿量等</td><td>5□
4□
3□
1□
0□</td><td></td></tr>
<tr><td>住院前诊疗过程</td><td>是否记录诊断、治疗情况，特别是急诊科的治疗情况，如：
1．是否诊断过“心脏病”、“心功能不全”或其他疾病
2．是否做过心电图、超声心动图，检查的时间、结果是否正常</td><td>5□
4□
3□
1□
0□</td><td></td></tr>
</table>

续 表

住院时间 \ 监控类别		监控项目	监控要点	分数	减分理由	备注
			3．是否有药物治疗，用药物的时间、剂量、使用方法及效果如何，如利尿剂 4．是否服用地高辛，服用多长时间、最近一次的服用时间和剂量 5．急诊治疗情况			
		既往史 个人史 家族史	是否按照病历书写规范记录，并重点记录： 1．高血压、糖尿病、心脏病 2．吸烟史、饮酒史、过敏史 3．家族中有无类似患者	5□ 4□ 3□ 1□ 0□		
		体格检查	是否按照病历书写规范记录，并记录重要体征，无遗漏，如： 1．体位、血压、心率、心律 2．肺部干、湿啰音 3．心脏杂音 4．第四或第三心音奔马律 5．水肿	5□ 4□ 3□ 1□ 0□		
		辅助检查	是否记录辅助检查结果，如： 1．心电图 2．心肌损伤标志物 3．冠脉造影	5□ 4□ 3□ 1□ 0□		
	首次病程记录	病例特点	是否简明扼要，重点突出，无遗漏： 1．诱因 2．呼吸困难特点 3．肺部干、湿啰音 4．心脏病史 5．其他疾病史	5□ 4□ 3□ 1□ 0□		入院8小时内完成
		初步诊断	第一诊断为：急性左心功能衰竭（ICD-10：I50.1）	5□ 4□ 3□ 1□ 0□		
		诊断依据	是否充分、分析合理： 1．临床表现：呼吸困难（端坐呼吸） 2．体征：肺部干、湿啰音 3．辅助检查：胸片呈肺淤血或肺水肿表现，超声心动图提示心脏扩大、心功能严重低下，心电图可出现严重心肌缺血的客观证据	5□ 4□ 3□ 1□ 0□		
		鉴别诊断	是否根据病例特点与下列疾病鉴别： 支气管哮喘	5□ 4□ 3□ 1□ 0□		

续 表

<table>
<tr><th>监控类别
住院时间</th><th></th><th>监控项目</th><th>监控要点</th><th>分数</th><th>减分理由</th><th>备注</th></tr>
<tr><td rowspan="3"></td><td></td><td>诊疗计划</td><td>是否全面并具有个性化：
1. 一般治疗：取坐位，吸氧，心电、血压和指端氧饱和度监测
2. 急救措施：根据病情使用吗啡
3. 消除肺淤血的治疗措施：利尿剂和血管扩张剂的应用
4. 稳定血流动力学的措施：若血压降低（收缩压≤90mmHg），使用血管活性药物
5. 洋地黄制剂的应用：无禁忌证（必要时）
6. 其他药物：解痉平喘、糖皮质激素
7. 原发病的治疗：治疗原发病和诱因
8. 非药物治疗措施：必要时可给予气管插管和呼吸机辅助呼吸、血液超滤等治疗
9. 是否完成并记录必需的检查项目
（1）血常规、尿常规
（2）肝肾功能、电解质、血糖、心力衰竭的生化标志物（如 BNP 或 NT-Pro BNP）、血清心肌损伤标志物（如 TNT 或 TNI、CKMB）、凝血功能、D-二聚体、血气分析
（3）心电图、心电监测、床旁胸片及超声心动图
10. 是否记录分析根据患者病情选择的辅助检查</td><td>5□
4□
3□
1□
0□</td><td></td><td></td></tr>
<tr><td rowspan="2">病程记录</td><td>上级医师查房记录</td><td>是否有重点内容并结合本病例：
1. 补充病史和查体
2. 诊断、鉴别诊断分析
3. 评价心功能和各系统功能
4. 病情评估和预后评估
5. 治疗方案分析，提出诊疗意见，如 PCI 或 CABG
6. 提示需要观察和注意的内容</td><td>5□
4□
3□
1□
0□</td><td></td><td>入院 48 小时内完成</td></tr>
<tr><td>住院医师查房记录</td><td>是否记录、分析全面：
1. 症状和体征的变化，监测血压、心率、尿量、呼吸、药物反应等情况
2. 具体治疗措施：如地高辛、利尿剂、激素、血管活性药等剂量和使用方法
3. 分析：辅助检查结果、治疗方案、病情及评估、预后评估等
4. 记录：上级医师查房意见的执行情况；患者及家属意见，以及医师的解释内容
5. 签署病情知情同意书等</td><td>5□
4□
3□
1□
0□</td><td></td><td></td></tr>
</table>

续 表

住院时间＼监控类别		监控项目	监控要点	分数	减分理由	备注
住院第2~4天	病程记录	住院医师查房记录	是否记录、分析如下内容： 1. 症状和体征的变化，监测血压、心率、尿量、呼吸、药物反应等情况 2. 核查辅助检查的结果是否有异常 3. 病情评估 4. 疗效评估，调整治疗分析 5. 上级医师意见执行情况	5□ 4□ 3□ 1□ 0□		
		上级医师查房记录	是否记录： 1. 病情评估、疗效评估、评价心功能 2. 修订诊疗方案 3. 疾病诊断、治疗新进展 4. 补充、更改诊断分析和确定诊断分析 5. 确定患者是否可以转出 CCU	5□ 4□ 3□ 1□ 0□		
住院第5~6天	病程记录	住院医师查房记录	是否记录、分析： 1. 病情评估、主要症状的变化 2. 疗效评估 3. 调整治疗分析 4. 上级医师意见执行情况	5□ 4□ 3□ 1□ 0□		
		上级医师查房记录	是否记录： 1. 病情评估，心功能和治疗效果评估 2. 确定下一步治疗方案 3. 维持原有治疗或调整药物、注意药物副作用	5□ 4□ 3□ 1□ 0□		
住院第6~13天（出院前 1~3天）	病程记录	住院医师查房记录	是否记录、分析： 1. 目前症状、体征情况，合并症、并发症的情况 2. 病情评估及疗效评估 3. 目前的治疗情况 4. 分析是否符合出院标准 5. 出院后的治疗方案 6. 出院后注意事项	5□ 4□ 3□ 1□ 0□		
		上级医师查房记录	是否记录、分析： 1. 疗效、心功能评估 2. 预期目标完成情况 3. 确定符合出院标准 4. 出院后治疗方案	5□ 4□ 3□ 1□ 0□		
住院第7~14天（出院日）	病程记录	住院医师查房记录	是否记录： 1. 目前症状及体征 2. 辅助检查指标正常与否 3. 目前主要治疗情况 4. 向患者交代出院后注意事项	5□ 4□ 3□ 1□ 0□		
	出院记录		记录是否齐全，重要内容无遗漏，如： 1. 入院情况 2. 诊疗经过等 3. 出院情况：症状、体征等 4. 出院医嘱：出院带药需写明药物名称、用量、服	5□ 4□ 3□ 1□ 0□		

续 表

住院时间 \ 监控类别		监控项目	监控要点	分数	减分理由	备注
			用方法，需要调整的药物要注明调整的方法；出院后患者需要注意的事项；门诊复查时间及项目等			
	操作记录		是否记录 1．自然项目（另页书写时） 2．操作名称 3．操作时间 4．操作步骤 5．操作结果 6．患者一般情况 7．操作过程是否顺利，有无不良反应 8．术后注意事项及是否向患者说明 9．如有麻醉，记录麻醉情况并有麻醉师签名 10．操作者签名及时间	5□ 4□ 3□ 1□ 0□		术者记录
	特殊检查、特殊治疗同意书等医学文书		包括自然项目（另页书写时）、特殊检查、特殊治疗项目名称、目的、可能出现的并发症及风险、患者或家属签署是否同意检查或治疗、患者签名、医师签名等	5□ 4□ 3□ 1□ 0□		
	病危（重）通知书		包括自然项目（另页书写时）、目前诊断、病情危重情况，患方签名、医师签名并填写日期	5□ 4□ 3□ 1□ 0□		
重点医嘱	长期医嘱	住院第1天	1．心力衰竭常规护理 2．特级护理 3．重症监护：持续心电、血压和血氧饱和度监测等 4．吸氧 5．卧床 6．记录24小时出入量	5□ 4□ 3□ 1□ 0□		
		住院第2~4天	1．心力衰竭常规护理 2．特级护理 3．重症监护：持续心电、血压和血氧饱和度监测等 4．吸氧 5．卧床 6．记录24小时出入量			
		住院第5~6天	1．心力衰竭常规护理 2．一级/二级护理（转入普通病房后） 3．吸氧（必要时） 4．重症监护：持续心电、血压和血氧饱和度监测等 5．卧床 6．记录24小时出入量			
		住院第6~13天（出院前1~3天）	1．心力衰竭常规护理 2．二级护理 3．卧床或床旁活动 4．普食 5．心力衰竭常规治疗			

续 表

监控类别 住院时间		监控项目	监控要点	分数	减分理由	备注
	临时医嘱	住院第 1 天	1．利尿剂 2．扩血管药 3．升压药（必要时） 4．纠正水电解质和酸碱平衡紊乱 5．抗心律失常（必要时） 6．抗菌药物（必要时） 7．复查血气、电解质			
		住院第 2~4 天	1．复查床旁胸片（酌情） 2．复查电解质 3．用药同前 4．完善有关检查，如尿常规、粪常规、凝血功能、D-二聚体等			
		住院第 5~6 天	1．复查床旁胸片（酌情） 2．复查电解质 3．利尿剂 4．扩血管药（必要时） 5．升压药（必要时） 6．纠正水电解质和酸碱平衡紊乱			
		住院第 6~13 天（出院前 1~3 天）	复查床旁胸片（酌情）			
		住院第 7~14 天（出院日）	1．注意事项 2．出院带药 3．门诊随诊时间			
一般书写规范		各项内容	完整、准确、清晰、签字	5□ 4□ 3□ 1□ 0□		
变异情况		变异条件及原因	1．病情危重，需气管插管及人工呼吸机辅助呼吸 2．合并肾功能不全需血液超滤或血液透析 3．合并心肌缺血或心肌梗死需行冠脉造影和介入治疗 4．合并严重感染不易控制者 5．等待外科手术	5□ 4□ 3□ 1□ 0□		

（六）病态窦房结综合征

病态窦房结综合征临床路径

1．进入临床路径标准

疾病诊断：病态窦房结综合征（ICD-10：I49.5）

手术操作：永久心脏起搏器置入术（ICD-9-CM-3：37.8001/37.8101/ 37.8201/37.8301）

2．病案质量监控表

监控类别 住院时间		监控项目		监控要点	分数	减分理由	备注
首页		主要诊断名称及编码		病态窦房结综合征（ICD-10：I49.5）	5□ 4□ 3□ 1□ 0□		
		主要手术名称及编码		永久心脏起搏器置入术（ICD-9-CM-3：37.8001/37.8101/37.8201/37.8301）			
		其他诊断名称及编码		无遗漏，编码准确			
		其他项目		内容完整、准确、无遗漏	5□ 4□ 3□ 1□ 0□		
住院第1天	入院记录	主诉与现病史	主要症状	是否描述主要症状及发病时间，如心悸、胸闷、气短、黑蒙、晕厥，并重点描述： 1．发病诱因 2．起病急缓 3．按时间顺序对主要症状的发生时间、程度、持续时间、频率、一定时间段内发作的次数等进行描述 4．缓解方式：自行缓解或休息后缓解或服药后缓解或不缓解 5．与活动的关系	5□ 4□ 3□ 1□ 0□		入院24小时内完成
			病情演变过程	是否描述主要症状的演变过程，如： 1．发作频率、持续时间、严重程度的变化 2．缓解方式的变化 3．发作诱因的变化	5□ 4□ 3□ 1□ 0□		

续 表

监控类别 / 住院时间		监控项目		监控要点	分数	减分理由	备注
			其他伴随症状	是否记录伴随症状，如： 心悸、胸闷、晕厥、乏力、出汗、呼吸困难、恶心、呕吐、发热、咳嗽、咳痰等	5□ 4□ 3□ 1□ 0□		
			住院前诊疗过程	是否记录诊断、治疗情况，特别是急诊科的治疗情况，如： 1．是否诊断过“心脏病”或其他疾病 2．是否做过心电图，检查的时间，结果是否正常 3．是否有药物治疗，用药物的时间、剂量、使用方法及效果如何 4．是否应用临时起搏器 5．急诊治疗情况	5□ 4□ 3□ 1□ 0□		
		既往史 个人史 家族史		是否按照病历书写规范记录，并重点记录： 1．高血压、糖尿病、心脏病 2．吸烟史、饮酒史、服药史 3．家族中有无类似患者	5□ 4□ 3□ 1□ 0□		
		体格检查		是否按照病历书写规范记录，并记录重要体征，无遗漏，如： 1．体型、血压、心率、心律 2．甲状腺 3．肺部啰音 4．心脏杂音	5□ 4□ 3□ 1□ 0□		
		辅助检查		是否记录辅助检查结果，如： 1．心电图 2．心肌损伤标志物 3．电解质	5□ 4□ 3□ 1□ 0□		
	首次病程记录	病例特点		是否简明扼要，重点突出，无遗漏： 1．主要症状 2．心电图 3．活动后心率 4．其他疾病史	5□ 4□ 3□ 1□ 0□		入院8小时内完成
		初步诊断		第一诊断为：病态窦房结综合征（ICD-10：I49.5）	5□ 4□ 3□ 1□ 0□		
		诊断依据		是否充分、分析合理： 1．心悸、胸闷、气短、黑蒙或晕厥 2．心电图表现： （1）严重的窦性心动过缓（心率<50 次/分） （2）窦性停搏和（或）窦房阻滞 （3）慢快综合征：阵发性心动过速（心房颤动、心房扑动、室上性心动过速）和心动过缓交替出现	5□ 4□ 3□ 1□ 0□		

续 表

住院时间 \ 监控类别		监控项目	监控要点	分数	减分理由	备注
			（4）持续心房颤动在电复律后无可维持的窦性心律 （5）持久、缓慢的房室交界性逸搏节律，部分患者可合并房室阻滞和室内阻滞 （6）活动后心率不提高或提高不足			
		鉴别诊断	是否根据病例特点与下列疾病鉴别： 1．药物、电解质紊乱等可逆因素影响 2．全身其他疾病，如甲状腺功能低下引起的心动过缓、合并全身急性感染性疾病等 3．心脏急性活动性病变，如急性心肌炎、心肌缺血或心肌梗死	5□ 4□ 3□ 1□ 0□		
		诊疗计划	是否全面并具有个性化： 1．病情评估 2．一般治疗：提高心率（起搏器置入前），急救治疗，对症治疗 3．使用抗凝药物（如华法林）者术前需停用 3~4 天，改为低分子肝素皮下注射，术前 12 小时停用低分子肝素，控制 INR 在 1.5 以下 4．停用抗血小板药物（如阿司匹林等）7 天以上 5．临时起搏器置入术 6．永久起搏器置入术 7．是否完成并记录必需的检查项目 （1）血常规+血型、尿常规+酮体、粪常规+潜血 （2）肝肾功能、电解质、血糖、血清心肌损伤标记物、凝血功能、感染性疾病筛查（乙肝、丙肝、艾滋病、梅毒等） （3）胸片、心电图、超声心动图 （4）24 小时动态心电图（如近期已查，可不再重复检查） 8．是否记录分析根据患者病情选择的辅助检查	5□ 4□ 3□ 1□ 0□		
	病程记录	上级医师查房记录	是否有重点内容并结合本病例： 1．补充病史和查体 2．诊断、鉴别诊断分析 3．评价全身及心脏情况 4．病情评估和预后评估 5．治疗方案分析，提出诊疗意见，如药物选择、临时或永久起搏器置入术 6．提示需要观察和注意的内容	5□ 4□ 3□ 1□ 0□		入院 48 小时内完成
		住院医师查房记录	是否记录、分析全面： 1．症状和体征的变化，监测血压、心率、心律、药物反应等情况 2．具体治疗措施：如停用阿司匹林、肝素，置入起搏器前的用药等 3．分析：辅助检查结果、治疗方案、病情及评估、预后评估等 4．记录：上级医师查房意见的执行情况；患者及家	5□ 4□ 3□ 1□ 0□		

续 表

监控类别 住院时间		监控项目	监控要点	分数	减分理由	备注
			属意见，以及医师的解释内容 5．签署病情、起搏器置入术知情同意书等			
住院第1~3天（术前准备日）	病程记录	住院医师查房记录	是否记录、分析如下内容： 1．症状和体征的变化，监测血压、心率、心律、药物反应等情况 2．病情评估 3．核查辅助检查的结果是否有异常，并分析对诊断治疗的影响 4．调整治疗分析 5．术前准备情况 6．上级医师意见执行情况 7．对患者的宣教情况，向患者及家属交待病情和治疗措施、签署知情同意书、自费协议书	5□ 4□ 3□ 1□ 0□		
		上级医师查房记录	是否记录： 1．病情评估，评价心功能 2．补充、更改诊断分析和确定诊断分析 3．手术适应证、风险及预防措施分析 4．选择适当的起搏装置	5□ 4□ 3□ 1□ 0□		
住院第2~4天（手术日）	术后病程记录	住院医师查房记录	是否记录： 1．手术时间 2．术中诊断 3．麻醉方式 4．手术方式 5．手术简要经过 6．术后处理措施 7．术后应当特别注意观察的事项等 8．术后心率、血压、心律、心电图，切口情况，起搏器参数设置情况	5□ 4□ 3□ 1□ 0□		
住院第5~6天（术后日）	病程记录	住院医师查房记录	是否记录、分析： 1．目前症状体征情况，切口情况，合并症、并发症的情况，心电图等检查情况 2．病情评估及疗效评估 3．起搏器测试及程控情况 4．分析是否符合出院标准 5．出院后的治疗方案 6．出院后注意事项	5□ 4□ 3□ 1□ 0□		术后连续3天须有参加手术的医师或上级医师的查房记录
		上级医师查房记录	是否记录、分析： 1．疗效、心功能评估 2．起搏器测试及程控情况 3．预期目标完成情况 4．确定符合出院标准 5．出院后治疗方案	5□ 4□ 3□ 1□ 0□		
住院第7~10天（术	病程记录	住院医师查房记录	是否记录： 1．目前症状及体征 2．切口情况及拆线情况	5□ 4□ 3□ 1□		

续 表

住院时间	监控类别	监控项目	监控要点	分数	减分理由	备注
后第3~6天，出院日）			3．起搏器工作情况 4．心电图结果 5．向患者交代出院后注意事项	0□		
	出院记录		记录是否齐全，重要内容无遗漏，如： 1．入院情况 2．诊疗经过：麻醉、手术方式；术中特殊情况及处理；术后并发症等 3．出院情况：症状体征、功能恢复、切口愈合情况等 4．出院医嘱：出院带药需写明药物名称、用量、服用方法，需要调整的药物要注明调整的方法；出院后患者需要注意的事项；门诊复查时间及项目等	5□ 4□ 3□ 1□ 0□		
	操作记录		是否记录： 1．自然项目（另页书写时） 2．操作名称 3．操作时间 4．操作步骤 5．操作结果 6．患者一般情况 7．操作过程是否顺利，有无不良反应 8．术后注意事项及是否向患者说明 9．如有麻醉，记录麻醉情况并有麻醉师签名 10．操作者签名及时间	5□ 4□ 3□ 1□ 0□		术者记录
	特殊检查、特殊治疗同意书等医学文书		包括自然项目（另页书写时）、特殊检查、特殊治疗项目名称、目的、可能出现的并发症及风险、患者或家属签署是否同意检查或治疗、患者签名、医师签名等	5□ 4□ 3□ 1□ 0□		
	病危（重）通知书		包括自然项目（另页书写时）、目前诊断、病情危重情况，患方签名、医师签名并填写日期	5□ 4□ 3□ 1□ 0□		
重点医嘱	长期医嘱	住院第1~2天	1．心律失常护理常规 2．二级护理 3．普食 4．预防应用抗菌药物 5．持续心电监测	5□ 4□ 3□ 1□ 0□		
		住院第1~3天（术前准备日）	1．心律失常护理常规 2．二级护理 3．普食 4．预防应用抗菌药物 5．持续心电监测			
		住院第2~4天（手术日）	1．今日局麻下行起搏器置入术 2．心律失常护理常规 3．二级护理			

续 表

监控类别 / 住院时间		监控项目	监控要点	分数	减分理由	备注
			4. 普食 5. 预防性应用抗菌药物 6. 持续心电监测			
		住院第 5~6 天（术后日）	1. 心律失常护理常规 2. 二级护理 3. 普食 4. 预防性应用抗菌药物 5. 持续心电监测			
	临时医嘱	住院第 1~2 天	1. 心电图，24 小时动态心电图 2. 血常规+血型、尿常规、粪常规+潜血 3. 凝血功能、肝肾功能、电解质、心肌酶、血糖 4. 感染性疾病筛查 5. 胸片 6. 超声心动图			
		住院第 1~3 天（术前准备日）	1. 心电图 2. 拟明日局麻下行起搏器置入术 3. 备皮 4. 建立静脉通路			
		住院第 2~4 天（手术日）	1. 术前禁食 2. 心电图			
		住院第 5~6 天（术后日）	1. 心电图 2. 24 小时动态心电图 3. 超声心动图 4. 换药 5. 胸片 6. 起搏器测试+程控			
		住院第 7~10 天（出院日）	1. 出院带药 2. 门诊随诊时间 3. 拆线或预约拆线时间 4. 出院前心电图			
一般书写规范		各项内容	完整、准确、清晰、签字	5□ 4□ 3□ 1□ 0□		
变异情况		变异条件及原因	1. 出现操作相关并发症，如血气胸、局部血肿、心脏压塞、导线脱位等 2. 出现切口不愈合、感染等并发症 3. 并发症（如高血压病、快速性心律失常）控制不佳	5□ 4□ 3□ 1□ 0□		

（七）持续性室性心动过速

持续性室性心动过速（EPS＋RFCA）临床路径

1．进入临床路径标准

疾病诊断：持续性室性心动过速（ICD-10：I47. 203）

手术操作：电生理检查＋经导管消融术（EPS＋RFCA）（ICD-9-CM-3：37. 26 伴 37. 3401）

2．病案质量监控表

<table>
<tr><th colspan="2">监控类别
住院时间</th><th colspan="2">监控项目</th><th>监控要点</th><th>分数</th><th>减分理由</th><th>备注</th></tr>
<tr><td colspan="2" rowspan="4">首页</td><td colspan="2">主要诊断名称及编码</td><td>持续性室性心动过速（ICD-10：I47.203）</td><td rowspan="3">5□
4□
3□
1□
0□</td><td rowspan="3"></td><td rowspan="3"></td></tr>
<tr><td colspan="2">主要手术名称及编码</td><td>电生理检查+经导管消融术（EPS+RFCA）（ICD-9-CM-3：37.26 伴 37.3401）</td></tr>
<tr><td colspan="2">其他诊断名称及编码</td><td>无遗漏，编码准确</td></tr>
<tr><td colspan="2">其他项目</td><td>内容完整、准确、无遗漏</td><td>5□
4□
3□
1□
0□</td><td></td><td></td></tr>
<tr><td rowspan="2">住院第1天</td><td rowspan="2">入院记录</td><td rowspan="2">主诉与现病史</td><td>主要症状</td><td>是否描述主要症状及发病时间，如心悸、胸闷、气短、黑蒙或晕厥，并重点描述：
1．发病诱因
2．起病急缓
3．按时间顺序对主要症状进行描述：发生时间、程度、持续时间、频率、一定时间段内发作的次数等
4．缓解方式：自行缓解或休息后缓解或服药后缓解或不缓解</td><td>5□
4□
3□
1□
0□</td><td></td><td rowspan="2">入院24小时内完成</td></tr>
<tr><td>病情演变过程</td><td>是否描述主要症状的演变过程，如：
1．频率、持续时间、严重程度的变化
2．缓解方式的变化
3．发作诱因的变化</td><td>5□
4□
3□
1□
0□</td><td></td></tr>
</table>

续 表

住院时间 \ 监控类别		监控项目		监控要点	分数	减分理由	备注
			其他伴随症状	是否记录伴随症状，如： 心悸、胸闷、胸痛、晕厥、乏力、出汗、呼吸困难、恶心、呕吐、发热、咳嗽、咳痰等	5□ 4□ 3□ 1□ 0□		
			住院前诊疗过程	是否记录诊断、治疗情况特别是急诊科的治疗情况，如： 1．是否诊断过“心脏病”或其他疾病 2．是否做过心电图，检查的时间，结果是否正常 3．是否有药物治疗，用药的时间、剂量、使用方法及效果如何 4．急诊治疗情况	5□ 4□ 3□ 1□ 0□		
		既往史 个人史 家族史		是否按照病历书写规范记录，并重点记录： 1．高血压、糖尿病、心脏病 2．吸烟史、饮酒史、服药史 3．家族中有无类似患者	5□ 4□ 3□ 1□ 0□		
		体格检查		是否按照病历书写规范记录，并记录重要体征，无遗漏，如： 1．血压、心率、心律 2．肺部啰音 3．心脏杂音	5□ 4□ 3□ 1□ 0□		
		辅助检查		是否记录辅助检查结果，如： 1．心电图 2．心肌损伤标志物 3．电解质	5□ 4□ 3□ 1□ 0□		
	首次病程记录	病例特点		是否简明扼要，重点突出、无遗漏： 1．主要症状 2．心电图 3．其他疾病史	5□ 4□ 3□ 1□ 0□		入院8小时内完成
		初步诊断		第一诊断为：持续性室性心动过速（ICD-10：I47.203）	5□ 4□ 3□ 1□ 0□		
		诊断依据		是否充分、分析合理： 1．心悸、胸闷、气短、黑蒙或晕厥 2．心电图表现： （1）异位激动起源于希氏束分叉以下 （2）至少连续发生3次 （3）频率100~250次/分的心动过速 3．持续性室速是指持续至少30秒以上或出现血流动力学障碍的室速	5□ 4□ 3□ 1□ 0□		

续 表

住院时间	监控类别	监控项目	监控要点	分数	减分理由	备注
		鉴别诊断	是否根据病例特点与下列疾病鉴别： 1．药物、电解质紊乱等可逆因素影响 2．心脏急性活动性病变，如心肌缺血或心肌梗死	5□ 4□ 3□ 1□ 0□		
		诊疗计划	是否全面并具有个性化： 1．病情评估，查找引起室速的病因，确定治疗方案 2．治疗诱因：包括缺血、电解质异常和药物中毒等 3．药物治疗，抗心律失常药物治疗降低心率，急救治疗，对症治疗 4．经导管消融 5．置入型心律转复除颤器（ICD）的器械治疗 6．使用抗凝药物（如华法林）者术前需停用3~4天，改为低分子肝素皮下注射，术前12小时停用低分子肝素，控制INR在1.5以下 7．停用抗血小板药物（如阿司匹林等）7天以上 8．是否完成并记录必需的检查项目 （1）血常规+血型、尿常规+酮体、粪常规+潜血 （2）肝肾功能、电解质、血糖、血清心肌损伤标志物、凝血功能、感染性疾病筛查（乙肝、丙肝、艾滋病、梅毒等） （3）胸片、心电图、超声心动图 （4）24小时动态心电图（如近期已查，可不再重复检查） 9．是否记录分析根据患者病情选择的辅助检查	5□ 4□ 3□ 1□ 0□		
	病程记录	上级医师查房记录	是否有重点内容并结合本病例： 1．补充病史和查体 2．诊断、鉴别诊断分析 3．评价全身及心脏情况 4．病情评估和预后评估 5．治疗方案分析，提出诊疗意见，如药物治疗、经导管消融或ICD的器械治疗 6．提示需要观察和注意的内容	5□ 4□ 3□ 1□ 0□		入院48小时内完成
		住院医师查房记录	是否记录、分析全面： 1．症状和体征的变化，监测血压、心率、心律、药物反应等情况 2．具体治疗措施：如停用阿司匹林、抗心律失常药物等 3．分析：辅助检查结果、治疗方案、病情及评估、预后评估等 4．记录：上级医师查房意见的执行情况；患者及家属意见，以及医师的解释内容 5．签署病情、经导管消融治疗知情同意书等	5□ 4□ 3□ 1□ 0□		

续 表

住院时间＼监控类别		监控项目	监控要点	分数	减分理由	备注
住院第2天（术前准备日）	病程记录	住院医师查房记录	是否记录、分析如下内容： 1．症状和体征的变化，监测血压、心率、心律、药物反应等情况 2．病情评估 3．核查辅助检查的结果是否有异常，并分析对诊断治疗的影响 4．调整治疗分析 5．术前准备情况 6．上级医师意见执行情况 7．对患者的宣教情况	5□ 4□ 3□ 1□ 0□		
		上级医师查房记录	是否记录： 1．病情评估，病因分析，评价心功能 2．补充、更改诊断分析和确定诊断分析 3．确定患者是否需要进行 EPS+RFCA 4．手术适应证、风险及预防措施分析 5．调整抗心律失常药及分析	5□ 4□ 3□ 1□ 0□		
住院第3天（手术日）	术后病程住院记录	住院医师查房记录	是否记录： 1．手术时间 2．术中诊断 3．麻醉方式 4．手术方式 5．手术简要经过 6．术后处理措施 7．术后应当特别注意观察的事项等 8．术后心率、血压、心律、心电图，切口情况	5□ 4□ 3□ 1□ 0□		
住院第4天（术后日）	病程记录	住院医师查房记录	是否记录、分析： 1．目前症状、体征情况，合并症、并发症的情况，心电图等检查情况 2．伤口情况，EPS+RFCA 术后 24 小时解除包扎，局部听诊有无杂音 3．病情评估及疗效评估 4．分析是否符合出院标准 5．出院后的治疗方案 6．出院后注意事项	5□ 4□ 3□ 1□ 0□		术后连续3天须有参加手术的医师或上级医师的查房记录
		上级医师查房记录	是否记录、分析： 1．疗效、心功能评估 2．预期目标完成情况 3．确定符合出院标准 4．出院后治疗方案	5□ 4□ 3□ 1□ 0□		

续 表

住院时间 \ 监控类别		监控项目	监控要点	分数	减分理由	备注
住院第5天（出院日）	病程记录	住院医师查房记录	是否记录： 1．目前症状及体征 2．伤口情况 3．目前治疗情况 4．心电图结果 5．向患者交代出院后注意事项	5□ 4□ 3□ 1□ 0□		
	出院记录		记录是否齐全，重要内容无遗漏，如： 1．入院情况 2．诊疗经过：麻醉、手术方式；术中特殊情况及处理；术后并发症等 3．出院情况：症状、体征、功能恢复、切口愈合情况等 4．出院医嘱：出院带药需写明药物名称、用量、服用方法，需要调整的药物要注明调整的方法；出院后患者需要注意的事项；门诊复查时间及项目等	5□ 4□ 3□ 1□ 0□		
	操作记录		是否记录： 1．自然项目（另页书写时） 2．操作名称 3．操作时间 4．操作步骤 5．操作结果 6．患者一般情况 7．操作过程是否顺利，有无不良反应 8．术后注意事项及是否向患者说明 9．如有麻醉，记录麻醉情况并有麻醉师签名 10．操作者签名及时间	5□ 4□ 3□ 1□ 0□		术者记录
	特殊检查、特殊治疗同意书等医学文书		包括自然项目（另页书写时）、特殊检查、特殊治疗项目名称、目的、可能出现的并发症及风险、患者或家属签署是否同意检查或治疗、患者签名、医师签名等	5□ 4□ 3□ 1□ 0□		
	病危（重）通知书		包括自然项目（另页书写时）、目前诊断、病情危重情况，患方签名、医师签名并填写日期	5□ 4□ 3□ 1□ 0□		
重点医嘱	长期医嘱	住院第1天	1．二级护理 2．心电、血压和血氧监测			
		住院第2天（术前准备日）	二级护理			
		住院第3天（手术日）	1．今日行 EPS+RFCA 手术 2．EPS+RFCA 术后护理 3．卧床			

续 表

监控类别 住院时间		监控项目	监控要点	分数	减分理由	备注
			4．心电、血压监测 5．吸氧 6．预防性应用抗菌药物 2 天	5□ 4□ 3□ 1□ 0□		
		住院第 4 天 （术后日）	1．卧床 2．心电、血压监测			
	临时医嘱	住院第 1 天	1．描记 12 导联心电图 2．Holter（按需） 3．心脏 MRI（按需） 4．抗心律失常药（按需）			
		住院第 2 天	1．明日局麻下行 EPS+RFCA 术 2．术区备皮 3．术前晚可口服镇静药物 4．继续调整抗心律失常药（按需）			
		住院第 3 天 （手术日）	1．继续调整抗心律失常药（按需） 2．描记 12 导联心电图			
		住院第 4 天 （术后日）	1．换药一次（EPS+RFCA 术后 24 小时解除包扎，局部听诊有无杂音） 2．预防性应用抗菌药物 3．继续使用抗心律失常药（按需）			
		住院第 5 天 （出院日）	1．出院带药 2．门诊随诊时间			
一般书写规范		各项内容	完整、准确、清晰、签字	5□ 4□ 3□ 1□ 0□		
变异情况		变异条件及原因	1．EPS 发现不适于行 RFCA 的严重室性心律失常，需要药物治疗及择期行 ICD 置入术 2．消融术部分成功，另需药物治疗及 ICD 置入术以确保患者长期的安全性 3．需要口服抗心律失常药物预防发作的患者，因药物导致心率降低而需行永久起搏器置入以保证远期预后 4．其他情况，包括手术并发症等	5□ 4□ 3□ 1□ 0□		

持续性室性心动过速（ICD）临床路径

1. 进入临床路径标准

疾病诊断：持续性室性心动过速（ICD-10：I47.203）

手术操作：置入型心律转复除颤器（ICD）治疗（ICD-9-CM-3：37.9401）

2. 病案质量监控表

<table>
<tr><th colspan="2">监控类别
住院时间</th><th colspan="2">监控项目</th><th>监控要点</th><th>分数</th><th>减分理由</th><th>备注</th></tr>
<tr><td colspan="2" rowspan="4">首页</td><td colspan="2">主要诊断名称及编码</td><td>持续性室性心动过速（ICD-10：I47.203）</td><td rowspan="3">5□
4□
3□
1□
0□</td><td rowspan="3"></td><td rowspan="3"></td></tr>
<tr><td colspan="2">主要手术名称及编码</td><td>置入型心律转复除颤器（ICD）治疗（ICD-9-CM-3：37.9401）</td></tr>
<tr><td colspan="2">其他诊断名称及编码</td><td>无遗漏，编码准确</td></tr>
<tr><td colspan="2">其他项目</td><td>内容完整、准确、无遗漏</td><td>5□
4□
3□
1□
0□</td><td></td><td></td></tr>
<tr><td rowspan="2">住院第1天</td><td rowspan="2">入院记录</td><td rowspan="2">主诉与现病史</td><td>主要症状</td><td>是否描述主要症状及发病时间，如心悸、胸闷、气短、黑蒙、晕厥等，并重点描述：
1. 发病诱因
2. 起病急缓
3. 按时间顺序对主要症状进行描述：发生时间、程度、持续时间、频率、一定时间段内发作的次数等
4. 缓解方式：自行缓解或休息后缓解或服药后缓解或不缓解</td><td>5□
4□
3□
1□
0□</td><td></td><td rowspan="2">入院24小时内完成</td></tr>
<tr><td>病情演变过程</td><td>是否描述主要症状的演变过程，如：
1. 发作频率、持续时间、严重程度的变化
2. 缓解方式的变化
3. 发作诱因的变化</td><td>5□
4□
3□
1□
0□</td><td></td></tr>
</table>

续 表

监控类别 住院时间		监控项目		监控要点	分数	减分理由	备注
			其他伴随症状	是否记录伴随症状，如： 心悸、胸闷、胸痛、晕厥、乏力、出汗、呼吸困难、恶心、呕吐、发热、咳嗽、咳痰等	5□ 4□ 3□ 1□ 0□		
			住院前诊疗过程	是否记录诊断、治疗情况特别是急诊科的治疗情况，如： 1．是否诊断过“心脏病”或其他疾病 2．是否做过心电图，检查的时间，结果是否正常 3．是否有药物治疗，用药的时间、剂量、使用方法及效果如何 4．急诊治疗情况	5□ 4□ 3□ 1□ 0□		
		既往史 个人史 家族史		是否按照病历书写规范记录，并重点记录： 1．高血压、糖尿病、心脏病 2．吸烟史、饮酒史、服药史 3．家族中有无类似患者	5□ 4□ 3□ 1□ 0□		
		体格检查		是否按照病历书写规范记录，并记录重要体征，无遗漏，如： 1．血压、心率、心律 2．肺部啰音 3．心脏杂音	5□ 4□ 3□ 1□ 0□		
		辅助检查		是否记录辅助检查结果，如： 1．心电图 2．心肌损伤标志物 3．电解质	5□ 4□ 3□ 1□ 0□		
	首次病程记录	病例特点		是否简明扼要，重点突出，无遗漏： 1．主要症状 2．心电图 3．其他疾病史	5□ 4□ 3□ 1□ 0□		入院8小时内完成
		初步诊断		第一诊断为：持续性室性心动过速（ICD-10：I47.203）	5□ 4□ 3□ 1□ 0□		
		诊断依据		是否充分、分析合理： 1．心悸、胸闷、气短、黑蒙或晕厥 2．心电图表现： （1）异位激动起源于希氏束分叉以下 （2）至少连续发生3次 （3）频率100~250次/分的心动过速 3．持续性室速是指持续至少30秒以上或出现血流动力学障碍的室速	5□ 4□ 3□ 1□ 0□		

续 表

住院时间 \ 监控类别		监控项目	监控要点	分数	减分理由	备注
		鉴别诊断	是否根据病例特点与下列疾病鉴别： 1．药物、电解质紊乱等可逆因素影响 2．心脏急性活动性病变，如心肌缺血或心肌梗死	5□ 4□ 3□ 1□ 0□		
		诊疗计划	是否全面并具有个性化： 1．病情评估，查找引起室速的病因，确定治疗方案 2．治疗诱因：包括缺血、电解质异常和药物中毒等 3．药物治疗，抗心律失常药物治疗降低心率，急救治疗，对症治疗 4．经导管消融 5．置入型心律转复除颤器（ICD）的器械治疗 6．使用抗凝药物（如华法林）者术前需停用 3~4 天，改为低分子肝素皮下注射，术前 12 小时停用低分子肝素，控制 INR 在 1.5 以下 7．停用抗血小板药物（如阿司匹林等）7 天以上 8．是否完成并记录必需的检查项目 （1）血常规+血型、尿常规+酮体、粪常规+潜血 （2）肝肾功能、电解质、血糖、血清心肌损伤标志物、凝血功能、感染性疾病筛查（乙肝、丙肝、艾滋病、梅毒等） （3）胸片、心电图、超声心动图 （4）24 小时动态心电图（如近期已查，可不再重复检查） 9．是否记录分析根据患者病情选择的辅助检查	5□ 4□ 3□ 1□ 0□		
	病程记录	上级医师查房记录	是否有重点内容并结合本病例： 1．补充病史和查体 2．诊断、鉴别诊断分析 3．评价全身及心脏情况 4．病情评估和预后评估 5．分析病因、危险分层、监护强度、治疗效果评估 6．治疗方案分析，提出诊疗意见，如药物治疗、经导管消融或 ICD 的器械治疗 7．提示需要观察和注意的内容	5□ 4□ 3□ 1□ 0□		入院 48 小时内完成
		住院医师查房记录	是否记录、分析全面： 1．症状和体征的变化，监测血压、心率、心律、药物反应等情况 2．具体治疗措施：如停用阿司匹林、抗心律失常药物等 3．分析：辅助检查结果、治疗方案、病情及评估、预后评估等 4．记录：上级医师查房意见的执行情况；患者及家属意见，以及医师的解释内容 5．签署病情知情同意书	5□ 4□ 3□ 1□ 0□		

续 表

住院时间	监控类别	监控项目	监控要点	分数	减分理由	备注
住院第2天（术前准备日）	病程记录	住院医师查房记录	是否记录、分析如下内容： 1．症状和体征的变化，监测血压、心率、心律、药物反应等情况 2．病情评估 3．核查辅助检查的结果是否有异常，并分析对诊断治疗的影响 4．调整治疗分析 5．术前准备情况 6．上级医师意见执行情况 7．对患者的宣教情况，签署 ICD 置入术知情同意书	5□ 4□ 3□ 1□ 0□		
		上级医师查房记录	是否记录： 1．病情评估，病因分析，评价心功能 2．补充、更改诊断分析和确定诊断分析 3．确定患者是否需要进行 ICD 置入术 4．手术适应证、风险及预防措施分析 5．调整抗心律失常药及分析	5□ 4□ 3□ 1□ 0□		
住院第3天（手术日）	病程记录	住院医师查房记录	是否记录： 1．手术时间 2．术中诊断 3．麻醉方式 4．手术方式 5．手术简要经过 6．术后处理措施 7．术后应当特别注意观察的事项等 8．术后心率、血压、心律、心电图，切口情况	5□ 4□ 3□ 1□ 0□		
住院第4~5天（术后日）	病程记录	住院医师查房记录	是否记录、分析： 1．目前症状缓解情况 2．病情评估及疗效评估 3．目前的治疗情况 4．分析是否符合出院标准	5□ 4□ 3□ 1□ 0□		术后连续3天须有参加手术的医师或上级医师的查房记录
		上级医师查房记录	是否记录、分析： 1．疗效评估，预期目标完成情况 2．判断是否符合出院标准 3．确定是否出院 4．出院后治疗方案	5□ 4□ 3□ 1□ 0□		

续 表

监控类别 住院时间		监控项目	监控要点	分数	减分理由	备注
住院第6~9天（出院日）	病程记录	住院医师查房记录	是否记录： 1．目前症状及体征 2．伤口情况（ICD 置入术住院第 9 天拆线） 3．目前治疗情况 4．心电图结果 5．向患者交代出院后注意事项	5□ 4□ 3□ 1□ 0□		
	出院记录		记录是否齐全，重要内容无遗漏，如： 1．入院情况 2．诊疗经过：麻醉、手术方式；术中特殊情况及处理；术后并发症等 3．出院情况：症状、体征、功能恢复、切口愈合情况及病理结果等 4．出院医嘱：出院带药需写明药物名称、用量、服用方法，需要调整的药物要注明调整的方法；出院后患者需要注意的事项；门诊复查时间及项目等	5□ 4□ 3□ 1□ 0□		
	操作记录		是否记录： 1．自然项目（另页书写时） 2．操作名称 3．操作时间 4．操作步骤 5．操作结果 6．患者一般情况 7．操作过程是否顺利，有无不良反应 8．术后注意事项及是否向患者说明 9．如有麻醉，记录麻醉情况并有麻醉师签名 10．操作者签名及时间	5□ 4□ 3□ 1□ 0□		术者记录
	特殊检查、特殊治疗同意书等医学文书		包括自然项目（另页书写时）、特殊检查、特殊治疗项目名称、目的、可能出现的并发症及风险、患者或家属签署是否同意检查或治疗、患者签名、医师签名等	5□ 4□ 3□ 1□ 0□		
	病危（重）通知书		包括自然项目（另页书写时）、目前诊断、病情危重情况，患方签名、医师签名并填写日期	5□ 4□ 3□ 1□ 0□		
重点医嘱	长期医嘱	住院第 1 天	1．二级护理 2．心电、血压和血氧监测			
		住院第 2 天（术前准备日）	二级护理			
		住院第 3 天（手术日）	1．全麻下 ICD 置入术后护理 2．一级护理 3．卧床			

续　表

住院时间 \ 监控类别		监控项目	监控要点	分数	减分理由	备注
			4．心电、血压监测 5．吸氧 6．预防性应用抗菌药物	5□ 4□ 3□ 1□ 0□		
		住院第4~5天（术后日）	1．全麻下ICD置入术后护理 2．一级护理 3．卧床 4．心电、血压监测 5．预防性应用抗菌药物（术后共用3天）			
	临时医嘱	住院第1天	1．描记12导联心电图 2．24小时动（按需） 3．心脏MRI（按需） 4．抗心律失常药（按需）			
		住院第2天（术前准备日）	1．明日全麻下ICD置入术 2．术区备皮 3．术前禁食、水 4．术前晚可口服镇静药物 5．调整抗心律失常药			
		住院第3天（手术日）	1．调整抗心律失常药 2．心电图			
		住院第4~5天（术后日）	1．换药一次（行ICD置入者晨起解除加压包扎，局部换药） 2．调整抗心律失常药 3．心电图 4．X线胸片 5．24小时动态心电图 6．术后ICD程控			
		住院第6~9天（出院日）	1．出院带药 2．门诊随诊时间			
一般书写规范		各项内容	完整、准确、清晰、签字	5□ 4□ 3□ 1□ 0□		
变异情况		变异条件及原因	1．置入ICD的患者需要口服抗心律失常药物，服药期间出现血压、心率较大波动，需要延长时间观察调整用药 2．需要口服抗心律失常药物预防发作的患者，因药物导致心率降低而需行永久起搏器置入术以保证远期预后 3．其他情况，包括手术并发症等	5□ 4□ 3□ 1□ 0□		

四、血液内科

（一）特发性血小板减少性紫癜

特发性血小板减少性紫癜（ITP）临床路径

1. 进入临床路径标准

疾病诊断：特发性血小板减少性紫癜（ICD-10：D69. 3）

手术操作：骨髓穿刺术（ICD-9-CM-3：41. 31）

2. 病案质量监控表

<table>
<tr><th colspan="2">监控类别
住院时间</th><th colspan="2">监控项目</th><th>监控要点</th><th>分数</th><th>减分理由</th><th>备注</th></tr>
<tr><td colspan="2" rowspan="4">首页</td><td colspan="2">主要诊断名称及编码</td><td>特发性血小板减少性紫癜（ICD-10：D69.3）</td><td rowspan="3">5□
4□
3□
1□
0□</td><td rowspan="3"></td><td rowspan="3"></td></tr>
<tr><td colspan="2">主要手术名称及编码</td><td>骨髓穿刺术（ICD-9-CM-3：41.31）</td></tr>
<tr><td colspan="2">其他诊断名称及编码</td><td>无遗漏，编码准确</td></tr>
<tr><td colspan="2">其他项目</td><td>内容完整、准确、无遗漏</td><td>5□
4□
3□
1□
0□</td><td></td><td></td></tr>
<tr><td rowspan="4">住院第1天</td><td rowspan="4">入院记录</td><td rowspan="4">主诉与现病史</td><td>主要症状</td><td>是否描述主要症状及发病时间，如皮肤出血点、淤斑，黏膜出血（口腔、鼻腔、消化道、泌尿道等）情况，并重点描述：
1. 诱因：发病前 1~4 周有无上呼吸道感染、风疹、水痘、麻疹等病毒感染史；药物或输血等
2. 起病时间、急缓、发作频率
3. 出血部位、范围、频度、程度</td><td>5□
4□
3□
1□
0□</td><td></td><td rowspan="4">入院24小时内完成</td></tr>
<tr><td>病情演变过程</td><td>是否描述主要症状的演变过程，如：
1. 出血的发作频率、间隔时间、严重程度的变化
2. 自行缓解或进展加重或反复发作</td><td>5□
4□
3□
1□
0□</td><td></td></tr>
<tr><td>其他伴随症状</td><td>是否记录伴随症状，如：
1. 头痛、头晕、乏力等贫血症状
2. 发热、关节痛
3. 意识状态等</td><td>5□
4□
3□
1□
0□</td><td></td></tr>
<tr><td>住院前诊疗过程</td><td>是否记录诊断、治疗情况，如：
1. 是否诊断过“特发性血小板减少性紫癜”或其他疾病
2. 是否做过血常规、骨髓检查等</td><td>5□
4□
3□
1□</td><td></td></tr>
</table>

续 表

住院时间	监控类别	监控项目	监控要点	分数	减分理由	备注
			3．是否使用糖皮质激素等药物，其时间、剂量、方法 4．应用上述药物的效果	0□		
		既往史 个人史 家族史	是否按照病历书写规范记录，并重点记录： 1．过敏史：过敏药物、食物、化学物质等 2．其他血液系统疾病；慢性肝病、系统性红斑狼疮等其他疾病 3．月经情况、婚育史 4．手术史和外伤史及止血情况，输血史 5．家族中有无类似患者	5□ 4□ 3□ 1□ 0□		
		体格检查	是否按照病历书写规范，并记录重要体征，无遗漏，如： 1．皮肤出血点或淤斑部位、数量、范围、大小等，皮肤黏膜出血体征 2．浅表淋巴结触诊；胸骨压痛 3．心肺查体 4．肝脾触诊 5．其他：如是否有贫血体征、意识状态等	5□ 4□ 3□ 1□ 0□		
		辅助检查	是否记录辅助检查结果，如： 血常规、凝血功能、骨髓（可以缺如）检查等	5□ 4□ 3□ 1□ 0□		
	首次病程记录	病例特点	是否简明扼要，重点突出，无遗漏： 1．急、慢性起病 2．皮肤、黏膜出血特点 3．可有诱因 4．血小板计数减少 5．其他疾病史	5□ 4□ 3□ 1□ 0□		入院8小时内完成
		初步诊断	第一诊断为：特发性血小板减少性紫癜（ICD-10：D69.3）	5□ 4□ 3□ 1□ 0□		
		诊断依据	是否充分、分析合理： 1．临床出血症状 2．查体：皮肤黏膜出血、脾脏不大或轻度增大 3．血小板计数减少 4．可有骨髓检查	5□ 4□ 3□ 1□ 0□		
		鉴别诊断	是否根据病例特点与下列疾病鉴别： 1．脾功能亢进 2．非免疫性血小板减少 3．再生障碍性贫血 4．骨髓增生异常综合征 5．系统性红斑狼疮 6．药物性血小板减少	5□ 4□ 3□ 1□ 0□		

续 表

住院时间 \ 监控类别		监控项目	监控要点	分数	减分理由	备注
			7．其他：HIV感染、淋巴细胞增殖性疾病、血栓性血小板减少性紫癜、输血后紫癜、遗传性非免疫性血小板减少等			
		诊疗计划	是否全面并具有个性化： 1．首先进行病情评估 2．一般治疗、止血治疗 3．确诊病例：首选肾上腺糖皮质激素 4．急症处理：静脉输注血小板、大剂量丙种球蛋白、大剂量糖皮质激素等 5．非常规治疗方案进行说明，如使用抗生素治疗 6．是否完成并记录必需的检查项目 （1）血常规、血涂片、尿常规、粪常规、粪潜血 （2）肝肾功能、电解质、血糖、红细胞沉降率、C反应蛋白（CRP）、凝血功能、感染性疾病筛查（乙肝、丙肝、梅毒、艾滋病等）、凝血功能、输血前检查、血型、自身免疫系统疾病筛查 （3）骨髓形态学检查 （4）胸部正侧位片、心电图、腹部超声 7．根据患者病情选择的辅助检查，如： （1）血小板自身抗体 （2）发热或疑有感染者：病原微生物相关检查 （3）胃镜、胃幽门螺杆菌检查	5□ 4□ 3□ 1□ 0□		
	病程记录	上级医师查房记录	是否有重点内容并结合本病例： 1．补充病史和查体 2．诊断、鉴别诊断分析 3．进行病情初步评估，病情严重度分级 4．病情评估和预后评估 5．治疗方案分析，提出诊疗意见，如糖皮质激素的应用等 6．提示需要观察和注意的内容	5□ 4□ 3□ 1□ 0□		入院48小时内完成
		住院医师查房记录	是否记录、分析全面： 1．出血等症状的变化和药物不良反应等 2．具体治疗措施：糖皮质激素的剂量和使用方法、静脉输注丙种球蛋白或血小板等 3．分析：辅助检查结果、治疗方案、病情及评估、预后评估等 4．记录：上级医师查房意见的执行情况；患者及家属意见，以及医师的解释内容	5□ 4□ 3□ 1□ 0□		
住院第2天	病程记录	住院医师查房记录	是否记录、分析如下内容： 1．病情变化和记录药物不良反应等 2．核查辅助检查的结果 3．病情评估 4．调整治疗分析 5．上级医师意见执行情况 6．如果输血，应有输血记录和输血后反应的记录 7．对患者的宣教情况	5□ 4□ 3□ 1□ 0□		

续 表

住院时间＼监控类别		监控项目	监控要点	分数	减分理由	备注
		上级医师查房记录	是否记录： 1．对病情、已完成的诊疗进行总结分析，并提出下一步诊疗意见 2．补充、更改诊断分析和确定诊断分析	5□ 4□ 3□ 1□ 0□		
住院第3~13天	病程记录	住院医师查房记录	是否记录、分析： 1．目前出血症状缓解情况 2．病情评估及疗效评估 3．目前的治疗情况，如激素的使用情况 4．是否符合出院标准，目前血小板计数检查结果 5．出院后的治疗方案，激素的使用剂量、时间、减量方法等 6．出院后注意事项	5□ 4□ 3□ 1□ 0□		
		上级医师查房记录	是否记录、分析： 1．疗效评估，预期目标完成情况 2．确定符合出院标准 3．出院后治疗方案	5□ 4□ 3□ 1□ 0□		
出院日	病程记录	住院医师查房记录	是否记录： 1．目前症状及体征的缓解情况 2．血小板计数恢复情况、目前激素剂量 3．实验室检查指标正常与否 4．向患者交代出院后注意事项	5□ 4□ 3□ 1□ 0□		
	出院记录		记录是否齐全，重要内容无遗漏，如： 1．入院情况 2．诊疗经过：入院后检查、诊断、治疗情况，激素等药物治疗情况；麻醉、手术方式；术中特殊情况及处理；术后并发症等 3．出院情况：症状、体征缓解情况，功能恢复，切口愈合情况及病理结果等 4．出院医嘱：出院带药需写明药物名称、用量、服用方法，需要调整的药物要注明调整的方法；出院后患者需要注意的事项；门诊复查时间及项目等	5□ 4□ 3□ 1□ 0□		
	操作记录	骨髓穿刺	是否记录： 1．自然项目（另页书写时） 2．操作名称 3．操作时间 4．操作步骤 5．操作结果 6．患者一般情况 7．操作过程是否顺利，有无不良反应 8．术后注意事项及是否向患者说明 9．如有麻醉，记录麻醉情况并有麻醉师签名 10．操作者签名及时间	5□ 4□ 3□ 1□ 0□		术者记录

续 表

监控类别 住院时间		监控项目	监控要点	分数	减分理由	备注
	输血记录		是否记录： 1. 自然项目（另页书写时） 2. 输血种类和数量 3. 输血前有关的检查结果 4. 适应证 5. 输血开始和结束的时间 6. 输血过程中的反应 7. 输血后的反应 8. 输血反应的处理 9. 操作者签名及时间	5□ 4□ 3□ 1□ 0□		住院医师
	特殊检查、特殊治疗同意书等医学文书		包括自然项目（另页书写时）、特殊检查、特殊治疗项目名称、目的、可能出现的并发症及风险、患者或家属签署是否同意检查或治疗、患者签名、医师签名等	5□ 4□ 3□ 1□ 0□		
	病危（重）通知书		包括自然项目（另页书写时）、目前诊断、病情危重情况，患方签名、医师签名并填写日期	5□ 4□ 3□ 1□ 0□		
重点医嘱	长期医嘱	住院第 1 天	1. 血液病护理常规 2. 一级护理 3. 饮食 4. 视病情通知病重或病危 5. 患者既往基础用药 6. 其他医嘱	5□ 4□ 3□ 1□ 0□		
		住院第 2 天	1. 患者既往基础用药 2. 其他医嘱			
		住院第 3~13 天	1. 根据病情调整治疗方案：糖皮质激素，常规剂量[泼尼松 1mg/(kg·d)]或短疗程大剂量给药（甲基泼尼松龙 1.0g/d×3d 或地塞米松 40mg/d×4d） 2. 丙种球蛋白 0.4g/(kg·d)×5d 或 1.0g/(kg·d)×2d（必要时） 3. 重要脏器保护：抑酸、补钙等 4. 其他医嘱			
	临时医嘱	住院第 1 天	1. 血常规、尿常规、粪常规+潜血 2. 肝肾功能、电解质、红细胞沉降率、凝血功能、血涂片、血型、输血前检查、自身免疫系统疾病筛查 3. 胸片、心电图、腹部 B 超 4. 输注血小板（有指征时） 5. 其他医嘱			
		住院第 2 天	1. 血常规 2. 骨髓穿刺 3. 骨髓形态学 4. 输注血小板（有指征时） 5. 其他医嘱			

续 表

监控类别 / 住院时间	监控项目	监控要点	分数	减分理由	备注
	住院第3~13天	1．复查血常规 2．复查血生化、电解质 3．输注血小板（有指征时） 4．对症支持 5．其他医嘱			
	出院日	1．出院带药 2．门诊随诊时间			
一般书写规范	各项内容	完整、准确、清晰、签字	5□ 4□ 3□ 1□ 0□		
变异情况	变异条件及原因	1．治疗期间出现并发症或常规治疗效果不佳，血小板计数仍持续低于 $20 \times 10^9/L$，需特殊诊断和治疗，导致住院时间延长 2．慢性或激素治疗半年以上效果不好，行脾切除术	5□ 4□ 3□ 1□ 0□		

（二）急性早幼粒细胞白血病

初治急性早幼粒细胞白血病临床路径

1．进入临床路径标准

疾病诊断：急性早幼粒细胞白血病（ICD-10：C92. 400，M9866/3 伴 Z51. 1）初治

手术操作：静脉注射化疗（ICD-9-CM-3：99. 25）

2．病案质量监控表

住院时间 \ 监控类别		监控项目		监控要点	分数	减分理由	备注
首页		主要诊断名称及编码		急性早幼粒细胞白血病（ICD-10：C92.400，M9866/3 伴 Z51. 1）	5□ 4□ 3□ 1□ 0□		
		主要手术名称及编码		静脉注射化疗（ICD-9-CM-3：99.25）			
		其他诊断名称及编码		无遗漏，编码准确			
		其他项目		内容完整、准确、无遗漏	5□ 4□ 3□ 1□ 0□		
住院第1天	入院记录	主诉与现病史	主要症状	是否描述主要症状及发病时间，如发热、皮肤黏膜苍白、皮肤黏膜出血情况，出血点、淤斑，并重点描述： 1．发病诱因：上呼吸道感染等，多不明确 2．起病急缓 3．按时间顺序对主要症状进行描述：发生时间、程度；贫血症状，进行性加重；发热，热型、伴寒战；出血部位、范围 4．其他：骨痛、关节痛、淋巴结肿大等	5□ 4□ 3□ 1□ 0□		入院24小时内完成
			病情演变过程	是否描述主要症状的演变过程，如： 1．发作频率、间隔时间、严重程度的变化 2．自行缓解或进展加重或反复发作	5□ 4□ 3□ 1□ 0□		
			其他伴随症状	是否记录伴随症状，如： 1．消化道症状，排便情况 2．皮肤结节、骨关节痛 3．神经系统症状	5□ 4□ 3□ 1□ 0□		
			住院前诊疗过	是否记录诊断、治疗情况，如： 1．是否诊断过“白血病”或诊断为其他疾病 2．是否做过血常规、骨髓等检查	5□ 4□ 3□		

续 表

住院时间 \ 监控类别		监控项目	监控要点	分数	减分理由	备注
		程	3．是否药物治疗，药物的时间、剂量、使用方法、效果等	1□ 0□		
		既往史 个人史 家族史	是否按照病历书写规范记录，并重点记录： 1．过敏史：过敏药物、食物等 2．吸烟史、饮酒史 3．既往工作经历，化学物质、放射物质接触史 4．其他疾病、服药史 5．月经情况、婚育史 6．家族中有无类似患者	5□ 4□ 3□ 1□ 0□		
		体格检查	是否按照病历书写规范记录，并记录重要体征，无遗漏，如： 1．皮肤黏膜苍白、皮肤出血现象、皮下结节 2．浅表淋巴结触诊；胸骨压痛 3．心肺查体 4．肝脾触诊 5．其他：神经系统等	5□ 4□ 3□ 1□ 0□		
		辅助检查	是否记录辅助检查结果，如： 1．血常规、白细胞分类 2．骨髓细胞学检查、细胞化学染色 3．免疫分型 4．细胞遗传学、相关基因	5□ 4□ 3□ 1□ 0□		
	首次病程记录	病例特点	是否简明扼要，重点突出，无遗漏： 1．急性起病 2．发热，皮肤黏膜苍白、出血，淋巴结肿大，胸骨压痛，肝脾肿大 3．可有诱因 4．贫血、血小板减少，外周血有幼稚细胞 5．其他疾病史	5□ 4□ 3□ 1□ 0□		入院8小时内完成
		初步诊断	第一诊断为：急性早幼粒细胞白血病（ICD-10：C92.400，M9866/3 伴 Z51.1）	5□ 4□ 3□ 1□ 0□		
		诊断依据	是否充分、分析合理： 1．发热、皮肤黏膜苍白、皮肤出血点淤斑、黏膜出血现象、胸骨压痛、淋巴结及肝脾肿大等 2．血常规：贫血、血小板减少、白细胞分类有幼稚细胞 3．骨髓：早幼粒细胞增多，≥30%，颗粒增多，可有 Auer 小体；过氧化物酶染色阳性 4．可有免疫分型、染色体异常 t（15；17）（q22；q21）、PML/RARa 基因等检查	5□ 4□ 3□ 1□ 0□		
		鉴别诊断	是否根据病例特点与下列疾病鉴别： 1．再生障碍性贫血 2．骨髓增生异常综合征 3．传染性单核细胞增多症等外周血出现异常细胞的感染性疾病 4．血小板减少性紫癜	5□ 4□ 3□ 1□ 0□		

续 表

住院时间 \ 监控类别		监控项目	监控要点	分数	减分理由	备注
		诊疗计划	是否全面并具有个性化： 1．首先进行病情评估 2．支持治疗：鼓励进食，防治感染，止血对症处理，酌情输注红细胞、血小板等 3．补液、碱化尿液，防治尿酸性肾病 4．治疗其他合并症 5．是否完成并记录必需的检查项目 （1）血常规、血型、白细胞分类、尿常规、粪常规 （2）骨髓细胞学检查、过氧化物酶染色、免疫分型、细胞遗传学、PML/RARa 基因等检查 （3）肝肾功能、电解质、血糖、红细胞沉降率、凝血功能、感染性疾病筛查（乙肝、丙肝、梅毒、艾滋病等） （4）胸部正侧位片、心电图、腹部超声、眼底检查等 6．根据患者病情选择的辅助检查，如：发热、感染：病原学、相关影像检查等	5□ 4□ 3□ 1□ 0□		
	病程记录	上级医师查房记录	是否有重点内容并结合本病例： 1．补充病史和查体 2．诊断、鉴别诊断分析 3．进行病情初步评估，病情严重度分级 4．病情评估和预后评估 5．治疗方案分析，提出诊疗意见，如化疗方案 6．提示需要观察和注意的内容	5□ 4□ 3□ 1□ 0□		入院48小时内完成
		住院医师查房记录	是否记录、分析全面： 1．发热、贫血、出血等症状和体征的变化 2．具体治疗措施：如化疗、补液、输血、应用抗生素等 3．分析：辅助检查结果、治疗方案、病情及评估、预后评估等 4．记录：上级医师查房意见的执行情况；患者及家属意见，以及医师的解释内容 5．签署病情、骨髓穿刺、化疗知情同意书，静脉插管同意书（必要时）	5□ 4□ 3□ 1□ 0□		
住院第2~7天	病程记录	住院医师查房记录	是否记录、分析如下内容： 1．主要症状、药物不良反应 2．核查辅助检查的结果 3．病情评估 4．调整治疗分析 5．上级医师意见执行情况 6．输血记录和置管记录或骨穿记录等 7．对患者的宣教情况	5□ 4□ 3□ 1□ 0□		
		上级医师查房记录	是否记录： 1．病情评估，主要症状、体征的变化			

续 表

住院时间 \ 监控类别		监控项目	监控要点	分数	减分理由	备注
			2．辅助检查结果分析 3．疾病诊断、治疗新进展 4．有无化疗并发症，如继发感染、胃肠道反应、变态反应等 5．维持原有治疗或调整药物、注意药物不良反应 6．补充、更改诊断分析和确定诊断分析	5□ 4□ 3□ 1□ 0□		
住院第8~21天	病程记录	住院医师查房记录	是否记录、分析： 1．病情评估、主要症状的变化 2．药物不良反应 3．分析辅助检查的结果 4．调整治疗分析 5．上级医师意见执行情况	5□ 4□ 3□ 1□ 0□		
		上级医师查房记录	是否记录、分析： 1．病情评估，主要症状、体征的变化 2．化疗并发症，如白细胞减少、继发感染、肠道反应、化疗诱导分化综合征等 3．维持原有治疗或调整药物、注意药物不良反应	5□ 4□ 3□ 1□ 0□		
住院第22~39天	病程记录	住院医师查房记录	是否记录、分析： 1．目前症状缓解情况，合并症、并发症的情况 2．病情评估及疗效评估 3．目前的治疗情况 4．是否符合出院标准 5．出院后的治疗方案 6．出院后注意事项 7．如做骨髓穿刺等操作，书写操作记录	5□ 4□ 3□ 1□ 0□		
		上级医师查房记录	是否记录、分析： 1．主要临床表现改善情况 2．根据血象，决定复查骨髓穿刺、微小残留病检查等 3．疗效评估，预期目标完成情况 4．确定符合出院标准 5．出院后治疗方案	5□ 4□ 3□ 1□ 0□		
住院第40天（出院日）	病程记录	住院医师查房记录	是否记录： 1．目前症状及体征的缓解情况 2．实验室检查指标正常与否 3．目前主要治疗情况 4．向患者交代出院后注意事项	5□ 4□ 3□ 1□ 0□		
		上级医师查房记录	是否记录： 1．对化疗（骨髓穿刺）、疗效进行评估，确定有无并发症，决定出院 2．向家属交代治疗情况、预后估计，下次复查、再入院时间、发生紧急情况时如何处理	5□ 4□ 3□ 1□ 0□		
	出院记录		记录是否齐全，重要内容无遗漏，如： 1．入院情况 2．诊疗经过：化疗等治疗过程、治疗效果；麻醉、手术方式；术中特殊情况及处理；术后并发症等			

续 表

住院时间 \ 监控类别		监控项目	监控要点	分数	减分理由	备注
			3．出院情况：症状、体征、功能恢复、切口愈合情况及病理结果等 4．出院医嘱：出院带药需写明药物名称、用量、服用方法，需要调整的药物要注明调整的方法；出院后患者需要注意的事项；门诊复查时间及项目等	5□ 4□ 3□ 1□ 0□		
	操作记录	置管记录、骨髓穿刺记录等	是否记录： 1．自然项目（另页书写时） 2．操作名称 3．操作时间 4．操作步骤（置入导管型号等） 5．操作结果 6．患者一般情况 7．操作过程是否顺利，有无不良反应 8．术后注意事项及是否向患者说明 9．如有麻醉，记录麻醉情况并有麻醉师签名 10．操作者签名及时间	5□ 4□ 3□ 1□ 0□		术者记录
	输血记录		是否记录： 1．自然项目（另页书写时） 2．输血种类和数量 3．输血前有关的检查结果 4．适应证 5．输血开始和结束的时间 6．输血过程中的反应 7．输血后的反应 8．输血反应的处理 9．操作者签名及时间	5□ 4□ 3□ 1□ 0□		住院医师
	特殊检查、特殊治疗同意书等医学文书		包括自然项目（另页书写时）、特殊检查、特殊治疗项目名称、目的、可能出现的并发症及风险、患者或家属签署是否同意检查或治疗、患者签名、医师签名等	5□ 4□ 3□ 1□ 0□		
	病危（重）通知书		包括自然项目（另页书写时）、目前诊断、病情危重情况，患方签名、医师签名并填写日期	5□ 4□ 3□ 1□ 0□		
重点医嘱	长期医嘱	住院第1天	1．血液病护理常规 2．一级护理 3．饮食 4．抗菌药物（必要时） 5．补液治疗（水化、碱化） 6．ATRA 25~45mg/（m^2·d），ATO 10mg/d（可选） 7．重要脏器功能保护 8．患者既往基础用药			

续 表

监控类别 住院时间		监控项目	监控要点	分数	减分理由	备注
		住院第 2~7 天	1. 患者既往基础用药 2. 抗菌药物（必要时） 3. 补液治疗（水化、碱化） 4. ATRA 25~45mg/（m^2•d） 5. ATO 10mg/d（可选） 6. 重要脏器功能保护：防治尿酸肾病（别嘌醇）、保肝等 7. 其他医嘱 8. DNR：在 ATRA 治疗后第 4 天开始，最大量可达 135mg/m^2，至少拆分为 3 天（可选） 9. 羟基脲（可选）	5□ 4□ 3□ 1□ 0□		
		住院第 8~21 天	1. 洁净饮食 2. 羟基脲（可选） 3. 地塞米松（治疗诱导分化综合征） 4. 重要脏器功能保护：保肝、抑酸等 5. 抗感染等支持治疗（必要时） 6. 其他医嘱			
		住院第 22~39 天	1. 洁净饮食 2. 停抗菌药物（根据体温及症状、体征及影像学） 3. 其他医嘱			
	临时医嘱	住院第 1 天	1. 血常规、尿常规、粪常规+潜血 2. 肝肾功能、电解质、血型、凝血功能、输血前检查 3. 胸片、心电图、腹部 B 超 4. 超声心动图（视患者情况而定） 5. 静脉插管术（必要时） 6. 病原微生物培养（必要时） 7. 输血（必要时） 8. 眼科会诊（眼底检查） 9. 其他医嘱			
		住院第 2~7 天	1. 骨髓穿刺 2. 骨髓形态学、免疫分型、染色体核型、FISH（必要时） 3. 白血病相关基因检测 4. 输血（必要时） 5. 心电监护（必要时） 6. 每周复查肝肾功能、电解质、凝血功能 7. 每天复查血常规 8. 影像学检查（必要时） 9. 血培养（高热时） 10. 病原微生物培养（高热时或必要时） 11. 静脉插管维护、换药 12. 其他医嘱			

续 表

监控类别 / 住院时间	监控项目	监控要点	分数	减分理由	备注
	住院第8~21天	1．输血（必要时） 2．血常规、尿常规、粪常规 3．肝肾功能、电解质、凝血功能 4．G-CSF 5μg/（kg•d）（必要时） 5．影像学检查（必要时） 6．血培养（高热时） 7．病原微生物培养（必要时） 8．静脉插管维护、换药 9．其他医嘱			
	住院第22~39天	1．骨髓穿刺 2．骨髓形态学、微小残留病检测 3．血常规、尿常规、粪常规 4．肝肾功能、电解质 5．心电图 6．输血（必要时） 7．G-CSF 5μg/（kg • d）（必要时） 8．完全缓解后可行腰穿，鞘内注射（MTX 10~15mg，Ara-C 40~50mg，DXM 5mg） 9．脑脊液常规、生化（有条件时） 10．其他医嘱			
	出院日	1．出院带药 2．门诊随诊时间			
一般书写规范	各项内容	完整、准确、清晰、签字	5□ 4□ 3□ 1□ 0□		
变异情况	变异条件及原因	治疗期间出现并发症或常规治疗效果不佳，需特殊诊断和治疗，导致住院时间延长	5□ 4□ 3□ 1□ 0□		

（三）完全缓解急性早幼粒细胞白血病

完全缓解急性早幼粒细胞白血病临床路径

1．进入临床路径标准

疾病诊断：急性早幼粒细胞白血病（ICD-10：Z51. 1 伴 C92. 401，M9866/3）完全缓解期

手术操作：静脉注射化疗（ICD-9-CM-3：99. 25）

2．病案质量监控表

<table>
<tr><th colspan="2">监控类别
住院时间</th><th colspan="2">监控项目</th><th>监控要点</th><th>分数</th><th>减分理由</th><th>备注</th></tr>
<tr><td colspan="2" rowspan="4">首页</td><td colspan="2">主要诊断名称及编码</td><td>急性早幼粒细胞白血病（ICD-10：Z51.1 伴 C92.401，M9866/3）</td><td rowspan="3">5□
4□
3□
1□
0□</td><td rowspan="3"></td><td rowspan="3"></td></tr>
<tr><td colspan="2">主要手术名称及编码</td><td>静脉注射化疗（ICD-9-CM-3：99.25）</td></tr>
<tr><td colspan="2">其他诊断名称及编码</td><td>无遗漏，编码准确</td></tr>
<tr><td colspan="2">其他项目</td><td>内容完整、准确、无遗漏</td><td>5□
4□
3□
1□
0□</td><td></td><td></td></tr>
<tr><td rowspan="4">住院第1天</td><td rowspan="4">入院记录</td><td rowspan="4">主诉与现病史</td><td>主要症状</td><td>是否描述主要症状及发病时间，如发热、皮肤黏膜苍白、皮肤黏膜出血情况（出血点、淤斑）等，并重点描述：
1．发病时间、发病时的主要症状和其他症状
2．当时做过何种检查
3．诊断为急性早幼粒细胞白血病</td><td>5□
4□
3□
1□
0□</td><td></td><td rowspan="4">入院24小时内完成</td></tr>
<tr><td>病情演变过程</td><td>是否描述主要症状的演变过程，如：
1．总结诱导缓解时的治疗方案，具体药物、时间、用量
2．主要症状的变化，化疗期间有否胃肠道反应、感染等化疗不良反应，恢复情况
3．前次出院前血常规、骨髓等检查结果
4．疾病完全缓解的时间、缓解后的治疗情况</td><td>5□
4□
3□
1□
0□</td><td></td></tr>
<tr><td>其他伴随症状</td><td>是否记录伴随症状，如：
头晕、头痛、恶心、呕吐、骨骼疼痛等</td><td>5□
4□
3□
1□
0□</td><td></td></tr>
<tr><td>住院前诊疗过程</td><td>是否记录诊断、治疗情况，如：
1．缓解后至此次住院前的症状
2．期间是否做过血常规、骨髓等检查
3．是否有药物治疗、药物的效果</td><td>5□
4□
3□
1□
0□</td><td></td></tr>
</table>

续 表

住院时间 \ 监控类别		监控项目	监控要点	分数	减分理由	备注
		既往史 个人史 家族史	是否按照病历书写规范记录，并重点记录： 1．过敏史：过敏药物、食物等 2．吸烟史、饮酒史 3．既往工作经历，化学物质、放射物质接触史 4．其他疾病、服药史 5．月经情况、婚育史 6．家族中有无类似患者	5□ 4□ 3□ 1□ 0□		
		体格检查	是否按照病历书写规范，并记录重要体征，无遗漏，如： 1．皮肤黏膜苍白、皮肤出血现象、皮下结节 2．浅表淋巴结触诊；胸骨压痛 3．心肺查体 4．肝脾触诊 5．其他：神经系统等	5□ 4□ 3□ 1□ 0□		
		辅助检查	是否记录辅助检查结果，如： 1．血常规、白细胞分类 2．骨髓细胞学检查、细胞化学染色 3．其他	5□ 4□ 3□ 1□ 0□		
	首次病程记录	病例特点	是否简明扼要，重点突出，无遗漏： 1．急性起病 2．发热，皮肤黏膜苍白、出血，淋巴结肿大，胸骨压痛、肝脾肿大 3．可有诱因 4．贫血、血小板减少，外周血有幼稚细胞 5．其他疾病史	5□ 4□ 3□ 1□ 0□		入院8小时内完成
		初步诊断	第一诊断为：急性早幼粒细胞白血病（ICD-10：Z51.1伴C92.401，M9866/3）	5□ 4□ 3□ 1□ 0□		
		诊断依据	是否充分、分析合理： 1．发热，皮肤黏膜苍白，皮肤出血点、淤斑、黏膜出血现象，胸骨压痛，淋巴结及肝脾肿大等 2．血常规：贫血、血小板计数减少、白细胞分类有幼稚细胞 3．骨髓：早幼粒细胞增多，≥30%，颗粒增多，可有Auer小体；过氧化物酶染色阳性 4．免疫分型、染色体异常t（15；17）（q22；q21）、PML/RARa基因等检查	5□ 4□ 3□ 1□ 0□		
		鉴别诊断	是否根据病例特点与下列疾病鉴别： 1．再生障碍性贫血 2．骨髓增生异常综合征 3．传染性单核细胞增多症等外周血出现异常细胞的感染性疾病 4．血小板减少性紫癜	5□ 4□ 3□ 1□ 0□		

续 表

住院时间	监控类别	监控项目	监控要点	分数	减分理由	备注
		诊疗计划	是否全面并具有个性化： 1．进行化疗前病情评估 2．支持、对症治疗：防治感染等 3．补液、碱化尿液，防治尿酸性肾病等化疗前准备 4．签署病情知情同意书，骨穿、腰穿同意书等 5．是否完成并记录必需的检查项目 （1）血常规、血型、白细胞分类、尿常规、粪常规 （2）骨髓细胞学检查、微小残留病变等 （3）肝肾功能、电解质、血糖、红细胞沉降率、凝血功能、感染性疾病筛查（乙肝、丙肝、梅毒、艾滋病等） （4）胸部正侧位片、心电图、腹部超声、眼底检查等 （5）超声心动图（必要时） 6．是否记录分析根据患者病情选择的辅助检查，如发热、感染：病原学、相关影像学检查等	5□ 4□ 3□ 1□ 0□		
	病程记录	上级医师查房记录	是否有重点内容并结合本病例： 1．补充病史和查体 2．诊断、鉴别诊断分析 3．进行病情初步评估，病情严重度分级 4．病情评估和预后评估 5．治疗方案分析，提出诊疗意见，如化疗方案 6．提示需要观察和注意的内容	5□ 4□ 3□ 1□ 0□		入院48小时内完成
		住院医师查房记录	是否记录、分析全面： 1．发热、贫血、出血等症状和体征的变化 2．具体治疗措施：具体化疗方案、补液、输血、应用抗生素等 3．分析：辅助检查结果、治疗方案、病情及评估、预后评估等 4．记录：上级医师查房意见的执行情况；患者及家属意见，以及医师的解释内容 5．签署病情、骨髓穿刺、化疗知情同意书，静脉插管同意书（必要时）	5□ 4□ 3□ 1□ 0□		
住院第2天	病程记录	住院医师查房记录	是否记录、分析如下内容： 1．病情评估、主要症状的变化 2．记录药物不良反应 3．分析辅助检查的结果 4．调整治疗分析：记录治疗方案和效果、调整药物等及原因分析 5．上级医师意见执行情况	5□ 4□ 3□ 1□ 0□		
		上级医师查房记录	是否记录、分析如下内容： 1．病情评估，主要症状的变化 2．制定化疗方案，保护重要脏器、镇吐、调整其他药物	5□ 4□ 3□ 1□ 0□		

续 表

住院时间 \ 监控类别		监控项目	监控要点	分数	减分理由	备注
			3．注意药物不良反应及处理意见 4．向家属交代治疗情况和预后			
住院第3天	病程记录	住院医师查房记录	是否记录、分析： 1．病情变化、药物不良反应 2．辅助检查结果，对诊断、治疗的影响 3．目前的治疗情况及治疗效果 4．上级医师查房意见的执行情况 5．输血、骨髓穿刺、置管、腰椎穿刺记录等	5□ 4□ 3□ 1□ 0□		
		上级医师查房记录	是否记录： 1．化疗过程中、化疗后病情变化，有无感染、出血、化疗并发症等 2．根据血象，决定复查骨穿等 3．对病情、已完成的诊疗进行总结分析，并提出下一步诊疗意见如激素、输血 4．补充、更改和确定诊断分析	5□ 4□ 3□ 1□ 0□		
住院第4~27天	病程记录	住院医师查房记录	是否记录、分析： 1．目前症状缓解情况 2．病情评估及疗效评估 3．目前的治疗情况 4．出院后的治疗方案 5．出院后注意事项	5□ 4□ 3□ 1□ 0□		
		上级医师查房记录	是否记录、分析： 1．对化疗（骨髓穿刺）、疗效进行评估，确定有无并发症，确定符合出院标准，决定出院 2．向家属交代治疗情况、预后估计，下次复查、再入院时间、发生紧急情况时如何处理 3．疗效评估，预期目标完成情况 4．出院后治疗方案	5□ 4□ 3□ 1□ 0□		
出院日	病程记录	住院医师查房记录	是否记录： 1．目前症状及体征的缓解情况 2．化验检查指标正常与否 3．目前治疗情况 4．向患者交代出院后注意事项	5□ 4□ 3□ 1□ 0□		
	出院记录		记录是否齐全，重要内容无遗漏，如： 1．入院情况 2．诊疗经过：化疗等治疗过程、治疗效果；麻醉、手术方式；术中特殊情况及处理；术后并发症等 3．出院情况：症状、体征、功能恢复、切口愈合情况及病理结果等 4．出院医嘱：出院带药需写明药物名称、用量、服用方法，需要调整的药物要注明调整的方法；出院后患者需要注意的事项；门诊复查时间及项目等	5□ 4□ 3□ 1□ 0□		

续 表

监控类别 住院时间		监控项目	监控要点	分数	减分理由	备注
	操作记录	置管记录、骨髓穿刺记录等	是否记录： 1．自然项目（另页书写时） 2．操作名称 3．操作时间 4．操作步骤 5．操作结果 6．患者一般情况 7．操作过程是否顺利，有无不良反应 8．术后注意事项及是否向患者说明 9．如有麻醉，记录麻醉情况并有麻醉师签名 10．操作者签名及时间	5□ 4□ 3□ 1□ 0□		术者记录
	输血记录		是否记录： 1．自然项目（另页书写时） 2．输血种类和数量 3．输血前有关的检查结果 4．适应证 5．输血开始和结束的时间 6．输血过程中的反应 7．输血后的反应 8．输血反应的处理 9．操作者签名及时间	5□ 4□ 3□ 1□ 0□		
	特殊检查、特殊治疗同意书等医学文书		包括自然项目（另页书写时）、特殊检查、特殊治疗项目名称、目的、可能出现的并发症及风险、患者或家属签署是否同意检查或治疗、患者签名、医师签名等	5□ 4□ 3□ 1□ 0□		
	病危（重）通知书		包括自然项目（另页书写时）、目前诊断、病情危重情况，患方签名、医师签名并填写日期	5□ 4□ 3□ 1□ 0□		
重点医嘱	长期医嘱	住院第 1 天	1．血液病护理常规 2．二级护理 3．饮食 4．抗菌药物（必要时） 5．其他医嘱			
		住院第 2 天	1．患者既往基础用药 2．抗菌药物（必要时） 3．其他医嘱			
		住院第 3 天	1．化疗医嘱（以下方案选一） （1）DA：DNR 40~45mg/（m^2•d）×3d，Ara-C 100~200mg/（m^2•d）×7d （2）DA（ID-Ara-C）（高危患者）：DNR 40~45 mg/（m^2•d）×3d，Ara-C 1~2g/m^2，q12h×3d （3）MA：MTZ 6~10mg/（m^2•d）×3d，Ara-C 100~200mg/（m^2•d）×7d			

续 表

监控类别 住院时间		监控项目	监控要点	分数	减分理由	备注
			（4）MA（ID-Ara-C）（高危患者）：MTZ 6~10mg/（m^2•d）×3d，Ara-C 1~2g/m^2，q12h×3d （5）HA：HHT 2.0~2.5mg/（m^2•d）×7d，Ara-C 100~200mg（m^2•d）×7d （6）ATO：ATO 10mg/d×（21~28）d 2．补液治疗（水化、碱化） 3．镇吐、保肝、抗感染等医嘱 4．一级护理 5．其他医嘱	5□ 4□ 3□ 1□ 0□		
		住院第4~27天	1．洁净饮食 2．抗感染等支持治疗 3．其他医嘱			
	临时医嘱	住院第1天	1．血常规、尿常规、粪常规 2．肝肾功能、电解质、血型、凝血功能、输血前检查 3．胸片、心电图、腹部B超 4．超声心动图（视患者情况而定） 5．静脉插管术（有条件时） 6．病原微生物培养（必要时） 7．输血（必要时） 8．其他医嘱			
		住院第2天	1．骨髓穿刺 2．骨髓形态学、微小残留病检测 3．腰椎穿刺，鞘内注射（MTX 10~15mg，Ara-C 40~50 mg，DXM 5mg） 4．脑脊液常规、生化、细胞形态（有条件时） 5．输血（必要时） 6．其他医嘱			
		住院第3天	1．输血（必要时） 2．心电监护（必要时） 3．血常规 4．血培养（高热时） 5．静脉插管维护、换药 6．其他医嘱			
		住院第4~27天	1．血常规、尿常规、粪常规 2．肝肾功能、电解质 3．输血（必要时） 4．G-CSF 5μg/（kg•d）（必要时） 5．影像学检查（必要时） 6．血培养（高热时） 7．病原微生物培养（必要时） 8．静脉插管维护、换药 9．其他医嘱			
		出院日	1．出院带药 2．门诊随诊时间			

续 表

监控类别 / 住院时间	监控项目	监控要点	分数	减分理由	备注
一般书写规范	各项内容	完整、准确、清晰、签字	5□ 4□ 3□ 1□ 0□		
变异情况	变异条件及原因	1．治疗期间出现并发症或常规治疗效果不佳，需特殊诊断和治疗，导致住院时间延长 2．严重哮喘发作需行气管插管和机械通气维持者	5□ 4□ 3□ 1□ 0□		

五、肾 脏 内 科

（一）终末期肾脏病

终末期肾脏病临床路径

1．进入临床路径标准

疾病诊断：终末期肾脏病（ICD-10：N18.0）

手术操作：自体动脉-静脉内瘘成形术（ICD-9-CM-3：39.27）

2．病案质量监控表

监控类别 住院时间		监控项目		监控要点	分数	减分理由	备注
首页		主要诊断名称及编码		终末期肾脏病（ICD-10：N18.0）	5□ 4□ 3□ 1□ 0□		
		主要手术名称及编码		自体动脉-静脉内瘘成形术（ICD-9-CM-3：39.27）			
		其他诊断名称及编码		无遗漏，编码准确			
		其他项目		内容完整、准确、无遗漏	5□ 4□ 3□ 1□ 0□		
住院第1天	入院记录	主诉与现病史	主要症状	是否记录本病最主要的症状及发病时间，如水肿、恶心、少尿等，并重点描述： 1．发作及加重的诱因 2．发作特点 3．发作时间、性质、程度 4．缓解方式：自行缓解或采取某种措施缓解 5．对体力、饮食、睡眠、活动的影响	5□ 4□ 3□ 1□ 0□		入院24小时内完成
			病情演变过程	是否描述主要症状的演变过程，如： 1．发作诱因的变化 2．发作特点的变化 3．发作时间、性质、程度的变化 4．缓解方式的变化	5□ 4□ 3□ 1□ 0□		
			其他伴随症状	是否记录伴随症状，如： 乏力、心悸、气短、皮肤瘙痒、关节痛等	5□ 4□ 3□ 1□ 0□		
			住院前诊疗过	是否记录诊断、治疗情况，如： 1．双侧肾脏B超或彩超、血肌酐、肌酐清除率、血红蛋白、血电解质等检查结果	5□ 4□ 3□		

续 表

住院时间 \ 监控类别		监控项目		监控要点	分数	减分理由	备注
			程	2．诊断过何种疾病 3．服药情况：使用降压药物、促红细胞生成素、活性维生素 D、利尿剂等药物情况	1□ 0□		
		既往史 个人史 家族史		是否按照病历书写规范记录，并重点记录： 1．饮食习惯、环境因素、精神因素及嗜好等 2．慢性疾病史 3．家族中有无类似患者	5□ 4□ 3□ 1□ 0□		
		体格检查		是否按照病历书写规范记录，并重点记录重要体征，无遗漏，如： 1．血压、呼吸频率、心率 2．皮肤黏膜有无苍白 3．心脏有无扩大，心率，心律，有无奔马律、杂音和心包摩擦音 4．肺部有无啰音、有无胸腔积液体征 5．肝脾有无肿大，腹腔有无移动性浊音 6．皮肤有无水肿及程度	5□ 4□ 3□ 1□ 0□		
		辅助检查		是否记录辅助检查结果，如： 血常规、血生化、肾脏 B 超	5□ 4□ 3□ 1□ 0□		
	首次病程记录	病例特点		是否简明扼要，重点突出，无遗漏： 1．年龄、特殊的生活习惯及嗜好等 2．病情特点 3．突出的症状和体征 4．辅助检查结果 5．其他疾病史	5□ 4□ 3□ 1□ 0□		入院 8 小时内完成
		初步诊断		第一诊断为：终末期肾脏病（ICD-10：N18.0）	5□ 4□ 3□ 1□ 0□		
		诊断依据		是否充分、分析合理： 1．病史：有或无慢性肾脏病史 2．症状：乏力和食欲差、恶心、呕吐等非特异性症状 3．体征：慢性肾脏病病容 4．辅助检查：血常规、生化、肾脏 B 超、肾小球滤过率或 eGFR<15ml/（min・$1.73m^2$），残余肾功能每周 Kt/V<2.0	5□ 4□ 3□ 1□ 0□		
		鉴别诊断		是否根据病例特点与急性肾衰竭鉴别	5□ 4□ 3□ 1□ 0□		

续　表

住院时间＼监控类别		监控项目	监控要点	分数	减分理由	备注
		诊疗计划	是否全面并具有个性化： 1．是否完成并记录必需的检查项目 （1）血常规、尿常规、粪常规 （2）肝肾功能、电解质、血糖、血脂、血型、凝血功能、感染性疾病筛查（乙肝、丙肝、艾滋病、梅毒等）、铁代谢、iPTH （3）胸片、心电图、超声心动图 （4）双上肢动脉、深静脉彩超（血液透析） 2．是否记录分析根据患者病情选择的辅助检查，如浅静脉 DSA、MRA 或 CTA 3．血液透析 4．预防性使用抗生素 5．低盐、优质、低蛋白、低磷、低嘌呤饮食 6．患者既往的基础用药 7．动脉-静脉内瘘成形术 8．术前准备	5□ 4□ 3□ 1□ 0□		
	病程记录	上级医师查房记录	是否有重点内容并结合本病例： 1．补充病史和查体 2．诊断、鉴别诊断分析 3．进行病情初步评估，病情严重度分级 4．病情评估和预后评估 5．治疗方案分析，提出诊疗意见如手术方案，确定患者对手术的耐受性和适应证 6．提示需要观察和注意的内容	5□ 4□ 3□ 1□ 0□		入院48小时内完成
		住院医师查房记录	是否记录、分析全面： 1．主要症状的变化，确认是否存在手术禁忌证 2．具体治疗措施：术前准备、透析等 3．分析：辅助检查结果是否适合手术、治疗方案、病情及评估、预后评估等 4．记录：上级医师查房意见的执行情况；患者及家属意见，以及医师的解释内容	5□ 4□ 3□ 1□ 0□		
住院第2~7天（术前准备日）	病程记录	住院医师查房记录	是否记录、分析如下内容： 1．病情变化，药物不良反应等 2．核查辅助检查的结果是否有异常，检查结果是否适合手术，手术前准备事项 3．手术后患者的表现，术后注意事项，术后治疗计划 4．向患者交代术后注意事项的情况 5．上级医师意见执行情况 6．签署手术同意书的情况	5□ 4□ 3□ 1□ 0□		
		上级医师查房记录	是否记录： 1．确定有手术指征，确定手术方案，确认是否存在手术禁忌，评估手术的耐受性、手术的风险，术中注意事项 2．术后处理及注意事项 3．补充、更改诊断分析和确定诊断分析	5□ 4□ 3□ 1□ 0□		

续 表

住院时间 \ 监控类别		监控项目	监控要点	分数	减分理由	备注
住院第3~8天（手术日）	术后首次病程记录		是否记录： 1．简述手术过程 2．生命体征 3．3次尿常规结果 3．术后注意事项 4．术后治疗措施（术后医嘱）	5□ 4□ 3□ 1□ 0□		
住院第4~9天（术后第1天）	病程记录	住院医师查房记录	是否记录、分析： 1．生命体征、动静脉内瘘血管杂音有无变化、切口情况 2．目前的治疗情况	5□ 4□ 3□ 1□ 0□		术后连续3天须有参加手术的医师或上级医师的查房记录
		上级医师查房记录	是否记录： 1．评估操作是否有并发症 2．下一步治疗意见	5□ 4□ 3□ 1□ 0□		
住院第5~10天（术后日）	病程记录	住院医师查房记录	是否记录、分析： 1．生命体征、动静脉内瘘血管杂音有无变化、切口情况 2．换药记录、伤口情况 3．目前的治疗情况	5□ 4□ 3□ 1□ 0□		
出院前1~3天	病程记录	住院医师查房记录	是否记录、分析： 1．生命体征、动静脉内瘘血管杂音有无变化、切口情况 2．目前的治疗情况、评估辅助检查结果 3．分析符合出院标准 4．出院后的治疗方案 5．出院后注意事项，向患者及其家属交待出院后注意事项，预约复诊日期及拆线日期（未拆线者）	5□ 4□ 3□ 1□ 0□		
		上级医师查房记录	是否记录、分析： 1．进行手术及伤口评估，确定有无手术并发症和切口愈合不良情况 2．疗效评估，预期目标完成情况 3．确定符合出院标准 4．出院后治疗方案	5□ 4□ 3□ 1□ 0□		
住院第10~14天（出院日）	病程记录	住院医师查房记录	是否记录： 1．目前症状及体征的缓解情况 2．伤口情况、动静脉内瘘血管杂音有无变化 3．实验室检查指标正常与否 4．向患者交代出院后注意事项	5□ 4□ 3□ 1□ 0□		

续 表

住院时间 \ 监控类别		监控项目	监控要点	分数	减分理由	备注
	出院记录		记录是否齐全，重要内容无遗漏，如： 1. 入院情况 2. 诊疗经过 3. 出院情况：症状、体征等 4. 出院医嘱：出院带药需写明药物名称、用量、服用方法，需要调整的药物要注明调整的方法；出院后患者需要注意的事项；门诊复查时间及项目等	5□ 4□ 3□ 1□ 0□		
	操作记录		是否记录： 1. 自然项目（另页书写时） 2. 操作名称 3. 操作时间 4. 操作步骤 5. 操作结果 6. 患者一般情况 7. 操作过程是否顺利，有无不良反应 8. 术后注意事项及是否向患者说明 9. 如有麻醉，记录麻醉情况并有麻醉师签名 10. 操作者签名及时间	5□ 4□ 3□ 1□ 0□		术者记录
	特殊检查、特殊治疗同意书等医学文书		包括自然项目（另页书写时）、特殊检查、特殊治疗项目名称、目的、可能出现的并发症及风险、患者或家属签署是否同意检查或治疗、患者签名、医师签名等	5□ 4□ 3□ 1□ 0□		
	病危（重）通知书		包括自然项目（另页书写时）、目前诊断、病情危重情况，患方签名、医师签名并填写日期	5□ 4□ 3□ 1□ 0□		
重点医嘱	长期医嘱	住院第1天	1. 肾脏病护理常规 2. 二级护理 3. 低盐、优质低蛋白、低磷、低嘌呤饮食 4. 患者既往基础用药	5□ 4□ 3□ 1□ 0□		
		住院第2~7天（术前准备日）	1. 肾脏病护理常规 2. 二级护理 3. 低盐、优质低蛋白、低磷、低嘌呤饮食 4. 患者既往基础用药			
		住院第3~8天（手术日）	1. 自体动脉-静脉内瘘成形术后护理常规 2. 一级/二级护理 3. 低盐、优质低蛋白、低磷、低嘌呤饮食 4. 明日恢复因手术停用的药物 5. 抗菌药物			
		住院第4~9天（术后第1天）	1. 自体动脉-静脉内瘘成形术后护理常规 2. 一级/二级护理 3. 低盐、优质低蛋白、低磷、低嘌呤饮食 4. 患者既往基础用药			

续 表

监控类别 住院时间		监控项目	监控要点	分数	减分理由	备注
		住院第5~10天（术后日）	1．自体动脉-静脉内瘘成形术后护理常规 2．二级护理 3．低盐、优质低蛋白、低磷、低嘌呤饮食 4．患者既往基础用药			
	临时医嘱	住院第1天	1．血常规、尿常规、粪常规 2．肝肾功能、电解质、血糖、血脂、血型、凝血功能、感染性疾病筛查、铁代谢、iPTH 3．胸片、心电图、超声心动图 4．双上肢动脉、深静脉彩超 5．浅静脉 DSA、MRA 或 CTA（必要时）			
		住院第2~7天	1．术前医嘱 （1）常规准备明日在局麻下行上肢动脉-静脉内瘘成形术 （2）药品及物品准备 2．备术前抗菌药物 3．其他特殊医嘱			
		住院第3~8天（手术日）	其他特殊医嘱			
		住院第4~9天（术后第1天）	1．镇痛（根据情况） 2．抗菌药物（根据情况）			
		住院第5~10天（术后日）	换药			
		住院第10~14天（出院日）	1．出院带药 2．门诊随诊时间			
一般书写规范		各项内容	完整、准确、清晰、签字	5□ 4□ 3□ 1□ 0□		
变异情况		变异条件及原因	1．有紧急透析指征的慢性肾脏病患者，需要紧急透析者 2．达到慢性肾脏病5期，但尿量不少、营养良好、没有症状，预计1年内不会进入透析者；术前合并其他基础疾病影响手术的患者，需要进行相关的诊断和治疗 3．出现手术并发症，需要进行相关的诊断和治疗 4．伴有合并症时，需要进行相关的诊断和治疗	5□ 4□ 3□ 1□ 0□		

（二）急性肾损伤

急性肾损伤临床路径

1．进入临床路径标准

疾病诊断：急性肾损伤（ICD-10：N17）

手术操作：经皮肾穿刺（ICD-9-CM-3：55. 23）

2．病案质量监控表

<table>
<tr><th colspan="2">监控类别
住院时间</th><th colspan="2">监控项目</th><th>监控要点</th><th>分数</th><th>减分理由</th><th>备注</th></tr>
<tr><td colspan="2" rowspan="4">首页</td><td colspan="2">主要诊断名称及编码</td><td>急性肾损伤（ICD-10：N17）</td><td rowspan="3">5□
4□
3□
1□
0□</td><td rowspan="3"></td><td rowspan="4"></td></tr>
<tr><td colspan="2">主要手术名称及编码</td><td>经皮肾穿刺（ICD-9-CM-3：55.23）</td></tr>
<tr><td colspan="2">其他诊断名称及编码</td><td>无遗漏，编码准确</td></tr>
<tr><td colspan="2">其他项目</td><td>内容完整、准确、无遗漏</td><td>5□
4□
3□
1□
0□</td><td></td></tr>
<tr><td rowspan="3">住院第1天</td><td rowspan="3">入院记录</td><td rowspan="3">主诉与现病史</td><td>主要症状</td><td>是否记录本病最主要的症状及发病时间，如水肿、尿少等，并重点描述：
1．发作诱因
2．起病特点
3．症状程度
4．对体力、饮食、睡眠、活动的影响</td><td>5□
4□
3□
1□
0□</td><td></td><td rowspan="3">入院24小时内完成</td></tr>
<tr><td>病情演变过程</td><td>是否描述主要症状的演变过程，如：
尿量及伴随症状随时间及治疗的变化</td><td>5□
4□
3□
1□
0□</td><td></td></tr>
<tr><td>其他伴随症状</td><td>是否记录伴随症状，如：
1．高血压、水肿、呼吸困难等水负荷过重表现
2．有效容量不足或脱水症状
3．尿毒症症状：胃肠道表现，心、肺、神经系统受累，电解质紊乱等
4．其他系统表现：皮肤、关节、肺、神经系统、血液系统等受累表现及证据</td><td>5□
4□
3□
1□
0□</td><td></td></tr>
</table>

续 表

住院时间	监控类别	监控项目	监控要点	分数	减分理由	备注
		住院前诊疗过程	是否记录诊断、治疗情况，如： 1．做过何种检查，结果是否正常 2．诊断过何种疾病 3．用过何种药物，用药时间、剂量、总量及效果如何	5□ 4□ 3□ 1□ 0□		
		既往史 个人史 家族史	是否按照病历书写规范记录，并重点记录： 1．饮食习惯、环境因素、精神因素、毒物接触史 2．慢性疾病史 3．家族中有无类似患者	5□ 4□ 3□ 1□ 0□		
		体格检查	是否按照病历书写规范记录，并重点记录重要体征，无遗漏，如： 1．高容量负荷体征：高枕卧位、呼吸快、高血压、水肿、颈静脉充盈、肺部湿啰音、心率增快、奔马律、体腔积液等 2．尿毒症相关体征：呼吸增快、尿素味 3．贫血貌 4．系统性疾病表现：皮疹、皮肤紫癜、关节红肿、球结膜充血、神经系统体征等	5□ 4□ 3□ 1□ 0□		
		辅助检查	是否记录辅助检查结果以及变化，如： 尿常规、肾功能、肾活检等	5□ 4□ 3□ 1□ 0□		
	首次病程记录	病例特点	是否简明扼要，重点突出，无遗漏： 1．年龄、特殊的生活习惯及嗜好等 2．病情特点 3．突出的症状和体征 4．辅助检查结果 5．其他疾病史	5□ 4□ 3□ 1□ 0□		入院8小时内完成
		初步诊断	第一诊断为：急性肾损伤（ICD-10：N17）	5□ 4□ 3□ 1□ 0□		
		诊断依据	是否充分、分析合理： 1．突发肾功能减退（在48小时内） 2．急性肾损伤1期（危险期）：血清肌酐升高≥0.3mg/dl（26.4μmol/L）或为基线值的1.5~2倍；或者尿量<0.5ml/（kg•h），持续>6小时 3．急性肾损伤2期（损伤期）：血清肌酐升高至基线值的2~3倍；或者尿量<0.5ml/（kg•h），持续>12小时 4．急性肾损伤3期（衰竭期）：血清肌酐升高至基线值的3倍或在血清肌酐>4mg/dl（354μmol/L）基础上急性增加0.5mg/dl（44μmol/L）；或者尿量<0.3ml/（kg•h）持续>24小时或无尿持续>12小时	5□ 4□ 3□ 1□ 0□		

续 表

住院时间 \ 监控类别		监控项目	监控要点	分数	减分理由	备注
		鉴别诊断	是否根据病例特点与下列疾病鉴别： 1．慢性肾脏病 2．肾前性氮质血症 3．横纹肌溶解，肌酐产生过多导致的血清肌酐增高与 AKI 的鉴别	5□ 4□ 3□ 1□ 0□		
		诊疗计划	是否全面并具有个性化： 1．是否完成并记录必需的检查项目 （1）血常规（嗜酸细胞+网织红细胞计数）、尿常规、粪常规 （2）肝肾功能、电解质（包括钙、磷、镁、HCO_3^- 或 CO_2CP）、血糖、血型、感染性疾病筛查（乙肝、丙肝、艾滋病、梅毒等）、凝血功能、血气分析、免疫指标（ANA 谱、ANCA、抗 GBM 抗体、免疫球蛋白、补体、CRP、ASO、RF、ESR、iPTH） （3）24 小时尿蛋白定量、尿电解质、尿肌酐、尿红细胞位相、尿白细胞分类、尿渗透压或自由水清除率 （4）腹部超声、胸片、心电图 2．是否记录分析根据患者病情选择的辅助检查，如： （1）NGAL、KIM-1、IL-18、抗流行性出血热病毒抗体 （2）血和尿轻链定量、血培养、肿瘤标志物、凝血功能及纤溶指标、血和尿免疫固定电泳 （3）超声心动图、双肾动静脉彩超、同位素骨扫描、逆行性或下行性肾盂造影、肾血管造影、CT、MRI，眼底检查或造影 （4）骨髓穿刺、肾脏穿刺活检等 3．腹部超声 4．完善检查 5．尽快明确病因诊断并去除诱因 6．肾脏替代治疗：内科保守治疗无效或经评估预计无效的严重水、电解质、酸碱紊乱，氮质血症（具体替代治疗方案根据病情决定） 7．对症治疗：给予适当营养，维持水、电解质及酸碱平衡 8．肾脏穿刺活组织检查：原因不明的急性肾损伤（包括肾小球肾炎、系统性血管炎、急进性肾炎及急性间质性肾炎等），其他经评估认为需要肾穿刺活组织检查的情况，并征得患者或其代理人的同意	5□ 4□ 3□ 1□ 0□		

续 表

住院时间＼监控类别		监控项目	监控要点	分数	减分理由	备注
	病程记录	上级医师查房记录	是否有重点内容并结合本病例： 1．补充病史和查体 2．诊断、鉴别诊断分析 3．病情评估，病情分级 4．预后评估 5．治疗方案分析，提出诊疗意见，如针对病情及肾功能确定是否透析治疗和确定是否肾活检等，如果需要肾穿刺，则通常入院 7 日之内完成评估 6．提示需要观察和注意的内容	5□ 4□ 3□ 1□ 0□		入院 48 小时内完成
		住院医师查房记录	是否记录、分析全面： 1．病情：尿量和肾功能的变化 2．具体治疗措施 （1）纠正原发病因和可逆因素，预防再次损伤 （2）根据病情，积极纠正水、电解质、酸碱紊乱 （3）肾穿刺术前停用抗凝药物，术后酌情使用止血药 （4）肾脏替代治疗 （5）抗感染治疗（必要时） （6）酌情使用抗凝药、溶栓药、肾上腺糖皮质激素、免疫抑制剂、抗氧化剂、碱剂及其他药物 3．分析：辅助检查结果、治疗方案、病情及评估、预后评估等 4．记录：上级医师查房意见的执行情况；患者及家属意见，以及医师的解释内容 5．签署各种必要的知情同意书、自费用品协议书、输血同意书、临时中心静脉置管同意书、肾脏替代同意书等	5□ 4□ 3□ 1□ 0□		
住院第 2 天	病程记录	住院医师查房记录	是否记录、分析如下内容： 1．病情变化、尿量及肾功能情况 2．辅助检查结果，对诊断治疗的影响 3．治疗效果、是否调整治疗、更改的治疗措施及原因 4．上级医师查房意见的执行情况 5．相关科室会诊意见 6．签署知情同意书 7．是否需要作肾活检，肾活检后记录生命体征每小时 1 次，共 4 小时，观察尿液颜色变化和是否有术后并发症的出现 8．与患方沟通情况	5□ 4□ 3□ 1□ 0□		

续 表

住院时间 \ 监控类别		监控项目	监控要点	分数	减分理由	备注
住院第3~6天	病程记录	上级医师查房记录	是否记录： 1. 病情评估，诊断分析 2. 进行肾穿刺活检的适应证、禁忌证与风险的术前评估 3. 治疗方案的制定与调整建议：如肾脏替代治疗的方式选择与对因治疗的实施等 4. 抗生素应用	5□ 4□ 3□ 1□ 0□		
		住院医师查房记录	是否记录： 1. 目前病情，如肾功能及尿量 2. 目前的治疗情况 3. 分析符合出院标准 4. 出院后的治疗方案 5. 肾脏穿刺（必要时） 6. 使用其他药物（必要时） 7. 肾外合并症和并发症的治疗	5□ 4□ 3□ 1□ 0□		
		上级医师查房记录	是否记录、分析： 1. 疗效评估，预期目标完成情况 2. 判断是否符合出院标准 3. 确定是否出院 4. 出院后治疗方案 5. 如果患者进行透析，指导下一步透析方案，或者是否可以脱离透析	5□ 4□ 3□ 1□ 0□		
住院第7~21天（出院日）	病程记录	住院医师查房记录	是否记录： 1. 目前病情，如肾功能及尿量 2. 目前的治疗情况 3. 向患者及其家属交代出院后注意事项，预约复诊日期	5□ 4□ 3□ 1□ 0□		
	出院记录		记录是否齐全，重要内容无遗漏，如： 1. 入院情况及入院诊断 2. 诊疗经过 3. 出院情况：症状、体征等 4. 出院诊断 5. 出院医嘱：出院带药需写明药物名称、用量、服用方法，需要调整的药物要注明调整的方法；出院后患者需要注意的事项；门诊复查时间及项目等	5□ 4□ 3□ 1□ 0□		
	操作记录		是否记录： 1. 自然项目（另页书写时） 2. 操作名称 3. 操作时间 4. 操作步骤 5. 操作结果 6. 患者一般情况 7. 操作过程是否顺利，有无不良反应 8. 术后注意事项及是否向患者说明	5□ 4□ 3□ 1□ 0□		术者记录

续 表

监控类别 住院时间		监控项目	监控要点	分数	减分理由	备注
			9．如有麻醉，记录麻醉情况并有麻醉师签名 10．操作者签名及时间			
	特殊检查、特殊治疗同意书等医学文书		包括自然项目（另页书写时）、特殊检查、特殊治疗项目名称、目的、可能出现的并发症及风险、患者或家属签署是否同意检查或治疗、患者签名、医师签名等	5□ 4□ 3□ 1□ 0□		
	病危（重）通知书		包括自然项目（另页书写时）、目前诊断、病情危重情况，患方签名、医师签名并填写日期	5□ 4□ 3□ 1□ 0□		
重点医嘱	长期医嘱	住院第1天	1．肾脏病护理常规 2．一级/二级护理 3．优质蛋白饮食 4．记出入液量	5□ 4□ 3□ 1□ 0□		
		住院第2天	1．肾脏病护理常规 2．一级/二级护理 3．患者既往基础用药 4．记出入液量 5．药物治疗			
		住院第3~6天	1．肾脏病护理常规 2．一级/二级护理 3．患者既往基础用药 4．记出入液量 5．药物治疗			
	临时医嘱	住院第1天	1．急查肾功能和电解质，血气分析（必要时） 2．血常规（嗜酸和网织细胞计数）、尿常规、粪常规 3．肝肾功能、电解质、血糖、血型、凝血功能、血气分析、免疫指标 4．24小时尿蛋白定量、尿电解质、尿肌酐、尿红细胞位相、尿白细胞分类、尿渗透压或自由水清除率 5．超声、胸片、心电图 6．双肾超声检查			
		住院第2天	1．肾穿刺医嘱（根据情况） 2．肾脏替代医嘱（根据情况） 3．监测肾功能、电解质 4．其他特殊医嘱 5．查NGAL、KIM-1、IL-18、抗流行性出血热病毒抗体、感染性疾病筛查、超声心动图、双肾动静脉彩超、血和尿免疫固定电泳、血和尿轻链定量、血培养等（必要时）			
		住院第3~6天	1．监测电解质、肾功能 2．其他特殊医嘱			

续 表

监控类别 住院时间		监控项目	监控要点	分数	减分理由	备注
		住院第7~21天（出院日）	1．出院带药 2．门诊随诊时间			
一般书写规范		各项内容	完整、准确、清晰、签字	5□ 4□ 3□ 1□ 0□		
变异情况		变异条件及原因	1．有严重肾外合并症或严重急性肾损伤并发症，需要在住院期间处理 2．新出现其他系统合并症，需要住院治疗 3．出现治疗相关的并发症，需要住院期间处理	5□ 4□ 3□ 1□ 0□		

（三）狼疮性肾炎行肾穿刺活检

狼疮性肾炎行肾穿刺活检临床路径

1．进入临床路径标准

疾病诊断：系统性红斑狼疮伴肾病综合征、慢性肾炎综合征或急进性肾炎综合征

病理诊断：狼疮性肾炎（ICD-10：M32. 1† 伴 N08. 5* ）

手术操作：经皮肾穿刺（ICD-9-CM-3：55. 23）

2．病案质量监控表

<table>
<tr><th colspan="2">监控类别
住院时间</th><th colspan="2">监控项目</th><th>监控要点</th><th>分数</th><th>减分理由</th><th>备注</th></tr>
<tr><td colspan="2" rowspan="4">首页</td><td colspan="2">主要诊断名称及编码</td><td>狼疮性肾炎（ICD-10：M32.1†伴 N08.5*）</td><td rowspan="3">5□
4□
3□
1□
0□</td><td rowspan="3"></td><td rowspan="3"></td></tr>
<tr><td colspan="2">主要手术名称及编码</td><td>经皮肾穿刺（ICD-9-CM-3：55.23）</td></tr>
<tr><td colspan="2">其他诊断名称及编码</td><td>无遗漏，编码准确</td></tr>
<tr><td colspan="2">其他项目</td><td>内容完整、准确、无遗漏</td><td>5□
4□
3□
1□
0□</td><td></td><td></td></tr>
<tr><td rowspan="4">住院第1天</td><td rowspan="4">入院记录</td><td rowspan="4">主诉与现病史</td><td>主要症状</td><td>是否记录本病最主要的症状及发病时间，如水肿、尿中泡沫多及尿色红等，并重点描述：
1．发作及加重的诱因
2．发作特点
3．发作性质、程度
4．对体力、饮食、睡眠、活动的影响</td><td>5□
4□
3□
1□
0□</td><td></td><td rowspan="4">入院24小时内完成</td></tr>
<tr><td>病情演变过程</td><td>是否描述主要症状的演变过程，如：
1．发作诱因的变化
2．发作特点的变化
3．发作性质、程度的变化</td><td>5□
4□
3□
1□
0□</td><td></td></tr>
<tr><td>其他伴随症状</td><td>是否记录伴随症状，如：
皮疹、光过敏、口腔溃疡、关节痛等</td><td>5□
4□
3□
1□
0□</td><td></td></tr>
<tr><td>住院前诊疗过程</td><td>是否记录诊断、治疗情况，如：
1．做过何种检查，结果是否正常
2．诊断过何种疾病
3．用过何种药物，用药时间、剂量、总量及效果如何</td><td>5□
4□
3□
1□
0□</td><td></td></tr>
</table>

续 表

住院时间 \ 监控类别		监控项目	监控要点	分数	减分理由	备注
		既往史 个人史 家族史	是否按照病历书写规范记录，并重点记录： 1．饮食习惯、环境因素、精神因素及烟酒嗜好等 2．慢性疾病史 3．家族中有无类似患者	5□ 4□ 3□ 1□ 0□		
		体格检查	是否按照病历书写规范记录，并重点记录重要体征，无遗漏，如： 血压高、皮疹、口腔溃疡、关节红肿、肺部干湿啰音、心脏杂音、腹部压痛、双下肢水肿、脑膜刺激征等	5□ 4□ 3□ 1□ 0□		
		辅助检查	是否记录辅助检查结果，如： 血常规、尿常规、肾功能检查等	5□ 4□ 3□ 1□ 0□		
	首次病程记录	病例特点	是否简明扼要，重点突出，无遗漏： 1．年龄、特殊的生活习惯及嗜好等 2．病情特点 3．突出的症状和体征 4．辅助检查结果 5．其他疾病史	5□ 4□ 3□ 1□ 0□		入院8小时内完成
		初步诊断	第一诊断为：系统性红斑狼疮伴肾病综合征、慢性肾炎综合征或急进性肾炎综合征（ICD-10：M32.1†伴N08.5*）	5□ 4□ 3□ 1□ 0□		
		诊断依据	是否充分、分析合理： 1．临床表现为多系统损害，符合1997年美国风湿病学会制定的SLE诊断标准 2．不同程度的蛋白尿或镜下血尿，蛋白尿可达肾病综合征程度，亦可见肉眼血尿或白细胞尿和管型尿，可伴有高血压和不同程度肾功能减退 3．肾活检病理诊断为狼疮性肾炎	5□ 4□ 3□ 1□ 0□		
		鉴别诊断	是否根据病例特点与下列疾病鉴别： 1．紫癜性肾炎 2．原发性小血管炎 3．原发性冷球蛋白血症	5□ 4□ 3□ 1□ 0□		
		诊疗计划	是否全面并具有个性化： 1．是否完成并记录必需的检查项目 （1）血常规+网织红细胞计数、尿常规、粪常规、外周血涂片 （2）肝肾功能、电解质、肌酶、血糖、血脂、凝血功能、感染性疾病筛查（乙型、丙型、艾滋病、梅毒等） （3）抗核抗体、抗dsDNA抗体、抗心肌磷脂抗体、抗Sm抗体、ENA多肽抗体谱，补体C3、C4，	5□ 4□ 3□ 1□ 0□		

续 表

住院时间 \ 监控类别		监控项目	监控要点	分数	减分理由	备注
			免疫球蛋白（包括 IgG、IgA、IgM），RF、CRP、ESR、ASO，直接和间接抗人球蛋白试验 （4）24 小时尿蛋白定量、尿沉渣检查 （5）B 超（双肾、肝、胆、脾、胰）、胸片、心电图、超声心动图 2．是否记录分析根据患者病情选择的辅助检查如： （1）外周血 $CD4^+$和 $CD8^+$细胞、ANCA、抗 GBM 抗体、血清蛋白电泳、甲状腺功能 （2）双肾血管彩超、头颅 MRI、骨髓穿刺、骨盆平片、肌电图、脑电图、眼底检查等 3．药物治疗：糖皮质激素及免疫抑制剂 4．并发症如感染、水电解质紊乱等的对症支持治疗			
	病程记录	上级医师查房记录	是否有重点内容并结合本病例： 1．补充病史和查体 2．诊断、鉴别诊断分析 3．进行病情初步评估，病情严重度分级 4．病情评估和预后评估 5．治疗方案分析，提出诊疗意见 6．提示需要观察和注意的内容，如各种狼疮危象，如脑病等	5□ 4□ 3□ 1□ 0□		入院 48 小时内完成
		住院医师查房记录	是否记录、分析全面： 1．主要症状的变化 2．具体治疗措施：如激素控制系统性红斑狼疮活动、控制血压、保护肾脏 3．分析：辅助检查结果、治疗方案、病情及评估、预后评估等 4．上级医师查房意见的执行情况；患者及家属意见，以及医师的解释内容	5□ 4□ 3□ 1□ 0□		
住院第 2~7 天	病程记录	住院医师查房记录	是否记录、分析如下内容： 1．主要症状的变化，药物不良反应 2．核查辅助检查的结果是否有异常 3．病情评估 4．调整治疗分析 5．上级医师意见执行情况 6．签署各种必要的知情同意书、自费用品协议书的情况 7．肾穿刺术前准备情况	5□ 4□ 3□ 1□ 0□		
		上级医师查房记录	是否记录： 1．根据初步的检查结果制订下一步诊疗方案 2．对系统性红斑狼疮疾病活动指数（SLE-DAI）进行评分 3．根据情况调整基础用药 4．完成进行肾穿刺活检的术前评估 5．补充、更改和确定诊断分析	5□ 4□ 3□ 1□ 0□		

续 表

住院时间＼监控类别		监控项目	监控要点	分数	减分理由	备注
	病程记录	住院医师查房记录	是否记录、分析如下内容： 1．病情变化 2．根据检查结果确定没有肾穿刺的禁忌证 3．肾穿刺记录 4．肾穿刺术后的病情 5．是否出现肾穿刺合并症 6．病理结果分析	5□ 4□ 3□ 1□ 0□		
住院第8~10天	术后首次病程记录		是否记录： 1．简述手术过程 2．生命体征 3．3 次尿常规结果 4．术后注意事项 5．术后治疗措施（术后医嘱）	5□ 4□ 3□ 1□ 0□		
住院第11~15天	病程记录	住院医师查房记录	是否记录、分析： 1．目前症状缓解情况 2．病情评估、疗效及治疗不良反应评估 3．其他专科会诊意见 4．目前的治疗情况 5．分析是否符合出院标准，明确出院时间 6．出院后的治疗方案 7．出院后注意事项	5□ 4□ 3□ 1□ 0□		
		上级医师查房记录	是否记录、分析： 1．对病情、已完成的诊疗进行总结分析，评估一般情况、肾功能、并发症或合并症、治疗副作用等，并提出下一步诊疗意见 2．补充、更改诊断分析和确定诊断分析 3．疗效评估，预期目标完成情况 4．确定符合出院标准 5．出院后治疗方案	5□ 4□ 3□ 1□ 0□		
住院第12~16天（出院日）	病程记录	住院医师查房记录	是否记录： 1．目前症状及体征的缓解情况 2．实验室检查结果 3．目前治疗，如激素的使用情况 4．出院后治疗方案 5．向患者交代出院后注意事项	5□ 4□ 3□ 1□ 0□		
	出院记录		记录是否齐全，重要内容无遗漏，如： 1．入院情况及入院诊断 2．诊疗经过 3．出院情况：症状、体征等 4．出院诊断 5．出院医嘱：出院带药需写明药物名称、用量、服用方法，需要调整的药物要注明调整的方法；出院后患者需要注意的事项；门诊复查时间及项目等	5□ 4□ 3□ 1□ 0□		
	操作记录		是否记录： 1．自然项目（另页书写时）	5□ 4□ 3□		

续 表

住院时间	监控类别	监控项目	监控要点	分数	减分理由	备注
			2．操作名称 3．操作时间 4．操作步骤 5．操作结果 6．患者一般情况 7．操作过程是否顺利，有无不良反应 8．术后注意事项及是否向患者说明 9．如有麻醉，记录麻醉情况并有麻醉师签名 10．操作者签名及时间	1□ 0□		术者记录
	特殊检查、特殊治疗同意书等医学文书		包括自然项目（另页书写时）、特殊检查、特殊治疗项目名称、目的、可能出现的并发症及风险、患者或家属签署是否同意检查或治疗、患者签名、医师签名等	5□ 4□ 3□ 1□ 0□		
	病危（重）通知书		包括自然项目（另页书写时）、目前诊断、病情危重情况，患方签名、医师签名并填写日期	5□ 4□ 3□ 1□ 0□		
重点医嘱	长期医嘱	住院第1天	1．肾脏病护理常规 2．一级护理 3．低盐饮食 4．记出入液量 5．监测血压 6．患者既往基础用药	5□ 4□ 3□ 1□ 0□		
		住院第2~7天	1．患者既往基础用药 2．降压、利尿药（酌情） 3．抗菌药物（酌情） 4．对症支持治疗（维持内环境稳定、控制血压、保护肾功能、改善贫血、降低血脂等）			
		住院第8~10天	1．根据并发症的诊断给予相应的治疗 2．处理肾活检相应并发症 3．对症支持治疗			
		住院第11~15天	1．根据病情给予相应的免疫抑制治疗 2．继续对症支持治疗			
	临时医嘱	住院第1天	1．血常规+网织红细胞计数、尿常规、粪常规、外周血涂片 2．肝肾功能、电解质、肌酶、血糖、血脂、凝血功能、感染性疾病筛查、抗核抗体、抗dsDNA抗体、抗心肌磷脂抗体、抗Sm抗体、ENA多肽抗体谱，补体C3、C4，免疫球蛋白、RF、CRP、ESR、ASO、抗人球蛋白试验 3．24小时尿蛋白定量、尿沉渣检查 4．B超、胸片、心电图、超声心动图			

续 表

监控类别 住院时间	监控项目	监控要点	分数	减分理由	备注
	住院第 2~7 天	1. 肾穿刺前停用抗凝和抗血小板药 2. 24 小时尿蛋白定量 3. 外周血涂片 4. 监测肾功能、电解质 5. 血 $CD4^+$和 $CD8^+$细胞、ANCA、蛋白电泳、甲状腺功能，双肾血管彩超、头颅 MRI、骨髓穿刺、骨盆平片、肌电图、脑电图、眼底检查等（必要时） 6. 其他特殊医嘱			
	住院第 8~10 天	1. 肾穿刺医嘱（完善检查后） 2. 复查血常规、凝血功能、电解质、肾功能、肝功能（必要时） 3. 尿蛋白定量，尿沉渣镜检 4. 其他特殊医嘱			
	住院第 11~15 天	1. 复查入院时结果明显异常的检查项目和血压、肾功能 2. 24 小时尿蛋白定量及尿沉渣检查 3. 重要的专科检查项目			
	住院第 12~16 天（出院日）	1. 出院带药 2. 门诊随诊时间 3. 随访实验室检查单			
一般书写规范	各项内容	完整、准确、清晰、签字	5□ 4□ 3□ 1□ 0□		
变异情况	变异条件及原因	1. 出现肾功能急剧恶化、恶性高血压等严重并发症，需要在住院期间处理 2. 新出现其他系统合并症，如血液系统、神经系统症状需要住院治疗 3. 出现治疗相关的并发症如感染、血糖升高或肾穿刺并发症，需要在住院期间处理 4. 虽然诊断为狼疮性肾炎，但出现持续少尿、急性肾衰竭或存在慢性肾功能不全，需要替代治疗的患者，以及伴有严重感染、心力衰竭的患者	5□ 4□ 3□ 1□ 0□		

（四）IgA 肾病行肾穿刺活检

IgA 肾病行肾穿刺活检临床路径

1. 进入临床路径标准

疾病诊断：慢性肾炎综合征、复发性或持续性血尿（ICD-10：N02. N03）

病理诊断：IgA 肾病（ICD-10：N02. 1/N02. 2/N02. 3/N02. 5/N02. 8）

手术操作：经皮肾穿刺（ICD-9-CM-3：55. 23）

2. 病案质量监控表

<table>
<tr><th colspan="2">监控类别
住院时间</th><th colspan="2">监控项目</th><th>监控要点</th><th>分数</th><th>减分理由</th><th>备注</th></tr>
<tr><td colspan="2" rowspan="4">首页</td><td colspan="2">主要诊断名称及编码</td><td>IgA 肾病（ICD-10：N02.1/ N02.2/ N02.3/ N02.5/ N02.8）</td><td rowspan="3">5□
4□
3□
1□
0□</td><td rowspan="3"></td><td rowspan="3"></td></tr>
<tr><td colspan="2">主要手术名称及编码</td><td>经皮肾穿刺（ICD-9-CM-3：55.23）</td></tr>
<tr><td colspan="2">其他诊断名称及编码</td><td>无遗漏，编码准确</td></tr>
<tr><td colspan="2">其他项目</td><td>内容完整、准确、无遗漏</td><td>5□
4□
3□
1□
0□</td><td></td><td></td></tr>
<tr><td rowspan="2">住院第1天</td><td rowspan="2">入院记录</td><td rowspan="2">主诉与现病史</td><td>主要症状</td><td>是否记录本病最主要的症状及发病时间，如血尿、双下肢水肿等，并重点描述：
1. 发作及加重的诱因
2. 起病特点
3. 尿的颜色：尿色深，发红，或者肉眼血尿；如出现肉眼血尿，描述是否全程血尿，有无疼痛，有无血丝、血块
4. 尿性状改变：如尿中泡沫增多，有无尿量异常、少尿、无尿、夜尿增多
5. 尿颜色以及性状改变与感染、劳累的关系，水肿情况与时间的关系
6. 有无颜面部或双下肢水肿，有无腰痛，部位、性质程度
7. 缓解方式
8. 对体力、饮食、睡眠、活动的影响</td><td>5□
4□
3□
1□
0□</td><td></td><td rowspan="2">入院24小时内完成</td></tr>
<tr><td>病情演变过程</td><td>是否描述主要症状的演变过程，如：
尿颜色及性状的变化过程</td><td>5□
4□
3□
1□
0□</td><td></td></tr>
</table>

续 表

住院时间＼监控类别		监控项目		监控要点	分数	减分理由	备注
			其他伴随症状	是否记录伴随症状，如： 1．头晕，头痛，耳鸣，视物模糊（可能与高血压相关） 2．恶心，呕吐，食欲下降（可能与氮质血症有关） 3．胸闷，憋气，夜间呼吸困难（可能与心功能不全有关） 4．发热，咽痛，咳嗽，咳痰，腹痛，腹泻，皮肤损害（可能与感染有关） 5．有无听力以及视力异常（可能存在 Alport 综合征）	5□ 4□ 3□ 1□ 0□		
			住院前诊疗过程	是否记录诊断、治疗情况，如： 1．做过何种检查，结果是否正常 2．诊断过何种疾病 3．用过何种药物，用药时间、剂量、总量及效果如何	5□ 4□ 3□ 1□ 0□		
		既往史 个人史 家族史		是否按照病历书写规范记录，并重点记录： 1．饮食习惯、环境因素、精神因素及嗜好等 2．慢性疾病史 3．家族中有无类似患者	5□ 4□ 3□ 1□ 0□		
		体格检查		是否按照病历书写规范记录，并重点记录重要体征，无遗漏，如： 血压；两侧扁桃体肿大；颜面部水肿，双下肢或低垂部位可凹性水肿；少数患者可出现双侧肾脏叩击痛；呼吸道感染的体征等	5□ 4□ 3□ 1□ 0□		
		辅助检查		是否记录辅助检查结果，如： 尿常规、肾功能、肾活检等	5□ 4□ 3□ 1□ 0□		
	首次病程记录	病例特点		是否简明扼要，重点突出，无遗漏： 1．年龄、特殊的生活习惯及嗜好等 2．病情特点 3．突出的症状和体征 4．辅助检查结果 5．其他疾病史	5□ 4□ 3□ 1□ 0□		入院8小时内完成
		初步诊断		第一诊断为：慢性肾炎综合征、复发性或持续性血尿（ICD-10：N02，N03）	5□ 4□ 3□ 1□ 0□		
		诊断依据		是否充分、分析合理： 1．典型者为青少年 2．起病缓慢，病程迁延，患病时间超过 3 个月，部分患者急性起病，病程较短 3．血尿以畸形红细胞尿为主，常有不同程度的蛋白尿，可伴有高血压和肾功能减退 4．肾活检病理诊断为 IgA 肾病 5．排除继发性因素	5□ 4□ 3□ 1□ 0□		

续 表

监控类别 住院时间		监控项目	监控要点	分数	减分理由	备注
		鉴别诊断	是否根据病例特点与下列疾病鉴别： 1．外科血尿 2．其他原因导致的水肿：心脏，肝脏，甲状腺等 3．Ⅰ型或Ⅲ型新月体肾炎 4．遗传性肾小球疾病：Alport 综合征，薄基底膜肾病等 5．其他肾小球疾病	5□ 4□ 3□ 1□ 0□		
		诊疗计划	是否全面并具有个性化： 1．是否完成并记录必需的检查项目 （1）血常规、尿常规、粪常规 （2）肝肾功能、电解质、血糖、血脂、凝血功能、蛋白电泳、CRP、ESR、免疫指标（ANA 谱、IgG、IgA、IgM、C3、C4、RF、ASO）、感染性疾病筛查（乙肝、丙肝、梅毒、艾滋病等） （3）24 小时尿蛋白定量、尿红细胞位相 （4）B 超（双肾、输尿管和膀胱）、胸片、心电图 2．肾穿刺活检：如无禁忌证，必须行肾活检病理检查，明确诊断及病理类型，以指导治疗，估计预后。肾活检前必需的检查项目 （1）血常规、尿常规 （2）肝肾功能、凝血功能、感染性疾病筛查（乙肝、丙肝、梅毒、艾滋病等） （3）24 小时尿蛋白定量 （4）B 超（双肾、输尿管和膀胱） 3．是否记录分析根据患者病情选择的辅助检查，如 ANCA、抗 GBM 抗体、HLA-27、超声心动图、腹部超声、双肾血管彩超、甲状腺功能、尿 β_2 微球蛋白、尿 N-乙酰-β 氨基葡萄糖苷酶（NAG）、血和尿免疫固定电泳、血和尿轻链定量、肿瘤标志物、电测听、眼底镜和裂隙灯检查等 4．对症治疗：控制血压，利尿消肿 5．肉眼血尿明显且无水负荷患者注意水化，碱化尿液 6．存在感染患者抗感染 7．肾活检 8．激素以及细胞毒药物治疗 9．严重肾功能不全患者透析治疗	5□ 4□ 3□ 1□ 0□		
住院第 2 天	病程记录	上级医师查房记录	是否有重点内容并结合本病例： 1．补充病史和查体 2．诊断、鉴别诊断分析 3．病情评估，病情分级 4．预后评估 5．治疗方案分析，提出诊疗意见，如激素的使用等 6．提示需要观察和注意的内容	5□ 4□ 3□ 1□ 0□		入院 48 小时内完成

续 表

住院时间 \ 监控类别		监控项目	监控要点	分数	减分理由	备注
		住院医师查房记录	是否记录、分析全面： 1．病情：主要症状和体征 2．具体治疗措施：控制血压、减少尿蛋白、保护肾功能药：血管紧张素酶抑制剂（ACEI）、血管紧张素受体阻断剂（ARB）（必要时）；如果肾穿刺前使用了抗凝药或抗血小板药，宜提前 7 天停用抗血小板药（包括具有活血化瘀作用的中药）、提前 3 天停用抗凝药 3．分析：辅助检查结果、治疗方案、病情及评估、预后评估等 4．记录：上级医师查房意见的执行情况；患者及家属意见，以及医师的解释内容 5．签署各种必要的知情同意书、自费用品协议书 6．请相关科室会诊（必要时）	5□ 4□ 3□ 1□ 0□		
住院第 3~7 天	病程记录	住院医师查房记录	是否记录、分析如下内容： 1．病情变化、尿颜色及性状情况 2．辅助检查结果，对诊断治疗的影响 3．治疗效果、是否调整治疗、更改的治疗措施及原因 4．上级医师查房意见的执行情况 5．相关科室会诊意见 6．签署知情同意书	5□ 4□ 3□ 1□ 0□		
		上级医师查房记录	是否对病情、已完成的诊疗进行总结分析，并提出下一步诊疗意见，如： 1．进行肾穿刺活检的术前评估 2．慢性肾炎综合征及合并症（高血压等）的诊断	5□ 4□ 3□ 1□ 0□		
	术后首次病程记录		是否记录： 1．简述手术过程 2．术后医嘱及注意事项	5□ 4□ 3□ 1□ 0□		
住院第 8~13 天	病程记录	住院医师查房记录	是否记录： 1．病情变化、尿颜色及性状情况 2．辅助检查结果，对诊断、治疗的影响 3．治疗效果、是否调整治疗、更改的治疗措施及原因 4．上级医师查房意见的执行情况 5．相关科室会诊意见 6．肾穿刺术后，注意观察生命体征、患者有无严格卧床，观察有无贫血貌，观察有无腰部胀痛，观察尿颜色、有无排尿困难（必要时导尿）	5□ 4□ 3□ 1□ 0□		术后连续 3 天须有参加手术的医师或上级医师的查房记录
		上级医师查房记录	是否记录、分析： 1．肾穿刺和病理结果分析 2．评估一般情况、慢性肾炎综合征并发症或合并症、肾功能、治疗不良反应等 3．结合病理诊断和临床表现，提出系统的治疗方案	5□ 4□ 3□ 1□ 0□		

续 表

监控类别 住院时间		监控项目	监控要点	分数	减分理由	备注
			4. 疗效评估，预期目标完成情况 5. 判断是否符合出院标准 6. 确定是否出院日期 7. 出院后治疗方案			
住院第14天（出院日）	病程记录	住院医师查房记录	是否记录： 1. 目前病情 2. 目前的治疗情况 3. 分析符合出院标准 4. 出院后的治疗方案 5. 向患者及其家属交待出院后注意事项，预约复诊日期、病理结果、病理意义、病理等级等，强调长期随访重要性并进行必要的饮食教育	5□ 4□ 3□ 1□ 0□		
	出院记录		记录是否齐全，重要内容无遗漏，如： 1. 入院情况 2. 诊疗经过 3. 出院情况：症状、体征等 4. 出院医嘱：出院带药需写明药物名称、用量、服用方法，需要调整的药物要注明调整的方法；出院后患者需要注意的事项；门诊复查时间及项目等	5□ 4□ 3□ 1□ 0□		
	操作记录	肾穿刺	是否记录 1. 自然项目（另页书写时） 2. 操作名称 3. 操作时间 4. 操作步骤 5. 操作结果 6. 患者一般情况 7. 操作过程是否顺利，有无不良反应 8. 术后注意事项及是否向患者说明 9. 如有麻醉，记录麻醉情况并有麻醉师签名 10. 操作者签名及时间	5□ 4□ 3□ 1□ 0□		术者记录
	特殊检查、特殊治疗同意书等医学文书		包括自然项目（另页书写时）、特殊检查、特殊治疗项目名称、目的、可能出现的并发症及风险、患者或家属签署是否同意检查或治疗、患者签名、医师签名等	5□ 4□ 3□ 1□ 0□		
	病危（重）通知书		包括自然项目（另页书写时）、目前诊断、病情危重情况，患方签名、医师签名并填写日期	5□ 4□ 3□ 1□ 0□		
重点医嘱	长期医嘱	住院第1天	1. 肾脏病护理常规 2. 一/二级护理 3. 低盐饮食			
		住院第2天	1. 肾脏病护理常规 2. 一/二级护理			

续 表

监控类别 住院时间		监控项目	监控要点	分数	减分理由	备注
			3．低盐饮食 4．使用 ACEI/ARB 类药物（酌情） 5．使用抗菌药物（酌情）			
		住院第 3~7 天	1．肾脏病护理常规 2．一级/二级护理 3．低盐饮食 4．使用 ACEI/ARB 类药物（酌情） 5．患者既往基础用药 6．使用抗菌药物（酌情） 7．根据并发症的诊断给予相应的治疗			
		住院第 8~13 天	1．肾脏病护理常规根据病情调整长期用药 2．一级/二级护理 3．低盐饮食 4．患者既往基础用药 5．根据并发症的诊断给予相应的治疗			
	临时医嘱	住院第 1 天	1．血常规、尿常规、粪常规 2．肝肾功能、电解质、血糖、血脂、凝血功能、蛋白电泳、CRP、ESR、免疫指标、感染性疾病筛查 3．24 小时尿蛋白定量、尿红细胞位相 4．肾脏超声、心电图、胸片	5□ 4□ 3□ 1□ 0□		
		住院第 2 天	1．降压、利尿药（酌情） 2．ANCA、HLA-27、抗 GBM 抗体、尿 NAG、超声心动图、双肾血管彩超、甲状腺功能、血和尿免疫固定电泳、血和尿轻链定量、肿瘤标志物等（必要时） 3．其他特殊医嘱			
		住院第 3~7 天	1．复查血常规、凝血功能、电解质、肾功能、肝功能、尿蛋白定量（必要时） 2．肾穿刺医嘱（完善检查后） 3．肾穿刺前停用抗凝和抗血小板药 4．其他特殊医嘱			
		住院第 8~13 天	1．复查血常规、凝血功能、电解质、肾功能、肝功能、尿蛋白定量；复查入院时阳性检查项目和血压、肾功能、24 小时尿蛋白定量等专科重要检查项目（必要时） 2．肾穿刺医嘱（完善检查后） 3．肾穿刺前停用抗凝和抗血小板药 4．其他特殊医嘱			
		住院第 14 天(出院日)	1．出院带药 2．门诊随诊时间 3．随访实验室检查单			
一般书写规范		各项内容	完整、准确、清晰、签字	5□ 4□ 3□ 1□ 0□		

续　表

监控类别 住院时间	监控项目	监控要点	分数	减分理由	备注
变异情况	变异条件及原因	1．出现肾功能急剧恶化、恶性高血压等严重并发症，需要在住院期间处理 2．新出现其他系统合并症，需要住院治疗 3．出现治疗相关的并发症，或肾穿刺并发症，需要住院期间处理 4．虽然病理诊断是 IgA 肾病，但临床诊断不是慢性肾炎综合征、复发性或持续性血尿的患者	5□ 4□ 3□ 1□ 0□		

六、内分泌科

（一）1 型糖尿病（不伴急性并发症）

1 型糖尿病（不伴急性并发症）临床路径

1．进入临床路径标准

疾病诊断：1 型糖尿病（不伴急性并发症）(ICD-10：E10. 2- E10. 9)

2．病案质量监控表

住院时间 \ 监控类别		监控项目		监控要点	分数	减分理由	备注
首页		主要诊断名称及编码		1 型糖尿病（不伴急性并发症）(ICD-10: E10.2-E10.9)	5□ 4□ 3□ 1□ 0□		
		其他诊断名称及编码		无遗漏，编码准确			
		其他项目		内容完整、准确、无遗漏	5□ 4□ 3□ 1□ 0□		
住院第1天	入院记录	主诉与现病史	主要症状	是否描述本病最主要的症状及发病时间，如：多饮、多尿、多食、体重下降，并重点描述： 1．发病情况：起病急缓 2．具体描述三多一少的数量 3．是否依赖胰岛素治疗	5□ 4□ 3□ 1□ 0□		入院24小时内完成
			病情演变过程	是否描述： 1．三多一少数量的变化 2．逐渐出现合并症的情况，如酮症酸中毒、心血管病变、肾脏病变、神经病变、眼病变等	5□ 4□ 3□ 1□ 0□		
			其他伴随症状	是否记录伴随症状，如： 1．乏力、虚弱、视物模糊、皮肤感觉异常和麻木 2．女性患者是否有外阴瘙痒 3．幼年发病是否伴有发育受限 4．是否伴有其他自身免疫性疾病的症状 5．是否伴有合并症的症状	5□ 4□ 3□ 1□ 0□		
			住院前诊疗过程	是否记录诊断、治疗情况，如： 1．是否诊断过“1 型糖尿病”或诊断为其他疾病 2．是否做过血糖、糖化血红蛋白（HbA1c）、胰岛 B 细胞自身抗体、口服糖耐量试验和同步 C 肽释放试验等 3．是否用过胰岛素或口服降糖药等，效果如何	5□ 4□ 3□ 1□ 0□		

续 表

住院时间 \ 监控类别		监控项目	监控要点	分数	减分理由	备注
		既往史 个人史 家族史	是否按照病历书写规范记录，并重点记录： 1．自身免疫性疾病病史，如Graves病、桥本甲状腺炎、恶性贫血、原发性慢性肾上腺皮质功能减退等 2．感染史、外伤史、手术史等 3．家族中有无类似患者	5□ 4□ 3□ 1□ 0□		
		体格检查	是否按照病历书写规范记录，并记录重要体征，无遗漏，如： 1．身材矮小、脸色萎黄、毛发少光泽等 2．体型消瘦、口唇干裂 3．皮肤疖痈、下肢坏疽 4．视力、晶体、眼底改变 5．立卧心率差数试验阳性、心律失常 6．周围神经及自主神经查体阳性，如四肢远端痛觉过敏或触觉减退，音叉震动觉及位置觉减低，双膝、踝反射减低或消失，肌萎缩等 7．与鉴别诊断有关的体征等	5□ 4□ 3□ 1□ 0□		
		辅助检查	是否记录辅助检查结果，如： 1．空腹血糖升高 2．糖耐量试验阳性 3．空腹或餐后的血清C肽水平 4．免疫标志物：胰岛素自身抗体（IAA）、胰岛细胞抗体（ICA）、谷氨酸脱羧酶抗体（GAD）、胰岛抗原抗体（IA-2）	5□ 4□ 3□ 1□ 0□		
	首次病程记录	病例特点	是否简明扼要，重点突出，无遗漏： 1．年龄、既往健康状况、特殊的生活习惯及嗜好等 2．病情特点 3．突出的症状和体征 4．辅助检查结果 5．其他疾病史	5□ 4□ 3□ 1□ 0□		入院8小时内完成
		初步诊断	第一诊断为：1型糖尿病（不伴急性并发症）（ICD-10：E10.2-E10.9）	5□ 4□ 3□ 1□ 0□		
		诊断依据	是否充分、分析合理： 1．达到1型糖尿病诊断标准 2．具备1型糖尿病特点 （1）通常年轻起病，起病迅速，症状明显，中至重度的临床症状，包括体重下降、多尿、烦渴、多饮、体型消瘦、酮尿或酮症酸中毒等 （2）空腹或餐后的血清C肽水平低或缺乏 （3）可出现免疫标志物：胰岛素自身抗体、胰岛细胞抗体、谷氨酸脱羧酶抗体、胰岛抗原抗体 （4）需要胰岛素治疗	5□ 4□ 3□ 1□ 0□		

续 表

住院时间 \ 监控类别		监控项目	监控要点	分数	减分理由	备注
			（5）可伴有其他自身免疫性疾病 3．分型： （1）免疫介导（1A 型） （2）特发性（1B 型）			
		鉴别诊断	是否根据病例特点与下列疾病鉴别： 1．非葡萄糖尿 2．非糖尿病性葡萄糖尿 3．继发性糖尿病	5□ 4□ 3□ 1□ 0□		
		诊疗计划	是否全面并具有个性化： 1．完成必需的检查项目 （1）血常规、尿常规+酮体、粪常规 （2）全天毛细血管血糖谱（三餐前、三餐后 2 小时、睡前、必要时，0 时、上午 3 时、3am 等） （3）肝肾功能、电解质、血脂 （4）胸片、心电图、腹部及妇科 B 超 （5）糖化血红蛋白、胰岛 B 细胞自身抗体（ICA、GAD）、口服糖耐量试验和同步 C 肽释放试验（病情允许时） （6）并发症相关检查（新诊断糖尿病和病程超过 5 年定期复诊者）：尿蛋白、肌酐、24 小时尿蛋白定量，眼底检查、神经传导速度、超声心动图、颈动脉和下肢血管彩超等 2．根据患者病情选择 （1）血气分析、糖化血清蛋白（果糖胺）、胰岛 B 细胞自身抗体（IAA、IA-2 等）、动态血糖监测［血糖未达标和（或）血糖波动较大者］ （2）相关免疫指标（红细胞沉降率、CRP、RF、免疫球蛋白全套、补体全套、ANA 和 ENA），自身抗体（抗甲状腺、抗肾上腺、抗卵巢、抗甲状旁腺抗体等），内分泌腺体功能评估（甲状腺、肾上腺、性腺、甲状旁腺、垂体） 3．糖尿病宣传教育和管理，自我血糖监测、低血糖事件评估 4．饮食疗法、运动疗法 5．体重、尿酮体监测及并发症检测 6．胰岛素强化治疗及联合口服药物治疗 7．对症治疗	5□ 4□ 3□ 1□ 0□		
	病程记录	上级医师查房记录	是否有重点内容并结合本病例： 1．补充病史和查体 2．诊断、鉴别诊断分析 3．病情评估、疗效评估和预后评估 4．治疗方案分析，提出诊疗意见，如胰岛素的使用 5．提示需要观察和注意的内容	5□ 4□ 3□ 1□ 0□		入院 48 小时内完成

续 表

监控类别 住院时间		监控项目	监控要点	分数	减分理由	备注
		住院医师查房记录	是否记录、分析全面，如： 1．主要症状和体征的变化、病情变化 2．具体治疗措施，如胰岛素的使用剂量等 3．上级医师查房意见的执行情况 4．知情告知情况，患者及家属意见	5□ 4□ 3□ 1□ 0□		
住院第2~10天	病程记录	住院医师查房记录	是否记录、分析： 1．病情变化、血糖监测情况、胰岛素等药物不良反应 2．辅助检查结果，对诊断、治疗的影响 3．治疗效果、是否调整胰岛素治疗剂量、更改的治疗措施及原因 4．上级医师查房意见的执行情况 5．相关科室会诊意见 6．健康宣传教育情况	5□ 4□ 3□ 1□ 0□		
		上级医师查房记录	是否记录： 1．对病情、已完成的诊疗进行总结分析，并提出下一步诊疗意见，如确定胰岛素注射方案，调整胰岛素剂量 2．补充、更改诊断分析和确定诊断分析	5□ 4□ 3□ 1□ 0□		
住院第10~20天（出院日）	病程记录	住院医师查房记录	是否记录、分析： 1．目前三多一少改善情况 2．合并症、并发症的情况 3．目前的治疗情况，胰岛素等药物的使用情况 4．病情评估及疗效评估，实验室检查指标正常与否 5．符合出院标准 6．出院后的治疗方案及出院后注意事项	5□ 4□ 3□ 1□ 0□		
		上级医师查房记录	是否记录、分析： 1．疗效评估，预期目标完成情况 2．判断是否符合出院标准 3．确定是否出院 4．出院后治疗方案	5□ 4□ 3□ 1□ 0□		
	出院记录		记录是否齐全，重要内容无遗漏，如： 1．入院情况 2．诊疗经过：胰岛素或口服降糖药物治疗情况（使用方法和剂量以及效果） 3．出院情况：症状、体征等 4．出院医嘱：出院带药需写明药物名称、用量、服用方法，需要调整的药物要注明调整的方法；出院后患者需要注意的事项；门诊复查时间及项目等	5□ 4□ 3□ 1□ 0□		
	操作记录		包括自然项目（另页书写时）、操作名称、操作时间、操作步骤、结果及患者一般情况，记录过程是否顺利、有无不良反应，术后注意事项及是否向患者说明，操作医师签名	5□ 4□ 3□ 1□ 0□		

续 表

监控类别 / 住院时间		监控项目	监控要点	分数	减分理由	备注
	特殊检查、特殊治疗同意书等医学文书		包括自然项目（另页书写时）、特殊检查、特殊治疗项目名称、目的、可能出现的并发症及风险、患者或家属签署是否同意检查或治疗、患者签名、医师签名等	5□ 4□ 3□ 1□ 0□		
	病危（重）通知书		包括自然项目（另页书写时）、目前诊断、病情危重情况，患方签名、医师签名并填写日期	5□ 4□ 3□ 1□ 0□		
重点医嘱	长期医嘱	住院第1天	1．内科护理常规/糖尿病护理常规 2．二级护理 3．糖尿病饮食 4．全天血糖谱 5．初步设定多次胰岛素注射或胰岛素泵治疗的基础剂量及餐前胰岛素剂量	5□ 4□ 3□ 1□ 0□		
		住院第2~10天	1．同前 2．调整胰岛素剂量 3．降糖药			
	临时医嘱	住院第1天	1．血常规、尿常规+酮体、粪常规 2．肝肾功能、电解质、血脂 3．糖化血红蛋白、胰岛B细胞自身抗体 4．并发症相关检查 5．X线胸片、心电图、腹部及妇科B超 6．血气分析、动态血糖监测（必要时）			
		住院第2~10天	1．口服糖耐量试验和同步C肽释放试验 2．加测凌晨0时，上午3时毛细血管血糖（必要时）并发症相关检查 3．免疫指标、其他自身抗体、内分泌腺功能评估（必要时） 4．并发症的相关处理			
		住院第10~20天（出院日）	1．出院带药 2．门诊随诊时间			
一般书写规范		各项内容	完整、准确、清晰、签字	5□ 4□ 3□ 1□ 0□		
变异情况		变异条件及原因	1．出现急性并发症（低血糖昏迷、高渗性昏迷、酮症酸中毒、乳酸酸中毒等），则按相应路径或指南进行救治，退出本路径 2．合并妊娠或伴有增加控制血糖难度的合并症，延长住院时间，则按相应路径或指南进行治疗 3．若必须同时服用对血糖或降糖药物有影响的药物，或患者对胰岛素制剂、降糖药物有过敏情况时，导致住院时间延长、住院费用增加	5□ 4□ 3□ 1□ 0□		

续　表

监控类别 / 住院时间	监控项目	监控要点	分数	减分理由	备注
		4．出现严重的糖尿病慢性并发症（糖尿病肾病，眼部、心血管、神经系统并发症，皮肤病变，糖尿病足）或合并感染，导致住院时间延长、住院费用增加			

（二）2 型糖尿病

2 型糖尿病临床路径

1．进入临床路径标准

疾病诊断：2 型糖尿病（不伴急性并发症）(ICD-10：E11. 2- E11. 9）

2．病案质量监控表

住院时间 \ 监控类别		监控项目		监控要点	分数	减分理由	备注
首页		主要诊断名称及编码		2 型糖尿病（ICD-10：E11.2-E11.9）	5□ 4□ 3□ 1□ 0□		
		其他诊断名称及编码		无遗漏，编码准确			
		其他项目		内容完整、准确、无遗漏	5□ 4□ 3□ 1□ 0□		
住院第1天	入院记录	主诉与现病史	主要症状	是否描述本病最主要的症状及发病时间： 1．主要症状如多饮、多尿和不明原因的体重下降 2．多饮、多尿和体重下降的具体情况 3．起病特点	5□ 4□ 3□ 1□ 0□		入院24小时内完成
			病情演变过程	是否描述： 1．主要症状的发展变化 2．逐渐出现新的症状	5□ 4□ 3□ 1□ 0□		
			其他伴随症状	是否记录伴随症状，如： 乏力、慢性腹泻、视物模糊、皮肤感觉异常和麻木或并发症的症状，女性患者可伴有外阴瘙痒	5□ 4□ 3□ 1□ 0□		
			住院前诊疗过程	是否记录诊断、治疗情况，如： 1．是否诊断过“2 型糖尿病”或诊断为其他疾病 2．是否做过血糖、糖化血红蛋白（HbA1c)、胰岛 B 细胞自身抗体、口服糖耐量试验和同步 C 肽释放试验等 3．是否用过胰岛素或口服降糖药等，效果如何	5□ 4□ 3□ 1□ 0□		
		既往史 个人史 家族史		是否按照病历书写规范记录，并重点记录： 1．膳食结构、经济水平、体力活动、心理应激等 2．生活模式、吸烟、饮酒史	5□ 4□ 3□		

续 表

住院时间 \ 监控类别		监控项目	监控要点	分数	减分理由	备注
			3．肥胖、高血压、冠心病、肾病、眼病 4．遗传因素及地理环境等	1□ 0□		
		体格检查	是否按照病历书写规范记录，并记录重要体征，无遗漏，如： 1．体型、皮肤感染、下肢坏疽 2．立卧心率差数试验阳性、心律失常 3．视力、晶体、眼底改变 4．痛觉、温度觉、震动觉测定、10g 尼龙丝压力检查、踝肱比检查等 5．与鉴别诊断有关的体征等	5□ 4□ 3□ 1□ 0□		
		辅助检查	是否记录辅助检查结果，如： 1．血糖相关检查：血糖、口服糖耐量试验等 2．并发症相关检查：尿蛋白/肌酐、24 小时尿蛋白定量 3．其他：眼底检查、神经传导速度、心脏超声、颈动脉和下肢血管彩超等	5□ 4□ 3□ 1□ 0□		
	首次病程记录	病例特点	是否简明扼要，重点突出，无遗漏： 1．年龄、既往健康状况、特殊的生活习惯及嗜好等 2．病情特点 3．突出的症状和体征 4．辅助检查结果 5．其他疾病史	5□ 4□ 3□ 1□ 0□		入院8小时内完成
		初步诊断	第一诊断为：2 型糖尿病（ICD-10：E11.2-E11.9）	5□ 4□ 3□ 1□ 0□		
		诊断依据	是否充分、分析合理： 1．有糖尿病症状（典型症状包括多饮、多尿和不明原因的体重下降等）者满足以下标准中一项即可诊断糖尿病 （1）任意时间血浆葡萄糖≥11.1mmol/L（200mg/ dl） （2）空腹（禁食时间＞8 小时）血浆葡萄糖≥7.0mmol/L（126mg/dl） （3）75g 葡萄糖负荷后 2 小时血浆葡萄糖≥11.1 mmol/L（200mg/dl） 2．无糖尿病症状者，需满足以上三项标准中的两项	5□ 4□ 3□ 1□ 0□		
		鉴别诊断	是否根据病例特点与下列疾病鉴别： 1．1 型糖尿病 2．妊娠糖尿病 3．特殊类型糖尿病 4．继发性血糖升高的因素 5．其他导致尿糖阳性的因素	5□ 4□ 3□ 1□ 0□		
		诊疗计划	是否全面并具有个性化： 1．是否完成并记录必需的检查项目			

续 表

住院时间 \ 监控类别		监控项目	监控要点	分数	减分理由	备注
			（1）血常规、尿常规（包括酮体）、粪常规 （2）全天毛细血管血糖谱（三餐前、三餐后 2 小时、睡前、必要时 0 时、3 时等），动态血糖监测（血糖未达标和（或）血糖波动较大者） （3）肝肾功能、血脂、电解质、血黏度 （4）糖化血红蛋白和糖化血清蛋白（果糖胺） （5）口服糖耐量试验和同步胰岛素或 C 肽释放试验 （6）X 线胸片、心电图、腹部 B 超 2．是否记录分析根据患者病情选择的辅助检查，如： （1）ICA、IAA、GAD、IA-2 自身抗体测定，血乳酸 （2）24 小时动态血压监测、运动平板试验、心肌核素检查、冠脉 CTA 或冠状动脉造影 （3）肿瘤指标筛查，感染性疾病筛查 3．一般治疗 （1）糖尿病知识教育 （2）饮食治疗 （3）运动疗法 4．药物治疗 （1）降血糖药物：口服降糖药、胰岛素或胰岛素类似物 （2）针对伴发疾病治疗的药物：降压药、调脂药、抗血小板聚集、改善微循环药物等 5．对症治疗	5□ 4□ 3□ 1□ 0□		
	病程记录	上级医师查房记录	是否有重点内容并结合本病例： 1．补充病史和查体 2．诊断、鉴别诊断分析 3．病情评估 4．预后评估 5．治疗方案分析，确定诊疗方案如胰岛素或口服降糖药的使用等 6．提示需要观察和注意的内容	5□ 4□ 3□ 1□ 0□		入院 48 小时内完成
		住院医师查房记录	是否记录、分析全面，如： 1．病情：主要症状和体征、血糖水平 2．具体治疗措施：如胰岛素或口服降糖药的用量、用法等 3．分析：辅助检查结果、治疗方案、病情及评估、预后评估等 4．记录：上级医师查房意见的执行情况，患者及家属意见，以及医师的解释内容 5．糖尿病知识的宣传教育情况	5□ 4□ 3□ 1□ 0□		
住院第 2~7 天	病程记录	住院医师查房记录	是否记录、分析： 1．病情变化、血糖变化、降糖药物不良反应等 2．辅助检查结果，对诊断、治疗的影响 3．治疗效果、是否调整胰岛素或口服降糖药治疗剂量、更改的治疗措施及原因	5□ 4□ 3□ 1□ 0□		

续 表

住院时间 \ 监控类别		监控项目	监控要点	分数	减分理由	备注
			4．上级医师查房意见的执行情况 5．相关科室会诊意见 6．健康宣传教育情况			
		上级医师查房记录	是否记录： 1．对病情、已完成的诊疗进行总结分析，并提出下一步诊疗意见 2．调整的治疗方案、调整的药物等及原因分析 3．补充、更改诊断分析和确定诊断分析	5□ 4□ 3□ 1□ 0□		
住院第8~10天	病程记录	住院医师查房记录	是否记录、分析： 1．目前症状改善情况、血糖水平 2．合并症、并发症的情况 3．目前的治疗情况，胰岛素或口服降糖药等药物的使用情况 4．病情评估及疗效评估 5．符合出院标准 6．出院后的治疗方案及出院后注意事项	5□ 4□ 3□ 1□ 0□		
		上级医师查房记录	是否记录、分析： 1．疗效评估，预期目标完成情况 2．判断是否符合出院标准 3．确定是否出院 4．出院后治疗方案	5□ 4□ 3□ 1□ 0□		
住院第10~14天（出院日）	病程记录	住院医师查房记录	是否记录： 1．目前糖尿病等症状、体征及检查结果缓解情况 2．出院后注意事项，如血糖、血压的监测频率，血糖血压及饮食运动情况及记录方法，预约复诊日期	5□ 4□ 3□ 1□ 0□		
	出院记录		记录是否齐全，重要内容无遗漏，如： 1．入院情况 2．诊疗经过：胰岛素或口服降糖药物治疗情况 3．出院情况：症状、体征，降糖药物使用情况 4．出院医嘱：出院带药需写明药物名称、用量、服用方法，需要调整的药物要注明调整的方法；出院后患者需要注意的事项；门诊复查时间及项目等	5□ 4□ 3□ 1□ 0□		
	操作记录		包括自然项目（另页书写时）、操作名称、操作时间、操作步骤、结果及患者一般情况，记录过程是否顺利、有无不良反应，术后注意事项及是否向患者说明，操作医师签名	5□ 4□ 3□ 1□ 0□		术者记录
	特殊检查、特殊治疗同意书等医学文书		包括自然项目（另页书写时）、特殊检查、特殊治疗项目名称、目的、可能出现的并发症及风险、患者或家属签署是否同意检查或治疗、患者签名、医师签名等	5□ 4□ 3□ 1□ 0□		
	病危（重）通知书		包括自然项目（另页书写时）、目前诊断、病情危重情况，患方签名、医师签名并填写日期	5□ 4□ 3□ 1□ 0□		

续 表

住院时间 \ 监控类别		监控项目	监控要点	分数	减分理由	备注
重点医嘱	长期医嘱	住院第1天	1．内科疾病护理常规/糖尿病护理常规 2．一/二级护理 3．糖尿病饮食 4．糖尿病健康宣教 5．毛细血糖测定，7次/天 有急性并发症者： 1．记24小时液体出入量 2．每1~2小时测血糖 3．建立静脉通道 4．吸氧、重症监护（必要时）	5□ 4□ 3□ 1□ 0□		
		住院第2~7天	1．糖尿病护理常规 2．根据情况调整护理级别 3．糖尿病饮食 4．口服降糖药或胰岛素的调整 5．降压药、调脂药及其他药物调整（必要时） 6．并发症相关检查与治疗			
		住院第8~10天	1．糖尿病护理常规 2．二/三级护理 3．运动及饮食治疗 4．降糖药物的调整 5．其他药物的应用及调整 6．并发症治疗方案及药物的调整			
	临时医嘱	住院第1天	1．血常规、尿常规（包括酮体）、粪常规 2．血糖谱、肝肾功能、血脂、电解质、血黏度、HbA1c、尿白蛋白测定、果糖胺、糖耐量试验和同步胰岛素或C肽释放试验 3．心电图、胸片、腹部B超 4．并发症相关检查 5．根据情况进行动态血糖、血压监测等检查项目 6．静脉补液（必要时） 7．对症处理 8．请相关科室会诊（必要时）			
		住院第2~7天	根据病情复查相应检查			
		住院第8~10天	根据病情复查相应检查			
		住院第10~14天（出院日）	出院带药 门诊随诊时间			
一般书写规范		各项内容	完整、准确、清晰、签字	5□ 4□ 3□ 1□ 0□		
变异情况		变异条件及原因	1．出现急性并发症（低血糖昏迷、高渗性昏迷、酮症酸中毒、乳酸酸中毒等），则按相应路径或指南			

续 表

监控类别 / 住院时间	监控项目	监控要点	分数	减分理由	备注
		进行救治，退出本路径 2．合并妊娠或伴有增加控制血糖难度的合并症，延长住院时间，则按相应路径或指南进行治疗 3．若必须同时服用对血糖或降糖药物有影响的药物，或患者对胰岛素制剂、降糖药物有过敏情况时，导致住院时间延长、住院费用增加 4．出现严重的糖尿病慢性并发症（糖尿病肾病，眼部、心血管、神经系统并发症，皮肤病变，糖尿病足），或合并感染，导致住院时间延长、住院费用增加	5□ 4□ 3□ 1□ 0□		

（三）嗜铬细胞瘤/副神经节瘤

嗜铬细胞瘤/副神经节瘤临床路径

1．进入临床路径标准

疾病诊断：嗜铬细胞瘤/副神经节瘤（ICD-10：D35.0 伴 M87000/0/M86931/1）

2．病案质量监控表

<table>
<tr><th colspan="2">监控类别
住院时间</th><th colspan="2">监控项目</th><th>监控要点</th><th>分数</th><th>减分理由</th><th>备注</th></tr>
<tr><td colspan="2" rowspan="3">首页</td><td colspan="2">主要诊断名称及编码</td><td>嗜铬细胞瘤/副神经节瘤（ICD-10：D35.0伴M87000/0/M86931/1）</td><td rowspan="2">5□
4□
3□
1□
0□</td><td rowspan="2"></td><td rowspan="2"></td></tr>
<tr><td colspan="2">其他诊断名称及编码</td><td>无遗漏，编码准确</td></tr>
<tr><td colspan="2">其他项目</td><td>内容完整、准确、无遗漏</td><td>5□
4□
3□
1□
0□</td><td></td><td></td></tr>
<tr><td rowspan="4">住院第1天</td><td rowspan="4">入院记录</td><td rowspan="4">主诉与现病史</td><td>主要症状</td><td>是否描述本病的最主要症状及发病时间：
1．阵发性剧烈头痛、大汗淋漓、心悸、心前区疼痛、恶心、呕吐、视物模糊等，严重者可出现急性左心衰竭或心脑血管意外等症状
2．发作持续时间：短则数秒、长则数小时以上
3．发作频率：多则一日数次，少则数月一次
4．部分患者可无症状
5．发作诱因：典型病例可因情绪激动、体位变化、创伤、排便等诱发</td><td>5□
4□
3□
1□
0□</td><td></td><td rowspan="4">入院24小时内完成</td></tr>
<tr><td>病情演变过程</td><td>是否描述：
主要症状的变化和发展，如发作持续时间、发作频率及程度等</td><td>5□
4□
3□
1□
0□</td><td></td></tr>
<tr><td>其他伴随症状</td><td>是否记录伴随症状，如：
1．发作终止后可出现发热、流涎、多尿等症
2．需要鉴别疾病的症状</td><td>5□
4□
3□
1□
0□</td><td></td></tr>
<tr><td>住院前诊疗过程</td><td>是否记录诊断、治疗情况，如：
1．是否做过24小时尿儿茶酚胺测定、影像学检查、^{131}I 或 ^{125}I MIBG 放射性核素功能等
2．用过何种药物，剂量、时间、效果等</td><td>5□
4□
3□
1□
0□</td><td></td></tr>
</table>

续 表

住院时间 \ 监控类别		监控项目	监控要点	分数	减分理由	备注
		既往史 个人史 家族史	是否按照病历书写规范记录，并重点记录： 1．过敏史等 2．吸烟、饮酒史 3．高血压、甲状腺功能亢进症、糖尿病、冠心病	5□ 4□ 3□ 1□ 0□		
		体格检查	是否按照病历书写规范记录，并记录重要体征，无遗漏，如： 1．体温、脉搏、呼吸、血压、意识状态 2．视力、瞳孔 3．心脏检查：心界、心律、杂音等 4．腹部检查 5．四肢检查等 6．与鉴别诊断有关的体征等	5□ 4□ 3□ 1□ 0□		
		辅助检查	是否记录辅助检查结果，如： 血、尿儿茶酚胺及其代谢物测定，激发试验和（或）抑制试验等；酌情行并发症的相关检查	5□ 4□ 3□ 1□ 0□		
	首次病程记录	病例特点	是否简明扼要，重点突出，无遗漏： 1．年龄、过敏史、特殊的生活习惯及嗜好等 2．病情特点 3．突出的症状和体征 4．辅助检查结果 5．其他疾病史	5□ 4□ 3□ 1□ 0□		入院8小时内完成
		初步诊断	第一诊断为：嗜铬细胞瘤/副神经节瘤（ICD-10：D35.0伴 M87000/0/M86931/1）	5□ 4□ 3□ 1□ 0□		
		诊断依据	是否充分、分析合理： 1．高血压，并具有嗜铬细胞瘤/副神经节瘤典型的症状，部分患者血压正常，且无症状 2．血压监测提示为阵发性高血压、阵发性高血压加重或持续性高血压 3．血或24小时尿儿茶酚胺（CA）或其代谢产物增高，阵发性高血压患者发作日4小时尿CA或其代谢产物较对照日4小时尿CA或其代谢产物高3倍以上 4．影像学检查发现肿瘤病灶 5．^{131}I或^{125}I MIBG放射性核素功能显像阳性	5□ 4□ 3□ 1□ 0□		
		鉴别诊断	是否根据病例特点与下列疾病鉴别： 1．高血压 2．甲状腺功能亢进症 3．糖尿病	5□ 4□ 3□ 1□ 0□		
		诊疗计划	是否全面并具有个性化： 1．是否完成并记录必需的检查项目 （1）血常规、尿常规、粪常规+潜血			

续 表

住院时间	监控类别	监控项目	监控要点	分数	减分理由	备注
			（2）肝肾功能、电解质、血气分析及肿瘤标志物 （3）血、尿儿茶酚胺及其代谢物测定，激发试验和（或）抑制试验 （4）胸片、心电图、动态血压、超声心动图、腹部超声、肾上腺CT或MRI 2．是否记录分析根据患者病情选择的辅助检查，如： （1）静脉分段取血测定血浆儿茶酚胺水平及其代谢产物 （2）^{131}I或^{125}I MIBG放射性核素功能显像 3．控制血压 4．对症治疗 5．手术切除肿瘤 6．放射性核素治疗	5□ 4□ 3□ 1□ 0□		
	病程记录	上级医师查房记录	是否有重点内容并结合本病例： 1．补充病史和查体 2．诊断、鉴别诊断分析 3．进行病情初步评估，病情严重度分级 4．病情评估和预后评估 5．治疗方案分析，提出诊疗意见 6．提示需要观察和注意的内容	5□ 4□ 3□ 1□ 0□		入院48小时内完成
		住院医师查房记录	是否记录、分析全面，如： 1．病情：对症状、体征变化进行描述 2．具体治疗措施：如术前应用肾上腺素能受体阻断剂、钙通道阻断剂、血管紧张素转换酶抑制剂、血管扩张剂、儿茶酚胺合成抑制剂、镇静剂 3．分析：辅助检查结果、治疗方案、病情及评估、预后评估等 4．记录：上级医师查房意见的执行情况；患者及家属意见，以及医师的解释内容	5□ 4□ 3□ 1□ 0□		
住院第2~7天	病程记录	住院医师查房记录	是否记录、分析： 1．记录症状、体征变化及药物不良反应 2．核查辅助检查的结果是否异常并分析 3．病情评估 4．调整治疗分析 5．上级医师意见执行情况等	5□ 4□ 3□ 1□ 0□		
		上级医师查房记录	是否记录： 1．对病情、已完成的诊疗进行总结分析，并提出下一步诊疗意见 2．补充、更改诊断分析和确定诊断分析	5□ 4□ 3□ 1□ 0□		
住院第2~4周	病程记录	住院医师查房记录	是否记录、分析： 1．合并症、并发症情况 2．病情评估及疗效评估 3．目前治疗情况 4．手术前药物准备及评价药物准备效果 5．完成外科及相关科室会诊	5□ 4□ 3□ 1□ 0□		

续　表

监控类别 住院时间		监控项目	监控要点	分数	减分理由	备注
			6．完善术前检查 7．分析符合出院（转科）标准 8．出院后的治疗方案 9．出院后注意事项			
		上级医师查房记录	是否记录、分析： 1．疗效评估 2．制定肿瘤处理方案 3．确定符合出院（转科）标准 （1）症状减轻、好转 （2）满足手术条件 4．明确出院（转科）时间 5．出院后治疗方案	5□ 4□ 3□ 1□ 0□		
出院日	病程记录	住院医师查房记录	是否记录： 1．目前症状、体征及实验室检查结果缓解情况 2．确定符合出院（转科）标准 （1）症状减轻、好转 （2）满足手术条件 3．向患者及家属交代病情 4．通知患者及家属出院（转科） 5．向患者交代出院后注意事项	5□ 4□ 3□ 1□ 0□		
	出院记录		记录是否齐全，重要内容无遗漏，如： 1．入院情况 2．诊疗经过 3．出院情况：症状、体征，目前治疗情况 4．出院医嘱：出院带药需写明药物名称、用量、服用方法，需要调整的药物要注明调整的方法；出院后患者需要注意的事项；门诊复查时间及项目等	5□ 4□ 3□ 1□ 0□		
	操作记录		包括自然项目（另页书写时）、操作名称、操作时间、操作步骤、结果及患者一般情况，记录过程是否顺利、有无不良反应，术后注意事项及是否向患者说明，操作医师签名	5□ 4□ 3□ 1□ 0□		术者记录
	特殊检查、特殊治疗同意书等医学文书		包括自然项目（另页书写时）、特殊检查、特殊治疗项目名称、目的、可能出现的并发症及风险、患者或家属签署是否同意检查或治疗、患者签名、医师签名等	5□ 4□ 3□ 1□ 0□		
	病危（重）通知书		包括自然项目（另页书写时）、目前诊断、病情危重情况，患方签名、医师签名并填写日期	5□ 4□ 3□ 1□ 0□		
重点医嘱	长期医嘱	住院第1天	1．内分泌护理常规 2．一级护理 3．低盐饮食，普食 4．“嗜铬细胞瘤/副神经节瘤常规治疗”（参见相关治疗须知） 5．24小时动态血压监测	5□ 4□ 3□ 1□ 0□		

续 表

监控类别 住院时间		监控项目	监控要点	分数	减分理由	备注
		住院第 2~7 天	1．内分泌护理常规 2．一/二级护理 3．普食 4．“嗜铬细胞瘤/副神经节瘤常规治疗”（参见相关治疗须知）			
		住院第 2~4 周	1．内分泌护理常规 2．一/二级护理 3．普食 4．“嗜铬细胞瘤/副神经节瘤常规治疗”（参见相关治疗须知）			
	临时医嘱	住院第 1 天	1．血常规、尿常规、粪常规+潜血 2．肝肾功能、电解质、血气分析及肿瘤标志物 3．血、尿儿茶酚胺及其代谢物测定，激发试验和（或）抑制试验 4．胸片、心电图、动态血压监测、超声心动图、腹部超声、肾上腺CT或MRI 5．嗜铬细胞瘤/副神经节瘤定性检查、定位检查及并发症的相关检查（必要时）			
		住院第 2~7 天	1．对症治疗（根据病情） 2．复查异常指标（根据病情）			
		住院第 2~4 周	1．药物准备2周及4周时检查 2．体重 3．血糖（谱） 4．24小时尿儿茶酚胺测定 5．血压监测 6．超声心动图（必要时） 7．血常规 8．尿常规			
		出院日	1．出院带药 2．门诊随诊时间			
一般书写规范		各项内容	完整、准确、清晰、签字	5□ 4□ 3□ 1□ 0□		
变异情况		变异条件及原因	1．病情复杂、严重、临床表现不典型，造成诊断和治疗困难，延长住院时间 2．伴有其他系统合并症，需要特殊诊断治疗措施，治疗和住院时间变异 3．出现影响本病治疗效果的并发症，治疗效果不佳，延长住院时间	5□ 4□ 3□ 1□ 0□		

（四）库欣综合征

库欣综合征临床路径

1. 进入临床路径标准

疾病诊断：库欣综合征（ICD-10：E24）

2. 病案质量监控表

住院时间	监控类别	监控项目		监控要点	分数	减分理由	备注
	首页	主要诊断名称及编码		库欣综合征（ICD-10：E24）	5□ 4□ 3□ 1□ 0□		
		其他诊断名称及编码		无遗漏，编码准确			
		其他项目		内容完整、准确、无遗漏	5□ 4□ 3□ 1□ 0□		
住院第1天	入院记录	主诉与现病史	主要症状	是否描述本病的最主要症状及发病时间： 向心性肥胖、满月脸、皮肤紫纹、水牛背、血压高、肌无力和肌肉萎缩等	5□ 4□ 3□ 1□ 0□		入院24小时内完成
			病情演变过程	是否描述病情的变化发展，如： 体重变化、伴随症状逐渐出现的过程等	5□ 4□ 3□ 1□ 0□		
			其他伴随症状	是否记录伴随症状，如： 1. 神经、精神症状：欣快感、失眠、情绪不稳定等 2. 性功能低下：男性阳痿，女性月经紊乱、多毛、不育等 3. 儿童生长、发育迟缓 4. 毛囊炎、牙周炎、泌尿系统感染等抵抗力低下症状	5□ 4□ 3□ 1□ 0□		
			住院前诊疗过程	是否记录诊断、治疗情况，如： 1. 做过何种检查，结果是否正常 2. 诊断过何种疾病 3. 用过何种药物，用药时间、剂量、总量及效果如何	5□ 4□ 3□ 1□ 0□		

续 表

住院时间 \ 监控类别		监控项目	监控要点	分数	减分理由	备注
		既往史 个人史 家族史	是否按照病历书写规范记录，并重点记录： 1．过敏史 2．月经史 3．吸烟、饮酒史 4．有否高血压、糖尿病、骨折史等	5□ 4□ 3□ 1□ 0□		
		体格检查	是否按照病历书写规范记录，并记录重要体征，无遗漏，如： 1．高血压 2．皮肤菲薄、宽大紫纹、淤斑等 3．满月脸、向心性肥胖、水牛背、锁骨上窝脂肪垫等 4．肌肉萎缩等 5．与鉴别诊断有关的体征	5□ 4□ 3□ 1□ 0□		
		辅助检查	是否记录辅助检查结果，如： 定位检查：鞍区 MRI（平扫+动态增强）、双肾上腺 CT（平扫+增强+三维重建）、胸部或其他部位 CT 检查（必要时） 若病因仍不明确，根据病情可选择： 1．岩下静脉取血、奥曲肽扫描、PET 扫描（必要时） 2．必要时进行有关并发症的检查：骨密度测定等 3．除外 MEN 的检查：甲状旁腺激素（PTH）、降钙素、胃泌素及垂体其他相关激素的检查 4．垂体-肾上腺轴其他激素的术前评估：生长激素、甲状腺功能、性激素、醛固酮、肾素、儿茶酚胺类激素（必要时）	5□ 4□ 3□ 1□ 0□		
	首次病程记录	病例特点	是否简明扼要，重点突出，无遗漏： 1．年龄、既往健康状况、特殊的生活习惯及嗜好等 2．病情特点 3．突出的症状和体征 4．辅助检查结果 5．其他疾病史	5□ 4□ 3□ 1□ 0□		入院8小时内完成
		初步诊断	第一诊断为：库欣综合征（ICD-10：E24）	5□ 4□ 3□ 1□ 0□		
		诊断依据	是否充分、分析合理 1．临床表现：向心性肥胖、满月脸、皮肤紫纹、水牛背、高血压等 2．血尿皮质激素水平增高和（或）昼夜节律消失 3．小剂量地塞米松抑制试验不能抑制 4．影像学检查提示	5□ 4□ 3□ 1□ 0□		
		鉴别诊断	是否根据病例特点与下列疾病鉴别： 1．单纯性肥胖 2．高血压 3．糖尿病 4．多囊性卵巢综合征	5□ 4□ 3□ 1□ 0□		

续 表

<table>
<tr><th colspan="2">监控类别
住院时间</th><th>监控项目</th><th>监控要点</th><th>分数</th><th>减分理由</th><th>备注</th></tr>
<tr><td rowspan="3"></td><td></td><td>诊疗计划</td><td>是否全面并具有个性化：
1．完成并记录必需的检查项目
（1）血常规、尿常规、粪常规
（2）肝肾功能、电解质、血脂、凝血功能、肿瘤标志物、糖耐量检查及胰岛素释放试验
（3）胸片、心电图、腹部超声、超声心动图
（4）垂体、肾上腺 CT 或 MRI
2．记录分析根据患者病情选择的辅助检查，如鞍区 MRI（平扫+动态增强）、双肾上腺 CT（平扫+增强+三维重建）、胸部或其他部位 CT 检查（必要时）
3．首先进行病情评估
4．按病情确定治疗方案：降压、控制血糖、补钾、控制感染、营养支持等
5．对症治疗
6．特殊治疗</td><td>5□
4□
3□
1□
0□</td><td></td><td></td></tr>
<tr><td rowspan="2">病程记录</td><td>上级医师查房记录</td><td>是否有重点内容并结合本病例：
1．补充病史和查体
2．诊断、鉴别诊断分析
3．病情评估、疗效评估和预后评估
4．治疗方案分析，提出诊疗意见
5．提示需要观察和注意的内容</td><td>5□
4□
3□
1□
0□</td><td></td><td>入院48 小时内完成</td></tr>
<tr><td>住院医师查房记录</td><td>是否记录、分析全面，如：
1．主要症状和体征的变化、病情变化
2．具体治疗措施，如继续使用患者既往基础用药，并根据个体情况予以降压、控制血糖、补钾、控制感染、营养支持等
3．上级医师查房意见的执行情况
4．知情告知情况，患者及家属意见</td><td>5□
4□
3□
1□
0□</td><td></td><td></td></tr>
<tr><td rowspan="2">住院第2~20 天</td><td rowspan="2">病程记录</td><td>住院医师查房记录</td><td>是否记录、分析：
1．主要症状、体征的变化
2．完成相关科室会诊
3．核查定性、功能、病因及定位诊断的各项辅助检查结果是否异常，并记录、分析
4．对相关并发症的检查结果进行分析
5．记录药物不良反应及疗效评估
6．上级医师意见执行情况等</td><td>5□
4□
3□
1□
0□</td><td></td><td></td></tr>
<tr><td>上级医师查房记录</td><td>是否记录：
1．对病情、已完成的诊疗进行总结分析
2．补充、更改诊断分析和确定诊断分析</td><td>5□
4□
3□
1□
0□</td><td></td><td></td></tr>
<tr><td>住院第20 天（出院日）</td><td>病程记录</td><td>住院医师查房记录</td><td>是否记录、分析：
1．目前症状缓解情况
2．病情评估及疗效评估
3．目前的治疗情况</td><td>5□
4□
3□
1□
0□</td><td></td><td></td></tr>
</table>

续 表

住院时间	监控类别	监控项目	监控要点	分数	减分理由	备注
			4．分析是否符合出院标准 5．出院后的治疗方案 6．出院后注意事项			
		上级医师查房记录	是否记录、分析： 1．疗效评估，预期目标完成情况 2．确定符合出院（转科）标准 （1）症状减轻、好转 （2）满足手术条件 （3）没有需要住院处理的并发症和（或）合并症 3．确定是否出院 4．出院后治疗方案	5□ 4□ 3□ 1□ 0□		
住院第20天（出院日）	病程记录	住院医师查房记录	是否记录： 1．目前症状及体征的缓解情况 2．目前治疗情况 3．实验室检查指标正常与否 4．向患者交代出院后注意事项	5□ 4□ 3□ 1□ 0□		
	出院记录		记录是否齐全，重要内容无遗漏，如： 1．入院情况 2．诊疗经过 3．出院情况：症状、体征及治疗 4．出院医嘱：出院带药需写明药物名称、用量、服用方法，需要调整的药物要注明调整的方法；出院后患者需要注意的事项；门诊复查时间及项目等	5□ 4□ 3□ 1□ 0□		
	操作记录		包括自然项目（另页书写时）、操作名称、操作时间、操作步骤、结果及患者一般情况，记录过程是否顺利、有无不良反应，术后注意事项及是否向患者说明，操作医师签名	5□ 4□ 3□ 1□ 0□		术者记录
	特殊检查、特殊治疗同意书等医学文书		包括自然项目（另页书写时）、特殊检查、特殊治疗项目名称、目的、可能出现的并发症及风险、患者或家属签署是否同意检查或治疗、患者签名、医师签名等	5□ 4□ 3□ 1□ 0□		
	病危（重）通知书		包括自然项目（另页书写时）、目前诊断、病情危重情况，患方签名、医师签名并填写日期	5□ 4□ 3□ 1□ 0□		
重点医嘱	长期医嘱	住院第1天	1．内分泌科护理常规 2．二级护理 3．饮食	5□ 4□ 3□ 1□ 0□		
		住院第2~20天	1．内分泌科护理常规 2．二级护理 3．饮食 4．患者既往基础用药 5．根据患者的个体情况予以降压、控制血糖、补钾、控制感染、营养支持等治疗			

续 表

住院时间＼监控类别		监控项目	监控要点	分数	减分理由	备注
		出院前1~3天	继续患者的基础用药			
	临时医嘱	住院第1天	1．血常规、尿常规、粪常规 2．肝肾功能、电解质、糖耐量检查及胰岛素释放试验、血脂、凝血功能、肿瘤标志物 3．胸片，心电图，腹部超声，超声心动图，垂体、肾上腺CT或MRI 4．血气分析、肺功能（视情况）			
		住院第2~20天	1．血ACTH测定、地塞米松抑制试验、皮质醇节律测定、尿游离皮质醇测定等（视情况） 2．鞍区MRI、双肾上腺CT、胸部或其他部位CT（必要时） 3．相关并发症的检查（必要时） 4．若病因仍不明确则行相关检查			
		住院第20天（出院日）	1．转科手术 2．若有肾上腺皮质功能低减，进行激素替代治疗，逐渐减量 3．安排患者出院，并嘱咐患者定期复查 4．出院带药 5．门诊随诊时间			
一般书写规范		各项内容	完整、准确、清晰、签字	5□ 4□ 3□ 1□ 0□		
变异情况		变异条件及原因	1．有影响本病治疗效果的合并症，需要进行相关的诊断和治疗，导致住院时间延长、住院费用增加 2．不能耐受手术的患者，可能需要病灶的放疗和(或)化疗，导致住院时间延长、住院费用增加 3．若出现实验室检查结果和临床情况不符合时，需重复检查，导致住院时间延长、住院费用增加 4．若合并MEN，则根据受累腺体的情况决定手术治疗的先后顺序，导致住院时间延长、住院费用增加	5□ 4□ 3□ 1□ 0□		

（五）Graves 病

Graves 病临床路径

1．进入临床路径标准

疾病诊断：Graves 病（弥漫性甲状腺肿伴甲状腺功能亢进症）(ICD-10：E05.003)

2．病案质量监控表

<table>
<tr><td colspan="2">监控类别
住院时间</td><td colspan="2">监控项目</td><td>监控要点</td><td>分数</td><td>减分理由</td><td>备注</td></tr>
<tr><td colspan="2" rowspan="3">首页</td><td colspan="2">主要诊断名称及编码</td><td>Graves 病（弥漫性甲状腺肿伴甲状腺功能亢进症）(ICD-10：E05.003)</td><td rowspan="2">5□
4□
3□
1□
0□</td><td rowspan="2"></td><td rowspan="2"></td></tr>
<tr><td colspan="2">其他诊断名称及编码</td><td>无遗漏，编码准确</td></tr>
<tr><td colspan="2">首页填写</td><td>内容完整、准确、无遗漏</td><td>5□
4□
3□
1□
0□</td><td></td><td></td></tr>
<tr><td rowspan="4">住院第1天</td><td rowspan="4">入院记录</td><td rowspan="4">主诉与现病史</td><td>主要症状</td><td>是否记录本病最主要的症状及发病时间，如畏热、多汗、多食易饥、体重减轻、手颤、乏力、心悸、排便次数增加等，并重点描述：
1．发作诱因，如精神刺激（悲伤、惊吓、恐惧）、感染、手术、创伤等
2．发病特点
3．发作性质、程度
4．对体力、饮食、睡眠、活动的影响</td><td>5□
4□
3□
1□
0□</td><td></td><td rowspan="4">入院24小时内完成</td></tr>
<tr><td>病情演变过程</td><td>是否描述主要症状的演变过程，如：
1．发作诱因的变化
2．发作性质、程度的变化
3．主要症状由少到多、由轻到重、由不明显到明显等
4．出现颈部肿物、眼球突出等</td><td>5□
4□
3□
1□
0□</td><td></td></tr>
<tr><td>其他伴随症状</td><td>是否记录伴随症状，如：
1．神经过敏、急躁易怒或神情淡漠、寡言抑郁，畏光，流泪，复视等
2．是否伴有其他自身免疫性疾病的症状</td><td>5□
4□
3□
1□
0□</td><td></td></tr>
<tr><td>住院前诊疗过程</td><td>是否记录诊断、治疗情况，如：
1．诊断过何种疾病
2．做过何种检查，结果是否正常
3．用过何种药物，用药时间、剂量、总量及效果如何</td><td>5□
4□
3□
1□
0□</td><td></td></tr>
</table>

续 表

监控类别 住院时间		监控项目	监控要点	分数	减分理由	备注
		既往史 个人史 家族史	是否按照病历书写规范记录，并重点记录： 1．饮食习惯、环境因素、精神因素、过敏史、创伤史及烟酒嗜好等 2．慢性疾病史 3．家族中有无类似患者	5□ 4□ 3□ 1□ 0□		
		体格检查	是否按照病历书写规范记录，并记录重要体征，无遗漏，如： 1．心率增快、脉压增大 2．眼球明显突出、惊恐眼神、眼睑及球结膜充血、水肿等 3．甲状腺弥漫性、对称性肿大，质地呈轻或中度硬，可触及震颤，可闻及血管杂音 4．可有心界扩大、心律失常及肝大 5．胫前黏液性水肿或类杵状指 6．腱反射亢进 7．舌颤、手颤	5□ 4□ 3□ 1□ 0□		
		辅助检查	是否记录辅助检查结果，如： 1．血清游离甲状腺激素（FT_4和FT_3）水平增加 2．血清超敏促甲状腺素（sTSH）水平降低 3．血清促甲状腺素受体抗体（TS-Ab）阳性 4．^{131}I 摄取率升高	5□ 4□ 3□ 1□ 0□		
	首次病程记录	病例特点	是否简明扼要，重点突出，无遗漏： 1．年龄、过敏史、特殊的生活习惯及嗜好等 2．病情特点 3．突出的症状和体征 4．辅助检查结果 5．其他疾病史	5□ 4□ 3□ 1□ 0□		入院8小时内完成
		初步诊断	第一诊断为：Graves 病（弥漫性甲状腺肿伴甲状腺功能亢进症）（ICD-10：E05.003）	5□ 4□ 3□ 1□ 0□		
		诊断依据	是否充分、分析合理： 1．临床表现：有甲状腺毒症 2．体征：心率加快，甲状腺肿大（可伴血管杂音），手震颤，甲状腺相关眼病表现，胫前黏液性水肿或类杵状指等 3．实验室检查：血清游离甲状腺激素（FT_4和FT_3）水平增加，血清超敏促甲状腺素（sTSH）水平降低，血清促甲状腺素受体抗体（TS-Ab）阳性，和（或）^{131}I 摄取率升高	5□ 4□ 3□ 1□ 0□		
		鉴别诊断	是否根据病例特点与下列疾病鉴别： 1．甲状腺肿瘤 2．甲状腺炎 3．甲状旁腺肿瘤或囊肿	5□ 4□ 3□ 1□ 0□		

续 表

住院时间 \ 监控类别		监控项目	监控要点	分数	减分理由	备注
			4．垂体性突眼症、眶内肿瘤 5．慢性结肠炎 6．周期性麻痹及重症肌无力			
		诊疗计划	是否全面并具有个性化： 1．完成必需的检查项目 （1）血常规、尿常规、粪常规 （2）肝肾功能、电解质、血糖、红细胞沉降率 （3）血清 TT_4、TT_3、FT_4、FT_3、sTSH、TRAb、TGAb、TPOAb （4）^{131}I 摄取率 （5）胸片、心电图、甲状腺 B 超 2．首先进行病情评估 3．抗甲状腺药物治疗：适用于病情轻，甲状腺轻、中度肿大的甲状腺功能亢进症（甲亢）患者。妊娠甲亢、年老体弱或合并严重心、肝、肾疾病不能耐受手术者均宜采用药物治疗 4．甲状腺手术（手术治疗应在患者甲状腺功能亢进症病情被控制情况下进行） 5．放射性核素 ^{131}I 治疗（妊娠和哺乳期妇女禁忌） 6．对症治疗	5□ 4□ 3□ 1□ 0□		
	病程记录	上级医师查房记录	是否有重点内容并结合本病例： 1．补充病史和查体 2．诊断、鉴别诊断分析 3．病情评估、疗效评估和预后评估 4．治疗方案分析，提出诊疗意见 5．提示需要观察和注意的内容	5□ 4□ 3□ 1□ 0□		入院48 小时内完成
		住院医师查房记录	是否记录、分析全面，如： 1．主要症状和体征的变化、病情变化 2．具体治疗措施，如药物的用量、用法等 3．上级医师查房意见的执行情况 4．知情告知情况，患者及家属意见，以及医师的解释内容	5□ 4□ 3□ 1□ 0□		
住院第 2~10 天	病程记录	住院医师查房记录	是否记录、分析： 1．病情变化、症状体征变化、药物不良反应 2．辅助检查结果意义，对诊断治疗的影响 3．治疗效果、调整治疗方案 4．上级医师查房意见的执行情况	5□ 4□ 3□ 1□ 0□		
		上级医师查房记录	是否记录： 1．对病情、已完成的诊疗进行总结分析，并提出下一步诊疗意见 2．补充、更改诊断分析和确定诊断分析	5□ 4□ 3□ 1□ 0□		

续 表

监控类别 住院时间		监控项目	监控要点	分数	减分理由	备注
住院第11~20天（出院日）	病程记录	住院医师查房记录	是否记录、分析： 1．目前症状缓解情况 2．病情评估及疗效评估 3．目前的治疗情况 4．分析是否符合出院标准 5．出院后的治疗方案 6．出院后注意事项	5□ 4□ 3□ 1□ 0□		
		上级医师查房记录	是否记录、分析： 1．疗效评估，预期目标完成情况 2．判断是否符合出院标准 （1）症状好转，病情改善 （2）甲状腺功能（主要是 FT_4、FT_3）好转 （3）治疗方法选择明确 3．确定是否出院 4．出院后治疗方案及注意事项	5□ 4□ 3□ 1□ 0□		
	出院记录		记录是否齐全，重要内容无遗漏，如： 1．入院情况 2．诊疗经过 3．出院情况：症状、体征及治疗 4．出院医嘱：出院带药需写明药物名称、用量、服用方法，需要调整的药物要注明调整的方法；出院后患者需要注意的事项；门诊复查时间及项目等	5□ 4□ 3□ 1□ 0□		
	操作记录		包括自然项目（另页书写时）、操作名称、操作时间、操作步骤、结果及患者一般情况，记录过程是否顺利、有无不良反应，术后注意事项及是否向患者说明，操作医师签名	5□ 4□ 3□ 1□ 0□		术者记录
	特殊检查、特殊治疗同意书等医学文书		包括自然项目（另页书写时）、特殊检查、特殊治疗项目名称、目的、可能出现的并发症及风险、患者或家属签署是否同意检查或治疗、患者签名、医师签名等	5□ 4□ 3□ 1□ 0□		
	病危（重）通知书		包括自然项目（另页书写时）、目前诊断、病情危重情况，患方签名、医师签名并填写日期	5□ 4□ 3□ 1□ 0□		
重点医嘱	长期医嘱	住院第1天	1．内科护理常规 2．二级护理 3．忌碘饮食 4．β 受体阻断剂 5．抗甲状腺药物的选用 6．并发症和合并症用药			

续 表

监控类别 住院时间		监控项目	监控要点	分数	减分理由	备注
		住院第2~10天	1. 内科护理常规 2. 二级护理 3. 忌碘饮食 4. β受体阻断剂 5. 抗甲状腺药物的选用 6. 并发症和合并症用药	5□ 4□ 3□ 1□ 0□		
	临时医嘱	住院第1天	1. 血常规、尿常规、粪常规 2. 肝肾功能、电解质、血糖、红细胞沉降率 3. TT_4、TT_3、FT_4、FT_3、sTSH、TRAb、TGAb、TPOAb 4. ^{131}I摄取率 5. 甲状腺B超、胸片、心电图 6. 酌情行并发症的相关检查			
		住院第2~10天	1. 根据病情补充相关检查 2. 根据病情补充相关治疗			
		住院第11~20天（出院日）	1. 出院带药 2. 门诊随诊时间			
一般书写规范		各项内容	完整、准确、清晰、签字	5□ 4□ 3□ 1□ 0□		
变异情况		变异条件及原因	1. 病情复杂、临床表现不典型，造成诊断和治疗困难，导致住院时间延长、住院费用增加 2. 出现甲亢危象者，导致住院时间延长、住院费用增加 3. 出现影响本病治疗效果的甲亢并发症，治疗效果不佳，导致住院时间延长、住院费用增加 4. 伴有其他系统合并症，需要特殊诊断治疗措施，导致住院时间延长、住院费用增加 5. 服用抗甲状腺药物后出现不良反应，导致住院时间延长、住院费用增加	5□ 4□ 3□ 1□ 0□		

七、神经内科

（一）短暂性脑缺血发作

短暂性脑缺血发作临床路径

1．进入临床路径标准

疾病诊断：短暂性脑缺血发作（ICD-10：G45.0/G45.1）

2．病案质量监控表

<table>
<tr><th colspan="2">监控类别
住院时间</th><th colspan="2">监控项目</th><th>监控要点</th><th>分数</th><th>减分理由</th><th>备注</th></tr>
<tr><td colspan="2" rowspan="3">首页</td><td colspan="2">主要诊断名称及编码</td><td>短暂性脑缺血发作（ICD-10：G45.0/G45.1）</td><td rowspan="2">5□
4□
3□
1□
0□</td><td rowspan="2"></td><td rowspan="2"></td></tr>
<tr><td colspan="2">其他诊断名称及编码</td><td>无遗漏，编码准确</td></tr>
<tr><td colspan="2">其他项目</td><td>内容完整、准确、无遗漏</td><td>5□
4□
3□
1□
0□</td><td></td><td></td></tr>
<tr><td>住院第1天</td><td>入院记录</td><td>主诉与现病史</td><td>主要症状</td><td>是否描述反复发作的局灶性神经系统症状及体征及发病时间，并重点描述：
1．发作诱因：有无致病因素及诱因
2．起病情况：安静下还是活动中发病，是否突然发病，发病具体时间点等
3．首发症状
（1）颈内动脉系统：偏瘫部位及程度、三偏症之任一种（偏瘫、偏盲、偏身感觉障碍）、失语、头晕、一过性黑蒙等，并符合脑血管定位
（2）椎基底动脉系统：眩晕、短暂性全面遗忘症、跌倒发作、复视等
4．发作特点：发作时常于5分钟左右达高峰，持续时间短，每次发作时间通常在数分钟至1小时左右，恢复快，可逆性，不留后遗症，每次发作症状相对恒定（刻板性）
5．发生频率及性质：多长时间内共发作几次（较密集还是较稀疏），每次发作持续时间
6．缓解方式：不需用药，缓解期完全正常</td><td>5□
4□
3□
1□
0□</td><td></td><td>入院24小时内完成</td></tr>
</table>

续 表

住院时间 \ 监控类别		监控项目		监控要点	分数	减分理由	备注
			病情演变过程	是否详细描述疾病发生、发展及演变的全过程，进展-加重-缓解-再发过程。发作频率、间隔时间、严重程度的变化（如肌力下降程度：不能持物、不能抬举等） 重点描述第一次和最后一次发作特点及时间，强调刻板样发作，加重或缓解的原因，症状出现的时间顺序、方式、性质	5□ 4□ 3□ 1□ 0□		
			其他伴随症状	是否记录伴随症状，如： 头痛、头晕、恶心、呕吐，胸闷、心悸、出汗，抽搐，发热，觉醒状态等	5□ 4□ 3□ 1□ 0□		
			住院前诊疗过程	是否描述： 1．诊断及治疗经过 2．是否做过头颅 CT 或 MRI 检查等 3．用药情况及效果等	5□ 4□ 3□ 1□ 0□		
		既往史 个人史 家族史		是否按照病历书写规范记录，并重点记录： 1．过敏史：药物、食物、化学物质等 2．吸烟饮酒史：时间及频率 3．是否有发作史 4．高血压（血压最高数值）、糖尿病（血糖控制水平）、冠心病、高脂血症、心房颤动、脑梗死、脑出血等 5．家族中是否有似患者	5□ 4□ 3□ 1□ 0□		
		体格检查		是否按照病历书写规范记录，并重点记录重要体征，无遗漏，如： 1．注意意识状态、心率、心律、颈部及心脏血管杂音等 2．神经系统体征	5□ 4□ 3□ 1□ 0□		
		辅助检查		是否记录辅助检查结果，如： 1．头颅 CT 或 MRI 2．心电图 3．血糖	5□ 4□ 3□ 1□ 0□		
	首次病程记录	病例特点		是否简明扼要，重点突出，无遗漏： 1．年龄、既往健康状况、特殊的生活习惯及嗜好等 2．病情特点：急性起病的短暂性、可逆性、局灶性脑血管循环障碍，可反复发作，每次发作通常在数分钟到 1 小时左右，缓解期症状完全消失 3．突出的症状和体征 4．辅助检查结果 5．其他疾病史	5□ 4□ 3□ 1□ 0□		入院8小时内完成
		初步诊断		第一诊断为：短暂性脑缺血发作（ICD-10：G45.0/G45.1）	5□ 4□ 3□ 1□ 0□		

续 表

住院时间 \ 监控类别		监控项目	监控要点	分数	减分理由	备注
		诊断依据	是否充分、分析合理： 1．起病突然，迅速出现局灶性神经系统症状和体征 2．神经系统症状和体征多数持续十至数十分钟，并在1小时内恢复，但可反复发作 3．神经影像学检查未发现任何急性梗死病灶	5□ 4□ 3□ 1□ 0□		
		鉴别诊断	是否根据病例特点与下列疾病鉴别： 1．部分性癫痫 2．偏头痛 3．心源性疾病 4．代谢性疾病 5．颅内肿瘤、血管畸形等	5□ 4□ 3□ 1□ 0□		
		诊疗计划	是否全面并具有个性化： 1．是否完成并记录必需的检查项目 （1）血常规、尿常规、粪常规 （2）肝肾功能、电解质、血糖、血脂、凝血功能，感染性疾病筛查（乙肝、丙肝、梅毒、艾滋病等） （3）抗“O”、抗核抗体、ENA、类风湿因子、纤维蛋白原水平、CRP （4）胸部正侧位片、心电图、头颅CT或MRI，颈动脉血管超声、TCD 2．是否记录分析根据患者病情选择的辅助检查，如： （1）超声心动图 （2）同型半胱氨酸 （3）抗凝血酶III，TCD栓子监测 （4）CTA，MRA （5）DSA，CT灌注 （6）功能MRI （7）肿瘤筛查 3．首先进行病情评估（ABCD评价、神经功能状态评价） 4．寻找TIA的病因 5．护理级别一级、饮食、基础用药、抗凝药物或抗血小板药物治疗 6．向患者及家属交代病情，健康宣教	5□ 4□ 3□ 1□ 0□		
	病程记录	上级医师查房记录	是否有重点内容并结合本病例： 1．补充病史和查体 2．诊断、鉴别诊断分析 3．进行病情初步评估，病情严重度及预后评估 4．治疗方案分析，提出诊疗意见 5．提示需要观察和注意的内容	5□ 4□ 3□ 1□ 0□		入院48小时内完成
		住院医师查房记录	是否记录、分析全面： 1．神经系统症状及体征变化，特别要对住院期间TIA再发进行描述 2．分析辅助检查结果、治疗效果	5□ 4□ 3□ 1□ 0□		

续 表

<table>
<tr><th colspan="2">监控类别
住院时间</th><th>监控项目</th><th>监控要点</th><th>分数</th><th>减分理由</th><th>备注</th></tr>
<tr><td></td><td></td><td></td><td>3. 调整的治疗方案、调整的药物等及原因分析
4. 补充、更改诊断分析和确定诊断分析
5. 上级医师查房意见的执行情况
6. 病情评估及预后评估
7. 患者及家属意见，以及医师的解释内容</td><td></td><td></td><td></td></tr>
<tr><td rowspan="2">住院第2~3天</td><td rowspan="2">病程记录</td><td>住院医师查房记录</td><td>是否记录、分析如下内容：
1. 药物治疗情况及不良反应
2. 核查辅助检查的结果是否有异常
3. 病情评估
4. 调整治疗分析
5. 上级医师意见执行情况</td><td>5□
4□
3□
1□
0□</td><td></td><td></td></tr>
<tr><td>上级医师查房记录</td><td>是否对病情、已完成的诊疗进行总结分析，并提出下一步诊疗意见，如：
病情评估，维持原有治疗或调整药物</td><td>5□
4□
3□
1□
0□</td><td></td><td></td></tr>
<tr><td rowspan="2">住院第4~6天</td><td rowspan="2">病程记录</td><td>住院医师查房记录</td><td>是否记录、分析：
1. 目前病情
2. 合并症、并发症的情况
3. 病情评估及疗效评估
4. 目前的治疗情况
5. 分析符合出院标准
6. 出院后的治疗方案
7. 出院后注意事项</td><td>5□
4□
3□
1□
0□</td><td></td><td></td></tr>
<tr><td>上级医师查房记录</td><td>是否记录、分析：
1. 疗效评估，预期目标完成情况
2. 确定符合出院标准
3. 出院后治疗方案</td><td>5□
4□
3□
1□
0□</td><td></td><td></td></tr>
<tr><td rowspan="2">住院第5~7天（出院日）</td><td>病程记录</td><td>住院医师查房记录</td><td>是否记录、分析：
1. 目前情况；
2. 合并症、并发症的情况
3. 目前的治疗情况
4. 病情评估及疗效评估
5. 符合出院标准
6. 出院后的治疗方案及出院后注意事项</td><td>5□
4□
3□
1□
0□</td><td></td><td></td></tr>
<tr><td colspan="2">出院记录</td><td>记录是否齐全，重要内容无遗漏，如：
1. 入院情况
2. 诊疗经过
3. 出院情况：症状、体征、功能恢复等
4. 主要辅助检查
5. 出院医嘱：出院带药需写明药物名称、用量、服用方法，需要调整的药物要注明调整的方法；出院后患者需要注意的事项；门诊复查时间及项目等</td><td>5□
4□
3□
1□
0□</td><td></td><td></td></tr>
</table>

续 表

监控类别 住院时间		监控项目	监控要点	分数	减分理由	备注
	操作记录		包括自然项目（另页书写时）、操作名称、操作时间、操作步骤、结果及患者一般情况，记录过程是否顺利、有无不良反应，术后注意事项及是否向患者说明，操作医师签名	5□ 4□ 3□ 1□ 0□		术者记录
	特殊检查、特殊治疗同意书等医学文书		包括自然项目（另页书写时）、特殊检查、特殊治疗项目名称、目的、可能出现的并发症及风险、患者或家属签署是否同意检查或治疗、患者签名、医师签名等	5□ 4□ 3□ 1□ 0□		
	病危（重）通知书		包括自然项目（另页书写时）、目前诊断、病情危重情况，患方签名、医师签名并填写日期	5□ 4□ 3□ 1□ 0□		
重点医嘱	长期医嘱	住院第1天	1．神经科护理常规 2．一级护理 3．饮食 4．既往基础用药 5．抗凝药或抗血小板药	5□ 4□ 3□ 1□ 0□		
		住院第2~3天	1．神经科护理常规 2．一级护理 3．饮食 4．既往基础用药 5．抗凝药或抗血小板药			
		住院第4~6天	1．神经科护理常规 2．一/二级护理 3．饮食 4．既往基础用药 5．抗凝药或抗血小板药			
	临时医嘱	住院第1天	1．血常规、尿常规、粪常规 2．肝肾功能、电解质、血糖、血脂、凝血功能、感染性疾病筛查 3．抗“O”、抗核抗体、ENA、类风湿因子、纤维蛋白原水平、蛋白C 4．胸片、心电图、头颅MRI或CT、颈动脉血管超声 5．根据情况可选择：超声心动图、同型半胱氨酸、抗凝血酶III，TCD，CTA、MRA或DSA，CT灌注或功能MRI			
		住院第2~3天	1．复查异常的检查（必要时） 2．如果使用华法林，每日测PT/INR；若使用普通肝素，每日监测APTT 3．根据特殊病史选择相应检查 4．相关科室会诊			

续 表

监控类别 住院时间		监控项目	监控要点	分数	减分理由	备注
		住院第 4~6 天	如果使用华法林，每日测 PT/INR；若使用普通肝素，每日监测 APTT			
		住院第 5~7 天（出院日）	1．出院带药 2．门诊随诊时间			
一般书写规范		各项内容	完整、准确、清晰、签字	5□ 4□ 3□ 1□ 0□		
变异情况		变异条件及原因	1．治疗期间出现并发症或常规治疗效果不佳，需特殊诊断和治疗，导致住院时间延长 2．既往疾病加重需要治疗，延长治疗时间及增加住院费用 3．TIA 病因明确，反复发作并有手术指征或介入治疗指征，转入相应治疗路径 4．辅助检查异常，需要复查和明确异常原因，导致住院治疗时间延长和住院费用增加 5．若住院期间转为脑梗死者转入脑梗死临床路径	5□ 4□ 3□ 1□ 0□		

（二）脑出血

脑出血临床路径

1．进入临床路径标准

疾病诊断：脑出血（ICD-10：I61）

2．病案质量监控表

<table>
<tr><th colspan="2">监控类别
住院时间</th><th colspan="2">监控项目</th><th>监控要点</th><th>分数</th><th>减分理由</th><th>备注</th></tr>
<tr><td colspan="2" rowspan="3">首页</td><td colspan="2">主要诊断名称及编码</td><td>脑出血（ICD-10：I61）</td><td rowspan="2">5□
4□
3□
1□
0□</td><td rowspan="2"></td><td rowspan="2"></td></tr>
<tr><td colspan="2">其他诊断名称及编码</td><td>无遗漏，编码准确</td></tr>
<tr><td colspan="2">其他项目</td><td>内容完整、准确、无遗漏</td><td>5□
4□
3□
1□
0□</td><td></td><td></td></tr>
<tr><td rowspan="3">住院第1天(急诊室到病房或直接到卒中单元)</td><td rowspan="3">入院记录</td><td rowspan="3">主诉与现病史</td><td>主要症状</td><td>是否记录：
1．发作前诱因：有无致病因素及诱因（劳累、情绪激动），安静下还是活动中发病
2．起病情况：发病具体时间点，急性起病
3．重点描述本病最主要的症状及发病时间：
（1）一般症状：头痛性质、部位、程度，呕吐次数及性质，意识障碍程度、血压变化、症状持续时间
（2）局限性神经功能缺损症状：如偏瘫、偏盲、感觉障碍、失语等
4．发病特点：急性起病、进展迅速，除头痛、意识障碍外还出现局限性神经功能缺损，一般于数小时内达高峰</td><td>5□
4□
3□
1□
0□</td><td></td><td rowspan="3">入院24小时内完成</td></tr>
<tr><td>病情演变过程</td><td>是否描述主要症状的演变过程，如：
疾病发生、发展及演变的全过程，进展-加重-缓解过程；发病时间、严重程度的变化</td><td>5□
4□
3□
1□
0□</td><td></td></tr>
<tr><td>其他伴随症状</td><td>是否记录伴随症状，如：
抽搐、高热、呼吸异常，全身其他部位出血情况等</td><td>5□
4□
3□
1□
0□</td><td></td></tr>
</table>

续 表

监控类别 / 住院时间		监控项目		监控要点	分数	减分理由	备注
			住院前诊疗过程	是否描述： 1．诊断及治疗经过 2．是否做过头颅 CT 或 MRI 检查等 3．用药情况及效果	5□ 4□ 3□ 1□ 0□		
		既往史 个人史 家族史		是否按照病历书写规范记录，并重点记录： 1．过敏史：过敏药物、食物、化学物质等 2．吸烟饮酒史：时间及频率 3．是否有既往病史 4．高血压、血液病、颅内血管畸形、CAA、脑肿瘤等 5．溶栓及抗凝药物史 6．家族中是否有上述病史	5□ 4□ 3□ 1□ 0□		
		体格检查		是否按照病历书写规范记录，并重点记录重要体征，无遗漏，如： 1．注意意识状态、血压、 呼吸频率及节律、体温、皮肤出血点等 2．神经系统体征	5□ 4□ 3□ 1□ 0□		
		辅助检查		是否记录辅助检查结果，如： 1．头颅 CT 或 MRI 2．凝血功能	5□ 4□ 3□ 1□ 0□		
	首次病程记录	病例特点		是否简明扼要，重点突出，无遗漏： 1．年龄、既往健康状况、特殊的生活习惯及嗜好等 2．病情特点 3．突出的症状和体征 4．辅助检查结果 5．其他疾病史	5□ 4□ 3□ 1□ 0□		入院8小时内完成
		初步诊断		第一诊断为：脑出血（ICD-10：I61）	5□ 4□ 3□ 1□ 0□		
		诊断依据		是否充分、分析合理： 1．临床表现：急性起病，出现头痛伴或不伴意识障碍，并伴有局灶症状和体征者 2．头颅 CT 证实脑内出血改变	5□ 4□ 3□ 1□ 0□		
		鉴别诊断		是否根据病例特点与下列疾病鉴别： 1．血管畸形或动脉瘤 2．淀粉样血管病 3．血液病或抗凝治疗 4．颅内肿瘤	5□ 4□ 3□ 1□ 0□		
		诊疗计划		是否全面并具有个性化： 1．是否完成并记录必需的检查项目 （1）血常规、尿常规、粪常规			

续 表

住院时间 \ 监控类别		监控项目	监控要点	分数	减分理由	备注
			（2）肝肾功能、电解质、血糖、血脂、凝血功能，感染性疾病筛查（乙肝、丙肝、梅毒、艾滋病等） （3）胸部正侧位片、心电图、头颅 CT 2．是否记录分析根据患者病情选择的辅助检查，如： （1）头颅 MRI、CTA、MRA 或 DSA （2）骨髓穿刺 （3）血型（如手术） 3．首先进行病情评估（包括 NIHSS 评分、GCS 评分及 Bathel 评分） 4．寻找脑出血的病因 5．护理级别一级、低盐低脂饮食、监测并管理血压、控制体温、防治感染、应激性溃疡等并发症，合理使用脱水药物 6．根据病情下达病危通知，健康宣教	5□ 4□ 3□ 1□ 0□		
	病程记录	上级医师查房记录	是否有重点内容并结合本病例： 1．补充病史和查体 2．诊断、鉴别诊断分析 3．进行病情初步评估，病情严重度及预后评估 4．治疗方案分析，提出诊疗意见 5．提示需要观察和注意的内容	5□ 4□ 3□ 1□ 0□		入院 48 小时内完成
		住院医师查房记录	是否记录、分析全面： 1．神经系统症状及体征变化，特别要对住院期间症状及体征进展或缓解情况进行描述 2．分析辅助检查结果 3．分析治疗效果 4．调整的治疗方案、调整的药物等及原因分析 5．补充、更改诊断分析和确定诊断分析 6．上级医师查房意见的执行情况 7．病情评估及预后评估 8．根据病情下达病危通知书，简要记录患者及家属意见	5□ 4□ 3□ 1□ 0□		
住院第 2~6 天	病程记录	住院医师查房记录	是否记录、分析如下内容： 1．药物治疗情况及不良反应 2．核查辅助检查的结果是否有异常 3．病情评估，防治并发症 4．调整治疗分析，康复治疗 5．上级医师意见执行情况 6．需手术者转神经外科	5□ 4□ 3□ 1□ 0□		
		上级医师查房记录	是否对病情、已完成的诊疗进行总结分析，并提出下一步诊疗意见，如： 病情评估，维持原有治疗或调整药物	5□ 4□ 3□ 1□ 0□		

续 表

监控类别 住院时间		监控项目	监控要点	分数	减分理由	备注
住院第7~13天	病程记录	住院医师查房记录	是否记录、分析： 1. 目前病情平稳 2. 合并症、并发症的情况 3. 病情评估及疗效评估 4. 目前的治疗情况 5. 分析符合出院标准 6. 出院后的治疗方案 7. 出院后注意事项及带药	5□ 4□ 3□ 1□ 0□		
		上级医师查房记录	是否记录、分析： 1. 疗效评估，预期目标完成情况 2. 确定符合出院标准 3. 出院后治疗方案	5□ 4□ 3□ 1□ 0□		
住院第8~14天（出院日）	病程记录	住院医师查房记录	是否记录、分析： 1. 目前情况 2. 合并症、并发症的情况 3. 目前的治疗情况 4. 病情评估及疗效评估 5. 符合出院标准 6. 出院后的治疗方案及出院后注意事项	5□ 4□ 3□ 1□ 0□		
	出院记录		记录是否齐全，重要内容无遗漏，如： 1. 入院情况 2. 诊疗经过 3. 出院情况：症状体征、功能恢复等 4. 主要辅助检查 5. 出院医嘱：出院带药需写明药物名称、用量、服用方法，需要调整的药物要注明调整的方法；出院后患者需要注意的事项；门诊复查时间及项目等	5□ 4□ 3□ 1□ 0□		
	操作记录		包括自然项目（另页书写时）、操作名称、操作时间、操作步骤、结果及患者一般情况，记录过程是否顺利、有无不良反应，术后注意事项及是否向患者说明，操作医师签名	5□ 4□ 3□ 1□ 0□		术者记录
	特殊检查、特殊治疗同意书等医学文书		包括自然项目（另页书写时）、特殊检查、特殊治疗项目名称、目的、可能出现的并发症及风险、患者或家属签署是否同意检查或治疗、患者签名、医师签名等	5□ 4□ 3□ 1□ 0□		
	病危（重）通知书		包括自然项目（另页书写时）、目前诊断、病情危重情况，患方签名、医师签名并填写日期	5□ 4□ 3□ 1□ 0□		
重点医嘱	长期医嘱	住院第1天	1. 神经内科疾病护理常规 2. 一级护理 3. 低盐低脂饮食 4. 安静卧床 5. 监测生命体征 6. 依据病情下达			

续 表

监控类别 住院时间		监控项目	监控要点	分数	减分理由	备注
		住院第 2~6 天	1. 神经内科疾病护理常规 2. 一级护理 3. 低盐低脂饮食 4. 安静卧床 5. 监测生命体征 6. 基础疾病用药 7. 依据病情下达	5□ 4□ 3□ 1□ 0□		
		住院第 7~13 天	1. 神经内科疾病护理常规 2. 二/三级护理 3. 低盐低脂饮食 4. 安静卧床 5. 基础疾病用药 6. 依据病情下达			
	临时医嘱	住院第 1 天	1. 血常规、尿常规、粪常规 2. 肝肾功能、电解质、血糖、血脂、心肌酶谱、凝血功能、血气分析、感染性疾病筛查 3. 头颅 CT、胸片、心电图 4. 根据病情选择：头颅 MRI，CTA、MRA 或 DSA，骨髓穿刺、血型（如手术） 5. 根据病情下达病危通知 6. 神经外科会诊			
		住院第 2~6 天	1. 复查异常的检查 2. 复查血常规、肾功能、血糖、电解质 3. 复查头 CT（必要时） 4. 依据病情需要			
		住院第 7~13 天	1. 异常检查复查 2. DSA、CTA、MRA 检查（必要时）			
		住院第 8~14 天（出院日）	1. 出院带药 2. 门诊随诊时间			
一般书写规范		各项内容	完整、准确、清晰、签字	5□ 4□ 3□ 1□ 0□		
变异情况		变异条件及原因	1. 治疗期间出现并发症，需进一步诊疗，导致住院时间延长 2. 既往疾病加重需要治疗，延长治疗时间及增加住院费用 3. 脑出血病因明确，反复发作并有手术指征或介入治疗指征，转入相应治疗路径 4. 辅助检查异常，需要复查和明确异常原因，导致住院治疗时间延长和住院费用增加 5. 脑出血而病情危重者需转入 ICU 或 NICU，转入相应临床路径	5□ 4□ 3□ 1□ 0□		

（三）吉兰-巴雷综合征

吉兰-巴雷综合征临床路径

1．进入临床路径标准

疾病诊断：吉兰-巴雷综合征（ICD-10：G61.0）

2．病案质量监控表

<table>
<tr><td colspan="2">监控类别
住院时间</td><td colspan="2">监控项目</td><td>监控要点</td><td>分数</td><td>减分理由</td><td>备注</td></tr>
<tr><td colspan="2" rowspan="4">首页</td><td colspan="2">主要诊断名称及编码</td><td>吉兰-巴雷综合征（ICD-10：G61.0）</td><td rowspan="3">5□
4□
3□
1□
0□</td><td rowspan="3"></td><td rowspan="4"></td></tr>
<tr><td colspan="2">主要手术操作名称及编码</td><td>腰椎穿刺（ICD-9-CM-3：03.31）</td></tr>
<tr><td colspan="2">其他诊断名称及编码</td><td>无遗漏，编码准确</td></tr>
<tr><td colspan="2">其他项目</td><td>内容完整、准确、无遗漏</td><td>5□
4□
3□
1□
0□</td><td></td></tr>
<tr><td rowspan="2">住院第1天</td><td rowspan="2">入院记录</td><td rowspan="2">主诉与现病史</td><td>主要症状</td><td>是否描述：
1．发病前情况：发病前1~4周可有感染史，如上呼吸道、胃肠道感染史、疫苗接种史
2．起病情况：呈急性或亚急性起病
3．重点描述本病最主要的症状及发病时间：
（1）运动障碍：四肢大致对称性迟缓性无力，远端重于近端，多自下肢开始，逐渐上升，可波及躯干肌及呼吸肌形式：下运动神经元性瘫痪
（2）感觉障碍：末梢性感觉障碍。主观感觉异常，四肢麻木、疼痛、蚁走感；客观感觉障碍，手套、袜套样感觉减退或过敏
4．发病特点：起病后症状迅速发展，多在2周内达高峰，常在症状稳定1~4周后开始恢复
5．发作形式：是否有类似发作史及反复发作</td><td>5□
4□
3□
1□
0□</td><td></td><td rowspan="2">入院24小时内完成</td></tr>
<tr><td>病情演变过程</td><td>是否描述主要症状的演变过程，如：
1．发作诱因的变化
2．发作性质、程度的变化
3．进展-加重-复发过程</td><td>5□
4□
3□
1□
0□</td><td></td></tr>
</table>

续 表

住院时间 \ 监控类别		监控项目		监控要点	分数	减分理由	备注
			其他伴随症状	是否记录伴随症状，如： 1．颅神经受损：常见双侧面神经麻痹 2．其他：可伴呼吸肌麻痹、自主神经功能障碍（心动过速、面部潮红、出汗等），但括约肌功能多数正常 3．发热、晨轻暮重、排便功能障碍等	5□ 4□ 3□ 1□ 0□		
			住院前诊疗过程	是否记录诊断、治疗情况，如： 1．是否做过肌电图及腰椎穿刺，结果是否正常 2．诊断过何种疾病 3．用过何种药物，用药时间、剂量、总量及效果如何	5□ 4□ 3□ 1□ 0□		
		既往史 个人史 家族史		是否按照病历书写规范记录，并重点记录： 1．过敏史：过敏药物、食物、化学物质等 2．吸烟饮酒史 3．慢性疾病史 4．家族中是否有上述病史	5□ 4□ 3□ 1□ 0□		
		体格检查		是否按照病历书写规范记录，并重点记录重要体征，无遗漏，如： 1．注意意识状态、呼吸频率及节律、生命体征 2．神经系统体征：运动及感觉系统、肌力评估，注意肋间肌肌力	5□ 4□ 3□ 1□ 0□		
		辅助检查		是否记录辅助检查结果，如： 1．肌电图 2．腰椎穿刺 3．血氧饱和度 4．血常规	5□ 4□ 3□ 1□ 0□		
	首次病程记录	病例特点		是否简明扼要，重点突出，无遗漏： 1．年龄、既往健康状况、特殊的生活习惯及嗜好等 2．病情特点 3．突出的症状和体征 4．辅助检查结果 5．其他疾病史	5□ 4□ 3□ 1□ 0□		入院8小时内完成
		初步诊断		第一诊断为：吉兰-巴雷综合征（ICD-10：G61.0）	5□ 4□ 3□ 1□ 0□		
		诊断依据		是否充分、分析合理： 1．病程：急性或亚急性起病，病前 1~4 周可有或无感染史 2．临床表现：四肢对称性迟缓性瘫痪，末梢性感觉障碍，伴或不伴颅神经受损，可伴有呼吸肌麻痹、自主神经功能障碍，但括约肌功能多数正常 3．脑脊液检查：2/3 患者表现为蛋白细胞分离 4．肌电图提示神经传导速度减慢	5□ 4□ 3□ 1□ 0□		

续 表

住院时间 \ 监控类别		监控项目	监控要点	分数	减分理由	备注
		鉴别诊断	是否根据病例特点与下列疾病鉴别： 1．急性脊髓灰质炎 2．重症肌无力全身型 3．低钾型周围性瘫痪 4．急性脊髓炎 5．其他周围神经病及外源性毒性物质及药物中毒	5□ 4□ 3□ 1□ 0□		
		诊疗计划	是否全面并具有个性化： 1．是否完成并记录必需的检查项目 （1）血常规、尿常规、粪常规 （2）肝肾功能、电解质、血糖、红细胞沉降率、血气分析、肿瘤全项、免疫五项+风湿三项、感染性疾病筛查（乙肝、丙肝、梅毒、艾滋病等）、甲功五项 （3）胸部正侧位片、心电图 （4）肌电图+神经传导速度+F 波、H 反射、重频电刺激 （5）腰椎穿刺 2．是否记录分析根据患者病情选择的辅助检查，如空肠弯曲菌抗体检测、评估既往肌电图结果及腰穿结果 3．确定有无呼吸机麻痹 4．护理级别一级、根据病情选择治疗：免疫球蛋白静脉滴注、血浆置换、大剂量甲泼尼龙冲击、对症和防治并发症的相关药物 5．根据病情向家属告知病情、签署病重通知、腰穿检查和应用免疫球蛋白、激素的知情同意书 6．病情稳定者请康复科评估，并制定康复计划	5□ 4□ 3□ 1□ 0□		
	病程记录	上级医师查房记录	是否有重点内容并结合本病例： 1．补充病史和查体 2．诊断、鉴别诊断分析 3．进行有无呼吸肌麻痹初步评估，病情严重度及预后评估，进行吉兰-巴雷综合征分型 4．治疗方案分析，提出诊疗意见 5．提示需要观察和注意的内容	5□ 4□ 3□ 1□ 0□		入院48小时内完成
		住院医师查房记录	是否记录、分析全面： 1．神经系统症状及体征变化，特别要对住院期间运动及感觉障碍的变化进行描述 2．分析辅助检查结果 3．分析治疗效果 4．调整的治疗方案、调整的药物等及原因分析 5．补充、更改诊断分析和确定诊断分析 6．上级医师查房意见的执行情况 7．病情评估及预后评估 8．根据病情向家属告知、签署病重通知书、腰穿检查和应用免疫球蛋白、激素的知情同意书 9．病情稳定者制定康复计划	5□ 4□ 3□ 1□ 0□		

续 表

监控类别 住院时间		监控项目	监控要点	分数	减分理由	备注
	操作记录		是否记录： 1. 自然项目（另页书写时） 2. 操作名称 3. 操作时间 4. 操作步骤 5. 操作结果 6. 患者一般情况 7. 操作过程是否顺利，有无不良反应 8. 术后注意事项及是否向患者说明 9. 如有麻醉，记录麻醉情况并有麻醉师签名 10. 操作者签名及时间	5□ 4□ 3□ 1□ 0□		术者记录
住院第2~12天	病程记录	住院医师查房记录	是否记录、分析如下内容： 1. 病情变化、症状体征变化、药物不良反应 2. 辅助检查结果意义，对诊断治疗的影响 3. 治疗效果、调整治疗方案，如根据体温、胸片、肺部检查情况及痰培养结果，确定是否加用抗菌药物及种类（有呼吸肌麻痹者） 4. 上级医师查房意见的执行情况	5□ 4□ 3□ 1□ 0□		病情危重者每天记录病程
		上级医师查房记录	是否记录： 1. 对病情、已完成的诊疗进行总结分析，并提出下一步诊疗意见： （1）病情稳定者请康复科评估并制定康复计划 （2）呼吸肌麻痹者内科查体，联系外科气管切开 2. 补充、更改诊断分析和确定诊断分析	5□ 4□ 3□ 1□ 0□		
住院第13~27天	病程记录	住院医师查房记录	是否记录、分析： 1. 目前病情平稳 2. 合并症、并发症的情况 3. 病情评估及疗效评估 4. 目前的治疗情况，如果患者不能出院，说明原因和继续治疗的方案 5. 分析符合出院标准 6. 出院后的治疗方案 7. 出院后注意事项及带药	5□ 4□ 3□ 1□ 0□		
		上级医师查房记录	了解患者治疗反应、肌力评估进行出院前病情评估是否记录、分析： 1. 肌力评估，预期目标完成情况 2. 确定符合出院标准，通知患者明日出院 3. 出院后治疗方案、注意事项，预约复诊时期	5□ 4□ 3□ 1□ 0□		
住院第14~28天（出院日）	病程记录	住院医师查房记录	是否记录、分析： 1. 目前病情平稳，没有需要住院治疗的并发症 2. 向患者交待出院后注意事项	5□ 4□ 3□ 1□ 0□		
	出院记录		记录是否齐全，重要内容无遗漏，如： 1. 入院情况 2. 诊疗经过			

续 表

住院时间 \ 监控类别			监控项目	监控要点	分数	减分理由	备注
				3．出院情况：症状、体征、功能恢复等 4．主要辅助检查 5．出院医嘱：出院带药需写明药物名称、用量、服用方法，需要调整的药物要注明调整的方法；出院后患者需要注意的事项；门诊复查时间及项目等	5□ 4□ 3□ 1□ 0□		
	操作记录			包括自然项目（另页书写时）、操作名称、操作时间、操作步骤、结果及患者一般情况，记录过程是否顺利、有无不良反应，术后注意事项及是否向患者说明，操作医师签名	5□ 4□ 3□ 1□ 0□		
	特殊检查、特殊治疗同意书等医学文书			包括自然项目（另页书写时）、特殊检查、特殊治疗项目名称、目的、可能出现的并发症及风险、患者或家属签署是否同意检查或治疗、患者签名、医师签名等	5□ 4□ 3□ 1□ 0□		
	病危（重）通知书			包括自然项目（另页书写时）、目前诊断、病情危重情况，患方签名、医师签名并填写日期	5□ 4□ 3□ 1□ 0□		
重点医嘱	长期医嘱	无呼吸肌痹	住院第 1 天	1．神经科护理常规 2．一级护理 3．饮食 4．用药依据病情下达	5□ 4□ 3□ 1□ 0□		
			住院第 2~12 天	根据有无呼吸肌受累同第 1 天 用药依据病情下达			
			住院第 13~27 天	根据有无呼吸肌受累同第 1 天 用药依据病情下达			
		有呼吸肌麻痹	住院第 1 天	1．神经科护理常规 2．特级护理 3．告病危 4．气管插管 5．呼吸机辅助呼吸 6．心电、血压、呼吸、SpO_2 监测 7．口腔护理，气管插管护理 8．深静脉置管术后护理 9．饮食：鼻饲饮食 10．记出入量 11．留置导尿 12．用药依据病情下达			
			住院第 2~12 天	根据有无呼吸肌受累同第 1 天 用药依据病情下达			
			住院第 13~27 天	用药依据病情下达			

续 表

住院时间＼监控类别			监控项目	监控要点	分数	减分理由	备注
	临时医嘱	无呼吸肌痹	住院第 1 天	1．血常规、尿常规、粪常规 2．肝肾功能、电解质、血糖、红细胞沉降率、血气分析、肿瘤全项、免疫五项+风湿三项、感染性疾病筛查 3．心电图、胸片 4．肌电图+神经传导速度+F 波、H 反射 5．腰椎穿刺：脑脊液常规、生化、涂片找菌、脑脊液免疫球蛋白、穿刺细胞学病理检查 6．免疫球蛋白静脉注射 7．若无丙球或血浆置换条件者行大剂量甲基泼尼松冲击治疗			
			住院第 2~12 天	1．免疫球蛋白静脉注射，无条件者用激素 2．请康复科会诊			
			住院第 13~27 天	1．调整激素剂量 2．复查异常实验室检查项目			
		有呼吸肌麻痹	住院第 1 天	1．同无呼吸肌麻痹患者 2．深部吸痰进行痰培养+药敏试验 3．免疫球蛋白静脉注射 4．若无丙球或血浆置换条件者行大剂量甲泼尼龙冲击治疗			
			住院第 2~12 天	1．免疫球蛋白静脉注射，无条件者用激素 2．请康复科会诊			
			住院第 13~27 天	1．痰培养 2．血气分析 3．调整呼吸机参数 4．适时脱机拔管			
		住院第 14~28 天（出院日）		1．出院带药 2．门诊随诊时间			
一般书写规范			各项内容	完整、准确、清晰、签字	5□ 4□ 3□ 1□ 0□		
变异情况			变异条件及原因	1．住院期间合并感染（肺部、泌尿系、肠道等），需要进行抗感染治疗，导致住院时间延长、费用增加 2．患者可能出现呼吸肌麻痹，需要呼吸机辅助呼吸，导致住院时间延长、费用增加	5□ 4□ 3□ 1□ 0□		

（四）多发性硬化复发期

多发性硬化临床路径

1．进入临床路径标准

疾病诊断：多发性硬化复发期（ICD-10：G35. x01）

2．病案质量监控表

<table>
<tr><th colspan="2">监控类别
住院时间</th><th colspan="2">监控项目</th><th>监控要点</th><th>分数</th><th>减分理由</th><th>备注</th></tr>
<tr><td colspan="2" rowspan="4">首页</td><td colspan="2">主要诊断名称及编码</td><td>多发性硬化复发期（ICD-10：G35.x01）</td><td rowspan="3">5□
4□
3□
1□
0□</td><td rowspan="3"></td><td rowspan="3"></td></tr>
<tr><td colspan="2">主要手术操作名称及编码</td><td>腰椎穿刺（ICD-9-CM-3：03.31）</td></tr>
<tr><td colspan="2">其他诊断名称及编码</td><td>无遗漏，编码准确</td></tr>
<tr><td colspan="2">其他项目</td><td>内容完整、准确、无遗漏</td><td>5□
4□
3□
1□
0□</td><td></td><td></td></tr>
<tr><td rowspan="2">住院第1天</td><td rowspan="2">入院记录</td><td rowspan="2">主诉与现病史</td><td>主要症状</td><td>是否描述复发-缓解的局灶性神经系统症状及体征及发病时间，并重点描述：
1．发作诱因：上感、发热、感染、败血症、外伤、手术、妊娠、分娩、过劳、精神紧张、药物过敏、寒冷
2．首发症状：一个或多个肢体局部无力麻木、刺痛感。单眼突发视力丧失或视物模糊，低头背部串电感，复视，急性或进展的痉挛性轻截瘫、平面障碍和感觉缺失，膀胱功能障碍等
3．发作特点：多为急性或亚急性起病，多呈复发-缓解病程，多见于10~40岁，女性多于男性
4．发作及缓解：发病后可有数月或数年缓解期，复发时出现新症状或原有症状再现。复发次数可多达10余次，每次复发后都会使原症状和体征加重</td><td>5□
4□
3□
1□
0□</td><td></td><td rowspan="2">入院24小时内完成</td></tr>
<tr><td>病情演变过程</td><td>是否描述主要症状的演变过程，如：
1．发作诱因的变化
2．发作频率或持续时间的变化
3．发作性质、程度的变化
4．缓解方式的变化
5．进展-加重-缓解-再发过程，呈现空间及时间上的多发性</td><td>5□
4□
3□
1□
0□</td><td></td></tr>
</table>

续 表

住院时间 \ 监控类别		监控项目		监控要点	分数	减分理由	备注
			其他伴随症状	是否记录伴随症状，如： 头痛、头晕、抽搐，发热等	5□ 4□ 3□ 1□ 0□		
			住院前诊疗过程	是否记录诊断、治疗情况，如： 1．是否做过头颅 CT 或 MRI 检查（包括颈、胸）等 2．诊断及治疗经过 3．用药情况（用法、剂量）及效果（既往激素用量情况）	5□ 4□ 3□ 1□ 0□		
		既往史 个人史 家族史		是否按照病历书写规范记录，并重点记录： 1．过敏史：过敏药物、食物、化学物质等 2．吸烟饮酒史 3．有无近期手术及妊娠史 4．高血压（血压最高数值）、糖尿病（血糖控制水平）、冠心病、高脂血症、心房颤动、脑梗死、脑出血等既往疾病及用药控制史 5．家族中是否有上述病史	5□ 4□ 3□ 1□ 0□		
		体格检查		是否按照病历书写规范记录，并重点记录重要体征，无遗漏，如： 神经系统体征：Lhermitte 征	5□ 4□ 3□ 1□ 0□		
		辅助检查		是否记录辅助检查结果，如： 1．头颅和（或）脊髓 MRI 2．脑脊液（OB、MBP） 3．血和脑脊液的 IgG 合成率 4．诱发电位（视、听、体感）	5□ 4□ 3□ 1□ 0□		
	首次病程记录	病例特点		是否简明扼要，重点突出，无遗漏： 1．年龄、既往健康状况、特殊的生活习惯及嗜好等 2．病情特点：复发-缓解的局灶性神经系统症状及体征，有病灶在空间及时间上的多发性 3．突出的症状和体征 4．辅助检查结果 5．其他疾病史	5□ 4□ 3□ 1□ 0□		入院8小时内完成
		初步诊断		第一诊断为：多发性硬化复发期（ICD-10：G35.x01）	5□ 4□ 3□ 1□ 0□		
		诊断依据		是否充分、分析合理： 1．急性或亚急性起病的神经系统症状和体征，病程中有缓解和复发 2．头颅和（或）脊髓 MRI 提示多发白质脱髓鞘病灶，增强后可有不同程度强化，并符合多发性硬化的影像学诊断标准，诱发电位可有异常，脑脊液电泳寡克隆区带或 24 小时 IgG 合成率异常等 3．综合以上特点，并符合 McDonald 标准（2005 年）	5□ 4□ 3□ 1□ 0□		

续 表

住院时间 \ 监控类别		监控项目	监控要点	分数	减分理由	备注
		鉴别诊断	是否根据病例特点与下列疾病鉴别： 1. 急性播散性脑脊髓炎 2. 结缔组织病 3. 肿瘤（淋巴瘤、胶质瘤等 ） 4. 感染性疾病（寄生虫等） 5. 代谢性疾病 6. 血管性疾病等	5□ 4□ 3□ 1□ 0□		
		诊疗计划	是否全面并具有个性化： 1. 是否完成并记录必需的检查项目 （1）血常规、尿常规、粪常规 （2）肝肾功能、电解质、血糖、抗“O”、类风湿因子、甲状腺功能、感染性疾病筛查（乙肝、丙肝、梅毒、艾滋病等）；免疫筛查（抗核抗体、ENA 等） （3）腰椎穿刺：脑脊液常规、生化、电泳寡克隆区带、24 小时 IgG 合成率、MBP （4）头颅和（或）脊髓 MRI 及强化 （5）诱发电位、EDSS 评分 2. 是否记录分析根据患者病情选择的辅助检查，如： （1）血淋巴细胞亚群分析 （2）其他自身免疫疾病指标 （3）嗜铬细胞瘤指标 3. 水通道蛋白抗体（NMO 抗体） 4. 首先进行病情评估（EDSS 评价） 5. 护理级别一或二级、饮食、基础用药、确定药物治疗方案，反复多次发作者可联用其他免疫抑制剂 6. 向患者及家属交代病情，健康宣教	5□ 4□ 3□ 1□ 0□		
	病程记录	上级医师查房记录	是否有重点内容并结合本病例： 1. 补充病史和查体 2. 诊断、鉴别诊断分析 3. 进行病情初步评估，病情严重度分级 4. 病情评估和预后评估 5. 治疗方案分析，提出诊疗意见 6. 提示需要观察和注意的内容	5□ 4□ 3□ 1□ 0□		入院 48 小时内完成
		住院医师查房记录	是否记录、分析全面： 1. 神经系统症状及体征变化 2. 具体治疗措施：如甲泼尼龙冲击治疗、必要时使用丙种球蛋白或其他免疫抑制剂，有条件者可联用干扰素。对症治疗：钙剂、抑酸剂、维生素等其他相关药物 3. 分析：辅助检查结果、治疗方案、病情及评估、预后评估等 4. 记录：上级医师查房意见的执行情况；患者及家属意见，以及医师的解释内容	5□ 4□ 3□ 1□ 0□		

续 表

住院时间＼监控类别		监控项目	监控要点	分数	减分理由	备注
			5．向家属交代激素治疗的利弊并签署激素治疗知情同意书后开始激素治疗（或丙种球蛋白、血浆置换、免疫抑制剂治疗）			
住院第2~12天	病程记录	住院医师查房记录	是否记录、分析如下内容： 1．主要症状的变化，激素治疗后的效果及不良反应 2．核查辅助检查的结果是否有异常 3．病情评估 4．调整治疗分析 5．上级医师意见执行情况 6．腰穿记录	5□ 4□ 3□ 1□ 0□		
		上级医师查房记录	是否记录、分析： 1．对病情、已完成的诊疗进行总结分析，并提出下一步诊疗意见 2．补充、更改诊断分析和确定诊断分析	5□ 4□ 3□ 1□ 0□		
住院第13~27天	病程记录	住院医师查房记录	是否记录、分析： 1．目前症状缓解情况 2．病情评估及疗效评估 3．目前的治疗情况，激素使用剂量 4．分析是否符合出院标准：包括血淀粉酶水平及进食后的变化 5．出院后的治疗方案 6．出院后注意事项	5□ 4□ 3□ 1□ 0□		
		上级医师查房记录	是否记录、分析： 1．疗效评估，预期目标完成情况 2．确定符合出院标准 3．出院后治疗方案	5□ 4□ 3□ 1□ 0□		
住院第14~28天（出院日）	病程记录	住院医师查房记录	是否记录： 1．目前症状及体征的缓解情况 2．目前的治疗情况，激素使用剂量 3．实验室检查指标正常与否 4．向患者交待出院后注意事项	5□ 4□ 3□ 1□ 0□		
	出院记录		记录是否齐全，重要内容无遗漏，如： 1．入院情况 2．诊疗经过 3．出院情况：症状、体征、功能恢复、切口愈合情况及病理结果等 4．主要辅助检查 5．出院医嘱：出院带药需写明药物名称、用量、服用方法，需要调整的药物要注明调整的方法；出院后患者需要注意的事项；门诊复查时间及项目等	5□ 4□ 3□ 1□ 0□		

续 表

住院时间＼监控类别		监控项目	监控要点	分数	减分理由	备注
	操作记录		是否记录： 1．自然项目（另页书写时） 2．操作名称 3．操作时间 4．操作步骤 5．操作结果 6．患者一般情况 7．操作过程是否顺利，有无不良反应 8．术后注意事项及是否向患者说明 9．如有麻醉，记录麻醉情况并有麻醉师签名 10．操作者签名及时间	5□ 4□ 3□ 1□ 0□		术者记录
	特殊检查、特殊治疗同意书等医学文书		包括自然项目（另页书写时）、特殊检查、特殊治疗项目名称、目的、可能出现的并发症及风险、患者或家属签署是否同意检查或治疗、患者签名、医师签名等。如非患者本人签字需有委托书	5□ 4□ 3□ 1□ 0□		
	病危（重）通知书		包括自然项目（另页书写时）、目前诊断、病情危重情况，患方签名、医师签名并填写日期	5□ 4□ 3□ 1□ 0□		
重点医嘱	长期医嘱	住院第1天	1．神经科护理常规 2．二级护理 3．饮食 4．其他免疫抑制剂（必要时）	5□ 4□ 3□ 1□ 0□		
		住院第2~12天	1．神经科护理常规 2．二级护理 3．饮食			
		住院第13~27天	1．神经科护理常规 2．二级护理 3．饮食			
	临时医嘱	住院第1天	1．血常规、尿常规、粪常规 2．肝肾功能、电解质、血糖、抗“O”、抗核抗体、ENA、类风湿因子、甲状腺功能、感染性疾病筛查 3．腰椎穿刺：脑脊液常规、生化、寡克隆区带、24小时IgG合成率 4．头颅和（或）脊髓MRI+强化 5．诱发电位、EDSS评分 6．根据具体情况可选择：血淋巴细胞亚群分析、其他自身免疫疾病指标、嗜铬细胞瘤指标			
		住院第2~12天	1．腰椎穿刺：脑脊液检查 2．眼科会诊：查视力、视野、眼底 3．激素冲击治疗 4．辅助用药 5．根据患者全身状况决定检查项目			

续 表

监控类别 住院时间		监控项目	监控要点	分数	减分理由	备注
		住院第13~27天	1．调整激素剂量 2．辅助用药 3．复查血常规及血生化			
		住院第14~28天（出院日）	1．出院带药 2．门诊随诊时间			
一般书写规范		各项内容	完整、准确、清晰、签字	5□ 4□ 3□ 1□ 0□		
变异情况		变异条件及原因	1．对于延髓或高颈段脱髓鞘病变，有可能病情加重需要气管切开并使用人工辅助呼吸，会延长治疗时间并增加住院费用 2．激素治疗可能增加高血压、糖尿病、感染等并发症的概率，导致住院时间延长、医疗费用增加 3．住院后伴发非神经系统疾病或为系统性自身免疫疾病时，需要进一步明确诊断，导致住院时间延长	5□ 4□ 3□ 1□ 0□		

（五）癫痫

癫痫临床路径

1．进入临床路径标准

疾病诊断：癫痫（ICD-10：G40）：部分性癫痫发作，全面性癫痫发作

2．病案质量监控表

<table>
<tr><td colspan="2">监控类别
住院时间</td><td colspan="2">监控项目</td><td>监控要点</td><td>分数</td><td>减分理由</td><td>备注</td></tr>
<tr><td colspan="2" rowspan="3">首页</td><td colspan="2">主要诊断名称及编码</td><td>癫痫（ICD-10：G40）：部分性癫痫发作，全面性癫痫发作</td><td rowspan="2">5□
4□
3□
1□
0□</td><td rowspan="2"></td><td rowspan="2"></td></tr>
<tr><td colspan="2">其他诊断名称及编码</td><td>无遗漏，编码准确</td></tr>
<tr><td colspan="2">其他项目</td><td>内容完整、准确、无遗漏</td><td>5□
4□
3□
1□
0□</td><td></td><td></td></tr>
<tr><td rowspan="3">住院第1天</td><td rowspan="3">入院记录</td><td rowspan="3">主诉与现病史</td><td>主要症状</td><td>是否描述以发作性、重复性、短暂性、刻板性的中枢神经系统功能失常为特征的综合征及发病时间，并重点描述：
1．存在发作易感性：包括遗传、外伤、肿瘤、发热和动脉硬化等因素
2．平时和目前的发作频率；癫痫发作间期的药物治疗情况
3．癫痫发作的临床表现类型
（1）共性：发作性、重复性、短暂性、刻板性
（2）癫痫发作的中枢神经系统功能失常的特征性临床表现
4．缓解方式：不需用药；需口服药物；需静脉用药
5．使用药物的名称、频率，药物疗效等</td><td>5□
4□
3□
1□
0□</td><td></td><td rowspan="3">入院24小时内完成</td></tr>
<tr><td>病情演变过程</td><td>是否描述主要症状的演变过程，如：
1．初次发病的年龄
2．发作诱因的变化
3．发作频率或间隔时间的变化
4．发作时间、性质、程度的变化
5．药物治疗的剂量和疗效的变化</td><td>5□
4□
3□
1□
0□</td><td></td></tr>
<tr><td>其他伴随症状</td><td>是否记录伴随症状，如：
1．全身其他脏器的损害情况，如肝、肾功能等
2．发作时若有意识丧失是否导致过严重外伤
3．是否为妊娠期</td><td>5□
4□
3□
1□
0□</td><td></td></tr>
</table>

续 表

监控类别 住院时间		监控项目	监控要点	分数	减分理由	备注
		住院前诊疗过程	是否记录诊断、治疗情况，如： 1．是否做过脑电图、头颅 MRI 或 CT 等 2．是否诊断过“癫痫”或其他疾病 3．是否有过长期的药物治疗方案以及疗效 4．是否进行过有创的外科或介入治疗，若有疗效如何	5□ 4□ 3□ 1□ 0□		
		既往史 个人史 家族史	是否按照病历书写规范记录，并重点记录： 1．遗传史：家族中是否有癫痫病史 2．出生时情况：是否有缺血缺氧性脑病史；生长发育过程中是否有感染、高热等病史 3．生活工作环境是否有接触毒物、放射性物质的情况 4．是否有头部等严重外伤史	5□ 4□ 3□ 1□ 0□		
		体格检查	是否按照病历书写规范记录，并重点记录重要体征，无遗漏，如： 神经系统检查：意识状态、中枢神经系统功能缺损的体征	5□ 4□ 3□ 1□ 0□		
		辅助检查	是否记录辅助检查结果，如： 1．血常规、尿常规、粪常规 2．肝肾功能、电解质、血糖、肌酶、血脂、传染性疾病筛查（乙肝、丙肝、梅毒、艾滋病等） 3．脑电图，心电图 4．头颅 MRI 或 CT，必要时可行 PET 检查 5．有条件者可行血药浓度测定	5□ 4□ 3□ 1□ 0□		
	首次病程记录	病例特点	是否简明扼要，重点突出，无遗漏： 1．年龄、既往健康状况、特殊的生活习惯及嗜好等 2．病情特点：通常为发作性、重复性、短暂性、刻板性的中枢神经系统功能失常 3．突出的症状和体征 4．辅助检查结果 5．其他疾病史	5□ 4□ 3□ 1□ 0□		入院8小时内完成
		初步诊断	第一诊断为：癫痫（ICD-10：G40）：部分性癫痫发作，全面性癫痫发作	5□ 4□ 3□ 1□ 0□		
		诊断依据	是否充分、分析合理 1．临床上至少发作一次以上 2．存在发作易感性：包括遗传、外伤、发热和动脉硬化等因素 3．伴随社会和心理等方面问题 4．脑电图和（或）影像学改变	5□ 4□ 3□ 1□ 0□		

续 表

监控类别 住院时间		监控项目	监控要点	分数	减分理由	备注
		鉴别诊断	是否根据病例特点与下列疾病鉴别： 1．假性发作 2．晕厥 3．偏头痛 4．短暂性脑缺血发作 5．过度换气综合征	5□ 4□ 3□ 1□ 0□		
		诊疗计划	是否全面并具有个性化 1．是否完成并记录必需的检查项目 （1）血常规、尿常规、粪常规 （2）肝肾功能、电解质、血糖、红细胞沉降率、感染性疾病筛查（乙肝、丙肝、梅毒、艾滋病等） （3）胸部正侧位片、心电图、脑电图、头颅 CT 2．是否记录分析根据患者病情选择的辅助检查，如：头颅 MRI 或 PET 检查，有条件者可行血药浓度测定 3．首先进行病情评估 4．按照病情分级和治疗反应确定治疗方案，包括一般治疗和药物治疗。药物控制不佳或其他特殊癫痫综合征者可请神经外科会诊进行相应治疗 5．对超出常规的治疗方案进行说明	5□ 4□ 3□ 1□ 0□		
	病程记录	上级医师查房记录	是否有重点内容并结合本病例： 1．补充病史和查体 2．明确癫痫诊断和癫痫发作类型或癫痫综合征；分析引起癫痫的病因，给予鉴别诊断分析 3．进行病情初步评估，预后评估，病情严重度分级 4．治疗方案分析，提出诊疗意见；根据患者病情、既往辅助检查结果等确认或修正治疗方案 5．提示需要观察和注意的内容 6．向患者及家属介绍病情变化及相关检查	5□ 4□ 3□ 1□ 0□		入院 48 小时内完成
		住院医师查房记录	是否记录、分析全面： 1．询问病情，体格检查 2．分析辅助检查结果：影像学、脑电图等 3．分析治疗效果、有无不良反应 4．调整的治疗方案、调整的药物等及原因分析，进一步的相关检查 5．上级医师查房意见的执行情况 6．病情评估及预后评估 7．简要记录患者及家属意见，以及医师的解释内容	5□ 4□ 3□ 1□ 0□		
住院第 2~12 天	病程记录	住院医师查房记录	是否记录、分析如下内容： 1．药物治疗效果 2．核查辅助检查的结果是否有异常并进行分析，解释需要的进一步检查 3．病情评估 4．调整治疗分析 5．上级医师意见执行情况	5□ 4□ 3□ 1□ 0□		

续 表

住院时间＼监控类别		监控项目	监控要点	分数	减分理由	备注
		上级医师查房记录	是否对病情已完成的诊疗进行总结分析，并提出下一步诊疗意见如： 1．分析发作形式和发作频率，必要时修正诊断和治疗方案 2．根据患者病情及辅助检查结果等决定是否请神经外科会诊 3．必要时向患者及家属介绍病情变化及相关检查结果 4．补充、更改诊断分析和确定诊断分析	5□ 4□ 3□ 1□ 0□		
住院第6~13天	病程记录	住院医师查房记录	是否记录、分析： 1．目前病情缓解情况 2．合并症、并发症的情况 3．病情评估及疗效评估 4．目前的治疗情况 5．上级医师确定为难治性局灶性癫痫患者，致痫灶定位明确，可转入神经外科，书写转科记录 6．出院后的治疗方案、向患者及家属介绍病情及出院后注意事项 7．书写病程记录及出院小结	5□ 4□ 3□ 1□ 0□		
		上级医师查房记录	是否记录、分析： 1．对内科治疗者，根据发作类型和综合征分类调整抗癫痫药物，拟行出院，癫痫门诊随诊 2．确定为难治性局灶性癫痫患者，致痫灶定位明确，可转入神经外科 3．分析符合出院标准，制定出院后治疗方案	5□ 4□ 3□ 1□ 0□		
住院第7~14天（出院日）	病程记录	住院医师查房记录	是否记录： 1．目前症状及体征 2．目前治疗情况 3．实验室检查指标正常与否 4．向患者交待出院后注意事项	5□ 4□ 3□ 1□ 0□		
	出院记录		记录是否齐全，重要内容无遗漏，如： 1．入院情况 2．诊疗经过 3．出院情况：症状、体征及治疗等 4．主要辅助检查 5．出院医嘱：出院带药需写明药物名称、用量、服用方法，需要调整的药物要注明调整的方法；出院后患者需要注意的事项；门诊复查时间及项目等	5□ 4□ 3□ 1□ 0□		
	操作记录		包括自然项目（另页书写时）、操作名称、操作时间、操作步骤、结果及患者一般情况，记录过程是否顺利、有无不良反应，术后注意事项及是否向患者说明，操作医师签名	5□ 4□ 3□ 1□ 0□		术者记录

续 表

监控类别 住院时间		监控项目	监控要点	分数	减分理由	备注
	特殊检查、特殊治疗同意书等医学文书		包括自然项目（另页书写时）、特殊检查、特殊治疗项目名称、目的、可能出现的并发症及风险、患者或家属签署是否同意检查或治疗、患者签名、医师签名等	5□ 4□ 3□ 1□ 0□		
	病危（重）通知书		包括自然项目（另页书写时）、目前诊断、病情危重情况，患方签名、医师签名并填写日期	5□ 4□ 3□ 1□ 0□		
重点医嘱	长期医嘱	住院第1天	1．神经科护理常规 2．二级护理 3．饮食 4．口服药物	5□ 4□ 3□ 1□ 0□		
		住院第2~12天	1．神经科护理常规 2．二级护理 3．饮食 4．口服药物			
		住院第6~13天	1．神经科护理常规 2．二级护理 3．饮食 4．口服药物			
	临时医嘱	住院第1天	1．血常规、尿常规、粪常规 2．肝肾功能、电解质、血糖、肌酶、血脂、传染性疾病筛查 3．脑电图，心电图 4．头颅MRI或CT 5．有条件者可行血药浓度测定			
		住院第2~12天	神经外科会诊			
		住院第6~13天	根据病情			
		住院第7~14天（出院日）	1．出院带药 2．门诊随诊时间			
一般书写规范		各项内容	完整、准确、清晰、签字	5□ 4□ 3□ 1□ 0□		
变异情况		变异条件及原因	1．治疗期间出现并发症或常规治疗效果不佳，需特殊诊断和治疗，导致住院时间延长 2．确定为难治性局灶性癫痫患者，致痫灶定位明确，转入神经外科继续治疗	5□ 4□ 3□ 1□ 0□		

（六）重症肌无力

重症肌无力临床路径

1. 进入临床路径标准

   疾病诊断：重症肌无力［ICD-10：G70.001-G70.006（不包括：G70.007 危象）］

2. 病案质量监控表

监控类别 住院时间		监控项目		监控要点	分数	减分理由	备注
首页		主要诊断名称及编码		重症肌无力［ICD-10：G70.001-G70.006（不包括：G70.007 危象）］	5□ 4□ 3□ 1□ 0□		
		其他诊断名称及编码		无遗漏，编码准确			
		其他项目		内容完整、准确、无遗漏	5□ 4□ 3□ 1□ 0□		
住院第1天	入院记录	主诉与现病史	主要症状	是否描述缓慢进展性神经系统症状及体征及发病时间，并重点描述： 1. 发作前诱因：发热，感染疾病，外伤及手术，过劳，情绪激动 2. 首发症状：首发症状多为眼外肌麻痹，表现为非对称性眼肌麻痹如上睑下垂、斜视和复视，严重者眼球运动明显受限，甚至眼球固定，但瞳孔括约肌一般不受累，随着病情进展可出现双眼症状 3. 典型症状：骨骼肌无力的波动性，也称易疲劳性，肌无力活动后加重、休息后减轻的随意肌无力，多表现为晨轻暮重。肌无力出现顺序通常是眼外肌、咽喉肌、咀嚼肌、肩胛带肌、躯干肌和呼吸肌等 4. 发作特点：起病隐袭，青年至 40 岁居多，女多于男性，易疲劳性，晨轻暮重 5. 加重及缓解：感染、妊娠及月经、精神创伤、过劳、药物可为诱因	5□ 4□ 3□ 1□ 0□		入院24小时内完成
			病情演变过程	是否描述主要症状的演变过程，如： 1. 发作诱因的变化 2. 发作频率或持续时间的变化 3. 发作时间、性质、程度的变化 4. 缓解方式的变化	5□ 4□ 3□ 1□ 0□		

续 表

住院时间 \ 监控类别		监控项目	监控要点	分数	减分理由	备注
		其他伴随症状	是否记录伴随症状，如： 心悸、出汗、胸痛、胸闷、咳嗽、咳痰	5□ 4□ 3□ 1□ 0□		
		住院前诊疗过程	是否记录诊断、治疗情况，如： 1．是否做过新斯的明及疲劳检查等 2．诊断及治疗经过 3．用药情况及效果	5□ 4□ 3□ 1□ 0□		
		既往史 个人史 家族史	是否按照病历书写规范记录，并重点记录： 1．过敏史：过敏药物、食物、化学物质等 2．吸烟饮酒史 3．有无近期手术及妊娠史 4．高血压（血压最高数值）、糖尿病（血糖控制水平）、冠心病、高脂血症、心房颤动、脑梗死、脑出血等既往疾病及用药控制史 5．家族中是否有类似患者	5□ 4□ 3□ 1□ 0□		
		体格检查	是否按照病历书写规范记录，并重点记录重要体征，无遗漏，如： 1．上睑下垂、斜视和复视 2．神经系统体征，尤其肌力检查（包括呼吸肌力量）、瞳孔直径变化	5□ 4□ 3□ 1□ 0□		
		辅助检查	是否记录辅助检查结果，如： 1．疲劳试验、新斯的明试验 2．肌电图+神经传导速度+重频电刺激 3．胸腺 CT 4．AChR 抗体	5□ 4□ 3□ 1□ 0□		
	首次病程记录	病例特点	是否简明扼要，重点突出，无遗漏： 1．年龄、既往健康状况、特殊的生活习惯及嗜好等 2．病情特点 3．突出的症状和体征：骨骼肌无力的易疲劳性及晨轻暮重 4．辅助检查结果 5．其他疾病史	5□ 4□ 3□ 1□ 0□		入院8小时内完成
		初步诊断	第一诊断为：重症肌无力［ICD-10：G70.001-G70.006（不包括：G70.007 危象）］	5□ 4□ 3□ 1□ 0□		
		诊断依据	是否充分、分析合理： 1．临床表现为受累骨骼肌肉的波动性无力，即活动后加重，休息后改善，可呈“晨轻暮重” 2．辅助检查：新斯的明试验阳性，肌电图低频重复电刺激衰减 10%以上，高频无递减，血清 AChR 抗体阳性或阴性	5□ 4□ 3□ 1□ 0□		

续 表

住院时间 \ 监控类别		监控项目	监控要点	分数	减分理由	备注
			3．临床分型（Osserman）：Ⅰ眼肌型，ⅡA 轻度全身型，ⅡB 中度全身型，Ⅲ急性重症型，Ⅳ迟发重症型，Ⅴ肌萎缩型			
		鉴别诊断	是否根据病例特点与下列疾病鉴别： 1．突触前膜肌无力综合征 2．吉兰-巴雷综合征 3．多发性肌炎 4．肉毒中毒、有机磷中毒	5□ 4□ 3□ 1□ 0□		
		诊疗计划	是否全面并具有个性化： 1．是否完成并记录必需的检查项目 （1）血常规、尿常规、粪常规 （2）肝肾功能、电解质、血糖、血脂、红细胞沉降率、免疫五项+风湿三项血气分析、甲状腺功能、感染性疾病筛查（乙肝、丙肝、梅毒、艾滋病等） （3）疲劳试验、新斯的明试验 （4）肌电图+神经传导速度+重频电刺激 （5）胸腺 CT，心电图 （6）肿瘤筛查 2．是否记录分析根据患者病情选择的辅助检查 3．首先进行病情初步评估：吞咽及呼吸 4．做出初步诊断进行 Osserman 分型 5．护理级别一级或二级、饮食、基础用药、 确定药物治疗方案 6．向患者及家属交代病情，告知该病禁用的药物	5□ 4□ 3□ 1□ 0□		
	病程记录	上级医师查房记录	是否有重点内容并结合本病例： 1．补充病史和查体 2．诊断、鉴别诊断分析 3．进行病情初步评估，病情严重度分级 4．病情评估和预后评估 5．治疗方案分析，提出诊疗意见，如制定免疫治疗方案、激素治疗方案等 6．提示需要观察和注意的内容，如禁止灌肠	5□ 4□ 3□ 1□ 0□		入院48 小时内完成
		住院医师查房记录	是否记录、分析全面： 1．神经系统症状及体征变化，尤其肌力检查 2．具体治疗措施：胆碱酯酶抑制剂、肾上腺皮质激素、其他免疫抑制剂等 3．分析：辅助检查结果、治疗方案、病情及评估、预后评估等 4．上级医师查房意见的执行情况 5．向家属交代病情、治疗方案，签署激素或丙球或免疫抑制剂治疗的知情同意书	5□ 4□ 3□ 1□ 0□		
住院第 2~12 天	病程记录	住院医师查房记录	是否记录、分析如下内容： 1．病情变化和药物不良反应 2．核查辅助检查的结果是否有异常	5□ 4□ 3□ 1□		

续 表

住院时间 \ 监控类别		监控项目	监控要点	分数	减分理由	备注
			3. 病情评估 4. 调整治疗分析 5. 上级医师意见执行情况	0□		
		上级医师查房记录	是否记录： 1. 是否对病情、已完成的诊疗进行总结分析，并提出下一步诊疗意见 2. 补充、更改诊断分析和确定诊断分析	5□ 4□ 3□ 1□ 0□		
住院第13~27天	病程记录	住院医师查房记录	是否记录、分析： 1. 目前症状缓解情况 2. 病情评估及疗效评估 3. 目前的治疗情况 4. 分析是否符合出院标准 5. 出院后的治疗方案 6. 出院后注意事项	5□ 4□ 3□ 1□ 0□		
		上级医师查房记录	是否记录、分析： 1. 疗效评估，预期目标完成情况 2. 确定符合出院标准 3. 出院后治疗方案	5□ 4□ 3□ 1□ 0□		
住院第14~28天（出院日）	病程记录	住院医师查房记录	是否记录： 1. 目前症状及体征的缓解情况 2. 目前治疗情况 3. 实验室检查指标正常与否 4. 向患者交代出院后注意事项、药物不良反应	5□ 4□ 3□ 1□ 0□		
	出院记录		记录是否齐全，重要内容无遗漏，如： 1. 入院情况 2. 诊疗经过 3. 出院情况：症状、体征、功能恢复等 4. 主要辅助检查 5. 出院医嘱：出院带药需写明药物名称、用量、服用方法，需要调整的药物要注明调整的方法；出院后患者需要注意的事项；门诊复查时间及项目等	5□ 4□ 3□ 1□ 0□		
	操作记录		包括自然项目（另页书写时）、操作名称、操作时间、操作步骤、结果及患者一般情况，记录过程是否顺利、有无不良反应，术后注意事项及是否向患者说明，操作医师签名	5□ 4□ 3□ 1□ 0□		术者记录
	特殊检查、特殊治疗同意书等医学文书		包括自然项目（另页书写时）、特殊检查、特殊治疗项目名称、目的、可能出现的并发症及风险、患者或家属签署是否同意检查或治疗、患者签名、医师签名等	5□ 4□ 3□ 1□ 0□		
	病危（重）通知书		包括自然项目（另页书写时）、目前诊断、病情危重情况，患方签名、医师签名并填写日期	5□ 4□ 3□ 1□ 0□		

续 表

<table>
<tr><th colspan="2">监控类别
住院时间</th><th>监控项目</th><th>监控要点</th><th>分数</th><th>减分理由</th><th>备注</th></tr>
<tr><td rowspan="7">重点医嘱</td><td rowspan="3">长期医嘱</td><td>住院第 1 天</td><td>1．神经科护理常规
2．二级护理
3．饮食
4．胆碱酯酶抑制剂</td><td rowspan="7">5□
4□
3□
1□
0□</td><td rowspan="7"></td><td rowspan="7"></td></tr>
<tr><td>住院第 2~12 天</td><td>1．神经科护理常规
2．二级护理
3．饮食
4．胆碱酯酶抑制剂
5．激素治疗
6．免疫抑制剂
7．辅助药物治疗</td></tr>
<tr><td>住院第 13~27 天</td><td>1．神经科护理常规
2．二级护理
3．饮食
4．胆碱酯酶抑制剂
5．调整激素
6．免疫抑制剂</td></tr>
<tr><td rowspan="4">临时医嘱</td><td>住院第 1 天</td><td>1．血常规、尿常规、粪常规
2．肝肾功能、电解质、血糖、血脂、红细胞沉降率、甲状腺功能、血气分析、免疫五项+风湿三项、感染性疾病筛查
3．胸腺 CT，心电图
4．肌电图+神经传导速度+重频电刺激（低频、高频）
5．有条件者行 AChR 抗体检查</td></tr>
<tr><td>住院第 2~12 天</td><td>1．根据情况可选用丙种球蛋白静滴
2．辅助药物治疗</td></tr>
<tr><td>住院第 13~27 天</td><td>1．复查异常实验室检查指标
2．辅助药物治疗
3．调整激素剂量
4．监测血糖和餐后 2 小时血糖</td></tr>
<tr><td>住院第 14~28 天（出院日）</td><td>1．出院带药
2．门诊随诊时间</td></tr>
<tr><td colspan="2">一般书写规范</td><td>各项内容</td><td>完整、准确、清晰、签字</td><td>5□
4□
3□
1□
0□</td><td></td><td></td></tr>
<tr><td colspan="2">变异情况</td><td>变异条件及原因</td><td>1．住院期间合并感染导致住院时间延长，费用增加
2．使用冲击激素治疗可能出现病情短期加重，导致住院时间延长、医疗费用增加
3．发生重症肌无力危象的患者，转入相应临床路径</td><td>5□
4□
3□
1□
0□</td><td></td><td></td></tr>
</table>

八、普通外科

（一）胃十二指肠溃疡

胃十二指肠溃疡临床路径

1．进入临床路径标准

疾病诊断：胃十二指肠溃疡（ICD-10：K25.7/K25.9/K26.7/K26.9/K27.7/K27.9）

手术操作：胃大部切除术、迷走神经切断加胃窦切除术、胃空肠吻合加迷走神经切断术（ICD-9-CM-3：43.6-43.8/44.3901 伴 44.0）

2．病案质量监控表

<table>
<tr><th colspan="2">监控类别
住院时间</th><th colspan="2">监控项目</th><th>监控要点</th><th>分数</th><th>减分理由</th><th>备注</th></tr>
<tr><td colspan="2" rowspan="4">首页</td><td colspan="2">主要诊断名称及编码</td><td>胃十二指肠溃疡（ICD-10：K25.7/K25.9/ K26.7/K26.9/K27.7/K27.9）</td><td rowspan="3">5□
4□
3□
1□
0□</td><td rowspan="3"></td><td rowspan="3"></td></tr>
<tr><td colspan="2">主要手术名称及编码</td><td>胃大部切除术、迷走神经切断加胃窦切除术、胃空肠吻合加迷走神经切断术（ICD-9-CM-3：43.6~43.8/44.3901 伴 44.0）</td></tr>
<tr><td colspan="2">其他诊断名称及编码</td><td>无遗漏，编码准确</td></tr>
<tr><td colspan="2">其他项目</td><td>内容完整、准确、无遗漏</td><td>5□
4□
3□
1□
0□</td><td></td><td></td></tr>
<tr><td rowspan="4">住院第1天</td><td rowspan="4">入院记录</td><td rowspan="4">主诉与现病史</td><td>主要症状</td><td>是否记录本病最主要的症状及发病时间，如上腹疼痛，并重点描述：
1．发作及加重的诱因
2．发作频率或持续时间
3．发作时间、性质、程度
4．缓解方式：自行缓解或采取某种措施缓解
5．对体力、饮食、睡眠、活动的影响</td><td>5□
4□
3□
1□
0□</td><td></td><td rowspan="4">入院24小时内完成</td></tr>
<tr><td>病情演变过程</td><td>是否描述主要症状的演变过程，如：
上腹疼痛变化等</td><td>5□
4□
3□
1□
0□</td><td></td></tr>
<tr><td>其他伴随症状</td><td>是否记录伴随症状，如：
反酸、嗳气、胃灼热、上腹饱胀、恶心、呕吐、食欲不振、消化不良</td><td>5□
4□
3□
1□
0□</td><td></td></tr>
<tr><td>住院前诊疗过程</td><td>是否记录诊断、治疗情况，如：
1．是否做过胃镜、上消化道造影、幽门螺杆菌（Hp）等检查，结果是否正常
2．诊断过何种疾病
3．用过何种药物，用药时间、剂量、总量及效果如何</td><td>5□
4□
3□
1□
0□</td><td></td></tr>
</table>

续 表

住院时间＼监控类别		监控项目	监控要点	分数	减分理由	备注
		既往史 个人史 家族史	是否按照病历书写规范记录，并重点记录： 1．饮食习惯、环境因素、精神因素 2．慢性疾病史 3．家族中有无类似患者	5□ 4□ 3□ 1□ 0□		
		体格检查	是否按照病历书写规范记录，并记录重要体征，无遗漏，如： 1．胃溃疡：贫血貌、体质较弱，上腹部局限性压痛 2．十二指肠溃疡：可有贫血貌，右上腹深压痛	5□ 4□ 3□ 1□ 0□		
		辅助检查	是否记录辅助检查结果	5□ 4□ 3□ 1□ 0□		
	首次病程记录	病例特点	是否简明扼要，重点突出，无遗漏： 1．年龄、特殊的生活习惯及嗜好等 2．病情特点 3．突出的症状和体征 4．辅助检查结果 5．其他疾病史	5□ 4□ 3□ 1□ 0□		入院8小时内完成
		初步诊断	第一诊断为：胃十二指肠溃疡（ICD-10：K25.7/K25.9/K26.7/K26.9/ K27.7/K27.9）	5□ 4□ 3□ 1□ 0□		
		诊断依据	是否充分、分析合理： 1．病史：慢性、节律性和周期性的上腹疼痛伴消化不良症状 2．体征：上腹局限性轻压痛 3．辅助检查：Hp 检测试验阳性，上消化道 X 线钡餐检查和（或）内镜检查明确	5□ 4□ 3□ 1□ 0□		
		鉴别诊断	是否根据病例特点与下列疾病鉴别： 1．胆道疾病 2．胰腺疾病 3．慢性胃炎 4．反流性食管炎 5．胃癌	5□ 4□ 3□ 1□ 0□		
		诊疗计划	是否全面并具有个性化： 1．完成必需的检查项目 （1）血常规、尿常规、粪常规+潜血 （2）肝肾功能、电解质、凝血功能、血型、感染性疾病筛查（乙肝、丙肝、艾滋病、梅毒等） （3）胃镜（可门诊完成）、腹部超声、上消化道钡剂造影（必要时门诊完成） （4）心电图、胸部正位片 2．根据患者病情选择：肺功能测定、超声心动图等 3．评估是否可以手术 4．术前准备	5□ 4□ 3□ 1□ 0□		

续 表

住院时间 \ 监控类别		监控项目	监控要点	分数	减分理由	备注
			5．手术方案：胃大部切除术、迷走神经切断加胃窦切除术、胃空肠吻合加迷走神经切断术 6．对症治疗			
	病程记录	上级医师查房记录	是否有重点内容并结合本病例： 1．补充病史和查体 2．诊断、鉴别诊断分析 3．完善术前检查 4．提示需要观察和注意的内容	5□ 4□ 3□ 1□ 0□		入院48小时内完成
		住院医师查房记录	是否记录、分析全面： 1．主要症状、体征的变化，病情变化 2．具体治疗措施和术前准备 3．上级医师查房意见的执行情况 4．知情告知情况，患者及家属意见	5□ 4□ 3□ 1□ 0□		
住院第2~6天（术前准备日）	病程记录	住院医师查房记录	是否记录： 1．目前症状及体征变化 2．术前准备工作完成情况，包括检查、药物、配血、备皮、麻醉科会诊意见等，以及检查结果等对手术的影响分析 3．请相应科室会诊情况 4．对症治疗具体内容 5．向患者或家属交代术前、术中和术后注意事项，签署手术知情同意书情况 6．记录手术者术前查看患者的情况	5□ 4□ 3□ 1□ 0□		
		上级医师查房记录	是否记录： 1．综合分析术前检查结果 2．手术前评估及手术指征 3．确定手术方案 4．结合本病例提出手术风险及预防措施	5□ 4□ 3□ 1□ 0□		
	麻醉知情同意书		是否记录： 1．一般项目 2．术前诊断 3．拟行手术方式 4．拟行麻醉方式 5．患者基础疾病及可能对麻醉产生影响的特殊情况 6．麻醉中拟行的有创操作和监测 7．麻醉风险，麻醉中及麻醉后可能发生的并发症及应对措施 8．患者签署意见并签名，如为家属或代理人要有授权委托书 9．麻醉医师签字，并写明日期时间	5□ 4□ 3□ 1□ 0□		

续 表

住院时间 \ 监控类别		监控项目	监控要点	分数	减分理由	备注
	麻醉术前访视记录		是否记录： 1．患者自然信息 2．患者一般情况 3．简要病史 4．与麻醉相关的辅助检查结果 5．拟行手术方式 6．拟行麻醉方式 7．麻醉适应证 8．麻醉风险及预防措施和麻醉中需注意的问题 9．术前麻醉医嘱 10．麻醉医师签字，并写明日期时间	5□ 4□ 3□ 1□ 0□		
	输血知情同意书		是否记录： 1．一般项目 2．输血指征 3．拟输血成分 4．输血前有关检查结果 5．输血风险及可能产生的不良后果及应对措施 6．患者签署意见并签名，如为家属或代理人要有授权委托书 7．医师签名并填写日期	5□ 4□ 3□ 1□ 0□		
	手术知情同意书		是否记录： 1．术前诊断 2．手术名称 3．术式选择及可能改变的术式或替代治疗方案 4．术中、术后可能出现的并发症应对措施 5．手术风险 6．患者签署意见并签名，如为家属或代理人要有授权委托书 7．经治医师和术者签名	5□ 4□ 3□ 1□ 0□		
	术前小结		是否记录： 1．简要病情 2．术前诊断及诊断依据 3．手术指征 4．拟行手术名称和方式 5．拟行麻醉方式 6．术前准备 7．术中注意事项 8．术后处置意见 9．术者术前查看患者的情况	5□ 4□ 3□ 1□ 0□		
	术前讨论		是否记录： 1．讨论地点、时间 2．参加者及主持者的姓名、职称 3．简要病情 4．术前诊断及术前准备情况 5．手术指征及手术方案 6．可能出现的意外和防范措施	5□ 4□ 3□ 1□ 0□		

续　表

住院时间＼监控类别		监控项目	监控要点	分数	减分理由	备注
			7. 具体讨论意见和主持人小结 8. 记录者签名			
住院第3~7天（手术日）	麻醉记录单		是否记录： 1. 一般项目 2. 患者一般情况和术前特殊情况 3. 麻醉前用药及效果 4. 术前及术中疾病诊断 5. 手术方式及日期 6. 麻醉方式 7. 麻醉诱导及各项操作开始及结束时间 8. 麻醉期间用药名称、方式及剂量 7. 麻醉期间特殊或突发情况及处理 8. 术中出血量、输血量、输液量等 9. 手术起止时间 10. 麻醉医师签名	5□ 4□ 3□ 1□ 0□		
	麻醉术后访视记录		是否记录： 1. 一般项目 2. 患者一般情况 3. 目前麻醉恢复情况，清醒时间 4. 术后医嘱、是否拔除气管插管等 5. 如有特殊情况应详细记录 6. 麻醉医师签字并填写日期	5□ 4□ 3□ 1□ 0□		
	手术记录		是否记录： 1. 一般项目 2. 手术日期 3. 术前及术中诊断 4. 手术名称 5. 手术医师术者及助手姓名 6. 护士姓名（分别记录刷手及巡回护士） 7. 输血量、特殊成分输血、输液量 8. 麻醉方法 9. 手术经过：按照规定记录手术经过，详细描述病灶切除及吻合情况 10. 术后患者去向：回病房、监护室或麻醉恢复室 11. 医师签字	5□ 4□ 3□ 1□ 0□		术者术后24小时内完成
	手术安全核查记录		是否记录： 1. 手术安全核查记录单并且填写完整 2. 手术医师、麻醉医师和手术护士三方核对，并签字齐全	5□ 4□ 3□ 1□ 0□		
	手术清点记录		是否记录： 1. 一般项目 2. 术中所用各种器械和敷料数量的清点核对 3. 巡回护士和手术器械护士签名	5□ 4□ 3□ 1□ 0□		

续 表

住院时间＼监控类别		监控项目	监控要点	分数	减分理由	备注
	术后首次病程记录		是否记录： 1．手术时间 2．术中诊断 3．麻醉方式 4．手术简要经过 5．术后处理措施 6．术后患者一般情况 7．术后医嘱及应当特别注意观察的事项	5□ 4□ 3□ 1□ 0□		参加手术者术后即时完成
住院第4~12天（术后1~5天）	病程记录	住院医师查房记录	是否记录、分析如下内容： 1．生命体征，病情变化，胃管、腹腔引流量及性状，肠功能恢复情况，饮食恢复情况和药物不良反应 2．切口情况、换药情况、拆线情况、拔管情况 3．核查辅助检查结果是否有异常 4．病情评估 5．调整治疗分析 6．上级医师意见执行情况 7．术后注意事项宣教	5□ 4□ 3□ 1□ 0□		术后连续3天须有参加手术的医师或上级医师查房记录
		上级医师查房记录	是否记录： 1．术后病情评估 2．确定是否有术后并发症 3．术后需要注意的事项 4．术后治疗方案 5．补充、更改诊断分析和确定诊断分析	5□ 4□ 3□ 1□ 0□		
住院第9~13天（术后第6天）	病程记录	住院医师查房记录	是否记录、分析： 1．目前的症状、体征，切口愈合情况 2．病情评估及疗效评估 3．目前的治疗情况 4．分析是否符合出院标准 5．出院后的治疗方案 6．出院后注意事项	5□ 4□ 3□ 1□ 0□		
		上级医师查房记录	是否记录、分析： 1．手术疗效评估，预期目标完成情况 2．确定符合出院标准 3．出院后治疗方案	5□ 4□ 3□ 1□ 0□		
	病程记录	住院医师查房记录	是否记录： 1．目前症状及体征 2．目前治疗情况 3．实验室检查指标正常与否 4．向患者交代出院后注意事项	5□ 4□ 3□ 1□ 0□		

续　表

住院时间	监控类别	监控项目	监控要点	分数	减分理由	备注
住院第10~18天（术后第7~11天，出院日）	出院记录		记录是否齐全，重要内容无遗漏，如： 1．入院情况 2．诊疗经过：麻醉、手术方式；术中特殊情况及处理；术后并发症等 3．出院情况：症状体征、功能恢复、切口愈合情况及病理结果等 4．出院医嘱：出院带药需写明药物名称、用量、服用方法，需要调整的药物要注明调整的方法；需要复查的辅助检查；出院后患者需要注意的事项；门诊复查时间及项目等	5□ 4□ 3□ 1□ 0□		
	特殊检查、特殊治疗同意书等医学文书		包括自然项目（另页书写时）、特殊检查、特殊治疗项目名称、目的、可能出现的并发症及风险、或替代治疗方案、患者或家属签署是否同意检查或治疗、患者签名、医师签名等	5□ 4□ 3□ 1□ 0□		
	病危（重）通知书		包括自然项目（另页书写时）、目前诊断、病情危重情况，患方签名、医师签名并填写日期	5□ 4□ 3□ 1□ 0□		
重点医嘱	长期医嘱	住院第1天	1．普通外科护理常规 2．二级护理 3．饮食：按病情 4．制酸剂口服	5□ 4□ 3□ 1□ 0□		
		住院第2~6天（术前准备日）	同前至术前全停			
		住院第3~7天（手术日）	1．普通外科术后常规护理 2．一级护理 3．禁食、水 4．记24小时出入量 5．留置胃管、胃肠减压、记量 6．腹腔引流记量、尿管接袋记量 7．静脉予以 H_2 受体阻断剂或PPI抑制剂			
		住院第4~12天（术后日）	1．普通外科术后常规护理 2．一级护理 3．禁食、水 4．记24小时出入量（术后3天可停） 5．留置胃管、胃肠减压、胃管护理记量（术后3天可停）腹腔引流记量及护理（术后3天可停） 6．尿管接袋记量（术后3天可停） 7．会阴擦洗 8．心电监护、吸氧 9．补液			

续 表

住院时间 \ 监控类别		监控项目	监控要点	分数	减分理由	备注
		住院第9~13天	1．普通外科术后常规护理 2．二级护理 3．半流			
	临时医嘱	住院第1天	1．血常规、尿常规、粪常规+潜血 2．肝肾功能、电解质、凝血功能、血型、感染性疾病筛查 3．胃镜、腹部超声、上消化道钡剂造影 4．心电图、胸部正位片 5．肺功能测定和超声心动图（必要时）			
		住院第2~6天（术前准备日）	1．既往基础用药临时下达 2．拟明日在硬膜外麻醉或全麻下行或胃大部切除术或迷走神经切断加胃窦切除术或胃空肠吻合加迷走神经切断术 3．今日流食，术前禁食、水 4．明晨留置胃管 5．幽门梗阻者术前3天留置胃管，温盐水洗胃 6．明晨留置尿管 7．常规皮肤准备 8．术前麻醉辅助药 9．预防性抗菌药物			
		住院第3~7天（手术日）	1．今日在硬膜外麻醉或全麻下行或胃大部切除术或迷走神经切断加胃窦切除术或胃空肠吻合加迷走神经切断术 2．术后急查肝肾功能、血常规 3．心电监护、吸氧 4．抗菌药物、补液 5．其他特殊医嘱			
		住院第4~12天（术后日）	1．切口换药 2．早期拔除胃管、尿管（视情况）			
		住院第9~13天	1．伤口换药、拆线 2．复查血常规、电解质、肝肾功能			
		住院第10~18天（出院日）	1．出院带药 2．门诊随诊时间			
一般书写规范		各项内容	完整、准确、清晰、签字	5□ 4□ 3□ 1□ 0□		

续 表

住院时间 \ 监控类别	监控项目	监控要点	分数	减分理由	备注
变异情况	变异条件及原因	1. 术前合并其他基础疾病影响手术的患者，需要进行相关的诊断和治疗 2. 术前需确定手术方式（迷走神经切断+胃引流术，胃大部切除术），视术中情况定胃肠道重建方式 3. 胃溃疡患者术中活检提示胃癌，则按胃癌处理，进入相应路径 4. 有并发症（穿孔、瘢痕性幽门梗阻、出血、恶变等）的胃十二指肠溃疡患者，则转入相应临床路径	5□ 4□ 3□ 1□ 0□		

（二）急性乳腺炎

急性乳腺炎临床路径

1．进入临床路径标准

疾病诊断：急性乳腺炎（ICD-10：O91/N61）

手术操作：乳腺脓肿切开引流术（ICD-9-CM-3：85.0）

2．病案质量监控表

住院时间 \ 监控类别		监控项目		监控要点	分数	减分理由	备注
首页		主要诊断名称及编码		急性乳腺炎（ICD-10：O91/N61）	5□ 4□ 3□ 1□ 0□		
		主要手术名称及编码		乳腺脓肿切开引流术（ICD-9-CM-3：85.0）			
		其他诊断名称及编码		无遗漏，编码准确			
		其他项目		内容完整、准确、无遗漏	5□ 4□ 3□ 1□ 0□		
住院第1天	入院记录	主诉与现病史	主要症状	是否记录本病最主要的症状及发病时间，如乳房红、肿、热、痛，并重点描述： 1．发作及加重的诱因 2．发作性质及程度 3．对体力、饮食、睡眠、活动的影响	5□ 4□ 3□ 1□ 0□		入院24小时内完成
			病情演变过程	是否描述主要症状的演变过程，如： 乳房红、肿、热、痛的变化	5□ 4□ 3□ 1□ 0□		
			其他伴随症状	是否记录伴随症状，如： 脉搏加快，患侧淋巴结肿大，高热、寒战	5□ 4□ 3□ 1□ 0□		
			住院前诊疗过程	是否记录诊断、治疗情况，如： 1．是否做过乳腺B超、血常规等检查，结果是否正常 2．诊断过何种疾病 3．用过何种药物，用药时间、剂量、总量及效果如何	5□ 4□ 3□ 1□ 0□		

续　表

住院时间 \ 监控类别		监控项目	监控要点	分数	减分理由	备注
		既往史 个人史 家族史	是否按照病历书写规范记录，并重点记录： 1．饮食习惯、环境因素、精神因素 2．哺乳史，妊娠史 3．慢性疾病史 4．家族中有无类似患者	5□ 4□ 3□ 1□ 0□		
		体格检查	是否按照病历书写规范记录，并记录重要体征，无遗漏，如： 1．体温、脉搏、血压 2．患侧乳房出现红、肿、热、痛，可触及包块（质地、大小、色泽、范围、有否波动感） 3．局部有否皮肤凹陷性水肿 4．患侧腋窝淋巴结肿大、压痛	5□ 4□ 3□ 1□ 0□		
		辅助检查	是否记录辅助检查结果，如： 乳腺B超，血常规	5□ 4□ 3□ 1□ 0□		
	首次病程记录	病例特点	是否简明扼要，重点突出，无遗漏： 1．年龄、妊娠史及哺乳史 2．病情特点 3．突出的症状和体征 4．辅助检查结果 5．其他疾病史	5□ 4□ 3□ 1□ 0□		入院8小时内完成
		初步诊断	第一诊断为：急性乳腺炎（ICD-10：O91/N61）	5□ 4□ 3□ 1□ 0□		
		诊断依据	是否充分、分析合理： 1．病史：乳房出现红、肿、热、痛等急性炎症表现；多为哺乳期女性，常发生在产后3~4周；也可为非哺乳期女性 2．体征：患侧乳房出现红、肿、热、痛等急性炎症表现，常伴有患侧腋窝淋巴结肿大、压痛等，随炎症发展常伴有寒战、高热、脉搏加快等全身中毒表现 3．实验室检查：白细胞计数明显增高 4．影像学检查：超声提示有炎性浸润，单个或多个脓腔形成	5□ 4□ 3□ 1□ 0□		
		鉴别诊断	是否根据病例特点与下列疾病鉴别： 炎性乳癌	5□ 4□ 3□ 1□ 0□		

续 表

住院时间	监控类别	监控项目	监控要点	分数	减分理由	备注
		诊疗计划	是否全面并具有个性化： 1．完成必需的检查项目 （1）血常规、尿常规、粪常规 （2）肝肾功能、凝血功能、血型、感染性疾病筛查（乙肝、丙肝、艾滋病、梅毒等） （3）胸片、心电图 （4）乳房彩超（脓肿形成者需行术前定位） 2．根据患者病情选择 3．评估是否可以手术 4．术前准备 5．手术方案：乳腺脓肿切开引流术 6．对症治疗	5□ 4□ 3□ 1□ 0□		
	病程记录	上级医师查房记录	是否有重点内容并结合本病例： 1．补充病史和查体 2．诊断、鉴别诊断分析 3．完善术前检查 4．提示需要观察和注意的内容	5□ 4□ 3□ 1□ 0□		入院48小时内完成
	病程记录	住院医师查房记录	是否记录、分析全面： 1．主要症状、体征的变化，病情变化 2．具体治疗措施和术前准备 3．上级医师查房意见的执行情况 4．知情告知情况，患者及家属意见	5□ 4□ 3□ 1□ 0□		
住院第2~3天（术前准备日）	病程记录	住院医师查房记录	是否记录： 1．目前症状及体征变化 2．术前准备工作完成情况，包括检查、药物、配血、备皮、麻醉科会诊意见等，以及检查结果等对手术的影响分析 3．请相应科室会诊情况 4．对症治疗具体内容 5．向患者或家属交代术前、术中和术后注意事项，签署手术知情同意书情况 6．手术者术前查看患者的情况	5□ 4□ 3□ 1□ 0□		
住院第2~3天（术前准备日）	病程记录	上级医师查房记录	是否记录： 1．综合分析术前检查结果 2．手术前评估及手术指征 3．确定手术方案 4．结合本病例提出手术风险及预防措施	5□ 4□ 3□ 1□ 0□		
住院第2~3天（术前准备日）	麻醉知情同意书		是否记录： 1．一般项目 2．术前诊断 3．拟行手术方式 4．拟行麻醉方式 5．患者基础疾病及可能对麻醉产生影响的特殊情况 6．麻醉中拟行的有创操作和监测 7．麻醉风险，麻醉中及麻醉后可能发生的并发症及应对措施 8．患者签署意见并签名，如为家属或代理人要有授	5□ 4□ 3□ 1□ 0□		

续 表

住院时间 \ 监控类别		监控项目	监控要点	分数	减分理由	备注
			权委托书 9．麻醉医师签字，并写明日期时间			
	麻醉术前访视记录		是否记录： 1．患者自然信息 2．患者一般情况 3．简要病史 4．与麻醉相关的辅助检查结果 5．拟行手术方式 6．拟行麻醉方式 7．麻醉适应证 8．麻醉风险及预防措施和麻醉中需注意的问题 9．术前麻醉医嘱 10．麻醉医师签字，并写明日期时间	5□ 4□ 3□ 1□ 0□		
	输血知情同意书		是否记录： 1．一般项目 2．输血指征 3．拟输血成分 4．输血前有关检查结果 5．输血风险及可能产生的不良后果及应对措施 6．患者签署意见并签名，如为家属或代理人要有授权委托书 7．医师签名并填写日期	5□ 4□ 3□ 1□ 0□		
	手术知情同意书		是否记录： 1．术前诊断 2．手术名称 3．术式选择及可能改变的术式或替代治疗方案 4．术中、术后可能出现的并发症应对措施 5．手术风险 6．患者签署意见并签名，如为家属或代理人要有授权委托书 7．经治医师和术者签名	5□ 4□ 3□ 1□ 0□		
	术前小结		是否记录： 1．简要病情 2．术前诊断及诊断依据 3．手术指征 4．拟行手术名称和方式 5．拟行麻醉方式 6．术前准备 7．术中注意事项 8．术后处置意见 9．术者术前查看患者的情况	5□ 4□ 3□ 1□ 0□		
	术前讨论		是否记录： 1．讨论地点、时间 2．参加者及主持者的姓名、职称 3．简要病情 4．术前诊断及术前准备情况	5□ 4□ 3□ 1□ 0□		

续 表

住院时间 \ 监控类别		监控项目	监控要点	分数	减分理由	备注
			5．手术指征及手术方案 6．可能出现的意外和防范措施 7．具体讨论意见和主持人小结 8．记录者签名			
住院第3~4 天（手术日）	麻醉记录单		是否记录： 1．一般项目 2．患者一般情况和术前特殊情况 3．麻醉前用药及效果 4．术前及术中疾病诊断 5．手术方式及日期 6．麻醉方式 7．麻醉诱导及各项操作开始及结束时间 8．麻醉期间用药名称、方式及剂量 7．麻醉期间特殊或突发情况及处理 8．术中出血量、输血量、输液量等 9．手术起止时间 10．麻醉医师签名	5□ 4□ 3□ 1□ 0□		
	麻醉术后访视记录		是否记录： 1．一般项目 2．患者一般情况 3．目前麻醉恢复情况，清醒时间 4．术后医嘱、是否拔除气管插管等 5．如有特殊情况应详细记录 6．麻醉医师签字并填写日期	5□ 4□ 3□ 1□ 0□		
	手术记录		是否记录： 1．一般项目 2．手术日期 3．术前及术中诊断 4．手术名称 5．手术医师术者及助手姓名 6．护士姓名（分别记录刷手及巡回护士） 7．输血量、特殊成分输血、输液量 8．麻醉方法 9．手术经过：按照规定记录手术经过，详细描述切口部位、脓腔大小及引流量 10．术后患者去向：回病房、监护室或麻醉恢复室 11．医师签字	5□ 4□ 3□ 1□ 0□		术者术后24 小时内完成
	手术安全核查记录		是否记录： 1．手术安全核查记录单并且填写完整 2．手术医师、麻醉医师和手术护士三方核对，并签字齐全	5□ 4□ 3□ 1□ 0□		
	手术清点记录		是否记录： 1．一般项目 2．术中所用各种器械和敷料数量的清点核对 3．巡回护士和手术器械护士签名	5□ 4□ 3□ 1□ 0□		

续　表

住院时间	监控类别	监控项目	监控要点	分数	减分理由	备注
	术后首次病程记录		是否记录： 1．手术时间 2．术中诊断 3．麻醉方式 4．手术简要经过 5．术后处理措施 6．术后患者一般情况 7．术后医嘱及应当特别注意观察的事项	5□ 4□ 3□ 1□ 0□		参加手术者术后即时完成
住院第4~5天（术后第1天）	病程记录	住院医师查房记录	是否记录、分析如下内容： 1．生命体征，病情变化，体温 2．切口情况、换药情况、引流情况（引流量和引流液性状）或拔除引流管情况 3．核查辅助检查结果是否有异常 4．病情评估 5．调整治疗分析 6．上级医师意见执行情况 7．术后注意事项宣教	5□ 4□ 3□ 1□ 0□		术后连续3天须有参加手术的医师或上级医师的查房记录
		上级医师查房记录	是否记录： 1．术后病情评估 2．确定是否有术后并发症 3．术后需要注意的事项 4．术后治疗方案 5．补充、更改诊断分析和确定诊断分析	5□ 4□ 3□ 1□ 0□		
住院第6~7天（术后第2~3天）	病程记录	住院医师查房记录	是否记录、分析： 1．目前的症状体征，引流情况或切口愈合情况 2．病情评估及疗效评估 3．目前的治疗情况 4．分析是否符合出院标准 5．出院后的治疗方案 6．出院后注意事项	5□ 4□ 3□ 1□ 0□		
		上级医师查房记录	是否记录、分析： 1．手术疗效评估，预期目标完成情况 2．确定符合出院标准 3．出院后治疗方案	5□ 4□ 3□ 1□ 0□		
住院第7~11天（术后第3~7天，出院日）	病程记录	住院医师查房记录	是否记录： 1．目前症状及体征 2．目前治疗情况 3．实验室检查指标正常与否 4．向患者交代出院后注意事项	5□ 4□ 3□ 1□ 0□		
	出院记录		记录是否齐全，重要内容无遗漏，如： 1．入院情况 2．诊疗经过：麻醉、手术方式；术中特殊情况及处理；术后并发症等 3．出院情况：症状体征、引流管是否已经拔除、切	5□ 4□ 3□ 1□ 0□		

续 表

监控类别 / 住院时间		监控项目	监控要点	分数	减分理由	备注
			口愈合或引流情况及病理结果等 4．出院医嘱：出院带药需写明药物名称、用量、服用方法，需要调整的药物要注明调整的方法；需要复查的辅助检查；出院后患者需要注意的事项；门诊复查时间、换药及拔除引流管的条件等			
	特殊检查、特殊治疗同意书等医学文书		包括自然项目（另页书写时）、特殊检查、特殊治疗项目名称、目的、可能出现的并发症及风险、或替代治疗方案、患者或家属签署是否同意检查或治疗、患者签名、医师签名等	5□ 4□ 3□ 1□ 0□		
	病危（重）通知书		包括自然项目（另页书写时）、目前诊断、病情危重情况，患方签名、医师签名并填写日期	5□ 4□ 3□ 1□ 0□		
重点医嘱	长期医嘱	住院第1天	1．外科护理常规 2．二级护理 3．饮食 4．患者既往基础用药 5．使用抗菌药物	5□ 4□ 3□ 1□ 0□		
		住院第2~3天（术前准备日）	患者既往基础用药			
		住院第3~4天（手术日）	1．术后6小时后普食（全麻）/普食（局麻） 2．一级护理（全麻）/二级护理（局麻） 3．使用抗菌药物			
		住院第4~5天（术后第1天）	1．二级护理 2．普食 3．使用抗菌药物			
		住院第6~7天（术后日）	1．二级护理 2．普食 3．使用抗菌药物			
	临时医嘱	住院第1天	1．血常规、尿常规、粪常规 2．肝肾功能、凝血功能、血型、感染性疾病筛查 3．胸片、心电图 4．乳房超声及脓肿定位 5．肺功能、超声心动图（视情况） 6．青霉素皮试			
		住院第2~3天（术前准备日）	1．拟明日局麻/全麻下行乳腺脓肿切开引流术 2．术前6小时禁食水 3．备皮 4．使用抗菌药物			
		住院第3~4天（手术日）	镇痛药（必要时）			

续 表

监控类别 住院时间		监控项目	监控要点	分数	减分理由	备注
		住院第 4~5 天（术后第 1 天）	换药			
		住院第 6~7 天（术后日）	1．换药 2．复查患乳彩超 3．拔除引流			
		住院第 7~11 天（出院日）	1．出院带药 2．门诊随诊时间及门诊换药时间			
一般书写规范		各项内容	完整、准确、清晰、签字	5□ 4□ 3□ 1□ 0□		
变异情况		变异条件及原因	1．有影响手术的其他疾病，需要进行相关的诊断和治疗，住院时间延长 2．出现新发脓肿，需要继续治疗，将延长住院时间，增加治疗费用 3．未形成脓肿患者，不进入本路径	5□ 4□ 3□ 1□ 0□		

（三）直肠息肉

直肠息肉临床路径

1．进入临床路径标准

疾病诊断：直肠息肉（ICD-10：K62.1/D12.8 伴 M8210/0）

手术操作：息肉切除术（ICD-9-CM-3：48.36）

2．病案质量监控表

<table>
<tr><th colspan="2">监控类别
住院时间</th><th colspan="2">监控项目</th><th>监控要点</th><th>分数</th><th>减分理由</th><th>备注</th></tr>
<tr><td colspan="2" rowspan="4">首页</td><td colspan="2">主要诊断名称及编码</td><td>直肠息肉（ICD-10：K62.1/D12.8 伴 M8210/0）</td><td rowspan="3">5□
4□
3□
1□
0□</td><td rowspan="3"></td><td rowspan="3"></td></tr>
<tr><td colspan="2">主要手术名称及编码</td><td>息肉切除术（ICD-9-CM-3：48.36）</td></tr>
<tr><td colspan="2">其他诊断名称及编码</td><td>无遗漏，编码准确</td></tr>
<tr><td colspan="2">其他项目</td><td>内容完整、准确、无遗漏</td><td>5□
4□
3□
1□
0□</td><td></td><td></td></tr>
<tr><td rowspan="4">住院第1天(手术准备日)</td><td rowspan="4">入院记录</td><td rowspan="4">主诉与现病史</td><td>主要症状</td><td>是否记录本病最主要的症状及发病时间，如粪便带血、肛门肿物脱出、排便次数增多、黏液便或黏液血便，并重点描述：
1．发作及加重的诱因
2．发作频率
3．发作时间、性质、程度（出血量、便次等）
4．缓解方式
5．对体力、体重、饮食、睡眠、活动的影响</td><td>5□
4□
3□
1□
0□</td><td></td><td rowspan="4">入院24小时内完成</td></tr>
<tr><td>病情演变过程</td><td>是否描述主要症状的演变过程，如：
黏液便或黏液血便量的变化</td><td>5□
4□
3□
1□
0□</td><td></td></tr>
<tr><td>其他伴随症状</td><td>是否记录伴随症状，如：
腹部不适、腹痛、腹泻、脓血便、里急后重、贫血等</td><td>5□
4□
3□
1□
0□</td><td></td></tr>
<tr><td>住院前诊疗过</td><td>是否记录诊断、治疗情况，如：
1．是否做过直肠、乙状结肠肠镜，纤维结肠镜，CT等检查，结果是否正常</td><td>5□
4□
3□</td><td></td></tr>
</table>

续　表

住院时间	监控类别	监控项目	监控要点	分数	减分理由	备注
		程	2．诊断过何种疾病 3．用过何种药物，用药时间、剂量、总量及效果如何	1□ 0□		
		既往史 个人史 家族史	是否按照病历书写规范记录，并重点记录： 1．饮食习惯、环境因素、精神因素 2．慢性疾病史 3．家族中有无类似患者	5□ 4□ 3□ 1□ 0□		
		体格检查	是否按照病历书写规范记录，并记录重要体征，无遗漏，如： 直肠指检触及质软、有弹性或带蒂的肿物，指套或带血或黏液	5□ 4□ 3□ 1□ 0□		
		辅助检查	是否记录辅助检查结果，如： 直肠、乙状结肠肠镜，纤维结肠镜	5□ 4□ 3□ 1□ 0□		
	首次病程记录	病例特点	是否简明扼要，重点突出，无遗漏： 1．年龄、特殊的生活习惯及嗜好等 2．病情特点 3．突出的症状和体征 4．辅助检查结果 5．其他疾病史	5□ 4□ 3□ 1□ 0□		入院8小时内完成
		初步诊断	第一诊断为：直肠息肉（ICD-10：K62.1/D12.8 伴 M8210/0）	5□ 4□ 3□ 1□ 0□		
		诊断依据	是否充分、分析合理： 1．症状：粪便带血，肛门肿物脱出，排便次数增多，黏液便或黏液血便 2．体征：直肠指检触及质软、有弹性或带蒂的肿物，指套或带血或黏液 3．肠镜提示（如无法作肠镜可考虑 CT 等检查）	5□ 4□ 3□ 1□ 0□		
		鉴别诊断	是否根据病例特点与下列疾病鉴别： 1．直肠癌 2．痔疮 3．结肠息肉病	5□ 4□ 3□ 1□ 0□		
		诊疗计划	是否全面并具有个性化： 1．完成必需的检查项目 （1）血常规、尿常规、粪常规+潜血 （2）肝肾功能、电解质、血型、凝血功能、感染性疾病筛查（乙肝、丙肝、梅毒、艾滋病等） （3）胸片、心电图 2．评估是否可以手术 3．术前准备	5□ 4□ 3□ 1□ 0□		

续 表

住院时间 \ 监控类别		监控项目	监控要点	分数	减分理由	备注
			4．手术方案 （1）对于有蒂息肉，直径<2cm 的广基息肉，非息肉病者，可行经肛门的切除术或行内镜下圈套摘除、活检钳钳除、高频电凝凝除 （2）对直径大于 2cm 的广基息肉，可根据临床实际情况选择手术方案： 1）经肛门手术：适用于位于腹膜反折以下直肠息肉 2）经腹手术：适应于腹膜反折以上基底直径大于 2cm 的息肉 3）内镜黏膜下剥离术：直径大于 2cm 的广基息肉，病变仅位于黏膜层 4）对于距肛缘 5~15cm 者，有条件可行经肛门内镜下的息肉切除术（TEM 术） 5）对距肛缘 5~10cm，也可行经肛门括约肌途径的切除术（Mason 术） 5．对症治疗			
	病程记录	上级医师查房记录	是否有重点内容并结合本病例： 1．补充病史和查体 2．诊断、鉴别诊断分析 3．完善术前检查 4．提示需要观察和注意的内容	5□ 4□ 3□ 1□ 0□		入院 48 小时内完成
		住院医师查房记录	是否记录、分析全面： 1．主要症状、体征的变化，病情变化 2．具体治疗措施和术前准备 3．上级医师查房意见的执行情况 4．知情告知情况，患者及家属意见	5□ 4□ 3□ 1□ 0□		
	病程记录	住院医师查房记录	是否记录： 1．目前症状及体征变化 2．术前准备工作完成情况，包括检查、药物、配血、备皮、麻醉科会诊意见等，以及检查结果等对手术的影响分析 3．请相应科室会诊情况 4．对症治疗具体内容 5．向患者或家属交代术前、术中和术后注意事项，签署手术知情同意书情况 6．手术者术前查看患者的情况	5□ 4□ 3□ 1□ 0□		
		上级医师查房记录	是否记录： 1．综合分析术前检查结果 2．手术前评估及手术指征 3．确定手术方案 4．结合本病例提出手术风险及预防措施	5□ 4□ 3□ 1□ 0□		
	麻醉知情同意书		是否记录： 1．一般项目 2．术前诊断			

续 表

住院时间 \ 监控类别		监控项目	监控要点	分数	减分理由	备注
			3. 拟行手术方式 4. 拟行麻醉方式 5. 患者基础疾病及可能对麻醉产生影响的特殊情况 6. 麻醉中拟行的有创操作和监测 7. 麻醉风险，麻醉中及麻醉后可能发生的并发症及应对措施 8. 患者签署意见并签名，如为家属或代理人要有授权委托书 9. 麻醉医师签字，并写明日期时间	5□ 4□ 3□ 1□ 0□		
	麻醉术前访视记录		是否记录： 1. 患者自然信息 2. 患者一般情况 3. 简要病史 4. 与麻醉相关的辅助检查结果 5. 拟行手术方式 6. 拟行麻醉方式 7. 麻醉适应证 8. 麻醉风险及预防措施和麻醉中需注意的问题 9. 术前麻醉医嘱 10. 麻醉医师签字，并写明日期时间	5□ 4□ 3□ 1□ 0□		
	输血知情同意书		是否记录： 1. 一般项目 2. 输血指征 3. 拟输血成分 4. 输血前有关检查结果 5. 输血风险及可能产生的不良后果及应对措施 6. 患者签署意见并签名，如为家属或代理人要有授权委托书 7. 医师签名并填写日期	5□ 4□ 3□ 1□ 0□		
	手术知情同意书		是否记录： 1. 术前诊断 2. 手术名称 3. 术式选择及可能改变的术式或替代治疗方案 4. 术中、术后可能出现的并发症应对措施 5. 手术风险 6. 患者签署意见并签名，如为家属或代理人要有授权委托书 7. 经治医师和术者签名	5□ 4□ 3□ 1□ 0□		
	术前小结		是否记录： 1. 简要病情 2. 术前诊断及诊断依据 3. 手术指征 4. 拟行手术名称和方式 5. 拟行麻醉方式 6. 术前准备	5□ 4□ 3□ 1□ 0□		

续　表

住院时间＼监控类别		监控项目	监控要点	分数	减分理由	备注
			7．术中注意事项 8．术后处置意见 9．术者术前查看患者的情况			
	术前讨论		是否记录： 1．讨论地点、时间 2．参加者及主持者的姓名、职称 3．简要病情 4．术前诊断及术前准备情况 5．手术指征及手术方案 6．可能出现的意外和防范措施 7．具体讨论意见和主持人小结 8．记录者签名	5□ 4□ 3□ 1□ 0□		
住院第2天（手术日）	麻醉记录单		是否记录： 1．一般项目 2．患者一般情况和术前特殊情况 3．麻醉前用药及效果 4．术前及术中疾病诊断 5．手术方式及日期 6．麻醉方式 7．麻醉诱导及各项操作开始及结束时间 8．麻醉期间用药名称、方式及剂量 7．麻醉期间特殊或突发情况及处理 8．术中出血量、输血量、输液量等 9．手术起止时间 10．麻醉医师签名	5□ 4□ 3□ 1□ 0□		
	麻醉术后访视记录		是否记录： 1．一般项目 2．患者一般情况 3．目前麻醉恢复情况，清醒时间 4．术后医嘱、是否拔除气管插管等 5．如有特殊情况应详细记录 6．麻醉医师签字并填写日期	5□ 4□ 3□ 1□ 0□		
	手术记录		是否记录： 1．一般项目 2．手术日期 3．术前及术中诊断 4．手术名称 5．手术医师术者及助手姓名 6．护士姓名（分别记录刷手及巡回护士） 7．输血量、特殊成分输血、输液量 8．麻醉方法 9．手术经过：按照规定记录手术经过，详细描述内镜插入是否顺利及病灶切除情况 10．术后患者去向：回病房、监护室或麻醉恢复室 11．医师签字	5□ 4□ 3□ 1□ 0□		术者术后24小时内完成

续　表

住院时间＼监控类别		监控项目	监控要点	分数	减分理由	备注
	手术安全核查记录		是否记录： 1．手术安全核查记录单并且填写完整 2．手术医师、麻醉医师和手术护士三方核对，并签字齐全	5□ 4□ 3□ 1□ 0□		
	手术清点记录		是否记录： 1．一般项目 2．术中所用各种器械和敷料数量的清点核对 3．巡回护士和手术器械护士签名	5□ 4□ 3□ 1□ 0□		
	术后首次病程记录		是否记录： 1．手术时间 2．术中诊断 3．麻醉方式 4．手术简要经过 5．术后处理措施 6．术后患者一般情况 7．术后医嘱及应当特别注意观察的事项	5□ 4□ 3□ 1□ 0□		参加手术者术后即时完成
住院第3天（术后第1天）	病程记录	住院医师查房记录	是否记录、分析如下内容： 1．生命体征，病情变化，饮食恢复情况和药物不良反应 2．切口情况、换药情况、拆线情况 3．核查辅助检查结果是否有异常 4．病情评估 5．调整治疗分析 6．上级医师意见执行情况 7．术后注意事项宣教	5□ 4□ 3□ 1□ 0□		术后连续3天须有参加手术的医师或上级医师的查房记录
		上级医师查房记录	是否记录： 1．术后病情评估 2．确定是否有术后并发症 3．术后需要注意的事项 4．术后治疗方案 5．补充、更改诊断分析和确定诊断分析	5□ 4□ 3□ 1□ 0□		
	病程记录	住院医师查房记录	是否记录、分析： 1．目前的症状体征，切口愈合情况 2．病情评估及疗效评估 3．目前的治疗情况 4．分析是否符合出院标准 5．出院后的治疗方案 6．出院后注意事项	5□ 4□ 3□ 1□ 0□		
		上级医师查房记录	是否记录、分析： 1．手术疗效评估，预期目标完成情况 2．确定符合出院标准 3．出院后治疗方案	5□ 4□ 3□ 1□ 0□		

续 表

住院时间＼监控类别		监控项目	监控要点	分数	减分理由	备注
住院第4~9天（出院日）	出院记录		记录是否齐全，重要内容无遗漏，如： 1．入院情况 2．诊疗经过：麻醉、手术方式；术中特殊情况及处理；术后并发症等 3．出院情况：症状体征、功能恢复、切口愈合情况及病理结果等 4．出院医嘱：出院带药需写明药物名称、用量、服用方法，需要调整的药物要注明调整的方法；需要复查的辅助检查；出院后患者需要注意的事项；门诊复查时间及项目等	5□ 4□ 3□ 1□ 0□		
	特殊检查、特殊治疗同意书等医学文书		包括自然项目（另页书写时）、特殊检查、特殊治疗项目名称、目的、可能出现的并发症及风险、或替代治疗方案、患者或家属签署是否同意检查或治疗、患者签名、医师签名等	5□ 4□ 3□ 1□ 0□		
	病危（重）通知书		包括自然项目（另页书写时）、目前诊断、病情危重情况，患方签名、医师签名并填写日期	5□ 4□ 3□ 1□ 0□		
重点医嘱	长期医嘱	住院第1天（术前准备日）	1．普通外科护理常规 2．二级护理	5□ 4□ 3□ 1□ 0□		
		住院第2天（手术日）	1．今日行直肠息肉切除术 2．普通外科术后护理常规 3．一级护理 4．禁食、水 5．低流量吸氧 6．尿管接无菌引流袋、记量 7．会阴抹洗，每日2次 8．记24小时尿量 9．抗菌药物			
		住院第3~8天（术后日）	1．直肠息肉切除术后常规护理 2．一级护理 3．根据病情可进水和清流饮食 4．低流量吸氧 5．尿管接无菌引流袋 6．会阴抹洗，每日2次 7．记24小时尿量 8．停抗菌药物（酌情）			

续 表

监控类别 / 住院时间		监控项目	监控要点	分数	减分理由	备注
	临时医嘱	住院第1天（术前准备日）	1．血常规、尿常规、粪常规+潜血 2．肝肾功能、电解质、血型、凝血功能、感染性疾病筛查 3．心电图、正侧位胸片 4．术前准备 5．拟明日全麻或局部麻醉行息肉切除术 6．禁食、水 7．留置尿管 8．抗菌药物（术中） 9．术前肠道准备：口服泻药+清洁灌肠 10．麻醉辅助药（术前30分钟）			
		住院第2天（手术日）	1．术中抗菌药物 2．心电监护（必要时） 3．血常规、电解质 4．镇痛、镇静（必要时） 5．更换敷料			
		住院第3~8天（术后日）	更换敷料（视情况）			
		住院第4~9天（出院日）	1．拔除尿管 2．更换敷料 3．切口拆线 4．出院带药 5．门诊随诊时间			
一般书写规范		各项内容	完整、准确、清晰、签字	5□ 4□ 3□ 1□ 0□		
变异情况		变异条件及原因	1．息肉性质判断与术中情况或术后病理不符，需进行相关检查和治疗，导致住院时间延长 2．腺瘤癌变术前病理分期，需进行相关检查 3．息肉大小、数目、性质影响手术方式的选择 4．腺瘤癌变者（高级别上皮内瘤变）患者，按直肠癌临床路径执行 5．有影响手术的并发症，需要进行相关的诊断和治疗	5□ 4□ 3□ 1□ 0□		

（四）门静脉高压症——上消化道出血

门静脉高压症——上消化道出血临床路径

1．进入临床路径标准

疾病诊断：门静脉高压症——上消化道出血（ICD-10：K76.6 伴 A52.7†I98.3*/B65.2†I98.3*/K71.-†I98.3*/K74.-†I98.3*/K70.-†I98.3* ）

手术操作：行分流或断流术（ICD-9-CM-3：39.1/42.91/44.91）

2．病案质量监控表

监控类别 住院时间		监控项目		监控要点	分数	减分理由	备注
首页		主要诊断名称及编码		门静脉高压症——上消化道出血（ICD-10：K76.6 伴 A52.7 † I98.3*/B65.2 † I98.3*/K71.- † I98.3*/K74.- † I98.3*/K70.-†I98.3*）	5□ 4□ 3□ 1□ 0□		
		主要手术名称及编码		分流或断流术（ICD-9-CM-3：39.1 /42.91/44.91）			
		其他诊断名称及编码		无遗漏，编码准确			
		其他项目		内容完整、准确、无遗漏	5□ 4□ 3□ 1□ 0□		
住院第1天	入院记录	主诉与现病史	主要症状	是否记录本病最主要的症状及发病时间，如呕血或黑便，并重点描述： 1．发作及加重的诱因 2．发作频率或持续时间 3．呕血或黑便的量 4．缓解方式 5．对体力、饮食、睡眠、活动的影响	5□ 4□ 3□ 1□ 0□		入院24小时内完成
			病情演变过程	是否描述主要症状的演变过程，如： 呕血或黑便数量的变化	5□ 4□ 3□ 1□ 0□		
			其他伴随症状	是否记录伴随症状，如： 疲乏、嗜睡、食欲差	5□ 4□ 3□ 1□ 0□		
			住院前诊	是否记录诊断、治疗情况，如： 1．做过何种检查，结果是否正常	5□ 4□		

续 表

住院时间 \ 监控类别		监控项目	监控要点	分数	减分理由	备注
		疗过程	2．诊断过何种疾病 3．用过何种药物，用药时间、剂量、总量及效果如何	3□ 1□ 0□		
		既往史 个人史 家族史	是否按照病历书写规范记录，并重点记录： 1．饮食习惯、环境因素、精神因素及烟酒嗜好 2．慢性疾病史 3．家族中有无类似患者	5□ 4□ 3□ 1□ 0□		
		体格检查	是否按照病历书写规范记录，并记录重要体征，无遗漏，如： 肝脏大小、脾脏大小、黄疸、腹水、前腹壁静脉曲张、蜘蛛痣、肝掌、男性乳房发育、睾丸萎缩	5□ 4□ 3□ 1□ 0□		
		辅助检查	是否记录辅助检查结果，如： 血常规、肝功能、凝血功能、腹部超声检查、食管X线钡餐和内镜检查等	5□ 4□ 3□ 1□ 0□		
	首次病程记录	病例特点	是否简明扼要，重点突出，无遗漏： 1．年龄、特殊的生活习惯及嗜好等 2．病情特点 3．突出的症状和体征 4．辅助检查结果 5．其他疾病史	5□ 4□ 3□ 1□ 0□		入院8小时内完成
		初步诊断	第一诊断为：门静脉高压症——上消化道出血（ICD-10：K76.6伴A52.7†I98.3*/B65.2†I98.3*/K71.-†I98.3*/K74.-†I98.3*/K70.-†I98.3*）	5□ 4□ 3□ 1□ 0□		
		诊断依据	是否充分、分析合理： 1．症状和体征：脾大，呕血或黑便，腹腔积液 2．实验室检查：可有脾功能亢进性外周血细胞计数下降、血胆红素升高、清/球蛋白比例倒置等肝功能受损表现 3．特殊检查：结合超声、CT、上消化道造影、内镜检查、肝血流量测定、核素心肝血流比值测定、肝活检（必要时可做骨髓穿刺）结果明确	5□ 4□ 3□ 1□ 0□		
		鉴别诊断	是否根据病例特点与下列疾病鉴别： 1．造血系统疾病 2．消化系统疾病 3．肝脏疾病	5□ 4□ 3□ 1□ 0□		

续 表

住院时间＼监控类别		监控项目	监控要点	分数	减分理由	备注
		诊疗计划	是否全面并具有个性化： 1．完成必需的检查项目 （1）血常规、尿常规、粪常规+潜血 （2）肝肾功能、电解质、血型、凝血功能、血氨、甲胎蛋白、各种肝炎病毒学指标检测（乙肝五项、乙肝 DNA 定量、抗 HCV）、感染性疾病筛查（艾滋病、梅毒等） （3）胸片、心电图、腹部超声、上消化道造影、胃镜、腹部 CT（增强及血管重建） 2．根据患者病情选择：核素心肝血流比、超声心动图和肺功能等 3．止血治疗：三腔两囊管压迫，内镜套扎或硬化剂注射 4．评估是否可以手术 5．术前准备 6．手术方案 （1）经颈静脉肝内门体静脉分流术 （2）门体分流术：脾肾分流术；肠系膜上静脉-下腔静脉侧侧吻合术；限制性门腔静脉侧侧分流术；远端脾肾静脉分流术 （3）贲门周围血管离断术 （4）脾切除术：脾切除作为上述各种相应手术的附加步骤可以采用，慎用于单纯为改善脾功能亢进患者 （5）原位肝移植：治疗终末期肝病合并门静脉高压症、食管-胃底静脉曲张出血的方法之一，需严格掌握适应证 6．对症治疗	5□ 4□ 3□ 1□ 0□		
	病程记录	上级医师查房记录	是否有重点内容并结合本病例： 1．补充病史和查体 2．诊断、鉴别诊断分析 3．完善术前检查 4．提示需要观察和注意的内容	5□ 4□ 3□ 1□ 0□		入院 48 小时内完成
		住院医师查房记录	是否记录、分析全面： 1．主要症状体征的变化，病情变化 2．具体治疗措施和术前准备 3．上级医师查房意见的执行情况 4．知情告知情况，患者及家属意见	5□ 4□ 3□ 1□ 0□		
住院第 2~7 天（手术准备日）	病程记录	住院医师查房记录	是否记录： 1．目前症状及体征变化 2．术前准备工作完成情况，包括检查、药物、配血、备皮、麻醉科会诊意见等，以及检查结果等对手术的影响分析 3．请相应科室会诊情况	5□ 4□ 3□ 1□ 0□		

续 表

监控类别 住院时间		监控项目	监控要点	分数	减分理由	备注
			4．对症治疗具体内容 5．向患者或家属交代术前、术中和术后注意事项，签署手术知情同意书情况 6．手术者术前查看患者的情况			
		上级医师查房记录	是否记录： 1．综合分析术前检查结果 2．手术前评估及手术指征 3．确定手术方案 4．结合本病例提出手术风险及预防措施	5□ 4□ 3□ 1□ 0□		
	麻醉知情同意书		是否记录： 1．一般项目 2．术前诊断 3．拟行手术方式 4．拟行麻醉方式 5．患者基础疾病及可能对麻醉产生影响的特殊情况 6．麻醉中拟行的有创操作和监测 7．麻醉风险，麻醉中及麻醉后可能发生的并发症及应对措施 8．患者签署意见并签名，如为家属或代理人要有授权委托书 9．麻醉医师签字，并写明日期时间	5□ 4□ 3□ 1□ 0□		
	麻醉术前访视记录		是否记录： 1．患者自然信息 2．患者一般情况 3．简要病史 4．与麻醉相关的辅助检查结果 5．拟行手术方式 6．拟行麻醉方式 7．麻醉适应证 8．麻醉风险及预防措施和麻醉中需注意的问题 9．术前麻醉医嘱 10．麻醉医师签字，并写明日期时间	5□ 4□ 3□ 1□ 0□		
	输血知情同意书		是否记录： 1．一般项目 2．输血指征 3．拟输血成分 4．输血前有关检查结果 5．输血风险及可能产生的不良后果及应对措施 6．患者签署意见并签名，如为家属或代理人要有授权委托书 7．医师签名并填写日期	5□ 4□ 3□ 1□ 0□		
	手术知情同意书		是否记录： 1．术前诊断 2．手术名称 3．术式选择及可能改变的术式或替代治疗方案	5□ 4□ 3□ 1□ 0□		

续 表

监控类别 住院时间		监控项目	监控要点	分数	减分理由	备注
			4．术中、术后可能出现的并发症应对措施 5．手术风险 6．患者签署意见并签名，如为家属或代理人要有授权委托书 7．经治医师和术者签名			
	术前小结		是否记录： 1．简要病情 2．术前诊断及诊断依据 3．手术指征 4．拟行手术名称和方式 5．拟行麻醉方式 6．术前准备 7．术中注意事项 8．术后处置意见 9．术者术前查看患者的情况	5□ 4□ 3□ 1□ 0□		
	术前讨论		是否记录： 1．讨论地点、时间 2．参加者及主持者的姓名、职称 3．简要病情 4．术前诊断及术前准备情况 5．手术指证及手术方案 6．可能出现的意外和防范措施 7．具体讨论意见和主持人小结 8．记录者签名	5□ 4□ 3□ 1□ 0□		
住院第6~8 天（手术日）	麻醉记录单		是否记录： 1．一般项目 2．患者一般情况和术前特殊情况 3．麻醉前用药及效果 4．术前及术中疾病诊断 5．手术方式及日期 6．麻醉方式 7．麻醉诱导及各项操作开始及结束时间 8．麻醉期间用药名称、方式及剂量 7．麻醉期间特殊或突发情况及处理 8．术中出血量、输血量、输液量等 9．手术起止时间 10．麻醉医师签名	5□ 4□ 3□ 1□ 0□		
	麻醉术后访视记录		是否记录： 1．一般项目 2．患者一般情况 3．目前麻醉恢复情况，清醒时间 4．术后医嘱、是否拔除气管插管等 5．如有特殊情况应详细记录 6．麻醉医师签字并填写日期	5□ 4□ 3□ 1□ 0□		

续　表

住院时间	监控类别	监控项目	监控要点	分数	减分理由	备注
	手术记录		是否记录： 1．一般项目 2．手术日期 3．术前及术中诊断 4．手术名称 5．手术医师术者及助手姓名 6．护士姓名（分别记录刷手及巡回护士） 7．输血量、特殊成分输血、输液量 8．麻醉方法 9．手术经过：按照规定记录手术经过，详细描述手术方式及血管分离切断吻合情况 10．术后患者去向：回病房、监护室或麻醉恢复室 11．医师签字	5□ 4□ 3□ 1□ 0□		术者术后24小时内完成
	手术安全核查记录		是否记录： 1．手术安全核查记录单并且填写完整 2．手术医师、麻醉医师和手术护士三方核对，并签字齐全	5□ 4□ 3□ 1□ 0□		
	手术清点记录		是否记录： 1．一般项目 2．术中所用各种器械和敷料数量的清点核对 3．巡回护士和手术器械护士签名	5□ 4□ 3□ 1□ 0□		
	术后首次病程记录		是否记录： 1．手术时间 2．术中诊断 3．麻醉方式 4．手术简要经过 5．术后处理措施 6．术后患者一般情况 7．术后医嘱及应当特别注意观察的事项	5□ 4□ 3□ 1□ 0□		参加手术者术后即时完成
住院第7~10天（术后第1~2天）	病程记录	住院医师查房记录	是否记录、分析如下内容： 1．生命体征，病情变化，肠功能恢复情况，饮食恢复情况和引流液的性状和量 2．切口情况、换药情况、引流管情况及拆线情况 3．核查辅助检查结果是否有异常 4．病情评估 5．调整治疗分析 6．上级医师意见执行情况 7．术后注意事项宣教	5□ 4□ 3□ 1□ 0□		术后连续3天须有参加手术的医师或上级医师的查房记录
		上级医师查房记录	是否记录： 1．术后病情评估 2．确定是否有术后并发症 3．术后需要注意的事项 4．术后治疗方案 5．补充、更改诊断分析和确定诊断分析	5□ 4□ 3□ 1□ 0□		

续　表

住院时间 \ 监控类别		监控项目	监控要点	分数	减分理由	备注
住院第11~12天（术后日）	病程记录	住院医师查房记录	是否记录、分析： 1．目前的症状、体征，引流管情况（是否拔除）、切口愈合情况 2．病情评估及疗效评估 3．目前的治疗情况 4．分析是否符合出院标准 5．出院后的治疗方案 6．出院后注意事项	5□ 4□ 3□ 1□ 0□		
		上级医师查房记录	是否记录、分析： 1．手术疗效评估，预期目标完成情况 2．确定符合出院标准 3．出院后治疗方案	5□ 4□ 3□ 1□ 0□		
住院第13~18天（出院日）	病程记录	住院医师查房记录	是否记录： 1．目前症状及体征 2．目前治疗情况 3．实验室检查指标正常与否 4．向患者交代出院后注意事项	5□ 4□ 3□ 1□ 0□		
	出院记录		记录是否齐全，重要内容无遗漏，如： 1．入院情况 2．诊疗经过：麻醉、手术方式；术中特殊情况及处理；术后并发症等 3．出院情况：症状、体征、功能恢复、切口愈合情况及病理结果等 4．出院医嘱：出院带药需写明药物名称、用量、服用方法，需要调整的药物要注明调整的方法；需要复查的辅助检查；出院后患者需要注意的事项；门诊复查时间及项目等	5□ 4□ 3□ 1□ 0□		
	特殊检查、特殊治疗同意书等医学文书		包括自然项目（另页书写时）、特殊检查、特殊治疗项目名称、目的、可能出现的并发症及风险、或替代治疗方案、患者或家属签署是否同意检查或治疗、患者签名、医师签名等	5□ 4□ 3□ 1□ 0□		
	病危（重）通知书		包括自然项目（另页书写时）、目前诊断、病情危重情况，患方签名、医师签名并填写日期	5□ 4□ 3□ 1□ 0□		
重点医嘱	长期医嘱	住院第1天	1．普通外科护理常规 2．二级护理 3．低脂软食	5□ 4□ 3□ 1□ 0□		
		住院第2~7天（术前准备日）	1．患者既往基础用药 2．改善肝脏储备功能的药物			

续 表

监控类别 住院时间		监控项目	监控要点	分数	减分理由	备注
		住院第 6~8 天（手术日）	1. 普通外科术后护理常规 2. 一级护理 3. 禁食、水 4. 胃肠减压接负压吸引记量 5. 尿管接袋记量 6. 腹腔引流管接袋记量 7. 记 24 小时出入量 8. 抗菌药物 9. 抑酸剂×3 天 10. 支链氨基酸			
		住院第 7~10 天（术后第 1~2 天）	1. 普通外科术后护理常规 2. 一级护理 3. 禁食、水 4. 胃肠减压接负压吸引记量 5. 尿管接袋记量 6. 腹腔引流管接袋记量 7. 记 24 小时出入量 8. 抗菌药物			
		住院第 11~12 天（术后日）	1. 普通外科术后护理常规 2. 二级护理 3. 饮食根据病情 4. 停引流记量 5. 停抗菌药物			
	临时医嘱	住院第 1 天	1. 血常规、尿常规、粪常规+潜血 2. 肝肾功能、电解质、血型、凝血功能、血氨、甲胎蛋白、各种肝炎病毒学指标检测、感染性疾病筛查 3. 胸片、心电图、腹部超声、上消化道造影、胃镜、腹部 CT、CTA/MRA 4. 超声心动图和肺功能等（必要时）			
		住院第 2~7 天（术前准备日）	1. 术前医嘱：常规准备明日在全麻下行：贲门周围血管分流或断流术 2. 术前禁食、水 3. 明晨喝石蜡油后留置胃管、尿管 4. 今晚明晨各洗肠一次 5. 抗菌药物：术前 30 分钟使用 6. 配同型红细胞、血浆			
		住院第 6~8 天（手术日）	1. 心电监护、吸氧（必要时） 2. 补液 3. 复查血常规、血氨、凝血功能（必要时） 4. 其他特殊医嘱			
		住院第 7~10 天（术后第 1~2 天）	1. 换药 2. 对症处理 3. 补液 4. 复查血常规、肝肾功能、血氨、凝血功能			
		住院第 11~12 天	1. 换药 2. 对症处理			

续 表

监控类别 住院时间		监控项目	监控要点	分数	减分理由	备注
		（术后日）	3．补液 4．根据血小板水平决定是否使用降血小板药物 5．肝及门脉系统彩超检查			
		住院第13~18天（出院日）	1．出院带药 2．门诊随诊时间			
一般书写规范		各项内容	完整、准确、清晰、签字	5□ 4□ 3□ 1□ 0□		
变异情况		变异条件及原因	1．有影响手术的合并症，需要进行相关的诊断和治疗，住院时间、费用延长 2．出现手术并发症，需要进行相关的诊断和治疗，住院时间延长、费用增加 3．考虑行肝移植者，退出本路径	5□ 4□ 3□ 1□ 0□		

（五）腹股沟疝

腹股沟疝临床路径

1．进入临床路径标准

疾病诊断：腹股沟疝（ICD-10：K40.2/K40.9）

手术操作：疝囊高位结扎、疝修补术、疝成形术（ICD-9-CM-3：53.0/53.1）

2．病案质量监控表

<table>
<tr><th colspan="2">监控类别
住院时间</th><th colspan="2">监控项目</th><th>监控要点</th><th>分数</th><th>减分理由</th><th>备注</th></tr>
<tr><td colspan="2" rowspan="4">首页</td><td colspan="2">主要诊断名称及编码</td><td>腹股沟疝（ICD-10：K40.2/K40.9）</td><td rowspan="3">5□
4□
3□
1□
0□</td><td rowspan="3"></td><td rowspan="3"></td></tr>
<tr><td colspan="2">主要手术名称及编码</td><td>疝囊高位结扎、疝修补术、疝成形术（ICD-9-CM-3：53.0/53.1）</td></tr>
<tr><td colspan="2">其他诊断名称及编码</td><td>无遗漏，编码准确</td></tr>
<tr><td colspan="2">其他项目</td><td>内容完整、准确、无遗漏</td><td>5□
4□
3□
1□
0□</td><td></td><td></td></tr>
<tr><td rowspan="4">住院第1天</td><td rowspan="4">入院记录</td><td rowspan="4">主诉与现病史</td><td>主要症状</td><td>是否记录本病最主要的症状及发病时间，腹股沟可复性肿物，并重点描述：
1．发作及加重的诱因
2．发作频率或持续时间
3．发作时间、程度
4．腹股沟出现可复性肿物，是否进入阴囊或阴唇；平卧位后肿物是否回复、有无疼痛；有无腹股沟部坠胀感
5．对体力、饮食、睡眠、活动的影响</td><td>5□
4□
3□
1□
0□</td><td></td><td rowspan="4">入院24小时内完成</td></tr>
<tr><td>病情演变过程</td><td>是否描述主要症状的演变过程，如：
可复性肿物的变化</td><td>5□
4□
3□
1□
0□</td><td></td></tr>
<tr><td>其他伴随症状</td><td>是否记录伴随症状，如：
局部坠胀感、消化不良和便秘症状</td><td>5□
4□
3□
1□
0□</td><td></td></tr>
<tr><td>住院前诊</td><td>是否记录诊断、治疗情况，如：
1．是否做过腹股沟B超或CT等检查，结果是否正</td><td>5□
4□</td><td></td></tr>
</table>

续 表

住院时间	监控类别	监控项目	监控要点	分数	减分理由	备注
		疗过程	常 2．诊断过何种疾病 3．用过何种药物，用药时间、剂量、总量及效果如何	3□ 1□ 0□		
		既往史 个人史 家族史	是否按照病历书写规范记录，并重点记录： 1．饮食习惯、环境因素、精神因素及烟酒嗜好 2．腹壁外伤史 3．慢性疾病史 4．家族中有无类似患者	5□ 4□ 3□ 1□ 0□		
		体格检查	是否按照病历书写规范记录，并记录重要体征，无遗漏，如： 站立时，可见腹股沟区肿块，可回纳或部分不能回纳	5□ 4□ 3□ 1□ 0□		
		辅助检查	是否记录辅助检查结果，如： 腹股沟 B 超或 CT 等	5□ 4□ 3□ 1□ 0□		
	首次病程记录	病例特点	是否简明扼要，重点突出，无遗漏： 1．年龄、特殊的生活习惯、腹壁外伤史及吸烟史等 2．病情特点 3．突出的症状和体征 4．辅助检查结果 5．其他疾病史	5□ 4□ 3□ 1□ 0□		入院8小时内完成
		初步诊断	第一诊断为：腹股沟疝（ICD-10：K40.2/K40.9）	5□ 4□ 3□ 1□ 0□		
		诊断依据	是否充分、分析合理： 1．症状：腹股沟区可复性肿块，可伴有局部坠胀感、消化不良和便秘症状 2．体征：站立时，可见腹股沟区肿块，可回纳或部分不能回纳 3．鉴别诊断：阴囊鞘膜积液，交通性鞘膜积液，精索鞘膜积液，睾丸下降不全等	5□ 4□ 3□ 1□ 0□		
		鉴别诊断	是否根据病例特点与下列疾病鉴别： 1．睾丸鞘膜积液 2．交通性鞘膜积液 3．精索鞘膜积液 4．隐睾 5．急性肠梗阻	5□ 4□ 3□ 1□ 0□		

续 表

住院时间＼监控类别		监控项目	监控要点	分数	减分理由	备注
		诊疗计划	是否全面并具有个性化： 1．完成必需的检查项目 （1）血常规、尿常规、粪常规 （2）肝肾功能、电解质、血糖、血型、凝血功能、感染性疾病筛查（乙肝、丙肝、梅毒、艾滋病等） （3）心电图及正位胸片 2．根据患者病情选择：肺功能、超声心动图、立位阴囊和腹股沟B超及CT检查等 3．评估是否可以手术 4．非手术治疗：1周岁以内的婴儿可暂不手术，可用棉织束带捆绑法堵压腹股沟管内环；年老体弱或其他原因而禁忌手术者，可使用医用疝带 5．术前准备 6．手术方案 （1）疝囊高位结扎 （2）疝修补术 （3）疝成形术 7．对症治疗	5□ 4□ 3□ 1□ 0□		
	病程记录	上级医师查房记录	是否有重点内容并结合本病例： 1．补充病史和查体 2．诊断、鉴别诊断分析 3．完善术前检查 4．提示需要观察和注意的内容	5□ 4□ 3□ 1□ 0□		入院48小时内完成
		住院医师查房记录	是否记录、分析全面： 1．主要症状体征的变化，病情变化 2．具体治疗措施和术前准备 3．上级医师查房意见的执行情况 4．知情告知情况，患者及家属意见	5□ 4□ 3□ 1□ 0□		
住院第2天（术前准备日）	病程记录	住院医师查房记录	是否记录： 1．目前症状及体征变化 2．术前准备工作完成情况，包括检查、药物、配血、备皮、麻醉科会诊意见等，以及检查结果等对手术的影响分析 3．请相应科室会诊情况 4．对症治疗具体内容 5．向患者或家属交代术前术中和术后注意事项，签署手术知情同意书情况 6．手术者术前查看患者的情况	5□ 4□ 3□ 1□ 0□		
		上级医师查房记录	是否记录： 1．综合分析术前检查结果 2．手术前评估及手术指征 3．确定手术方案 4．结合本病例提出手术风险及预防措施	5□ 4□ 3□ 1□ 0□		

续 表

住院时间 ＼ 监控类别		监控项目	监控要点	分数	减分理由	备注
	麻醉知情同意书		是否记录： 1．一般项目 2．术前诊断 3．拟行手术方式 4．拟行麻醉方式 5．患者基础疾病及可能对麻醉产生影响的特殊情况 6．麻醉中拟行的有创操作和监测 7．麻醉风险，麻醉中及麻醉后可能发生的并发症及应对措施 8．患者签署意见并签名，如为家属或代理人要有授权委托书 9．麻醉医师签字，并写明日期时间	5□ 4□ 3□ 1□ 0□		
	麻醉术前访视记录		是否记录： 1．患者自然信息 2．患者一般情况 3．简要病史 4．与麻醉相关的辅助检查结果 5．拟行手术方式 6．拟行麻醉方式 7．麻醉适应证 8．麻醉风险及预防措施和麻醉中需注意的问题 9．术前麻醉医嘱 10．麻醉医师签字，并写明日期时间	5□ 4□ 3□ 1□ 0□		
	输血知情同意书		是否记录： 1．一般项目 2．输血指征 3．拟输血成分 4．输血前有关检查结果 5．输血风险及可能产生的不良后果及应对措施 6．患者签署意见并签名，如为家属或代理人要有授权委托书 7．医师签名并填写日期	5□ 4□ 3□ 1□ 0□		
	手术知情同意书		是否记录： 1．术前诊断 2．手术名称 3．术式选择及可能改变的术式或替代治疗方案 4．术中、术后可能出现的并发症应对措施 5．手术风险 6．患者签署意见并签名，如为家属或代理人要有授权委托书 7．经治医师和术者签名	5□ 4□ 3□ 1□ 0□		
	术前小结		是否记录： 1．简要病情 2．术前诊断及诊断依据 3．手术指征 4．拟行手术名称和方式	5□ 4□ 3□ 1□ 0□		

续 表

住院时间 \ 监控类别		监控项目	监控要点	分数	减分理由	备注
			5．拟行麻醉方式 6．术前准备 7．术中注意事项 8．术后处置意见 9．术者术前查看患者的情况			
	术前讨论		是否记录： 1．讨论地点、时间 2．参加者及主持者的姓名、职称 3．简要病情 4．术前诊断及术前准备情况 5．手术指征及手术方案 6．可能出现的意外和防范措施 7．具体讨论意见和主持人小结 8．记录者签名	5□ 4□ 3□ 1□ 0□		
住院第2~3 天（手术日）	麻醉记录单		是否记录： 1．一般项目 2．患者一般情况和术前特殊情况 3．麻醉前用药及效果 4．术前及术中疾病诊断 5．手术方式及日期 6．麻醉方式 7．麻醉诱导及各项操作开始及结束时间 8．麻醉期间用药名称、方式及剂量 7．麻醉期间特殊或突发情况及处理 8．术中出血量、输血量、输液量等 9．手术起止时间 10．麻醉医师签名	5□ 4□ 3□ 1□ 0□		
	麻醉术后访视记录		是否记录： 1．一般项目 2．患者一般情况 3．目前麻醉恢复情况，清醒时间 4．术后医嘱、是否拔除气管插管等 5．如有特殊情况应详细记录 6．麻醉医师签字并填写日期	5□ 4□ 3□ 1□ 0□		
	手术记录		是否记录： 1．一般项目 2．手术日期 3．术前及术中诊断 4．手术名称 5．手术医师术者及助手姓名 6．护士姓名（分别记录刷手及巡回护士） 7．输血量、特殊成分输血、输液量 8．麻醉方法 9．手术经过：按照规定记录手术经过，详细描述手术方式 10．术后患者去向：回病房、监护室或麻醉恢复室 11．医师签字	5□ 4□ 3□ 1□ 0□		术者术后24小时内完成

续 表

住院时间＼监控类别		监控项目	监控要点	分数	减分理由	备注
	手术安全核查记录		是否记录： 1．手术安全核查记录单并且填写完整 2．手术医师、麻醉医师和手术护士三方核对，并签字齐全	5□ 4□ 3□ 1□ 0□		
	手术清点记录		是否记录： 1．一般项目 2．术中所用各种器械和敷料数量的清点核对 3．巡回护士和手术器械护士签名	5□ 4□ 3□ 1□ 0□		
	术后首次病程记录		是否记录： 1．手术时间 2．术中诊断 3．麻醉方式 4．手术简要经过 5．术后处理措施 6．术后患者一般情况 7．术后医嘱及应当特别注意观察的事项	5□ 4□ 3□ 1□ 0□		参加手术者术后即时完成
住院第4天（术后第1天）	病程记录	住院医师查房记录	是否记录、分析如下内容： 1．生命体征，病情变化，肠功能恢复情况，饮食恢复情况和药物不良反应 2．切口情况、切口处沙袋加压情况、换药情况、拆线情况 3．核查辅助检查结果是否有异常 4．病情评估 5．调整治疗分析 6．上级医师意见执行情况 7．术后注意事项宣教	5□ 4□ 3□ 1□ 0□		术后连续3天须有参加手术的医师或上级医师的查房记录
		上级医师查房记录	是否记录： 1．术后病情评估 2．确定是否有术后并发症 3．术后需要注意的事项 4．术后治疗方案 5．补充、更改诊断分析和确定诊断分析	5□ 4□ 3□ 1□ 0□		
住院第5~7天（出院日）	病程记录	住院医师查房记录	是否记录、分析： 1．目前的症状体征，切口愈合情况 2．病情评估及疗效评估 3．目前的治疗情况 4．分析是否符合出院标准 5．出院后的治疗方案 6．出院后注意事项	5□ 4□ 3□ 1□ 0□		
		上级医师查房记录	是否记录、分析： 1．手术疗效评估，预期目标完成情况 2．确定符合出院标准 3．出院后治疗方案	5□ 4□ 3□ 1□ 0□		

续 表

监控类别 住院时间		监控项目	监控要点	分数	减分理由	备注
	出院记录		记录是否齐全，重要内容无遗漏，如： 1．入院情况 2．诊疗经过：麻醉、手术方式；术中特殊情况及处理；术后并发症等 3．出院情况：症状、体征、功能恢复、切口愈合情况及病理结果等 4．出院医嘱：出院带药需写明药物名称、用量、服用方法，需要调整的药物要注明调整的方法；需要复查的辅助检查；出院后患者需要注意的事项；门诊复查时间及项目等	5□ 4□ 3□ 1□ 0□		
	特殊检查、特殊治疗同意书等医学文书		包括自然项目（另页书写时）、特殊检查、特殊治疗项目名称、目的、可能出现的并发症及风险、或替代治疗方案、患者或家属签署是否同意检查或治疗、患者签名、医师签名等	5□ 4□ 3□ 1□ 0□		
	病危（重）通知书		包括自然项目（另页书写时）、目前诊断、病情危重情况，患方签名、医师签名并填写日期	5□ 4□ 3□ 1□ 0□		
重点医嘱	长期医嘱	住院第1天	1．外科疾病护理常规 2．二级护理 3．普食 4．患者既往基础用药	5□ 4□ 3□ 1□ 0□		
		住院第2天（术前准备日）	1．外科疾病护理常规 2．二级护理 3．普食 4．患者既往基础用药			
		住院第2~3天（手术日）	1．普通外科术后护理常规 2．一级/二级护理 3．饮食：根据病情			
		住院第4天（术后日）	1．普通外科术后护理常规 2．一级/二级护理 3．普食（流食/半流食）			
	临时医嘱	住院第1天	1．血常规、尿常规、粪常规 2．肝肾功能、电解质、血糖、血型、凝血功能、感染性疾病筛查 3．心电图及胸片 4．肺功能、超声心动图、立位阴囊/腹股沟B超或CT检查（必要时）			

续 表

住院时间＼监控类别		监控项目	监控要点	分数	减分理由	备注
		住院第2天（术前准备日）	1．拟明日在硬膜外或局麻+监测麻醉下行左/右侧腹股沟疝手术 2．术前禁食、水 3．常规皮肤准备 4．青霉素及普鲁卡因皮试 5．预防性抗菌药物 6．其他特殊医嘱			
		住院第2~3天（手术日）	1．今日在硬膜外或局麻+监测麻醉下行左/右侧腹股沟疝手术 2．心电监护、吸氧（必要时） 3．切口处沙袋加压 4．观察伤口情况 5．其他特殊医嘱			
		住院第4天（术后日）	1．镇痛 2．切口换药			
		住院第5~7天（出院日）	1．出院带药 2．门诊随诊时间			
一般书写规范		各项内容	完整、准确、清晰、签字	5□ 4□ 3□ 1□ 0□		
变异情况		变异条件及原因	1．腹股沟嵌顿疝和绞窄疝因病情严重且变化快，可能有疝内容物坏死，须急诊手术治疗，进入其他相应路径 2．合并有影响腹股沟疝手术治疗实施的疾病，或发生其他严重疾病，退出本路径 3．出现手术并发症，需要进行相关的诊断和治疗，可导致住院时间延长和费用增加	5□ 4□ 3□ 1□ 0□		

（六）下肢静脉曲张

下肢静脉曲张临床路径

1．进入临床路径标准

疾病诊断：下肢静脉曲张（ICD-10：I83）

手术操作：大隐静脉高位结扎分段切除术（ICD-9-CM-3：38.59）

2．病案质量监控表

<table>
<tr><th colspan="2">监控类别
住院时间</th><th colspan="2">监控项目</th><th>监控要点</th><th>分数</th><th>减分理由</th><th>备注</th></tr>
<tr><td colspan="2" rowspan="4">首页</td><td colspan="2">主要诊断名称及编码</td><td>下肢静脉曲张（ICD-10：I83）</td><td rowspan="3">5□
4□
3□
1□
0□</td><td rowspan="3"></td><td rowspan="3"></td></tr>
<tr><td colspan="2">主要手术名称及编码</td><td>大隐静脉高位结扎分段切除术（ICD-9-CM-3：38.59）</td></tr>
<tr><td colspan="2">其他诊断名称及编码</td><td>无遗漏，编码准确</td></tr>
<tr><td colspan="2">其他项目</td><td>内容完整、准确、无遗漏</td><td>5□
4□
3□
1□
0□</td><td></td><td></td></tr>
<tr><td rowspan="4">住院第1天</td><td rowspan="4">入院记录</td><td rowspan="4">主诉与现病史</td><td>主要症状</td><td>是否记录本病最主要的症状及发病时间，如下肢浅静脉扩张、迂曲，并重点描述：
1．加重的诱因
2．程度
3．范围
4．对体力、饮食、睡眠、活动的影响</td><td>5□
4□
3□
1□
0□</td><td></td><td rowspan="4">入院24小时内完成</td></tr>
<tr><td>病情演变过程</td><td>是否描述主要症状的演变过程，如：
下肢浅静脉扩张程度的变化</td><td>5□
4□
3□
1□
0□</td><td></td></tr>
<tr><td>其他伴随症状</td><td>是否记录伴随症状，如：
肢体沉重感、乏力、胀痛、瘙痒；踝部轻度肿胀；皮肤色素沉着、皮炎、湿疹、皮下脂质硬化和溃疡形成等</td><td>5□
4□
3□
1□
0□</td><td></td></tr>
<tr><td>住院前诊疗过程</td><td>是否记录诊断、治疗情况，如：
1．做过何种检查，结果是否正常
2．诊断过何种疾病
3．是否应用弹力袜或弹力绷带改善症状，或硬化剂注射和压迫疗法等</td><td>5□
4□
3□
1□
0□</td><td></td></tr>
</table>

续 表

<table>
<tr><th>住院时间 \ 监控类别</th><th></th><th>监控项目</th><th>监控要点</th><th>分数</th><th>减分理由</th><th>备注</th></tr>
<tr><td rowspan="10"></td><td rowspan="3"></td><td>既往史
个人史
家族史</td><td>是否按照病历书写规范记录，并重点记录：
1．工作习惯、生活习惯、环境因素、精神因素
2．慢性疾病史
3．家族中有无类似患者</td><td>5□
4□
3□
1□
0□</td><td></td><td rowspan="3"></td></tr>
<tr><td>体格检查</td><td>是否按照病历书写规范记录，并记录重要体征，无遗漏，如：
1．典型体征：静脉迂曲扩张、色素沉着、血栓性浅静脉炎、皮肤硬化、溃疡等
2．Trendelenburg 试验和 Perthes 试验未提示深静脉瓣关闭不全</td><td>5□
4□
3□
1□
0□</td><td></td></tr>
<tr><td>辅助检查</td><td>是否记录辅助检查结果，如：
血管彩色多普勒超声检查或下肢静脉造影检查</td><td>5□
4□
3□
1□
0□</td><td></td></tr>
<tr><td rowspan="6">首次病程记录</td><td>病例特点</td><td>是否简明扼要，重点突出，无遗漏：
1．年龄、工作习惯、生活习惯等
2．病情特点
3．突出的症状和体征
4．辅助检查结果
5．其他疾病史</td><td>5□
4□
3□
1□
0□</td><td></td><td rowspan="6">入院8小时内完成</td></tr>
<tr><td>初步诊断</td><td>第一诊断为：下肢静脉曲张（ICD-10：I83）</td><td>5□
4□
3□
1□
0□</td><td></td></tr>
<tr><td>诊断依据</td><td>是否充分、分析合理：
1．明显的临床症状：肢体沉重感、乏力、胀痛、瘙痒等
2．典型体征：静脉迂曲扩张、色素沉着、血栓性浅静脉炎、皮肤硬化、溃疡等
3．排除下肢深静脉功能不全及下肢深静脉血栓病史
4．血管彩色多普勒超声或下肢静脉造影检查明确</td><td>5□
4□
3□
1□
0□</td><td></td></tr>
<tr><td>鉴别诊断</td><td>是否根据病例特点与下列疾病鉴别：
1．下肢深静脉功能不全
2．下肢深静脉血栓</td><td>5□
4□
3□
1□
0□</td><td></td></tr>
<tr><td>诊疗计划</td><td>是否全面并具有个性化：
1．完成必需的检查项目
（1）血常规、尿常规、粪常规
（2）肝肾功能、电解质、凝血功能、感染性疾病筛查（乙肝、丙肝、艾滋病、梅毒等）
（3）胸片、心电图、下肢静脉彩超
2．根据患者病情选择：下肢静脉造影、超声心动图和肺功能检查等</td><td>5□
4□
3□
1□
0□</td><td></td></tr>
</table>

续 表

住院时间 \ 监控类别		监控项目	监控要点	分数	减分理由	备注
			3．评估是否可以手术 4．术前准备 5．手术方案：大隐静脉或小隐静脉高位结扎+抽剥/腔内激光烧灼术，根据小腿静脉曲张的范围和程度以及患者意愿选择曲张静脉切除/环形缝扎/透光刨吸/电凝/激光闭锁等不同手术方式 6．对症治疗			
	病程记录	上级医师查房记录	是否有重点内容并结合本病例： 1．补充病史和查体 2．诊断、鉴别诊断分析 3．完善术前检查 4．提示需要观察和注意的内容	5□ 4□ 3□ 1□ 0□		入院48小时内完成
		住院医师查房记录	是否记录、分析全面 1．主要症状体征的变化，病情变化 2．具体治疗措施和术前准备 3．记录上级医师查房意见的执行情况 4．知情告知情况，病人及家属意见	5□ 4□ 3□ 1□ 0□		
住院第2~3天（术前准备日）	病程记录	住院医师查房记录	是否记录： 1．目前症状及体征变化 2．术前准备工作完成情况，包括检查、药物、配血、备皮、麻醉科会诊意见等，以及检查结果等对手术的影响分析 3．请相应科室会诊情况 4．对症治疗具体内容 5．向患者或家属交代术前术中和术后注意事项，签署手术知情同意书情况 6．手术者术前查看患者的情况	5□ 4□ 3□ 1□ 0□		
		上级医师查房记录	是否记录： 1．综合分析术前检查结果 2．手术前评估及手术指征 3．确定手术方案 4．结合本病例提出手术风险及预防措施	5□ 4□ 3□ 1□ 0□		
	麻醉知情同意书		是否记录： 1．一般项目 2．术前诊断 3．拟行手术方式 4．拟行麻醉方式 5．患者基础疾病及可能对麻醉产生影响的特殊情况 6．麻醉中拟行的有创操作和监测 7．麻醉风险，麻醉中及麻醉后可能发生的并发症及应对措施 8．患者签署意见并签名，如为家属或代理人要有授权委托书 9．麻醉医师签字，并写明日期时间	5□ 4□ 3□ 1□ 0□		

续 表

住院时间 \ 监控类别		监控项目	监控要点	分数	减分理由	备注
	麻醉术前访视记录		是否记录： 1. 患者自然信息 2. 患者一般情况 3. 简要病史 4. 与麻醉相关的辅助检查结果 5. 拟行手术方式 6. 拟行麻醉方式 7. 麻醉适应证 8. 麻醉风险及预防措施和麻醉中需注意的问题 9. 术前麻醉医嘱 10. 麻醉医师签字，并写明日期时间	5□ 4□ 3□ 1□ 0□		
	输血知情同意书		是否记录： 1. 一般项目 2. 输血指征 3. 拟输血成分 4. 输血前有关检查结果 5. 输血风险及可能产生的不良后果及应对措施 6. 患者签署意见并签名，如为家属或代理人要有授权委托书 7. 医师签名并填写日期	5□ 4□ 3□ 1□ 0□		
	手术知情同意书		是否记录： 1. 术前诊断 2. 手术名称 3. 术式选择及有可能改变的术式或替代治疗方案 4. 术中、术后可能出现的并发症应对措施 5. 手术风险 6. 患者签署意见并签名，如为家属或代理人要有授权委托书 7. 经治医师和术者签名	5□ 4□ 3□ 1□ 0□		
	术前小结		是否记录： 1. 简要病情 2. 术前诊断及诊断依据 3. 手术指征 4. 拟行手术名称和方式 5. 拟行麻醉方式 6. 术前准备 7. 术中注意事项 8. 术后处置意见 9. 术者术前查看患者的情况	5□ 4□ 3□ 1□ 0□		
	术前讨论		是否记录： 1. 讨论地点、时间 2. 参加者及主持者的姓名、职称 3. 简要病情 4. 术前诊断及术前准备情况	5□ 4□ 3□ 1□ 0□		

续 表

住院时间＼监控类别		监控项目	监控要点	分数	减分理由	备注
			5．手术指征及手术方案 6．可能出现的意外和防范措施 7．具体讨论意见和主持人小结 8．记录者签名			
住院第3~5天（手术日）	麻醉记录单		是否记录： 1．一般项目 2．患者一般情况和术前特殊情况 3．麻醉前用药及效果 4．术前及术中疾病诊断 5．手术方式及日期 6．麻醉方式 7．麻醉诱导及各项操作开始及结束时间 8．麻醉期间用药名称、方式及剂量 7．麻醉期间特殊或突发情况及处理 8．术中出血量、输血量、输液量等 9．手术起止时间 10．麻醉医师签名	5□ 4□ 3□ 1□ 0□		
	麻醉术后访视记录		是否记录： 1．一般项目 2．患者一般情况 3．目前麻醉恢复情况，清醒时间 4．术后医嘱、是否拔除气管插管等 5．如有特殊情况应详细记录 6．麻醉医师签字并填写日期	5□ 4□ 3□ 1□ 0□		
	手术记录		是否记录： 1．一般项目 2．手术日期 3．术前及术中诊断 4．手术名称 5．手术医师术者及助手姓名 6．护士姓名（分别记录刷手及巡回护士） 7．输血量、特殊成分输血、输液量 8．麻醉方法 9．手术经过：按照规定记录手术经过，详细描述手术方式及血管结扎、切除情况 10．术后患者去向：回病房、监护室或麻醉恢复室 11．医师签字	5□ 4□ 3□ 1□ 0□		术者术后24小时内完成
	手术安全核查记录		是否记录： 1．手术安全核查记录单并且填写完整 2．手术医师、麻醉医师和手术护士三方核对，并签字齐全	5□ 4□ 3□ 1□ 0□		
	手术清点记录		是否记录： 1．一般项目 2．术中所用各种器械和敷料数量的清点核对	5□ 4□ 3□		

续 表

监控类别 住院时间		监控项目	监控要点	分数	减分理由	备注
			3．巡回护士和手术器械护士签名	1□ 0□		
	术后首次病程记录		是否记录： 1．手术时间 2．术中诊断 3．麻醉方式 4．手术简要经过 5．术后处理措施 6．术后患者一般情况 7．术后医嘱及应当特别注意观察的事项	5□ 4□ 3□ 1□ 0□		参加手术者术后即时完成
住院第4~7天（术后第1~2天）	病程记录	住院医师查房记录	是否记录、分析如下内容： 1．生命体征，病情变化，肠功能恢复情况，饮食恢复情况和药物不良反应 2．切口情况、换药情况、拆线情况 3．核查辅助检查结果是否有异常 4．病情评估 5．调整治疗分析 6．上级医师意见执行情况 7．术后注意事项宣教	5□ 4□ 3□ 1□ 0□		术后连续3天须有参加手术的医师或上级医师的查房记录
		上级医师查房记录	是否记录： 1．术后病情评估 2．确定是否有术后并发症 3．术后需要注意的事项 4．术后治疗方案 5．补充、更改诊断分析和确定诊断分析	5□ 4□ 3□ 1□ 0□		
住院第6~8天（术后日）	病程记录	住院医师查房记录	是否记录、分析： 1．目前的症状体征，切口愈合情况 2．病情评估及疗效评估 3．目前的治疗情况 4．分析是否符合出院标准 5．出院后的治疗方案 6．出院后注意事项	5□ 4□ 3□ 1□ 0□		
		上级医师查房记录	是否记录、分析： 1．手术疗效评估，预期目标完成情况 2．确定符合出院标准 3．出院后治疗方案	5□ 4□ 3□ 1□ 0□		
住院第7~10天（出院日）	病程记录	住院医师查房记录	是否记录： 1．目前症状及体征 2．目前治疗情况 3．实验室检查指标正常与否 4．向患者交代出院后注意事项	5□ 4□ 3□ 1□ 0□		
	出院记录		记录是否齐全，重要内容无遗漏，如： 1．入院情况 2．诊疗经过：麻醉、手术方式；术中特殊情况及处理；术后并发症等	5□ 4□ 3□ 1□ 0□		

续　表

监控类别 住院时间		监控项目	监控要点	分数	减分理由	备注
			3．出院情况：症状体征、功能恢复、切口愈合情况及病理结果等 4．出院医嘱：出院带药需写明药物名称、用量、服用方法，需要调整的药物要注明调整的方法；需要复查的辅助检查；出院后患者需要注意的事项；门诊复查时间及项目等			
	特殊检查、特殊治疗同意书等医学文书		包括自然项目（另页书写时）、特殊检查、特殊治疗项目名称、目的、可能出现的并发症及风险、或替代治疗方案、患者或家属签署是否同意检查或治疗、患者签名、医师签名等	5□ 4□ 3□ 1□ 0□		
	病危（重）通知书		包括自然项目（另页书写时）、目前诊断、病情危重情况，患方签名、医师签名并填写日期	5□ 4□ 3□ 1□ 0□		
重点医嘱	长期医嘱	住院第1天	1．外科疾病护理常规 2．二级护理 3．饮食	5□ 4□ 3□ 1□ 0□		
		住院第2~3天（术前准备日）	患者既往基础用药			
		住院第3~5天（手术日）	1．下肢静脉曲张术后护理常规 2．一级护理 3．6小时后普食 4．抬高患肢30度 5．口服肠溶阿司匹林 6．观察患肢血运			
		住院第4~7天（术后第1~2天）	1．普食 2．二级护理			
		住院第6~8天（术后日）	1．二/三级护理 2．其他特殊医嘱			
	临时医嘱	住院第1天	1．血常规、尿常规、粪常规 2．肝肾功能、电解质、凝血功能、感染性疾病筛查 3．胸片、心电图、下肢血管彩超 4．下肢静脉造影、超声心动图、肺功能检查（必要时）			

续 表

住院时间＼监控类别	监控项目	监控要点	分数	减分理由	备注
	住院第2~3天（术前准备日）	1．必要的会诊意见及处理 2．拟明日准备于硬膜外麻醉、硬膜外蛛网膜下腔联合阻滞麻醉下行大隐静脉/小隐静脉高位结扎、抽剥或腔内激光烧灼术或小腿曲张静脉切除/环缝/刨吸/电凝/激光闭锁治疗 3．术前禁食、水 4．备皮 5．术前用药（苯巴比妥，阿托品） 6．预防使用抗菌药物 7．一次性导尿包（必要时）			
	住院第3~5天（手术日）	1.今日在硬膜外麻醉/腰硬联合麻醉下行大隐静脉/小隐静脉高位结扎、抽剥或腔内激光烧灼术或小腿曲张静脉切除/环缝/刨吸/电凝/激光闭锁治疗 2．吸氧 3．补液（视情况） 4．抗菌药物			
	住院第4~7天（术后第1~2天）	1．镇吐、镇痛药物 2．根据情况决定是否补液 3．切口换药			
	住院第6~8天（术后日）	视具体情况而定			
	住院第7~10天（出院日）	1．拆线、换药 2．出院带药 3．门诊随诊时间			
一般书写规范	各项内容	完整、准确、清晰、签字	5□ 4□ 3□ 1□ 0□		
变异情况	变异条件及原因	1．严重基础疾病可能对手术造成影响者，术前准备时间会延长 2．术后出现伤口感染、下肢深静脉血栓形成等并发症时，住院恢复时间相应延长	5□ 4□ 3□ 1□ 0□		

（七）血栓性外痔

血栓性外痔临床路径

1．进入临床路径标准

疾病诊断：血栓性外痔（ICD-10：I84.3）

手术操作：血栓性外痔切除术（ICD-9-CM-3：49.47）

2．病案质量监控表

监控类别 住院时间	监控项目			监控要点	分数	减分理由	备注
首页	主要诊断名称及编码			血栓性外痔（ICD-10：I84.3）	5□ 4□ 3□ 1□ 0□		
	主要手术名称及编码			血栓性外痔切除术（ICD-9-CM-3：49.47）			
	其他诊断名称及编码			无遗漏，编码准确			
	其他项目			内容完整、准确、无遗漏	5□ 4□ 3□ 1□ 0□		
住院第1天（急诊手术）	入院记录	主诉与现病史	主要症状	是否记录本病最主要的症状及发病时间，如肛门局部剧痛、周边肿胀，并重点描述： 1．发作及加重的诱因 2．发作频率或持续时间 3．发作时间、性质、程度 4．缓解方式：自行缓解或采取某种措施缓解 5．对体力、饮食、睡眠、活动的影响	5□ 4□ 3□ 1□ 0□		入院24小时内完成
			病情演变过程	是否描述主要症状的演变过程，如： 疼痛程度、性质的变化	5□ 4□ 3□ 1□ 0□		
			其他伴随症状	是否记录伴随症状，如： 便血及便血量、有无粪便性状、排便习惯的改变等	5□ 4□ 3□ 1□ 0□		
			住院前诊	是否记录诊断、治疗情况，如： 1．做过何种检查，结果是否正常	5□ 4□		

续 表

住院时间 \ 监控类别		监控项目	监控要点	分数	减分理由	备注
		疗过程	2．诊断过何种疾病 3．用过何种药物，用药时间、剂量、总量及效果如何	3□ 1□ 0□		
		既往史 个人史 家族史	是否按照病历书写规范记录，并重点记录： 1．饮食习惯、环境因素、精神因素 2．慢性疾病史 3．家族中有无类似患者	5□ 4□ 3□ 1□ 0□		
		体格检查	是否按照病历书写规范记录，并记录重要体征，无遗漏，如： 肛门视诊为肛周暗紫色长条圆形肿物，表面皮肤水肿；触诊质硬、压痛明显	5□ 4□ 3□ 1□ 0□		
		辅助检查	是否记录辅助检查结果，如： 血常规、粪常规	5□ 4□ 3□ 1□ 0□		
	首次病程记录	病例特点	是否简明扼要，重点突出，无遗漏： 1．年龄、特殊的生活习惯及嗜好等 2．病情特点 3．突出的症状和体征 4．辅助检查结果 5．其他疾病史	5□ 4□ 3□ 1□ 0□		入院8小时内完成
		初步诊断	第一诊断为：血栓性外痔（ICD-10：I84.3）	5□ 4□ 3□ 1□ 0□		
		诊断依据	是否充分、分析合理： 1．临床表现：肛门不适、潮湿不洁；发生血栓时，肛门局部剧痛，起病突然 2．体格检查：肛门直肠指检，必要时行直肠、乙状结肠硬镜或纤维肠镜检查	5□ 4□ 3□ 1□ 0□		
		鉴别诊断	是否根据病例特点与下列疾病鉴别： 1．直肠癌 2．直肠息肉 3．直肠脱垂	5□ 4□ 3□ 1□ 0□		
		诊疗计划	是否全面并具有个性化： 1．完成必需的检查项目 （1）血常规、尿常规 （2）肝肾功能、电解质、凝血功能、血型、感染性疾病筛查（乙肝、丙肝、梅毒、艾滋病等） （3）心电图、X线胸片 2．根据患者病情选择：直肠、乙状结肠硬镜或纤维肠镜检查等 3．评估是否可以手术	5□ 4□ 3□ 1□ 0□		

续 表

监控类别 住院时间		监控项目	监控要点	分数	减分理由	备注
			4．术前准备 5．手术方案：血栓性外痔切除术 6．对症治疗			
	病程记录	上级医师查房记录	是否有重点内容并结合本病例： 1．补充病史和查体 2．诊断、鉴别诊断分析 3．完善术前检查，综合分析术前检查结果 4．手术前评估及手术指征 5．确定手术方案 6．结合本病例提出手术风险及预防措施 7．提示需要观察和注意的内容	5□ 4□ 3□ 1□ 0□		入院48小时内完成
		住院医师查房记录	是否记录、分析全面 1．主要症状、体征的变化，病情变化 2．具体治疗措施和术前准备工作完成情况，包括检查、药物、配血、备皮、麻醉科会诊意见等，以及检查结果等对手术的影响分析 3．上级医师查房意见的执行情况 4．知情告知情况，向患者或家属交代术前、术中和术后注意事项，签署手术知情同意书情况，患者及家属意见 5．手术者术前查看患者的情况	5□ 4□ 3□ 1□ 0□		
	麻醉知情同意书		是否记录： 1．一般项目 2．术前诊断 3．拟行手术方式 4．拟行麻醉方式 5．患者基础疾病及可能对麻醉产生影响的特殊情况 6．麻醉中拟行的有创操作和监测 7．麻醉风险，麻醉中及麻醉后可能发生的并发症及应对措施 8．患者签署意见并签名，如为家属或代理人要有授权委托书 9．麻醉医师签字，并写明日期时间	5□ 4□ 3□ 1□ 0□		
	麻醉术前访视记录		是否记录： 1．患者自然信息 2．患者一般情况 3．简要病史 4．与麻醉相关的辅助检查结果 5．拟行手术方式 6．拟行麻醉方式 7．麻醉适应证 8．麻醉风险及预防措施和麻醉中需注意的问题 9．术前麻醉医嘱 10．麻醉医师签字，并写明日期时间	5□ 4□ 3□ 1□ 0□		

续 表

住院时间＼监控类别		监控项目	监控要点	分数	减分理由	备注
	输血知情同意书		是否记录： 1．一般项目 2．输血指征 3．拟输血成分 4．输血前有关检查结果 5．输血风险及可能产生的不良后果及应对措施 6．患者签署意见并签名，如为家属或代理人要有授权委托书 7．医师签名并填写日期	5□ 4□ 3□ 1□ 0□		
	手术知情同意书		是否记录 1．术前诊断 2．手术名称 3．术式选择及可能改变的术式或替代治疗方案 4．术中、术后可能出现的并发症应对措施 5．手术风险 6．患者签署意见并签名，如为家属或代理人要有授权委托书 7．经治医师和术者签名	5□ 4□ 3□ 1□ 0□		
	术前小结		是否记录： 1．简要病情 2．术前诊断及诊断依据 3．手术指征 4．拟行手术名称和方式 5．拟行麻醉方式 6．术前准备 7．术中注意事项 8．术后处置意见 9．术者术前查看患者的情况	5□ 4□ 3□ 1□ 0□		
	术前讨论		是否记录： 1．讨论地点时间 2．参加者及主持者的姓名、职称 3．简要病情 4．术前诊断及术前准备情况 5．手术指征及手术方案 6．可能出现的意外和防范措施 7．具体讨论意见和主持人小结 8．记录者签名	5□ 4□ 3□ 1□ 0□		

续　表

住院时间 \ 监控类别		监控项目	监控要点	分数	减分理由	备注
住院第1天（手术日）	麻醉记录单		是否记录： 1. 一般项目 2. 患者一般情况和术前特殊情况 3. 麻醉前用药及效果 4. 术前及术中疾病诊断 5. 手术方式及日期 6. 麻醉方式 7. 麻醉诱导及各项操作开始及结束时间 8. 麻醉期间用药名称、方式及剂量 7. 麻醉期间特殊或突发情况及处理 8. 术中出血量、输血量、输液量等 9. 手术起止时间 10. 麻醉医师签名	5□ 4□ 3□ 1□ 0□		
	麻醉术后访视记录		是否记录： 1. 一般项目 2. 患者一般情况 3. 目前麻醉恢复情况，清醒时间 4. 术后医嘱、是否拔除气管插管等 5. 如有特殊情况应详细记录 6. 麻醉医师签字并填写日期	5□ 4□ 3□ 1□ 0□		
	手术记录		是否记录： 1. 一般项目 2. 手术日期 3. 术前及术中诊断 4. 手术名称 5. 手术医师术者及助手姓名 6. 护士姓名（分别记录刷手及巡回护士） 7. 输血量、特殊成分输血、输液量 8. 麻醉方法 9. 手术经过：按照规定记录手术经过 10. 术后患者去向：回病房、监护室或麻醉恢复室 11. 医师签字	5□ 4□ 3□ 1□ 0□		术者术后24小时内完成
	手术安全核查记录		是否记录： 1. 手术安全核查记录单并且填写完整 2. 手术医师、麻醉医师和手术护士三方核对，并签字齐全	5□ 4□ 3□ 1□ 0□		
	手术清点记录		是否记录： 1. 一般项目 2. 术中所用各种器械和敷料数量的清点核对 3. 巡回护士和手术器械护士签名	5□ 4□ 3□ 1□ 0□		
	术后首次病程记录		是否记录： 1. 手术时间 2. 术中诊断 3. 麻醉方式 4. 手术简要经过	5□ 4□ 3□ 1□ 0□		参加手术者术后即时完

续　表

住院时间＼监控类别		监控项目	监控要点	分数	减分理由	备注
			5．术后处理措施 6．术后患者一般情况 7．术后医嘱及应当特别注意观察的事项			成
住院第2天(术后第1天)	病程记录	住院医师查房记录	是否记录、分析如下内容： 1．生命体征，病情变化，饮食恢复情况 2．切口情况、换药情况、拆线情况 3．核查辅助检查结果是否有异常 4．病情评估 5．对症治疗及调整治疗分析 6．病情评估及疗效评估 7．分析是否符合出院标准 8．上级医师意见执行情况 9．术后注意事项宣教及出院后注意事项	5□ 4□ 3□ 1□ 0□		术后连续3天须有参加手术的医师或上级医师的查房记录
		上级医师查房记录	是否记录： 1．术后病情评估：手术疗效评估，预期目标完成情况 2．确定是否有术后并发症 3．术后需要注意的事项 4．术后治疗方案 5．补充、更改诊断分析和确定诊断分析 6．确定符合出院标准 7．出院后治疗方案	5□ 4□ 3□ 1□ 0□		
住院第3天(出院日)	病程记录	住院医师查房记录	是否记录： 1．目前症状及体征 2．目前治疗情况 3．实验室检查指标正常与否 4．向患者交代出院后注意事项	5□ 4□ 3□ 1□ 0□		
	出院记录		记录是否齐全，重要内容无遗漏，如： 1．入院情况 2．诊疗经过：麻醉、手术方式；术中特殊情况及处理；术后并发症等 3．出院情况：症状体征、功能恢复、切口愈合情况及病理结果等 4．出院医嘱：出院带药需写明药物名称、用量、服用方法，需要调整的药物要注明调整的方法；需要复查的辅助检查；出院后患者需要注意的事项；门诊复查时间及项目等	5□ 4□ 3□ 1□ 0□		
	特殊检查、特殊治疗同意书等医学文书		包括自然项目（另页书写时）、特殊检查、特殊治疗项目名称、目的、可能出现的并发症及风险、或替代治疗方案、患者或家属签署是否同意检查或治疗、患者签名、医师签名等	5□ 4□ 3□ 1□ 0□		
	病危（重）通知书		包括自然项目（另页书写时）、目前诊断、病情危重情况，患方签名、医师签名并填写日期	5□ 4□ 3□ 1□ 0□		

续 表

<table>
<tr><th colspan="2">监控类别
住院时间</th><th>监控项目</th><th>监控要点</th><th>分数</th><th>减分理由</th><th>备注</th></tr>
<tr><td rowspan="5">重点医嘱</td><td rowspan="2">长期医嘱</td><td>住院第1天（急诊手术）</td><td>1．术前禁食
2．二级护理</td><td rowspan="5">5□
4□
3□
1□
0□</td><td rowspan="5"></td><td rowspan="5"></td></tr>
<tr><td>住院第2天（术后第1天）</td><td>1．二级护理
2．半流饮食（创面较大或有肛周缝合切口者，应先禁食1~2天，并限制排便）
3．坐浴，每日2次
4．肛门部理疗，每日2次（红外线治疗、激光照射治疗等）
5．口服软化粪便药、消肿药</td></tr>
<tr><td rowspan="3">临时医嘱</td><td>住院第1天（急诊手术）</td><td>1．急查血常规、尿常规、血型、肝肾功能、电解质、凝血功能、感染性疾病筛查
2．急查心电图、胸片
3．直肠、乙状结肠硬镜或纤维肠镜检查（必要时）
4．术前准备：通便灌肠、术前镇静、备皮等
5．今日急诊行血栓性外痔切除术</td></tr>
<tr><td>住院第2天（术后第1天）</td><td>创面渗血较多时，加用止血药</td></tr>
<tr><td>住院第3天（出院日）</td><td>1．出院带药
2．门诊随诊时间</td></tr>
<tr><td colspan="2">一般书写规范</td><td>各项内容</td><td>完整、准确、清晰、签字</td><td>5□
4□
3□
1□
0□</td><td></td><td></td></tr>
<tr><td colspan="2">变异情况</td><td>变异条件及原因</td><td>1．手术后出现继发切口感染或持续性大出血等并发症时，导致住院时间延长与费用增加
2．伴发其他基础疾病需要进一步明确诊断，导致住院时间延长与费用增加</td><td>5□
4□
3□
1□
0□</td><td></td><td></td></tr>
</table>

（八）急性单纯性阑尾炎

急性单纯性阑尾炎临床路径

1．进入临床路径标准

疾病诊断：急性单纯性阑尾炎（ICD10：K35.1/K35.9）

手术操作：阑尾切除术（ICD-9-CM-3：47.09）

2．病案质量监控表

<table>
<tr><th colspan="2">监控类别
住院时间</th><th colspan="2">监控项目</th><th>监控要点</th><th>分数</th><th>减分理由</th><th>备注</th></tr>
<tr><td colspan="2" rowspan="4">首页</td><td colspan="2">主要诊断名称及编码</td><td>急性单纯性阑尾炎（ICD10：K35.1/K35.9）</td><td rowspan="3">5□
4□
3□
1□
0□</td><td rowspan="3"></td><td rowspan="3"></td></tr>
<tr><td colspan="2">主要手术名称及编码</td><td>阑尾切除术（ICD-9-CM-3：47.09）</td></tr>
<tr><td colspan="2">其他诊断名称及编码</td><td>无遗漏，编码准确</td></tr>
<tr><td colspan="2">其他项目</td><td>内容完整、准确、无遗漏</td><td>5□
4□
3□
1□
0□</td><td></td><td></td></tr>
<tr><td rowspan="4">住院第1天(急诊手术)</td><td rowspan="4">入院记录</td><td rowspan="4">主诉与现病史</td><td>主要症状</td><td>是否记录本病最主要的症状及发病时间，转移性右下腹痛，并重点描述：
1．发作诱因
2．腹痛首发部位及时间
3．右下腹疼痛发作的时间
4．腹痛的性质、程度
5．缓解方式
6．对体力、饮食、睡眠、活动的影响</td><td>5□
4□
3□
1□
0□</td><td></td><td rowspan="4">入院24小时内完成</td></tr>
<tr><td>病情演变过程</td><td>是否描述主要症状的演变过程，如：
腹痛部位、性质及程度的变化</td><td>5□
4□
3□
1□
0□</td><td></td></tr>
<tr><td>其他伴随症状</td><td>是否记录伴随症状，如：
恶心、呕吐、腹泻，盆腔位阑尾可引起排便里急后重、腹胀、排气排便减少、发热等</td><td>5□
4□
3□
1□
0□</td><td></td></tr>
<tr><td>住院前诊疗过</td><td>是否记录诊断、治疗情况，如：
1．做过何种检查，结果是否正常
2．诊断过何种疾病</td><td>5□
4□
3□</td><td></td></tr>
</table>

续 表

住院时间 \ 监控类别		监控项目	监控要点	分数	减分理由	备注
		程	3. 用过何种药物，用药时间、剂量、总量及效果如何	1□ 0□		
		既往史 个人史 家族史	是否按照病历书写规范记录，并重点记录： 1. 饮食习惯、环境因素、精神因素 2. 慢性疾病史 3. 家族中有无类似患者	5□ 4□ 3□ 1□ 0□		
		体格检查	是否按照病历书写规范记录，并记录重要体征，无遗漏，如： 右下腹压痛、反跳痛、腰大肌试验、结肠充气试验、闭孔内肌试验	5□ 4□ 3□ 1□ 0□		
		辅助检查	是否记录辅助检查结果，如： 血常规、粪常规；腹部立位 X 线片	5□ 4□ 3□ 1□ 0□		
	首次病程记录	病例特点	是否简明扼要，重点突出，无遗漏： 1. 年龄、特殊的生活习惯及嗜好等、月经史及婚育史 2. 病情特点 3. 突出的症状和体征 4. 辅助检查结果 5. 其他疾病史	5□ 4□ 3□ 1□ 0□		入院8小时内完成
		初步诊断	第一诊断为：急性单纯性阑尾炎（ICD10：K35.1/K35.9）	5□ 4□ 3□ 1□ 0□		
		诊断依据	是否充分、分析合理： 1. 病史：转移性右下腹痛 2. 体格检查：体温、脉搏、心肺查体、腹部查体、直肠指检、腰大肌试验、结肠充气试验、闭孔内肌试验 3. 实验室检查：血常规、尿常规，如可疑胰腺炎，查血尿淀粉酶 4. 辅助检查：腹部立位 X 线片除外上消化道穿孔、肠梗阻等；有右下腹包块者行腹部超声检查，有无阑尾周围炎或脓肿形成	5□ 4□ 3□ 1□ 0□		
		鉴别诊断	是否根据病例特点与下列疾病鉴别： 1. 右侧输尿管结石 2. 妇科疾病	5□ 4□ 3□ 1□ 0□		
		诊疗计划	是否全面并具有个性化： 1. 完成必需的检查项目 （1）血常规、尿常规 （2）凝血功能、肝肾功能	5□ 4□ 3□ 1□ 0□		

续 表

住院时间 \ 监控类别		监控项目	监控要点	分数	减分理由	备注
			（3）感染性疾病筛查（乙肝、丙肝、艾滋病、梅毒等） （4）心电图 2．根据患者病情选择：血尿淀粉酶、胸部 X 线检查、腹部立位 X 线片、腹部超声检查、妇科检查等 3．评估是否可以手术 4．术前准备 5．手术方案：阑尾切除术 6．对症治疗			
	病程记录	住院医师查房记录	是否记录、分析全面： 1．主要症状体征的变化，病情变化 2．具体治疗措施和术前准备工作完成情况，包括检查、药物、配血、备皮、麻醉科会诊意见等，以及检查结果等对手术的影响分析 3．上级医师查房意见的执行情况 4．向患者或家属交代术前、术中和术后注意事项，签署手术知情同意书情况，知情告知情况，患者及家属意见	5□ 4□ 3□ 1□ 0□		入院 48 小时内完成
		上级医师查房记录	是否有重点内容并结合本病例： 1．补充病史和查体 2．诊断、鉴别诊断分析 3．完善术前检查，综合分析术前检查结果 4．手术前评估及手术指征 5．确定手术方案 6．结合本病例提出手术风险及预防措施 7．提示需要观察和注意的内容	5□ 4□ 3□ 1□ 0□		
	麻醉知情同意书		是否记录： 1．一般项目 2．术前诊断 3．拟行手术方式 4．拟行麻醉方式 5．患者基础疾病及可能对麻醉产生影响的特殊情况 6．麻醉中拟行的有创操作和监测 7．麻醉风险，麻醉中及麻醉后可能发生的并发症及应对措施 8．患者签署意见并签名，如为家属或代理人要有授权委托书 9．麻醉医师签字，并写明日期时间	5□ 4□ 3□ 1□ 0□		

续 表

住院时间 \ 监控类别	监控项目	监控要点	分数	减分理由	备注
	麻醉术前访视记录	是否记录： 1．患者自然信息 2．患者一般情况 3．简要病史 4．与麻醉相关的辅助检查结果 5．拟行手术方式 6．拟行麻醉方式 7．麻醉适应证 8．麻醉风险及预防措施和麻醉中需注意的问题 9．术前麻醉医嘱 10．麻醉医师签字，并写明日期时间	5□ 4□ 3□ 1□ 0□		
	输血知情同意书	是否记录： 1．一般项目 2．输血指征 3．拟输血成分 4．输血前有关检查结果 5．输血风险及可能产生的不良后果及应对措施 6．患者签署意见并签名，如为家属或代理人要有授权委托书 7．医师签名并填写日期	5□ 4□ 3□ 1□ 0□		
	手术知情同意书	是否记录： 1．术前诊断 2．手术名称 3．术式选择及有可能改变的术式或替代治疗方案 4．术中、术后可能出现的并发症应对措施 5．手术风险 6．患者签署意见并签名，如为家属或代理人要有授权委托书 7．经治医师和术者签名	5□ 4□ 3□ 1□ 0□		
	术前小结	是否记录： 1．简要病情 2．术前诊断及诊断依据 3．手术指征 4．拟行手术名称和方式 5．拟行麻醉方式 6．术前准备 7．术中注意事项 8．术后处置意见 9．术者术前查看患者的情况	5□ 4□ 3□ 1□ 0□		
	术前讨论	是否记录： 1．讨论地点、时间 2．参加者及主持者的姓名、职称 3．简要病情	5□ 4□ 3□ 1□ 0□		

续 表

住院时间 \ 监控类别		监控项目	监控要点	分数	减分理由	备注
			4．术前诊断及术前准备情况 5．手术指征及手术方案 6．可能出现的意外和防范措施 7．具体讨论意见和主持人小结 8．记录者签名			
住院第1天（手术日）	麻醉记录单		是否记录： 1．一般项目 2．患者一般情况和术前特殊情况 3．麻醉前用药及效果 4．术前及术中疾病诊断 5．手术方式及日期 6．麻醉方式 7．麻醉诱导及各项操作开始及结束时间 8．麻醉期间用药名称、方式及剂量 7．麻醉期间特殊或突发情况及处理 8．术中出血量、输血量、输液量等 9．手术起止时间 10．麻醉医师签名	5□ 4□ 3□ 1□ 0□		
	麻醉术后访视记录		是否记录： 1．一般项目 2．患者一般情况 3．目前麻醉恢复情况，清醒时间 4．术后医嘱、是否拔除气管插管等 5．如有特殊情况应详细记录 6．麻醉医师签字并填写日期	5□ 4□ 3□ 1□ 0□		
	手术记录		是否记录： 1．一般项目 2．手术日期 3．术前及术中诊断 4．手术名称 5．手术医师术者及助手姓名 6．护士姓名（分别记录刷手及巡回护士） 7．输血量、特殊成分输血、输液量 8．麻醉方法 9．手术经过：按照规定记录手术经过，详细描述阑尾残端处理情况 10．术后患者去向：回病房、监护室或麻醉恢复室 11．医师签字	5□ 4□ 3□ 1□ 0□		术者术后24小时内完成
	手术安全核查记录		是否记录： 1．手术安全核查记录单并且填写完整 2．手术医师、麻醉医师和手术护士三方核对，并签字齐全	5□ 4□ 3□ 1□ 0□		

续　表

住院时间	监控类别	监控项目	监控要点	分数	减分理由	备注
	手术清点记录		是否记录： 1．一般项目 2．术中所用各种器械和敷料数量的清点核对 3．巡回护士和手术器械护士签名	5□ 4□ 3□ 1□ 0□		
	术后首次病程记录		是否记录： 1．手术时间 2．术中诊断 3．麻醉方式 4．手术简要经过 5．术后处理措施 6．术后患者一般情况 7．术后医嘱及应当特别注意观察的事项	5□ 4□ 3□ 1□ 0□		参加手术者术后即时完成
住院第2天（术后第1天）	病程记录	住院医师查房记录	是否记录、分析如下内容： 1．生命体征，病情变化，肠功能恢复情况，下地活动情况，饮食恢复情况和药物不良反应 2．切口情况、换药情况、拆线情况 3．核查辅助检查结果是否有异常 4．病情评估 5．调整治疗分析 6．上级医师意见执行情况 7．术后注意事项宣教	5□ 4□ 3□ 1□ 0□		术后连续3天须有参加手术的医师或上级医师的查房记录
		上级医师查房记录	是否记录： 1．术后病情评估 2．确定是否有术后并发症 3．术后需要注意的事项 4．术后治疗方案 5．补充、更改诊断分析和确定诊断分析	5□ 4□ 3□ 1□ 0□		
住院第3~5天（术后日）	病程记录	住院医师查房记录	是否记录、分析： 1．目前的症状、体征，切口愈合情况 2．病情评估及疗效评估 3．目前的治疗情况 4．分析是否符合出院标准 5．出院后的治疗方案 6．出院后注意事项	5□ 4□ 3□ 1□ 0□		
		上级医师查房记录	是否记录、分析： 1．手术疗效评估，预期目标完成情况 2．确定符合出院标准 3．出院后治疗方案	5□ 4□ 3□ 1□ 0□		

续 表

住院时间	监控类别	监控项目	监控要点	分数	减分理由	备注
住院第6~7天（出院日）	病程记录	住院医师查房记录	是否记录： 1. 目前症状及体征 2. 目前治疗情况 3. 实验室检查指标正常与否 4. 向患者交待出院后注意事项	5□ 4□ 3□ 1□ 0□		
	出院记录		记录是否齐全，重要内容无遗漏，如： 1. 入院情况 2. 诊疗经过：麻醉、手术方式；术中特殊情况及处理；术后并发症等 3. 出院情况：症状体征、功能恢复、切口愈合情况及病理结果等 4. 出院医嘱：出院带药需写明药物名称、用量、服用方法，需要调整的药物要注明调整的方法；需要复查的辅助检查；出院后患者需要注意的事项；门诊复查时间及项目等	5□ 4□ 3□ 1□ 0□		
	特殊检查、特殊治疗同意书等医学文书		包括自然项目（另页书写时）、特殊检查、特殊治疗项目名称、目的、可能出现的并发症及风险、或替代治疗方案、患者或家属签署是否同意检查或治疗、患者签名、医师签名等	5□ 4□ 3□ 1□ 0□		
	病危（重）通知书		包括自然项目（另页书写时）、目前诊断、病情危重情况，患方签名、医师签名并填写日期	5□ 4□ 3□ 1□ 0□		
重点医嘱	长期医嘱	住院第1天（手术日）	一级护理	5□ 4□ 3□ 1□ 0□		
		住院第2天（术后第1天）	1. 二级护理 2. 术后半流食			
		住院第3~5天（术后日）	1. 三级护理 2. 普食			
	临时医嘱	住院第1天（手术日）	1. 术前禁食、水 2. 急查血、尿常规（如门诊未查） 3. 急查凝血功能 4. 肝肾功能 5. 感染性疾病筛查 6. 心电图 7. 胸透或者胸片、腹部立位X线片			
		住院第2天（术后第1天）	根据患者情况决定检查项目			
		住院第3~5天（术后日）	复查血常规及相关指标			

续　表

监控类别 / 住院时间		监控项目	监控要点	分数	减分理由	备注
		住院第6~7天（出院日）	1．出院带药 2．门诊随诊时间			
一般书写规范		各项内容	完整、准确、清晰、签字	5□ 4□ 3□ 1□ 0□		
变异情况		变异条件及原因	1．对于阑尾周围脓肿形成者，先予抗感染治疗；如病情不能控制，行脓肿引流手术，或行超声引导下脓肿穿刺置管引流术；必要时行Ⅱ期阑尾切除术，术前准备同前 2．手术后继发切口感染、腹腔内感染或门脉系统感染等并发症，导致围术期住院时间延长与费用增加 3．住院后出现其他内、外科疾病需进一步明确诊断，导致住院时间延长与费用增加	5□ 4□ 3□ 1□ 0□		

（九）结节性甲状腺肿

结节性甲状腺肿临床路径

1．进入临床路径标准

疾病诊断：结节性甲状腺肿（ICD-10：E04.902）

手术操作：甲状腺（部分、次全、全）切除术（ICD-9-CM-3：06.2/06.3/06.4/06.5）

2．病案质量监控表

<table>
<tr><th colspan="2">监控类别
住院时间</th><th colspan="2">监控项目</th><th>监控要点</th><th>分数</th><th>减分理由</th><th>备注</th></tr>
<tr><td colspan="2" rowspan="4">首页</td><td colspan="2">主要诊断名称及编码</td><td>结节性甲状腺肿（ICD-10：E04.902）</td><td rowspan="3">5□
4□
3□
1□
0□</td><td rowspan="3"></td><td rowspan="3"></td></tr>
<tr><td colspan="2">主要手术名称及编码</td><td>甲状腺（部分、次全、全）切除术（ICD-9-CM-3：06.2/06.3/06.4/06.5）</td></tr>
<tr><td colspan="2">其他诊断名称及编码</td><td>无遗漏，编码准确</td></tr>
<tr><td colspan="2">其他项目</td><td>内容完整、准确、无遗漏</td><td>5□
4□
3□
1□
0□</td><td></td><td></td></tr>
<tr><td rowspan="4">住院第1天</td><td rowspan="4">入院记录</td><td rowspan="4">主诉与现病史</td><td>主要症状</td><td>是否记录本病最主要的症状及发病时间，如颈部肿物，并重点描述：
1．肿物随吞咽上下活动
2．肿物大小、数目、质地，是否伴有疼痛
3．呼吸困难、吞咽困难、声音嘶哑
4．对体力、饮食、睡眠、活动的影响</td><td>5□
4□
3□
1□
0□</td><td></td><td rowspan="4">入院24小时内完成</td></tr>
<tr><td>病情演变过程</td><td>是否描述主要症状的演变过程，如：
肿物大小的变化</td><td>5□
4□
3□
1□
0□</td><td></td></tr>
<tr><td>其他伴随症状</td><td>是否记录伴随症状，如：
食量增加、消瘦、怕热多汗、心悸气短等</td><td>5□
4□
3□
1□
0□</td><td></td></tr>
<tr><td>住院前诊疗过程</td><td>是否记录诊断、治疗情况，如：
1．是否做过颈部超声、甲状腺功能、放射性核素扫描等检查，结果是否正常
2．诊断过何种疾病
3．用过何种药物，用药时间、剂量、总量及效果如何</td><td>5□
4□
3□
1□
0□</td><td></td></tr>
</table>

续 表

住院时间 \ 监控类别		监控项目	监控要点	分数	减分理由	备注
		既往史 个人史 家族史	是否按照病历书写规范记录，并重点记录： 1．饮食习惯、环境因素、精神因素、接受放射线史、口服药物史、是否为地方性甲状腺肿流行区等 2．慢性疾病史 3．家族中有无类似患者	5□ 4□ 3□ 1□ 0□		
		体格检查	是否按照病历书写规范记录，并记录重要体征，无遗漏，如： 1．甲状腺肿大程度，两侧是否对称 2．结节位置、数目及大小；结节质地，表面是否光滑，有无触痛，边界是否清楚，是否随吞咽上下活动 3．甲状腺有无震颤 4．气管是否受压偏移，有无甲状腺功能亢进症（甲亢）突眼征，颈部是否触及肿大淋巴结	5□ 4□ 3□ 1□ 0□		
		辅助检查	是否记录辅助检查结果，如： 颈部超声、甲状腺功能、放射性核素扫描	5□ 4□ 3□ 1□ 0□		
	首次病程记录	病例特点	是否简明扼要，重点突出，无遗漏： 1．年龄、接受放射线史、口服药物史、是否为地方性甲状腺肿流行区等 2．病情特点 3．突出的症状和体征 4．辅助检查结果 5．其他疾病史	5□ 4□ 3□ 1□ 0□		入院8小时内完成
		初步诊断	第一诊断为：结节性甲状腺肿（ICD-10：E04.902）	5□ 4□ 3□ 1□ 0□		
		诊断依据	是否充分、分析合理： 1．病史：颈部肿物 2．体格检查：触诊发现肿物随吞咽移动 3．实验室检查：甲状腺功能 4．辅助检查：超声检查、颈部X线片	5□ 4□ 3□ 1□ 0□		
		鉴别诊断	是否根据病例特点与下列疾病鉴别： 1．胸骨后甲状腺肿 2．甲状腺癌 3．甲状腺腺瘤 4．甲状舌管囊肿	5□ 4□ 3□ 1□ 0□		
		诊疗计划	是否全面并具有个性化： 1．完成必需的检查项目 （1）血常规、尿常规 （2）甲状腺功能 T_3、T_4，TSH，TG，PTH，TPOAb	5□ 4□ 3□ 1□		

续 表

监控类别 住院时间		监控项目	监控要点	分数	减分理由	备注
			等 （3）肝功能、肾功能 （4）感染疾病筛查（乙肝、丙肝、艾滋病、梅毒等） （5）胸部X线片与颈部X线片 （6）心电图 （7）甲状腺超声检查 （8）声带功能检查、气管软化试验 2．根据患者病情选择：甲状腺核素扫描、ECT、CT等 3．评估是否可以手术 4．术前准备 5．手术方案：甲状腺（部分、次全、全）切除术 6．对症治疗	0□		
	病程记录	上级医师查房记录	是否有重点内容并结合本病例： 1．补充病史和查体 2．诊断、鉴别诊断分析 3．完善术前检查 4．提示需要观察和注意的内容	5□ 4□ 3□ 1□ 0□		入院48小时内完成
		住院医师查房记录	是否记录、分析全面： 1．主要症状体征的变化，病情变化 2．具体治疗措施和术前准备 3．记录上级医师查房意见的执行情况 4．知情告知情况，患者及家属意见	5□ 4□ 3□ 1□ 0□		
住院第2~4天（术前准备日）	病程记录	住院医师查房记录	是否记录： 1．目前症状及体征变化 2．术前准备工作完成情况，包括检查、药物、配血、备皮、麻醉科会诊意见等，以及检查结果等对手术的影响分析 3．请相应科室会诊情况 4．对症治疗具体内容 5．向患者或家属交代术前术中和术后注意事项，签署手术知情同意书情况 6．手术者术前查看患者的情况	5□ 4□ 3□ 1□ 0□		
		上级医师查房记录	是否记录： 1．综合分析术前检查结果 2．手术前评估及手术指征 3．确定手术方案 4．结合本病例提出手术风险及预防措施	5□ 4□ 3□ 1□ 0□		
	麻醉知情同意书		是否记录： 1．一般项目 2．术前诊断 3．拟行手术方式 4．拟行麻醉方式 5．患者基础疾病及可能对麻醉产生影响的特殊情况 6．麻醉中拟行的有创操作和监测 7．麻醉风险，麻醉中及麻醉后可能发生的并发症及	5□ 4□ 3□ 1□ 0□		

续 表

住院时间 \ 监控类别		监控项目	监控要点	分数	减分理由	备注
			应对措施 8. 患者签署意见并签名，如为家属或代理人要有授权委托书 9. 麻醉医师签字，并写明日期时间			
	麻醉术前访视记录		是否记录： 1. 患者自然信息 2. 患者一般情况 3. 简要病史 4. 与麻醉相关的辅助检查结果 5. 拟行手术方式 6. 拟行麻醉方式 7. 麻醉适应证 8. 麻醉风险及预防措施和麻醉中需注意的问题 9. 术前麻醉医嘱 10. 麻醉医师签字，并写明日期时间	5□ 4□ 3□ 1□ 0□		
	输血知情同意书		是否记录： 1. 一般项目 2. 输血指征 3. 拟输血成份 4. 输血前有关检查结果 5. 输血风险及可能产生的不良后果及应对措施 6. 患者签署意见并签名，如为家属或代理人要有授权委托书 7. 医师签名并填写日期	5□ 4□ 3□ 1□ 0□		
	手术知情同意书		是否记录： 1. 术前诊断 2. 手术名称 3. 术式选择及有可能改变的术式或替代治疗方案 4. 术中、术后可能出现的并发症应对措施 5. 手术风险 6. 患者签署意见并签名，如为家属或代理人要有授权委托书 7. 经治医师和术者签名	5□ 4□ 3□ 1□ 0□		
	术前小结		是否记录： 1. 简要病情 2. 术前诊断及诊断依据 3. 手术指征 4. 拟行手术名称和方式 5. 拟行麻醉方式 6. 术前准备 7. 术中注意事项 8. 术后处置意见 9. 术者术前查看患者的情况	5□ 4□ 3□ 1□ 0□		

续 表

监控类别 住院时间		监控项目	监控要点	分数	减分理由	备注
	术前讨论		是否记录： 1．讨论地点、时间 2．参加者及主持者的姓名、职称 3．简要病情 4．术前诊断及术前准备情况 5．手术指证及手术方案 6．可能出现的意外和防范措施 7．具体讨论意见和主持人小结 8．记录者签名	5□ 4□ 3□ 1□ 0□		
住院第2~5天（手术日）	麻醉记录单		是否记录： 1．一般项目 2．患者一般情况和术前特殊情况 3．麻醉前用药及效果 4．术前及术中疾病诊断 5．手术方式及日期 6．麻醉方式 7．麻醉诱导及各项操作开始及结束时间 8．麻醉期间用药名称、方式及剂量 7．麻醉期间特殊或突发情况及处理 8．术中出血量、输血量、输液量等 9．手术起止时间 10．麻醉医师签名	5□ 4□ 3□ 1□ 0□		
	麻醉术后访视记录		是否记录： 1．一般项目 2．患者一般情况 3．目前麻醉恢复情况，清醒时间 4．术后医嘱、是否拔除气管插管等 5．如有特殊情况应详细记录 6．麻醉医师签字并填写日期	5□ 4□ 3□ 1□ 0□		
	手术记录		是否记录： 1．一般项目 2．手术日期 3．术前及术中诊断 4．手术名称 5．手术医师术者及助手姓名 6．护士姓名（分别记录刷手及巡回护士） 7．输血量、特殊成分输血、输液量 8．麻醉方法 9．手术经过：按照规定记录手术经过，详细描述神经血管的处理情况 10．术后患者去向：回病房、监护室或麻醉恢复室 11．医师签字	5□ 4□ 3□ 1□ 0□		术者术后24小时内完成
	手术安全核查记录		是否记录： 1．手术安全核查记录单并且填写完整 2．手术医师、麻醉医师和手术护士三方核对，并签字齐全	5□ 4□ 3□ 1□ 0□		

续　表

住院时间	监控类别	监控项目	监控要点	分数	减分理由	备注
	手术清点记录		是否记录： 1．一般项目 2．术中所用各种器械和敷料数量的清点核对 3．巡回护士和手术器械护士签名	5□ 4□ 3□ 1□ 0□		
	术后首次病程记录		是否记录： 1．手术时间 2．术中诊断 3．麻醉方式 4．手术简要经过 5．术后处理措施 6．术后患者一般情况 7．术后医嘱及应当特别注意观察的事项	5□ 4□ 3□ 1□ 0□		参加手术者术后即时完成
住院第3~6天（术后第1天）	病程记录	住院医师查房记录	是否记录、分析如下内容： 1．生命体征，病情变化，引流量（如引流管未拔除）、拔除引流管情况和药物不良反应 2．切口情况、换药情况、拆线情况 3．核查辅助检查结果是否有异常 4．病情评估 5．调整治疗分析 6．上级医师意见执行情况 7．术后注意事项宣教	5□ 4□ 3□ 1□ 0□		术后连续3天须有参加手术的医师或上级医师的查房记录
		上级医师查房记录	是否记录： 1．术后病情评估 2．确定是否有术后并发症 3．术后需要注意的事项 4．术后治疗方案 5．补充、更改诊断分析和确定诊断分析	5□ 4□ 3□ 1□ 0□		
住院第4~8天（术后日）	病程记录	住院医师查房记录	是否记录、分析： 1．目前的症状、体征，切口愈合情况 2．病情评估及疗效评估 3．目前的治疗情况 4．分析是否符合出院标准 5．出院后的治疗方案 6．出院后注意事项	5□ 4□ 3□ 1□ 0□		
		上级医师查房记录	是否记录、分析： 1．手术疗效评估，预期目标完成情况 2．确定符合出院标准 3．出院后治疗方案	5□ 4□ 3□ 1□ 0□		

续 表

住院时间 \ 监控类别		监控项目	监控要点	分数	减分理由	备注
住院第6~10天（出院日）	病程记录	住院医师查房记录	是否记录： 1．目前症状及体征 2．目前治疗情况 3．实验室检查指标正常与否 4．向患者交代出院后注意事项	5□ 4□ 3□ 1□ 0□		
	出院记录		记录是否齐全，重要内容无遗漏，如： 1．入院情况 2．诊疗经过：麻醉、手术方式；术中特殊情况及处理；术后并发症等 3．出院情况：症状、体征、功能恢复、切口愈合情况及病理结果等 4．出院医嘱：出院带药需写明药物名称、用量、服用方法，需要调整的药物要注明调整的方法；需要复查的辅助检查；出院后患者需要注意的事项；门诊复查时间及项目等	5□ 4□ 3□ 1□ 0□		
	特殊检查、特殊治疗同意书等医学文书		包括自然项目（另页书写时）、特殊检查、特殊治疗项目名称、目的、可能出现的并发症及风险、或替代治疗方案、患者或家属签署是否同意检查或治疗、患者签名、医师签名等	5□ 4□ 3□ 1□ 0□		
	病危（重）通知书		包括自然项目（另页书写时）、目前诊断、病情危重情况，患方签名、医师签名并填写日期	5□ 4□ 3□ 1□ 0□		
重点医嘱	长期医嘱	住院第1~4天	1．二级护理 2．普食	5□ 4□ 3□ 1□ 0□		
		住院第2~5天（手术日）	1．术后护理常规 2．一级护理 3．术后6小时给予半流食 4．观察呼吸、切口渗血、有无声嘶			
		住院第3~6天（术后第1天）	二级护理			
		住院第4~8天（术后日）	二级护理			
	临时医嘱	住院第1~4天	1．血常规+血型、尿常规+镜检 2．血生化、血糖、肝肾功能、凝血功能、感染性疾病筛查、甲状腺功能 3．声带检查、耳鼻喉科会诊 4．颈部X线片			
		住院第2~5天（手术日）	1．心电监护、吸氧、静脉补液 2．备气管切开包			

续　表

住院时间＼监控类别		监控项目	监控要点	分数	减分理由	备注
		住院第 3~6 天（术后第 1 天）	切口换药			
		住院第 4~8 天（术后日）	切口换药			
		住院第 6~10 天（出院日）	1．切口拆线 2．出院带药 3．门诊随诊时间			
一般书写规范		各项内容	完整、准确、清晰、签字	5□ 4□ 3□ 1□ 0□		
变异情况		变异条件及原因	1．因患者术后出现严重并发症而延期出院 2．术后诊断甲状腺功能亢进或甲状腺恶性肿瘤等情况	5□ 4□ 3□ 1□ 0□		

（十）乳腺癌

乳腺癌临床路径

1．进入临床路径标准

疾病诊断：乳腺癌（ICD-10：C50）

手术操作：乳腺癌切除术（ICD-9-CM-3：85.2/85.4）

2．病案质量监控表

住院时间 \ 监控类别		监控项目		监控要点	分数	减分理由	备注
首页		主要诊断名称及编码		乳腺癌（ICD-10：C50）	5□ 4□ 3□ 1□ 0□		
		主要手术名称及编码		乳腺癌切除术（ICD-9-CM-3：85.2/85.4）			
		其他诊断名称及编码		无遗漏，编码准确			
		其他项目		内容完整、准确、无遗漏	5□ 4□ 3□ 1□ 0□		
住院第1天	入院记录	主诉与现病史	主要症状	是否记录本病最主要的症状及发病时间，如乳房无痛性肿块、乳头溢液，重点描述： 1．肿块发现时间、生长速度 2．肿块大小、质地、活动度 3．乳头溢液	5□ 4□ 3□ 1□ 0□		入院24小时内完成
			病情演变过程	是否描述主要症状的演变过程，如： 乳房肿块大小、长速，乳头溢液变化	5□ 4□ 3□ 1□ 0□		
			其他伴随症状	是否记录伴随症状，如： 局部皮肤有否改变、淋巴结是否可扪及	5□ 4□ 3□ 1□ 0□		
			住院前诊疗过程	是否记录诊断、治疗情况，如： 1．是否做过乳腺B超、钼靶检查，结果是否正常 2．诊断过何种疾病 3．用过何种药物，用药时间、剂量、总量及效果如何	5□ 4□ 3□ 1□ 0□		

续 表

住院时间 \ 监控类别		监控项目	监控要点	分数	减分理由	备注
		既往史 个人史 家族史	是否按照病历书写规范记录，并重点记录： 1．饮食习惯、环境因素、精神因素 2．哺乳史，妊娠史 3．慢性疾病史 4．家族中有无类似患者或其他肿瘤病史	5□ 4□ 3□ 1□ 0□		
		体格检查	是否按照病历书写规范记录，并记录重要体征，无遗漏，如： 1．体温、脉搏、血压 2．患侧乳房可扪及包块（质地、大小、活动度） 4．局部皮肤是否有橘皮样改变、乳头是否有溢液 5．淋巴结肿大	5□ 4□ 3□ 1□ 0□		
		辅助检查	是否记录辅助检查结果，如： 乳腺B超，血常规	5□ 4□ 3□ 1□ 0□		
	首次病程记录	病例特点	是否简明扼要，重点突出，无遗漏： 1．乳房无痛性包块、质硬、长速快 2．局部皮肤橘皮样改变，乳头血性溢液 3．淋巴结肿大	5□ 4□ 3□ 1□ 0□		入院8小时内完成
		初步诊断	第一诊断为：乳腺癌（ICD-10：C50）	5□ 4□ 3□ 1□ 0□		
		诊断依据	是否充分、分析合理： 1．病史：乳房出现无痛性包快、质硬、长速快 2．体征：患侧乳房出现包快、质地硬、常伴有患侧腋窝淋巴结肿大、皮肤粘连时可出现橘皮样改变、导管内肿瘤可伴有血性溢液。 3．钼靶检查、B超确诊	5□ 4□ 3□ 1□ 0□		
		鉴别诊断	是否根据病例特点与下列疾病鉴别： 乳腺炎	5□ 4□ 3□ 1□ 0□		
		诊疗计划	是否全面并具有个性化： 1．完成必需的检查项目 （1）血常规、尿常规、粪常规 （2）生化检查（包括电解质、肝功能、肾功能、血脂）、凝血功能、血型、感染性疾病筛查（乙肝、丙肝、艾滋病、梅毒等） （3）胸片、心电图 （4）乳房彩超、钼靶摄片 2．根据患者病情选择：MRI、乳管镜检查、血气分析、肺功能、超声心动图等 3．评估是否可以手术	5□ 4□ 3□ 1□ 0□		

续 表

住院时间	监控类别	监控项目	监控要点	分数	减分理由	备注
			4．术前准备 5．手术方案：乳腺癌切除术 6．对症治疗			
	病程记录	上级医师查房记录	是否有重点内容并结合本病例： 1．补充病史和查体 2．诊断、鉴别诊断分析 3．完善术前检查 4．提示需要观察和注意的内容	5□ 4□ 3□ 1□ 0□		入院48小时内完成
		住院医师查房记录	是否记录、分析全面： 1．主要症状体征的变化，病情变化 2．具体治疗措施和术前准备 3．上级医师查房意见的执行情况 4．知情告知情况，患者及家属意见	5□ 4□ 3□ 1□ 0□		
住院第2~5天（术前准备日）	病程记录	住院医师查房记录	是否记录： 1．目前症状及体征变化 2．术前准备工作完成情况，包括检查、药物、配血、备皮、麻醉科会诊意见等，以及检查结果等对手术的影响分析 3．请相应科室会诊情况 4．对症治疗具体内容 5．向患者或家属交代术前、术中和术后注意事项，签署手术知情同意书情况 6．手术者术前查看患者的情况	5□ 4□ 3□ 1□ 0□		
		上级医师查房记录	是否记录： 1．综合分析术前检查结果 2．手术前评估及手术指征 3．确定手术方案 4．结合本病例提出手术风险及预防措施	5□ 4□ 3□ 1□ 0□		
	麻醉知情同意书		是否记录： 1．一般项目 2．术前诊断 3．拟行手术方式 4．拟行麻醉方式 5．患者基础疾病及可能对麻醉产生影响的特殊情况 6．麻醉中拟行的有创操作和监测 7．麻醉风险，麻醉中及麻醉后可能发生的并发症及应对措施 8．患者签署意见并签名，如为家属或代理人要有授权委托书 9．麻醉医师签字，并写明日期时间	5□ 4□ 3□ 1□ 0□		
	麻醉术前访视记录		是否记录： 1．患者自然信息 2．患者一般情况 3．简要病史 4．与麻醉相关的辅助检查结果 5．拟行手术方式	5□ 4□ 3□ 1□ 0□		

续 表

监控类别 / 住院时间		监控项目	监控要点	分数	减分理由	备注
			6. 拟行麻醉方式 7. 麻醉适应证 8. 麻醉风险及预防措施和麻醉中需注意的问题 9. 术前麻醉医嘱 10. 麻醉医师签字，并写明日期时间			
	输血知情同意书		是否记录： 1. 一般项目 2. 输血指征 3. 拟输血成分 4. 输血前有关检查结果 5. 输血风险及可能产生的不良后果及应对措施 6. 患者签署意见并签名，如为家属或代理人要有授权委托书 7. 医师签名并填写日期	5□ 4□ 3□ 1□ 0□		
	手术知情同意书		是否记录： 1. 术前诊断 2. 手术名称 3. 术式选择及可能改变的术式或替代治疗方案 4. 术中、术后可能出现的并发症应对措施 5. 手术风险 6. 患者签署意见并签名，如为家属或代理人要有授权委托书 7. 经治医师和术者签名	5□ 4□ 3□ 1□ 0□		
	术前小结		是否记录： 1. 简要病情 2. 术前诊断及诊断依据 3. 手术指征 4. 拟行手术名称和方式 5. 拟行麻醉方式 6. 术前准备 7. 术中注意事项 8. 术后处置意见 9. 术者术前查看患者的情况	5□ 4□ 3□ 1□ 0□		
	术前讨论		是否记录： 1. 讨论地点、时间 2. 参加者及主持者的姓名、职称 3. 简要病情 4. 术前诊断及术前准备情况 5. 手术指征及手术方案 6. 可能出现的意外和防范措施 7. 具体讨论意见和主持人小结 8. 记录者签名	5□ 4□ 3□ 1□ 0□		

续 表

住院时间 \ 监控类别		监控项目	监控要点	分数	减分理由	备注
住院第3~6天（手术日）	麻醉记录单		是否记录： 1. 一般项目 2. 患者一般情况和术前特殊情况 3. 麻醉前用药及效果 4. 术前及术中疾病诊断 5. 手术方式及日期 6. 麻醉方式 7. 麻醉诱导及各项操作开始及结束时间 8. 麻醉期间用药名称、方式及剂量 7. 麻醉期间特殊或突发情况及处理 8. 术中出血量、输血量、输液量等 9. 手术起止时间 10. 麻醉医师签名	5□ 4□ 3□ 1□ 0□		
	麻醉术后访视记录		是否记录： 1. 一般项目 2. 患者一般情况 3. 目前麻醉恢复情况，清醒时间 4. 术后医嘱、是否拔除气管插管等 5. 如有特殊情况应详细记录 6. 麻醉医师签字并填写日期	5□ 4□ 3□ 1□ 0□		
	手术记录		是否记录： 1. 一般项目 2. 手术日期 3. 术前及术中诊断 4. 手术名称 5. 手术医师术者及助手姓名 6. 护士姓名（分别记录刷手及巡回护士） 7. 输血量、特殊成分输血、输液量 8. 麻醉方法 9. 手术经过：按照规定记录手术经过，详细描述病灶切除范围 10. 术后患者去向：回病房、监护室或麻醉恢复室 11. 医师签字	5□ 4□ 3□ 1□ 0□		术者术后24小时内完成
	手术安全核查记录		是否记录： 1. 手术安全核查记录单并且填写完整 2. 手术医师、麻醉医师和手术护士三方核对，并签字齐全	5□ 4□ 3□ 1□ 0□		
	手术清点记录		是否记录： 1. 一般项目 2. 术中所用各种器械和敷料数量的清点核对 3. 巡回护士和手术器械护士签名	5□ 4□ 3□ 1□ 0□		
	术后首次病程记录		是否记录： 1. 手术时间 2. 术中诊断	5□ 4□ 3□		参加手术者术

续 表

住院时间	监控类别	监控项目	监控要点	分数	减分理由	备注
			3．麻醉方式 4．手术简要经过 5．术后处理措施 6．术后患者一般情况 7．术后医嘱及应当特别注意观察的事项	1□ 0□		后即时完成
住院第4~7天（术后第1天）	病程记录	住院医师查房记录	是否记录、分析如下内容： 1．生命体征，病情变化，体温 2．切口情况、换药情况、引流情况（引流量和引流液性状）或拔除引流管情况 3．核查辅助检查结果是否有异常 4．病情评估 5．调整治疗分析 6．上级医师意见执行情况 7．术后注意事项宣教	5□ 4□ 3□ 1□ 0□		术后连续3天须有参加手术的医师或上级医师的查房记录
		上级医师查房记录	是否记录： 1．术后病情评估 2．确定是否有术后并发症 3．术后需要注意的事项 4．术后治疗方案 5．补充、更改诊断分析和确定诊断分析	5□ 4□ 3□ 1□ 0□		
住院第5~9天（术后日）	病程记录	住院医师查房记录	是否记录、分析： 1．目前的症状、体征，引流情况或切口愈合情况 2．病情评估及疗效评估 3．目前的治疗情况 4．分析是否符合出院标准 5．出院后的治疗方案 6．出院后注意事项	5□ 4□ 3□ 1□ 0□		
		上级医师查房记录	是否记录、分析： 1．手术疗效评估，预期目标完成情况 2．确定符合出院标准 3．出院后治疗方案	5□ 4□ 3□ 1□ 0□		
至住院第18天(出院日)	病程记录	住院医师查房记录	是否记录： 1．目前症状及体征 2．目前治疗情况 3．实验室检查指标正常与否 4．向患者交代出院后注意事项	5□ 4□ 3□ 1□ 0□		
	出院记录		记录是否齐全，重要内容无遗漏，如： 1．入院情况 2．诊疗经过：麻醉、手术方式；术中特殊情况及处理；术后并发症等 3．出院情况：症状体征、引流管是否已经拔除、切口愈合或引流情况及病理结果等 4．出院医嘱：出院带药需写明药物名称、用量、服	5□ 4□ 3□ 1□ 0□		

续 表

监控类别 住院时间		监控项目	监控要点	分数	减分理由	备注
			用方法，需要调整的药物要注明调整的方法；需要复查的辅助检查；出院后患者需要注意的事项；门诊复查时间、换药及拔除引流管的条件等			
	特殊检查、特殊治疗同意书等医学文书		包括自然项目（另页书写时）、特殊检查、特殊治疗项目名称、目的、可能出现的并发症及风险、或替代治疗方案、患者或家属签署是否同意检查或治疗、患者签名、医师签名等	5□ 4□ 3□ 1□ 0□		
	病危（重）通知书		包括自然项目（另页书写时）、目前诊断、病情危重情况，患方签名、医师签名并填写日期	5□ 4□ 3□ 1□ 0□		
重点医嘱	长期医嘱	住院第 1 天	1．外科护理常规 2．二级护理 3．普食 4．患者既往基础用药	5□ 4□ 3□ 1□ 0□		
		住院第 2~5 天（术前准备日）	患者既往基础用药			
		住院第 3~6 天（手术日）	1．明日普食 2．一级护理（全麻）/二级护理（局麻） 3．腋窝引流计量 4．尿管接袋计量（必要时）			
		住院第 4~7 天（术后第 1 天）	1．二级护理 2．普食			
		住院第 5~9 天（术后日）	1．二级护理 2．普食 3．停引流计量			
	临时医嘱	住院第 1 天	1．血常规、尿常规、粪常规 2．肝肾功能、凝血功能、血型、感染性疾病筛查 3．胸片、心电图 4．乳腺彩超、钼靶摄片 5．血气分析、肺功能、超声心动图、头颅 CT、ECT 等（据临床需要而定） 6．乳管镜、MRI 检查（必要时）			
		住院第 2~5 天（术前准备日	1．拟明日在全麻或局麻下行乳腺肿瘤活检术+改良根治术、乳腺癌改良根治术或根治术、乳腺肿瘤保乳术或乳腺癌肿块扩大切除术+前哨淋巴结活检术；乳腺单纯切除术+/−前哨淋巴结活检术 2．术前 6 小时禁食、水 3．备皮 4．预防性抗菌药物应用 5．一次性导尿（必要时）			

续 表

住院时间 \ 监控类别		监控项目	监控要点	分数	减分理由	备注
		住院第3~6天（手术日）	1. 全麻或局麻术后 2. 心电监护 3. 吸氧 4. 静脉输液 5. 镇痛药（必要时）			
		住院第4~7天（术后第1天）	1. 镇吐（必要时） 2. 镇痛（必要时） 3. 停尿管接袋计量 4. 静脉输液（必要时）			
		住院第5~9天（术后日）	1. 换药 2. 复查患乳彩超 3. 拔除引流			
		至住院第18天（出院日）	1. 出院带药 2. 门诊随诊时间及门诊换药时间			
一般书写规范		各项内容	完整、准确、清晰、签字	5□ 4□ 3□ 1□ 0□		
变异情况		变异条件及原因	1. 有影响手术的合并症，需要进行相应的诊断和治疗 2. 不能耐受改良根治术的患者，行局部扩大切除术 3. 希望保乳的乳腺癌患者，不能行常规保乳手术，有条件者可行Ⅰ期再造手术 4. 行保乳手术时，必须行钼靶或MRI检查以排除多病灶 5. 术前有条件可行Core needle、麦默通等穿刺活检 6. 患者其他方面的原因 7. 本路径仅限手术方面，其他如新辅助化疗（术中化疗、术后辅助化疗）等均未纳入本路径范围	5□ 4□ 3□ 1□ 0□		

九、神经外科

（一）颅前窝底脑膜瘤

颅前窝底脑膜瘤临床路径

1．进入临床路径标准

疾病诊断：颅前窝底脑膜瘤（ICD-10：D32.013）

手术操作：冠切经额开颅颅前窝底脑膜瘤切除术（ICD-9-CM-3：01.5102）

2．病案质量监控表

<table>
<tr><th colspan="2">监控类别
住院时间</th><th colspan="2">监控项目</th><th>监控要点</th><th>分数</th><th>减分理由</th><th>备注</th></tr>
<tr><td colspan="2" rowspan="4">首页</td><td colspan="2">主要诊断名称及编码</td><td>颅前窝底脑膜瘤（ICD-10：D32.013）</td><td rowspan="3">5□
4□
3□
1□
0□</td><td rowspan="3"></td><td rowspan="3"></td></tr>
<tr><td colspan="2">主要手术名称及编码</td><td>冠切经额开颅颅前窝底脑膜瘤切除术（ICD-9-CM-3：01.5102）</td></tr>
<tr><td colspan="2">其他诊断名称及编码</td><td>无遗漏，编码准确</td></tr>
<tr><td colspan="2">其他项目</td><td>内容完整、准确、无遗漏</td><td>5□
4□
3□
1□
0□</td><td></td><td></td></tr>
<tr><td rowspan="3">住院第1天</td><td rowspan="3">入院记录</td><td rowspan="3">主诉与现病史</td><td>主要症状</td><td>是否记录本病最主要的症状及发病时间，如头痛、恶心、呕吐或记忆力障碍、反应迟钝；失嗅，视力障碍等，并进行如下描述：
1．发作及加重的诱因
2．发作频率或持续时间
3．发作时间、性质、程度
4．缓解方式
5．对体力、饮食、睡眠、活动的影响</td><td>5□
4□
3□
1□
0□</td><td></td><td rowspan="3">入院24小时内完成</td></tr>
<tr><td>病情演变过程</td><td>是否描述主要症状的演变过程，如：
头痛症状逐渐加重等</td><td>5□
4□
3□
1□
0□</td><td></td></tr>
<tr><td>其他伴随症状</td><td>是否记录伴随症状，如：
癫痫，动眼神经麻痹，锥体束征或肢体震颤，脑脊液鼻漏</td><td>5□
4□
3□
1□
0□</td><td></td></tr>
</table>

续 表

住院时间 \ 监控类别		监控项目		监控要点	分数	减分理由	备注
			住院前诊疗过程	是否记录诊断、治疗情况，如： 1．做过何种检查，如头颅 X 线、CT、MRI、DSA 等，结果是否正常 2．诊断过何种疾病 3．手术情况、病理结果	5□ 4□ 3□ 1□ 0□		
		既往史 个人史 家族史		是否按照病历书写规范记录，并重点记录： 1．饮食习惯、环境因素、精神因素 2．慢性疾病史 3．家族中有无类似患者	5□ 4□ 3□ 1□ 0□		
		体格检查		是否按照病历书写规范记录，并记录重要体征，无遗漏，如： 1．记忆力障碍、反应迟钝、嗅觉丧失 2．视力障碍：偏盲或单眼失明 3．视盘水肿、萎缩	5□ 4□ 3□ 1□ 0□		
		辅助检查		是否记录辅助检查结果，如： 头颅 X 线、CT、MRI、DSA 检查	5□ 4□ 3□ 1□ 0□		
	首次病程记录	病例特点		是否简明扼要，重点突出，无遗漏： 1．年龄、性别、特殊的生活习惯及嗜好等 2．突出的症状和体征 3．辅助检查结果 4．其他疾病史	5□ 4□ 3□ 1□ 0□		入院8小时内完成
		初步诊断		第一诊断为：颅前窝底脑膜瘤（ICD-10：D32.013）	5□ 4□ 3□ 1□ 0□		
		诊断依据		是否充分、分析合理： 1．病史：病程长，进展缓慢，症状逐渐加重 2．症状：肿瘤体积增大引起慢性颅压增高表现，主要为头痛、恶心、呕吐等；因额叶受损出现精神、智力症状，主要表现为记忆力障碍、反应迟钝；失嗅，视力障碍：一侧视盘原发性萎缩，对侧视盘水肿 3．体征：记忆力障碍、反应迟钝、嗅觉丧失；视力障碍（偏盲或单眼失明）；视盘水肿，萎缩；可有锥体束征，肢体震颤等 4．辅助检查：头颅 MRI 显示颅内占位性病变，基底位于颅前窝底，边界清楚，明显均匀强化，额叶底面和鞍区结构受压	5□ 4□ 3□ 1□ 0□		
		鉴别诊断		是否根据病例特点与下列疾病鉴别： 1．神经鞘瘤 2．胶质瘤 3．脊索瘤 4．胆脂瘤等	5□ 4□ 3□ 1□ 0□		

续 表

住院时间 \ 监控类别		监控项目	监控要点	分数	减分理由	备注
		诊疗计划	是否全面并具有个性化： 1．完成必需的检查项目 （1）血常规、尿常规 （2）血型 （3）凝血功能 （4）肝肾功能、血电解质、血糖 （5）感染性疾病筛查（乙肝、丙肝、艾滋病、梅毒等） （6）X 线胸片，心电图 （7）头部 MRI （8）颅底 CT 扫描 （9）视力、视野检查 2．根据患者病情选择：心、肺功能和精神智力评估（简易智能精神量表检查） 3．评估是否可以手术 4．术前准备 5．手术方案：冠切经额开颅颅前窝底脑膜瘤切除术 6．必要时予以急诊手术 7．对症治疗	5□ 4□ 3□ 1□ 0□		
	病程记录	上级医师查房记录	是否有重点内容并结合本病例： 1．补充病史和查体 2．诊断、鉴别诊断分析 3．完善术前检查 4．提示需要观察和注意的内容	5□ 4□ 3□ 1□ 0□		入院 48 小时内完成
		住院医师查房记录	是否记录、分析全面： 1．主要症状体征的变化，病情变化 2．术前准备工作完成情况，包括检查、药物、配血、备皮、麻醉科会诊意见等，以及检查结果等对手术的影响分析 3．请相应科室会诊情况 4．对症治疗具体内容 5．向患者或家属交代术前、术中和术后注意事项，签署手术知情同意书情况 6．手术者术前查看患者的情况	5□ 4□ 3□ 1□ 0□		
住院第 2~3 天（术前准备日）	病程记录	住院医师查房记录	是否记录： 1．目前症状及体征变化 2．术前准备工作完成情况，包括检查、药物、配血、备皮、麻醉科会诊意见等，以及检查结果等对手术的影响分析 3．请相应科室会诊情况 4．对症治疗具体内容 5．向患者或家属交代术前、术中和术后注意事项，签署手术知情同意书情况 6．手术者术前查看患者的情况	5□ 4□ 3□ 1□ 0□		

续 表

住院时间 \ 监控类别		监控项目	监控要点	分数	减分理由	备注
		上级医师查房记录	是否记录： 1．综合分析术前检查结果 2．手术前评估及手术指征 3．确定手术方案 4．结合本病例提出手术风险及预防措施	5□ 4□ 3□ 1□ 0□		
	麻醉知情同意书		是否记录： 1．一般项目 2．术前诊断 3．拟行手术方式 4．拟行麻醉方式 5．患者基础疾病及可能对麻醉产生影响的特殊情况 6．麻醉中拟行的有创操作和监测 7．麻醉风险，麻醉中及麻醉后可能发生的并发症及应对措施 8．患者签署意见并签名，如为家属或代理人要有授权委托书 9．麻醉医师签字，并写明日期时间	5□ 4□ 3□ 1□ 0□		
	麻醉术前访视记录		是否记录： 1．患者自然信息 2．患者一般情况 3．简要病史 4．与麻醉相关的辅助检查结果 5．拟行手术方式 6．拟行麻醉方式 7．麻醉适应证 8．麻醉风险及预防措施和麻醉中需注意的问题 9．术前麻醉医嘱 10．麻醉医师签字，并写明日期时间	5□ 4□ 3□ 1□ 0□		
	输血知情同意书		是否记录： 1．一般项目 2．输血指征 3．拟输血成分 4．输血前有关检查结果 5．输血风险及可能产生的不良后果及应对措施 6．患者签署意见并签名，如为家属或代理人要有授权委托书 7．医师签名并填写日期	5□ 4□ 3□ 1□ 0□		
	手术知情同意书		是否记录： 1．术前诊断 2．手术名称 3．术式选择及可能改变的术式或替代治疗方案 4．术中、术后可能出现的并发症应对措施 5．手术风险 6．患者签署意见并签名，如为家属或代理人要有授权委托书 7．经治医师和术者签名	5□ 4□ 3□ 1□ 0□		

续 表

住院时间 \ 监控类别		监控项目	监控要点	分数	减分理由	备注
	术前小结		是否记录： 1．简要病情 2．术前诊断及诊断依据 3．手术指征 4．拟行手术名称和方式 5．拟行麻醉方式 6．术前准备 7．术中注意事项 8．术后处置意见 9．术者术前查看患者的情况	5□ 4□ 3□ 1□ 0□		
	术前讨论		是否记录： 1．讨论地点、时间 2．参加者及主持者的姓名、职称 3．简要病情 4．术前诊断及术前准备情况 5．手术指征及手术方案 6．可能出现的意外和防范措施 7．具体讨论意见和主持人小结 8．记录者签名	5□ 4□ 3□ 1□ 0□		
住院第4天（手术日）	麻醉记录单		是否记录： 1．一般项目 2．患者一般情况和术前特殊情况 3．麻醉前用药及效果 4．术前及术中疾病诊断 5．手术方式及日期 6．麻醉方式 7．麻醉诱导及各项操作开始及结束时间 8．麻醉期间用药名称、方式及剂量 9．麻醉期间特殊或突发情况及处理 10．术中出血量、输血量、输液量等 11．术中生命体征监测、动脉血压监测、动脉血气监测等 12．手术起止时间 13．麻醉医师签名	5□ 4□ 3□ 1□ 0□		
	麻醉术后访视记录		是否记录： 1．一般项目 2．患者一般情况 3．目前麻醉恢复情况，清醒时间 4．术后医嘱、是否拔除气管插管等 5．如有特殊情况应详细记录 6．麻醉医师签字并填写日期	5□ 4□ 3□ 1□ 0□		

续　表

住院时间 \ 监控类别		监控项目	监控要点	分数	减分理由	备注
	手术记录		是否记录： 1．一般项目 2．手术日期 3．术前及术中诊断 4．手术适应证，手术名称 5．手术医师术者及助手姓名 6．护士姓名（分别记录刷手及巡回护士） 7．输血量、特殊成分输血、输液量 8．麻醉方法 9．手术经过：按照规定记录手术经过，详细描述异常改变的动脉及向矢状窦引流的异常静脉，病灶与邻近的神经和血管的解剖关系，病灶切除的方式 10．术后患者去向：回病房、监护室或麻醉恢复室 11．医师签字	5□ 4□ 3□ 1□ 0□		术者术后24小时内完成
	手术安全核查记录		是否记录： 1．手术安全核查记录单并且填写完整 2．手术医师、麻醉医师和手术护士三方核对，并签字齐全	5□ 4□ 3□ 1□ 0□		
	手术清点记录		是否记录： 1．一般项目 2．术中所用各种器械和敷料数量的清点核对 3．巡回护士和手术器械护士签名	5□ 4□ 3□ 1□ 0□		
	术后首次病程记录		是否记录： 1．手术时间 2．术中诊断 3．麻醉方式 4．手术简要经过 5．术后处理措施 6．术后患者一般情况 7．术后医嘱及应当特别注意观察的事项	5□ 4□ 3□ 1□ 0□		参加手术者术后即时完成
住院第5~11天（术后第1~7天）	病程记录	住院医师查房记录	是否记录、分析如下内容： 1．生命体征及24小时出入量，神志、瞳孔、情感精神、智力智能、肢体活动、肌力、肌张力，视力、视野、有无脑脊液鼻漏，病情变化，饮食恢复情况和药物不良反应 2．切口情况、换药情况、拆线情况 3．核查辅助检查结果是否有异常（头颅MRI） 4．病情评估 5．调整治疗分析 6．上级医师意见执行情况 7．对患者的宣教情况	5□ 4□ 3□ 1□ 0□		术后连续3天须有参加手术的医师或上级医师查房记录

续 表

住院时间＼监控类别		监控项目	监控要点	分数	减分理由	备注
		上级医师查房记录	是否记录： 1．术后病情评估 2．确定是否有术后并发症 3．术后需要注意的事项 4．术后治疗方案 5．补充、更改诊断分析和确定诊断分析	5□ 4□ 3□ 1□ 0□		
住院第12~13天（术后日）	病程记录	住院医师查房记录	是否记录、分析： 1．目前的症状、体征，如视力、视野、有无脑脊液鼻漏 2．切口愈合情况 3．病情评估及疗效评估 4．目前的治疗情况 5．分析是否符合出院标准 6．出院后的治疗方案 7．出院后注意事项	5□ 4□ 3□ 1□ 0□		
		上级医师查房记录	是否记录、分析： 1．手术疗效评估，预期目标完成情况 2．确定有无手术并发症和切口愈合不良情况 3．确定符合出院标准 4．出院后治疗方案	5□ 4□ 3□ 1□ 0□		
住院第14天（出院日）	病程记录	住院医师查房记录	是否记录： 1．目前症状及体征 2．切口愈合情况 3．手术评估、病理结果、切口愈合等级 4．目前治疗情况 5．实验室检查指标正常与否 6．向患者交代出院后注意事项	5□ 4□ 3□ 1□ 0□		
	出院记录		记录是否齐全，重要内容无遗漏，如： 1．入院情况 2．诊疗经过：麻醉、手术方式；术中特殊情况及处理；术后并发症等 3．出院情况：症状体征、功能恢复、切口愈合情况及病理结果等 4．出院医嘱：出院带药需写明药物名称、用量、服用方法，需要调整的药物要注明调整的方法；需要复查的辅助检查；出院后患者需要注意的事项；门诊复查时间及项目等	5□ 4□ 3□ 1□ 0□		
	特殊检查、特殊治疗同意书等医学文书		包括自然项目（另页书写时）、特殊检查、特殊治疗项目名称、目的、可能出现的并发症及风险、或替代治疗方案、患者或家属签署是否同意检查或治疗、患者签名、医师签名等	5□ 4□ 3□ 1□ 0□		
	病危（重）通知书		包括自然项目（另页书写时）、目前诊断、病情危重情况，患方签名、医师签名并填写日期	5□ 4□ 3□ 1□ 0□		

续 表

住院时间＼监控类别		监控项目	监控要点	分数	减分理由	备注
重点医嘱	长期医嘱	住院第1天	1．神经外科护理常规 2．一级护理 3．饮食（根据病情）	5□ 4□ 3□ 1□ 0□		
		住院第2~3天（术前准备日）	1．一级护理 2．饮食（术前禁食、水）			
		住院第4天（手术日）	1．神经外科术后常规护理 2．特级/一级护理 3．多参数心电监护、吸氧 4．生命体征监测 5．禁食、水 6．吸氧、脱水、补液等治疗			
		住院第5~11天（术后第1~3天）	1．神经外科术后常规护理 2．一级护理/二级护理 3．流食或半流饮食 4．记24小时出入量 5．观察记录神志、瞳孔、生命体征			
		住院第12~13天（术后日）	1．神经外科术后常规护理 2．二级护理 3．普通饮食 4．嘱患者在床上坐起锻炼 5．根据病情停用脱水药物			
	临时医嘱	住院第1天	1．血常规、血型、尿常规 2．肝肾功能、电解质、凝血功能、血糖、感染性疾病筛查 3．心电图、X线胸片 4．颅脑MRI 5．颅底CT扫描 6．视力、视野检查 7．心、肺功能（必要时）			
		住院第2~3天（术前准备日）	1．备皮、剃头 2．麻醉科会诊 3．抗菌药物皮试 4．根据手术情况备血 5．术前麻醉辅助药			
		住院第4天（手术日）	1．预防感染，术前30分钟使用抗生素，手术时间超过2小时再用一次 2．抑酸、抗癫痫、营养神经、止血、补液及其他特殊医嘱			
		住院第5~11天（术后第1~3天）	1．血常规 2．肝、肾功能及血电解质 3．头颅MRI检查 4．换药及拆线 5．腰椎穿刺测压、放液（必要时）			

续 表

住院时间＼监控类别	监控项目	监控要点	分数	减分理由	备注
	住院第12~13天（术后日）	1. 血常规 2. 肝肾功能及血电解质			
	住院第14天（出院日）	1. 出院带药 2. 门诊随诊时间			
一般书写规范	各项内容	完整、准确、清晰、签字	5□ 4□ 3□ 1□ 0□		
变异情况	变异条件及原因	1. 术中或术后继发手术部位或其他部位硬脑膜外血肿、硬脑膜下血肿、脑内血肿等并发症，严重者需要二次手术，导致住院时间延长、费用增加 2. 术后继发脑脊液鼻漏、颅内感染和神经血管损伤等，导致住院时间延长	5□ 4□ 3□ 1□ 0□		

（二）颅后窝脑膜瘤

颅后窝脑膜瘤临床路径

1．进入临床路径标准

疾病诊断：颅后窝脑膜瘤（ICD-10：D32.012）

手术操作：颅后窝脑膜瘤切除术（ICD-9-CM-3：01.51）

2．病案质量监控表

<table>
<tr><td colspan="2">监控类别
住院时间</td><td colspan="2">监控项目</td><td>监控要点</td><td>分数</td><td>减分理由</td><td>备注</td></tr>
<tr><td colspan="2" rowspan="4">首页</td><td colspan="2">主要诊断名称及编码</td><td>颅后窝脑膜瘤（ICD-10：D32.012）</td><td rowspan="3">5□
4□
3□
1□
0□</td><td rowspan="3"></td><td rowspan="3"></td></tr>
<tr><td colspan="2">主要手术名称及编码</td><td>颅后窝脑膜瘤切除术（ICD-9-CM-3：01.51）</td></tr>
<tr><td colspan="2">其他诊断名称及编码</td><td>无遗漏，编码准确</td></tr>
<tr><td colspan="2">其他项目</td><td>内容完整、准确、无遗漏</td><td>5□
4□
3□
1□
0□</td><td></td><td></td></tr>
<tr><td rowspan="3">住院第1天</td><td rowspan="3">入院记录</td><td rowspan="3">主诉与现病史</td><td>主要症状</td><td>是否记录本病最主要的症状及发病时间，如头痛或颅内压增高症状、小脑征、肢体力弱、感觉障碍或脑神经受累等，并重点描述：
1．发作及加重的诱因
2．发作频率或持续时间
3．发作时间、性质、程度
4．缓解方式
5．对体力、饮食、睡眠、活动的影响</td><td>5□
4□
3□
1□
0□</td><td></td><td rowspan="3">入院24小时内完成</td></tr>
<tr><td>病情演变过程</td><td>是否描述主要症状的演变过程，如：
头痛的变化等</td><td>5□
4□
3□
1□
0□</td><td></td></tr>
<tr><td>其他伴随症状</td><td>是否记录伴随症状，如：
癫痫，颅骨骨板增厚，颅骨骨板变薄或被破坏，头皮局部隆起</td><td>5□
4□
3□
1□
0□</td><td></td></tr>
</table>

续 表

住院时间 \ 监控类别		监控项目		监控要点	分数	减分理由	备注
			住院前诊疗过程	是否记录诊断、治疗情况，如： 1．是否做过头颅 X 线、CT、MRI、DSA 等检查，结果是否正常 2．诊断过何种疾病 3．手术情况、病理结果	5□ 4□ 3□ 1□ 0□		
		既往史 个人史 家族史		是否按照病历书写规范记录，并重点记录： 1．饮食习惯、环境因素、精神因素 2．慢性疾病史 3．家族中有无类似患者	5□ 4□ 3□ 1□ 0□		
		体格检查		是否按照病历书写规范记录，并记录重要体征，无遗漏，如： 1．视盘水肿，眼球震颤、偏盲 2．患侧听力障碍，三叉神经和听神经障碍 3．周围性面瘫，面部感觉障碍、吞咽发音困难、后组颅神经障碍 4．对侧锥体束征 5．闭目难立、小脑步态和肢体共济失调等	5□ 4□ 3□ 1□ 0□		
		辅助检查		是否记录辅助检查结果，如： 头颅 X 线、CT、MRI、DSA 等	5□ 4□ 3□ 1□ 0□		
	首次病程记录	病例特点		是否简明扼要，重点突出，无遗漏： 1．年龄、性别、特殊的生活习惯及嗜好等 2．病情特点 3．突出的症状和体征 4．辅助检查结果 5．其他疾病史	5□ 4□ 3□ 1□ 0□		入院8小时内完成
		初步诊断		第一诊断为：颅后窝脑膜瘤（ICD-10：D32.012/D42.003/C70.003）	5□ 4□ 3□ 1□ 0□		
		诊断依据		是否充分、分析合理： 1．病史：病程长，进展缓慢，症状逐渐加重 2．症状：头痛、恶心呕吐、眼球震颤，偏盲；患侧听力障碍，周围性面瘫，面部感觉障碍、吞咽发音困难；枕下疼痛、上颈髓压迫、后组颅神经障碍；眩晕 3．体征：视盘水肿，眼球震颤、偏盲；患侧听力障碍，三叉神经和听神经障碍；周围性面瘫，面部感觉障碍、吞咽发音困难、后组颅神经障碍；对侧锥体束征；闭目难立、小脑步态和肢体共济失调等 4．辅助检查：头颅 X 线、CT、MRI、DSA 等	5□ 4□ 3□ 1□ 0□		

续　表

住院时间 \ 监控类别		监控项目	监控要点	分数	减分理由	备注
		鉴别诊断	是否根据病例特点与下列疾病鉴别： 神经鞘瘤、脊索瘤、神经鞘瘤、胆脂瘤、颈椎病、多发硬化、脊髓空洞、环枕畸形、颈髓内肿瘤等	5□ 4□ 3□ 1□ 0□		
		诊疗计划	是否全面并具有个性化： 1．完成必需的检查项目 （1）血常规、血型，尿常规 （2）凝血功能 （3）肝肾功能、血电解质、血糖 （4）感染性疾病筛查（乙肝、丙肝、艾滋病、梅毒等） （5）头颅 MRI 平扫加强化（冠、矢、轴位） （6）病变区域颅底骨质薄层 CT 扫描（冠、轴位） （7）脑神经功能检查：视力、视野、电测听、脑干诱发电位 2．根据患者病情选择：心、肺功能检查等 3．评估是否可以手术 4．术前准备 5．手术方案 6．对症治疗	5□ 4□ 3□ 1□ 0□		
	病程记录	上级医师查房记录	是否有重点内容并结合本病例： 1．补充病史和查体 2．诊断、鉴别诊断分析 3．完善术前检查 4．提示需要观察和注意的内容	5□ 4□ 3□ 1□ 0□		入院48小时内完成
		住院医师查房记录	是否记录、分析全面： 1．主要症状、体征的变化，病情变化 2．具体治疗措施和术前准备 3．上级医师查房意见的执行情况 4．知情告知情况，病人及家属意见	5□ 4□ 3□ 1□ 0□		
住院第2~3天（手术准备日）	病程记录	住院医师查房记录	是否记录： 1．目前症状及体征变化 2．术前准备工作完成情况，包括检查、药物、配血、备皮、麻醉科会诊意见等，以及检查结果等对手术的影响分析 3．请相应科室会诊情况 4．向患者或家属交代术前、术中和术后注意事项，签署手术知情同意书情况 5．手术者术前查看患者的情况	5□ 4□ 3□ 1□ 0□		
		上级医师查房记录	是否记录： 1．综合分析术前检查结果 2．手术前评估及手术指征 3．确定手术方案 4．结合本病例提出手术风险及预防措施	5□ 4□ 3□ 1□ 0□		

续　表

住院时间 \ 监控类别		监控项目	监控要点	分数	减分理由	备注
	麻醉知情同意书		是否记录： 1. 一般项目 2. 术前诊断 3. 拟行手术方式 4. 拟行麻醉方式 5. 患者基础疾病及可能对麻醉产生影响的特殊情况 6. 麻醉中拟行的有创操作和监测 7. 麻醉风险，麻醉中及麻醉后可能发生的并发症及应对措施 8. 患者签署意见并签名，如为家属或代理人要有授权委托书 9. 麻醉医师签字，并写明日期时间	5□ 4□ 3□ 1□ 0□		
	麻醉术前访视记录		是否记录： 1. 患者自然信息 2. 患者一般情况 3. 简要病史 4. 与麻醉相关的辅助检查结果 5. 拟行手术方式 6. 拟行麻醉方式 7. 麻醉适应证 8. 麻醉风险及预防措施和麻醉中需注意的问题 9. 术前麻醉医嘱 10. 麻醉医师签字，并写明日期时间	5□ 4□ 3□ 1□ 0□		
	输血知情同意书		是否记录： 1. 一般项目 2. 输血指征 3. 拟输血成分 4. 输血前有关检查结果 5. 输血风险及可能产生的不良后果及应对措施 6. 患者签署意见并签名，如为家属或代理人要有授权委托书 7. 医师签名并填写日期	5□ 4□ 3□ 1□ 0□		
	手术知情同意书		是否记录： 1. 术前诊断 2. 手术名称 3. 术式选择及可能改变的术式或替代治疗方案 4. 术中、术后可能出现的并发症应对措施 5. 手术风险 6. 患者签署意见并签名，如为家属或代理人要有授权委托书 7. 经治医师和术者签名	5□ 4□ 3□ 1□ 0□		
	术前小结		是否记录： 1. 简要病情 2. 术前诊断及诊断依据 3. 手术指征 4. 拟行手术名称和方式	5□ 4□ 3□ 1□ 0□		

续 表

住院时间 \ 监控类别		监控项目	监控要点	分数	减分理由	备注
			5．拟行麻醉方式 6．术前准备 7．术中注意事项 8．术后处置意见 9．术者术前查看患者的情况			
	术前讨论		是否记录： 1．讨论地点、时间 2．参加者及主持者的姓名、职称 3．简要病情 4．术前诊断及术前准备情况 5．手术指证及手术方案 6．可能出现的意外和防范措施 7．具体讨论意见和主持人小结 8．记录者签名	5□ 4□ 3□ 1□ 0□		
住院第4~5天（手术日）	麻醉记录单		是否记录： 1．一般项目 2．患者一般情况和术前特殊情况 3．麻醉前用药及效果 4．术前及术中疾病诊断 5．手术方式及日期 6．麻醉方式 7．麻醉诱导及各项操作开始及结束时间 8．麻醉期间用药名称、方式及剂量 9．麻醉期间特殊或突发情况及处理 10．术中出血量、输血量、输液量等 11．手术起止时间 12．麻醉医师签名	5□ 4□ 3□ 1□ 0□		
	麻醉术后访视记录		是否记录： 1．一般项目 2．患者一般情况 3．目前麻醉恢复情况，清醒时间 4．术后医嘱、是否拔除气管插管等 5．如有特殊情况应详细记录 6．麻醉医师签字并填写日期	5□ 4□ 3□ 1□ 0□		
	手术记录		是否记录： 1．一般项目 2．手术日期 3．术前及术中诊断 4．手术名称 5．手术医师术者及助手姓名 6．护士姓名（分别记录刷手及巡回护士） 7．输血量、特殊成分输血、输液量 8．麻醉方法 9．手术经过：按照规定记录手术经过，详细描述异常改变的动脉及向矢状窦引流的异常静脉，病灶与邻近的神经和血管的解剖关系，病灶切除的方	5□ 4□ 3□ 1□ 0□		术者术后24小时内完成

续　表

住院时间 \ 监控类别		监控项目	监控要点	分数	减分理由	备注
			式 10．术后患者去向：回病房、监护室或麻醉恢复室 11．医师签字			
	手术安全核查记录		是否记录： 1．手术安全核查记录单并且填写完整 2．手术医师、麻醉医师和手术护士三方核对，并签字齐全	5□ 4□ 3□ 1□ 0□		
	手术清点记录		是否记录： 1．一般项目 2．术中所用各种器械和敷料数量的清点核对 3．巡回护士和手术器械护士签名	5□ 4□ 3□ 1□ 0□		
	术后首次病程记录		是否记录： 1．手术时间 2．术中诊断 3．麻醉方式 4．手术简要经过 5．术后处理措施 6．术后患者一般情况 7．术后医嘱及应当特别注意观察的事项	5□ 4□ 3□ 1□ 0□		参加手术者术后即时完成
住院第5~6天（术后第1天）	病程记录	住院医师查房记录	是否记录、分析如下内容： 1．生命体征，病情变化，意识、心率、血压、肢体活动；注意是否有发热、脑脊液漏；是否伴有脑神经功能障碍等 2．切口情况、换药情况 3．核查辅助检查结果是否有异常 4．病情评估 5．调整治疗分析 6．上级医师意见执行情况 7．术后注意事项宣教	5□ 4□ 3□ 1□ 0□		术后连续3天须有参加手术的医师或上级医师的查房记录
		上级医师查房记录	是否记录： 1．术后病情评估 2．确定是否有术后并发症 3．术后需要注意的事项：如注意体温、血象变化，必要时行腰椎穿刺；注意有无意识障碍、呼吸障碍、偏瘫等 4．术后治疗方案：如调整激素用量；根据引流情况决定是否拔除硬脑膜外引流 5．补充、更改诊断分析和确定诊断分析	5□ 4□ 3□ 1□ 0□		
住院第7~9天（术后日）	病程记录	住院医师查房记录	是否记录、分析： 1．目前的症状、体征，拆线情况及切口愈合情况 2．病情评估及疗效评估 3．目前的治疗情况 4．分析是否符合出院标准 5．出院后的治疗方案 6．出院后注意事项	5□ 4□ 3□ 1□ 0□		

续　表

监控类别 住院时间		监控项目	监控要点	分数	减分理由	备注
住院第12~14天（出院日）	病程记录	上级医师查房记录	是否记录、分析： 1．手术疗效评估，预期目标完成情况 2．确定符合出院标准 3．出院后治疗方案，如是否需要进一步放疗	5□ 4□ 3□ 1□ 0□		
		住院医师查房记录	是否记录： 1．目前症状及体征 2．目前治疗情况 3．实验室检查指标正常与否 4．向患者交代出院后注意事项	5□ 4□ 3□ 1□ 0□		
	出院记录		记录是否齐全，重要内容无遗漏，如： 1．入院情况 2．诊疗经过：麻醉、手术方式；术中特殊情况及处理；术后并发症等 3．出院情况：症状、体征、功能恢复、切口愈合情况及病理结果等 4．出院医嘱：如康复治疗（酌情）；残余肿瘤放射治疗（酌情）；出院带药需写明药物名称、用量、服用方法，需要调整的药物要注明调整的方法，如口服激素；需要复查的辅助检查；出院后患者需要注意的事项；门诊复查时间及项目等	5□ 4□ 3□ 1□ 0□		
	特殊检查、特殊治疗同意书等医学文书		包括自然项目（另页书写时）、特殊检查、特殊治疗项目名称、目的、可能出现的并发症及风险、或替代治疗方案、患者或家属签署是否同意检查或治疗、患者签名、医师签名等	5□ 4□ 3□ 1□ 0□		
	病危（重）通知书		包括自然项目（另页书写时）、目前诊断、病情危重情况，患方签名、医师签名并填写日期	5□ 4□ 3□ 1□ 0□		
重点医嘱	长期医嘱	住院第1天	1．二级护理 2．饮食	5□ 4□ 3□ 1□ 0□		
		住院第2~3天（术前准备日）	1．二级护理 2．饮食 3．患者既往基础用药			
		住院第4~5天（手术日）	1．生命体征监测（每2小时一次） 2．多功能监护，吸氧 3．可进流食（无术后功能障碍者）、胃管鼻饲（有吞咽功能障碍者） 4．接引流（术中放置引流者） 5．尿管接袋计量 6．补液 7．抗菌药物、激素、抑酸等药物 8．神经营养药（必要时） 9．控制血压和血糖等内科用药			

续 表

住院时间＼监控类别		监控项目	监控要点	分数	减分理由	备注
		住院第5~6天（术后第1天）	1．一级护理/二级护理 2．流食/半流食 3．控制血压和血糖 4．激素			
		住院第7~9天（术后日）	1．二级护理 2．半流食/普食 3．调整激素用量，逐渐减量 4．控制血压和血糖			
	临时医嘱	住院第1天	1．神经系统专科查体（四肢肌力检查，小瞳孔眼底检查，步态检查等） 2．实验室检查（血尿常规，血型，肝肾功能及血电解质，感染性疾病筛查，凝血功能），心电图，胸片 3．MRI平扫加强化（冠、矢、轴），病变区域颅底骨质薄层CT扫描（冠、轴） 4．脑神经功能临床检查（视力和视野，电测听，脑干诱发电位） 5．心、肺功能（视情况）			
		住院第2~3天（术前准备日）	1．在局麻/全麻下行全脑DSA造影（必要时栓塞） 2．术前医嘱：明日全麻下行枕下乙状窦后入路/远外侧/其他入路行颅后窝脑膜瘤切除术 3．术前禁食水 4．抗菌药物 5．激素（根据术前瘤周水肿情况） 6．其他特殊医嘱			
		住院第4~5天（手术日）	1．止血，镇痛，镇吐 2．血常规，肝、肾功能及血电解质，凝血功能，血气分析等 3．对症处理（酌情） 4．头颅CT			
		住院第5~6天（术后第1天）	1．镇痛 2．补液（酌情） 3．拔除引流管（如术中置放）			
		住院第7~9天（术后日）	1．换药 2．腰椎穿刺测压、放液（必要时）			
		住院第12~14天（出院日）	1．出院带药 2．康复治疗（酌情） 3．残余肿瘤放射治疗（酌情） 4．门诊随诊时间			

续 表

住院时间＼监控类别	监控项目	监控要点	分数	减分理由	备注
一般书写规范	各项内容	完整、准确、清晰、签字	5□ 4□ 3□ 1□ 0□		
变异情况	变异条件及原因	1. 不耐受 DSA 检查的患者，可行 CTA/MRV 等 2. 术中必要时使用内镜辅助，以减少神经、血管的损伤 3. 术中可使用 CUSA 等 4. 术中行脑干听觉诱发电位（BAEP），面神经、三叉神经监测，降低术中脑神经损伤概率	5□ 4□ 3□ 1□ 0□		

（三）垂体腺瘤

垂体腺瘤临床路径

1．进入临床路径标准

疾病诊断：垂体腺瘤（ICD-10：C75.1/D09.302/D35.2/D44.3）

手术操作：经蝶/经额或其他入路垂体腺瘤切除术（ICD-9-CM-3：07.61/07.62/07.63）

2．病案质量监控表

<table>
<tr><th colspan="2">监控类别
住院时间</th><th colspan="2">监控项目</th><th>监控要点</th><th>分数</th><th>减分理由</th><th>备注</th></tr>
<tr><td colspan="2" rowspan="4">首页</td><td colspan="2">主要诊断名称及编码</td><td>垂体腺瘤（ICD-10：C75.1/D09.302/D35.2 /D44.3）</td><td rowspan="3">5□
4□
3□
1□
0□</td><td rowspan="3"></td><td rowspan="3"></td></tr>
<tr><td colspan="2">主要手术名称及编码</td><td>经蝶/经额或其他入路垂体腺瘤切除术（ICD-9-CM-3：07.61/07.62/07.63）</td></tr>
<tr><td colspan="2">其他诊断名称及编码</td><td>无遗漏，编码准确</td></tr>
<tr><td colspan="2">其他项目</td><td>内容完整、准确、无遗漏</td><td>5□
4□
3□
1□
0□</td><td></td><td></td></tr>
<tr><td rowspan="3">住院第1天</td><td rowspan="3">入院记录</td><td rowspan="3">主诉与现病史</td><td>主要症状</td><td>是否记录本病最主要的症状及发病时间，如头痛、视力减退、视野缺损、闭经、泌乳、性功能减退、肢端肥大、库欣征等，并重点描述：
1．发作及加重的诱因
2．发作频率或持续时间
3．发作时间、性质、程度
4．缓解方式
5．对体力、饮食、睡眠、活动的影响</td><td>5□
4□
3□
1□
0□</td><td></td><td rowspan="3">入院24小时内完成</td></tr>
<tr><td>病情演变过程</td><td>是否描述主要症状的演变过程，如：
头痛逐渐加重等</td><td>5□
4□
3□
1□
0□</td><td></td></tr>
<tr><td>其他伴随症状</td><td>是否记录伴随症状，如：
头痛、恶心、呕吐、糖尿病，睡眠呼吸暂停综合征</td><td>5□
4□
3□
1□
0□</td><td></td></tr>
</table>

续 表

住院时间 \ 监控类别		监控项目	监控要点	分数	减分理由	备注
		住院前诊疗过程	是否记录诊断、治疗情况，如： 1．是否做过头颅X线、CT、MRI等检查，内分泌检查，结果是否正常 2．诊断过何种疾病 3．用过何种药物，用药时间、剂量、总量及效果如何 4．手术情况 5．缓解复发情况	5□ 4□ 3□ 1□ 0□		
		既往史 个人史 家族史	是否按照病历书写规范记录，并重点记录： 1．饮食习惯、环境因素、精神因素 2．慢性疾病史 3．家族中有无类似患者	5□ 4□ 3□ 1□ 0□		
		体格检查	是否按照病历书写规范记录，并记录重要体征，无遗漏，如： 1．向心性肥胖，满月脸，水牛背，胡须、阴毛稀疏；面部、前胸后背出现痤疮，女性长胡须，喉结增大；腋部、下腹、下腰背、臀和大腿部皮肤出现紫纹 2．视力下降，视野缺失，象限偏盲，嗅觉障碍 3．第Ⅲ、Ⅳ、Ⅴ、Ⅵ颅神经麻痹 4．甲状腺增生，乳房发育异常，溢乳 5．肢端肥大，肌萎缩等	5□ 4□ 3□ 1□ 0□		
		辅助检查	是否记录辅助检查结果，如： 头颅MRI、头颅CT、内分泌激素等	5□ 4□ 3□ 1□ 0□		
	首次病程记录	病例特点	是否简明扼要，重点突出，无遗漏： 1．年龄、性别、特殊的生活习惯及嗜好等 2．突出的症状和体征 3．辅助检查结果 4．其他疾病史	5□ 4□ 3□ 1□ 0□		入院8小时内完成
		初步诊断	第一诊断为：垂体腺瘤（ICD-10：C75.1/D09.302/D35.2/D44.3）	5□ 4□ 3□ 1□ 0□		
		诊断依据	是否充分、分析合理： 1．病史：缓慢发病，逐渐进展 2．症状 （1）功能性垂体腺瘤的临床表现 （2）头痛 （3）视力、视野障碍 （4）其他神经和脑损害 3．体征：向心性肥胖，满月脸，水牛背，胡须、阴毛稀疏；面部、前胸后背出现痤疮，女性长胡须，	5□ 4□ 3□ 1□ 0□		

续 表

住院时间 \ 监控类别		监控项目	监控要点	分数	减分理由	备注
			喉结增大；腋部、下腹、下腰背、臀和大腿部皮肤出现紫纹；视力下降，视野缺失，象限偏盲，嗅觉障碍；第Ⅲ、Ⅳ、Ⅴ、Ⅵ颅神经麻痹；甲状腺增生，乳房发育异常，溢乳；肢端肥大，肌萎缩等 4．辅助检查：头颅X线、CT、MRI检查，内分泌检查结果			
		鉴别诊断	是否根据病例特点与下列疾病鉴别： 颅咽管瘤、脑膜瘤、异位松果体瘤、脊索瘤和上皮样囊肿，空蝶鞍综合征，垂体脓肿，拉克囊肿等	5□ 4□ 3□ 1□ 0□		
		诊疗计划	是否全面并具有个性化： 1．完成必需的检查项目 （1）实验室检查：血常规、血型，尿常规，肝肾功能、血电解质、血糖，感染性疾病筛查（乙肝、丙肝、艾滋病、梅毒等），凝血功能 （2）内分泌检查（可于住院前完成）：性激素六项（血清卵泡刺激素、促黄体生成素、催乳素、雌二醇、血清孕酮、血清睾酮），生长激素，IGF-1（肢端肥大症者），甲状腺功能检查（T_3、T_4、TSH、FT_3、FT_4），血清皮质醇（8am、5pm、12pm） （3）心电图、X线胸片，头颅正侧位X线片 2．根据患者病情选择：24小时尿游离皮质醇/17-羟皮质类固醇等 3．评估是否可以手术 4．术前准备 5．手术方案：经蝶/经额或其他入路垂体腺瘤切除术 6．术后酌情行内分泌激素治疗、放射治疗 7．对症治疗	5□ 4□ 3□ 1□ 0□		
	病程记录	上级医师查房记录	是否有重点内容并结合本病例： 1．补充病史和查体 2．诊断、鉴别诊断分析 3．完善术前检查 4．提示需要观察和注意的内容	5□ 4□ 3□ 1□ 0□		入院48小时内完成
		住院医师查房记录	是否记录、分析全面： 1．主要症状体征的变化，病情变化 2．具体治疗措施和术前准备 3．上级医师查房意见的执行情况 4．知情告知情况，患者及家属意见	5□ 4□ 3□ 1□ 0□		
住院第2~3天（术前准备日）	病程记录	住院医师查房记录	是否记录： 1．目前症状及体征变化 2．术前准备工作完成情况，包括检查、药物、配血、备皮、麻醉科会诊意见等，以及检查结果等对手术的影响分析	5□ 4□ 3□ 1□ 0□		

续　表

住院时间 \ 监控类别		监控项目	监控要点	分数	减分理由	备注
			3．请相应科室会诊情况 4．向患者或家属交代术前术中和术后注意事项，签署手术知情同意书情况 5．手术者术前查看患者的情况			
		上级医师查房记录	是否记录： 1．综合分析术前检查结果 2．手术前评估及手术指征 3．确定手术方案 4．结合本病例提出手术风险及预防措施	5□ 4□ 3□ 1□ 0□		
	麻醉知情同意书		是否记录： 1．一般项目 2．术前诊断 3．拟行手术方式 4．拟行麻醉方式 5．患者基础疾病及可能对麻醉产生影响的特殊情况 6．麻醉中拟行的有创操作和监测 7．麻醉风险，麻醉中及麻醉后可能发生的并发症及应对措施 8．患者签署意见并签名，如为家属或代理人要有授权委托书 9．麻醉医师签字，并写明日期时间	5□ 4□ 3□ 1□ 0□		
	麻醉术前访视记录		是否记录： 1．患者自然信息 2．患者一般情况 3．简要病史 4．与麻醉相关的辅助检查结果 5．拟行手术方式 6．拟行麻醉方式 7．麻醉适应证 8．麻醉风险及预防措施和麻醉中需注意的问题 9．术前麻醉医嘱 10．麻醉医师签字，并写明日期时间	5□ 4□ 3□ 1□ 0□		
	输血知情同意书		是否记录： 1．一般项目 2．输血指征 3．拟输血成分 4．输血前有关检查结果 5．输血风险及可能产生的不良后果及应对措施 6．患者签署意见并签名，如为家属或代理人要有授权委托书 7．医师签名并填写日期	5□ 4□ 3□ 1□ 0□		
	手术知情同意书		是否记录： 1．术前诊断 2．手术名称 3．术式选择及有可能改变的术式或替代治疗方案 4．术中、术后可能出现的并发症应对措施	5□ 4□ 3□ 1□ 0□		

续 表

住院时间 \ 监控类别		监控项目	监控要点	分数	减分理由	备注
			5. 手术风险 6. 患者签署意见并签名，如为家属或代理人要有授权委托书 7. 经治医师和术者签名			
	术前小结		是否记录： 1. 简要病情 2. 术前诊断及诊断依据 3. 手术指征 4. 拟行手术名称和方式 5. 拟行麻醉方式 6. 术前准备 7. 术中注意事项 8. 术后处置意见 9. 术者术前查看患者的情况	5□ 4□ 3□ 1□ 0□		
	术前讨论		是否记录： 1. 讨论地点、时间 2. 参加者及主持者的姓名、职称 3. 简要病情 4. 术前诊断及术前准备情况 5. 手术指证及手术方案 6. 可能出现的意外和防范措施 7. 具体讨论意见和主持人小结 8. 记录者签名	5□ 4□ 3□ 1□ 0□		
住院第3~5 天（手术日）	麻醉记录单		是否记录： 1. 一般项目 2. 患者一般情况和术前特殊情况 3. 麻醉前用药及效果 4. 术前及术中疾病诊断 5. 手术方式及日期 6. 麻醉方式 7. 麻醉诱导及各项操作开始及结束时间 8. 麻醉期间用药名称、方式及剂量 9. 麻醉期间特殊或突发情况及处理 10. 术中出血量、输血量、输液量等 11. 手术起止时间 12. 麻醉医师签名	5□ 4□ 3□ 1□ 0□		
	麻醉术后访视记录		是否记录： 1. 一般项目 2. 患者一般情况 3. 目前麻醉恢复情况，清醒时间 4. 术后医嘱、是否拔除气管插管等 5. 如有特殊情况应详细记录 6. 麻醉医师签字并填写日期	5□ 4□ 3□ 1□ 0□		
	手术记录		是否记录： 1. 一般项目			

续　表

住院时间 \ 监控类别		监控项目	监控要点	分数	减分理由	备注
			2．手术日期 3．术前及术中诊断 4．手术名称 5．手术医师术者及助手姓名 6．护士姓名（分别记录刷手及巡回护士） 7．输血量、特殊成分输血、输液量 8．麻醉方法 9．手术经过：按照规定记录手术经过，详细描述异常改变的动脉及向矢状窦引流的异常静脉，病灶与邻近的神经和血管的解剖关系，病灶切除的方式。手术固定材料放置数量及方式，放置引流管的类型等 10．术后患者去向：回病房、监护室或麻醉恢复室 11．医师签字	5□ 4□ 3□ 1□ 0□		术者术后24小时内完成
	手术安全核查记录		是否记录： 1．手术安全核查记录单并且填写完整 2．手术医师、麻醉医师和手术护士三方核对，并签字齐全	5□ 4□ 3□ 1□ 0□		
	手术清点记录		是否记录： 1．一般项目 2．术中所用各种器械和敷料数量的清点核对 3．巡回护士和手术器械护士签名	5□ 4□ 3□ 1□ 0□		
	术后首次病程记录		是否记录： 1 手术时间 2．术中诊断 3．麻醉方式 4．手术简要经过 5．术后处理措施 6．术后患者一般情况 7．术后医嘱及应当特别注意观察的事项	5□ 4□ 3□ 1□ 0□		参加手术者术后即时完成
住院第5~7天（术后第1~2天）	病程记录	住院医师查房记录	是否记录、分析如下内容： 1．生命体征及24小时出入量；神志、瞳孔、心率、血压、血氧饱和度、情感精神、智力智能、肢体活动、肌力、肌张力；视力、视野、有无脑脊液鼻漏 2．切口情况、换药情况 3．调整激素用量，逐渐减量 4．拔除鼻腔碘仿纱条（无脑脊液漏者）的情况（经蝶手术患者） 5．经蝶手术患者抗生素使用方法：静脉抗菌药物改口服（无脑脊液漏者），有脑脊液漏者静脉抗菌药物使用7天 6．多尿患者每日查电解质，注意水、电解质平衡 7．根据垂体腺瘤类型及临床症状，复查相关激素 8．核查辅助检查结果是否有异常	5□ 4□ 3□ 1□ 0□		

续 表

住院时间＼监控类别		监控项目	监控要点	分数	减分理由	备注
			9．病情评估 10．调整治疗分析 11．上级医师意见执行情况 12．术后注意事项宣教			术后连续3天须有参加手术的医师或上级医师的查房记录
		上级医师查房记录	是否记录： 1．术后病情评估 2．确定是否有术后并发症 3．术后需要注意的事项 4．术后治疗方案，如抗菌药物，预防性使用抗癫痫药物，视病情使用治疗尿崩症的相应药物 5．补充、更改诊断分析和确定诊断分析	5□ 4□ 3□ 1□ 0□		
住院第6~13天（术后日）	病程记录	住院医师查房记录	是否记录、分析： 1．目前的症状、体征，拆线情况及切口愈合情况 2．病情评估及疗效评估 3．目前的治疗情况 4．分析是否符合出院标准 5．出院后的治疗方案 6．出院后注意事项	5□ 4□ 3□ 1□ 0□		
		上级医师查房记录	是否记录、分析： 1．手术疗效评估，预期目标完成情况 2．确定符合出院标准 3．出院后治疗方案，如判断垂体腺瘤切除情况，是否需要进一步放射治疗	5□ 4□ 3□ 1□ 0□		
住院第10~14天（出院日）	病程记录	住院医师查房记录	是否记录： 1．目前症状及体征 2．目前治疗情况 3．实验室检查指标正常与否 4．向患者交代出院后注意事项	5□ 4□ 3□ 1□ 0□		
	出院记录		记录是否齐全，重要内容无遗漏，如： 1．入院情况 2．诊疗经过：麻醉、手术方式；术中特殊情况及处理；术后并发症等 3．出院情况：症状、体征、功能恢复、切口愈合情况及病理结果等 4．出院医嘱：出院带药需写明药物名称、用量、服用方法，需要调整的药物要注明调整的方法，如口服激素，替代治疗，逐渐减量（酌情）；残余肿瘤放射治疗（酌情）；需要复查的辅助检查；出院后患者需要注意的事项；门诊复查时间及项目，如术后1个月耳鼻喉科门诊进行鼻内镜检查等	5□ 4□ 3□ 1□ 0□		

续 表

监控类别 住院时间		监控项目	监控要点	分数	减分理由	备注
	特殊检查、特殊治疗同意书等医学文书		包括自然项目（另页书写时）、特殊检查、特殊治疗项目名称、目的、可能出现的并发症及风险、或替代治疗方案、患者或家属签署是否同意检查或治疗、患者签名、医师签名等	5□ 4□ 3□ 1□ 0□		
	病危（重）通知书		包括自然项目（另页书写时）、目前诊断、病情危重情况，患方签名、医师签名并填写日期	5□ 4□ 3□ 1□ 0□		
重点医嘱	长期医嘱	住院第1天	1. 二级护理 2. 饮食（普食/糖尿病饮食/其他） 3. 激素替代（必要时）	5□ 4□ 3□ 1□ 0□		
		住院第2~3天（术前准备日）	1. 二级护理 2. 饮食（普食/糖尿病饮食/其他） 3. 患者既往基础用药 4. 口服泼尼松 5mg tid×3日（术前垂体功能低下患者） 5. 口服抗菌药物（经蝶入路） 6. 抗菌药物眼液滴鼻 tid×3日（经蝶入路者）			
		住院第3~5天（手术日）	1. 平卧位：术中无脑脊液漏者平卧1~3天，有脑脊液漏者平卧1周） 2. 次日改半流食/其他 3. 氧气吸入，心电监护 4. 记24小时出入量 5. 补液 6. 激素替代：氢化可的松 100mg iv q12h（经蝶）/地塞米松 5~10mg iv q12h（开颅） 7. 静脉抗菌药物（经蝶入路） 8. 控制血压和血糖 9. 必要时抑酸治疗（预防应激性溃疡药物）			
		住院第5~7天（术后第1~2天）	1. 一级护理 2. 半流食 3. 氢化可的松 100mg iv q12h，或地塞米松 5~10mg iv q12h 4. 必要时应用抑酸药（预防应激性溃疡） 5. 抗菌药物应用3天（经蝶手术后） 6. 治疗尿崩药物（尿崩症时使用） 7. 控制血压和血糖			
		住院第6~13天（术后日）	1. 泼尼松 5mg tid 2. 应用抑酸药预防应激性溃疡（必要时） 3. 经蝶手术无鼻漏停用抗菌药物 4. 治疗尿崩药物（尿崩症状时使用） 5. 控制血压和血糖等内科用药（口服）			
	临时医嘱	住院第1天	1. 实验室检查（血尿常规，血型，肝肾功能+电解质+血糖，感染性疾病筛查，凝血功能）心电图，胸片 2. 内分泌检查：性激素六项，生长激素，IGF-1（肢			

续 表

住院时间 \ 监控类别		监控项目	监控要点	分数	减分理由	备注
			端肥大症），甲功五项（T_3、T_4、TSH、FT_3、FT_4），血清皮质醇（8am、5pm、12pm） 3．24 小时尿游离皮质醇/17-羟皮质类固醇（必要时） 4．请眼科会诊（查视力、视野） 5．头颅正侧位 X 线片 6．鼻窦 CT（经鼻蝶入路者） 7．1 个月内的头颅磁共振 T1、T2 平扫加强化 肺功能、超声心动（视情况）			
		住院第 2~3 天（术前准备日）	1．术前医嘱：常规明日全麻下行经蝶/经额/其他入路垂体腺瘤切除术 2．术前禁食、水 3．其他特殊医嘱			
		住院第 3~5 天（手术日）	1．抗菌药物（术前 0.5 小时用） 2．氢化可的松 100mg（术中用） 3．镇痛，镇吐 4．查血常规，电解质，血气分析等，酌情对症处理 5．治疗尿崩药物（尿崩症时用） 6．头颅 CT：肿瘤切除情况，除外颅内出血、硬脑膜外血肿等（酌情） 7．其他特殊医嘱			
		住院第 5~7 天（术后第 1~2 天）	1．补液：保持出入量平衡 2．血清皮质醇/24h 尿游离皮质醇（库欣病） 3．电解质（尿多者）			
		住院第 6~13 天（术后日）	1．经蝶手术患者：拔除鼻腔碘仿纱条（无脑脊液漏者），有脑脊液漏者 7~10 天拔除 2．经额手术拆线（5 天）			
		住院第 10~14 天（出院日）	1．出院带药 2．激素替代治疗，逐渐减量（酌情） 3．残余肿瘤放射治疗（酌情） 4．术后 1 个月耳鼻喉科门诊进行鼻内镜检查 5．门诊随诊时间			
一般书写规范		各项内容	完整、准确、清晰、签字	5□ 4□ 3□ 1□ 0□		
变异情况		变异条件及原因	1．根据患者病情，安排相应的术前检查，可能延长住院时间，增加治疗费用 （1）个别垂体微腺瘤须申请垂体动态强化磁共振检查 （2）库欣病：需加做大、小剂量地塞米松抑制试验 （3）生长激素腺瘤：需做葡萄糖抑制试验，查胰岛素样生长因子水平 2．手术切除一般作为首选的治疗方法：经鼻蝶路入路或者其他入路术式的选择，以及是否选用内镜，需要根据垂体腺瘤大小、与周围血管及神经关系特点、术者经验和习惯、患者的一般状况等决定	5□ 4□ 3□ 1□ 0□		

（四）小脑扁桃体下疝畸形

小脑扁桃体下疝畸形临床路径

1．进入临床路径标准

疾病诊断：小脑扁桃体下疝畸形（ICD-10：Q07.0）

手术操作：枕下中线入路减压术（ICD-9-CM-3：01.24）

2．病案质量监控表

<table>
<tr><th colspan="2">监控类别
住院时间</th><th colspan="2">监控项目</th><th>监控要点</th><th>分数</th><th>减分理由</th><th>备注</th></tr>
<tr><td colspan="2" rowspan="4">首页</td><td colspan="2">主要诊断名称及编码</td><td>小脑扁桃体下疝畸形（ICD-10：Q07.0）</td><td rowspan="3">5□
4□
3□
1□
0□</td><td rowspan="3"></td><td rowspan="4"></td></tr>
<tr><td colspan="2">主要手术名称及编码</td><td>枕下中线入路减压术（ICD-9-CM-3：01.24）</td></tr>
<tr><td colspan="2">其他诊断名称及编码</td><td>无遗漏，编码准确</td></tr>
<tr><td colspan="2">其他项目</td><td>内容完整、准确、无遗漏</td><td>5□
4□
3□
1□
0□</td><td></td></tr>
<tr><td rowspan="3">住院第1天</td><td rowspan="3">入院记录</td><td rowspan="3">主诉与现病史</td><td>主要症状</td><td>是否记录本病最主要的症状及发病时间，如神经根症状、上颈髓及延髓症状或小脑症状等，并重点描述：
1．发作及加重的诱因
2．发作频率或持续时间
3．发作时间、性质、程度
4．缓解方式
5．对体力、饮食、睡眠、活动的影响</td><td>5□
4□
3□
1□
0□</td><td></td><td rowspan="3">入院24小时内完成</td></tr>
<tr><td>病情演变过程</td><td>是否描述主要症状的演变过程</td><td>5□
4□
3□
1□
0□</td><td></td></tr>
<tr><td>其他伴随症状</td><td>是否记录伴随症状，如：
恶心、呕吐</td><td>5□
4□
3□
1□
0□</td><td></td></tr>
</table>

续 表

监控类别 住院时间		监控项目		监控要点	分数	减分理由	备注
			住院前诊疗过程	是否记录诊断、治疗情况，如： 1. 是否做过头颅X线、CT、MRI等检查，结果是否正常 2. 诊断过何种疾病 3. 治疗情况，用过何种药物，用药时间、剂量、总量及效果如何	5□ 4□ 3□ 1□ 0□		
		既往史 个人史 家族史		是否按照病历书写规范记录，并重点记录： 1. 饮食习惯、环境因素、精神因素 2. 有无外伤，产伤史 3. 慢性疾病史 4. 家族中有无类似患者	5□ 4□ 3□ 1□ 0□		
		体格检查		是否按照病历书写规范记录，并记录重要体征，无遗漏如： 1. 复视，眼球震颤 2. 声音嘶哑、发音及吞咽障碍，颈强直，疼痛 3. 活动受限，肢体活动障碍，偏瘫和四肢瘫，四肢感觉障碍或感觉分离（温痛觉消失，触觉正常），腱反射亢进，出现病理反射 4. 双上肢肌萎缩，共济失调，直线运动不稳	5□ 4□ 3□ 1□ 0□		
		辅助检查		是否记录辅助检查结果，如： 头颅X线、CT、MRI等	5□ 4□ 3□ 1□ 0□		
	首次病程记录	病例特点		是否简明扼要，重点突出，无遗漏： 1. 年龄、特殊的生活习惯及嗜好等 2. 外伤史、产伤史 3. 病程特点 4. 突出的症状和体征 5. 辅助检查结果 6. 其他疾病史	5□ 4□ 3□ 1□ 0□		入院8小时内完成
		初步诊断		第一诊断为：小脑扁桃体下疝畸形（ICD-10：Q07.0）	5□ 4□ 3□ 1□ 0□		
		诊断依据		是否充分、分析合理： 1. 临床表现 （1）病情通常进展缓慢，多呈进行性加重，临床症状可与畸形程度不一致 （2）神经根症状：枕项部疼痛，上肢麻木，肌萎缩，言语不清，吞咽困难等 （3）上颈髓及延髓症状：如四肢乏力或瘫痪，感觉障碍，椎体束征阳性等	5□ 4□ 3□ 1□ 0□		

续 表

住院时间 \ 监控类别		监控项目	监控要点	分数	减分理由	备注
			（4）小脑症状：常见为眼球症状，小脑性共济失调等 （5）如合并脑积水，可有颅内压增高症状，通常合并脊髓空洞 2．辅助检查 （1）枕颈部 MRI 检查：显示小脑扁桃体下降至枕大孔水平以下 （2）头颅 CT 或 MRI 可显示合并脑积水 （3）颈、胸部 MRI 了解是否合并脊髓空洞 （4）颅颈交界区 X 线片、CT 和 MRI 是否合并颅底畸形			
		鉴别诊断	是否根据病例特点与下列疾病鉴别： 1．扁平颅底 2．枕大孔区或上颈段脊髓肿瘤 3．原发性侧索硬化	5□ 4□ 3□ 1□ 0□		
		诊疗计划	是否全面并具有个性化： 1．完成必需的检查项目 （1）血常规、血型，尿常规 （2）肝肾功能、血电解质、血糖 （3）凝血功能 （4）感染性疾病筛查（乙肝、丙肝、艾滋病、梅毒等） （5）X 线胸片、心电图 （6）颈椎 MRI，头颅 CT （7）肌电图、体感及运动诱发电位 2．根据患者病情选择：心、肺功能检查等 3．评估是否可以手术 4．术前准备 5．手术方案：全麻下行枕下中线入路枕下骨减压+硬脑膜减张缝合术；合并寰枢椎脱位者，在此术式基础上再行髂骨植骨融合+钛板内固定术；脊髓空洞明显，小脑扁桃体下疝不明显者，行空洞腹腔分流术 6．对症治疗	5□ 4□ 3□ 1□ 0□		
	病程记录	上级医师查房记录	是否有重点内容并结合本病例： 1．补充病史和查体 2．诊断、鉴别诊断分析 3．完善术前检查 4．提示需要观察和注意的内容	5□ 4□ 3□ 1□ 0□		入院 48 小时内完成
		住院医师查房记录	是否记录、分析全面： 1．主要症状体征的变化，病情变化 2．具体治疗措施和术前准备 3．上级医师查房意见的执行情况 4．知情告知情况，患者及家属意见	5□ 4□ 3□ 1□ 0□		

续 表

住院时间 \ 监控类别		监控项目	监控要点	分数	减分理由	备注
住院第2~4天（术前准备日）	病程记录	住院医师查房记录	是否记录： 1．目前症状及体征变化 2．术前准备工作完成情况，包括检查、药物、配血、备皮、麻醉科会诊意见等，以及检查结果等对手术的影响分析 3．请相应科室会诊情况 4．向患者或家属交代术前、术中和术后注意事项，签署手术知情同意书情况 5．手术者术前查看患者的情况	5□ 4□ 3□ 1□ 0□		
		上级医师查房记录	是否记录： 1．综合分析术前检查结果 2．手术前评估及手术指征 3．确定手术方案 4．结合本病例提出手术风险及预防措施	5□ 4□ 3□ 1□ 0□		
	麻醉知情同意书		是否记录： 1．一般项目 2．术前诊断 3．拟行手术方式 4．拟行麻醉方式 5．患者基础疾病及可能对麻醉产生影响的特殊情况 6．麻醉中拟行的有创操作和监测 7．麻醉风险，麻醉中及麻醉后可能发生的并发症及应对措施 8．患者签署意见并签名，如为家属或代理人要有授权委托书 9．麻醉医师签字，并写明日期时间	5□ 4□ 3□ 1□ 0□		
	麻醉术前访视记录		是否记录： 1．患者自然信息 2．患者一般情况 3．简要病史 4．与麻醉相关的辅助检查结果 5．拟行手术方式 6．拟行麻醉方式 7．麻醉适应证 8．麻醉风险及预防措施和麻醉中需注意的问题 9．术前麻醉医嘱 10．麻醉医师签字，并写明日期时间	5□ 4□ 3□ 1□ 0□		

续 表

住院时间 \ 监控类别		监控项目	监控要点	分数	减分理由	备注
	输血知情同意书		是否记录： 1. 一般项目 2. 输血指征 3. 拟输血成分 4. 输血前有关检查结果 5. 输血风险及可能产生的不良后果及应对措施 6. 患者签署意见并签名，如为家属或代理人要有授权委托书 7. 医师签名并填写日期	5□ 4□ 3□ 1□ 0□		
	手术知情同意书		是否记录： 1. 术前诊断 2. 手术名称 3. 术式选择及可能改变的术式或替代治疗方案 4. 术中、术后可能出现的并发症应对措施 5. 手术风险 6. 患者签署意见并签名，如为家属或代理人要有授权委托书 7. 经治医师和术者签名	5□ 4□ 3□ 1□ 0□		
	术前小结		是否记录： 1. 简要病情 2. 术前诊断及诊断依据 3. 手术指征 4. 拟行手术名称和方式 5. 拟行麻醉方式 6. 术前准备 7. 术中注意事项 8. 术后处置意见 9. 术者术前查看患者的情况	5□ 4□ 3□ 1□ 0□		
	术前讨论		是否记录： 1. 讨论地点、时间 2. 参加者及主持者的姓名、职称 3. 简要病情 4. 术前诊断及术前准备情况 5. 手术指征及手术方案 6. 可能出现的意外和防范措施 7. 具体讨论意见和主持人小结 8. 记录者签名	5□ 4□ 3□ 1□ 0□		

续 表

住院时间 \ 监控类别		监控项目	监控要点	分数	减分理由	备注
住院第5天(手术日)	麻醉记录单		是否记录： 1. 一般项目 2. 患者一般情况和术前特殊情况 3. 麻醉前用药及效果 4. 术前及术中疾病诊断 5. 手术方式及日期 6. 麻醉方式 7. 麻醉诱导及各项操作开始及结束时间 8. 麻醉期间用药名称、方式及剂量 9. 麻醉期间特殊或突发情况及处理 10. 术中出血量、输血量、输液量等 11. 手术起止时间 12. 麻醉医师签名	5□ 4□ 3□ 1□ 0□		
	麻醉术后访视记录		是否记录： 1. 一般项目 2. 患者一般情况 3. 目前麻醉恢复情况，清醒时间 4. 术后医嘱、是否拔除气管插管等 5. 如有特殊情况应详细记录 6. 麻醉医师签字并填写日期	5□ 4□ 3□ 1□ 0□		
	手术记录		是否记录： 1. 一般项目 2. 手术日期 3. 术前及术中诊断 4. 手术名称 5. 手术医师术者及助手姓名 6. 护士姓名（分别记录刷手及巡回护士） 7. 输血量、特殊成分输血、输液量 8. 麻醉方法 9. 手术经过：按照规定记录手术经过，详细描述 10. 术后患者去向：回病房、监护室或麻醉恢复室 11. 医师签字	5□ 4□ 3□ 1□ 0□		术者术后24小时内完成
	手术安全核查记录		是否记录： 1. 手术安全核查记录单并且填写完整 2. 手术医师、麻醉医师和手术护士三方核对，并签字齐全	5□ 4□ 3□ 1□ 0□		
	手术清点记录		是否记录： 1. 一般项目 2. 术中所用各种器械和敷料数量的清点核对 3. 巡回护士和手术器械护士签名	5□ 4□ 3□ 1□ 0□		

续 表

监控类别 住院时间		监控项目	监控要点	分数	减分理由	备注
	术后首次病程记录		是否记录： 1．手术时间 2．术中诊断 3．麻醉方式 4．手术简要经过 5．术后处理措施 6．术后患者一般情况 7．术后医嘱及应当特别注意观察的事项	5□ 4□ 3□ 1□ 0□		参加手术者术后即时完成
住院第6~12天（术后第1~7天）	病程记录	住院医师查房记录	1．记录患者拔除气管插管后从 ICU 返回病房的时间 2．颈托固定头颈部，避免剧烈活动 3．观察切口状况，复查血常规、血生化 4．复查影像学及电生理检查	5□ 4□ 3□ 1□ 0□		术后连续3天须有参加手术的医师或上级医师的查房记录
		上级医师查房记录	是否记录： 1．术后病情评估 2．确定是否有术后并发症 3．术后需要注意的事项 4．术后治疗方案 5．补充、更改诊断分析和确定诊断分析	5□ 4□ 3□ 1□ 0□		
	病程记录	住院医师查房记录	是否记录、分析： 1．目前的症状体征，切口愈合情况 2．病情评估及疗效评估 3．目前的治疗情况 4．分析是否符合出院标准 5．出院后的治疗方案 6．出院后注意事项	5□ 4□ 3□ 1□ 0□		
		上级医师查房记录	是否记录、分析： 1．手术疗效评估，预期目标完成情况 2．确定符合出院标准 3．出院后治疗方案	5□ 4□ 3□ 1□ 0□		
住院第15天（出院日）	病程记录	住院医师查房记录	是否记录： 1．目前症状及体征 2．目前治疗情况 3．实验室检查指标正常与否 4．向患者交代出院后注意事项	5□ 4□ 3□ 1□ 0□		
	出院记录		记录是否齐全，重要内容无遗漏，如： 1．入院情况 2．诊疗经过：麻醉、手术方式；术中特殊情况及处理；术后并发症等 3．出院情况：症状、体征、功能恢复、切口愈合情况及病理结果等	5□ 4□ 3□ 1□ 0□		

续 表

住院时间＼监控类别		监控项目	监控要点	分数	减分理由	备注
			4．出院医嘱：出院带药需写明药物名称、用量、服用方法，需要调整的药物要注明调整的方法；需要复查的辅助检查；出院后患者需要注意的事项；门诊复查时间及项目等			
	特殊检查、特殊治疗同意书等医学文书		包括自然项目（另页书写时）、特殊检查、特殊治疗项目名称、目的、可能出现的并发症及风险、或替代治疗方案、患者或家属签署是否同意检查或治疗、患者签名、医师签名等	5□ 4□ 3□ 1□ 0□		
	病危（重）通知书		包括自然项目（另页书写时）、目前诊断、病情危重情况，患方签名、医师签名并填写日期	5□ 4□ 3□ 1□ 0□		
重点医嘱	长期医嘱	住院第1天	1．一级护理 2．普食	5□ 4□ 3□ 1□ 0□		
		住院第2~4天（术前准备日）	1．一级护理 2．普食			
		住院第5天（手术日）	1．一级护理 2．禁食、水 3．多参数心电监护 4．吸氧 5．输液 6．术中应用抗生素 7．颈托固定			
		住院第6~7天（术后第1~2天）	1．一级护理 2．半流食，根据病情改普食 3．颈托固定 4．如置管引流，预防性应用抗菌药物			
		住院第8~14天（术后日）	1．二/三级护理 2．普食			
	临时医嘱	住院第1天	1．血常规、血型、尿常规 2．肝肾功能、血电解质、血糖；凝血功能；感染性疾病筛查 3．心电图，X线胸片 4．颈椎MRI，胸椎MRI 5．进行头颅CT及颈椎三维CT检查 6．肌电图 7．体感及运动诱发电位 8．肺功能、超声心动图、血气分析（必要时）			

续 表

住院时间 \ 监控类别		监控项目	监控要点	分数	减分理由	备注
		住院第2~4天（术前准备日）	请相关科室会诊 1. 完善术前准备 2. 术前禁食、水 3. 备皮剃头 4. 抗菌药物皮试 5. 根据病情备血			
		住院第5天（手术日）	根据病情			
		住院第6~7天（术后第1~2天）	1. 换药，切口拆线 2. 血常规 3. 肝肾功能+电解质 4. 颈椎 MRI 5. 肌电图、体感、运动诱发电位 6. 头颅 CT			
		住院第8~14天（术后日）	根据病情			
		住院第15天（出院日）	1. 出院带药 2. 门诊随诊时间			
一般书写规范		各项内容	完整、准确、清晰、签字	5□ 4□ 3□ 1□ 0□		
变异情况		变异条件及原因	1. 术后继发硬脑膜外血肿、硬脑膜下血肿、脑内血肿等并发症，严重者需要再次开颅手术，导致住院时间延长与费用增加 2. 术后切口感染、渗液和神经功能障碍等，导致住院时间延长与费用增加	5□ 4□ 3□ 1□ 0□		

（五）三叉神经痛

三叉神经痛临床路径

1．进入临床路径标准

疾病诊断：三叉神经痛（ICD-10：G50.000）

手术操作：后颅窝开颅三叉神经显微血管减压术（ICD-9-CM-3：04.4102）

2．病案质量监控表

监控类别 住院时间		监控项目		监控要点	分数	减分理由	备注
首页		主要诊断名称及编码		三叉神经痛（ICD-10：G50.000）	5□ 4□ 3□ 1□ 0□		
		主要手术名称及编码		后颅窝开颅三叉神经显微血管减压术（ICD-9-CM-3：04.4102）			
		其他诊断名称及编码		无遗漏，编码准确			
		其他项目		内容完整、准确、无遗漏	5□ 4□ 3□ 1□ 0□		
住院第1天	入院记录	主诉与现病史	主要症状	是否记录本病最主要的症状及发病时间——面部疼痛，并重点描述： 1．发作及加重的诱因 2．发作频率或持续时间 3．发作时间、性质、程度 4．缓解方式：自行缓解或采取某种措施缓解 5．对体力、饮食、睡眠、活动的影响	5□ 4□ 3□ 1□ 0□		入院24小时内完成
			病情演变过程	是否描述主要症状的演变过程，如： 疼痛程度的变化等	5□ 4□ 3□ 1□ 0□		
			其他伴随症状	是否记录伴随症状，如： 同侧流涎，结膜充血、流泪，面肌反射性痉挛，面部发红、皮温增高、烧灼感，唾液分泌增多，鼻黏膜充血，流涕，饮食饮水困难、张口受限	5□ 4□ 3□ 1□ 0□		

续 表

监控类别 / 住院时间		监控项目	监控要点	分数	减分理由	备注
		住院前诊疗过程	是否记录诊断、治疗情况如： 1．是否做过头颅X线、CT、MRI等检查，结果是否正常 2．诊断过何种疾病 3．用过何种药物，用药时间、剂量、总量及效果如何	5□ 4□ 3□ 1□ 0□		
		既往史 个人史 家族史	是否按照病历书写规范记录，并重点记录： 1．饮食习惯、环境因素、精神因素 2．慢性疾病史 3．家族中有无类似患者	5□ 4□ 3□ 1□ 0□		
		体格检查	是否按照病历书写规范记录，并记录重要体征，无遗漏如： 1．张口受限，痛苦面容，可及诱发点 2．神经系统检查正常 3．做过封闭治疗者可有面部感觉减退	5□ 4□ 3□ 1□ 0□		
		辅助检查	是否记录辅助检查结果如： 头颅X线、CT、MRI等	5□ 4□ 3□ 1□ 0□		
	首次病程记录	病例特点	是否简明扼要，重点突出，无遗漏： 1．年龄、性别、特殊的生活习惯及嗜好等 2．病情特点 3．突出的症状和体征 4．辅助检查结果 5．其他疾病史	5□ 4□ 3□ 1□ 0□		入院8小时内完成
		初步诊断	第一诊断为：三叉神经痛（ICD-10：G50.000）	5□ 4□ 3□ 1□ 0□		
		诊断依据	是否充分、分析合理 1．临床表现 （1）疼痛局限于三叉神经感觉根分布区，多以单侧牙痛或颜面、下颌、鼻旁疼痛起病 （2）在三叉神经的一支或多支分布区出现刀割样、电击样或烧灼样剧烈疼痛，反复发作，突然出现，持续数秒或数分钟后骤停，可伴有同侧流涎、流泪、面肌反射性痉挛等 （3）疼痛区常有扳击点，可因洗脸、刷牙、进餐、说话等机械性刺激诱发疼痛发作 2．辅助检查 （1）颅脑3D-TOF-MRA检查能了解三叉神经根有无血管相邻 （2）颅脑MRI或CT检查排除肿瘤	5□ 4□ 3□ 1□ 0□		

续 表

住院时间 \ 监控类别		监控项目	监控要点	分数	减分理由	备注
		鉴别诊断	是否根据病例特点与下列疾病鉴别： 1．多发性硬化 2．延髓空洞症 3．颅底肿瘤	5□ 4□ 3□ 1□ 0□		
		诊疗计划	是否全面并具有个性化： 1．完成必需的检查项目 （1）血常规、血型，尿常规 （2）肝肾功能、血电解质、血糖 （3）凝血功能 （4）感染性疾病筛查（乙肝、丙肝、艾滋病、梅毒） （5）心电图、X线胸片 2．根据患者病情选择：心、肺功能检查等 3．评估是否可以手术 4．术前准备 5．手术方式：微血管减压术 6．对症治疗	5□ 4□ 3□ 1□ 0□		
	病程记录	上级医师查房记录	是否有重点内容并结合本病例： 1．补充病史和查体 2．诊断、鉴别诊断分析 3．完善术前检查 4．提示需要观察和注意的内容	5□ 4□ 3□ 1□ 0□		入院48小时内完成
		住院医师查房记录	是否记录、分析全面： 1．主要症状体征的变化，病情变化 2．具体治疗措施和术前准备 3．上级医师查房意见的执行情况 4．知情告知情况，患者及家属意见	5□ 4□ 3□ 1□ 0□		
住院第2天（术前准备日）	病程记录	住院医师查房记录	是否记录： 1．目前症状及体征变化 2．术前准备工作完成情况，包括检查、药物、配血、备皮、麻醉科会诊意见等，以及检查结果等对手术的影响分析 3．请相应科室会诊情况 4．向患者或家属交代术前、术中和术后注意事项，签署手术知情同意书情况 5．手术者术前查看患者的情况	5□ 4□ 3□ 1□ 0□		
		上级医师查房记录	是否记录： 1．综合分析术前检查结果 2．手术前评估及手术指征 3．确定手术方案 4．结合本病例提出手术风险及预防措施	5□ 4□ 3□ 1□ 0□		

续 表

住院时间 \ 监控类别		监控项目	监控要点	分数	减分理由	备注
	麻醉知情同意书		是否记录： 1. 一般项目 2. 术前诊断 3. 拟行手术方式 4. 拟行麻醉方式 5. 患者基础疾病及可能对麻醉产生影响的特殊情况 6. 麻醉中拟行的有创操作和监测 7. 麻醉风险，麻醉中及麻醉后可能发生的并发症及应对措施 8. 患者签署意见并签名，如为家属或代理人要有授权委托书 9. 麻醉医师签字，并写明日期时间	5□ 4□ 3□ 1□ 0□		
	麻醉术前访视记录		是否记录： 1. 患者自然信息 2. 患者一般情况 3. 简要病史 4. 与麻醉相关的辅助检查结果 5. 拟行手术方式 6. 拟行麻醉方式 7. 麻醉适应证 8. 麻醉风险及预防措施和麻醉中需注意的问题 9. 术前麻醉医嘱 10. 麻醉医师签字，并写明日期时间	5□ 4□ 3□ 1□ 0□		
	输血知情同意书		是否记录： 1. 一般项目 2. 输血指征 3. 拟输血成分 4. 输血前有关检查结果 5. 输血风险及可能产生的不良后果及应对措施 6. 患者签署意见并签名，如为家属或代理人要有授权委托书 7. 医师签名并填写日期	5□ 4□ 3□ 1□ 0□		
	手术知情同意书		是否记录： 1. 术前诊断 2. 手术名称 3. 术式选择及可能改变的术式或替代治疗方案 4. 术中、术后可能出现的并发症应对措施 5. 手术风险 6. 患者签署意见并签名，如为家属或代理人要有授权委托书 7. 经治医师和术者签名	5□ 4□ 3□ 1□ 0□		

续　表

住院时间 \ 监控类别		监控项目	监控要点	分数	减分理由	备注
	术前小结		是否记录： 1．简要病情 2．术前诊断及诊断依据 3．手术指征 4．拟行手术名称和方式 5．拟行麻醉方式 6．术前准备 7．术中注意事项 8．术后处置意见 9．术者术前查看患者的情况	5□ 4□ 3□ 1□ 0□		
	术前讨论		是否记录： 1．讨论地点、时间 2．参加者及主持者的姓名、职称 3．简要病情 4．术前诊断及术前准备情况 5．手术指征及手术方案 6．可能出现的意外和防范措施 7．具体讨论意见和主持人小结 8．记录者签名	5□ 4□ 3□ 1□ 0□		
住院第3~4天（手术日）	麻醉记录单		是否记录： 1．一般项目 2．患者一般情况和术前特殊情况 3．麻醉前用药及效果 4．术前及术中疾病诊断 5．手术方式及日期 6．麻醉方式 7．麻醉诱导及各项操作开始及结束时间 8．麻醉期间用药名称、方式及剂量 9．麻醉期间特殊或突发情况及处理 10．术中出血量、输血量、输液量等 11．手术起止时间 12．麻醉医师签名	5□ 4□ 3□ 1□ 0□		
	麻醉术后访视记录		是否记录： 1．一般项目 2．患者一般情况 3．目前麻醉恢复情况，清醒时间 4．术后医嘱、是否拔除气管插管等 5．如有特殊情况应详细记录 6．麻醉医师签字并填写日期	5□ 4□ 3□ 1□ 0□		

续 表

住院时间 \ 监控类别		监控项目	监控要点	分数	减分理由	备注
	手术记录		是否记录： 1．一般项目 2．手术日期 3．术前及术中诊断 4．手术名称 5．手术医师术者及助手姓名 6．护士姓名（分别记录刷手及巡回护士） 7．输血量、特殊成分输血、输液量 8．麻醉方法 9．手术经过：按照规定记录手术经过 10．术后患者去向：回病房、监护室或麻醉恢复室 11．医师签字	5□ 4□ 3□ 1□ 0□		术者术后24小时内完成
	手术安全核查记录		是否记录： 1．手术安全核查记录单并且填写完整 2．手术医师、麻醉医师和手术护士三方核对，并签字齐全	5□ 4□ 3□ 1□ 0□		
	手术清点记录		是否记录： 1．一般项目 2．术中所用各种器械和敷料数量的清点核对 3．巡回护士和手术器械护士签名	5□ 4□ 3□ 1□ 0□		
	术后首次病程记录		是否记录： 1．手术时间 2．术中诊断 3．麻醉方式 4．手术简要经过 5．术后处理措施 6．术后患者一般情况 7．术后医嘱及应当特别注意观察的事项	5□ 4□ 3□ 1□ 0□		参加手术者术后即时完成
住院第4天（术后第1天）	病程记录	住院医师查房记录	是否记录、分析如下内容： 1．生命体征，病情变化，意识、心率、血压、肢体活动 2．切口情况、换药情况、拆线情况 3．核查辅助检查结果是否有异常 4．病情评估 5．调整治疗分析 6．上级医师意见执行情况 7．术后注意事项宣教	5□ 4□ 3□ 1□ 0□		术后连续3天须有参加手术的医师或上级医师的查房记录

续 表

住院时间	监控类别	监控项目	监控要点	分数	减分理由	备注
		上级医师查房记录	是否记录： 1．术后病情评估 2．确定是否有术后并发症 3．术后需要注意的事项 4．术后治疗方案 5．补充、更改诊断分析和确定诊断分析	5□ 4□ 3□ 1□ 0□		
住院第5~9天（术后日）	病程记录	住院医师查房记录	是否记录、分析： 1．目前的症状体征，切口愈合情况 2．病情评估及疗效评估 3．目前的治疗情况 4．分析是否符合出院标准 5．出院后的治疗方案 6．出院后注意事项	5□ 4□ 3□ 1□ 0□		
		上级医师查房记录	是否记录、分析： 1．手术疗效评估，预期目标完成情况 2．确定符合出院标准 3．出院后治疗方案	5□ 4□ 3□ 1□ 0□		
住院第10~12天（出院日）	病程记录	住院医师查房记录	是否记录： 1．目前症状及体征 2．目前治疗情况 3．实验室检查指标正常与否 4．向患者交代出院后注意事项	5□ 4□ 3□ 1□ 0□		
	出院记录		记录是否齐全，重要内容无遗漏，如： 1．入院情况 2．诊疗经过：麻醉、手术方式；术中特殊情况及处理；术后并发症等 3．出院情况：症状、体征、功能恢复、切口愈合情况及病理结果等 4．出院医嘱：出院带药需写明药物名称、用量、服用方法，需要调整的药物要注明调整的方法，如激素；需要复查的辅助检查；出院后患者需要注意的事项；门诊复查时间及项目等	5□ 4□ 3□ 1□ 0□		
	特殊检查、特殊治疗同意书等医学文书		包括自然项目（另页书写时）、特殊检查、特殊治疗项目名称、目的、可能出现的并发症及风险、或替代治疗方案、患者或家属签署是否同意检查或治疗、患者签名、医师签名等	5□ 4□ 3□ 1□ 0□		
	病危（重）通知书		包括自然项目（另页书写时）、目前诊断、病情危重情况，患方签名、医师签名并填写日期	5□ 4□ 3□ 1□ 0□		
重点医嘱	长期医嘱	住院第1天	1．二级护理 2．饮食			

续　表

监控类别 住院时间		监控项目	监控要点	分数	减分理由	备注
		住院第 2 天（术前准备日）	1．二级护理 2．饮食	5□ 4□ 3□ 1□ 0□		
		住院第 3~4 天（手术日）	1．一级护理 2．吸氧 3．禁食、水 4．生命体征监测 5．心电监护 6．抗菌药物、激素等			
		住院第 4 天（术后第 1 天）	1．一级护理 2．半流饮食 3．激素			
		住院第 5~9 天(术后日)	1．二级护理 2．普通饮食 3．根据病情及时停用激素等			
	临时医嘱	住院第 1 天	1．血常规、尿常规、血型、肝肾功能、电解质、血糖、凝血功能 2．感染性疾病筛查 3．心电图、X 线胸片 4．颅脑 3D-TOF-MRA			
		住院第 2 天（术前准备日）	1．拟明日在全麻下行三叉神经根显微血管减压术 2．术前禁食、水 3．头部备皮 4．抗生素皮试 5．其他特殊医嘱			
		住院第 3~4 天(手术日)	根据病情需要			
		住院第 4 天（术后第 1 天）	1．切口换药 2．根据病情需要，复查血常规或血生化			
		住院第 5~9 天(术后日)	根据病情需要			
		住院第 10~12 天（出院日）	1．出院带药 2．门诊随诊时间			
一般书写规范		各项内容	完整、准确、清晰、签字	5□ 4□ 3□ 1□ 0□		
变异情况		变异条件及原因	1．部分患者受血性脑脊液刺激或对 Teflon 棉或其他材料有排异反应，术后会出现发热、头痛、颈项强直等情况，需要行腰椎穿刺，可能会导致住院时间延长与费用增加 2．少数患者显微血管减压术后原有疼痛不一定立刻消失，有可能恢复一段时间后逐渐减轻或消失	5□ 4□ 3□ 1□ 0□		

（六）慢性硬脑膜下血肿

慢性硬脑膜下血肿临床路径

1．进入临床路径标准

疾病诊断：慢性硬脑膜下血肿（ICD-10：I62.003/S06.502）

手术操作：慢性硬脑膜下血肿钻孔引流术（ICD-9-CM-3：01.31）

2．病案质量监控表

<table>
<tr><th colspan="2">监控类别
住院时间</th><th colspan="2">监控项目</th><th>监控要点</th><th>分数</th><th>减分理由</th><th>备注</th></tr>
<tr><td colspan="2" rowspan="4">首页</td><td colspan="2">主要诊断名称及编码</td><td>慢性硬脑膜下血肿（ICD-10：I62.003/S06.502）</td><td rowspan="3">5□
4□
3□
1□
0□</td><td rowspan="3"></td><td rowspan="3"></td></tr>
<tr><td colspan="2">主要手术名称及编码</td><td>慢性硬脑膜下血肿钻孔引流术（ICD-9-CM-3：01.31）</td></tr>
<tr><td colspan="2">其他诊断名称及编码</td><td>无遗漏，编码准确</td></tr>
<tr><td colspan="2">其他项目</td><td>内容完整、准确、无遗漏</td><td>5□
4□
3□
1□
0□</td><td></td><td></td></tr>
<tr><td rowspan="2">住院第1天（术前准备）</td><td rowspan="2">入院记录</td><td rowspan="2">主诉与现病史</td><td>主要症状</td><td>是否记录本病最主要的症状及发病时间，如慢性颅内压增高症状和神经症状或精神智力症状或局灶性症状，并重点描述：
1．发作及加重的诱因
2．发作频率或持续时间
3．发作时间、性质、程度
4．缓解方式：自行缓解或采取某种措施缓解以及采取缓解措施的频率
5．对体力、饮食、睡眠、活动的影响</td><td>5□
4□
3□
1□
0□</td><td></td><td rowspan="2">入院24小时内完成</td></tr>
<tr><td>病情演变过程</td><td>是否描述主要症状的演变过程，如：
1．逐渐发病
2．发作性质、程度的变化</td><td>5□
4□
3□
1□
0□</td><td></td></tr>
</table>

续 表

住院时间＼监控类别		监控项目		监控要点	分数	减分理由	备注
			其他伴随症状	是否记录伴随症状，如： 复视、偏盲、一侧肢体无力和抽搐、嗜睡、精神失常等	5□ 4□ 3□ 1□ 0□		
			住院前诊疗过程	是否记录诊断、治疗情况，如： 1．是否做过头颅 CT、MRI 检查，结果是否正常 2．诊断过何种疾病 3．用过何种药物，用药时间、剂量、总量及效果如何	5□ 4□ 3□ 1□ 0□		
		既往史 个人史 家族史		是否按照病历书写规范记录，并重点记录： 1．饮食习惯、环境因素、精神因素 2．有无头部外伤史 3．慢性疾病史	5□ 4□ 3□ 1□ 0□		
		体格检查		是否按照病历书写规范记录，并记录重要体征，无遗漏，如： 1．神经功能障碍，如轻偏瘫 2．同向性偏盲、视盘水肿 3．小儿常有嗜睡、头颅增大、顶骨膨隆、囟门凸出及视网膜出血等	5□ 4□ 3□ 1□ 0□		
		辅助检查		是否记录辅助检查结果，如： 头颅 X 线、CT 及 MRI 检查等	5□ 4□ 3□ 1□ 0□		
	首次病程记录	病例特点		是否简明扼要，重点突出，无遗漏： 1．年龄、头部外伤史等 2．病情特点 3．突出的症状和体征 4．辅助检查结果 5．其他疾病史	5□ 4□ 3□ 1□ 0□		入院 8 小时内完成
		初步诊断		第一诊断为：慢性硬膜下血肿（ICD-10：I62.003/S06.502）	5□ 4□ 3□ 1□ 0□		
		诊断依据		是否充分、分析合理 1．临床表现 （1）病史多不明确，可有轻微外伤史 （2）慢性颅内压增高症状和神经症状：常于受伤后 1~3 个月逐渐出现头痛、恶心、呕吐、复视、视物模糊、一侧肢体无力和肢体抽搐等 （3）精神智力症状：表现为记忆力减退、理解力差、智力迟钝、精神失常等 （4）局灶性症状：由于血肿压迫导致轻偏瘫、失语、同向性偏盲、视盘水肿等 2．辅助检查	5□ 4□ 3□ 1□ 0□		

续 表

住院时间 \ 监控类别		监控项目	监控要点	分数	减分理由	备注
			（1）头颅 CT 扫描：颅骨内板下可见新月形或半月形混杂密度或等密度阴影，单侧慢性硬脑膜下血肿有中线移位，侧脑室受压；双侧慢性硬脑膜下血肿无明显中线移位，但有双侧侧脑室受压 （2）头颅 MRI 扫描：头颅 CT 不能明确者，选用头颅 MRI			
		鉴别诊断	是否根据病例特点与下列疾病鉴别： 1．慢性硬膜下积液 2．正常颅压脑积水 3．脑萎缩	5□ 4□ 3□ 1□ 0□		
		诊疗计划	是否全面并具有个性化： 1．完成必需的检查项目 （1）血常规、血型、尿常规 （2）凝血功能及血小板检查 （3）肝肾功能、血电解质、血糖 （4）感染性疾病筛查（乙肝、丙肝、艾滋病、梅毒等） （5）心电图、X 线胸片 （6）头颅 CT 扫描 2．根据患者病情选择：头颅 MRI 等 3．评估是否可以手术 4．术前准备 5．手术方案：慢性硬脑膜下血肿诊断明确，临床出现颅内压增高症状或局灶性症状者需手术治疗，手术首选钻孔引流；出现颅内压增高征象应急诊手术 6．对症治疗	5□ 4□ 3□ 1□ 0□		
	病程记录	上级医师查房记录	是否有重点内容并结合本病例： 1．补充病史和查体 2．诊断、鉴别诊断分析 3．完善术前检查，综合分析术前检查结果 4．手术前评估及手术指征 5．确定手术方案 6．结合本病例提出手术风险及预防措施 7．提示需要观察和注意的内容	5□ 4□ 3□ 1□ 0□		入院 48 小时内完成
		住院医师查房记录	是否记录、分析全面： 1．主要症状体征的变化，病情变化 2．具体治疗措施和术前准备完成情况，请相应科室会诊情况 3．上级医师查房意见的执行情况 4．知情告知情况，向患者或家属交代术前、术中和术后注意事项，签署手术知情同意书情况，患者及家属意见 5．手术者术前查看患者的情况	5□ 4□ 3□ 1□ 0□		

续 表

住院时间＼监控类别		监控项目	监控要点	分数	减分理由	备注
	麻醉知情同意书		是否记录： 1．一般项目 2．术前诊断 3．拟行手术方式 4．拟行麻醉方式 5．患者基础疾病及可能对麻醉产生影响的特殊情况 6．麻醉中拟行的有创操作和监测 7．麻醉风险，麻醉中及麻醉后可能发生的并发症及应对措施 8．患者签署意见并签名，如为家属或代理人要有授权委托书 9．麻醉医师签字，并写明日期时间	5□ 4□ 3□ 1□ 0□		
	麻醉术前访视记录		是否记录： 1．患者自然信息 2．患者一般情况 3．简要病史 4．与麻醉相关的辅助检查结果 5．拟行手术方式 6．拟行麻醉方式 7．麻醉适应证 8．麻醉风险及预防措施和麻醉中需注意的问题 9．术前麻醉医嘱 10．麻醉医师签字，并写明日期时间	5□ 4□ 3□ 1□ 0□		
	输血知情同意书		是否记录： 1．一般项目 2．输血指征 3．拟输血成分 4．输血前有关检查结果 5．输血风险及可能产生的不良后果及应对措施 6．患者签署意见并签名，如为家属或代理人要有授权委托书 7．医师签名并填写日期	5□ 4□ 3□ 1□ 0□		
	手术知情同意书		是否记录： 1．术前诊断 2．手术名称 3．术式选择及可能改变的术式或替代治疗方案 4．术中、术后可能出现的并发症应对措施 5．手术风险 6．患者签署意见并签名，如为家属或代理人要有授权委托书 7．经治医师和术者签名	5□ 4□ 3□ 1□ 0□		
	术前小结		是否记录： 1．简要病情 2．术前诊断及诊断依据 3．手术指征 4．拟行手术名称和方式 5．拟行麻醉方式	5□ 4□ 3□ 1□ 0□		

续 表

住院时间 \ 监控类别		监控项目	监控要点	分数	减分理由	备注
			6．术前准备 7．术中注意事项 8．术后处置意见 9．术者术前查看患者的情况			
	术前讨论		是否记录： 1．讨论地点、时间 2．参加者及主持者的姓名、职称 3．简要病情 4．术前诊断及术前准备情况 5．手术指征及手术方案 6．可能出现的意外和防范措施 7．具体讨论意见和主持人小结 8．记录者签名	5□ 4□ 3□ 1□ 0□		
住院第2天(手术日)	麻醉记录单		是否记录： 1．一般项目 2．患者一般情况和术前特殊情况 3．麻醉前用药及效果 4．术前及术中疾病诊断 5．手术方式及日期 6．麻醉方式 7．麻醉诱导及各项操作开始及结束时间 8．麻醉期间用药名称、方式及剂量 9．麻醉期间特殊或突发情况及处理 10．术中出血量、输血量、输液量等 11．手术起止时间 12．麻醉医师签名	5□ 4□ 3□ 1□ 0□		
	麻醉术后访视记录		是否记录： 1．一般项目 2．患者一般情况 3．目前麻醉恢复情况，清醒时间 4．术后医嘱、是否拔除气管插管等 5．如有特殊情况应详细记录 6．麻醉医师签字并填写日期	5□ 4□ 3□ 1□ 0□		
	手术记录		是否记录： 1．一般项目 2．手术日期 3．术前及术中诊断 4．手术名称 5．手术医师术者及助手姓名 6．护士姓名（分别记录刷手及巡回护士） 7．输血量、特殊成分输血、输液量 8．麻醉方法 9．手术经过：按照规定记录手术经过，详细描述术中引流液颜色、是否稀薄、引流量、有无血块、放置引流管及引流方式 10．术后患者去向：回病房、监护室或麻醉恢复室 11．医师签字	5□ 4□ 3□ 1□ 0□		术者术后24小时内完成

续 表

住院时间	监控类别	监控项目	监控要点	分数	减分理由	备注
	手术安全核查记录		是否记录： 1．手术安全核查记录单并且填写完整 2．手术医师、麻醉医师和手术护士三方核对，并签字齐全	5□ 4□ 3□ 1□ 0□		
	手术清点记录		是否记录： 1．一般项目 2．术中所用各种器械和敷料数量的清点核对 3．巡回护士和手术器械护士签名	5□ 4□ 3□ 1□ 0□		
	术后首次病程记录		是否记录： 1．手术时间 2．术中诊断 3．麻醉方式 4．手术简要经过 5．术后处理措施 6．术后患者一般情况 7．术后医嘱及应当特别注意观察的事项	5□ 4□ 3□ 1□ 0□		参加手术者术后即时完成
住院第3天（术后第1天）	病程记录	住院医师查房记录	是否记录、分析如下内容： 1．生命体征，病情变化，引流液性状及引流量，神经功能恢复情况 2．切口情况、换药情况、拆线情况及拔除引流管情况 3．核查辅助检查结果是否有异常 4．病情评估 5．调整治疗分析 6．上级医师意见执行情况 7．术后注意事项宣教	5□ 4□ 3□ 1□ 0□		术后连续3天须有参加手术的医师或上级医师的查房记录
		上级医师查房记录	是否记录： 1．术后病情评估 2．确定是否有术后并发症 3．术后需要注意的事项 4．术后治疗方案 5．补充、更改诊断分析和确定诊断分析	5□ 4□ 3□ 1□ 0□		
住院第4~8天（术后日）	病程记录	住院医师查房记录	是否记录、分析： 1．目前的症状体征，切口愈合情况 2．病情评估及疗效评估 3．目前的治疗情况 4．分析是否符合出院标准 5．出院后的治疗方案 6．出院后注意事项	5□ 4□ 3□ 1□ 0□		
		上级医师查房记录	是否记录、分析： 1．手术疗效评估，预期目标完成情况 2．确定符合出院标准 3．出院后治疗方案	5□ 4□ 3□ 1□ 0□		

续　表

监控类别 住院时间		监控项目	监控要点	分数	减分理由	备注
住院第9天(出院日)	病程记录	住院医师查房记录	是否记录： 1. 目前症状及体征 2. 目前治疗情况 3. 实验室检查指标正常与否 4. 向患者交代出院后注意事项	5□ 4□ 3□ 1□ 0□		
	出院记录		记录是否齐全，重要内容无遗漏，如： 1. 入院情况 2. 诊疗经过：麻醉、手术方式；术中特殊情况及处理；术后并发症等 3. 出院情况：症状、体征、功能恢复、切口愈合情况及病理结果等 4. 出院医嘱：出院带药需写明药物名称、用量、服用方法，需要调整的药物要注明调整的方法；需要复查的辅助检查；出院后患者需要注意的事项；门诊复查时间及项目等	5□ 4□ 3□ 1□ 0□		
	特殊检查、特殊治疗同意书等医学文书		包括自然项目（另页书写时）、特殊检查、特殊治疗项目名称、目的、可能出现的并发症及风险、或替代治疗方案、患者或家属签署是否同意检查或治疗、患者签名、医师签名等	5□ 4□ 3□ 1□ 0□		
	病危（重）通知书		包括自然项目（另页书写时）、目前诊断、病情危重情况，患方签名、医师签名并填写日期	5□ 4□ 3□ 1□ 0□		
重点医嘱	长期医嘱	住院第1天（术前准备日）	1. 二级护理 2. 术前禁食、水	5□ 4□ 3□ 1□ 0□		
		住院第2天（手术日）	1. 一级护理 2. 手术当天禁食、水 3. 术中用抗菌药物 4. 补液治疗			
		住院第3天（术后第1天）	1. 一级护理 2. 术后流食，根据病情改普食 3. 抗菌药物预防感染，根据病情停药 4. 补液治疗			
		住院第4~8天（术后日）	1. 普食 2. 二/三级护理			

续　表

监控类别 住院时间		监控项目	监控要点	分数	减分理由	备注
	临时医嘱	住院第1天（术前准备日）	1. 备皮（剃头） 2. 抗菌药物皮试 3. 急查血常规、凝血功能、肝肾功、电解质、血糖，感染性疾病筛查 4. 头颅CT扫描 5. 查心电图、X线胸片 6. MRI检查（必要时）			
		住院第2天（手术日）	根据病情			
		住院第3天（术后第1天）	1. 复查血常规、肝肾功能、凝血功能 2. 复查头颅CT 3. 拔除引流管（术后第3天）			
		住院第4~8天（术后日）	根据病情			
		住院第9天（出院日）	1. 出院带药 2. 门诊随诊时间			
一般书写规范		各项内容	完整、准确、清晰、签字	5□ 4□ 3□ 1□ 0□		
变异情况		变异条件及原因	1. 对于不适合手术的患者，可适当采用甘露醇脱水治疗 2. 术后因血肿黏稠等原因造成引流不畅、血肿残留、血肿复发等情况，可适当延长引流时间 3. 对于个别术后复发、钻孔引流效果不佳或无效者，应施行骨瓣开颅血肿摘除术，适应证：血肿内容物为大量血凝块；血肿壁厚，难以切开引流或引流后脑组织不能膨起者 4. 术后继发其他部位硬脑膜外血肿、硬脑膜下血肿、脑内血肿等并发症，严重者需要再次开颅手术 5. 住院后伴发其他内、外科疾病需进一步明确诊断，导致住院时间延长	5□ 4□ 3□ 1□ 0□		

十、骨　　科

（一）腰椎间盘突出症

腰椎间盘突出症临床路径

1．进入临床路径标准

疾病诊断：腰椎间盘突出症（ICD-10：M51. 0†G99. 2* /M51. 1†G55. 1* /M51. 2）

手术操作：椎间盘切除术或椎间盘置换术（ICD-9-CM-3：80. 51/84. 64/84. 65）

2．病案质量监控表

<table>
<tr><th colspan="2">监控类别
住院时间</th><th colspan="2">监控项目</th><th>监控要点</th><th>分数</th><th>减分理由</th><th>备注</th></tr>
<tr><td colspan="2" rowspan="4">首页</td><td colspan="2">主要诊断名称及编码</td><td>腰椎间盘突出症（ICD-10：M51.0† G99.2* /M51.1† G55.1*/M51.2）</td><td rowspan="3">5□
4□
3□
1□
0□</td><td rowspan="3"></td><td rowspan="3"></td></tr>
<tr><td colspan="2">主要手术名称及编码</td><td>椎间盘切除术或椎间盘置换术（ICD-9-CM-3：80.51/84.64/84.65）</td></tr>
<tr><td colspan="2">其他诊断名称及编码</td><td>无遗漏，编码准确</td></tr>
<tr><td colspan="2">其他项目</td><td>内容完整、准确、无遗漏</td><td>5□
4□
3□
1□
0□</td><td></td><td></td></tr>
<tr><td rowspan="3">住院第1天</td><td rowspan="3">入院记录</td><td rowspan="3">主诉与现病史</td><td>主要症状</td><td>是否记录本病最主要的症状及发病时间，如腰、腿疼痛、腰部活动受限，并重点描述：
1．发作及加重的诱因
2．发作特点
3．疼痛性质、程度
4．缓解方式：自行缓解或采取某种措施缓解
5．对体力、饮食、睡眠、活动的影响</td><td>5□
4□
3□
1□
0□</td><td></td><td rowspan="3">入院24小时内完成</td></tr>
<tr><td>病情演变过程</td><td>是否描述主要症状的演变过程</td><td>5□
4□
3□
1□
0□</td><td></td></tr>
<tr><td>其他伴随症状</td><td>是否记录伴随症状，如：
脊柱侧弯、皮肤感觉改变</td><td>5□
4□
3□
1□
0□</td><td></td></tr>
</table>

续　表

住院时间 \ 监控类别		监控项目	监控要点	分数	减分理由	备注
		住院前诊疗过程	是否记录诊断、治疗情况，如： 1．做过何种检查，结果是否正常 2．诊断过何种疾病 3．用过何种药物，用药时间、剂量、总量及效果如何	5□ 4□ 3□ 1□ 0□		
		既往史 个人史 家族史	是否按照病历书写规范记录，并重点记录： 1．饮食习惯、环境因素、精神因素 2．慢性疾病史 3．家族中有无类似患者	5□ 4□ 3□ 1□ 0□		
		体格检查	是否按照病历书写规范记录，并记录重要体征，无遗漏，如： 1．腰骶关节，左、右侧腰部压痛或活动受限，腰椎可有侧弯 2．Lasegue 征阳性、Bragard 征阳性，有时会出现 Lewen 征阳性 3．与受压神经根相应的肌力降低，皮肤感觉异常，腱反射异常	5□ 4□ 3□ 1□ 0□		
		辅助检查	是否记录辅助检查结果，如： X 线、CT、MRI 检查	5□ 4□ 3□ 1□ 0□		
	首次病程记录	病例特点	是否简明扼要，重点突出，无遗漏： 1．年龄、性别、职业、特殊的生活习惯等 2．病情特点 3．突出的症状和体征 4．辅助检查结果 5．其他疾病史	5□ 4□ 3□ 1□ 0□		入院8小时内完成
		初步诊断	第一诊断为：腰椎间盘突出症（ICD-10：M51.0† G99.2* /M51.1† G55.1*/M51.2）	5□ 4□ 3□ 1□ 0□		
		诊断依据	是否充分、分析合理： 1．病史：单侧或双侧神经根损伤或马尾神经损伤的症状 2．体征：单侧或双侧神经根损伤或马尾神经损伤的阳性体征 3．影像学检查：有椎间盘突出或脱出压迫神经根或马尾神经的表现	5□ 4□ 3□ 1□ 0□		

续 表

监控类别 住院时间		监控项目	监控要点	分数	减分理由	备注
		鉴别诊断	是否根据病例特点与下列疾病鉴别： 1．腰扭伤 2．腰椎结核 3．腰椎肿瘤 4．腰椎管狭窄 5．腰椎滑脱	5□ 4□ 3□ 1□ 0□		
		诊疗计划	是否全面并具有个性化： 1．完成必需的检查项目 （1）血常规、尿常规、粪常规 （2）肝肾功能、血电解质、血糖 （3）凝血功能 （4）感染性疾病筛查（乙肝、丙肝、艾滋病、梅毒等） （5）胸片、心电图 （6）腰椎正侧位及伸屈侧位片、CT 和 MRI 2．根据患者病情选择 （1）肺功能、超声心动图（老年人或既往有相关病史者） （2）对于部分诊断不明确的患者，术前可能需要肌电图、诱发电位检查、椎间盘造影、小关节封闭、神经根封闭或硬膜外封闭以确诊 3．评估是否可以手术 4．术前准备 5．手术方案：椎间盘切除术；椎间盘置换术 6．对症治疗	5□ 4□ 3□ 1□ 0□		
	病程记录	上级医师查房记录	是否有重点内容并结合本病例： 1．补充病史和查体 2．诊断、鉴别诊断分析 3．完善术前检查 4．提示需要观察和注意的内容	5□ 4□ 3□ 1□ 0□		入院48 小时内完成
		住院医师查房记录	是否记录、分析全面： 1．主要症状体、征的变化，病情变化 2．具体治疗措施和术前准备 3．上级医师查房意见的执行情况 4．知情告知情况，患者及家属意见	5□ 4□ 3□ 1□ 0□		
住院第 2~3 天（术前准备日）	病程记录	住院医师查房记录	是否记录： 1．目前症状及体征变化 2．术前准备工作完成情况，包括检查、药物、配血、备皮、麻醉科会诊意见等，以及检查结果等对手术的影响分析 3．请相应科室会诊情况 4．对症治疗具体内容 5．向患者或家属交代术前、术中和术后注意事项，签署手术知情同意书情况 6．手术者术前查看患者的情况	5□ 4□ 3□ 1□ 0□		

续 表

住院时间 \ 监控类别		监控项目	监控要点	分数	减分理由	备注
		上级医师查房记录	是否记录： 1．综合分析术前检查结果 2．手术前评估及手术指征 3．确定手术方案 4．结合本病例提出手术风险及预防措施	5□ 4□ 3□ 1□ 0□		
	麻醉知情同意书		是否记录： 1．一般项目 2．术前诊断 3．拟行手术方式 4．拟行麻醉方式 5．患者基础疾病及可能对麻醉产生影响的特殊情况 6．麻醉中拟行的有创操作和监测 7．麻醉风险，麻醉中及麻醉后可能发生的并发症及应对措施 8．患者签署意见并签名，如为家属或代理人要有授权委托书 9．麻醉医师签字，并写明日期时间	5□ 4□ 3□ 1□ 0□		
	麻醉术前访视记录		是否记录： 1．患者自然信息 2．患者一般情况 3．简要病史 4．与麻醉相关的辅助检查结果 5．拟行手术方式 6．拟行麻醉方式 7．麻醉适应证 8．麻醉风险及预防措施和麻醉中需注意的问题 9．术前麻醉医嘱 10．麻醉医师签字，并写明日期时间	5□ 4□ 3□ 1□ 0□		
	输血知情同意书		是否记录： 1．一般项目 2．输血指征 3．拟输血成分 4．输血前有关检查结果 5．输血风险及可能产生的不良后果及应对措施 6．患者签署意见并签名，如为家属或代理人要有授权委托书 7．医师签名并填写日期	5□ 4□ 3□ 1□ 0□		
	手术知情同意书		是否记录： 1．术前诊断 2．手术名称 3．术式选择及可能改变的术式或替代治疗方案 4．术中、术后可能出现的并发症应对措施 5．手术风险 6．患者签署意见并签名，如为家属或代理人要有授权委托书 7．经治医师和术者签名	5□ 4□ 3□ 1□ 0□		

续 表

住院时间 \ 监控类别		监控项目	监控要点	分数	减分理由	备注
	术前小结		是否记录： 1．简要病情 2．术前诊断及诊断依据 3．手术指征 4．拟行手术名称和方式 5．拟行麻醉方式 6．术前准备 7．术中注意事项 8．术后处置意见 9．术者术前查看患者的情况	5□ 4□ 3□ 1□ 0□		
	术前讨论		是否记录： 1．讨论地点、时间 2．参加者及主持者的姓名、职称 3．简要病情 4．术前诊断及术前准备情况 5．手术指征及手术方案 6．可能出现的意外和防范措施 7．具体讨论意见和主持人小结 8．记录者签名	5□ 4□ 3□ 1□ 0□		
住院第4~5天（手术日）	麻醉记录单		是否记录： 1．一般项目 2．患者一般情况和术前特殊情况 3．麻醉前用药及效果 4．术前及术中疾病诊断 5．手术方式及日期 6．麻醉方式 7．麻醉诱导及各项操作开始及结束时间 8．麻醉期间用药名称、方式及剂量 9．麻醉期间特殊或突发情况及处理 10．术中出血量、输血量、输液量等 11．手术起止时间 12．麻醉医师签名	5□ 4□ 3□ 1□ 0□		
	麻醉术后访视记录		是否记录： 1．一般项目 2．患者一般情况 3．目前麻醉恢复情况，清醒时间 4．术后医嘱、是否拔除气管插管等 5．如有特殊情况应详细记录 6．麻醉医师签字并填写日期	5□ 4□ 3□ 1□ 0□		

续　表

住院时间 \ 监控类别		监控项目	监控要点	分数	减分理由	备注
	手术记录		是否记录： 1．一般项目 2．手术日期 3．术前及术中诊断 4．手术名称 5．手术医师术者及助手姓名 6．护士姓名（分别记录刷手及巡回护士） 7．输血量、特殊成分输血、输液量 8．麻醉方法 9．手术经过：按照规定记录手术经过，详细描述椎间盘切除情况以及置换情况，并记录置换产品的型号、规格，并将产品的条形码粘贴在病历中 10．术后患者去向：回病房、监护室或麻醉恢复室 11．医师签字	5□ 4□ 3□ 1□ 0□		术者术后24小时内完成
	手术安全核查记录		是否记录： 1．手术安全核查记录单并且填写完整 2．手术医师、麻醉医师和手术护士三方核对，并签字齐全	5□ 4□ 3□ 1□ 0□		
	手术清点记录		是否记录： 1．一般项目 2．术中所用各种器械和敷料数量的清点核对 3．巡回护士和手术器械护士签名	5□ 4□ 3□ 1□ 0□		
	术后首次病程记录		是否记录： 1．手术时间 2．术中诊断 3．麻醉方式 4．手术简要经过 5．术后处理措施 6．术后患者一般情况 7．术后医嘱及应当特别注意观察的事项	5□ 4□ 3□ 1□ 0□		参加手术者术后即时完成
住院第5~8天（术后第1~3天）	病程记录	住院医师查房记录	是否记录、分析如下内容： 1．生命体征，病情变化，引流液性状和量，饮食恢复情况和药物不良反应 2．切口情况、换药情况、拆线情况、拔除引流管情况 3．核查辅助检查结果是否有异常 4．病情评估 5．调整治疗分析 6．上级医师意见执行情况 7．术后注意事项宣教	5□ 4□ 3□ 1□ 0□		术后连续3天须有参加手术的医师或上级医师的查房记录

续 表

监控类别 住院时间		监控项目	监控要点	分数	减分理由	备注
		上级医师查房记录	是否记录： 1．术后病情评估 2．确定是否有术后并发症 3．术后需要注意的事项 4．术后治疗方案 5．补充、更改诊断分析和确定诊断分析	5□ 4□ 3□ 1□ 0□		
住院第7~14天（术后日）	病程记录	住院医师查房记录	是否记录、分析： 1．目前的症状、体征，切口愈合情况 2．病情评估及疗效评估 3．目前的治疗情况 4．分析是否符合出院标准 5．出院后的治疗方案 6．出院后注意事项	5□ 4□ 3□ 1□ 0□		
		上级医师查房记录	是否记录、分析： 1．手术疗效评估，预期目标完成情况 2．确定符合出院标准 3．出院后治疗方案	5□ 4□ 3□ 1□ 0□		
住院第8~15天（出院日）	病程记录	住院医师查房记录	是否记录： 1．目前症状及体征 2．目前治疗情况 3．实验室检查指标正常与否 4．向患者交代出院后注意事项	5□ 4□ 3□ 1□ 0□		
	出院记录		记录是否齐全，重要内容无遗漏，如： 1．入院情况 2．诊疗经过：麻醉、手术方式；术中特殊情况及处理；术后并发症等 3．出院情况：症状、体征、功能恢复、切口愈合情况及病理结果等 4．出院医嘱：出院带药需写明药物名称、用量、服用方法，需要调整的药物要注明调整的方法；需要复查的辅助检查；出院后患者需要注意的事项；门诊复查时间及项目等	5□ 4□ 3□ 1□ 0□		
	特殊检查、特殊治疗同意书等医学文书		包括自然项目（另页书写时）、特殊检查、特殊治疗项目名称、目的、可能出现的并发症及风险、或替代治疗方案、患者或家属签署是否同意检查或治疗、患者签名、医师签名等	5□ 4□ 3□ 1□ 0□		
	病危（重）通知书		包括自然项目（另页书写时）、目前诊断、病情危重情况，患方签名、医师签名并填写日期	5□ 4□ 3□ 1□ 0□		
重点医嘱	长期医嘱	住院第1~3天（术前准备日）	1．骨科护理常规 2．二级护理 3．饮食 4．患者既往基础用药			

续 表

监控类别 / 住院时间		监控项目	监控要点	分数	减分理由	备注
		住院第 4~5 天（手术日）	1．麻醉后护理常规 2．腰椎术后护理常规 3．一级护理 4．明日饮食 5．轴线翻身 6．伤口引流记量 7．留置尿管 8．抗生素 9．激素 10．神经营养药物	5□ 4□ 3□ 1□ 0□		
		住院第 5~8 天（术后第 1~3 天）	1．麻醉后护理常规 2．腰椎术后护理常规 3．一/二级护理 4．饮食 5．伤口引流记量/根据情况拔管停记引流量 6．留置尿管/拔管 7．抗生素/停抗生素 8．激素/停激素 9．神经营养药物 10．脱水（根据情况） 11．消炎镇痛药物			
		住院第 7~14 天（术后日）	1．麻醉后护理常规 2．腰椎术后护理常规 3．一/二级护理 4．饮食 5．神经营养药物 6．脱水（根据情况） 7．消炎镇痛药物 8．停抗生素 9．停尿管			
	临时医嘱	住院第 1 天	1．血常规、尿常规、粪常规 2．凝血功能 3．感染性疾病筛查 4．肝肾功能、电解质、血糖 5．胸片、心电图 6．腰椎平片、CT/MRI 7．肺功能、超声心动图（根据患者情况选择） 8．请相关科室会诊			
		住院第 2~3 天（术前准备日）	1．术前医嘱：常规准备明日在全麻或硬膜外麻醉/腰麻下行腰椎间盘切除术/腰椎人工间盘置换术 2．术前禁食、水 3．抗生素皮试 4．配血 5．一次性导尿包 6．备皮 7．术前晚灌肠			

续 表

<table>
<tr><th colspan="2">监控类别
住院时间</th><th>监控项目</th><th>监控要点</th><th>分数</th><th>减分理由</th><th>备注</th></tr>
<tr><td rowspan="4"></td><td rowspan="4"></td><td>住院第 4~5 天（手术日）</td><td>1．心电、血压、血氧监护
2．吸氧
3．补液
4．其他特殊医嘱</td><td rowspan="4"></td><td rowspan="4"></td><td rowspan="4"></td></tr>
<tr><td>住院第 5~8 天（术后第 1~3 天）</td><td>1．通便
2．镇痛
3．补液（根据情况）
4．换药</td></tr>
<tr><td>住院第 7~14 天（术后日）</td><td>术后腰椎平片</td></tr>
<tr><td>住院第 8~15 天（出院日）</td><td>1．出院带药
2．门诊随诊时间</td></tr>
<tr><td colspan="2">一般书写规范</td><td>各项内容</td><td>完整、准确、清晰、签字</td><td>5□
4□
3□
1□
0□</td><td></td><td></td></tr>
<tr><td colspan="2">变异情况</td><td>变异条件及原因</td><td>1．围术期并发症：伤口感染、神经血管输尿管损伤、硬膜外血肿、内植物松动等造成住院日延长和费用增加
2．内科合并症：老年患者常合并基础疾病，如脑血管或心血管病、糖尿病、血栓等，手术可能导致这些疾病加重而需要进一步治疗，从而延长治疗时间，并增加住院费用
3．内植物的选择：由于病情不同，使用不同的内植物，可能导致住院费用存在差异</td><td>5□
4□
3□
1□
0□</td><td></td><td></td></tr>
</table>

（二）颈椎病脊髓型

颈椎病脊髓型临床路径

1．进入临床路径标准

疾病诊断：颈椎病脊髓型（ICD-10：M47.1† G99.2*）

手术操作：颈前路减压植骨固定、颈后路减压植骨固定、颈前后联合入路减压植骨固定术（ICD-9-CM-3：81.02/81.03）

2．病案质量监控表

<table>
<tr><th colspan="2">监控类别
住院时间</th><th colspan="2">监控项目</th><th>监控要点</th><th>分数</th><th>减分理由</th><th>备注</th></tr>
<tr><td colspan="2" rowspan="4">首页</td><td colspan="2">主要诊断名称及编码</td><td>颈椎病脊髓型（ICD-10：M47.1† G99.2*）</td><td rowspan="3">5□
4□
3□
1□
0□</td><td rowspan="3"></td><td rowspan="3"></td></tr>
<tr><td colspan="2">主要手术名称及编码</td><td>颈前路减压植骨固定、颈后路减压植骨固定、颈前后联合入路减压植骨固定术（ICD-9-CM-3：81.02/81.03）</td></tr>
<tr><td colspan="2">其他诊断名称及编码</td><td>无遗漏，编码准确</td></tr>
<tr><td colspan="2">其他项目</td><td>内容完整、准确、无遗漏</td><td>5□
4□
3□
1□
0□</td><td></td><td></td></tr>
<tr><td rowspan="3">住院第1天</td><td rowspan="3">入院记录</td><td rowspan="3">主诉与现病史</td><td>主要症状</td><td>是否记录本病最主要的症状及发病时间，如肢体的麻木、酸胀、烧灼感、发僵、无力等，并重点描述：
1．发作及加重的诱因
2．发病特点
3．程度
4．缓解方式：自行缓解或采取某种措施缓解
5．对体力、饮食、睡眠、活动的影响</td><td>5□
4□
3□
1□
0□</td><td></td><td rowspan="3">入院24小时内完成</td></tr>
<tr><td>病情演变过程</td><td>是否描述病情的演变过程</td><td>5□
4□
3□
1□
0□</td><td></td></tr>
<tr><td>其他伴随症状</td><td>是否记录伴随症状，如：
肢体不灵活，步态笨拙，走路不稳，甚至卧床不起，尿不能自解</td><td>5□
4□
3□
1□
0□</td><td></td></tr>
</table>

续 表

住院时间	监控类别	监控项目	监控要点	分数	减分理由	备注
		住院前诊疗过程	是否记录诊断、治疗情况，如： 1．做过何种检查，结果是否正常 2．诊断过何种疾病 3．用过何种药物，用药时间、剂量、总量及效果如何	5□ 4□ 3□ 1□ 0□		
		既往史 个人史 家族史	是否按照病历书写规范记录，并重点记录： 1．饮食习惯、环境因素、精神因素 2．慢性疾病史 3．家族中有无类似患者	5□ 4□ 3□ 1□ 0□		
		体格检查	是否按照病历书写规范记录，并记录重要体征，无遗漏，如： 1．颈髓单侧受压可出现脊髓半切综合征 2．双侧受压早期感觉、运动障碍，晚期痉挛性瘫痪，肢体肌力下降，肌张力增高，腱反射亢进，浅反射消失，病理反射阳性	5□ 4□ 3□ 1□ 0□		
		辅助检查	是否记录辅助检查结果，如： X 线、CT、MRI 检查等	5□ 4□ 3□ 1□ 0□		
	首次病程记录	病例特点	是否简明扼要，重点突出，无遗漏： 1．年龄、特殊的生活习惯及嗜好等 2．病情特点 3．突出的症状和体征 4．辅助检查结果 5．其他疾病史	5□ 4□ 3□ 1□ 0□		入院8小时内完成
		初步诊断	第一诊断为：颈椎病脊椎型（ICD-10：M47.1† G99.2*）	5□ 4□ 3□ 1□ 0□		
		诊断依据	是否充分、分析合理： 1．病史：有颈脊髓压迫的临床症状 2．体征：出现颈脊髓压迫的阳性体征 3．影像学检查发现颈椎间盘组织退变及其引起的继发改变	5□ 4□ 3□ 1□ 0□		
		鉴别诊断	是否根据病例特点与下列疾病鉴别： 1．颈椎结核 2．颈椎肿瘤 3．颈髓空洞	5□ 4□ 3□ 1□ 0□		
		诊疗计划	是否全面并具有个性化： 1．完成必需的检查项目 （1）血常规、尿常规 （2）肝肾功能、电解质、血糖	5□ 4□ 3□ 1□ 0□		

续 表

监控类别 / 住院时间		监控项目	监控要点	分数	减分理由	备注
			（3）凝血功能 （4）感染性疾病筛查（乙肝、丙肝、艾滋病、梅毒等） （5）胸片、心电图 （6）颈椎正侧伸屈位片、CT 和 MRI 2．根据患者病情选择 （1）肺功能、超声心动图（老年人或既往有相关病史者） （2）术前可能需要肌电图、诱发电位检查； （3）有相关疾病者必要时请相应科室会诊 3．评估是否可以手术 4．术前准备 5．手术方案：颈前路减压植骨固定、颈后路减压植骨固定、颈前后联合入路减压植骨固定术 6．对症治疗			
	病程记录	上级医师查房记录	是否有重点内容并结合本病例： 1．补充病史和查体 2．诊断、鉴别诊断分析 3．完善术前检查 4．提示需要观察和注意的内容	5□ 4□ 3□ 1□ 0□		入院 48 小时内完成
		住院医师查房记录	是否记录、分析全面： 1．主要症状、体征的变化，病情变化 2．具体治疗措施和术前准备 3．上级医师查房意见的执行情况 4．知情告知情况，患者及家属意见	5□ 4□ 3□ 1□ 0□		
住院第 2~5 天（术前准备日）	病程记录	住院医师查房记录	是否记录： 1．目前症状及体征变化 2．术前准备工作完成情况，包括检查、药物、配血、备皮、麻醉科会诊意见等，以及检查结果等对手术的影响分析 3．请相应科室会诊情况 4．对症治疗具体内容 5．向患者或家属交代术前、术中和术后注意事项，签署手术知情同意书情况 6．手术者术前查看患者的情况	5□ 4□ 3□ 1□ 0□		
		上级医师查房记录	是否记录： 1．综合分析术前检查结果 2．手术前评估及手术指征 3．确定手术方案 4．结合本病例提出手术风险及预防措施	5□ 4□ 3□ 1□ 0□		

续 表

监控类别 / 住院时间		监控项目	监控要点	分数	减分理由	备注
	麻醉知情同意书		是否记录： 1．一般项目 2．术前诊断 3．拟行手术方式 4．拟行麻醉方式 5．患者基础疾病及可能对麻醉产生影响的特殊情况 6．麻醉中拟行的有创操作和监测 7．麻醉风险，麻醉中及麻醉后可能发生的并发症及应对措施 8．患者签署意见并签名，如为家属或代理人要有授权委托书 9．麻醉医师签字，并写明日期时间	5□ 4□ 3□ 1□ 0□		
	麻醉术前访视记录		是否记录： 1．患者自然信息 2．患者一般情况 3．简要病史 4．与麻醉相关的辅助检查结果 5．拟行手术方式 6．拟行麻醉方式 7．麻醉适应证 8．麻醉风险及预防措施和麻醉中需注意的问题 9．术前麻醉医嘱 10．麻醉医师签字，并写明日期时间	5□ 4□ 3□ 1□ 0□		
	输血知情同意书		是否记录： 1．一般项目 2．输血指征 3．拟输血成分 4．输血前有关检查结果 5．输血风险及可能产生的不良后果及应对措施 6．患者签署意见并签名，如为家属或代理人要有授权委托书 7．医师签名并填写日期	5□ 4□ 3□ 1□ 0□		
	手术知情同意书		是否记录： 1．术前诊断 2．手术名称 3．术式选择及可能改变的术式或替代治疗方案 4．术中、术后可能出现的并发症应对措施 5．手术风险 6．患者签署意见并签名，如为家属或代理人要有授权委托书 7．经治医师和术者签名	5□ 4□ 3□ 1□ 0□		

续 表

住院时间 \ 监控类别	监控项目		监控要点	分数	减分理由	备注
	术前小结		是否记录： 1．简要病情 2．术前诊断及诊断依据 3．手术指征 4．拟行手术名称和方式 5．拟行麻醉方式 6．术前准备 7．术中注意事项 8．术后处置意见 9．术者术前查看患者的情况	5□ 4□ 3□ 1□ 0□		
	术前讨论		是否记录： 1．讨论地点、时间 2．参加者及主持者的姓名、职称 3．简要病情 4．术前诊断及术前准备情况 5．手术指征及手术方案 6．可能出现的意外和防范措施 7．具体讨论意见和主持人小结 8．记录者签名	5□ 4□ 3□ 1□ 0□		
住院第4~6天（手术日）	麻醉记录单		是否记录： 1．一般项目 2．患者一般情况和术前特殊情况 3．麻醉前用药及效果 4．术前及术中疾病诊断 5．手术方式及日期 6．麻醉方式 7．麻醉诱导及各项操作开始及结束时间 8．麻醉期间用药名称、方式及剂量 9．麻醉期间特殊或突发情况及处理 10．术中出血量、输血量、输液量等 11．手术起止时间 12．麻醉医师签名	5□ 4□ 3□ 1□ 0□		
	麻醉术后访视记录		是否记录： 1．一般项目 2．患者一般情况 3．目前麻醉恢复情况，清醒时间 4．术后医嘱、是否拔除气管插管等 5．如有特殊情况应详细记录 6．麻醉医师签字并填写日期	5□ 4□ 3□ 1□ 0□		

续 表

住院时间 \ 监控类别		监控项目	监控要点	分数	减分理由	备注
	手术记录		是否记录： 1．一般项目 2．手术日期 3．术前及术中诊断 4．手术名称 5．手术医师术者及助手姓名 6．护士姓名（分别记录刷手及巡回护士） 7．输血量、特殊成分输血、输液量 8．麻醉方法 9．手术经过：按照规定记录手术经过，并详细记录取骨及植骨情况 10．术后患者去向：回病房、监护室或麻醉恢复室 11．医师签字	5□ 4□ 3□ 1□ 0□		术者术后24小时内完成
	手术安全核查记录		是否记录： 1．手术安全核查记录单并且填写完整 2．手术医师、麻醉医师和手术护士三方核对，并签字齐全	5□ 4□ 3□ 1□ 0□		
	手术清点记录		是否记录： 1．一般项目 2．术中所用各种器械和敷料数量的清点核对 3．巡回护士和手术器械护士签名	5□ 4□ 3□ 1□ 0□		
	术后首次病程记录		是否记录： 1．手术时间 2．术中诊断 3．麻醉方式 4．手术简要经过 5．术后处理措施 6．术后患者一般情况 7．术后医嘱及应当特别注意观察的事项	5□ 4□ 3□ 1□ 0□		参加手术者术后即时完成
住院第5~9天（术后第1~3天）	病程记录	住院医师查房记录	是否记录、分析如下内容： 1．生命体征，病情变化，引流量及性状、饮食恢复情况和药物不良反应 2．切口情况、换药情况、拆线情况、拔除引流管情况 3．核查辅助检查结果是否有异常 4．病情评估 5．调整治疗分析 6．上级医师意见执行情况 7．术后注意事项宣教	5□ 4□ 3□ 1□ 0□		术后连续3天须有参加手术的医师或上级医师的查房记录
		上级医师查房记录	是否记录： 1．术后病情评估 2．确定是否有术后并发症 3．术后需要注意的事项 4．术后治疗方案 5．补充、更改诊断分析和确定诊断分析	5□ 4□ 3□ 1□ 0□		

续 表

住院时间 \ 监控类别		监控项目	监控要点	分数	减分理由	备注
住院第8~10天（术后日）	病程记录	住院医师查房记录	是否记录、分析： 1. 目前的症状、体征，切口愈合情况 2. 病情评估及疗效评估 3. 目前的治疗情况 4. 分析是否符合出院标准 5. 出院后的治疗方案 6. 出院后注意事项	5□ 4□ 3□ 1□ 0□		
		上级医师查房记录	是否记录、分析： 1. 手术疗效评估，预期目标完成情况 2. 确定符合出院标准 3. 出院后治疗方案	5□ 4□ 3□ 1□ 0□		
住院第9~15天（出院日）	病程记录	住院医师查房记录	是否记录： 1. 目前症状及体征 2. 目前治疗情况 3. 实验室检查指标正常与否 4. 向患者交代出院后注意事项	5□ 4□ 3□ 1□ 0□		
	出院记录		记录是否齐全，重要内容无遗漏，如： 1. 入院情况 2. 诊疗经过：麻醉、手术方式；术中特殊情况及处理；术后并发症等 3. 出院情况：症状、体征、功能恢复、切口愈合情况及病理结果等 4. 出院医嘱：出院带药需写明药物名称、用量、服用方法，需要调整的药物要注明调整的方法；需要复查的辅助检查；出院后患者需要注意的事项；门诊复查时间及项目等	5□ 4□ 3□ 1□ 0□		
	特殊检查、特殊治疗同意书等医学文书		包括自然项目（另页书写时）、特殊检查、特殊治疗项目名称、目的、可能出现的并发症及风险、或替代治疗方案、患者或家属签署是否同意检查或治疗、患者签名、医师签名等	5□ 4□ 3□ 1□ 0□		
	病危（重）通知书		包括自然项目（另页书写时）、目前诊断、病情危重情况，患方签名、医师签名并填写日期	5□ 4□ 3□ 1□ 0□		
重点医嘱	长期医嘱	住院第1天	1. 骨科护理常规 2. 二级护理 3. 饮食 4. 患者既往基础用药	5□ 4□ 3□ 1□ 0□		
		住院第2~5天（术前准备日）	同上			

续 表

住院时间 \ 监控类别		监控项目	监控要点	分数	减分理由	备注
		住院第 4~6 天（手术日）	1．全麻/局麻+强化后护理常规 2．颈椎术后护理常规 3．一级护理 4．明日普食/糖尿病饮食/低盐低脂饮食 5．伤口引流记量 6．留置尿管 7．抗生素 8．激素 9．神经营养药物			
		住院第 5~9 天（术后第 1~3 天）	1．颈椎术后护理常规 2．饮食 3．一级护理 4．脱水（根据情况） 5．激素 6．神经营养药物 7．消炎镇痛药物 8．雾化吸入（根据情况） 9．抗凝治疗（根据情况） 10．拔除尿管 11．拔除引流（根据情况）			
		住院第 8~10 天（术后日）	1．全麻后护理常规 2．颈椎术后护理常规 3．饮食 4．二级护理			
	临时医嘱	住院第 1 天	1．血常规、尿常规 2．凝血功能 3．肝肾功能、电解质、血糖 4．感染性疾病筛查 5．胸片、心电图 6．颈椎平片、CT、MRI 7．心肌酶、肺功能、超声心动图（根据病情需要决定） 8．请相关科室会诊，根据会诊科室要求安排检查和化验单			
		住院第 2~3 天（术前准备日）	1．常规准备明日在全麻/局麻+强化下行颈前路减压植骨内固定术或颈后路椎管成形术或颈前路+颈后路手术 2．术前禁食、水 3．抗生素皮试 4．配血 5．一次性导尿包			
		住院第 4~6 天（手术日）	1．心电血压监护、吸氧 2．补液（根据病情） 3．其他特殊医嘱			

续　表

住院时间 \ 监控类别		监控项目	监控要点	分数	减分理由	备注
		住院第 5~9 天（术后第 1~3 天）	1．通便 2．镇痛 3．补液（根据情况） 4．换药（根据情况）			
		住院第 8~10 天（术后日）	换药（根据情况）			
		住院第 9~15 天（出院日）	1．出院带药 2．门诊随诊时间			
一般书写规范		各项内容	完整、准确、清晰、签字	5□ 4□ 3□ 1□ 0□		
变异情况		变异条件及原因	1．围术期并发症：内植物松动、伤口感染、脊髓等神经损伤、血管损伤、食管损伤、硬膜外血肿和伤口血肿等造成住院日延长和费用增加 2．内科合并症：老年患者常合并基础疾病，如脑血管或心血管病、糖尿病、血栓等，手术可能导致这些疾病加重而需要进一步治疗，从而延长治疗时间，并增加住院费用 3．有上胸椎同时累及者，可能同期手术 4．内植物的选择：由于病情不同，使用不同的内植物，可能导致住院费用存在差异	5□ 4□ 3□ 1□ 0□		

（三）重度膝关节骨关节炎

重度膝关节骨关节炎临床路径

1．进入临床路径标准

疾病诊断：重度膝关节骨关节炎（ICD-10：M17）

手术操作：全膝关节置换术（ICD-9-CM-3：81.54）

2．病案质量监控表

<table>
<tr><th colspan="2">监控类别
住院时间</th><th colspan="2">监控项目</th><th>监控要点</th><th>分数</th><th>减分理由</th><th>备注</th></tr>
<tr><td colspan="2" rowspan="4">首页</td><td colspan="2">主要诊断名称及编码</td><td>重度膝关节骨关节炎（ICD-10：M17）</td><td rowspan="3">5□
4□
3□
1□
0□</td><td rowspan="3"></td><td rowspan="3"></td></tr>
<tr><td colspan="2">主要手术名称及编码</td><td>全膝关节置换术（ICD-9-CM-3：81.54）</td></tr>
<tr><td colspan="2">其他诊断名称及编码</td><td>无遗漏，编码准确</td></tr>
<tr><td colspan="2">其他项目</td><td>内容完整、准确、无遗漏</td><td>5□
4□
3□
1□
0□</td><td></td><td></td></tr>
<tr><td rowspan="3">住院第1天</td><td rowspan="3">入院记录</td><td rowspan="3">主诉与现病史</td><td>主要症状</td><td>是否记录本病最主要的症状及发病时间——膝关节疼痛，并重点描述：
1．发作及加重的诱因
2．发作特点
3．疼痛性质、程度
4．缓解方式
5．对体力、饮食、睡眠、活动的影响</td><td>5□
4□
3□
1□
0□</td><td></td><td rowspan="3">入院24小时内完成</td></tr>
<tr><td>病情演变过程</td><td>是否描述主要症状的演变过程</td><td>5□
4□
3□
1□
0□</td><td></td></tr>
<tr><td>其他伴随症状</td><td>是否记录伴随症状，如：
膝关节内外翻畸形、明显的功能障碍、关节积液</td><td>5□
4□
3□
1□
0□</td><td></td></tr>
</table>

续 表

住院时间	监控类别	监控项目	监控要点	分数	减分理由	备注
		住院前诊疗过程	是否记录诊断、治疗情况，如： 1．做过何种检查，结果是否正常 2．诊断过何种疾病 3．用过何种药物，用药时间、剂量、总量及效果如何	5□ 4□ 3□ 1□ 0□		
		既往史 个人史 家族史	是否按照病历书写规范记录，并重点记录： 1．饮食习惯、环境因素、精神因素、外伤史 2．慢性疾病史 3．家族中有无类似患者	5□ 4□ 3□ 1□ 0□		
		体格检查	是否按照病历书写规范记录，并记录重要体征，无遗漏，如： 1．膝关节肿胀，滑膜明显增厚 2．活动受限，有明显的关节摩擦感 3．膝关节有内翻或外翻畸形 4．膝关节有积液，浮髌实验阳性	5□ 4□ 3□ 1□ 0□		
		辅助检查	是否记录辅助检查结果，如： X线、MRI、CT检查	5□ 4□ 3□ 1□ 0□		
	首次病程记录	病例特点	是否简明扼要，重点突出，无遗漏： 1．年龄、性别、生活习惯、外伤史及嗜好等 2．病情特点 3．突出的症状和体征 4．辅助检查结果 5．其他疾病史	5□ 4□ 3□ 1□ 0□		入院8小时内完成
		初步诊断	第一诊断为：重症膝关节骨关节炎（ICD-10：M17）	5□ 4□ 3□ 1□ 0□		
		诊断依据	是否充分、分析合理： 1．病史：膝关节间断疼痛多年，近期加重伴活动受限 2．体征：膝关节肿胀、出现屈曲挛缩及内翻或者外翻畸形，膝关节活动度不同程度受限，过屈过伸时疼痛明显 3．辅助检查：膝关节负重位X线片可见明显的髌股关节病变，内侧、外侧或双侧关节间隙明显变窄或消失	5□ 4□ 3□ 1□ 0□		
		鉴别诊断	是否根据病例特点与下列疾病鉴别： 1．类风湿性关节炎 2．化脓性关节炎 3．绒毛结节滑膜炎 4．膝关节结核	5□ 4□ 3□ 1□ 0□		

续 表

住院时间	监控类别	监控项目	监控要点	分数	减分理由	备注
		诊疗计划	是否全面并具有个性化： 1．完成必需的检查项目 （1）血常规、尿常规 （2）肝肾功能、电解质、血糖、血脂 （3）红细胞沉降率、C 反应蛋白（CRP） （4）凝血功能 （5）感染性疾病筛查（乙肝、丙肝、艾滋病、梅毒等） （6）胸片、心电图 （7）双侧膝关节正侧位 X 线片及髌骨轴位片 2．根据患者病情选择 （1）负重位 X 线片或双下肢全长片（必要时） （2）超声心动图、血气和肺功能 （3）腰椎或颈椎正侧位 X 线片、MRI 检查（病史或体检提示有脊柱病变者） （4）术前配血 （5）有相关疾病者及时请相关科室会诊 3．评估是否可以手术 4．术前准备 5．手术方案：全膝关节置换术 6．对症治疗	5□ 4□ 3□ 1□ 0□		
	病程记录	上级医师查房记录	是否有重点内容并结合本病例： 1．补充病史和查体 2．诊断、鉴别诊断分析 3．完善术前检查 4．提示需要观察和注意的内容	5□ 4□ 3□ 1□ 0□		入院 48 小时内完成
		住院医师查房记录	是否记录、分析全面： 1．主要症状、体征的变化，病情变化 2．具体治疗措施和术前准备 3．上级医师查房意见的执行情况 4．知情告知情况，患者及家属意见	5□ 4□ 3□ 1□ 0□		
住院第 2 天（术前准备日）	病程记录	住院医师查房记录	是否记录： 1．目前症状及体征变化 2．术前准备工作完成情况，包括检查、药物、配血、备皮、麻醉科会诊意见等，以及检查结果等对手术的影响分析 3．请相应科室会诊情况 4．对症治疗具体内容 5．向患者或家属交代术前、术中和术后注意事项，签署手术知情同意书情况 6．手术者术前查看患者的情况	5□ 4□ 3□ 1□ 0□		
		上级医师查房记录	是否记录： 1．综合分析术前检查结果 2．手术前评估及手术指征 3．确定手术方案 4．结合本病例提出手术风险及预防措施	5□ 4□ 3□ 1□ 0□		

续 表

住院时间 \ 监控类别		监控项目	监控要点	分数	减分理由	备注
	麻醉知情同意书		是否记录： 1．一般项目 2．术前诊断 3．拟行手术方式 4．拟行麻醉方式 5．患者基础疾病及可能对麻醉产生影响的特殊情况 6．麻醉中拟行的有创操作和监测 7．麻醉风险，麻醉中及麻醉后可能发生的并发症及应对措施 8．患者签署意见并签名，如为家属或代理人要有授权委托书 9．麻醉医师签字，并写明日期时间	5□ 4□ 3□ 1□ 0□		
	麻醉术前访视记录		是否记录： 1．患者自然信息 2．患者一般情况 3．简要病史 4．与麻醉相关的辅助检查结果 5．拟行手术方式 6．拟行麻醉方式 7．麻醉适应证 8．麻醉风险及预防措施和麻醉中需注意的问题 9．术前麻醉医嘱 10．麻醉医师签字，并写明日期时间	5□ 4□ 3□ 1□ 0□		
	输血知情同意书		是否记录： 1．一般项目 2．输血指征 3．拟输血成分 4．输血前有关检查结果 5．输血风险及可能产生的不良后果及应对措施 6．患者签署意见并签名，如为家属或代理人要有授权委托书 7．医师签名并填写日期	5□ 4□ 3□ 1□ 0□		
	手术知情同意书		是否记录： 1．术前诊断 2．手术名称 3．术式选择及有可能改变的术式或替代治疗方案 4．术中、术后可能出现的并发症应对措施 5．手术风险 6．患者签署意见并签名，如为家属或代理人要有授权委托书 7．经治医师和术者签名	5□ 4□ 3□ 1□ 0□		
	术前小结		是否记录： 1．简要病情 2．术前诊断及诊断依据 3．手术指征 4．拟行手术名称和方式	5□ 4□ 3□ 1□ 0□		

续 表

住院时间＼监控类别		监控项目	监控要点	分数	减分理由	备注
			5．拟行麻醉方式 6．术前准备 7．术中注意事项 8．术后处置意见 9．术者术前查看患者的情况			
	术前讨论		是否记录： 1．讨论地点、时间 2．参加者及主持者的姓名、职称 3．简要病情 4．术前诊断及术前准备情况 5．手术指征及手术方案 6．可能出现的意外和防范措施 7．具体讨论意见和主持人小结 8．记录者签名	5□ 4□ 3□ 1□ 0□		
住院第3~5天（手术日）	麻醉记录单		是否记录： 1．一般项目 2．患者一般情况和术前特殊情况 3．麻醉前用药及效果 4．术前及术中疾病诊断 5．手术方式及日期 6．麻醉方式 7．麻醉诱导及各项操作开始及结束时间 8．麻醉期间用药名称、方式及剂量 9．麻醉期间特殊或突发情况及处理 10．术中出血量、输血量、输液量等 11．手术起止时间 12．麻醉医师签名	5□ 4□ 3□ 1□ 0□		
	麻醉术后访视记录		是否记录： 1．一般项目 2．患者一般情况 3．目前麻醉恢复情况，清醒时间 4．术后医嘱、是否拔除气管插管等 5．如有特殊情况应详细记录 6．麻醉医师签字并填写日期	5□ 4□ 3□ 1□ 0□		
	手术记录		是否记录： 1．一般项目 2．手术日期 3．术前及术中诊断 4．手术名称 5．手术医师术者及助手姓名 6．护士姓名（分别记录刷手及巡回护士） 7．输血量、特殊成分输血、输液量 8．麻醉方法 9．手术经过：按照规定记录手术经过，详细描述膝关节切除情况以及置换情况，并记录置换产品的	5□ 4□ 3□ 1□ 0□		术者术后24小时内完成

续 表

住院时间	监控类别	监控项目	监控要点	分数	减分理由	备注
			型号、规格，并将产品的条形码粘贴在病历中 10．术后患者去向：回病房、监护室或麻醉恢复室 11．医师签字			
	手术安全核查记录		是否记录： 1．手术安全核查记录单并且填写完整 2．手术医师、麻醉医师和手术护士三方核对，并签字齐全	5□ 4□ 3□ 1□ 0□		
	手术清点记录		是否记录： 1．一般项目 2．术中所用各种器械和敷料数量的清点核对 3．巡回护士和手术器械护士签名	5□ 4□ 3□ 1□ 0□		
	术后首次病程记录		是否记录： 1．手术时间 2．术中诊断 3．麻醉方式 4．手术简要经过 5．术后处理措施 6．术后患者一般情况 7．术后医嘱及应当特别注意观察的事项	5□ 4□ 3□ 1□ 0□		参加手术者术后即时完成
住院第4~7天（术后第1~2天）	病程记录	住院医师查房记录	是否记录、分析如下内容： 1．生命体征，病情变化，引流量及性状、饮食恢复情况和药物不良反应 2．切口情况、换药情况、拆线情况、拔除引流管情况 3．核查辅助检查结果是否有异常 4．病情评估 5．调整治疗分析 6．上级医师意见执行情况 7．术后注意事项宣教	5□ 4□ 3□ 1□ 0□		术后连续3天须有参加手术的医师或上级医师的查房记录
		上级医师查房记录	是否记录： 1．术后病情评估 2．确定是否有术后并发症 3．术后需要注意的事项 4．术后治疗方案 5．补充、更改诊断分析和确定诊断分析	5□ 4□ 3□ 1□ 0□		
住院第6~8天（术后日）	病程记录	住院医师查房记录	是否记录、分析： 1．目前的症状、体征，切口愈合情况 2．病情评估及疗效评估 3．目前的治疗情况 4．分析是否符合出院标准 5．出院后的治疗方案 6．出院后注意事项	5□ 4□ 3□ 1□ 0□		

续 表

住院时间	监控类别	监控项目	监控要点	分数	减分理由	备注
		上级医师查房记录	是否记录、分析： 1．手术疗效评估，预期目标完成情况 2．确定符合出院标准 3．出院后治疗方案	5□ 4□ 3□ 1□ 0□		
住院第8~20天（出院日）	病程记录	住院医师查房记录	是否记录： 1．目前症状及体征 2．目前治疗情况 3．实验室检查指标正常与否 4．向患者交代出院后注意事项	5□ 4□ 3□ 1□ 0□		
	出院记录		记录是否齐全，重要内容无遗漏，如： 1．入院情况 2．诊疗经过：麻醉、手术方式；术中特殊情况及处理；术后并发症等 3．出院情况：症状、体征、功能恢复、切口愈合情况及病理结果等 4．出院医嘱：出院带药需写明药物名称、用量、服用方法，需要调整的药物要注明调整的方法；需要复查的辅助检查；出院后患者需要注意的事项；门诊复查时间及项目等	5□ 4□ 3□ 1□ 0□		
	特殊检查、特殊治疗同意书等医学文书		包括自然项目（另页书写时）、特殊检查、特殊治疗项目名称、目的、可能出现的并发症及风险、或替代治疗方案、患者或家属签署是否同意检查或治疗、患者签名、医师签名等	5□ 4□ 3□ 1□ 0□		
	病危（重）通知书		包括自然项目（另页书写时）、目前诊断、病情危重情况，患方签名、医师签名并填写日期	5□ 4□ 3□ 1□ 0□		
重点医嘱	长期医嘱	住院第1天	1．骨科护理常规 2．二级护理 3．饮食 4．脚癣患者每日碘酊涂患处			
		住院第2天（术前准备日）	患者既往内科疾病基础用药			
		住院第3~5天（手术日）	1．骨科术后护理常规 2．明日普食 3．引流管记引流量 4．尿管记尿量			
		住院第4~7天（术后第1~2天）	1．骨科术后护理常规 2．一/二级护理 3．普食 4．引流管记引流量 5．尿管记尿量 6．抗生素 7．术后抗凝			

续 表

监控类别 住院时间		监控项目	监控要点	分数	减分理由	备注
		住院第 6~8 天（术后日）	1．骨科术后护理常规 2．普食 3．二级护理 4．停引流记量 5．拔除尿管 6．术后抗凝	5□ 4□ 3□ 1□ 0□		
	临时医嘱	住院第 1 天	1．血常规、尿常规 2．凝血功能 3．感染性疾病筛查、肝肾功能、电解质、血糖、血脂 4．红细胞沉降率、CRP 5．胸片、心电图 6．双膝负重正侧位片及髌骨轴位片 7．肺功能、超声心动图（视病情） 8．腰椎或颈椎 MRI（必要时）			
		住院第 2 天（术前准备日）	1．术前医嘱：常规准备明日在神经阻滞麻醉或椎管内麻醉或全麻下行人工全膝关节置换术 2．术前禁食、水 3．抗生素（视病情） 4．术前留置导尿管 5．术前备皮 6．术前灌肠 7．其他特殊医嘱			
		住院第 3~5 天（手术日）	1．今日在神经阻滞麻或椎管内麻醉或全麻下进行人工全膝关节置换术 2．心电监护、吸氧 3．补液（视病情） 4．胃黏膜保护剂 5．抗生素 6．术后抗凝			
		住院第 4~7 天（术后第 1~2 天）	1．镇吐 2．镇痛 3．伤口换药			
		住院第 6~8 天（术后日）	1．伤口换药 2．抗生素（预防性使用 1~3 天） 3．功能锻炼 4．复查血尿常规、肝肾功能、电解质（必要时）			
		住院第 8~20 天（出院日）	1．出院带药 2．门诊随诊时间			

续　表

监控类别 / 住院时间	监控项目	监控要点	分数	减分理由	备注
一般书写规范	各项内容	完整、准确、清晰、签字	5□ 4□ 3□ 1□ 0□		
变异情况	变异条件及原因	1．内科合并症：晚期重度骨关节炎的患者常合并内科基础疾病，围术期需要详细检查内科情况并请相关科室会诊，术前准备时间需延长；同时使用相关药物，将增加住院费用 2．围术期并发症：患者骨质条件、畸形类型、关节炎病变的严重程度差异，有可能出现手术相关并发症，如骨折、韧带损伤、神经血管损伤、深静脉血栓形成、感染等。术后需要延长下地和康复时间，可能造成住院日延长和费用增加 3．人工膝关节假体的选择：目前可供选择的人工膝关节假体较多，适用于不同类型的关节病损，可导致住院费用存在差异	5□ 4□ 3□ 1□ 0□		

（四）股骨颈骨折

股骨颈骨折临床路径

1. 进入临床路径标准

疾病诊断：股骨颈骨折（ICD-10：S72.00）

手术操作：髋关节置换术（ICD-9-CM-3：81.51/81.52）

2. 病案质量监控表

<table>
<tr><th colspan="2">监控类别
住院时间</th><th colspan="2">监控项目</th><th>监控要点</th><th>分数</th><th>减分理由</th><th>备注</th></tr>
<tr><td colspan="2" rowspan="4">首页</td><td colspan="2">主要诊断名称及编码</td><td>股骨颈骨折（ICD-10：S72.00）</td><td rowspan="3">5□
4□
3□
1□
0□</td><td rowspan="3"></td><td rowspan="3"></td></tr>
<tr><td colspan="2">主要手术名称及编码</td><td>髋关节置换术（ICD-9-CM-3：81.51/81.52）</td></tr>
<tr><td colspan="2">其他诊断名称及编码</td><td>无遗漏，编码准确</td></tr>
<tr><td colspan="2">其他项目</td><td>内容完整、准确、无遗漏</td><td>5□
4□
3□
1□
0□</td><td></td><td></td></tr>
<tr><td rowspan="3">住院第1天</td><td rowspan="3">入院记录</td><td rowspan="3">主诉与现病史</td><td>主要症状</td><td>是否记录本病最主要的症状及发病时间，如疼痛不能站立，活动受限、患侧下肢呈45°~60°外旋畸形，并重点描述：
1．发作诱因
2．起病特点
3．疼痛性质、程度
5．对体力、饮食、睡眠、活动的影响</td><td>5□
4□
3□
1□
0□</td><td></td><td rowspan="3">入院24小时内完成</td></tr>
<tr><td>病情演变过程</td><td>是否描述主要症状的演变过程</td><td>5□
4□
3□
1□
0□</td><td></td></tr>
<tr><td>其他伴随症状</td><td>是否记录伴随症状，如：
下肢功能明显受限，可以合并其他部位的骨折和损伤，出现相应的症状</td><td>5□
4□
3□
1□
0□</td><td></td></tr>
</table>

续 表

住院时间＼监控类别		监控项目		监控要点	分数	减分理由	备注
			住院前诊疗过程	是否记录诊断、治疗情况，如： 1．做过何种检查，结果是否正常 2．诊断过何种疾病 3．用过何种治疗方法，效果如何	5□ 4□ 3□ 1□ 0□		
		既往史 个人史 家族史		是否按照病历书写规范记录，并重点记录： 1．饮食习惯、环境因素、精神因素 2．慢性疾病史 3．家族中有无类似患者	5□ 4□ 3□ 1□ 0□		
		体格检查		是否按照病历书写规范记录，并记录重要体征，无遗漏，如： 1．患肢呈内收、外旋和短缩畸形 2．髋关节压痛，活动受限 3．股骨大粗隆上移，超过 Nelaton 线 4．Bryant 三角底边缩短	5□ 4□ 3□ 1□ 0□		
		辅助检查		是否记录辅助检查结果，如： 髋关节 X 线片	5□ 4□ 3□ 1□ 0□		
	首次病程记录	病例特点		是否简明扼要，重点突出，无遗漏： 1．年龄、特殊的生活习惯及嗜好等 2．病情特点 3．突出的症状和体征 4．辅助检查结果 5．其他疾病史	5□ 4□ 3□ 1□ 0□		入院8小时内完成
		初步诊断		第一诊断为：股骨颈骨折（ICD-10：S72.00）	5□ 4□ 3□ 1□ 0□		
		诊断依据		是否充分、分析合理： 1．病史：外伤史 2．体征：患侧髋关节肿胀、疼痛、活动受限，下肢短缩外旋畸形 3．辅助检查：髋关节 X 线片显示股骨颈骨折	5□ 4□ 3□ 1□ 0□		
		鉴别诊断		是否根据病例特点与下列疾病鉴别： 1．股骨粗隆间骨折 2．髋臼骨折	5□ 4□ 3□ 1□ 0□		

续 表

住院时间 \ 监控类别		监控项目	监控要点	分数	减分理由	备注
		诊疗计划	是否全面并具有个性化： 1. 完成必需的检查项目 （1）血常规、尿常规、粪常规 （2）肝肾功能、电解质、血糖、血脂 （3）凝血功能 （4）感染性疾病筛查（乙肝、丙肝、艾滋病、梅毒等） （5）髋关节正侧位 X 线片 （6）胸片、心电图 2. 根据患者病情选择 （1）下肢深静脉超声检查（必要时） （2）超声心动图、血气分析和肺功能（高龄或既往有心、肺病史者） （3）有相关疾病者必要时请相关科室会诊 3. 评估是否可以手术 4. 术前准备 5. 手术方案：半髋或全髋髋关节置换术 6. 对症治疗	5□ 4□ 3□ 1□ 0□		
	病程记录	上级医师查房记录	是否有重点内容并结合本病例： 1. 补充病史和查体 2. 诊断、鉴别诊断分析 3. 完善术前检查 4. 提示需要观察和注意的内容	5□ 4□ 3□ 1□ 0□		入院48 小时内完成
		住院医师查房记录	是否记录、分析全面： 1. 主要症状、体征的变化，病情变化 2. 具体治疗措施和术前准备 3. 上级医师查房意见的执行情况 4. 知情告知情况，患者及家属意见	5□ 4□ 3□ 1□ 0□		
住院第2天（术前准备日）	病程记录	住院医师查房记录	是否记录： 1. 目前症状及体征变化 2. 术前准备工作完成情况，包括检查、药物、配血、备皮、麻醉科会诊意见等，以及检查结果等对手术的影响分析 3. 请相应科室会诊情况 4. 对症治疗具体内容 5. 向患者或家属交代术前、术中和术后注意事项，签署手术知情同意书情况 6. 手术者术前查看患者的情况	5□ 4□ 3□ 1□ 0□		
		上级医师查房记录	是否记录： 1. 综合分析术前检查结果 2. 手术前评估及手术指征 3. 确定手术方案 4. 结合本病例提出手术风险及预防措施	5□ 4□ 3□ 1□ 0□		

续 表

住院时间 \ 监控类别		监控项目	监控要点	分数	减分理由	备注
	麻醉知情同意书		是否记录： 1．一般项目 2．术前诊断 3．拟行手术方式 4．拟行麻醉方式 5．患者基础疾病及可能对麻醉产生影响的特殊情况 6．麻醉中拟行的有创操作和监测 7．麻醉风险，麻醉中及麻醉后可能发生的并发症及应对措施 8．患者签署意见并签名，如为家属或代理人要有授权委托书 9．麻醉医师签字，并写明日期时间	5□ 4□ 3□ 1□ 0□		
	麻醉术前访视记录		是否记录： 1．患者自然信息 2．患者一般情况 3．简要病史 4．与麻醉相关的辅助检查结果 5．拟行手术方式 6．拟行麻醉方式 7．麻醉适应证 8．麻醉风险及预防措施和麻醉中需注意的问题 9．术前麻醉医嘱 10．麻醉医师签字，并写明日期时间	5□ 4□ 3□ 1□ 0□		
	输血知情同意书		是否记录： 1．一般项目 2．输血指征 3．拟输血成分 4．输血前有关检查结果 5．输血风险及可能产生的不良后果及应对措施 6．患者签署意见并签名，如为家属或代理人要有授权委托书 7．医师签名并填写日期	5□ 4□ 3□ 1□ 0□		
	手术知情同意书		是否记录： 1．术前诊断 2．手术名称 3．术式选择及可能改变的术式或替代治疗方案 4．术中、术后可能出现的并发症应对措施 5．手术风险 6．患者签署意见并签名，如为家属或代理人要有授权委托书 7．经治医师和术者签名	5□ 4□ 3□ 1□ 0□		

续 表

住院时间 \ 监控类别		监控项目	监控要点	分数	减分理由	备注
	术前小结		是否记录： 1. 简要病情 2. 术前诊断及诊断依据 3. 手术指征 4. 拟行手术名称和方式 5. 拟行麻醉方式 6. 术前准备 7. 术中注意事项 8. 术后处置意见 9. 术者术前查看患者的情况	5□ 4□ 3□ 1□ 0□		
	术前讨论		是否记录： 1. 讨论地点、时间 2. 参加者及主持者的姓名、职称 3. 简要病情 4. 术前诊断及术前准备情况 5. 手术指证及手术方案 6. 可能出现的意外和防范措施 7. 具体讨论意见和主持人小结 8. 记录者签名	5□ 4□ 3□ 1□ 0□		
住院第3~5天（手术日）	麻醉记录单		是否记录： 1. 一般项目 2. 患者一般情况和术前特殊情况 3. 麻醉前用药及效果 4. 术前及术中疾病诊断 5. 手术方式及日期 6. 麻醉方式 7. 麻醉诱导及各项操作开始及结束时间 8. 麻醉期间用药名称、方式及剂量 9. 麻醉期间特殊或突发情况及处理 10. 术中出血量、输血量、输液量等 11. 手术起止时间 12. 麻醉医师签名	5□ 4□ 3□ 1□ 0□		
	麻醉术后访视记录		是否记录： 1. 一般项目 2. 患者一般情况 3. 目前麻醉恢复情况，清醒时间 4. 术后医嘱、是否拔除气管插管等 5. 如有特殊情况应详细记录 6. 麻醉医师签字并填写日期	5□ 4□ 3□ 1□ 0□		
	手术记录		是否记录： 1. 一般项目 2. 手术日期 3. 术前及术中诊断	5□ 4□ 3□ 1□ 0□		术者术后24小时内

续 表

住院时间	监控类别	监控项目	监控要点	分数	减分理由	备注
			4．手术名称 5．手术医师术者及助手姓名 6．护士姓名（分别记录刷手及巡回护士） 7．输血量、特殊成分输血、输液量 8．麻醉方法 9．手术经过：按照规定记录手术经过，详细描述髋关节切除情况以及置换情况，并记录置换产品的型号、规格，并将产品的条形码粘贴在病历中 10．术后患者去向：回病房、监护室或麻醉恢复室 11．医师签字			完成
	手术安全核查记录		是否记录： 1．手术安全核查记录单并且填写完整 2．手术医师、麻醉医师和手术护士三方核对，并签字齐全	5□ 4□ 3□ 1□ 0□		
	手术清点记录		是否记录： 1．一般项目 2．术中所用各种器械和敷料数量的清点核对 3．巡回护士和手术器械护士签名	5□ 4□ 3□ 1□ 0□		
	术后首次病程记录		是否记录： 1．手术时间 2．术中诊断 3．麻醉方式 4．手术简要经过 5．术后处理措施 6．术后患者一般情况 7．术后医嘱及应当特别注意观察的事项	5□ 4□ 3□ 1□ 0□		参加手术者术后即时完成
住院第6~7天（术后第1~2天）	病程记录	住院医师查房记录	是否记录、分析如下内容： 1．生命体征，病情变化，引流量及性状、饮食恢复情况和药物不良反应 2．切口情况、换药情况、拆线情况、拔除引流管情况 3．核查辅助检查结果是否有异常 4．病情评估 5．调整治疗分析 6．上级医师意见执行情况 7．术后注意事项宣教	5□ 4□ 3□ 1□ 0□		术后连续3天须有参加手术的医师或上级医师的查房记录
		上级医师查房记录	是否记录： 1．术后病情评估 2．确定是否有术后并发症 3．术后需要注意的事项 4．术后治疗方案 5．补充、更改诊断分析和确定诊断分析	5□ 4□ 3□ 1□ 0□		

续 表

住院时间 \ 监控类别		监控项目	监控要点	分数	减分理由	备注
住院第8~9天（术后日）	病程记录	住院医师查房记录	是否记录、分析： 1. 目前的症状体征，切口愈合情况 2. 病情评估及疗效评估 3. 目前的治疗情况 4. 分析是否符合出院标准 5. 出院后的治疗方案 6. 出院后注意事项	5□ 4□ 3□ 1□ 0□		
		上级医师查房记录	是否记录、分析： 1. 手术疗效评估，预期目标完成情况 2. 确定符合出院标准 3. 出院后治疗方案	5□ 4□ 3□ 1□ 0□		
住院第10~18天（出院日）	病程记录	住院医师查房记录	是否记录： 1. 目前症状及体征 2. 目前治疗情况 3. 实验室检查指标正常与否 4. 向患者交代出院后注意事项	5□ 4□ 3□ 1□ 0□		
	出院记录		记录是否齐全，重要内容无遗漏，如： 1. 入院情况 2. 诊疗经过：麻醉、手术方式；术中特殊情况及处理；术后并发症等 3. 出院情况：症状、体征、功能恢复、切口愈合情况及病理结果等 4. 出院医嘱：出院带药需写明药物名称、用量、服用方法，需要调整的药物要注明调整的方法；需要复查的辅助检查；出院后患者需要注意的事项；门诊复查时间及项目等	5□ 4□ 3□ 1□ 0□		
	特殊检查、特殊治疗同意书等医学文书		包括自然项目（另页书写时）、特殊检查、特殊治疗项目名称、目的、可能出现的并发症及风险、或替代治疗方案、患者或家属签署是否同意检查或治疗、患者签名、医师签名等	5□ 4□ 3□ 1□ 0□		
	病危（重）通知书		包括自然项目（另页书写时）、目前诊断、病情危重情况，患方签名、医师签名并填写日期	5□ 4□ 3□ 1□ 0□		
重点医嘱	长期医嘱	住院第1~2天（术前准备日）	1. 骨科护理常规 2. 一/二级护理 3. 饮食 4. 患肢皮牵引 5. 术前抗凝 6. 术前抗骨质疏松治疗 7. 患者既往基础用药			

续 表

监控类别 住院时间		监控项目	监控要点	分数	减分理由	备注
		住院第3~5天（手术日）	1. 骨科术后护理常规 2. 一级护理 3. 饮食 4. 患肢抬高 5. 留置引流管并记引流量 6. 抗生素 7. 术后抗凝 8. 抗骨质疏松治疗 9. 其他特殊医嘱			
		住院第6~7天（术后第1~2天）	同前			
		住院第8~9天（术后日）	1. 骨科术后护理常规 2. 二级护理 3. 饮食 4. 抗生素（如体温正常，伤口情况良好，无明显红肿时可以停止） 5. 术后抗凝 6. 其他特殊医嘱 7. 术后功能锻炼			
	临时医嘱	住院第1天	1. 血、尿常规；凝血功能；肝肾功能、电解质、血糖、血脂；感染性疾病筛查；胸片、心电图 2. 髋关节正侧位X线片 3. 根据病情：双下肢血管超声、肺功能、超声心动图、血气分析 4. 请相关科室会诊，根据会诊科室要求安排检查和检查单 5. 镇痛等对症处理	5□ 4□ 3□ 1□ 0□		
		住院第2天（术前准备日）	1. 术前医嘱：准备明日在神经阻滞麻醉或椎管内麻醉或全麻下行人工髋关节置换术 2. 术前禁食、水 3. 术前抗生素皮试 4. 术前留置导尿管 5. 术区备皮 6. 术前灌肠 7. 配血 8. 其他特殊医嘱			
		住院第3~5天（手术日）	1. 今日在神经阻滞麻醉或椎管内麻醉或全麻下行人工髋关节置换术 2. 心电监护、吸氧（根据病情） 3. 补液 4. 胃黏膜保护剂 5. 镇吐、镇痛等对症处理 6. 急查血常规 7. 输血（根据病情需要）			

续 表

住院时间＼监控类别		监控项目	监控要点	分数	减分理由	备注
		住院第6~7天（术后第1~2天）	1．复查血常规 2．输血和（或）补晶体、胶体液（根据病情） 3．换药，拔引流管 4．镇痛等对症处理			
		住院第8~9天（术后日）	1．复查血尿常规、肝肾功能、电解质（必要时） 2．补液（必要时） 3．伤口换药（必要时） 4．镇痛等对症处理			
		住院第10~18天（出院日）	1．出院带药 2．门诊随诊时间			
一般书写规范		各项内容	完整、准确、清晰、签字	5□ 4□ 3□ 1□ 0□		
变异情况		变异条件及原因	1．围术期并发症：深静脉血栓形成、伤口感染、骨折、脱位、神经血管损伤等造成住院日延长和费用增加 2．内科合并症：老年患者常合并其他内科疾病，如脑血管或心血管病、糖尿病、血栓等，骨折手术可能导致这些疾病加重而需要进一步治疗，从而延长治疗时间，并增加住院费用 3．人工髋关节假体的选择：由于患者病情不同，选择不同的关节假体类型，可能导致住院费用存在差异	5□ 4□ 3□ 1□ 0□		

（五）股骨干骨折

股骨干骨折临床路径

1．进入临床路径标准

疾病诊断：股骨干骨折（ICD-10：S72. 30）

手术操作：股骨干骨折内固定术（ICD-9-CM-3：79. 35）

2．病案质量监控表

监控类别 住院时间		监控项目		监控要点	分数	减分理由	备注
首页		主要诊断名称及编码		股骨干骨折（ICD-10：S72.30）	5□ 4□ 3□ 1□ 0□		
		主要手术名称及编码		股骨干骨折内固定术（ICD-9-CM-3：79.35）			
		其他诊断名称及编码		无遗漏，编码准确			
		其他项目		内容完整、准确、无遗漏	5□ 4□ 3□ 1□ 0□		
住院第1天	入院记录	主诉与现病史	主要症状	是否记录本病最主要的症状及发病时间，如股部肿胀、疼痛，并重点描述： 1．发作的诱因 2．发病特点 3．疼痛性质、程度 4．皮下淤斑 5．局部出现成角、短缩、旋转畸形 6．存在假关节活动，有骨摩擦音 7．对体力、饮食、睡眠、活动的影响	5□ 4□ 3□ 1□ 0□		入院24小时内完成
			病情演变过程	是否描述主要症状的演变过程	5□ 4□ 3□ 1□ 0□		
			其他伴随症状	是否记录伴随症状，如： 头晕、心悸、憋气等	5□ 4□ 3□ 1□ 0□		

续 表

住院时间 \ 监控类别		监控项目	监控要点	分数	减分理由	备注
		住院前诊疗过程	是否记录诊断、治疗情况，如： 1. 做过何种检查，结果是否正常 2. 诊断过何种疾病 3. 院外救治处理的情况，镇痛药使用的情况及效果如何	5□ 4□ 3□ 1□ 0□		
		既往史 个人史 家族史	是否按照病历书写规范记录，并重点记录： 1. 饮食习惯、环境因素、精神因素 2. 慢性疾病史 3. 家族中有无类似患者	5□ 4□ 3□ 1□ 0□		
		体格检查	是否按照病历书写规范记录，并记录重要体征，无遗漏，如： 1. 表现为股部肿胀，皮下淤斑 2. 局部出现成角、短缩、旋转畸形 3. 存在假关节活动，有骨摩擦音	5□ 4□ 3□ 1□ 0□		
		辅助检查	是否记录辅助检查结果，如： X 线检查	5□ 4□ 3□ 1□ 0□		
	首次病程记录	病例特点	是否简明扼要，重点突出，无遗漏： 1. 年龄、外伤史、特殊的生活习惯及嗜好等 2. 病情特点 3. 突出的症状和体征 4. 辅助检查结果 5. 其他疾病史	5□ 4□ 3□ 1□ 0□		入院 8 小时内完成
		初步诊断	第一诊断为：股骨干骨折（ICD-10：S72.30）	5□ 4□ 3□ 1□ 0□		
		诊断依据	是否充分、分析合理： 1. 病史：外伤史 2. 体格检查：患肢肿胀、疼痛、活动受限、畸形，反常活动 3. 辅助检查：X 线检查发现股骨干骨折	5□ 4□ 3□ 1□ 0□		
		鉴别诊断	是否根据病例特点与下列疾病鉴别： 股骨干病理性骨折	5□ 4□ 3□ 1□ 0□		

续　表

住院时间 \ 监控类别		监控项目	监控要点	分数	减分理由	备注
		诊疗计划	是否全面并具有个性化： 1．完成必需的检查项目 （1）血常规、血型、尿常规+镜检、电解质检查、肝肾功能、凝血功能检查、感染性疾病筛查 （2）X线胸片、心电图 （3）骨科X线检查，CT检查（必要时） 2．根据患者病情选择：血气分析、肺功能检查、超声心动图、动态心电图、双下肢血管彩色超声 3．评估是否可以手术 4．术前准备 5．手术方案：股骨干骨折内固定术 6．对症治疗	5□ 4□ 3□ 1□ 0□		
	病程记录	上级医师查房记录	是否有重点内容并结合本病例： 1．补充病史和查体 2．诊断、鉴别诊断分析 3．完善术前检查 4．提示需要观察和注意的内容	5□ 4□ 3□ 1□ 0□		入院48小时内完成
		住院医师查房记录	是否记录、分析全面： 1．主要症状、体征的变化，病情变化 2．具体治疗措施和术前准备 3．上级医师查房意见的执行情况 4．知情告知情况，患者及家属意见	5□ 4□ 3□ 1□ 0□		
住院第2~4天（术前准备日）	病程记录	住院医师查房记录	是否记录： 1．目前症状及体征变化 2．术前准备工作完成情况，包括检查、药物、配血、备皮、麻醉科会诊意见等，以及检查结果等对手术的影响分析 3．请相应科室会诊情况 4．对症治疗具体内容 5．向患者或家属交代术前术中和术后注意事项，签署手术知情同意书情况 6．手术者术前查看患者的情况	5□ 4□ 3□ 1□ 0□		
		上级医师查房记录	是否记录： 1．综合分析术前检查结果 2．手术前评估及手术指征 3．确定手术方案 4．结合本病例提出手术风险及预防措施	5□ 4□ 3□ 1□ 0□		

续 表

住院时间 \ 监控类别		监控项目	监控要点	分数	减分理由	备注
	麻醉知情同意书		是否记录： 1. 一般项目 2. 术前诊断 3. 拟行手术方式 4. 拟行麻醉方式 5. 患者基础疾病及可能对麻醉产生影响的特殊情况 6. 麻醉中拟行的有创操作和监测 7. 麻醉风险，麻醉中及麻醉后可能发生的并发症及应对措施 8. 患者签署意见并签名，如为家属或代理人要有授权委托书 9. 麻醉医师签字，并写明日期时间	5□ 4□ 3□ 1□ 0□		
	麻醉术前访视记录		是否记录： 1. 患者自然信息 2. 患者一般情况 3. 简要病史 4. 与麻醉相关的辅助检查结果 5. 拟行手术方式 6. 拟行麻醉方式 7. 麻醉适应证 8. 麻醉风险及预防措施和麻醉中需注意的问题 9. 术前麻醉医嘱 10. 麻醉医师签字，并写明日期时间	5□ 4□ 3□ 1□ 0□		
	输血知情同意书		是否记录： 1. 一般项目 2. 输血指征 3. 拟输血成分 4. 输血前有关检查结果 5. 输血风险及可能产生的不良后果及应对措施 6. 患者签署意见并签名，如为家属或代理人要有授权委托书 7. 医师签名并填写日期	5□ 4□ 3□ 1□ 0□		
	手术知情同意书		是否记录： 1. 术前诊断 2. 手术名称 3. 术式选择及有可能改变的术式或替代治疗方案 4. 术中、术后可能出现的并发症应对措施 5. 手术风险 6. 患者签署意见并签名，如为家属或代理人要有授权委托书 7. 经治医师和术者签名	5□ 4□ 3□ 1□ 0□		

续 表

监控类别 住院时间		监控项目	监控要点	分数	减分理由	备注
	术前小结		是否记录： 1．简要病情 2．术前诊断及诊断依据 3．手术指征 4．拟行手术名称和方式 5．拟行麻醉方式 6．术前准备 7．术中注意事项 8．术后处置意见 9．术者术前查看患者的情况	5□ 4□ 3□ 1□ 0□		
	术前讨论		是否记录： 1．讨论地点、时间 2．参加者及主持者的姓名、职称 3．简要病情 4．术前诊断及术前准备情况 5．手术指征及手术方案 6．可能出现的意外和防范措施 7．具体讨论意见和主持人小结 8．记录者签名	5□ 4□ 3□ 1□ 0□		
住院第5~7 天（手术日）	麻醉记录单		是否记录： 1．一般项目 2．患者一般情况和术前特殊情况 3．麻醉前用药及效果 4．术前及术中疾病诊断 5．手术方式及日期 6．麻醉方式 7．麻醉诱导及各项操作开始及结束时间 8．麻醉期间用药名称、方式及剂量 9．麻醉期间特殊或突发情况及处理 10．术中出血量、输血量、输液量等 11．手术起止时间 12．麻醉医师签名	5□ 4□ 3□ 1□ 0□		
	麻醉术后访视记录		是否记录： 1．一般项目 2．患者一般情况 3．目前麻醉恢复情况，清醒时间 4．术后医嘱、是否拔除气管插管等 5．如有特殊情况应详细记录 6．麻醉医师签字并填写日期	5□ 4□ 3□ 1□ 0□		

续 表

住院时间＼监控类别		监控项目	监控要点	分数	减分理由	备注
	手术记录		是否记录： 1．一般项目 2．手术日期 3．术前及术中诊断 4．手术名称 5．手术医师术者及助手姓名 6．护士姓名（分别记录刷手及巡回护士） 7．输血量、特殊成分输血、输液量 8．麻醉方法 9．手术经过：按照规定记录手术经过，详细描述骨折情况及复位固定情况，并记录内固定物数量、型号、规格，并将产品的条形码粘贴在病历中 10．术后患者去向：回病房、监护室或麻醉恢复室 11．医师签字	5□ 4□ 3□ 1□ 0□		术者术后24小时内完成
	手术安全核查记录		是否记录： 1．手术安全核查记录单并且填写完整 2．手术医师、麻醉医师和手术护士三方核对，并签字齐全	5□ 4□ 3□ 1□ 0□		
	手术清点记录		是否记录： 1．一般项目 2．术中所用各种器械和敷料数量的清点核对 3．巡回护士和手术器械护士签名	5□ 4□ 3□ 1□ 0□		
	术后首次病程记录		是否记录： 1．手术时间 2．术中诊断 3．麻醉方式 4．手术简要经过 5．术后处理措施 6．术后患者一般情况 7．术后医嘱及应当特别注意观察的事项	5□ 4□ 3□ 1□ 0□		参加手术者术后即时完成
住院第6~9天（术后第1~2天）	病程记录	住院医师查房记录	是否记录、分析如下内容： 1．生命体征，病情变化，引流量及性状、饮食恢复情况和药物不良反应 2．切口情况、换药情况、拆线情况、拔除引流管情况 3．核查辅助检查结果是否有异常 4．病情评估 5．调整治疗分析 6．上级医师意见执行情况 7．术后注意事项宣教	5□ 4□ 3□ 1□ 0□		术后连续3天须有参加手术的医师或上级医师的查房记录

续 表

监控类别 / 住院时间		监控项目	监控要点	分数	减分理由	备注
		上级医师查房记录	是否记录： 1. 术后病情评估 2. 确定是否有术后并发症 3. 术后需要注意的事项 4. 术后治疗方案 5. 补充、更改诊断分析和确定诊断分析	5□ 4□ 3□ 1□ 0□		
住院第8~11天（术后日）	病程记录	住院医师查房记录	是否记录、分析： 1. 目前的症状、体征，切口愈合情况 2. 病情评估及疗效评估 3. 目前的治疗情况 4. 分析是否符合出院标准 5. 出院后的治疗方案 6. 出院后注意事项	5□ 4□ 3□ 1□ 0□		
		上级医师查房记录	是否记录、分析： 1. 手术疗效评估，预期目标完成情况 2. 确定符合出院标准 3. 出院后治疗方案	5□ 4□ 3□ 1□ 0□		
住院第10~16天（出院日）	病程记录	住院医师查房记录	是否记录： 1. 目前症状及体征 2. 目前治疗情况 3. 实验室检查指标正常与否 4. 向患者交代出院后注意事项	5□ 4□ 3□ 1□ 0□		
	出院记录		记录是否齐全，重要内容无遗漏，如： 1. 入院情况 2. 诊疗经过：麻醉、手术方式；术中特殊情况及处理；术后并发症等 3. 出院情况：症状体征、功能恢复、切口愈合情况及病理结果等 4. 出院医嘱：出院带药需写明药物名称、用量、服用方法，需要调整的药物要注明调整的方法；需要复查的辅助检查；出院后患者需要注意的事项；门诊复查时间及项目等	5□ 4□ 3□ 1□ 0□		
	特殊检查、特殊治疗同意书等医学文书		包括自然项目（另页书写时）、特殊检查、特殊治疗项目名称、目的、可能出现的并发症及风险、或替代治疗方案、患者或家属签署是否同意检查或治疗、患者签名、医师签名等	5□ 4□ 3□ 1□ 0□		
	病危（重）通知书		包括自然项目（另页书写时）、目前诊断、病情危重情况，患方签名、医师签名并填写日期	5□ 4□ 3□ 1□ 0□		

续 表

住院时间＼监控类别		监控项目	监控要点	分数	减分理由	备注
重点医嘱	长期医嘱	住院第 1 天	1．骨科常规护理 2．一级护理 3．普食/流食/糖尿病饮食 4．患肢牵引、制动	5□ 4□ 3□ 1□ 0□		
		住院第 2~4 天（术前准备日）	同前			
		住院第 5~7 天（手术日）	1．骨科常规护理 2．一级护理 3．普食或流食（术后 6 小时后） 4．切口引流 5．心电监护或生命体征监测 6．补液+抗菌药物应用			
		住院第 6~9 天（术后第 1~2 天）	1．骨科常规护理 2．一级护理 3．普食或流食 4．切口引流 5．补液+抗菌药物应用			
		住院第 8~11 天（术后日）	1．骨科常规护理 2．二级护理 3．普食			
	临时医嘱	住院第 1 天	1．血常规、血型 2．尿常规+镜检 3．凝血功能 4．电解质、肝肾功能 5．感染性疾病筛查 6．血气分析（必要时） 7．胸部 X 线检查 8．心电图 9．肢体摄片（必要时） 10．超声心动图 11．肺功能测定（必要时） 12．24 小时动态心电图（必要时） 13．动态血压监测（必要时） 14．双下肢血管彩色超声			
		住院第 2~4 天（术前准备日）	1．明日在椎管内麻醉或全麻下行股骨干骨折内固定术 2．术晨禁食、水 3．术区备皮 4．抗生素皮试 5．配血（必要时）			

续 表

住院时间 \ 监控类别		监控项目	监控要点	分数	减分理由	备注
		住院第 5~7 天（手术日）	1．急查血常规（必要时） 2．输血（必要时）			
		住院第 6~9 天（术后第 1~2 天）	1．复查血常规及生化 2．输血（必要时）			
		住院第 8~11 天（术后日）	根据病情			
		住院第 10~16 天（出院日）	1．出院带药 2．门诊随诊时间			
一般书写规范		各项内容	完整、准确、清晰、签字	5□ 4□ 3□ 1□ 0□		
变异情况		变异条件及原因	1．围术期并发症：本病常伴有其他部位损伤，应严格掌握入选标准。但仍有一些患者因骨折本身带来的一些合并症而延期治疗，如大量出血需术前输血、血栓形成、血肿引起体温增高等 2．合并症：老年人本身有许多合并症，如骨质疏松、糖尿病、心脑血管疾病等，骨折后这些疾病可能加重，需同时治疗，而需延期治疗 3．内固定物选择：根据骨折类型选择适当的内固定物	5□ 4□ 3□ 1□ 0□		

（六）胫骨平台骨折

胫骨平台骨折临床路径

1．进入临床路径标准

疾病诊断：胫骨平台骨折（ICD-10：S82. 10）

手术操作：切开复位内固定术（ICD-9-CM-3：79. 36）

2．病案质量监控表

<table>
<tr><th colspan="2">监控类别
住院时间</th><th colspan="2">监控项目</th><th>监控要点</th><th>分数</th><th>减分理由</th><th>备注</th></tr>
<tr><td colspan="2" rowspan="4">首页</td><td colspan="2">主要诊断名称及编码</td><td>胫骨平台骨折（ICD-10：S82.10）</td><td rowspan="3">5□
4□
3□
1□
0□</td><td rowspan="3"></td><td rowspan="3"></td></tr>
<tr><td colspan="2">主要手术名称及编码</td><td>胫骨平台切开复位内固定术（ICD-9-CM-3：79.36）</td></tr>
<tr><td colspan="2">其他诊断名称及编码</td><td>无遗漏，编码准确</td></tr>
<tr><td colspan="2">其他项目</td><td>内容完整、准确、无遗漏</td><td>5□
4□
3□
1□
0□</td><td></td><td></td></tr>
<tr><td rowspan="3">住院第1天</td><td rowspan="3">入院记录</td><td rowspan="3">主诉与现病史</td><td>主要症状</td><td>是否记录本病最主要的症状及发病时间，如患侧膝关节、疼痛、活动受限，并重点描述：
1．发作的诱因
2．发病特点
3．疼痛性质、程度
4．对体力、饮食、睡眠、活动的影响</td><td>5□
4□
3□
1□
0□</td><td></td><td rowspan="3">入院24小时内完成</td></tr>
<tr><td>病情演变过程</td><td>是否描述主要症状的演变过程</td><td>5□
4□
3□
1□
0□</td><td></td></tr>
<tr><td>其他伴随症状</td><td>是否记录伴随症状，如：
1．膝关节韧带损伤
2．可伴有其他部位的骨折和软组织损伤</td><td>5□
4□
3□
1□
0□</td><td></td></tr>
</table>

续 表

住院时间 \ 监控类别		监控项目		监控要点	分数	减分理由	备注
			住院前诊疗过程	是否记录诊断、治疗情况，如： 1．做过何种检查，结果是否正常 2．诊断过何种疾病 3．紧急处理的情况，包括全身和局部的处理 4．用药的情况	5□ 4□ 3□ 1□ 0□		
		既往史 个人史 家族史		是否按照病历书写规范记录，并重点记录： 1．饮食习惯、环境因素、精神因素 2．慢性疾病史 3．家族中有无类似患者	5□ 4□ 3□ 1□ 0□		
		体格检查		是否按照病历书写规范记录，并记录重要体征，无遗漏，如： 1．膝关节肿胀、疼痛 2．膝关节内翻或外翻畸形 3．膝关节有异常的活动	5□ 4□ 3□ 1□ 0□		
		辅助检查		是否记录辅助检查结果，如： 膝关节 X 线片	5□ 4□ 3□ 1□ 0□		
	首次病程记录	病例特点		是否简明扼要，重点突出，无遗漏： 1．年龄、外伤史 2．病情特点 3．突出的症状和体征 4．辅助检查结果 5．其他疾病史	5□ 4□ 3□ 1□ 0□		入院8小时内完成
		初步诊断		第一诊断为：胫骨平台骨折（ICD-10：S82.10）	5□ 4□ 3□ 1□ 0□		
		诊断依据		是否充分、分析合理： 1．病史：外伤史 2．体征：患侧膝关节肿胀、疼痛、活动受限 3．辅助检查：膝关节 X 线片显示胫骨平台骨折	5□ 4□ 3□ 1□ 0□		
		鉴别诊断		是否根据病例特点与下列疾病鉴别： 1．髌骨骨折 2．膝关节脱位 3．股骨髁骨折	5□ 4□ 3□ 1□ 0□		

续 表

住院时间 \ 监控类别		监控项目	监控要点	分数	减分理由	备注
		诊疗计划	是否全面并具有个性化： 1．完成必需的检查项目 （1）血常规、尿常规 （2）肝肾功能、电解质、血糖 （3）凝血功能 （4）感染性疾病筛查（乙肝、丙肝、艾滋病、梅毒等） （5）膝关节正侧位 X 线片 （6）胸片、心电图 2．根据患者病情选择 （1）膝关节三维重建 CT，膝关节 MRI （2）超声心动图、血气分析和肺功能（高龄或既往有心、肺病史者） （3）有相关疾病者必要时请相关科室会诊 3．评估是否可以手术 4．术前准备 5．手术方案：切开复位内固定术 6．对症治疗	5□ 4□ 3□ 1□ 0□		
	病程记录	上级医师查房记录	是否有重点内容并结合本病例： 1．补充病史和查体 2．诊断、鉴别诊断分析 3．完善术前检查 4．提示需要观察和注意的内容	5□ 4□ 3□ 1□ 0□		入院48小时内完成
		住院医师查房记录	是否记录、分析全面： 1．主要症状、体征的变化，病情变化 2．具体治疗措施和术前准备 3．记录上级医师查房意见的执行情况 4．知情告知情况，患者及家属意见	5□ 4□ 3□ 1□ 0□		
住院第1~13天（术前准备日）	病程记录	住院医师查房记录	是否记录： 1．目前症状及体征变化 2．术前准备工作完成情况，包括检查、药物、配血、备皮、麻醉科会诊意见等，以及检查结果等对手术的影响分析 3．请相应科室会诊情况 4．对症治疗具体内容 5．向患者或家属交代术前、术中和术后注意事项，签署手术知情同意书情况 6．手术者术前查看患者的情况	5□ 4□ 3□ 1□ 0□		
		上级医师查房记录	是否记录： 1．综合分析术前检查结果 2．手术前评估及手术指征 3．确定手术方案 4．结合本病例提出手术风险及预防措施	5□ 4□ 3□ 1□ 0□		

续 表

住院时间 \ 监控类别		监控项目	监控要点	分数	减分理由	备注
	麻醉知情同意书		是否记录： 1．一般项目 2．术前诊断 3．拟行手术方式 4．拟行麻醉方式 5．患者基础疾病及可能对麻醉产生影响的特殊情况 6．麻醉中拟行的有创操作和监测 7．麻醉风险，麻醉中及麻醉后可能发生的并发症及应对措施 8．患者签署意见并签名，如为家属或代理人要有授权委托书 9．麻醉医师签字，并写明日期时间	5□ 4□ 3□ 1□ 0□		
	麻醉术前访视记录		是否记录： 1．患者自然信息 2．患者一般情况 3．简要病史 4．与麻醉相关的辅助检查结果 5．拟行手术方式 6．拟行麻醉方式 7．麻醉适应证 8．麻醉风险及预防措施和麻醉中需注意的问题 9．术前麻醉医嘱 10．麻醉医师签字，并写明日期时间	5□ 4□ 3□ 1□ 0□		
	输血知情同意书		是否记录： 1．一般项目 2．输血指征 3．拟输血成分 4．输血前有关检查结果 5．输血风险及可能产生的不良后果及应对措施 6．患者签署意见并签名，如为家属或代理人要有授权委托书 7．医师签名并填写日期	5□ 4□ 3□ 1□ 0□		
	手术知情同意书		是否记录： 1．术前诊断 2．手术名称 3．术式选择及有可能改变的术式或替代治疗方案 4．术中、术后可能出现的并发症应对措施 5．手术风险 6．患者签署意见并签名，如为家属或代理人要有授权委托书 7．经治医师和术者签名	5□ 4□ 3□ 1□ 0□		

续 表

住院时间 \ 监控类别		监控项目	监控要点	分数	减分理由	备注
	术前小结		是否记录： 1．简要病情 2．术前诊断及诊断依据 3．手术指征 4．拟行手术名称和方式 5．拟行麻醉方式 6．术前准备 7．术中注意事项 8．术后处置意见 9．术者术前查看患者的情况	5□ 4□ 3□ 1□ 0□		
	术前讨论		是否记录： 1．讨论地点、时间 2．参加者及主持者的姓名、职称 3．简要病情 4．术前诊断及术前准备情况 5．手术指征及手术方案 6．可能出现的意外和防范措施 7．具体讨论意见和主持人小结 8．记录者签名	5□ 4□ 3□ 1□ 0□		
住院第1~14天（手术日）	麻醉记录单		是否记录： 1．一般项目 2．患者一般情况和术前特殊情况 3．麻醉前用药及效果 4．术前及术中疾病诊断 5．手术方式及日期 6．麻醉方式 7．麻醉诱导及各项操作开始及结束时间 8．麻醉期间用药名称、方式及剂量 9．麻醉期间特殊或突发情况及处理 10．术中出血量、输血量、输液量等 11．手术起止时间 12．麻醉医师签名	5□ 4□ 3□ 1□ 0□		
	麻醉术后访视记录		是否记录： 1．一般项目 2．患者一般情况 3．目前麻醉恢复情况，清醒时间 4．术后医嘱、是否拔除气管插管等 5．如有特殊情况应详细记录 6．麻醉医师签字并填写日期	5□ 4□ 3□ 1□ 0□		

续　表

住院时间 \ 监控类别		监控项目	监控要点	分数	减分理由	备注
	手术记录		是否记录： 1．一般项目 2．手术日期 3．术前及术中诊断 4．手术名称 5．手术医师术者及助手姓名 6．护士姓名（分别记录刷手及巡回护士） 7．输血量、特殊成分输血、输液量 8．麻醉方法 9．手术经过：按照规定记录手术经过，详细描述骨折情况及复位固定情况，并记录内固定物数量、型号、规格，并将产品的条形码粘贴在病历中 10．术后患者去向：回病房、监护室或麻醉恢复室 11．医师签字	5□ 4□ 3□ 1□ 0□		术者术后24小时内完成
	手术安全核查记录		是否记录： 1．手术安全核查记录单并且填写完整 2．手术医师、麻醉医师和手术护士三方核对，并签字齐全	5□ 4□ 3□ 1□ 0□		
	手术清点记录		是否记录： 1．一般项目 2．术中所用各种器械和敷料数量的清点核对 3．巡回护士和手术器械护士签名	5□ 4□ 3□ 1□ 0□		
	术后首次病程记录		是否记录： 1．手术时间 2．术中诊断 3．麻醉方式 4．手术简要经过 5．术后处理措施 6．术后患者一般情况 7．术后医嘱及应当特别注意观察的事项	5□ 4□ 3□ 1□ 0□		参加手术者术后即时完成
住院第2~16天（术后第1~2天）	病程记录	住院医师查房记录	是否记录、分析如下内容： 1．生命体征，病情变化，引流量及性状、饮食恢复情况和药物不良反应 2．切口情况、换药情况、拆线情况、拔除引流管情况 3．核查辅助检查结果是否有异常 4．病情评估 5．调整治疗分析 6．上级医师意见执行情况 7．术后注意事项宣教	5□ 4□ 3□ 1□ 0□		术后连续3天须有参加手术的医师或上级医师的查房记录

续 表

住院时间	监控类别	监控项目	监控要点	分数	减分理由	备注
		上级医师查房记录	是否记录： 1．术后病情评估 2．确定是否有术后并发症 3．术后需要注意的事项 4．术后治疗方案 5．补充、更改诊断分析和确定诊断分析	5□ 4□ 3□ 1□ 0□		
住院第3~18天（术后日）	病程记录	住院医师查房记录	是否记录、分析： 1．目前的症状、体征，切口愈合情况 2．病情评估及疗效评估 3．目前的治疗情况 4．分析是否符合出院标准 5．出院后的治疗方案 6．出院后注意事项	5□ 4□ 3□ 1□ 0□		
		上级医师查房记录	是否记录、分析： 1．手术疗效评估，预期目标完成情况 2．确定符合出院标准 3．出院后治疗方案	5□ 4□ 3□ 1□ 0□		
住院第5~28天（出院日）	病程记录	住院医师查房记录	是否记录： 1．目前症状及体征 2．目前治疗情况 3．实验室检查指标正常与否 4．向患者交待出院后注意事项	5□ 4□ 3□ 1□ 0□		
	出院记录		记录是否齐全，重要内容无遗漏，如： 1．入院情况 2．诊疗经过：麻醉、手术方式；术中特殊情况及处理；术后并发症等 3．出院情况：症状、体征、功能恢复、切口愈合情况及病理结果等 4．出院医嘱：出院带药需写明药物名称、用量、服用方法，需要调整的药物要注明调整的方法；需要复查的辅助检查；出院后患者需要注意的事项；门诊复查时间及项目等	5□ 4□ 3□ 1□ 0□		
	特殊检查、特殊治疗同意书等医学文书		包括自然项目（另页书写时）、特殊检查、特殊治疗项目名称、目的、可能出现的并发症及风险、或替代治疗方案、患者或家属签署是否同意检查或治疗、患者签名、医师签名等	5□ 4□ 3□ 1□ 0□		
	病危（重）通知书		包括自然项目（另页书写时）、目前诊断、病情危重情况，患方签名、医师签名并填写日期	5□ 4□ 3□ 1□ 0□		
重点医嘱	长期医嘱	住院第1天	1．骨科护理常规 2．二级护理 3．饮食 4．患肢石膏/牵引固定 5．患者既往基础内科疾病用药			

续 表

住院时间 \ 监控类别		监控项目	监控要点	分数	减分理由	备注
		住院第1~13天（术前准备日）	患肢石膏/牵引固定	5□ 4□ 3□ 1□ 0□		
		住院第1~14（手术日）	1．骨科护理常规 2．一级护理 3．饮食 4．患肢抬高、制动 5．留置引流管并记引流量 6．抗生素 7．其他特殊医嘱			
		住院第2~16天（术后第1~2天）	1．骨科护理常规 2．一级护理 3．饮食 4．患肢抬高、制动 5．留置引流管并记引流量 6．抗生素 7．其他特殊医嘱			
		住院第3~18天（术后日）	1．骨科护理常规 2．一/二级护理 3．饮食 4．患肢抬高、制动 5．如体温正常，伤口情况良好，无明显红肿时可以停止抗生素治疗 6．下肢功能锻炼			
	临时医嘱	住院第1天	1．血、尿常规；凝血功能；感染性疾病筛查；肝肾功能、电解质、血糖 2．胸片、心电图 3．膝关节正侧位X线片 4．患侧膝关节CT/三维重建检查、膝关节MRI、超声心动图（视患者情况而定） 5．镇痛等对症处理			
		住院第1~13天（术前准备日）	1．术前医嘱：拟明日在神经阻滞麻醉或椎管内麻醉或全麻下行切开复位内固定/植骨术 2．术前禁食、水 3．术前抗生素皮试 4．术前留置导尿管 5．术区备皮 6．术前灌肠 7．配血 8．其他特殊医嘱			
		住院第1~14天（手术日）	1．今日在神经阻滞麻醉或椎管内麻醉或全麻下行切开复位内固定术 2．心电监护、吸氧6小时 3．补液 4．镇吐、镇痛等对症处理 5．伤口换药（必要时）			

续 表

住院时间 \ 监控类别	监控项目	监控要点	分数	减分理由	备注
	住院第2~16天（术后第1~2天）	1．伤口换药 2．复查血常规（必要时） 3．换药，拔引流管 4．镇痛等对症处理			
	住院第3~18天（术后日）	1．复查血尿常规、肝肾功能、电解质（必要时） 2．伤口换药（必要时） 3．镇痛等对症处理			
	住院第5~28天（出院日）	1．出院带药 2．门诊随诊时间			
一般书写规范	各项内容	完整、准确、清晰、签字	5□ 4□ 3□ 1□ 0□		
变异情况	变异条件及原因	1．围术期并发症：骨筋膜室综合征、深静脉血栓形成、伤口感染等造成住院日延长和费用增加 2．内科合并症：老年患者常合并基础疾病，如脑血管或心血管病、糖尿病、血栓等，骨折手术可能导致这些疾病加重而需要进一步治疗，从而延长治疗时间，并增加住院费用 3．内植物的选择：由于骨折类型不同，使用不同的内固定材料，可能导致住院费用存在差异	5□ 4□ 3□ 1□ 0□		

（七）踝关节骨折

踝关节骨折临床路径

1. 进入临床路径标准

疾病诊断：踝关节骨折（ICD-10：S82. 50/S82. 60/S82. 80）

手术操作：踝关节切开复位内固定术（ICD-9-CM-3：79. 36）

2. 病案质量监控表

住院时间 \ 监控类别		监控项目		监控要点	分数	减分理由	备注
首页		主要诊断名称及编码		踝关节骨折（ICD-10：S82.50/S82.60/S82.80）	5□ 4□ 3□ 1□ 0□		
		主要手术名称及编码		踝关节切开复位内固定术（ICD-9-CM-3：79.36）			
		其他诊断名称及编码		无遗漏，编码准确			
		其他项目		内容完整、准确、无遗漏	5□ 4□ 3□ 1□ 0□		
住院第1天	入院记录	主诉与现病史	主要症状	是否记录本病最主要的症状及发病时间，如疼痛、局部肿胀、淤斑，并重点描述： 1．发作的诱因 2．起病情况 3．疼痛性质、程度 4．对体力、饮食、睡眠、活动的影响	5□ 4□ 3□ 1□ 0□		入院24小时内完成
			病情演变过程	是否描述主要症状的演变过程	5□ 4□ 3□ 1□ 0□		
			其他伴随症状	是否记录伴随症状，如： 内翻或外翻的畸形、功能活动障碍、骨折处有明显的压痛或骨擦音、踝部软组织损伤的症状，如张力性水泡等	5□ 4□ 3□ 1□ 0□		

续 表

住院时间 \ 监控类别		监控项目		监控要点	分数	减分理由	备注
			住院前诊疗过程	是否记录诊断、治疗情况，如： 1. 做过何种检查，结果是否正常 2. 诊断过何种疾病 3. 采取过何种处理	5□ 4□ 3□ 1□ 0□		
		既往史 个人史 家族史		是否按照病历书写规范记录，并重点记录： 1. 饮食习惯、环境因素、精神因素 2. 慢性疾病史 3. 家族中有无类似患者	5□ 4□ 3□ 1□ 0□		
		体格检查		是否按照病历书写规范记录，并记录重要体征，无遗漏，如： 1. 局部肿胀明显，常有淤斑 2. 出现内翻或外翻的畸形 3. 功能活动明显障碍 4. 骨折处有明显的压痛或骨擦音	5□ 4□ 3□ 1□ 0□		
		辅助检查		是否记录辅助检查结果，如： 踝关节 X 线片	5□ 4□ 3□ 1□ 0□		
	首次病程记录	病例特点		是否简明扼要，重点突出，无遗漏： 1. 年龄、特殊的生活习惯及嗜好等 2. 病情特点 3. 突出的症状和体征 4. 辅助检查结果 5. 其他疾病史	5□ 4□ 3□ 1□ 0□		入院8小时内完成
		初步诊断		第一诊断为：踝关节骨折（ICD-10：S82.50/S82.60/S82.80）	5□ 4□ 3□ 1□ 0□		
		诊断依据		是否充分、分析合理： 1. 病史：外伤史 2. 体征：患侧踝关节肿胀、疼痛、活动受限 3. 辅助检查：踝关节 X 线片显示踝关节骨折	5□ 4□ 3□ 1□ 0□		
		鉴别诊断		是否根据病例特点与下列疾病鉴别： 1. 踝关节软组织损伤 2. 踝关节病理性骨折 3. 足部的骨折	5□ 4□ 3□ 1□ 0□		

续 表

住院时间 \ 监控类别		监控项目	监控要点	分数	减分理由	备注
		诊疗计划	是否全面并具有个性化： 1．完成必需的检查项目 （1）血常规、尿常规 （2）肝肾功能、电解质、血糖 （3）凝血功能 （4）感染性疾病筛查（乙肝、丙肝、艾滋病、梅毒等） （5）踝关节正侧位 X 线片（必要时 CT） （6）胸片、心电图 2．根据患者病情选择 （1）超声心动图、血气分析和肺功能（高龄或既往有心、肺部病史者） （2）踝关节三维 CT 检查、踝关节 MRI （3）有相关疾病者必要时请相关科室会诊 3．评估是否可以手术 4．术前准备 5．手术方案：踝关节切开复位内固定术 6．对症治疗	5□ 4□ 3□ 1□ 0□		
	病程记录	上级医师查房记录	是否有重点内容并结合本病例： 1．补充病史和查体 2．诊断、鉴别诊断分析 3．完善术前检查 4．提示需要观察和注意的内容	5□ 4□ 3□ 1□ 0□		入院 48 小时内完成
		住院医师查房记录	是否记录、分析全面： 1．主要症状、体征的变化，病情变化 2．具体治疗措施和术前准备 3．上级医师查房意见的执行情况 4．知情告知情况，患者及家属意见	5□ 4□ 3□ 1□ 0□		
住院第 1~7 天（术前准备日）	病程记录	住院医师查房记录	是否记录： 1．目前症状及体征变化 2．术前准备工作完成情况，包括检查、药物、配血、备皮、麻醉科会诊意见等，以及检查结果等对手术的影响分析 3．请相应科室会诊情况 4．对症治疗具体内容 5．向患者或家属交代术前、术中和术后注意事项，签署手术知情同意书情况 6．手术者术前查看患者的情况	5□ 4□ 3□ 1□ 0□		
		上级医师查房记录	是否记录： 1．综合分析术前检查结果 2．手术前评估及手术指征 3．确定手术方案 4．结合本病例提出手术风险及预防措施	5□ 4□ 3□ 1□ 0□		

续 表

住院时间 \ 监控类别		监控项目	监控要点	分数	减分理由	备注
	麻醉知情同意书		是否记录： 1. 一般项目 2. 术前诊断 3. 拟行手术方式 4. 拟行麻醉方式 5. 患者基础疾病及可能对麻醉产生影响的特殊情况 6. 麻醉中拟行的有创操作和监测 7. 麻醉风险，麻醉中及麻醉后可能发生的并发症及应对措施 8. 患者签署意见并签名，如为家属或代理人要有授权委托书 9. 麻醉医师签字，并写明日期时间	5□ 4□ 3□ 1□ 0□		
	麻醉术前访视记录		是否记录： 1. 患者自然信息 2. 患者一般情况 3. 简要病史 4. 与麻醉相关的辅助检查结果 5. 拟行手术方式 6. 拟行麻醉方式 7. 麻醉适应证 8. 麻醉风险及预防措施和麻醉中需注意的问题 9. 术前麻醉医嘱 10. 麻醉医师签字，并写明日期时间	5□ 4□ 3□ 1□ 0□		
	输血知情同意书		是否记录： 1. 一般项目 2. 输血指征 3. 拟输血成分 4. 输血前有关检查结果 5. 输血风险及可能产生的不良后果及应对措施 6. 患者签署意见并签名，如为家属或代理人要有授权委托书 7. 医师签名并填写日期	5□ 4□ 3□ 1□ 0□		
	手术知情同意书		是否记录： 1. 术前诊断 2. 手术名称 3. 术式选择及有可能改变的术式或替代治疗方案 4. 术中、术后可能出现的并发症应对措施 5. 手术风险 6. 患者签署意见并签名，如为家属或代理人要有授权委托书 7. 经治医师和术者签名	5□ 4□ 3□ 1□ 0□		

续 表

住院时间 \ 监控类别		监控项目	监控要点	分数	减分理由	备注
	术前小结		是否记录： 1．简要病情 2．术前诊断及诊断依据 3．手术指征 4．拟行手术名称和方式 5．拟行麻醉方式 6．术前准备 7．术中注意事项 8．术后处置意见 9．术者术前查看患者的情况	5□ 4□ 3□ 1□ 0□		
	术前讨论		是否记录： 1．讨论地点、时间 2．参加者及主持者的姓名、职称 3．简要病情 4．术前诊断及术前准备情况 5．手术指征及手术方案 6．可能出现的意外和防范措施 7．具体讨论意见和主持人小结 8．记录者签名	5□ 4□ 3□ 1□ 0□		
住院第1~8天（手术日）	麻醉记录单		是否记录： 1．一般项目 2．患者一般情况和术前特殊情况 3．麻醉前用药及效果 4．术前及术中疾病诊断 5．手术方式及日期 6．麻醉方式 7．麻醉诱导及各项操作开始及结束时间 8．麻醉期间用药名称、方式及剂量 9．麻醉期间特殊或突发情况及处理 10．术中出血量、输血量、输液量等 11．手术起止时间 12．麻醉医师签名	5□ 4□ 3□ 1□ 0□		
	麻醉术后访视记录		是否记录： 1．一般项目 2．患者一般情况 3．目前麻醉恢复情况，清醒时间 4．术后医嘱、是否拔除气管插管等 5．如有特殊情况应详细记录 6．麻醉医师签字并填写日期	5□ 4□ 3□ 1□ 0□		

续　表

<table>
<tr><th colspan="2">监控类别
住院时间</th><th>监控项目</th><th>监控要点</th><th>分数</th><th>减分理由</th><th>备注</th></tr>
<tr><td rowspan="4"></td><td>手术记录</td><td></td><td>是否记录：
1. 一般项目
2. 手术日期
3. 术前及术中诊断
4. 手术名称
5. 手术医师术者及助手姓名
6. 护士姓名（分别记录刷手及巡回护士）
7. 输血量、特殊成分输血、输液量
8. 麻醉方法
9. 手术经过：按照规定记录手术经过，详细描述骨折情况及复位固定情况，并记录内固定物数量、型号、规格，并将产品的条形码粘贴在病历中
10. 术后患者去向：回病房、监护室或麻醉恢复室
11. 医师签字</td><td>5□
4□
3□
1□
0□</td><td></td><td>术者术后24小时内完成</td></tr>
<tr><td>手术安全核查记录</td><td></td><td>是否记录：
1. 手术安全核查记录单并且填写完整
2. 手术医师、麻醉医师和手术护士三方核对，并签字齐全</td><td>5□
4□
3□
1□
0□</td><td></td><td></td></tr>
<tr><td>手术清点记录</td><td></td><td>是否记录：
1. 一般项目
2. 术中所用各种器械和敷料数量的清点核对
3. 巡回护士和手术器械护士签名</td><td>5□
4□
3□
1□
0□</td><td></td><td></td></tr>
<tr><td>术后首次病程记录</td><td></td><td>是否记录：
1. 手术时间
2. 术中诊断
3. 麻醉方式
4. 手术简要经过
5. 术后处理措施
6. 术后患者一般情况
7. 术后医嘱及应当特别注意观察的事项</td><td>5□
4□
3□
1□
0□</td><td></td><td>参加手术者术后即时完成</td></tr>
<tr><td>住院第2~10天（术后第1~2天）</td><td>病程记录</td><td>住院医师查房记录</td><td>是否记录、分析如下内容：
1. 生命体征，病情变化，引流量及性状、饮食恢复情况和药物不良反应
2. 切口情况、换药情况、拆线情况、拔除引流管情况
3. 核查辅助检查结果是否有异常
4. 病情评估
5. 调整治疗依据
6. 上级医师意见执行情况
7. 术后注意事项宣教</td><td>5□
4□
3□
1□
0□</td><td></td><td>术后连续3天须有参加手术的医师或上级医师的查房记录</td></tr>
</table>

续 表

住院时间 \ 监控类别		监控项目	监控要点	分数	减分理由	备注
		上级医师查房记录	是否记录： 1．术后病情评估 2．确定是否有术后并发症 3．术后需要注意的事项 4．术后治疗方案 5．补充、更改诊断分析和确定诊断分析	5□ 4□ 3□ 1□ 0□		
住院第4~12天（术后日）	病程记录	住院医师查房记录	是否记录、分析： 1．目前的症状体征，切口愈合情况 2．病情评估及疗效评估 3．目前的治疗情况 4．分析是否符合出院标准 5．出院后的治疗方案 6．出院后注意事项	5□ 4□ 3□ 1□ 0□		
		上级医师查房记录	是否记录、分析： 1．手术疗效评估，预期目标完成情况 2．确定符合出院标准 3．出院后治疗方案	5□ 4□ 3□ 1□ 0□		
住院第6~21天（出院日）	病程记录	住院医师查房记录	是否记录： 1．目前症状及体征 2．目前治疗情况 3．实验室检查指标正常与否 4．向患者交代出院后注意事项	5□ 4□ 3□ 1□ 0□		
	出院记录		记录是否齐全，重要内容无遗漏，如： 1．入院情况 2．诊疗经过：麻醉、手术方式；术中特殊情况及处理；术后并发症等 3．出院情况：症状、体征、功能恢复、切口愈合情况及病理结果等 4．出院医嘱：出院带药需写明药物名称、用量、服用方法，需要调整的药物要注明调整的方法；需要复查的辅助检查；出院后患者需要注意的事项；门诊复查时间及项目等	5□ 4□ 3□ 1□ 0□		
	特殊检查、特殊治疗同意书等医学文书		包括自然项目（另页书写时）、特殊检查、特殊治疗项目名称、目的、可能出现的并发症及风险、或替代治疗方案、患者或家属签署是否同意检查或治疗、患者签名、医师签名等	5□ 4□ 3□ 1□ 0□		
	病危（重）通知书		包括自然项目（另页书写时）、目前诊断、病情危重情况，患方签名、医师签名并填写日期	5□ 4□ 3□ 1□ 0□		

续　表

<table>
<tr><th colspan="2">监控类别
住院时间</th><th>监控项目</th><th>监控要点</th><th>分数</th><th>减分理由</th><th>备注</th></tr>
<tr><td rowspan="7">重点医嘱</td><td rowspan="5">长期医嘱</td><td>住院第 1 天</td><td>1．骨科护理常规
2．二级护理
3．饮食
4．患肢石膏/牵引固定
5．患肢抬高
6．消肿治疗（必要时）
7．既往内科基础疾病用药</td><td rowspan="7">5□
4□
3□
1□
0□</td><td rowspan="7"></td><td rowspan="7"></td></tr>
<tr><td>住院第 1~7 天（术前准备日）</td><td>同前</td></tr>
<tr><td>住院第 1~8 天（手术日）</td><td>1．骨科护理常规
2．一级护理
3．饮食
4．患肢抬高、制动
5．留置引流管并记引流量
6．抗生素
7．其他特殊医嘱</td></tr>
<tr><td>住院第 2~10 天（术后第 1~2 天）</td><td>1．骨科护理常规
2．一级护理
3．饮食
4．患肢抬高、制动
5．留置引流管并记引流量
6．抗生素
7．其他特殊医嘱</td></tr>
<tr><td>住院第 4~12 天（术后日）</td><td>1．骨科护理常规
2．二级护理
3．饮食
4．患肢抬高、制动
5．停用抗生素（如体温正常，伤口情况良好，无明显红肿时停用）
6．其他特殊医嘱</td></tr>
<tr><td rowspan="2">临时医嘱</td><td>住院第 1 天</td><td>1．血、尿常规检查；凝血功能；感染性疾病筛查；肝肾功能+电解质+血糖；胸片、心电图
2．踝关节正侧位 X 线片
3．踝关节三维 CT 检查、踝关节 MRI（视患者情况而定）
4．根据病情选择：双下肢血管超声、肺功能、超声心动图、血气分析
5．请相关科室会诊，根据会诊科室要求开检查单</td></tr>
<tr><td>住院第 1~7 天（术前准备日）</td><td>1．准备明日在神经阻滞麻醉或椎管内麻醉或全麻下行踝关节切开复位内固定术
2．术前禁食、水
3．术前抗生素皮试
4．术前留置导尿管
5．术区备皮
6．术前灌肠
7．其他特殊医嘱</td></tr>
</table>

续 表

监控类别 住院时间		监控项目	监控要点	分数	减分理由	备注
		住院第 1~8 天（手术日）	1．今日在神经阻滞麻醉或椎管内麻醉或全麻下行踝关节切开复位内固定术 2．心电监护、吸氧 6 小时 3．补液（必要时） 4．镇吐、镇痛等对症处理 5．伤口换药（必要时）			
		住院第 2~10 天（术后第 1~2 天）	1．伤口换药 2．镇痛等对症处理 3．复查血常规（必要时） 4．拔引流管（术后第 2 天）			
		住院第 4~12 天（术后日）	1．复查血尿常规、肝肾功能、电解质（必要时） 2．伤口换药（必要时） 3．镇痛等对症处理			
		住院第 6~21 天（出院日）	1．出院带药 2．门诊随诊时间			
一般书写规范		各项内容	完整、准确、清晰、签字	5□ 4□ 3□ 1□ 0□		
变异情况		变异条件及原因	1．围术期并发症：深静脉血栓形成、伤口感染、脱位、神经血管损伤等，造成住院日延长和费用增加 2．内科合并症：老年患者常合并内科疾病，如脑血管或心血管病、糖尿病、血栓等，骨折手术可能导致基础疾病加重而需要进一步治疗，从而延长治疗时间，并增加住院费用 3．植入材料的选择：由于骨折类型不同，使用不同的内固定材料，可能导致住院费用存在差异	5□ 4□ 3□ 1□ 0□		

十一、泌尿外科

（一）肾癌

肾癌临床路径

1．进入临床路径标准

疾病诊断：肾癌（ICD-10：C64）

手术操作：腹腔镜肾癌根治术（ICD-9-CM-3：55. 5107）

2．病案质量监控表

<table>
<tr><td colspan="2">监控类别
住院时间</td><td colspan="2">监控项目</td><td>监控要点</td><td>分数</td><td>减分理由</td><td>备注</td></tr>
<tr><td colspan="2" rowspan="4">首页</td><td colspan="2">主要诊断名称及编码</td><td>肾癌（ICD-10：C64）</td><td rowspan="3">5□
4□
3□
1□
0□</td><td rowspan="3"></td><td rowspan="3"></td></tr>
<tr><td colspan="2">主要手术名称及编码</td><td>腹腔镜肾癌根治术（ICD-9-CM-3：55.5107）</td></tr>
<tr><td colspan="2">其他诊断名称及编码</td><td>无遗漏，编码准确</td></tr>
<tr><td colspan="2">其他项目</td><td>内容完整、准确、无遗漏</td><td>5□
4□
3□
1□
0□</td><td></td><td></td></tr>
<tr><td rowspan="2">住院第1天</td><td rowspan="2">入院记录</td><td rowspan="2">主诉与现病史</td><td>主要症状</td><td>是否记录本病最主要的症状及发病时间——血尿、腰痛和腰部肿块，并重点描述：
1．血尿出现有无诱发因素，表现为间歇性、全程性、无痛性肉眼血尿
2．腰痛出现有无诱发因素，多为持续性隐痛，也可表现为剧烈疼痛或肾绞痛，发作持续时间及是否能够缓解，疼痛的性质程度
3．腰部肿块质地较硬，不光滑
4．对体力、饮食、睡眠、活动的影响</td><td>5□
4□
3□
1□
0□</td><td></td><td rowspan="2">入院24小时内完成</td></tr>
<tr><td>病情演变过程</td><td>是否描述主要症状的演变过程，如：
血尿的变化等</td><td>5□
4□
3□
1□
0□</td><td></td></tr>
</table>

续 表

住院时间 \ 监控类别		监控项目		监控要点	分数	减分理由	备注
			其他伴随症状	是否记录伴随症状，如： 高血压、贫血、体重减轻、恶病质、发热、神经肌肉病变、溢乳、咳嗽、骨痛等	5□ 4□ 3□ 1□ 0□		
			住院前诊疗过程	是否记录诊断、治疗情况，如： 1．做过何种检查，结果是否正常 2．诊断过何种疾病 3．用过何种药物，用药时间、剂量、总量及效果如何	5□ 4□ 3□ 1□ 0□		
		既往史 个人史 家族史		是否按照病历书写规范记录，并重点记录： 1．饮食习惯、环境因素、精神因素及烟酒嗜好 2．慢性疾病史 3．家族中有无类似患者	5□ 4□ 3□ 1□ 0□		
		体格检查		是否按照病历书写规范记录，并记录重要体征，无遗漏，如： 体温、血压、消瘦、贫血貌、腰部肿物等	5□ 4□ 3□ 1□ 0□		
		辅助检查		是否记录辅助检查结果，如： 血常规、腹部超声、腹部 CT 等	5□ 4□ 3□ 1□ 0□		
	首次病程记录	病例特点		是否简明扼要，重点突出，无遗漏： 1．年龄、职业、特殊的生活习惯及嗜好等 2．病情特点 3．突出的症状和体征 4．辅助检查结果 5．其他疾病史	5□ 4□ 3□ 1□ 0□		入院8小时内完成
		初步诊断		第一诊断为：肾癌（ICD-10：C64）	5□ 4□ 3□ 1□ 0□		
		诊断依据		是否充分、分析合理： 1．病史、症状：部分患者可出现血尿、腰痛、腹部肿块“肾癌三联征”，大多数表现为无症状 2．辅助检查：临床诊断主要依靠影像学检查，如腹部 B 超、腹部 CT 平扫和增强扫描等，确诊则需依据病理学检查	5□ 4□ 3□ 1□ 0□		

续 表

住院时间	监控类别	监控项目	监控要点	分数	减分理由	备注
		鉴别诊断	是否根据病例特点与下列疾病鉴别： 1．膀胱肿瘤 2．肾脏良性肿瘤 3．肾结核 4．肾结石、膀胱输尿管结石	5□ 4□ 3□ 1□ 0□		
		诊疗计划	是否全面并具有个性化： 1．完成必需的检查项目 （1）血、尿常规 （2）电解质、肝肾功能、血型、凝血功能 （3）感染性疾病筛查（乙肝、丙肝、艾滋病、梅毒等） （4）胸片、心电图 2．评估是否可以手术 3．术前准备 4．手术方案：腹腔镜肾癌根治术 5．对症治疗	5□ 4□ 3□ 1□ 0□		
	病程记录	上级医师查房记录	是否有重点内容并结合本病例： 1．补充病史和查体 2．诊断、鉴别诊断分析 3．完善术前检查 4．提示需要观察和注意的内容	5□ 4□ 3□ 1□ 0□		入院48小时内完成
		住院医师查房记录	是否记录、分析全面： 1．主要症状、体征的变化，病情变化 2．具体治疗措施和术前准备 3．上级医师查房意见的执行情况 4．知情告知情况，患者及家属意见	5□ 4□ 3□ 1□ 0□		
住院第2天（术前准备日）	病程记录	住院医师查房记录	是否记录： 1．目前症状及体征变化 2．术前准备工作完成情况，包括检查、药物、配血、备皮、麻醉科会诊意见等，以及检查结果等对手术的影响分析 3．请相应科室会诊情况 4．对症治疗具体内容 5．向患者或家属交代术前、术中和术后注意事项，签署手术知情同意书情况 6．手术者术前查看患者的情况	5□ 4□ 3□ 1□ 0□		
		上级医师查房记录	是否记录： 1．综合分析术前检查结果 2．手术前评估及手术指征 3．确定手术方案 4．结合本病例提出手术风险及预防措施	5□ 4□ 3□ 1□ 0□		

续　表

住院时间 \ 监控类别		监控项目	监控要点	分数	减分理由	备注
	麻醉知情同意书		是否记录： 1．一般项目 2．术前诊断 3．拟行手术方式 4．拟行麻醉方式 5．患者基础疾病及可能对麻醉产生影响的特殊情况 6．麻醉中拟行的有创操作和监测 7．麻醉风险，麻醉中及麻醉后可能发生的并发症及应对措施 8．患者签署意见并签名，如为家属或代理人要有授权委托书 9．麻醉医师签字，并写明日期时间	5□ 4□ 3□ 1□ 0□		
	麻醉术前访视记录		是否记录： 1．患者自然信息 2．患者一般情况 3．简要病史 4．与麻醉相关的辅助检查结果 5．拟行手术方式 6．拟行麻醉方式 7．麻醉适应证 8．麻醉风险及预防措施和麻醉中需注意的问题 9．术前麻醉医嘱 10．麻醉医师签字，并写明日期时间	5□ 4□ 3□ 1□ 0□		
	输血知情同意书		是否记录： 1．一般项目 2．输血指征 3．拟输血成分 4．输血前有关检查结果 5．输血风险及可能产生的不良后果及应对措施 6．患者签署意见并签名，如为家属或代理人要有授权委托书 7．医师签名并填写日期	5□ 4□ 3□ 1□ 0□		
	手术知情同意书		是否记录： 1．术前诊断 2．手术名称 3．术式选择及可能改变的术式 4．术中、术后可能出现的并发症应对措施 5．手术风险 6．患者签署意见并签名，如为家属或代理人要有授权委托书 7．经治医师和术者签名	5□ 4□ 3□ 1□ 0□		

续　表

住院时间	监控类别	监控项目	监控要点	分数	减分理由	备注
	术前小结		是否记录： 1. 简要病情 2. 术前诊断及诊断依据 3. 手术指征 4. 拟行手术名称和方式 5. 拟行麻醉方式 6. 术前准备 7. 术中注意事项 8. 术后处置意见 9. 术者术前查看患者的情况	5□ 4□ 3□ 1□ 0□		
	术前讨论		是否记录： 1. 讨论地点时间 2. 参加者及主持者的姓名、职称 3. 简要病情 4. 术前诊断及术前准备情况 5. 手术指征及手术方案 6. 可能出现的意外和防范措施 7. 具体讨论意见和主持人小结 8. 记录者签名	5□ 4□ 3□ 1□ 0□		
住院第3天（手术日）	麻醉记录单		是否记录： 1. 一般项目 2. 患者一般情况和术前特殊情况 3. 麻醉前用药及效果 4. 术前及术中疾病诊断 5. 手术方式及日期 6. 麻醉方式 7. 麻醉诱导及各项操作开始及结束时间 8. 麻醉期间用药名称、方式及剂量 9. 麻醉期间特殊或突发情况及处理 10. 术中出血量、输血量、输液量等 11. 手术起止时间 12. 麻醉医师签名	5□ 4□ 3□ 1□ 0□		
	麻醉术后访视记录		是否记录： 1. 一般项目 2. 患者一般情况 3. 目前麻醉恢复情况，清醒时间 4. 术后医嘱、是否拔除气管插管等 5. 如有特殊情况应详细记录 6. 麻醉医师签字并填写日期	5□ 4□ 3□ 1□ 0□		
	手术记录		是否记录： 1. 一般项目 2. 手术日期 3. 术前及术中诊断 4. 手术名称 5. 手术医师术者及助手姓名	5□ 4□ 3□ 1□ 0□		术者术后24小时内完成

续 表

住院时间＼监控类别		监控项目	监控要点	分数	减分理由	备注
			6. 护士姓名（分别记录刷手及巡回护士） 7. 输血量、特殊成分输血、输液量 8. 麻醉方法 9. 手术经过：按照规定记录手术经过，详细描述切口数量及部位；建立气腹充气量及压力 10. 术后患者去向：病房、监护室或麻醉恢复室 11. 医师签字			
	手术安全核查记录		是否记录： 1. 手术安全核查记录单并且填写完整 2. 手术医师、麻醉医师和手术护士三方核对，并签字齐全	5□ 4□ 3□ 1□ 0□		
	手术清点记录		是否记录： 1. 一般项目 2. 术中所用各种器械和敷料数量的清点核对 3. 巡回护士和手术器械护士签名	5□ 4□ 3□ 1□ 0□		
	术后首次病程记录		是否记录： 1. 手术时间 2. 术中诊断 3. 麻醉方式 4. 手术简要经过 5. 术后处理措施 6. 术后患者一般情况 7. 术后医嘱及应当特别注意观察的事项	5□ 4□ 3□ 1□ 0□		参加手术者术后即时完成
住院第4~6天（术后第3天）	病程记录	住院医师查房记录	是否记录、分析如下内容： 1. 生命体征，病情变化，引流量及性状、饮食恢复情况和药物不良反应 2. 切口情况、换药情况、拆线情况、拔除引流管情况 3. 核查辅助检查结果是否有异常 4. 病情评估 5. 调整治疗依据 6. 上级医师意见执行情况 7. 术后注意事项宣教	5□ 4□ 3□ 1□ 0□		术后连续3天须有参加手术的医师或上级医师的查房记录
		上级医师查房记录	是否记录： 1. 术后病情评估 2. 确定是否有术后并发症 3. 术后需要注意的事项 4. 术后治疗方案 5. 补充、更改诊断分析和确定诊断分析	5□ 4□ 3□ 1□ 0□		

续 表

住院时间 \ 监控类别		监控项目	监控要点	分数	减分理由	备注
住院第7~11天（术后日）	病程记录	住院医师查房记录	是否记录、分析： 1. 目前的症状体征，切口愈合情况 2. 病情评估及疗效评估 3. 目前的治疗情况 4. 分析是否符合出院标准 5. 出院后的治疗方案 6. 出院后注意事项	5□ 4□ 3□ 1□ 0□		
		上级医师查房记录	是否记录、分析： 1. 手术疗效评估，预期目标完成情况 2. 确定符合出院标准 3. 出院后治疗方案	5□ 4□ 3□ 1□ 0□		
住院第12天（出院日）	病程记录	住院医师查房记录	是否记录： 1. 目前症状及体征 2. 目前治疗情况 3. 实验室检查指标正常与否 4. 向患者交代出院后注意事项	5□ 4□ 3□ 1□ 0□		
	出院记录		记录是否齐全，重要内容无遗漏，如： 1. 入院情况 2. 诊疗经过：麻醉、手术方式；术中特殊情况及处理；术后并发症等 3. 出院情况：症状、体征、功能恢复、切口愈合情况及病理结果等 4. 出院医嘱：出院带药需写明药物名称、用量、服用方法，需要调整的药物要注明调整的方法；需要复查的辅助检查；出院后患者需要注意的事项；门诊复查时间及项目等	5□ 4□ 3□ 1□ 0□		
	特殊检查、特殊治疗同意书等医学文书		包括自然项目（另页书写时）、特殊检查、特殊治疗项目名称、目的、可能出现的并发症及风险、患者或家属签署是否同意检查或治疗、患者签名、医师签名等	5□ 4□ 3□ 1□ 0□		
	病危（重）通知书		包括自然项目（另页书写时）、目前诊断、病情危重情况，患方签名、医师签名并填写日期	5□ 4□ 3□ 1□ 0□		
重点医嘱	长期医嘱	住院第1~2天	1. 泌尿外科疾病护理常规 2. 三级护理 3. 饮食、普食、糖尿病饮食、其他 4. 基础用药（糖尿病、心脑血管疾病等）			
		住院第3天（手术日）	1. 腹腔镜肾癌根治术后护理常规 2. 一级护理 3. 禁食 4. 6小时后恢复部分基础用药（心脑血管药） 5. 切口引流管接无菌袋 6. 留置尿管并接无菌袋			

续 表

住院时间 \ 监控类别		监控项目	监控要点	分数	减分理由	备注
		住院第 4~6 天（术后第 1~3 天）	1．二级护理 2．半流食 3．恢复其他基础用药 4．酌情使用抗菌药物			
		住院第 7~11 天（术后日）	二级/三级护理 普食			
	临时医嘱	住院第 1~2 天	1．血、尿常规，肝肾功能、电解质、血型 2．感染筛查、凝血功能 3．胸片，心电图 4．手术医嘱 5．常规备血 400ml 6．准备术中预防用抗菌药物 7．必要时留置胃管	5□ 4□ 3□ 1□ 0□		
		住院第 3 天（手术日）	1．输液 2．抗菌药物 3．必要时用抑酸剂			
		住院第 4~6 天（术后第 1~3 天）	1．输液 2．更换敷料 3．必要时用抑酸剂半流食 4．拔尿管 5．切口换药 6．可拔切口引流管			
		住院第 7~11 天（术后日）	切口拆线			
		住院第 12 天（出院日）	出院带药 门诊随诊时间			
一般书写规范		各项内容	完整、准确、清晰、签字	5□ 4□ 3□ 1□ 0□		
变异情况		变异条件及原因	1．术中、术后出现并发症，需要进一步诊治，导致住院时间延长、费用增加 2．术后原伴随疾病控制不佳，需请相关科室会诊，进一步诊治 3．住院后出现其他内、外科疾病需进一步明确诊断，可进入其他路径	5□ 4□ 3□ 1□ 0□		

（二）膀胱肿瘤

膀胱肿瘤临床路径

1．进入临床路径标准

疾病诊断：膀胱肿瘤（ICD-10：C67/C79.101/D09.0/D30.3/D41.4）

手术操作：经尿道膀胱肿瘤电切术（TURBT）(ICD-9-CM-3：57.4901)

2．病案质量监控表

<table>
<tr><th colspan="2">监控类别
住院时间</th><th colspan="2">监控项目</th><th>监控要点</th><th>分数</th><th>减分理由</th><th>备注</th></tr>
<tr><td colspan="2" rowspan="4">首页</td><td colspan="2">主要诊断名称及编码</td><td>膀胱肿瘤（ICD-10：C67/C79.101/D09.0/D30.3/D41.4）</td><td rowspan="3">5□
4□
3□
1□
0□</td><td rowspan="3"></td><td rowspan="3"></td></tr>
<tr><td colspan="2">主要手术名称及编码</td><td>经尿道膀胱肿瘤电切术（TURBT）（ICD-9-CM-3：57.4901）</td></tr>
<tr><td colspan="2">其他诊断名称及编码</td><td>无遗漏，编码准确</td></tr>
<tr><td colspan="2">其他项目</td><td>内容完整、准确、无遗漏</td><td>5□
4□
3□
1□
0□</td><td></td><td></td></tr>
<tr><td rowspan="3">住院第1天</td><td rowspan="3">入院记录</td><td rowspan="3">主诉与现病史</td><td>主要症状</td><td>是否记录本病最主要的症状及发病时间——血尿，并重点描述：
1．发作及加重的诱因
2．发作频率或持续时间
3．发作特点及程度
4．缓解方式，自行缓解或采取某种措施缓解
5．对体力、饮食、睡眠、活动的影响</td><td>5□
4□
3□
1□
0□</td><td></td><td rowspan="3">入院24小时内完成</td></tr>
<tr><td>病情演变过程</td><td>是否描述主要症状的演变过程，如：
血尿的变化</td><td>5□
4□
3□
1□
0□</td><td></td></tr>
<tr><td>其他伴随症状</td><td>是否记录伴随症状，如：
腰肋部疼痛、下肢水肿、尿潴留、体重减轻、腹痛等</td><td>5□
4□
3□
1□
0□</td><td></td></tr>
</table>

续 表

监控类别 住院时间		监控项目	监控要点	分数	减分理由	备注
		住院前诊疗过程	是否记录诊断、治疗情况，如： 1．做过何种检查，结果是否正常 2．诊断过何种疾病 3．用过何种药物，用药时间、剂量、总量及效果如何	5□ 4□ 3□ 1□ 0□		
		既往史 个人史 家族史	是否按照病历书写规范记录，并重点记录： 1．长期接触工业化学产品史、环境因素、精神因素及吸烟史 2．慢性疾病史 3．家族中有无类似患者	5□ 4□ 3□ 1□ 0□		
		体格检查	是否按照病历书写规范记录，并记录重要体征，无遗漏，如： 触及盆腔包块	5□ 4□ 3□ 1□ 0□		
		辅助检查	是否记录辅助检查结果，如： 腹部超声	5□ 4□ 3□ 1□ 0□		
	首次病程记录	病例特点	是否简明扼要，重点突出，无遗漏： 1．年龄、吸烟、长期接触工业化学产品等 2．病情特点 3．突出的症状和体征 4．辅助检查结果 5．其他疾病史	5□ 4□ 3□ 1□ 0□		入院8小时内完成
		初步诊断	第一诊断为：膀胱肿瘤（ICD-10：C67，C79.1，D09.0，D30.3，D41.4）	5□ 4□ 3□ 1□ 0□		
		诊断依据	是否充分、分析合理： 1．病史：血尿间歇出现 2．症状：血尿是最常见的症状，尤其是间歇全程无痛性血尿，可表现为肉眼血尿或镜下血尿；部分也可表现为膀胱刺激征和盆腔疼痛 3．体征：触及盆腔包块多是局部进展性肿瘤的证据 4．辅助检查：超声检查、泌尿系统平片和静脉尿路造影、CT检查、尿脱落细胞学、膀胱镜检查和活检等	5□ 4□ 3□ 1□ 0□		
		鉴别诊断	是否根据病例特点与下列疾病鉴别： 1．肾癌 2．前列腺肿瘤 3．膀胱输尿管结石 4．肾结石 5．肾结核，膀胱、输尿管结核 6．泌尿系感染	5□ 4□ 3□ 1□ 0□		

续　表

住院时间＼监控类别		监控项目	监控要点	分数	减分理由	备注
		诊疗计划	是否全面并具有个性化： 1．完成必需的检查项目 （1）血常规、尿常规 （2）电解质、肝肾功能、血型、凝血功能 （3）感染性疾病（乙肝、丙肝、艾滋病、梅毒等）筛查 （4）胸片、心电图 2．评估是否可以手术 3．术前准备 4．手术方案：经尿道膀胱肿瘤电切术 5．对症治疗	5□ 4□ 3□ 1□ 0□		
	病程记录	上级医师查房记录	是否有重点内容并结合本病例： 1．补充病史和查体 2．诊断、鉴别诊断分析 3．完善术前检查 4．提示需要观察和注意的内容	5□ 4□ 3□ 1□ 0□		入院48小时内完成
		住院医师查房记录	是否记录、分析全面： 1．主要症状、体征的变化，病情变化 2．具体治疗措施和术前准备 3．上级医师查房意见的执行情况 4．知情告知情况，患者及家属意见	5□ 4□ 3□ 1□ 0□		
住院第2天（术前准备日）	病程记录	住院医师查房记录	是否记录： 1．目前症状及体征变化 2．术前准备工作完成情况，包括检查、药物、配血、备皮、麻醉科会诊意见等，以及检查结果等对手术的影响分析 3．请相应科室会诊情况 4．对症治疗具体内容 5．向患者或家属交代术前、术中和术后注意事项，签署手术知情同意书情况 6．手术者术前查看患者的情况	5□ 4□ 3□ 1□ 0□		
		上级医师查房记录	是否记录： 1．综合分析术前检查结果 2．手术前评估及手术指征 3．确定手术方案 4．结合本病例提出手术风险及预防措施	5□ 4□ 3□ 1□ 0□		
	麻醉知情同意书		是否记录： 1．一般项目 2．术前诊断 3．拟行手术方式 4．拟行麻醉方式 5．患者基础疾病及可能对麻醉产生影响的特殊情况 6．麻醉中拟行的有创操作和监测 7．麻醉风险，麻醉中及麻醉后可能发生的并发症及应对措施 8．患者签署意见并签名，如为家属或代理人要有授	5□ 4□ 3□ 1□ 0□		

续 表

监控类别 住院时间		监控项目	监控要点	分数	减分理由	备注
			权委托书 9．麻醉医师签字，并写明日期时间			
	麻醉术前访视记录		是否记录： 1．患者自然信息 2．患者一般情况 3．简要病史 4．与麻醉相关的辅助检查结果 5．拟行手术方式 6．拟行麻醉方式 7．麻醉适应证 8．麻醉风险及预防措施和麻醉中需注意的问题 9．术前麻醉医嘱 10．麻醉医师签字，并写明日期时间	5□ 4□ 3□ 1□ 0□		
	输血知情同意书		是否记录： 1．一般项目 2．输血指征 3．拟输血成分 4．输血前有关检查结果 5．输血风险及可能产生的不良后果及应对措施 6．患者签署意见并签名，如为家属或代理人要有授权委托书 7．医师签名并填写日期	5□ 4□ 3□ 1□ 0□		
	手术知情同意书		是否记录： 1．术前诊断 2．手术名称 3．术式选择及可能改变的术式 4．术中、术后可能出现的并发症应对措施 5．手术风险 6．患者签署意见并签名，如为家属或代理人要有授权委托书 7．经治医师和术者签名	5□ 4□ 3□ 1□ 0□		
	术前小结		是否记录： 1．简要病情 2．术前诊断及诊断依据 3．手术指征 4．拟行手术名称和方式 5．拟行麻醉方式 6．术前准备 7．术中注意事项 8．术后处置意见 9．术者术前查看患者的情况	5□ 4□ 3□ 1□ 0□		
	术前讨论		是否记录： 1．讨论地点、时间 2．参加者及主持者的姓名、职称 3．简要病情 4．术前诊断及术前准备情况	5□ 4□ 3□ 1□ 0□		

续 表

住院时间 \ 监控类别		监控项目	监控要点	分数	减分理由	备注
			5．手术指征及手术方案 6．可能出现的意外和防范措施 7．具体讨论意见和主持人小结 8．记录者签名			
住院第3天(手术日)	麻醉记录单		是否记录： 1．一般项目 2．患者一般情况和术前特殊情况 3．麻醉前用药及效果 4．术前及术中疾病诊断 5．手术方式及日期 6．麻醉方式 7．麻醉诱导及各项操作开始及结束时间 8．麻醉期间用药名称、方式及剂量 9．麻醉期间特殊或突发情况及处理 10．术中出血量、输血量、输液量等 11．手术起止时间 12．麻醉医师签名	5□ 4□ 3□ 1□ 0□		
	麻醉术后访视记录		是否记录： 1．一般项目 2．患者一般情况 3．目前麻醉恢复情况，清醒时间 4．术后医嘱、是否拔除气管插管等 5．如有特殊情况应详细记录 6．麻醉医师签字并填写日期	5□ 4□ 3□ 1□ 0□		
	手术记录		是否记录： 1．一般项目 2．手术日期 3．术前及术中诊断 4．手术名称 5．手术医师术者及助手姓名 6．护士姓名（分别记录刷手及巡回护士） 7．输血量、特殊成分输血、输液量 8．麻醉方法 9．手术经过：按照规定记录手术经过，详细描述内镜插入是否顺利；膀胱充水量及病灶切除情况 10．术后患者去向：回病房、监护室或麻醉恢复室 11．医师签字	5□ 4□ 3□ 1□ 0□		术者术后24小时内完成
	手术安全核查记录		是否记录： 1．手术安全核查记录单并且填写完整 2．手术医师、麻醉医师和手术护士三方核对，并签字齐全	5□ 4□ 3□ 1□ 0□		
	手术清点记录		是否记录： 1．一般项目 2．术中所用各种器械和敷料数量的清点核对 3．巡回护士和手术器械护士签名	5□ 4□ 3□ 1□ 0□		

续 表

住院时间 \ 监控类别		监控项目	监控要点	分数	减分理由	备注
	术后首次病程记录		是否记录： 1．手术时间 2．术中诊断 3．麻醉方式 4．手术简要经过 5．术后处理措施 6．术后患者一般情况 7．术后医嘱及应当特别注意观察的事项	5□ 4□ 3□ 1□ 0□		参加手术者术后即时完成
住院第4~5天（术后第1~2天）	病程记录	住院医师查房记录	是否记录、分析如下内容： 1．生命体征，病情变化，引流量及性状、饮食恢复情况和药物不良反应 2．切口情况、换药情况、拆线情况、拔除引流管情况 3．核查辅助检查结果是否有异常 4．病情评估 5．调整治疗分析 6．上级医师意见执行情况 7．术后注意事项宣教	5□ 4□ 3□ 1□ 0□		术后连续3天须有参加手术的医师或上级医师的查房记录
		上级医师查房记录	是否记录： 1．术后病情评估 2．确定是否有术后并发症 3．术后需要注意的事项 4．术后治疗方案 5．补充、更改诊断分析和确定诊断分析	5□ 4□ 3□ 1□ 0□		
住院第6~7天（术后日）	病程记录	住院医师查房记录	是否记录、分析： 1．目前的症状体征，切口愈合情况 2．病情评估及疗效评估 3．目前的治疗情况 4．分析是否符合出院标准 5．出院后的治疗方案 6．出院后注意事项	5□ 4□ 3□ 1□ 0□		
		上级医师查房记录	是否记录、分析： 1．手术疗效评估，预期目标完成情况 2．确定符合出院标准 3．出院后治疗方案	5□ 4□ 3□ 1□ 0□		
住院第8天（出院日）	病程记录	住院医师查房记录	是否记录： 1．目前症状及体征 2．目前治疗情况 3．实验室检查指标正常与否 4．向患者交代出院后注意事项	5□ 4□ 3□ 1□ 0□		
	出院记录		记录是否齐全，重要内容无遗漏，如： 1．入院情况 2．诊疗经过：麻醉、手术方式；术中特殊情况及处理；术后并发症等 3．出院情况：症状体征、功能恢复、切口愈合情况及病理结果等	5□ 4□ 3□ 1□ 0□		

续　表

<table>
<tr><th colspan="2">监控类别
住院时间</th><th>监控项目</th><th>监控要点</th><th>分数</th><th>减分理由</th><th>备注</th></tr>
<tr><td></td><td></td><td></td><td>4．出院医嘱：出院带药需写明药物名称、用量、服用方法，需要调整的药物要注明调整的方法；需要复查的辅助检查；出院后患者需要注意的事项；门诊复查时间及项目等</td><td></td><td></td><td></td></tr>
<tr><td></td><td>特殊检查、特殊治疗同意书等医学文书</td><td></td><td>包括自然项目（另页书写时）、特殊检查、特殊治疗项目名称、目的、可能出现的并发症及风险、患者或家属签署是否同意检查或治疗、患者签名、医师签名等</td><td>5□
4□
3□
1□
0□</td><td></td><td></td></tr>
<tr><td></td><td>病危（重）通知书</td><td></td><td>包括自然项目（另页书写时）、目前诊断、病情危重情况，患方签名、医师签名并填写日期</td><td>5□
4□
3□
1□
0□</td><td></td><td></td></tr>
<tr><td rowspan="6">重点医嘱</td><td rowspan="4">长期医嘱</td><td>住院第1~2天（术前准备日）</td><td>1．泌尿外科疾病护理常规
2．三级护理
3．饮食、普食、糖尿病饮食、其他
4．基础用药（糖尿病、心脑血管疾病等）</td><td rowspan="6">5□
4□
3□
1□
0□</td><td rowspan="6"></td><td rowspan="6"></td></tr>
<tr><td>住院第3天（手术日）</td><td>1．TURBT 术后护理常规
2．一级护理
3．6 小时后恢复术前饮食
4．6 小时后恢复基础用药
5．尿管接无菌盐水冲洗</td></tr>
<tr><td>住院第4~5天（术后第1~2天）</td><td>二级护理
停冲洗</td></tr>
<tr><td>住院第6~7天（术后日）</td><td>口服抗菌药物
必要时使用抑制膀胱痉挛药</td></tr>
<tr><td rowspan="2">临时医嘱</td><td>住院第1~2天（术前准备日）</td><td>1．血常规、尿常规
2．肝肾功能、电解质、凝血功能、血型
3．感染性疾病筛查
4．胸片、心电图
5．手术医嘱
6．准备术前预防用抗菌药物
7．准备术中使用三腔尿管</td></tr>
<tr><td>住院第3天（手术日）</td><td>1．输液
2．静脉使用抗菌药物
3．必要时使用抑制膀胱痉挛药
4．必要时使用抑酸剂
5．酌情 24 小时内膀胱灌注化疗药物
6．酌情使用止血药</td></tr>
</table>

续 表

住院时间 \ 监控类别		监控项目	监控要点	分数	减分理由	备注
		住院第 4~5 天（术后第 1~2 天）	1．输液 2．静脉使用抗菌药物 3．必要时使用抑制膀胱痉挛药 4．酌情使用止血药 5．必要时使用抑酸剂 6．酌情拔尿管			
		住院第 6~7 天（术后日）	酌情拔尿管			
		住院第 8 天（出院日）	出院带药 门诊随诊时间			
一般书写规范		各项内容	完整、准确、清晰、签字	5□ 4□ 3□ 1□ 0□		
变异情况		变异条件及原因	1．术中、术后出现并发症，需要进一步诊治，导致住院时间延长、费用增加 2．电切手术效果不满意，需进一步治疗（如膀胱全切、动脉化疗等） 3．术后原伴随疾病控制不佳，需请相关科室会诊，进一步诊治 4．住院后出现其他内、外科疾病需进一步明确诊断，可进入其他路径	5□ 4□ 3□ 1□ 0□		

（三）良性前列腺增生

良性前列腺增生临床路径

1．进入临床路径标准

疾病诊断：良性前列腺增生（ICD-10：N40）

手术操作：经尿道前列腺电切术（TURP）术（ICD-9-CM-3：60. 2901）

2．病案质量监控表

监控类别 住院时间		监控项目		监控要点	分数	减分理由	备注
首页		主要诊断名称及编码		良性前列腺增生（ICD-10：N40）	5□ 4□ 3□ 1□ 0□		
		主要手术名称及编码		经尿道前列腺电切术（TURP）术（ICD-9-CM-3：60.2901）			
		其他诊断名称及编码		无遗漏，编码准确			
		其他项目		内容完整、准确、无遗漏	5□ 4□ 3□ 1□ 0□		
住院第1天	入院记录	主诉与现病史	主要症状	是否记录本病最主要的症状及发病时间，尿频、尿急、排尿困难，并重点描述： 1．加重的诱因 2．排尿特性 3．对体力、饮食、睡眠、活动的影响	5□ 4□ 3□ 1□ 0□		入院24小时内完成
			病情演变过程	是否描述病情的演变过程，如： 尿频、尿急的变化	5□ 4□ 3□ 1□ 0□		
			其他伴随症状	是否记录伴随症状，如： 血尿、尿潴留、夜尿等	5□ 4□ 3□ 1□ 0□		
			住院前诊疗过程	是否记录诊断、治疗情况，如： 1．做过何种检查，结果是否正常 2．诊断过何种疾病 3．用过何种药物，用药时间、剂量、总量及效果如何	5□ 4□ 3□ 1□ 0□		

续 表

住院时间 \ 监控类别		监控项目	监控要点	分数	减分理由	备注
		既往史 个人史 家族史	是否按照病历书写规范记录，并重点记录： 1．饮食习惯、环境因素、精神因素、手术史、外伤史 2．慢性疾病史 3．家族中有无类似患者	5□ 4□ 3□ 1□ 0□		
		体格检查	是否按照病历书写规范记录，并记录重要体征，无遗漏，如： 生殖器检查、直肠指检结果	5□ 4□ 3□ 1□ 0□		
		辅助检查	是否记录辅助检查结果，如： 尿常规、血清 PSA、超声检查、膀胱镜查、膀胱造影、尿流率检查、CT 检查等	5□ 4□ 3□ 1□ 0□		
	首次病程记录	病例特点	是否简明扼要，重点突出，无遗漏： 1．年龄、手术史、外伤史、特殊的生活习惯及嗜好等 2．病情特点 3．突出的症状和体征 4．辅助检查结果 5．其他疾病史	5□ 4□ 3□ 1□ 0□		入院 8 小时内完成
		初步诊断	第一诊断为：良性前列腺增生（ICD-10：N40）	5□ 4□ 3□ 1□ 0□		
		诊断依据	是否充分、分析合理： 1．病史：病史长，初期症状不明显，以后逐渐出现 2．症状：尿频、尿急为早期症状，排尿困难可进行性加重，并可出现尿潴留、尿失禁、血尿等症状。各种症状可先后出现或在整个病程中进行性发展 3．体征：外生殖器、直肠指检 4．辅助检查：尿常规、血清 PSA、超声检查、膀胱镜检查、膀胱造影、尿流率检查、CT 检查等	5□ 4□ 3□ 1□ 0□		
		鉴别诊断	是否根据病例特点与下列疾病鉴别： 1．神经源膀胱 2．糖尿病周围神经病变 3．膀胱颈挛缩 4．前列腺癌 5．前列腺炎 6．包茎、尿道狭窄	5□ 4□ 3□ 1□ 0□		
		诊疗计划	是否全面并具有个性化： 1．完成必需的检查项目 （1）血常规、尿常规 （2）电解质、肝肾功能、血型、凝血功能 （3）感染性疾病筛查（乙肝、丙肝、艾滋病、梅	5□ 4□ 3□ 1□ 0□		

续 表

监控类别／住院时间		监控项目	监控要点	分数	减分理由	备注
			毒等） （4）胸片、心电图 2．评估是否可以手术 3．术前准备 4．手术方案：经尿道前列腺电切术 5．对症治疗			
	病程记录	上级医师查房记录	是否有重点内容并结合本病例： 1．补充病史和查体 2．诊断、鉴别诊断分析 3．完善术前检查 4．提示需要观察和注意的内容	5□ 4□ 3□ 1□ 0□		入院48小时内完成
		住院医师查房记录	是否记录、分析全面： 1．主要症状、体征的变化，病情变化 2．具体治疗措施和术前准备 3．上级医师查房意见的执行情况 4．知情告知情况，患者及家属意见	5□ 4□ 3□ 1□ 0□		
住院第2天（术前准备日）	病程记录	住院医师查房记录	是否记录： 1．目前症状及体征变化 2．术前准备工作完成情况，包括检查、药物、配血、备皮、麻醉科会诊意见等，以及检查结果等对手术的影响分析 3．请相应科室会诊情况 4．对症治疗具体内容 5．向患者或家属交代术前、术中和术后注意事项，签署手术知情同意书情况 6．手术者术前查看患者的情况	5□ 4□ 3□ 1□ 0□		
		上级医师查房记录	是否记录： 1．综合分析术前检查结果 2．手术前评估及手术指征 3．确定手术方案 4．结合本病例提出手术风险及预防措施	5□ 4□ 3□ 1□ 0□		
	麻醉知情同意书		是否记录： 1．一般项目 2．术前诊断 3．拟行手术方式 4．拟行麻醉方式 5．患者基础疾病及可能对麻醉产生影响的特殊情况 6．麻醉中拟行的有创操作和监测 7．麻醉风险，麻醉中及麻醉后可能发生的并发症及应对措施 8．患者签署意见并签名，如为家属或代理人要有授权委托书 9．麻醉医师签字，并写明日期时间	5□ 4□ 3□ 1□ 0□		

续 表

住院时间 \ 监控类别		监控项目	监控要点	分数	减分理由	备注
	麻醉术前访视记录		是否记录： 1．患者自然信息 2．患者一般情况 3．简要病史 4．与麻醉相关的辅助检查结果 5．拟行手术方式 6．拟行麻醉方式 7．麻醉适应证 8．麻醉风险及预防措施和麻醉中需注意的问题 9．术前麻醉医嘱 10．麻醉医师签字，并写明日期时间	5□ 4□ 3□ 1□ 0□		
	输血知情同意书		是否记录： 1．一般项目 2．输血指征 3．拟输血成分 4．输血前有关检查结果 5．输血风险及可能产生的不良后果及应对措施 6．患者签署意见并签名，如为家属或代理人要有授权委托书 7．医师签名并填写日期	5□ 4□ 3□ 1□ 0□		
	手术知情同意书		是否记录： 1．术前诊断 2．手术名称 3．术式选择及可能改变的术式 4．术中、术后可能出现的并发症应对措施 5．手术风险 6．患者签署意见并签名，如为家属或代理人要有授权委托书 7．经治医师和术者签名	5□ 4□ 3□ 1□ 0□		
	术前小结		是否记录： 1．简要病情 2．术前诊断及诊断依据 3．手术指征 4．拟行手术名称和方式 5．拟行麻醉方式 6．术前准备 7．术中注意事项 8．术后处置意见 9．术者术前查看患者的情况	5□ 4□ 3□ 1□ 0□		
	术前讨论		是否记录： 1．讨论地点、时间 2．参加者及主持者的姓名、职称 3．简要病情 4．术前诊断及术前准备情况 5．手术指征及手术方案 6．可能出现的意外和防范措施	5□ 4□ 3□ 1□ 0□		

续 表

住院时间 \ 监控类别		监控项目	监控要点	分数	减分理由	备注
			7. 具体讨论意见和主持人小结 8. 记录者签名			
住院第3天(手术日)	麻醉记录单		是否记录： 1. 一般项目 2. 患者一般情况和术前特殊情况 3. 麻醉前用药及效果 4. 术前及术中疾病诊断 5. 手术方式及日期 6. 麻醉方式 7. 麻醉诱导及各项操作开始及结束时间 8. 麻醉期间用药名称、方式及剂量 9. 麻醉期间特殊或突发情况及处理 10. 术中出血量、输血量、输液量等 11. 手术起止时间 12. 麻醉医师签名	5□ 4□ 3□ 1□ 0□		
	麻醉术后访视记录		是否记录： 1. 一般项目 2. 患者一般情况 3. 目前麻醉恢复情况，清醒时间 4. 术后医嘱、是否拔除气管插管等 5. 如有特殊情况应详细记录 6. 麻醉医师签字并填写日期	5□ 4□ 3□ 1□ 0□		
	手术记录		是否记录： 1. 一般项目 2. 手术日期 3. 术前及术中诊断 4. 手术名称 5. 手术医师术者及助手姓名 6. 护士姓名（分别记录刷手及巡回护士） 7. 输血量、特殊成分输血、输液量 8. 麻醉方法 9. 手术经过：按照规定记录手术经过，详细描述内镜插入是否顺利及病灶切除情况 10. 术后患者去向：回病房、监护室或麻醉恢复室 11. 医师签字	5□ 4□ 3□ 1□ 0□		术者术后24小时内完成
	手术安全核查记录		是否记录： 1. 手术安全核查记录单并且填写完整 2. 手术医师、麻醉医师和手术护士三方核对，并签字齐全	5□ 4□ 3□ 1□ 0□		
	手术清点记录		是否记录： 1. 一般项目 2. 术中所用各种器械和敷料数量的清点核对 3. 巡回护士和手术器械护士签名	5□ 4□ 3□ 1□ 0□		
	术后首次病程记录		是否记录： 1. 手术时间			

续 表

住院时间＼监控类别		监控项目	监控要点	分数	减分理由	备注
			2．术中诊断 3．麻醉方式 4．手术简要经过 5．术后处理措施 6．术后患者一般情况 7．术后医嘱及应当特别注意观察的事项	5□ 4□ 3□ 1□ 0□		参加手术者术后即时完成
住院第4~6天（术后第1~3天）	病程记录	住院医师查房记录	是否记录、分析如下内容： 1．生命体征，病情变化，饮食恢复情况和药物不良反应 2．换药情况、拔除尿管情况 3．核查辅助检查结果是否有异常 4．病情评估 5．调整治疗分析 6．上级医师意见执行情况 7．术后注意事项宣教	5□ 4□ 3□ 1□ 0□		术后连续3天须有参加手术的医师或上级医师的查房记录
		上级医师查房记录	是否记录： 1．术后病情评估 2．确定是否有术后并发症 3．术后需要注意的事项 4．术后治疗方案 5．补充、更改和确定诊断分析	5□ 4□ 3□ 1□ 0□		
住院第7~8天（术后日）	病程记录	住院医师查房记录	是否记录、分析： 1．目前的症状、体征 2．病情评估及疗效评估 3．目前的治疗情况 4．分析是否符合出院标准 5．出院后的治疗方案 6．出院后注意事项	5□ 4□ 3□ 1□ 0□		
		上级医师查房记录	是否记录、分析： 1．手术疗效评估，预期目标完成情况 2．确定符合出院标准 3．出院后治疗方案	5□ 4□ 3□ 1□ 0□		
住院第9~10天（出院日）	病程记录	住院医师查房记录	是否记录： 1．目前症状及体征 2．目前治疗情况 3．实验室检查指标正常与否 4．向患者交代出院后注意事项	5□ 4□ 3□ 1□ 0□		
	出院记录		记录是否齐全，重要内容无遗漏，如： 1．入院情况 2．诊疗经过：麻醉、手术方式；术中特殊情况及处理；术后并发症等 3．出院情况：症状、体征、功能恢复及病理结果等 4．出院医嘱：出院带药需写明药物名称、用量、服用方法，需要调整的药物要注明调整的方法；需要复查的辅助检查；出院后患者需要注意的事项；门诊复查时间及项目等	5□ 4□ 3□ 1□ 0□		

续 表

监控类别 住院时间		监控项目	监控要点	分数	减分理由	备注
	特殊检查、特殊治疗同意书等医学文书		包括自然项目（另页书写时）、特殊检查、特殊治疗项目名称、目的、可能出现的并发症及风险、患者或家属签署是否同意检查或治疗、患者签名、医师签名等	5□ 4□ 3□ 1□ 0□		
	病危（重）通知书		包括自然项目（另页书写时）、目前诊断、病情危重情况，患方签名、医师签名并填写日期	5□ 4□ 3□ 1□ 0□		
重点医嘱	长期医嘱	住院第 1-2 天（术前准备日）	1．泌尿外科疾病护理常规 2．三级护理 3．饮食基础用药（糖尿病、心脑血管疾病等）	5□ 4□ 3□ 1□ 0□		
		住院第 3 天（手术日）	1．TURP 术后护理常规 2．一级护理 3．6 小时后恢复术前饮食 4．6 小时后恢复基础用药 5．尿管或及造瘘管接无菌盐水冲洗			
		住院第 4~6 天（术后第 1~3 天）	1．二级护理 2．停冲洗 3．如有耻骨上造瘘，酌情术后第 1 天下午拔出			
		住院第 7~8 天（术后日）	1．口服抗菌药物 2．必要时使用抑制膀胱痉挛药 3．酌情拔尿管			
	临时医嘱	住院第 1~2 天（术前准备日）	1．血常规、尿常规 2．肝肾功能、电解质、血型 3．感染筛查、凝血功能 4．胸片，心电图 5．手术医嘱 6．常规备血 400ml 7．准备术中预防用抗菌药物 8．准备术中使用三腔尿管			
		住院第 3 天（手术日）	1．输液 2．抗菌药物 3．必要时使用抑制膀胱痉挛药 4．酌情使用止血药 5．必要时使用抑酸剂			
		住院第 4~6 天（术后第 1~3 天）	1．输液 2．抗菌药物 3．必要时使用抑制膀胱痉挛药 4．酌情使用止血药 5．必要时使用抑酸剂			
		住院第 7~8 天(术后日)	根据病情			
		住院第 9~10 天(出院日)	出院带药 门诊随诊时间			

续 表

监控类别 / 住院时间	监控项目	监控要点	分数	减分理由	备注
一般书写规范	各项内容	完整、准确、清晰、签字	5□ 4□ 3□ 1□ 0□		
变异情况	变异条件及原因	1．术中、术后出现并发症，需要进一步诊治，导致住院时间延长、费用增加 2．术后出现排尿功能异常，需要进一步诊治，导致住院时间延长、费用增加 3．术后原伴随疾病控制不佳，需请相关科室会诊，进一步诊治 4．住院后出现其他内、外科疾病需进一步明确诊断，可进入其他路径	5□ 4□ 3□ 1□ 0□		

（四）肾结石

肾结石临床路径

1. 进入临床路径标准

疾病诊断：肾结石（ICD-10：N20. 0/N20. 201/N13. 201/N13. 203）

手术操作：经皮肾镜碎石术（PCNL）(ICD-9-CM-3：55. 0402)

2. 病案质量监控表

<table>
<tr><th colspan="2">监控类别
住院时间</th><th colspan="2">监控项目</th><th>监控要点</th><th>分数</th><th>减分理由</th><th>备注</th></tr>
<tr><td colspan="2" rowspan="4">首页</td><td colspan="2">主要诊断名称及编码</td><td>肾结石（ICD-10：N20.0/N20.201/N13.201/N13.203）</td><td rowspan="3">5□
4□
3□
1□
0□</td><td rowspan="3"></td><td rowspan="4"></td></tr>
<tr><td colspan="2">主要手术名称及编码</td><td>经皮肾镜碎石术（PCNL）（ICD-9-CM-3：55.0402）</td></tr>
<tr><td colspan="2">其他诊断名称及编码</td><td>无遗漏，编码准确</td></tr>
<tr><td colspan="2">其他项目</td><td>内容完整、准确、无遗漏</td><td>5□
4□
3□
1□
0□</td><td></td></tr>
<tr><td rowspan="4">住院第1天</td><td rowspan="4">入院记录</td><td rowspan="4">主诉与现病史</td><td>主要症状</td><td>是否记录本病最主要的症状及发病时间，腰痛和血尿，并重点描述：
1．发作诱因及特点
2．发作频率或持续时间
3．发作时间、性质、程度
4．缓解方式：自行缓解或采取某种措施缓解
5．对体力、饮食、睡眠、活动的影响</td><td>5□
4□
3□
1□
0□</td><td></td><td rowspan="4">入院24小时内完成</td></tr>
<tr><td>病情演变过程</td><td>是否描述主要症状的演变过程，如：
腰痛和血尿的变化</td><td>5□
4□
3□
1□
0□</td><td></td></tr>
<tr><td>其他伴随症状</td><td>是否记录伴随症状，如：
恶心、呕吐、坐立不安、面色苍白或虚脱等</td><td>5□
4□
3□
1□
0□</td><td></td></tr>
<tr><td>住院前诊</td><td>是否记录诊断、治疗情况，如：
1．做过何种检查，结果是否正常</td><td>5□
4□</td><td></td></tr>
</table>

续 表

监控类别 / 住院时间		监控项目		监控要点	分数	减分理由	备注
			疗过程	2．诊断过何种疾病 3．用过何种药物，用药时间、剂量、总量及效果如何	3□ 1□ 0□		
		既往史 个人史 家族史		是否按照病历书写规范记录，并重点记录： 1．饮食习惯、环境因素、精神因素 2．慢性疾病史 3．家族中有无类似患者	5□ 4□ 3□ 1□ 0□		
		体格检查		是否按照病历书写规范记录，并记录重要体征，无遗漏，如： 肾区叩击痛，肾脏肿大等	5□ 4□ 3□ 1□ 0□		
		辅助检查		是否记录辅助检查结果，如： 尿常规，尿路平片、B超	5□ 4□ 3□ 1□ 0□		
	首次病程记录	病例特点		是否简明扼要，重点突出，无遗漏： 1．年龄、特殊的生活习惯及嗜好等 2．病情特点 3．突出的症状和体征 4．辅助检查结果 5．其他疾病史	5□ 4□ 3□ 1□ 0□		入院8小时内完成
		初步诊断		第一诊断为：肾结石（ICD-10：N20.0/N20.201/N13.201/N13.203）	5□ 4□ 3□ 1□ 0□		
		诊断依据		是否充分、分析合理： 1．病史：既往可有类似发作史 2．症状：突然发作、剧烈的刀割样的肾绞痛，向会阴部放射，伴有血尿 3．体征：肾区可有叩击痛，肾脏肿大 4．辅助检查：尿常规、尿路平片、B超等	5□ 4□ 3□ 1□ 0□		
		鉴别诊断		是否根据病例特点与下列疾病鉴别： 1．膀胱、输尿管结石 2．肾癌 3．泌尿系感染 4．胆道结石、溃疡病、胰腺炎等引起腹痛的疾病 5．肾结核，膀胱、输尿管结核	5□ 4□ 3□ 1□ 0□		
		诊疗计划		是否全面并具有个性化： 1．完成必需的检查项目 （1）血常规、尿常规 （2）电解质、肝肾功能、血型、凝血功能 （3）感染性疾病筛查（乙肝、丙肝、艾滋病、梅毒等） （4）胸片、心电图	5□ 4□ 3□ 1□ 0□		

续 表

住院时间 \ 监控类别		监控项目	监控要点	分数	减分理由	备注
			2．评估是否可以手术 3．术前准备 4．手术方案：经皮肾镜碎石术 5．对症治疗			
	病程记录	上级医师查房记录	是否有重点内容并结合本病例： 1．补充病史和查体 2．诊断、鉴别诊断分析 3．完善术前检查 4．提示需要观察和注意的内容	5□ 4□ 3□ 1□ 0□		入院48小时内完成
		住院医师查房记录	是否记录、分析全面： 1．主要症状、体征的变化，病情变化 2．具体治疗措施和术前准备 3．上级医师查房意见的执行情况 4．知情告知情况，患者及家属意见	5□ 4□ 3□ 1□ 0□		
住院第2天（术前准备日）	病程记录	住院医师查房记录	是否记录： 1．目前症状及体征变化 2．术前准备工作完成情况，包括检查、药物、配血、备皮、麻醉科会诊意见等，以及检查结果等对手术的影响分析 3．请相应科室会诊情况 4．对症治疗具体内容 5．向患者或家属交代术前、术中和术后注意事项，签署手术知情同意书情况 6．手术者术前查看患者的情况	5□ 4□ 3□ 1□ 0□		
		上级医师查房记录	是否记录： 1．综合分析术前检查结果 2．手术前评估及手术指征 3．确定手术方案 4．结合本病例提出手术风险及预防措施	5□ 4□ 3□ 1□ 0□		
	麻醉知情同意书		是否记录： 1．一般项目 2．术前诊断 3．拟行手术方式 4．拟行麻醉方式 5．患者基础疾病及可能对麻醉产生影响的特殊情况 6．麻醉中拟行的有创操作和监测 7．麻醉风险，麻醉中及麻醉后可能发生的并发症及应对措施 8．患者签署意见并签名，如为家属或代理人要有授权委托书 9．麻醉医师签字，并写明日期时间	5□ 4□ 3□ 1□ 0□		

续 表

住院时间 \ 监控类别		监控项目	监控要点	分数	减分理由	备注
	麻醉术前访视记录		是否记录： 1．患者自然信息 2．患者一般情况 3．简要病史 4．与麻醉相关的辅助检查结果 5．拟行手术方式 6．拟行麻醉方式 7．麻醉适应证 8．麻醉风险及预防措施和麻醉中需注意的问题 9．术前麻醉医嘱 10．麻醉医师签字，并写明日期时间	5□ 4□ 3□ 1□ 0□		
	输血知情同意书		是否记录： 1．一般项目 2．输血指征 3．拟输血成分 4．输血前有关检查结果 5．输血风险及可能产生的不良后果及应对措施 6．患者签署意见并签名，如为家属或代理人要有授权委托书 7．医师签名并填写日期	5□ 4□ 3□ 1□ 0□		
	手术知情同意书		是否记录： 1．术前诊断 2．手术名称 3．术式选择及可能改变的术式 4．术中、术后可能出现的并发症应对措施 5．手术风险 6．患者签署意见并签名，如为家属或代理人要有授权委托书 7．经治医师和术者签名	5□ 4□ 3□ 1□ 0□		
	术前小结		是否记录： 1．简要病情 2．术前诊断及诊断依据 3．手术指征 4．拟行手术名称和方式 5．拟行麻醉方式 6．术前准备 7．术中注意事项 8．术后处置意见 9．术者术前查看患者的情况	5□ 4□ 3□ 1□ 0□		
	术前讨论		是否记录： 1．讨论地点、时间 2．参加者及主持者的姓名、职称 3．简要病情 4．术前诊断及术前准备情况 5．手术指征及手术方案	5□ 4□ 3□ 1□ 0□		

续 表

住院时间＼监控类别		监控项目	监控要点	分数	减分理由	备注
			6．可能出现的意外和防范措施 7．具体讨论意见和主持人小结 8．记录者签名			
住院第3天(手术日)	麻醉记录单		是否记录： 1．一般项目 2．患者一般情况和术前特殊情况 3．麻醉前用药及效果 4．术前及术中疾病诊断 5．手术方式及日期 6．麻醉方式 7．麻醉诱导及各项操作开始及结束时间 8．麻醉期间用药名称、方式及剂量 9．麻醉期间特殊或突发情况及处理 10．术中出血量、输血量、输液量等 11．手术起止时间 12．麻醉医师签名	5□ 4□ 3□ 1□ 0□		
	麻醉术后访视记录		是否记录： 1．一般项目 2．患者一般情况 3．目前麻醉恢复情况，清醒时间 4．术后医嘱、是否拔除气管插管等 5．如有特殊情况应详细记录 6．麻醉医师签字并填写日期	5□ 4□ 3□ 1□ 0□		
	手术记录		是否记录： 1．一般项目 2．手术日期 3．术前及术中诊断 4．手术名称 5．手术医师术者及助手姓名 6．护士姓名（分别记录刷手及巡回护士） 7．输血量、特殊成分输血、输液量 8．麻醉方法 9．手术经过：按照规定记录手术经过，详细描述内镜插入是否顺利；记录手术方式 10．术后患者去向：回病房、监护室或麻醉恢复室 11．医师签字	5□ 4□ 3□ 1□ 0□		术者术后24小时内完成
	手术安全核查记录		是否记录： 1．手术安全核查记录单并且填写完整 2．手术医师、麻醉医师和手术护士三方核对，并签字齐全	5□ 4□ 3□ 1□ 0□		
	手术清点记录		是否记录： 1．一般项目 2．术中所用各种器械和敷料数量的清点核对 3．巡回护士和手术器械护士签名	5□ 4□ 3□ 1□ 0□		

续 表

住院时间 \ 监控类别		监控项目	监控要点	分数	减分理由	备注
	术后首次病程记录		是否记录： 1．手术时间 2．术中诊断 3．麻醉方式 4．手术简要经过 5．术后处理措施 6．术后患者一般情况 7．术后医嘱及应当特别注意观察的事项	5□ 4□ 3□ 1□ 0□		参加手术者术后即时完成
住院第4~6天（术后1~3天）	病程记录	住院医师查房记录	是否记录、分析如下内容： 1．生命体征，病情变化，饮食恢复情况和药物不良反应 2．换药情况、拔除肾造瘘管情况 3．核查辅助检查结果是否有异常 4．病情评估 5．调整治疗分析 6．上级医师意见执行情况 7．术后注意事项宣教	5□ 4□ 3□ 1□ 0□		术后连续3天须有参加手术的医师或上级医师的查房记录
		上级医师查房记录	是否记录： 1．术后病情评估 2．确定是否有术后并发症，注意肾造瘘部位是否漏尿 3．术后需要注意的事项 4．术后治疗方案 5．补充、更改和确定诊断分析	5□ 4□ 3□ 1□ 0□		
住院第7~8天（术后日）	病程记录	住院医师查房记录	是否记录、分析： 1．目前的症状体征 2．病情评估及疗效评估 3．目前的治疗情况 4．分析是否符合出院标准 5．出院后的治疗方案 6．出院后注意事项	5□ 4□ 3□ 1□ 0□		
		上级医师查房记录	是否记录、分析： 1．手术疗效评估，预期目标完成情况 2．确定符合出院标准 3．出院后治疗方案	5□ 4□ 3□ 1□ 0□		
住院第9~10天（出院日）	病程记录	住院医师查房记录	是否记录： 1．目前症状及体征 2．目前治疗情况 3．实验室检查指标正常与否 4．向患者交代出院后注意事项	5□ 4□ 3□ 1□ 0□		

续　表

住院时间 \ 监控类别		监控项目	监控要点	分数	减分理由	备注
	出院记录		记录是否齐全，重要内容无遗漏，如： 1．入院情况 2．诊疗经过：麻醉、手术方式；术中特殊情况及处理；术后并发症等 3．出院情况：症状、体征、功能恢复及病理结果等 4．出院医嘱：出院带药需写明药物名称、用量、服用方法，需要调整的药物要注明调整的方法；需要复查的辅助检查；出院后患者需要注意的事项；门诊复查时间及项目等	5□ 4□ 3□ 1□ 0□		
	特殊检查、特殊治疗同意书等医学文书		包括自然项目（另页书写时）、特殊检查、特殊治疗项目名称、目的、可能出现的并发症及风险、患者或家属签署是否同意检查或治疗、患者签名、医师签名等	5□ 4□ 3□ 1□ 0□		
	病危（重）通知书		包括自然项目（另页书写时）、目前诊断、病情危重情况，患方签名、医师签名并填写日期	5□ 4□ 3□ 1□ 0□		
重点医嘱	长期医嘱	住院第1~2天（术前准备日）	1．泌尿外科疾病护理常规 2．三级护理 3．饮食、普食、糖尿病饮食、其他 4．基础用药（糖尿病、心脑血管疾病等）	5□ 4□ 3□ 1□ 0□		
		住院第3天（手术日）	1．PCNL术后护理常规 2．一级护理 3．6小时后恢复术前饮食 4．6小时后恢复基础用药 5．肾造瘘管接无菌袋 6．尿管接无菌袋			
		住院第4~6天（术后第1~3天）	1．二级护理 2．夹闭肾造瘘管 3．酌情拔肾造瘘管			
		住院第7~8天（术后日）	1．二级护理 2．口服抗菌药物 3．酌情拔肾造瘘管 4．酌情拔尿管			
	临时医嘱	住院第1~2天（术前准备日）	1．血常规、尿常规 2．肝肾功能、电解质、血型 3．感染筛查、凝血功能 4．胸片，心电图 5．手术医嘱 6．手术用抗菌药物 7．准备术中使用尿管、D-J管			
		住院第3天（手术日）	1．输液 2．静脉使用抗菌药物 3．酌情使用止血药 4．必要时使用抑酸剂			

续 表

监控类别 住院时间	监控项目	监控要点	分数	减分理由	备注
	住院第 4~6 天（术后 1~3 天）	1．输液 2．静脉使用抗菌药物 3．酌情使用止血药 4．必要时使用抑酸剂			
	住院第 9~10 天（出院日）	出院带药 门诊随诊时间			
一般书写规范	各项内容	完整、准确、清晰、签字	5□ 4□ 3□ 1□ 0□		
变异情况	变异条件及原因	1．术中、术后出现并发症，需要进一步诊治，导致住院时间延长、费用增加 2．术后出现结石残留，需要进一步诊治，导致住院时间延长、费用增加 3．术后原伴随疾病控制不佳，需请相关科室会诊，进一步诊治 4．住院后出现其他内、外科疾病需进一步明确诊断，可进入其他路径	5□ 4□ 3□ 1□ 0□		

（五）输尿管结石

输尿管结石临床路径

1．进入临床路径标准

疾病诊断：输尿管结石（ICD-10：N20.1/N20.202/N13.202/N13.203）

手术操作：经输尿管镜碎石取石术（ICD-9-CM-3：56.0）

2．病案质量监控表

住院时间 \ 监控类别		监控项目		监控要点	分数	减分理由	备注
首页		主要诊断名称及编码		输尿管结石（ICD-10：N20.1/N20.202/N13.202/N13.203）	5□ 4□ 3□ 1□ 0□		
		主要手术名称及编码		经输尿管镜碎石取石术（ICD-9-CM-3：56.0）			
		其他诊断名称及编码		无遗漏，编码准确			
		其他项目		内容完整、准确、无遗漏	5□ 4□ 3□ 1□ 0□		
住院第1天	入院记录	主诉与现病史	主要症状	是否记录本病最主要的症状及发病时间，肾绞痛与血尿，并重点描述： 1．发作的诱因及特点 2．发作频率或持续时间 3．发作时间、性质、程度 4．缓解方式：自行缓解或采取某种措施缓解 5．对体力、饮食、睡眠、活动的影响	5□ 4□ 3□ 1□ 0□		入院24小时内完成
			病情演变过程	是否描述主要症状的演变过程，如： 肾绞痛与血尿的变化	5□ 4□ 3□ 1□ 0□		
			其他伴随症状	是否记录伴随症状，如： 恶心、呕吐、坐立不安、面色苍白、虚脱、尿频、尿急、尿痛	5□ 4□ 3□ 1□ 0□		
			住院前诊疗过程	是否记录诊断、治疗情况，如： 1．做过何种检查，结果是否正常 2．诊断过何种疾病 3．用过何种治疗，效果如何	5□ 4□ 3□ 1□ 0□		

续 表

住院时间	监控类别	监控项目	监控要点	分数	减分理由	备注
		既往史 个人史 家族史	是否按照病历书写规范记录，并重点记录： 1．饮食习惯、环境因素、精神因素 2．慢性疾病史 3．家族中有无类似患者	5□ 4□ 3□ 1□ 0□		
		体格检查	是否按照病历书写规范记录，并记录重要体征，无遗漏，如： 肋脊区有压痛、叩击痛	5□ 4□ 3□ 1□ 0□		
		辅助检查	是否记录辅助检查结果，如： 尿常规、泌尿系X线平片、B超、尿路造影等检查	5□ 4□ 3□ 1□ 0□		
	首次病程记录	病例特点	是否简明扼要，重点突出，无遗漏： 1．年龄、特殊的生活习惯、嗜好、类似发作史等 2．病情特点 3．突出的症状和体征 4．辅助检查结果 5．其他疾病史	5□ 4□ 3□ 1□ 0□		入院8小时内完成
		初步诊断	第一诊断为：输尿管结石（ICD-10：N20.1/N20.202/N13.202/ N13.203）	5□ 4□ 3□ 1□ 0□		
		诊断依据	是否充分、分析合理： 1．病史：既往常有肾结石发作史 2．症状：突然发作、剧烈的刀割样的肾绞痛，向会阴部放射，伴有血尿 3．体征：肋脊区有压痛、叩击痛 4．辅助检查：尿常规、尿路平片、B超、尿路造影、CT等检查	5□ 4□ 3□ 1□ 0□		
		鉴别诊断	是否根据病例特点与下列疾病鉴别： 1．肾结石 2．输尿管肿瘤 3．泌尿系感染 4．育龄女性应与异位妊娠等妇科急症相鉴别 5．肾结核，膀胱、输尿管结核	5□ 4□ 3□ 1□ 0□		
		诊疗计划	是否全面并具有个性化： 1．完成必需的检查项目 （1）血常规、尿常规 （2）电解质、肝肾功能、血型、凝血功能 （3）感染性疾病筛查（乙肝、丙肝、艾滋病、梅毒等） （4）胸片、心电图 2．评估是否可以手术 3．术前准备 4．手术方案：经输尿管镜碎石取石术 5．对症治疗	5□ 4□ 3□ 1□ 0□		

续 表

监控类别／住院时间		监控项目	监控要点	分数	减分理由	备注
	病程记录	上级医师查房记录	是否有重点内容并结合本病例： 1．补充病史和查体 2．诊断、鉴别诊断分析 3．完善术前检查 4．提示需要观察和注意的内容	5□ 4□ 3□ 1□ 0□		入院48小时内完成
		住院医师查房记录	是否记录、分析全面： 1．主要症状、体征的变化，病情变化 2．具体治疗措施和术前准备 3．上级医师查房意见的执行情况 4．知情告知情况，患者及家属意见	5□ 4□ 3□ 1□ 0□		
住院第2天（术前准备日）	病程记录	住院医师查房记录	是否记录： 1．目前症状及体征变化 2．术前准备工作完成情况，包括检查、药物、配血、备皮、麻醉科会诊意见等，以及检查结果等对手术的影响分析 3．请相应科室会诊情况 4．对症治疗具体内容 5．向患者或家属交代术前、术中和术后注意事项，签署手术知情同意书情况 6．手术者术前查看患者的情况	5□ 4□ 3□ 1□ 0□		
		上级医师查房记录	是否记录： 1．综合分析术前检查结果 2．手术前评估及手术指征 3．确定手术方案 4．结合本病例提出手术风险及预防措施	5□ 4□ 3□ 1□ 0□		
	麻醉知情同意书		是否记录： 1．一般项目 2．术前诊断 3．拟行手术方式 4．拟行麻醉方式 5．患者基础疾病及可能对麻醉产生影响的特殊情况 6．麻醉中拟行的有创操作和监测 7．麻醉风险，麻醉中及麻醉后可能发生的并发症及应对措施 8．患者签署意见并签名，如为家属或代理人要有授权委托书 9．麻醉医师签字，并写明日期时间	5□ 4□ 3□ 1□ 0□		

续 表

住院时间 \ 监控类别		监控项目	监控要点	分数	减分理由	备注
	麻醉术前访视记录		是否记录： 1. 患者自然信息 2. 患者一般情况 3. 简要病史 4. 与麻醉相关的辅助检查结果 5. 拟行手术方式 6. 拟行麻醉方式 7. 麻醉适应证 8. 麻醉风险及预防措施和麻醉中需注意的问题 9. 术前麻醉医嘱 10. 麻醉医师签字，并写明日期时间	5□ 4□ 3□ 1□ 0□		
	输血知情同意书		是否记录： 1. 一般项目 2. 输血指征 3. 拟输血成分 4. 输血前有关检查结果 5. 输血风险及可能产生的不良后果及应对措施 6. 患者签署意见并签名，如为家属或代理人要有授权委托书 7. 医师签名并填写日期	5□ 4□ 3□ 1□ 0□		
	手术知情同意书		是否记录： 1. 术前诊断 2. 手术名称 3. 术式选择及可能改变的术式 4. 术中、术后可能出现的并发症应对措施 5. 手术风险 6. 患者签署意见并签名，如为家属或代理人要有授权委托书 7. 经治医师和术者签名	5□ 4□ 3□ 1□ 0□		
	术前小结		是否记录： 1. 简要病情 2. 术前诊断及诊断依据 3. 手术指征 4. 拟行手术名称和方式 5. 拟行麻醉方式 6. 术前准备 7. 术中注意事项 8. 术后处置意见 9. 术者术前查看患者的情况	5□ 4□ 3□ 1□ 0□		
	术前讨论		是否记录： 1. 讨论地点时间 2. 参加者及主持者的姓名、职称 3. 简要病情 4. 术前诊断及术前准备情况 5. 手术指征及手术方案 6. 可能出现的意外和防范措施 7. 具体讨论意见和主持人小结 8. 记录者签名	5□ 4□ 3□ 1□ 0□		

续 表

住院时间 \ 监控类别		监控项目	监控要点	分数	减分理由	备注
住院第3天(手术日)	麻醉记录单		是否记录： 1. 一般项目 2. 患者一般情况和术前特殊情况 3. 麻醉前用药及效果 4. 术前及术中疾病诊断 5. 手术方式及日期 6. 麻醉方式 7. 麻醉诱导及各项操作开始及结束时间 8. 麻醉期间用药名称、方式及剂量 7. 麻醉期间特殊或突发情况及处理 8. 术中出血量、输血量、输液量等 9. 手术起止时间 10. 麻醉医师签名	5□ 4□ 3□ 1□ 0□		
	麻醉术后访视记录		是否记录： 1. 一般项目 2. 患者一般情况 3. 目前麻醉恢复情况，清醒时间 4. 术后医嘱、是否拔除气管插管等 5. 如有特殊情况应详细记录 6. 麻醉医师签字并填写日期	5□ 4□ 3□ 1□ 0□		
	手术记录		是否记录： 1. 一般项目 2. 手术日期 3. 术前及术中诊断 4. 手术名称 5. 手术医师术者及助手姓名 6. 护士姓名（分别记录刷手及巡回护士） 7. 输血量、特殊成分输血、输液量 8. 麻醉方法 9. 手术经过：按照规定记录手术经过，详细描述内镜插入是否顺利；膀胱充水量及记录手术方式 10. 术后患者去向：回病房、监护室或麻醉恢复室 11. 医师签字	5□ 4□ 3□ 1□ 0□		术者术后24小时内完成
	手术安全核查记录		是否记录： 1. 手术安全核查记录单并且填写完整 2. 手术医师、麻醉医师和手术护士三方核对，并签字齐全	5□ 4□ 3□ 1□ 0□		
	手术清点记录		是否记录： 1. 一般项目 2. 术中所用各种器械和敷料数量的清点核对 3. 巡回护士和手术器械护士签名	5□ 4□ 3□ 1□ 0□		
	术后首次病程记录		是否记录： 1. 手术时间 2. 术中诊断 3. 麻醉方式 4. 手术简要经过 5. 术后处理措施	5□ 4□ 3□ 1□ 0□		参加手术者术后即时完成

续 表

住院时间 \ 监控类别		监控项目	监控要点	分数	减分理由	备注
			6．术后患者一般情况 7．术后医嘱及应当特别注意观察的事项			
住院第4天(术后第1天)	病程记录	住院医师查房记录	是否记录、分析如下内容： 1．生命体征，病情变化，尿袋引流量、饮食恢复情况和药物不良反应 2．换药情况、拔除导尿管情况 3．核查辅助检查结果是否有异常 4．病情评估 5．调整治疗分析 6．上级医师意见执行情况 7．术后注意事项宣教	5□ 4□ 3□ 1□ 0□		
		上级医师查房记录	是否记录： 1．术后病情评估 2．确定是否有术后并发症 3．术后需要注意的事项 4．术后治疗方案 5．补充、更改和确定诊断分析	5□ 4□ 3□ 1□ 0□		
住院第5~6天（术后日）	病程记录	住院医师查房记录	是否记录、分析： 1．目前的症状、体征 2．病情评估及疗效评估 3．目前的治疗情况 4．分析是否符合出院标准 5．出院后的治疗方案 6．出院后注意事项	5□ 4□ 3□ 1□ 0□		
		上级医师查房记录	是否记录、分析： 1．手术疗效评估，预期目标完成情况 2．确定符合出院标准 3．出院后治疗方案	5□ 4□ 3□ 1□ 0□		
住院第6~7天（出院日）	病程记录	住院医师查房记录	是否记录： 1．目前症状及体征 2．目前治疗情况 3．实验室检查指标正常与否 4．向患者交代出院后注意事项	5□ 4□ 3□ 1□ 0□		
	出院记录		记录是否齐全，重要内容无遗漏，如： 1．入院情况 2．诊疗经过：麻醉、手术方式；术中特殊情况及处理；术后并发症等 3．出院情况：症状、体征、功能恢复及病理结果等 4．出院医嘱：出院带药需写明药物名称、用量、服用方法，需要调整的药物要注明调整的方法；需要复查的辅助检查；出院后患者需要注意的事项；门诊复查时间及项目等	5□ 4□ 3□ 1□ 0□		
	特殊检查、特殊治疗同意书等医学文书		包括自然项目（另页书写时）、特殊检查、特殊治疗项目名称、目的、可能出现的并发症及风险、患者或家属签署是否同意检查或治疗、患者签名、医师签名等	5□ 4□ 3□ 1□ 0□		

续 表

<table>
<tr><th colspan="2">监控类别
住院时间</th><th>监控项目</th><th>监控要点</th><th>分数</th><th>减分理由</th><th>备注</th></tr>
<tr><td></td><td>病危（重）通知书</td><td></td><td>包括自然项目（另页书写时）、目前诊断、病情危重情况，患方签名、医师签名并填写日期</td><td>5□
4□
3□
1□
0□</td><td></td><td></td></tr>
<tr><td rowspan="7">重点医嘱</td><td rowspan="3">长期医嘱</td><td>住院第 1~2 天（术前准备日）</td><td>1. 泌尿外科疾病护理常规
2. 三级护理
3. 饮食：普食/糖尿病饮食/其他
4. 基础用药（糖尿病、心脑血管疾病等）</td><td rowspan="7">5□
4□
3□
1□
0□</td><td rowspan="7"></td><td rowspan="7"></td></tr>
<tr><td>住院第 3 天（手术日）</td><td>1. 经输尿管镜碎石取石术后护理常规
2. 一级护理
3. 6 小时后恢复术前饮食
4. 6 小时后恢复基础用药
5. 尿管接无菌袋</td></tr>
<tr><td>住院第 4~5 天（术后第 1~2 天）</td><td>一/三级护理
酌情拔尿管</td></tr>
<tr><td rowspan="4">临时医嘱</td><td>住院第 1~2 天（术前准备日）</td><td>1. 血常规、尿常规
2. 肝肾功能、电解质、血型
3. 感染性疾病筛查、凝血功能
4. 胸片，心电图
5. 手术医嘱
6. 备术中使用尿管及 D-J 管</td></tr>
<tr><td>住院第 3 天（手术日）</td><td>输液
静脉使用抗菌药物
必要时使用抑酸剂</td></tr>
<tr><td>住院第 4~5 天（术后第 1~2 天）</td><td>输液
静脉使用抗菌药物</td></tr>
<tr><td>住院第 6~7 天(出院日)</td><td>出院带药
门诊随诊时间</td></tr>
<tr><td colspan="2">一般书写规范</td><td>各项内容</td><td>完整、准确、清晰、签字</td><td>5□
4□
3□
1□
0□</td><td></td><td></td></tr>
<tr><td colspan="2">变异情况</td><td>变异条件及原因</td><td>1. 术中、术后出现并发症，需要进一步诊治，导致住院时间延长、费用增加
2. 术后出现结石残留，需要进一步诊治，导致住院时间延长、费用增加
3. 术后原伴随疾病控制不佳，需请相关科室会诊，进一步诊治
4. 住院后出现其他内、外科疾病需进一步明确诊断，可进入其他路径</td><td>5□
4□
3□
1□
0□</td><td></td><td></td></tr>
</table>

十二、胸 外 科

（一）贲门失弛缓症

贲门失弛缓症临床路径

1．进入临床路径标准

疾病诊断：贲门失弛缓症（ICD-10：K22.0）

手术操作：食管下段贲门肌层切开或+胃底折叠术（经胸或经腹）(ICD-9-CM-3：42.7 伴 44.6601)

2．病案质量监控表

监控类别 住院时间		监控项目		监控要点	分数	减分理由	备注
首页		主要诊断名称及编码		贲门失弛缓症（ICD-10：K22.0）	5□ 4□ 3□ 1□ 0□		
		主要手术名称及编码		食管下段贲门肌层切开或+胃底折叠术（经胸或经腹）（ICD-9-CM-3：42.7 伴 44.6601）			
		其他诊断名称及编码		无遗漏，编码准确			
		其他项目		内容完整、准确、无遗漏	5□ 4□ 3□ 1□ 0□		
住院第1天	入院记录	主诉与现病史	主要症状	是否记录本病最主要的症状及发病时间，如吞咽困难，胸骨后梗阻、不适或疼痛，并重点描述： 1．发作及加重的诱因 2．发作频率或持续时间 3．发作时间、性质、程度 4．缓解方式 5．对体力、饮食、睡眠、活动的影响	5□ 4□ 3□ 1□ 0□		入院24小时内完成
			病情演变过程	是否描述主要症状的演变过程，如： 吞咽困难的变化	5□ 4□ 3□ 1□ 0□		
			其他伴随症状	是否记录伴随症状，如： 呕吐	5□ 4□ 3□ 1□ 0□		

续　表

住院时间 \ 监控类别		监控项目	监控要点	分数	减分理由	备注
		住院前诊疗过程	是否记录诊断、治疗情况，如： 1．做过何种检查，结果是否正常 2．诊断过何种疾病 3．用过何种药物，用药时间、剂量、总量及效果如何	5□ 4□ 3□ 1□ 0□		
		既往史 个人史 家族史	是否按照病历书写规范记录，并重点记录： 1．饮食习惯、环境因素、精神因素 2．慢性疾病史 3．家族中有无类似患者	5□ 4□ 3□ 1□ 0□		
		体格检查	是否按照病历书写规范记录，并记录重要体征，无遗漏： 本病无明显阳性体征	5□ 4□ 3□ 1□ 0□		
		辅助检查	是否记录辅助检查结果，如： 上消化道造影、胃镜	5□ 4□ 3□ 1□ 0□		
	首次病程记录	病例特点	是否简明扼要，重点突出，无遗漏： 1．年龄、特殊的生活习惯及嗜好等 2．病情特点 3．突出的症状和体征 4．辅助检查结果 5．其他疾病史	5□ 4□ 3□ 1□ 0□		入院8小时内完成
		初步诊断	第一诊断为：贲门失弛缓症（ICD-10：K22.0）	5□ 4□ 3□ 1□ 0□		
		诊断依据	是否充分、分析合理： 1．病史：有吞咽哽噎感，可伴有恶心或呕吐；病程长，症状时轻时重 2．辅助检查：上消化道钡剂造影可见贲门部鸟嘴样狭窄，贲门上段食管扩张、钡剂存留；胃镜可见贲门上段食管食物潴留，黏膜充血水肿，贲门关闭，但镜体仍可顺利通过；食管测压显示食管下段高压带，吞咽时压力无下降	5□ 4□ 3□ 1□ 0□		
		鉴别诊断	是否根据病例特点与下列疾病鉴别： 1．贲门癌 2．弥漫性食管痉挛 3．结缔组织病导致的食管硬化症等	5□ 4□ 3□ 1□ 0□		

续 表

住院时间	监控类别	监控项目	监控要点	分数	减分理由	备注
		诊疗计划	是否全面并具有个性化： 1．完成必需的检查项目 （1）血常规、尿常规，血型 （2）凝血功能、血电解质、肝肾功能、感染性疾病筛查（乙肝、丙肝、艾滋病、梅毒等） （3）胸片、心电图、肺功能 （4）上消化道钡剂造影和（或）胃镜 2．根据患者病情选择：食管测压、超声心动图（高龄或既往有相关病史者） 3．评估是否可以手术 4．术前准备 5．手术方案：食管下段贲门肌层切开或+胃底折叠术（经胸或经腹） 6．对症治疗	5□ 4□ 3□ 1□ 0□		
	病程记录	上级医师查房记录	是否有重点内容并结合本病例： 1．补充病史和查体 2．诊断、鉴别诊断分析 3．完善术前检查 4．提示需要观察和注意的内容	5□ 4□ 3□ 1□ 0□		入院48小时内完成
		住院医师查房记录	是否记录、分析全面： 1．主要症状、体征的变化，病情变化 2．具体治疗措施和术前准备 3．上级医师查房意见的执行情况 4．知情告知情况，患者及家属意见	5□ 4□ 3□ 1□ 0□		
住院第2~5天（术前准备日）	病程记录	住院医师查房记录	是否记录： 1．目前症状及体征变化 2．术前准备工作完成情况，包括检查、药物、配血、备皮、麻醉科会诊意见等，以及检查结果等对手术的影响分析 3．请相应科室会诊情况 4．对症治疗具体内容 5．向患者或家属交代术前、术中和术后注意事项，签署手术知情同意书情况 6．手术者术前查看患者的情况	5□ 4□ 3□ 1□ 0□		
		上级医师查房记录	是否记录： 1．综合分析术前检查结果 2．手术前评估及手术指征 3．确定手术方案 4．结合本病例提出手术风险及预防措施	5□ 4□ 3□ 1□ 0□		

续 表

住院时间 \ 监控类别		监控项目	监控要点	分数	减分理由	备注
	麻醉知情同意书		是否记录： 1. 一般项目 2. 术前诊断 3. 拟行手术方式 4. 拟行麻醉方式 5. 患者基础疾病及可能对麻醉产生影响的特殊情况 6. 麻醉中拟行的有创操作和监测 7. 麻醉风险，麻醉中及麻醉后可能发生的并发症及应对措施 8. 患者签署意见并签名，如为家属或代理人要有授权委托书 9. 麻醉医师签字，并写明日期时间	5□ 4□ 3□ 1□ 0□		
	麻醉术前访视记录		是否记录： 1. 患者自然信息 2. 患者一般情况 3. 简要病史 4. 与麻醉相关的辅助检查结果 5. 拟行手术方式 6. 拟行麻醉方式 7. 麻醉适应证 8. 麻醉风险及预防措施和麻醉中需注意的问题 9. 术前麻醉医嘱 10. 麻醉医师签字，并写明日期时间	5□ 4□ 3□ 1□ 0□		
	输血知情同意书		是否记录： 1. 一般项目 2. 输血指征 3. 拟输血成分 4. 输血前有关检查结果 5. 输血风险及可能产生的不良后果及应对措施 6. 患者签署意见并签名，如为家属或代理人要有授权委托书 7. 医师签名并填写日期	5□ 4□ 3□ 1□ 0□		
	手术知情同意书		是否记录： 1. 术前诊断 2. 手术名称 3. 术式选择及可能改变的术式或替代治疗方案 4. 术中、术后可能出现的并发症应对措施 5. 手术风险 6. 患者签署意见并签名，如为家属或代理人要有授权委托书 7. 经治医师和术者签名	5□ 4□ 3□ 1□ 0□		

续 表

住院时间＼监控类别		监控项目	监控要点	分数	减分理由	备注
	术前小结		是否记录： 1．简要病情 2．术前诊断及诊断依据 3．手术指征 4．拟行手术名称和方式 5．拟行麻醉方式 6．术前准备 7．术中注意事项 8．术后处置意见 9．术者术前查看患者的情况	5□ 4□ 3□ 1□ 0□		
	术前讨论		是否记录： 1．讨论地点、时间 2．参加者及主持者的姓名、职称 3．简要病情 4．术前诊断及术前准备情况 5．手术指征及手术方案 6．可能出现的意外和防范措施 7．具体讨论意见和主持人小结 8．记录者签名	5□ 4□ 3□ 1□ 0□		
住院第4~6天（手术日）	麻醉记录单		是否记录： 1．一般项目 2．患者一般情况和术前特殊情况 3．麻醉前用药及效果 4．术前及术中疾病诊断 5．手术方式及日期 6．麻醉方式 7．麻醉诱导及各项操作开始及结束时间 8．麻醉期间用药名称、方式及剂量 7．麻醉期间特殊或突发情况及处理 8．术中出血量、输血量、输液量等 9．手术起止时间 10．麻醉医师签名	5□ 4□ 3□ 1□ 0□		
	麻醉术后访视记录		是否记录： 1．一般项目 2．患者一般情况 3．目前麻醉恢复情况，清醒时间 4．术后医嘱、是否拔除气管插管等 5．如有特殊情况应详细记录 6．麻醉医师签字并填写日期	5□ 4□ 3□ 1□ 0□		

续 表

住院时间	监控类别	监控项目	监控要点	分数	减分理由	备注
	手术记录		是否记录： 1．一般项目 2．手术日期 3．术前及术中诊断 4．手术名称 5．手术医师术者及助手姓名 6．护士姓名（分别记录刷手及巡回护士） 7．输血量、特殊成分输血、输液量 8．麻醉方法 9．手术经过：按照规定记录手术经过，详细描述肌层切开或胃底折叠情况 10．术后患者去向：回病房、监护室或麻醉恢复室 11．医师签字	5□ 4□ 3□ 1□ 0□		术者术后24小时内完成
	手术安全核查记录		是否记录： 1．手术安全核查记录单并且填写完整 2．手术医师、麻醉医师和手术护士三方核对，并签字齐全	5□ 4□ 3□ 1□ 0□		
	手术清点记录		是否记录： 1．一般项目 2．术中所用各种器械和敷料数量的清点核对 3．巡回护士和手术器械护士签名	5□ 4□ 3□ 1□ 0□		
	术后首次病程记录		是否记录： 1．手术时间 2．术中诊断 3．麻醉方式 4．手术简要经过 5．术后处理措施 6．术后患者一般情况 7．术后医嘱及应当特别注意观察的事项	5□ 4□ 3□ 1□ 0□		参加手术者术后即时完成
住院第5~7天（术后第1天）	病程记录	住院医师查房记录	是否记录、分析如下内容： 1．生命体征，病情变化，胸管、胃管、尿管引流量及性状，饮食恢复情况和药物不良反应 2．切口情况、换药情况、拆线情况、拔除引流管情况 3．核查辅助检查结果是否有异常 4．病情评估 5．调整治疗分析 6．上级医师意见执行情况 7．术后注意事项宣教	5□ 4□ 3□ 1□ 0□		术后连续3天须有参加手术的医师或上级医师

续 表

住院时间	监控类别	监控项目	监控要点	分数	减分理由	备注
		上级医师查房记录	是否记录： 1．术后病情评估 2．确定是否有术后并发症 3．术后需要注意的事项 4．术后治疗方案 5．补充、更改诊断分析和确定诊断分析	5□ 4□ 3□ 1□ 0□		的查房记录
住院第6~11天（术后日）	病程记录	住院医师查房记录	是否记录、分析： 1．目前的症状、体征，切口愈合情况 2．病情评估及疗效评估 3．目前的治疗情况 4．分析是否符合出院标准 5．出院后的治疗方案 6．出院后注意事项	5□ 4□ 3□ 1□ 0□		
		上级医师查房记录	是否记录、分析： 1．手术疗效评估，预期目标完成情况 2．确定符合出院标准 3．出院后治疗方案	5□ 4□ 3□ 1□ 0□		
住院第9~12天（出院日）	病程记录	住院医师查房记录	是否记录： 1．目前症状及体征 2．目前治疗情况 3．实验室检查指标正常与否 4．向患者交代出院后注意事项	5□ 4□ 3□ 1□ 0□		
	出院记录		记录是否齐全，重要内容无遗漏，如： 1．入院情况 2．诊疗经过：麻醉、手术方式；术中特殊情况及处理；术后并发症等 3．出院情况：症状、体征、功能恢复、切口愈合情况及病理结果等 4．出院医嘱：出院带药需写明药物名称、用量、服用方法，需要调整的药物要注明调整的方法；需要复查的辅助检查；出院后患者需要注意的事项；门诊复查时间及项目等	5□ 4□ 3□ 1□ 0□		
	特殊检查、特殊治疗同意书的医学文书		包括自然项目（另页书写时）、特殊检查、特殊治疗项目名称、目的、可能出现的并发症及风险、或替代治疗方案、患者或家属签署是否同意检查或治疗、患者签名、医师签名等	5□ 4□ 3□ 1□ 0□		
	病危（重）通知书		包括自然项目（另页书写时）、目前诊断、病情危重情况，患方签名、医师签名并填写日期	5□ 4□ 3□ 1□ 0□		

续 表

监控类别 住院时间		监控项目	监控要点	分数	减分理由	备注
重点医嘱	长期医嘱	住院第 1 天	1. 胸外科二级护理常规 2. 流质饮食 3. 生理盐水 500ml+庆大霉素 24 万单位（30ml 餐后口服）；甲硝唑注射液（30ml 餐后口服）	5□ 4□ 3□ 1□ 0□		
		住院第 2~5 天（术前准备日）	1. 胸外科二级护理常规 2. 流质饮食			
		住院第 4~6 天（手术日）	1. 胸外科特级或一级护理常规 2. 体温、心电、呼吸、血压、血氧饱和度监测 3. 吸氧 4. 胸管引流记量 5. 尿管引流记量 6. 胃管引流记量 7. 抗菌药物 8. 镇痛药物 9. 静脉营养 10. 抑制胃酸药物			
		住院第 5~7 天（术后第 1 天）	1. 胸外科一级护理 2. 禁食或流质饮食（视胃肠功能恢复情况） 3. 抗菌药物 4. 静脉营养 5. 抑制胃酸药物 6. 拔除尿管			
		住院第 6~11 天（术后日）	1. 外科二级护理 2. 流质饮食（视胃肠功能恢复情况）			
	临时医嘱	住院第 1 天	1. 血常规、尿常规 2. 肝肾功能、电解质、凝血功能、血型 3. 感染性疾病筛查 4. 胸片、心电图、肺功能 5. 上消化道造影、胃镜 6. 食管测压、超声心动图（酌情）			
		住院第 2~5 天（术前准备日）	1. 明日在全麻下行食管下段贲门肌层切开术或加胃底折叠术 2. 禁食、水 3. 备皮 4. 备血 5. 术前晚灌肠 6. 术前置胃管 7. 术前 30 分钟肌注镇静及抗胆碱能药物（阿托品或东莨菪碱） 8. 抗菌药带入手术室			
		住院第 4~6 天（手术日）	根据患者全身状况决定检查项目			

续 表

住院时间 \ 监控类别		监控项目	监控要点	分数	减分理由	备注
		住院第 5~7 天（术后日）	1．镇吐、镇痛等对症处理 2．复查血常规、肝肾功能、电解质 3．复查胸片及上消化道造影 4．换药			
		住院第 6~11 天（术后日）	换药			
		住院第 9~12 天（出院日）	1．出院带药 2．门诊随诊时间			
一般书写规范		各项内容	完整、准确、清晰、签字	5□ 4□ 3□ 1□ 0□		
变异情况		变异条件及原因	1．既往有胸腔或腹腔手术史，可影响手术方式的选择 2．因手术后发生消化道瘘或其他并发症，导致术后住院时间延长 3．因伴发其他疾病，导致术前、术后住院时间延长	5□ 4□ 3□ 1□ 0□		

（二）自发性气胸

自发性气胸临床路径

1. 进入临床路径标准

疾病诊断：自发性气胸（ICD-10：J93. 0/J93. 1）

手术操作：肺大疱切除和（或）胸膜固定术（ICD-9-CM-3：32. 29/34. 6/34. 9201）

2. 质量监控表

监控类别 住院时间		监控项目		监控要点	分数	减分理由	备注
首页		主要诊断名称及编码		自发性气胸（ICD-10：J93.0/J93.1）	5□ 4□ 3□ 1□ 0□		
		主要手术名称及编码		肺大疱切除和（或）胸膜固定术（ICD-9-CM-3：32.29/34.6/34.9201）			
		其他诊断名称及编码		无遗漏，编码准确			
		其他项目		内容完整、准确、无遗漏	5□ 4□ 3□ 1□ 0□		
住院第1天	入院记录	主诉与现病史	主要症状	是否记录本病最主要的症状及发病时间，如胸痛、喘憋、呼吸困难，并重点描述： 1. 起病方式 2. 发作及加重的诱因 3. 发作时间、性质、程度 4. 缓解方式 5. 对体力、饮食、睡眠、活动的影响	5□ 4□ 3□ 1□ 0□		入院24小时内完成
			病情演变过程	是否描述主要症状的演变过程，如： 胸痛、喘憋的变化	5□ 4□ 3□ 1□ 0□		
			其他伴随症状	是否记录伴随症状，如： 咳嗽、咳痰、心悸、头晕等变化	5□ 4□ 3□ 1□ 0□		

续 表

住院时间 \ 监控类别		监控项目		监控要点	分数	减分理由	备注
			住院前诊疗过程	是否记录诊断、治疗情况，如： 1．做过何种检查，结果是否正常 2．诊断过何种疾病 3．用过何种药物，用药时间、剂量、总量及效果如何	5□ 4□ 3□ 1□ 0□		
		既往史 个人史 家族史		是否按照病历书写规范记录，并重点记录： 1．饮食习惯、环境因素、精神因素 2．慢性疾病史 3．家族中有无类似患者	5□ 4□ 3□ 1□ 0□		
		体格检查		是否按照病历书写规范记录，并记录重要体征，无遗漏，如： 患侧胸部饱满，呼吸运动减弱，叩诊呈鼓音，语颤和呼吸音均减低或消失，气管向健侧移位	5□ 4□ 3□ 1□ 0□		
		辅助检查		是否记录辅助检查结果，如： 胸片、CT 检查	5□ 4□ 3□ 1□ 0□		
	首次病程记录	病例特点		是否简明扼要，重点突出，无遗漏： 1．年龄、特殊的生活习惯及嗜好等 2．病情特点 3．突出的症状和体征 4．辅助检查结果 5．其他疾病史	5□ 4□ 3□ 1□ 0□		入院8小时内完成
		初步诊断		第一诊断为：自发性气胸（ICD-10：J93.0/J93.1）	5□ 4□ 3□ 1□ 0□		
		诊断依据		是否充分、分析合理： 1．诱发因素：剧烈咳嗽、持重物屏气、剧烈运动等，也可无明显诱发因素 2．症状：突发患侧胸痛、喘憋、呼吸困难，偶尔有干咳。严重程度从轻微不适至严重呼吸困难，甚至休克 3．体征：少量气胸时，体征不明显；气胸在 30%以上者，可出现患侧胸部饱满，呼吸运动减弱，叩诊呈鼓音，语颤和呼吸音均减低或消失，气管向健侧移位 4．辅助检查：胸片或胸部 CT	5□ 4□ 3□ 1□ 0□		
		鉴别诊断		是否根据病例特点与下列疾病鉴别： 1．急性心肌梗死 2．胸膜下肺大疱 3．膈疝 4．支气管囊肿	5□ 4□ 3□ 1□ 0□		

续 表

住院时间	监控类别	监控项目	监控要点	分数	减分理由	备注
		诊疗计划	是否全面并具有个性化： 1．完成必需的检查项目 （1）血常规、尿常规、血型 （2）凝血功能、肝肾功能、电解质、感染性疾病筛查（乙肝、丙肝、艾滋病、梅毒等） （3）胸片、心电图 2．根据患者病情选择 （1）超声心动图（60 岁以上或伴有心血管疾病者） （2）肺功能、血气分析 （3）胸部 CT 3．行胸腔闭式引流术 4．评估是否可以手术 5．术前准备 6．手术方案：肺大疱切除和（或）胸膜固定术 7．对症治疗	5□ 4□ 3□ 1□ 0□		
	病程记录	上级医师查房记录	是否有重点内容并结合本病例： 1．补充病史和查体 2．诊断、鉴别诊断分析 3．完善术前检查 4．提示需要观察和注意的内容	5□ 4□ 3□ 1□ 0□		入院 48 小时内完成
		住院医师查房记录	是否记录、分析全面： 1．主要症状、体征的变化，病情变化 2．具体治疗措施和术前准备 3．上级医师查房意见的执行情况 4．知情告知情况，患者及家属意见	5□ 4□ 3□ 1□ 0□		
住院第 2 天（手术准备日）	病程记录	住院医师查房记录	是否记录： 1．目前症状和体征变化，胸腔闭式引流的情况 2．术前准备工作完成情况，包括检查、药物、配血、备皮、麻醉科会诊意见等，以及检查结果等对手术的影响分析 3．请相应科室会诊情况 4．对症治疗具体内容 5．向患者或家属交代术前、术中和术后注意事项，签署手术知情同意书情况 6．手术者术前查看患者的情况	5□ 4□ 3□ 1□ 0□		
		上级医师查房记录	是否记录： 1．综合分析术前检查结果 2．手术前评估及手术指征 3．确定手术方案 4．结合本病例提出手术风险及预防措施	5□ 4□ 3□ 1□ 0□		
	麻醉知情同意书		是否记录： 1．一般项目 2．术前诊断 3．拟行手术方式 4．拟行麻醉方式 5．患者基础疾病及可能对麻醉产生影响的特殊情况	5□ 4□ 3□ 1□ 0□		

续 表

住院时间＼监控类别		监控项目	监控要点	分数	减分理由	备注
			6. 麻醉中拟行的有创操作和监测 7. 麻醉风险，麻醉中及麻醉后可能发生的并发症及应对措施 8. 患者签署意见并签名，如为家属或代理人要有授权委托书 9. 麻醉医师签字，并写明日期时间			
	麻醉术前访视记录		是否记录： 1. 患者自然信息 2. 患者一般情况 3. 简要病史 4. 与麻醉相关的辅助检查结果 5. 拟行手术方式 6. 拟行麻醉方式 7. 麻醉适应证 8. 麻醉风险及预防措施和麻醉中需注意的问题 9. 术前麻醉医嘱 10. 麻醉医师签字，并写明日期时间	5□ 4□ 3□ 1□ 0□		
	输血知情同意书		是否记录： 1. 一般项目 2. 输血指征 3. 拟输血成分 4. 输血前有关检查结果 5. 输血风险及可能产生的不良后果及应对措施 6. 患者签署意见并签名，如为家属或代理人要有授权委托书 7. 医师签名并填写日期	5□ 4□ 3□ 1□ 0□		
	手术知情同意书		是否记录： 1. 术前诊断 2. 手术名称 3. 术式选择及可能改变的术式或替代治疗方案 4. 术中、术后可能出现的并发症应对措施 5. 手术风险 6. 患者签署意见并签名，如为家属或代理人要有授权委托书 7. 经治医师和术者签名	5□ 4□ 3□ 1□ 0□		
	术前小结		是否记录： 1. 简要病情 2. 术前诊断及诊断依据 3. 手术指征 4. 拟行手术名称和方式 5. 拟行麻醉方式 6. 术前准备 7. 术中注意事项 8. 术后处置意见 9. 术者术前查看患者的情况	5□ 4□ 3□ 1□ 0□		

续　表

住院时间 \ 监控类别		监控项目	监控要点	分数	减分理由	备注
	术前讨论		是否记录： 1．讨论地点、时间 2．参加者及主持者的姓名、职称 3．简要病情 4．术前诊断及术前准备情况 5．手术指征及手术方案 6．可能出现的意外和防范措施 7．具体讨论意见和主持人小结 8．记录者签名	5□ 4□ 3□ 1□ 0□		
住院第3天(手术日)	麻醉记录单		是否记录： 1．一般项目 2．患者一般情况和术前特殊情况 3．麻醉前用药及效果 4．术前及术中疾病诊断 5．手术方式及日期 6．麻醉方式 7．麻醉诱导及各项操作开始及结束时间 8．麻醉期间用药名称、方式及剂量 7．麻醉期间特殊或突发情况及处理 8．术中出血量、输血量、输液量等 9．手术起止时间 10．麻醉医师签名	5□ 4□ 3□ 1□ 0□		
	麻醉术后访视记录		是否记录： 1．一般项目 2．患者一般情况 3．目前麻醉恢复情况，清醒时间 4．术后医嘱、是否拔除气管插管等 5．如有特殊情况应详细记录 6．麻醉医师签字并填写日期	5□ 4□ 3□ 1□ 0□		
	手术记录		是否记录： 1．一般项目 2．手术日期 3．术前及术中诊断 4．手术名称 5．手术医师术者及助手姓名 6．护士姓名（分别记录刷手及巡回护士） 7．输血量、特殊成分输血、输液量 8．麻醉方法 9．手术经过：按照规定记录手术经过，详细描述术中所见病灶的解剖位置、切除病灶的范围、胸膜固定等 10．术后患者去向：回病房、监护室或麻醉恢复室 11．医师签字	5□ 4□ 3□ 1□ 0□		术者术后24小时内完成

续 表

住院时间 \ 监控类别		监控项目	监控要点	分数	减分理由	备注
	手术安全核查记录		是否记录： 1．手术安全核查记录单并且填写完整 2．手术医师、麻醉医师和手术护士三方核对，并签字齐全	5□ 4□ 3□ 1□ 0□		
	手术清点记录		是否记录： 1．一般项目 2．术中所用各种器械和敷料数量的清点核对 3．巡回护士和手术器械护士签名	5□ 4□ 3□ 1□ 0□		
	术后首次病程记录		是否记录： 1．手术时间 2．术中诊断 3．麻醉方式 4．手术简要经过 5．术后处理措施 6．术后患者一般情况 7．术后医嘱及应当特别注意观察的事项	5□ 4□ 3□ 1□ 0□		参加手术者术后即时完成
住院第4天（术后第1天）	病程记录	住院医师查房记录	是否记录、分析如下内容： 1．生命体征，病情变化，引流量及性状，饮食恢复情况和药物不良反应 2．切口情况、换药情况、拆线情况、拔除引流管情况 3．核查辅助检查结果是否有异常 4．病情评估 5．调整治疗分析 6．上级医师意见执行情况 7．术后注意事项宣教	5□ 4□ 3□ 1□ 0□		术后连续3天须有参加手术的医师或上级医师的查房记录
		上级医师查房记录	是否记录： 1．术后病情评估 2．确定是否有术后并发症 3．术后需要注意的事项 4．术后治疗方案 5．补充、更改诊断分析和确定诊断分析	5□ 4□ 3□ 1□ 0□		
住院第5天（术后日）	病程记录	住院医师查房记录	是否记录、分析： 1．目前的症状、体征，切口愈合情况 2．病情评估及疗效评估 3．目前的治疗情况 4．分析是否符合出院标准 5．出院后的治疗方案 6．出院后注意事项	5□ 4□ 3□ 1□ 0□		
		上级医师查房记录	是否记录、分析： 1．手术疗效评估，预期目标完成情况 2．确定符合出院标准 3．出院后治疗方案	5□ 4□ 3□ 1□ 0□		

续　表

住院时间	监控类别	监控项目	监控要点	分数	减分理由	备注
住院第6~13天(出院日)	病程记录	住院医师查房记录	是否记录： 1．目前症状及体征 2．目前治疗情况 3．实验室检查指标正常与否 4．向患者交代出院后注意事项	5□ 4□ 3□ 1□ 0□		
	出院记录		记录是否齐全，重要内容无遗漏，如： 1．入院情况 2．诊疗经过：麻醉、手术方式；术中特殊情况及处理；术后并发症等 3．出院情况：症状、体征、功能恢复、切口愈合情况及病理结果等 4．出院医嘱：出院带药需写明药物名称、用量、服用方法，需要调整的药物要注明调整的方法；需要复查的辅助检查；出院后患者需要注意的事项；门诊复查时间及项目等	5□ 4□ 3□ 1□ 0□		
	特殊检查、特殊治疗同意书的医学文书		包括自然项目（另页书写时）、特殊检查、特殊治疗项目名称、目的、可能出现的并发症及风险、或替代治疗方案、患者或家属签署是否同意检查或治疗、患者签名、医师签名等	5□ 4□ 3□ 1□ 0□		
	病危（重）通知书		包括自然项目（另页书写时）、目前诊断、病情危重情况，患方签名、医师签名并填写日期	5□ 4□ 3□ 1□ 0□		
重点医嘱	长期医嘱	住院第1天	1．胸外科二级护理常规 2．吸氧 3．饮食	5□ 4□ 3□ 1□ 0□		
		住院第2天（术前准备日）	1．胸外科二级护理常规 2．吸氧 3．饮食 4．患者既往基础用药			
		住院第3天（手术日）	1．胸外科一级或特级护理 2．心电监护 3．体温、血压、脉搏、呼吸、血氧饱和度监测 4．吸氧 5．麻醉清醒后6小时半流质饮食 6．胸腔闭式引流记引流量 7．尿管接袋记量 8．预防性抗菌药物使用 9．镇痛药物			
		住院第4天（术后第1天）	1．半流质改普食 2．一级护理 3．停心电监护（视病情而定） 4．拔除尿管			

续 表

监控类别 住院时间		监控项目	监控要点	分数	减分理由	备注
		住院第 5 天 （术后日）	1．普食 2．二级护理 3．根据血常规、体温决定是否停用抗菌药物			
	临时医嘱	住院第 1 天	1．血、尿常规 2．凝血功能、血型 3．肝肾功能、电解质 4．感染性疾病筛查 5．胸片、心电图 6．血气分析和肺功能（酌情） 7．胸部 CT 检查（酌情） 8．超声心动图（酌情）			
		住院第 2 天 （术前准备日）	1．拟明日在全麻下行肺大疱切除和（或）胸膜固定术 2．术前禁食、水 3．预防性抗菌药物使用 4．术前置尿管 5．备皮 6．备血 7．术前镇静及抗胆碱能药物（酌情）			
		住院第 3 天 （手术日）	1．止血药物使用（必要时） 2．其他特殊医嘱			
		住院第 4 天 （术后第 1 天）	1．复查血常规及胸片 2．补液（酌情） 3．血气分析（必要时） 4．切口换药			
		住院第 5 天 （术后日）	切口换药			
		住院第 6~13 天（出院日）	1．拆线：术后 7~9 天拆线，引流口缝线于拔管后两周拆除 2．出院带药 3．门诊随诊时间			
一般书写规范		各项内容	完整、准确、清晰、签字	5□ 4□ 3□ 1□ 0□		
变异情况		变异条件及原因	1．伴有可能影响手术的合并疾病，需要进行相关的诊断和治疗 2．术后发生并发症需要进行相应的临床诊治，延长住院时间	5□ 4□ 3□ 1□ 0□		

（三）食管癌

食管癌临床路径

1. 进入临床路径标准

疾病诊断：食管癌（ICD-10：C15）

手术操作：食管癌根治术（食管癌切除＋食管-胃吻合术）(ICD-9-CM-3：42. 41/42. 42 伴 42. 52/45. 62)

2. 病案质量监控表

<table>
<tr><th colspan="2">监控类别
住院时间</th><th colspan="2">监控项目</th><th>监控要点</th><th>分数</th><th>减分理由</th><th>备注</th></tr>
<tr><td colspan="2" rowspan="4">首页</td><td colspan="2">主要诊断名称及编码</td><td>食管癌（ICD-10：C15）</td><td rowspan="3">5□
4□
3□
1□
0□</td><td rowspan="3"></td><td rowspan="3"></td></tr>
<tr><td colspan="2">主要手术名称及编码</td><td>食管癌根治术（食管癌切除+食管-胃吻合术）（ICD-9-CM-3：42.41/42.42 伴 42.52/45.62）</td></tr>
<tr><td colspan="2">其他诊断名称及编码</td><td>无遗漏，编码准确</td></tr>
<tr><td colspan="2">其他项目</td><td>内容完整、准确、无遗漏</td><td>5□
4□
3□
1□
0□</td><td></td><td></td></tr>
<tr><td rowspan="3">住院第1天</td><td rowspan="3">入院记录</td><td rowspan="3">主诉与现病史</td><td>主要症状</td><td>是否记录本病最主要的症状及发病时间——进行性吞咽困难，并重点描述：
1. 发作及加重的诱因
2. 发作频率或持续时间
3. 发作时间、性质、程度
4. 缓解方式：自行缓解或采取某种措施缓解以及采取缓解措施的频率
5. 对体力、饮食、睡眠、活动的影响</td><td>5□
4□
3□
1□
0□</td><td></td><td rowspan="3">入院24小时内完成</td></tr>
<tr><td>病情演变过程</td><td>是否描述主要症状的演变过程，如：
吞咽困难的变化</td><td>5□
4□
3□
1□
0□</td><td></td></tr>
<tr><td>其他伴随症状</td><td>是否记录伴随症状，如：
消瘦，声音嘶哑，呕血、黑便</td><td>5□
4□
3□
1□
0□</td><td></td></tr>
</table>

续 表

住院时间 \ 监控类别		监控项目		监控要点	分数	减分理由	备注
			住院前诊疗过程	是否记录诊断、治疗情况，如： 1．做过何种检查，结果是否正常 2．诊断过何种疾病 3．用过何种药物，用药时间、剂量、总量及效果如何	5□ 4□ 3□ 1□ 0□		
		既往史 个人史 家族史		是否按照病历书写规范记录，并重点记录： 1．饮食习惯、环境因素、精神因素及烟酒嗜好 2．慢性疾病史 3．家族中有无类似患者	5□ 4□ 3□ 1□ 0□		
		体格检查		是否按照病历书写规范记录，并记录重要体征，无遗漏，如： 消瘦、锁骨上淋巴结	5□ 4□ 3□ 1□ 0□		
		辅助检查		是否记录辅助检查结果，如： 上消化道造影、内镜检查及活检	5□ 4□ 3□ 1□ 0□		
	首次病程记录	病例特点		是否简明扼要，重点突出，无遗漏： 1．年龄、特殊的饮食习惯及嗜好等 2．病情特点 3．突出的症状和体征 4．辅助检查结果 5．其他疾病史	5□ 4□ 3□ 1□ 0□		入院8小时内完成
		初步诊断		第一诊断为：食管癌（ICD-10：C15）	5□ 4□ 3□ 1□ 0□		
		诊断依据		是否充分、分析合理： 1．临床症状：进行性吞咽困难 2．辅助检查：上消化道钡餐、内镜检查及活检提示	5□ 4□ 3□ 1□ 0□		
		鉴别诊断		是否根据病例特点与下列疾病鉴别： 1．贲门癌 2．食管炎	5□ 4□ 3□ 1□ 0□		
		诊疗计划		是否全面并具有个性化： 1．完成必需的检查项目 （1）血常规、尿常规、粪常规 （2）凝血功能、血型、肝肾功能、电解质、感染性疾病筛查（乙肝、丙肝、艾滋病、梅毒等） （3）肺功能、血气分析、心电图 （4）内镜检查+活检 （5）影像学检查：胸片正侧位、上消化道造影、胸部CT（平扫+增强扫描）、腹部超声或CT	5□ 4□ 3□ 1□ 0□		

续 表

住院时间	监控类别	监控项目	监控要点	分数	减分理由	备注
			2．根据患者病情选择 （1）超声心动图 （2）食管内镜超声等 3．评估是否可以手术 4．术前准备 5．手术方案：经左胸食管癌切除，胸腔内食管胃吻合术或颈部食管胃吻合术；经右胸食管癌切除，胸腔内食管胃吻合术（胸腹二切口）或颈部吻合术（颈胸腹三切口） 6．对症治疗			
	病程记录	上级医师查房记录	是否有重点内容并结合本病例： 1．补充病史和查体 2．诊断、鉴别诊断分析 3．完善术前检查 4．提示需要观察和注意的内容	5□ 4□ 3□ 1□ 0□		入院48小时内完成
		住院医师查房记录	是否记录、分析全面： 1．主要症状、体征的变化，病情变化 2．具体治疗措施和术前准备 3．上级医师查房意见的执行情况 4．知情告知情况，患者及家属意见	5□ 4□ 3□ 1□ 0□		
住院第2~4天（术前准备日）	病程记录	住院医师查房记录	是否记录： 1．目前症状及体征变化 2．术前准备工作完成情况，包括检查、药物、配血、备皮、麻醉科会诊意见等，以及检查结果等对手术的影响分析 3．请相应科室会诊情况 4．对症治疗具体内容 5．向患者或家属交代术前、术中和术后注意事项，签署手术知情同意书情况 6．手术者术前查看患者的情况	5□ 4□ 3□ 1□ 0□		
		上级医师查房记录	是否记录： 1．综合分析术前检查结果 2．手术前评估及手术指征 3．确定手术方案 4．结合本病例提出手术风险及预防措施	5□ 4□ 3□ 1□ 0□		
	麻醉知情同意书		是否记录： 1．一般项目 2．术前诊断 3．拟行手术方式 4．拟行麻醉方式 5．患者基础疾病及可能对麻醉产生影响的特殊情况 6．麻醉中拟行的有创操作和监测 7．麻醉风险，麻醉中及麻醉后可能发生的并发症及应对措施 8．患者签署意见并签名，如为家属或代理人要有授权委托书 9．麻醉医师签字，并写明日期时间	5□ 4□ 3□ 1□ 0□		

续 表

住院时间 \ 监控类别		监控项目	监控要点	分数	减分理由	备注
	麻醉术前访视记录		是否记录： 1. 患者自然信息 2. 患者一般情况 3. 简要病史 4. 与麻醉相关的辅助检查结果 5. 拟行手术方式 6. 拟行麻醉方式 7. 麻醉适应证 8. 麻醉风险及预防措施和麻醉中需注意的问题 9. 术前麻醉医嘱 10. 麻醉医师签字，并写明日期时间	5□ 4□ 3□ 1□ 0□		
	输血知情同意书		是否记录： 1. 一般项目 2. 输血指征 3. 拟输血成分 4. 输血前有关检查结果 5. 输血风险及可能产生的不良后果及应对措施 6. 患者签署意见并签名，如为家属或代理人要有授权委托书 7. 医师签名并填写日期	5□ 4□ 3□ 1□ 0□		
	手术知情同意书		是否记录： 1. 术前诊断 2. 手术名称 3. 术式选择及可能改变的术式或替代治疗方案 4. 术中、术后可能出现的并发症应对措施 5. 手术风险 6. 患者签署意见并签名，如为家属或代理人要有授权委托书 7. 经治医师和术者签名	5□ 4□ 3□ 1□ 0□		
	术前小结		是否记录： 1. 简要病情 2. 术前诊断及诊断依据 3. 手术指征 4. 拟行手术名称和方式 5. 拟行麻醉方式 6. 术前准备 7. 术中注意事项 8. 术后处置意见 9. 术者术前查看患者的情况	5□ 4□ 3□ 1□ 0□		
	术前讨论		是否记录： 1. 讨论地点、时间 2. 参加者及主持者的姓名、职称 3. 简要病情 4. 术前诊断及术前准备情况 5. 手术指征及手术方案	5□ 4□ 3□ 1□ 0□		

续　表

住院时间 \ 监控类别		监控项目	监控要点	分数	减分理由	备注
			6．可能出现的意外和防范措施 7．具体讨论意见和主持人小结 8．记录者签名			
住院第5天(手术日)	麻醉记录单		是否记录： 1．一般项目 2．患者一般情况和术前特殊情况 3．麻醉前用药及效果 4．术前及术中疾病诊断 5．手术方式及日期 6．麻醉方式 7．麻醉诱导及各项操作开始及结束时间 8．麻醉期间用药名称、方式及剂量 7．麻醉期间特殊或突发情况及处理 8．术中出血量、输血量、输液量等 9．手术起止时间 10．麻醉医师签名	5□ 4□ 3□ 1□ 0□		
	麻醉术后访视记录		是否记录： 1．一般项目 2．患者一般情况 3．目前麻醉恢复情况，清醒时间 4．术后医嘱、是否拔除气管插管等 5．如有特殊情况应详细记录 6．麻醉医师签字并填写日期	5□ 4□ 3□ 1□ 0□		
	手术记录		是否记录： 1．一般项目 2．手术日期 3．术前及术中诊断 4．手术名称 5．手术医师术者及助手姓名 6．护士姓名（分别记录刷手及巡回护士） 7．输血量、特殊成分输血、输液量 8．麻醉方法 9．手术经过：按照规定记录手术经过，详细描述切除病灶的范围及吻合情况 10．术后患者去向：回病房、监护室或麻醉恢复室 11．医师签字	5□ 4□ 3□ 1□ 0□		术者术后24小时内完成
	手术安全核查记录		是否记录： 1．手术安全核查记录单并且填写完整 2．手术医师、麻醉医师和手术护士三方核对，并签字齐全	5□ 4□ 3□ 1□ 0□		
	手术清点记录		是否记录： 1．一般项目 2．术中所用各种器械和敷料数量的清点核对 3．巡回护士和手术器械护士签名	5□ 4□ 3□ 1□ 0□		

续 表

住院时间＼监控类别		监控项目	监控要点	分数	减分理由	备注
	术后首次病程记录		是否记录： 1. 手术时间 2. 术中诊断 3. 麻醉方式 4. 手术简要经过 5. 术后处理措施 6. 术后患者一般情况 7. 术后医嘱及应当特别注意观察的事项	5□ 4□ 3□ 1□ 0□		参加手术者术后即时完成
住院第6天(术后第1天)	病程记录	住院医师查房记录	是否记录、分析如下内容： 1. 生命体征，病情变化，引流量及性状，饮食恢复情况和药物不良反应 2. 切口情况 3. 上级医师意见执行情况 4. 术后注意事项宣教	5□ 4□ 3□ 1□ 0□		术后连续3天须有参加手术的医师或上级医师的查房记录
		上级医师查房记录	是否记录： 1. 术后病情评估 2. 确定是否有术后并发症 3. 术后需要注意的事项 4. 术后治疗方案 5. 补充、更改诊断分析和确定诊断分析	5□ 4□ 3□ 1□ 0□		
住院第7~20天（术后日）	病程记录	住院医师查房记录	是否记录、分析： 1. 目前的症状、体征，切口愈合情况、换药情况、拆线情况、拔除引流管情况 2. 病情评估及疗效评估 3. 目前的治疗情况及调整治疗方案分析 4. 核查辅助检查结果是否有异常及复查 5. 分析是否符合出院标准 6. 出院后的治疗方案 7. 出院后注意事项	5□ 4□ 3□ 1□ 0□		
		上级医师查房记录	是否记录、分析： 1. 手术疗效评估，预期目标完成情况 2. 确定符合出院标准 3. 出院后治疗方案	5□ 4□ 3□ 1□ 0□		
出院日	病程记录	住院医师查房记录	是否记录： 1. 目前症状及体征 2. 目前治疗情况 3. 实验室检查指标正常与否 4. 向患者交代出院后注意事项	5□ 4□ 3□ 1□ 0□		
	出院记录		记录是否齐全，重要内容无遗漏，如： 1. 入院情况 2. 诊疗经过：麻醉、手术方式；术中特殊情况及处理；术后并发症等 3. 出院情况：症状、体征、功能恢复、切口愈合情况及病理结果等 4. 出院医嘱：出院带药需写明药物名称、用量、服	5□ 4□ 3□ 1□ 0□		住院医师

续　表

监控类别 住院时间		监控项目	监控要点	分数	减分理由	备注
			用方法，需要调整的药物要注明调整的方法；需要复查的辅助检查；出院后患者需要注意的事项；门诊复查时间及项目等			
	特殊检查、特殊治疗同意书的医学文书		包括自然项目（另页书写时）、特殊检查、特殊治疗项目名称、目的、可能出现的并发症及风险、或替代治疗方案、患者或家属签署是否同意检查或治疗、患者签名、医师签名等	5□ 4□ 3□ 1□ 0□		
	病危（重）通知书		包括自然项目（另页书写时）、目前诊断、病情危重情况，患方签名、医师签名并填写日期	5□ 4□ 3□ 1□ 0□		
重点医嘱	长期医嘱	住院第1天	胸外科二级护理常规 饮食：半流质饮食/流质饮食	5□ 4□ 3□ 1□ 0□		
		住院第2~4天（术前准备日）	1．胸外科二级护理常规 2．饮食：半流质饮食/流质饮食 3．雾化吸入			
		住院第5天（手术日）	1．特级/一级护理 2．禁食、水 3．吸氧 4．清醒后半卧位 5．持续胃肠减压，记量 6．心电监护 7．体温、血压、呼吸、脉搏、血氧饱和度监测 8．胸管引流记量 9．持续导尿，记24小时出入量 10．雾化吸入 11．预防性应用抗菌药物 12．镇痛药物			
		住院第6天（术后第1天）	1．胸外科一级护理 2．静脉营养支持			
		住院第7~20天（术后日）	1．胸外科二级护理 2．停胸腔闭式引流计量 3．停胃肠减压 4．术后5~6天进流食 5．停记尿量、停吸氧、停心电监护 6．停雾化			
	临时医嘱	住院第1天	1．血常规、尿常规、粪常规 2．凝血功能、血型、肝肾功能、电解质 3．感染性疾病筛查 4．肺功能、动脉血气分析、心电图 5．内镜检查+活检 6．影像学检查：胸片正侧位、胸部CT（平扫+增强扫描）、上消化道造影、腹部超声或CT 7．超声心动图、食管内镜超声（酌情）			

续 表

住院时间 \ 监控类别		监控项目	监控要点	分数	减分理由	备注
		住院第 2~4 天（术前准备日）	1．拟明日全麻下行食管癌切除+食管-胃吻合术 2．术前禁食、水 3．术前肠道准备 4．术前留置胃管 5．备皮 6．备血 7．其他特殊医嘱			
		住院第 5 天（手术日）	其他特殊医嘱			
		住院第 6 天（术后第 1 天）	1．复查血常规、肝肾功能、电解质 2．胸片 3．其他特殊医嘱			
		住院第 7~20 天（术后日）	1．拔胸腔闭式引流管 2．拔除尿管 3．拔除胃管 4．切口换药或切口拆线换药 5．复查胸片、血常规、肝肾功能、电解质 6．泛影葡胺上消化道造影（必要时）			
		出院日	1．出院带药 2．门诊随诊时间			
一般书写规范		各项内容	完整、准确、清晰、签字	5□ 4□ 3□ 1□ 0□		
变异情况		变异条件及原因	1．有影响手术的合并症，需要进行相关的诊断和治疗 2．术后出现肺部感染、呼吸功能衰竭、心力衰竭、吻合口瘘等并发症，需要延长治疗时间	5□ 4□ 3□ 1□ 0□		

（四）支气管肺癌

支气管肺癌临床路径

1．进入临床路径标准

疾病诊断：支气管肺癌（ICD-10：C34）

手术操作：肺局部切除/肺叶切除/全肺切除/开胸探查术（ICD-9-CM-3：32. 29/32. 39/32. 49/32. 59）

2．病案质量监控表

<table>
<tr><th colspan="2">监控类别
住院时间</th><th colspan="2">监控项目</th><th>监控要点</th><th>分数</th><th>减分理由</th><th>备注</th></tr>
<tr><td colspan="2" rowspan="4">首页</td><td colspan="2">主要诊断名称及编码</td><td>支气管肺癌（ICD-10：C34）</td><td rowspan="3">5□
4□
3□
1□
0□</td><td rowspan="3"></td><td rowspan="3"></td></tr>
<tr><td colspan="2">主要手术名称及编码</td><td>肺局部切除/肺叶切除/全肺切除/开胸探查术（ICD-9-CM-3：32.29/32.39/32.49/32.59）</td></tr>
<tr><td colspan="2">其他诊断名称及编码</td><td>无遗漏，编码准确</td></tr>
<tr><td colspan="2">其他项目</td><td>内容完整、准确、无遗漏</td><td>5□
4□
3□
1□
0□</td><td></td><td></td></tr>
<tr><td rowspan="3">住院第1天</td><td rowspan="3">入院记录</td><td rowspan="3">主诉与现病史</td><td>主要症状</td><td>是否记录本病最主要的症状及发病时间，如刺激性咳嗽、血痰、胸痛，并重点描述：
1．发作及加重的诱因
2．发作频率或持续时间
3．发作时间、性质、程度（如咯血量）
4．缓解方式
5．对体力、饮食、睡眠、活动的影响</td><td>5□
4□
3□
1□
0□</td><td></td><td rowspan="3">入院24小时内完成</td></tr>
<tr><td>病情演变过程</td><td>是否描述主要症状的演变过程，如：
咳嗽、咯血的变化</td><td>5□
4□
3□
1□
0□</td><td></td></tr>
<tr><td>其他伴随症状</td><td>是否记录伴随症状，如：
1．声音嘶哑，吞咽困难，肩背部痛
2．有转移者出现头痛、呕吐、抽搐、嗜睡、失明、偏瘫等</td><td>5□
4□
3□
1□
0□</td><td></td></tr>
</table>

续 表

监控类别 住院时间		监控项目	监控要点	分数	减分理由	备注
		住院前诊疗过程	是否记录诊断、治疗情况，如： 1．做过何种检查，结果是否正常 2．诊断过何种疾病 3．用过何种药物，用药时间、剂量、总量及效果如何	5□ 4□ 3□ 1□ 0□		
		既往史 个人史 家族史	是否按照病历书写规范记录，并重点记录： 1．饮食习惯、环境因素、精神因素及烟酒嗜好 2．慢性疾病史 3．家族中有无类似患者	5□ 4□ 3□ 1□ 0□		
		体格检查	是否按照病历书写规范记录，并记录重要体征，无遗漏，如： 1．肺部听诊可闻哮鸣音 2．淋巴结肿大 3．肺肝界变化	5□ 4□ 3□ 1□ 0□		
		辅助检查	是否记录辅助检查结果，如： X 线胸片、胸透、纤维支气管镜	5□ 4□ 3□ 1□ 0□		
	首次病程记录	病例特点	是否简明扼要，重点突出，无遗漏： 1．年龄、特殊的生活习惯及烟酒嗜好等 2．病情特点 3．突出的症状和体征 4．辅助检查结果 5．其他疾病史	5□ 4□ 3□ 1□ 0□		入院 8 小时内完成
		初步诊断	第一诊断为：支气管肺癌（ICD-10：C34）	5□ 4□ 3□ 1□ 0□		
		诊断依据	是否充分、分析合理： 1．高危因素：吸烟指数>400，年龄>45 岁，环境与职业因素 2．症状：刺激性咳嗽、血痰或咯血、胸痛 3．体征：早期不显著 4．辅助检查：胸部影像学检查，纤维支气管镜，肺穿刺活检等	5□ 4□ 3□ 1□ 0□		
		鉴别诊断	是否根据病例特点与下列疾病鉴别： 1．肺结核 2．肺部炎症 3．肺部良性肿瘤 4．纵隔肿瘤 5．肺部孤立性转移性癌	5□ 4□ 3□ 1□ 0□		
		诊疗计划	是否全面并具有个性化： 1．完成必需的检查项目 （1）血常规、尿常规、粪常规			

续 表

住院时间 \ 监控类别		监控项目	监控要点	分数	减分理由	备注
			(2) 凝血功能、血型、肝肾功能、电解质、感染性疾病筛查(乙肝、丙肝、艾滋病、梅毒等)、肿瘤标志物检查 (3) 肺功能、动脉血气分析、心电图、超声心动图 (4) 痰细胞学检查、纤维支气管镜检查+活检 (5) 影像学检查:胸片(正侧位)、胸部 CT(平扫+增强扫描)、腹部超声或 CT、全身骨扫描、头颅 MRI 或 CT 2. 根据患者病情选择 (1) 纵隔镜 (2) 经皮肺穿刺活检 (3) PET-CT(正电子发射计算机断层成像术)或 SPECT(单光子发射计算机断层成像术) (4) 24 小时动态心电图 (5) 心脑血管疾病相关检查 3. 评估是否可以手术 4. 术前准备 5. 手术方案:肺部分切除术(包括肺楔形切除和肺段切除);肺叶切除术(包括复合肺叶切除和支气管、肺动脉袖式成型);全肺切除术 6. 对症治疗	5□ 4□ 3□ 1□ 0□		
	病程记录	上级医师查房记录	是否有重点内容并结合本病例: 1. 补充病史和查体 2. 诊断、鉴别诊断分析 3. 完善术前检查 4. 提示需要观察和注意的内容	5□ 4□ 3□ 1□ 0□		入院48小时内完成
		住院医师查房记录	是否记录、分析全面: 1. 主要症状、体征的变化,病情变化 2. 具体治疗措施和术前准备 3. 上级医师查房意见的执行情况 4. 知情告知情况,患者及家属意见	5□ 4□ 3□ 1□ 0□		
住院第2~6天(术前准备日)	病程记录	住院医师查房记录	是否记录: 1. 目前症状及体征变化 2. 术前准备工作完成情况,包括检查、药物、配血、备皮、麻醉科会诊意见等,以及检查结果等对手术的影响分析 3. 请相应科室会诊情况 4. 对症治疗具体内容 5. 向患者或家属交代术前、术中和术后注意事项,签署手术知情同意书情况 6. 记录手术者术前查看患者的情况	5□ 4□ 3□ 1□ 0□		
		上级医师查房记录	是否记录: 1. 综合分析术前检查结果 2. 手术前评估及手术指征 3. 确定手术方案 4. 结合本病例提出手术风险及预防措施	5□ 4□ 3□ 1□ 0□		

续 表

住院时间 \ 监控类别		监控项目	监控要点	分数	减分理由	备注
	麻醉知情同意书		是否记录： 1. 一般项目 2. 术前诊断 3. 拟行手术方式 4. 拟行麻醉方式 5. 患者基础疾病及可能对麻醉产生影响的特殊情况 6. 麻醉中拟行的有创操作和监测 7. 麻醉风险，麻醉中及麻醉后可能发生的并发症及应对措施 8. 患者签署意见并签名，如为家属或代理人要有授权委托书 9. 麻醉医师签字，并写明日期时间	5□ 4□ 3□ 1□ 0□		
	麻醉术前访视记录		是否记录： 1. 患者自然信息 2. 患者一般情况 3. 简要病史 4. 与麻醉相关的辅助检查结果 5. 拟行手术方式 6. 拟行麻醉方式 7. 麻醉适应证 8. 麻醉风险及预防措施和麻醉中需注意的问题 9. 术前麻醉医嘱 10. 麻醉医师签字，并写明日期时间	5□ 4□ 3□ 1□ 0□		
	输血知情同意书		是否记录： 1. 一般项目 2. 输血指征 3. 拟输血成分 4. 输血前有关检查结果 5. 输血风险及可能产生的不良后果及应对措施 6. 患者签署意见并签名，如为家属或代理人要有授权委托书 7. 医师签名并填写日期	5□ 4□ 3□ 1□ 0□		
	手术知情同意书		是否记录： 1. 术前诊断 2. 手术名称 3. 术式选择及有可能改变的术式或替代治疗方案 4. 术中、术后可能出现的并发症应对措施 5. 手术风险 6. 患者签署意见并签名，如为家属或代理人要有授权委托书 7. 经治医师和术者签名	5□ 4□ 3□ 1□ 0□		

续 表

住院时间 \ 监控类别		监控项目	监控要点	分数	减分理由	备注
	术前小结		是否记录： 1．简要病情 2．术前诊断及诊断依据 3．手术指征 4．拟行手术名称和方式 5．拟行麻醉方式 6．术前准备 7．术中注意事项 8．术后处置意见 9．术者术前查看患者的情况	5□ 4□ 3□ 1□ 0□		
	术前讨论		是否记录： 1．讨论地点、时间 2．参加者及主持者的姓名、职称 3．简要病情 4．术前诊断及术前准备情况 5．手术指征及手术方案 6．可能出现的意外和防范措施 7．具体讨论意见和主持人小结 8．记录者签名	5□ 4□ 3□ 1□ 0□		
住院第4~7天（手术日）	麻醉记录单		是否记录： 1．一般项目 2．患者一般情况和术前特殊情况 3．麻醉前用药及效果 4．术前及术中疾病诊断 5．手术方式及日期 6．麻醉方式 7．麻醉诱导及各项操作开始及结束时间 8．麻醉期间用药名称、方式及剂量 7．麻醉期间特殊或突发情况及处理 8．术中出血量、输血量、输液量等 9．手术起止时间 10．麻醉医师签名	5□ 4□ 3□ 1□ 0□		
	麻醉术后访视记录		是否记录： 1．一般项目 2．患者一般情况 3．目前麻醉恢复情况，清醒时间 4．术后医嘱、是否拔除气管插管等 5．如有特殊情况应详细记录 6．麻醉医师签字并填写日期	5□ 4□ 3□ 1□ 0□		
	手术记录		是否记录： 1．一般项目 2．手术日期 3．术前及术中诊断 4．手术名称	5□ 4□ 3□ 1□ 0□		术者术后24小时内完成

续 表

住院时间 \ 监控类别		监控项目	监控要点	分数	减分理由	备注
			5．手术医师术者及助手姓名 6．护士姓名（分别记录刷手及巡回护士） 7．输血量、特殊成分输血、输液量 8．麻醉方法 9．手术经过：按照规定记录手术经过，详细描述切除病灶的范围 10．术后患者去向：回病房、监护室或麻醉恢复室 11．医师签字			
	手术安全核查记录		是否记录： 1．手术安全核查记录单并且填写完整 2．手术医师、麻醉医师和手术护士三方核对，并签字齐全	5□ 4□ 3□ 1□ 0□		
	手术清点记录		是否记录： 1．一般项目 2．术中所用各种器械和敷料数量的清点核对 3．巡回护士和手术器械护士签名	5□ 4□ 3□ 1□ 0□		
	术后首次病程记录		是否记录： 1．手术时间 2．术中诊断 3．麻醉方式 4．手术简要经过 5．术后处理措施 6．术后患者一般情况 7．术后医嘱及应当特别注意观察的事项	5□ 4□ 3□ 1□ 0□		参加手术者术后即时完成
住院第5~8天（术后第1天）	病程记录	住院医师查房记录	是否记录、分析如下内容： 1．生命体征，病情变化，引流量及性状，饮食恢复情况和药物不良反应 2．切口情况、换药情况、拆线情况、拔除引流管情况 3．核查辅助检查结果是否有异常 4．病情评估 5．调整治疗分析 6．上级医师意见执行情况 7．术后注意事项宣教	5□ 4□ 3□ 1□ 0□		术后连续3天须有参加手术的医师或上级医师的查房记录
		上级医师查房记录	是否记录： 1．术后病情评估 2．确定是否有术后并发症 3．术后需要注意的事项 4．术后治疗方案 5．补充、更改诊断分析和确定诊断分析	5□ 4□ 3□ 1□ 0□		

续 表

<table>
<tr><th colspan="2">监控类别
住院时间</th><th>监控项目</th><th>监控要点</th><th>分数</th><th>减分理由</th><th>备注</th></tr>
<tr><td rowspan="2">住院第6~12天（术后日）</td><td rowspan="2">病程记录</td><td>住院医师查房记录</td><td>是否记录、分析：
1．目前的症状、体征，切口愈合情况
2．病情评估及疗效评估
3．目前的治疗情况
4．分析是否符合出院标准
5．出院后的治疗方案
6．出院后注意事项</td><td>5□
4□
3□
1□
0□</td><td></td><td></td></tr>
<tr><td>上级医师查房记录</td><td>是否记录、分析：
1．手术疗效评估，预期目标完成情况
2．确定符合出院标准
3．出院后治疗方案</td><td>5□
4□
3□
1□
0□</td><td></td><td></td></tr>
<tr><td rowspan="2">住院第13~21天（出院日）</td><td>病程记录</td><td>住院医师查房记录</td><td>是否记录：
1．目前症状及体征
2．目前治疗情况
3．实验室检查指标正常与否
4．向患者交代出院后注意事项</td><td>5□
4□
3□
1□
0□</td><td></td><td></td></tr>
<tr><td>出院记录</td><td></td><td>记录是否齐全，重要内容无遗漏，如：
1．入院情况
2．诊疗经过：麻醉、手术方式；术中特殊情况及处理；术后并发症等
3．出院情况：症状、体征、功能恢复、切口愈合情况及病理结果等
4．出院医嘱：出院带药需写明药物名称、用量、服用方法，需要调整的药物要注明调整的方法；需要复查的辅助检查；出院后患者需要注意的事项；门诊复查时间及项目等</td><td>5□
4□
3□
1□
0□</td><td></td><td></td></tr>
<tr><td></td><td>特殊检查、特殊治疗同意书的医学文书</td><td></td><td>包括自然项目（另页书写时）、特殊检查、特殊治疗项目名称、目的、可能出现的并发症及风险、或替代治疗方案、患者或家属签署是否同意检查或治疗、患者签名、医师签名等</td><td>5□
4□
3□
1□
0□</td><td></td><td></td></tr>
<tr><td></td><td>病危（重）通知书</td><td></td><td>包括自然项目（另页书写时）、目前诊断、病情危重情况，患方签名、医师签名并填写日期</td><td>5□
4□
3□
1□
0□</td><td></td><td></td></tr>
<tr><td rowspan="2">重点医嘱</td><td rowspan="2">长期医嘱</td><td>住院第1天</td><td>1．胸外科二级护理
2．普食</td><td rowspan="2"></td><td rowspan="2"></td><td rowspan="2"></td></tr>
<tr><td>住院2~6天（术前准备日）</td><td>雾化吸入</td></tr>
</table>

续 表

监控类别 住院时间		监控项目	监控要点	分数	减分理由	备注
		住院 4~7 天（手术日）	1．胸外科术后护理常规 2．特级或一级护理 3．清醒后 6 小时进流食 4．吸氧 5．体温、心电、血压、呼吸、脉搏、血氧饱和度监测 6．胸管引流记量 7．持续导尿，记 24 小时出入量 8．雾化吸入 9．预防性应用抗菌药物 10．镇痛药物			
		住院 5~8 天（术后第 1 天）	1．胸外科一级护理 2．普食			
		住院第 6~12 天（术后日）	1．胸外科二级护理 2．停胸腔闭式引流计量 3．停记尿量、停吸氧、停心电监护 4．停雾化 5．停抗菌药物	5□ 4□ 3□ 1□ 0□		
	临时医嘱	住院第 1 天	1．血常规、尿常规、粪常规 2．凝血功能、血型、肝肾功能、电解质、感染性疾病筛查、肿瘤标志物检查 3．肺功能、动脉血气分析、心电图、超声心动图 4．痰细胞学检查、纤维支气管镜检查+活检 5．影像学检查：胸片正侧位、胸部 CT、腹部超声或 CT、全身骨扫描、头颅 MRI 或 CT 6．PET-CT 或 SPECT、纵隔镜、24 小时动态心电图、经皮肺穿刺活检等（必要时）			
		住院第 2~6 天（术前准备日）	1．明日全麻下拟行肺局部切除术/肺叶切除术/全肺切除术/开胸探查术 2．术前 6 小时禁食、水 3．术前晚灌肠 4．术前备皮 5．备血 6．术前镇静药物（酌情） 7．备术中抗菌药物 8．其他特殊医嘱			
		住院第 4~7（手术日）	其他特殊医嘱			
		住院第 5~8 天（术后第 1 天）	1．血常规、肝肾功能、电解质 2．胸片 3．其他特殊医嘱			
		住院第 6~12 天（术	1．拔胸腔闭式引流管 2．拔除尿管			

续 表

住院时间 \ 监控类别		监控项目	监控要点	分数	减分理由	备注
		后日）	3．切口换药 4．复查胸片、血常规、肝肾功能、电解质（酌情） 5．其他特殊医嘱			
		住院第13~21天（出院日）	1．出院带药 2．门诊随诊时间			
一般书写规范		各项内容	完整、准确、清晰、签字	5□ 4□ 3□ 1□ 0□		
变异情况		变异条件及原因	1．有影响手术的合并症，术前需要进行相关的诊断和治疗 2．术后出现肺部感染、呼吸功能衰竭、心力衰竭、支气管胸膜瘘等并发症，需要延长治疗时间	5□ 4□ 3□ 1□ 0□		

十三、心脏大血管外科

（一）房间隔缺损（继发孔型）

房间隔缺损（继发孔型）临床路径

1. 进入临床路径标准

疾病诊断：房间隔缺损（继发孔型）(ICD-10：Q21.102)

手术操作：房间隔缺损直视修补术（ICD-9-CM-3：35.51/35.61/35.71）

2. 病案质量监控表

<table>
<tr><th colspan="2">监控类别
住院时间</th><th colspan="2">监控项目</th><th>监控要点</th><th>分数</th><th>减分理由</th><th>备注</th></tr>
<tr><td colspan="2" rowspan="4">首页</td><td colspan="2">主要诊断名称及编码</td><td>房间隔缺损（继发孔型）(ICD-10：Q21.102)</td><td rowspan="3">5□
4□
3□
1□
0□</td><td rowspan="3"></td><td rowspan="3"></td></tr>
<tr><td colspan="2">主要手术名称及编码</td><td>房间隔缺损直视修补术（ICD-9-CM-3：35.51/35.61/35.71）</td></tr>
<tr><td colspan="2">其他诊断名称及编码</td><td>无遗漏，编码准确</td></tr>
<tr><td colspan="2">其他项目</td><td>内容完整、准确、无遗漏</td><td>5□
4□
3□
1□
0□</td><td></td><td></td></tr>
<tr><td rowspan="4">住院第1天</td><td rowspan="4">入院记录</td><td rowspan="4">主诉与现病史</td><td>主要症状</td><td>是否记录本病最主要的症状及发病时间，如活动后心悸、气短，并重点描述：
1. 发作及加重的诱因
2. 发作频率或持续时间
3. 运动量与心悸程度的关系
4. 缓解方式
5. 对体力、饮食、睡眠、活动的影响</td><td>5□
4□
3□
1□
0□</td><td></td><td rowspan="4">入院24小时内完成</td></tr>
<tr><td>病情演变过程</td><td>是否描述主要症状的演变过程，如：
活动后心悸、气短的变化</td><td>5□
4□
3□
1□
0□</td><td></td></tr>
<tr><td>其他伴随症状</td><td>是否记录伴随症状，如：
乏力、右心衰竭、口唇发绀、反复呼吸道感染等</td><td>5□
4□
3□
1□
0□</td><td></td></tr>
<tr><td>住院前诊疗过</td><td>是否记录诊断、治疗情况，如：
1. 是否做过心电图、X 线胸片、超声心动图检查，结果是否正常</td><td>5□
4□
3□
1□</td><td></td></tr>
</table>

续 表

住院时间 \ 监控类别		监控项目		监控要点	分数	减分理由	备注
			程	2．诊断过何种疾病 3．用过何种药物，用药时间、剂量、总量及效果如何	0□		
		既往史 个人史 家族史		是否按照病历书写规范记录，并重点记录： 1．饮食习惯、环境因素、精神因素 2．慢性疾病史 3．家族中有无类似患者	5□ 4□ 3□ 1□ 0□		
		体格检查		是否按照病历书写规范记录，并记录重要体征，无遗漏，如： 1．左前胸略膨隆，可以出现胸骨左缘 2~3 肋间收缩期柔和杂音，第二心音固定分裂等 2．P2 亢进 3．肝大，腹水，下肢水肿	5□ 4□ 3□ 1□ 0□		
		辅助检查		是否记录辅助检查结果，如： 心电图、胸部正侧片、超声心电图、右心导管检查	5□ 4□ 3□ 1□ 0□		
	首次病程记录	病例特点		是否简明扼要，重点突出，无遗漏： 1．年龄、发病年龄等 2．病程演变特点 3．突出的症状和体征 4．辅助检查结果 5．其他疾病史	5□ 4□ 3□ 1□ 0□		入院8小时内完成
		初步诊断		第一诊断为：房间隔缺损（继发孔型）（ICD-10：Q21.102）	5□ 4□ 3□ 1□ 0□		
		诊断依据		是否充分、分析合理： 1．病史：可有心脏杂音，活动后心悸、气促等 2．体征：可以出现胸骨左缘 2~3 肋间收缩期柔和杂音，第二心音固定分裂等 3．辅助检查：心电图、X 线胸片、超声心动图等	5□ 4□ 3□ 1□ 0□		
		鉴别诊断		是否根据病例特点与下列疾病鉴别： 1．室间隔缺损 2．部分心内膜垫缺损 3．单纯的部分肺静脉畸形引流 4．肺动脉瓣狭窄	5□ 4□ 3□ 1□ 0□		
		诊疗计划		是否全面并具有个性化： 1．完成必需的检查项目 （1）实验室检查：血常规+血型，尿常规，血生化（肝肾功能+血电解质），凝血功能，感染性疾病筛查（乙肝、丙肝、梅毒、艾滋病等） （2）胸片、心电图、超声心动图 2．根据患者病情选择：如心肌酶、冠状动脉造影检	5□ 4□ 3□ 1□ 0□		

续 表

住院时间 \ 监控类别		监控项目	监控要点	分数	减分理由	备注
			查、肺功能检查等 3．评估是否可以手术 4．术前准备 5．手术方案：房间隔缺损直视修补术等 6．对症治疗			
	病程记录	上级医师查房记录	是否有重点内容并结合本病例： 1．补充病史和查体 2．诊断、鉴别诊断分析 3．手术前风险评估 4．提示需要观察和注意的内容	5□ 4□ 3□ 1□ 0□		入院48小时内完成
		住院医师查房记录	是否记录、分析全面： 1．主要症状、体征的变化，病情变化 2．具体治疗措施和术前准备 3．记录上级医师查房意见的执行情况 4．知情告知情况，患者及家属意见	5□ 4□ 3□ 1□ 0□		
住院第2~3天（术前准备日）	病程记录	住院医师查房记录	是否记录： 1．目前症状及体征变化 2．术前准备工作完成情况，包括检查、药物、配血、备皮、麻醉科会诊意见等，以及检查结果等对手术的影响分析 3．请相应科室会诊情况 4．对症治疗具体内容 5．向患者或家属交代术前、术中和术后注意事项，签署手术知情同意书情况 6．手术者术前查看患者的情况	5□ 4□ 3□ 1□ 0□		
		上级医师查房记录	是否记录： 1．综合分析术前检查结果 2．手术前评估及手术指征 3．确定手术方案 4．结合本病例提出手术风险及预防措施	5□ 4□ 3□ 1□ 0□		
	麻醉知情同意书		是否记录： 1．一般项目 2．术前诊断 3．拟行手术方式 4．拟行麻醉方式 5．患者基础疾病及可能对麻醉产生影响的特殊情况 6．麻醉中拟行的有创操作和监测 7．麻醉风险，麻醉中及麻醉后可能发生的并发症及应对措施 8．患者签署意见并签名，如为家属或代理人要有授权委托书 9．麻醉医师签字，并写明日期时间	5□ 4□ 3□ 1□ 0□		

续 表

监控类别/住院时间		监控项目	监控要点	分数	减分理由	备注
	麻醉术前访视记录		是否记录： 1. 患者自然信息 2. 患者一般情况 3. 简要病史 4. 与麻醉相关的辅助检查结果 5. 拟行手术方式 6. 拟行麻醉方式 7. 麻醉适应证 8. 麻醉风险及预防措施和麻醉中需注意的问题 9. 术前麻醉医嘱 10. 麻醉医师签字，并写明日期时间	5□ 4□ 3□ 1□ 0□		
	输血知情同意书		是否记录： 1. 一般项目 2. 输血指征 3. 拟输血成分 4. 输血前有关检查结果 5. 输血风险及可能产生的不良后果及应对措施 6. 患者签署意见并签名，如为家属或代理人要有授权委托书 7. 医师签名并填写日期	5□ 4□ 3□ 1□ 0□		
	手术知情同意书		是否记录： 1. 术前诊断 2. 手术名称 3. 术式选择及可能改变的术式或替代治疗方案 4. 术中、术后可能出现的并发症应对措施 5. 手术风险 6. 患者签署意见并签名，如为家属或代理人要有授权委托书 7. 经治医师和术者签名	5□ 4□ 3□ 1□ 0□		
	术前小结		是否记录： 1. 简要病情 2. 术前诊断及诊断依据 3. 手术指征 4. 拟行手术名称和方式 5. 拟行麻醉方式 6. 术前准备 7. 术中注意事项 8. 术后处置意见 9. 术者术前查看患者的情况	5□ 4□ 3□ 1□ 0□		
	术前讨论		是否记录： 1. 讨论地点、时间 2. 参加者及主持者的姓名、职称 3. 简要病情 4. 术前诊断及术前准备情况 5. 手术指征及手术方案	5□ 4□ 3□ 1□ 0□		

续 表

住院时间 \ 监控类别		监控项目	监控要点	分数	减分理由	备注
			6．可能出现的意外和防范措施 7．具体讨论意见和主持人小结 8．记录者签名			
住院第3~4天（手术日）	麻醉记录单		是否记录： 1．一般项目 2．患者一般情况和术前特殊情况 3．麻醉前用药及效果 4．术前及术中疾病诊断 5．手术方式及日期 6．麻醉方式 7．麻醉诱导及各项操作开始及结束时间 8．麻醉期间用药名称、方式及剂量 9．麻醉期间特殊或突发情况及处理 10．术中出血量、输血量、输液量等 11．手术起止时间 12．麻醉医师签名	5□ 4□ 3□ 1□ 0□		
	麻醉术后访视记录		是否记录： 1．一般项目 2．患者一般情况 3．目前麻醉恢复情况，清醒时间 4．术后医嘱、是否拔除气管插管等 5．如有特殊情况应详细记录 6．麻醉医师签字并填写日期	5□ 4□ 3□ 1□ 0□		
	手术记录		是否记录： 1．一般项目 2．手术日期 3．术前及术中诊断 4．手术名称 5．手术医师、术者及助手姓名 6．护士姓名（分别记录刷手及巡回护士） 7．输血量、特殊成分输血、输液量 8．麻醉方法 9．手术经过：按照规定记录手术经过，详细描述病灶大小；术中心脏停搏时间，心脏复搏情况 10．术后患者去向：回病房、监护室或麻醉恢复室 11．医师签字	5□ 4□ 3□ 1□ 0□		术者术后24小时内完成
	手术安全核查记录		是否记录： 1．手术安全核查记录单并且填写完整 2．手术医师、麻醉医师和手术护士三方核对，并签字齐全	5□ 4□ 3□ 1□ 0□		
	手术清点记录		是否记录： 1．一般项目 2．术中所用各种器械和敷料数量的清点核对 3．巡回护士和手术器械护士签名	5□ 4□ 3□ 1□ 0□		

续　表

住院时间 \ 监控类别		监控项目	监控要点	分数	减分理由	备注
	术后首次病程记录		是否记录： 1．手术时间 2．术中诊断 3．麻醉方式 4．手术简要经过 5．术后处理措施 6．术后患者一般情况 7．术后医嘱及应当特别注意观察的事项	5□ 4□ 3□ 1□ 0□		参加手术者术后即时完成
住院第4~5天（术后第1天）	病程记录	住院医师查房记录	是否记录、分析如下内容： 1．生命体征，病情变化，引流量及性状，饮食恢复情况 2．拔除胸管，拔除尿管情况 3．切口情况、换药情况、拆线情况 4．核查辅助检查结果是否有异常 5．病情评估 6．调整治疗分析 7．上级医师意见执行情况 8．术后注意事项宣教	5□ 4□ 3□ 1□ 0□		术后连续3天须有参加手术的医师或上级医师的查房记录
		上级医师查房记录	是否记录： 1．术后病情评估 2．确定是否有术后并发症 3．术后需要注意的事项 4．术后治疗方案 5．补充、更改诊断分析和确定诊断分析	5□ 4□ 3□ 1□ 0□		
住院第5~10天（术后日）	病程记录	住院医师查房记录	是否记录、分析： 1．目前的症状、体征，切口愈合情况 2．病情评估及疗效评估 3．目前的治疗情况 4．分析是否符合出院标准 5．出院后的治疗方案 6．出院后注意事项	5□ 4□ 3□ 1□ 0□		
		上级医师查房记录	是否记录、分析： 1．手术疗效评估，预期目标完成情况 2．确定符合出院标准 3．出院后治疗方案	5□ 4□ 3□ 1□ 0□		
住院第11~15天（出院日）	病程记录	住院医师查房记录	是否记录： 1．目前症状及体征 2．目前治疗情况 3．实验室检查指标正常与否 4．向患者交代出院后注意事项	5□ 4□ 3□ 1□ 0□		
	出院记录		记录是否齐全，重要内容无遗漏，如： 1．入院情况 2．诊疗经过：麻醉、手术方式；术中特殊情况及处理；术后并发症等 3．出院情况：症状、体征、切口愈合情况等 4．出院医嘱：出院带药需写明药物名称、用量、服	5□ 4□ 3□ 1□ 0□		

续　表

监控类别 住院时间		监控项目	监控要点	分数	减分理由	备注
			用方法，需要调整的药物要注明调整的方法；需要复查的辅助检查；出院后患者需要注意的事项；门诊复查时间及项目等			
	特殊检查、特殊治疗同意书的医学文书		包括自然项目（另页书写时）、特殊检查、特殊治疗项目名称、目的、可能出现的并发症及风险、或替代治疗方案、患者或家属签署（家属或代理人要有授权委托书）是否同意检查或治疗、患者签名、医师签名等	5□ 4□ 3□ 1□ 0□		
	病危（重）通知书		包括自然项目（另页书写时）、目前诊断、病情危重情况，患方签名（家属或代理人要有授权委托书）、医师签名并填写日期	5□ 4□ 3□ 1□ 0□		
重点医嘱	长期医嘱	住院第1天	1．先心病护理常规 2．二级护理 3．饮食 4．患者基础用药	5□ 4□ 3□ 1□ 0□		
		住院第2~3天（术前准备日）	1．先心病护理常规 2．二级护理 3．饮食 4．患者既往基础用药 5．强心、利尿、补钾治疗（必要时）			
		住院第3~4天（手术日）	1．心脏体外循环直视术后护理 2．禁食、水 3．持续血压、心电及经皮血氧饱和度监测 4．呼吸机辅助呼吸 5．预防用抗生素			
		住院第4~5天（术后第1天）	1．一级护理 2．半流饮食 3．氧气吸入 4．心电、无创血压及经皮血氧饱和度监测 5．预防用抗生素 6．强心、利尿、补钾治疗			
		住院第5~10天（术后日）	1．饮食 2．二级护理（视病情恢复） 3．停监测（视病情恢复） 4．停抗生素（视病情恢复）			
	临时医嘱	住院第1天	1．血、尿、粪常规，血型，凝血功能，血电解质，肝肾功能，感染性疾病筛查 2．胸片、心电图、超声心动图 3．右心导管检查（必要时） 4．心肌酶、冠状动脉造影、肺功能检查（酌情）			
		住院第2~3天（术前准备日）	1．拟于明日在全麻体外循环下行房间隔缺损修补术 2．备皮 3．备血 4．验血型			

续 表

住院时间 \ 监控类别		监控项目	监控要点	分数	减分理由	备注
			5. 术前晚灌肠 6. 术前禁食、水 7. 术前镇静药（酌情） 8. 其他特殊医嘱			
		住院第 3~4 天（手术日）	1. 床旁胸片 2. 其他特殊医嘱			
		住院第 4~5 天（术后第 1 天）	1. 心电图 2. 大换药 3. 复查血常规及相关指标 4. 其他特殊医嘱			
		住院第 5~10 天（术后日）	1. 拔除深静脉置管并行留置针穿刺（视病情恢复） 2. 复查胸片、心电图、超声心动图以及血常规、血生化全项 3. 大换药			
		住院第 11~15 天（出院日）	1. 出院带药 2. 门诊随诊时间			
一般书写规范		各项内容	完整、准确、清晰、签字	5□ 4□ 3□ 1□ 0□		
变异情况		变异条件及原因	1. 术前合并其他基础疾病影响手术的患者，需要进行相关的诊断和治疗 2. 术前需确定手术方式，是否可以行介入治疗 3. 严重肺动脉高压患者手术治疗应特别慎重	5□ 4□ 3□ 1□ 0□		

（二）室间隔缺损

室间隔缺损临床路径

1．进入临床路径标准

疾病诊断：室间隔缺损（ICD10：Q21.0）

手术操作：室间隔缺损直视修补术（ICD-9-CM-3：35.53/35.62/35.72）

2．病案质量监控表

<table>
<tr><th colspan="2">监控类别
住院时间</th><th colspan="2">监控项目</th><th>监控要点</th><th>分数</th><th>减分理由</th><th>备注</th></tr>
<tr><td colspan="2" rowspan="4">首页</td><td colspan="2">主要诊断名称及编码</td><td>室间隔缺损（ICD10：Q21.0）</td><td rowspan="3">5□
4□
3□
1□
0□</td><td rowspan="3"></td><td rowspan="3"></td></tr>
<tr><td colspan="2">主要手术名称及编码</td><td>室间隔缺损直视修补术（ICD-9-CM-3：35.53/35.62/35.72）</td></tr>
<tr><td colspan="2">其他诊断名称及编码</td><td>无遗漏，编码准确</td></tr>
<tr><td colspan="2">其他项目</td><td>内容完整、准确、无遗漏</td><td>5□
4□
3□
1□
0□</td><td></td><td></td></tr>
<tr><td rowspan="4">住院第1天</td><td rowspan="4">入院记录</td><td rowspan="4">主诉与现病史</td><td>主要症状</td><td>是否记录本病最主要的症状及发病时间，如活动后气短、生长发育迟缓等，并重点描述：
1．发作及加重的诱因
2．发作频率或持续时间
3．活动量与气短程度的关系
4．缓解方式
5．对体力、饮食、睡眠、活动的影响</td><td>5□
4□
3□
1□
0□</td><td></td><td rowspan="4">入院24小时内完成</td></tr>
<tr><td>病情演变过程</td><td>是否描述主要症状的演变过程，如：
活动后心悸、气短的变化</td><td>5□
4□
3□
1□
0□</td><td></td></tr>
<tr><td>其他伴随症状</td><td>是否记录伴随症状，如：
乏力、反复呼吸道感染、心力衰竭、发绀、感染性心内膜炎等</td><td>5□
4□
3□
1□
0□</td><td></td></tr>
<tr><td>住院前诊疗过</td><td>是否记录诊断、治疗情况，如：
1．是否做过心电图、X 线胸片、超声心动图检查，结果是否正常</td><td>5□
4□
3□</td><td></td></tr>
</table>

续　表

住院时间	监控类别	监控项目	监控要点	分数	减分理由	备注
		程	2．诊断过何种疾病 3．用过何种药物，用药时间、剂量、总量及效果如何	1□ 0□		
		既往史 个人史 家族史	是否按照病历书写规范记录，并重点记录： 1．饮食习惯、环境因素、精神因素 2．慢性疾病史 3．家族中有无类似患者	5□ 4□ 3□ 1□ 0□		
		体格检查	是否按照病历书写规范记录，并记录重要体征，无遗漏，如： 1．缺损小、分流量小者，胸骨左缘 3~4 肋间III级以上粗糙的全收缩期杂音 2．缺损大、分流量大者，左前胸明显膨隆，可以触及收缩期震颤 3．肺动脉高压者，心前区杂音变柔和、短促，P2 亢进明显	5□ 4□ 3□ 1□ 0□		
		辅助检查	是否记录辅助检查结果，如： 心电图、X 线胸片、超声心动图、右心导管检查	5□ 4□ 3□ 1□ 0□		
	首次病程记录	病例特点	是否简明扼要，重点突出，无遗漏： 1．年龄、发病年龄等 2．病程演变特点 3．突出的症状和体征 4．辅助检查结果 5．其他疾病史	5□ 4□ 3□ 1□ 0□		入院8小时内完成
		初步诊断	第一诊断为：室间隔缺损（ICD10：Q21.0）	5□ 4□ 3□ 1□ 0□		
		诊断依据	是否充分、分析合理： 1．病史：可有反复呼吸道感染，生长发育迟缓，发现心脏杂音等 2．体征：可有胸骨左缘 3~4 肋间全收缩期粗糙杂音等 3．辅助检查：心电图、X 线胸片、超声心动图等	5□ 4□ 3□ 1□ 0□		
		鉴别诊断	是否根据病例特点与下列疾病鉴别： 1．房间隔缺损 2．完全性心内膜垫缺损 3．肺动脉瓣狭窄 4．法洛四联症	5□ 4□ 3□ 1□ 0□		

续 表

住院时间 \ 监控类别		监控项目	监控要点	分数	减分理由	备注
		诊疗计划	是否全面并具有个性化： 1．完成必需的检查项目 （1）实验室检查：血常规+血型，尿常规，血生化（肝肾功能+血电解质），凝血功能，感染性疾病筛查（乙肝、丙肝、梅毒、艾滋病等） （2）胸片、心电图、超声心动图 2．根据患者病情选择：如心肌酶、冠状动脉造影检查、肺功能检查等 3．评估是否可以手术 4．术前准备 5．手术方案：室间隔缺损直视修补术等 6．对症治疗	5□ 4□ 3□ 1□ 0□		
	病程记录	上级医师查房记录	是否有重点内容并结合本病例： 1．补充病史和查体 2．诊断、鉴别诊断分析 3．手术前风险评估 4．提示需要观察和注意的内容	5□ 4□ 3□ 1□ 0□		入院48小时内完成
		住院医师查房记录	是否记录、分析全面： 1．主要症状、体征的变化，病情变化 2．具体治疗措施和术前准备 3．记录上级医师查房意见的执行情况 4．知情告知情况，患者及家属意见	5□ 4□ 3□ 1□ 0□		
住院第2天（术前准备日）	病程记录	住院医师查房记录	是否记录： 1．目前症状及体征变化 2．术前准备工作完成情况，包括检查、药物、配血、备皮、麻醉科会诊意见等，以及检查结果等对手术的影响分析 3．请相应科室会诊情况 4．对症治疗具体内容 5．向患者或家属交代术前、术中和术后注意事项，签署手术知情同意书情况 6．手术者术前查看患者的情况	5□ 4□ 3□ 1□ 0□		
		上级医师查房记录	是否记录： 1．综合分析术前检查结果 2．手术前评估及手术指征 3．确定手术方案：室间隔缺损直视修补术 4．结合本病例提出手术风险及预防措施	5□ 4□ 3□ 1□ 0□		
	麻醉知情同意书		是否记录： 1．一般项目 2．术前诊断 3．拟行手术方式 4．拟行麻醉方式 5．患者基础疾病及可能对麻醉产生影响的特殊情况 6．麻醉中拟行的有创操作和监测 7．麻醉风险，麻醉中及麻醉后可能发生的并发症及	5□ 4□ 3□ 1□ 0□		

续 表

监控类别 住院时间		监控项目	监控要点	分数	减分理由	备注
			应对措施 8．患者签署意见并签名，如为家属或代理人要有授权委托书 9．麻醉医师签字，并写明日期时间			
	麻醉术前访视记录		是否记录： 1．患者自然信息 2．患者一般情况 3．简要病史 4．与麻醉相关的辅助检查结果 5．拟行手术方式 6．拟行麻醉方式 7．麻醉适应证 8．麻醉风险及预防措施和麻醉中需注意的问题 9．术前麻醉医嘱 10．麻醉医师签字，并写明日期时间	5□ 4□ 3□ 1□ 0□		
	输血知情同意书		是否记录： 1．一般项目 2．输血指征 3．拟输血成分 4．输血前有关检查结果 5．输血风险及可能产生的不良后果及应对措施 6．患者签署意见并签名，如为家属或代理人要有授权委托书 7．医师签名并填写日期	5□ 4□ 3□ 1□ 0□		
	手术知情同意书		是否记录： 1．术前诊断 2．手术名称 3．术式选择及可能改变的术式或替代治疗方案 4．术中、术后可能出现的并发症应对措施 5．手术风险 6．患者签署意见并签名，如为家属或代理人要有授权委托书 7．经治医师和术者签名	5□ 4□ 3□ 1□ 0□		
	术前小结		是否记录： 1．简要病情 2．术前诊断及诊断依据 3．手术指征 4．拟行手术名称和方式 5．拟行麻醉方式 6．术前准备 7．术中注意事项 8．术后处置意见 9．术者术前查看患者的情况	5□ 4□ 3□ 1□ 0□		

续 表

住院时间 \ 监控类别		监控项目	监控要点	分数	减分理由	备注
	术前讨论		是否记录： 1．讨论地点、时间 2．参加者及主持者的姓名、职称 3．简要病情 4．术前诊断及术前准备情况 5．手术指征及手术方案 6．可能出现的意外和防范措施 7．具体讨论意见和主持人小结 8．记录者签名	5□ 4□ 3□ 1□ 0□		
住院第2~3天（手术日）	麻醉记录单		是否记录： 1．一般项目 2．患者一般情况和术前特殊情况 3．麻醉前用药及效果 4．术前及术中疾病诊断 5．手术方式及日期 6．麻醉方式 7．麻醉诱导及各项操作开始及结束时间 8．麻醉期间用药名称、方式及剂量 9．麻醉期间特殊或突发情况及处理 10．术中出血量、输血量、输液量等 11．手术起止时间 12．麻醉医师签名	5□ 4□ 3□ 1□ 0□		
	麻醉术后访视记录		是否记录： 1．一般项目 2．患者一般情况 3．目前麻醉恢复情况，清醒时间 4．术后医嘱、是否拔除气管插管等 5．如有特殊情况应详细记录 6．麻醉医师签字并填写日期	5□ 4□ 3□ 1□ 0□		
	手术记录		是否记录： 1．一般项目 2．手术日期 3．术前及术中诊断 4．手术名称 5．手术医师术者及助手姓名 6．护士姓名（分别记录刷手及巡回护士） 7．输血量、特殊成分输血、输液量 8．麻醉方法 9．手术经过：按照规定记录手术经过，详细描述病变大小；术中心脏停搏时间，心脏复搏情况 10．术后患者去向：回病房、监护室或麻醉恢复室 11．医师签字	5□ 4□ 3□ 1□ 0□		术者术后24小时内完成

续　表

住院时间＼监控类别		监控项目	监控要点	分数	减分理由	备注
	手术安全核查记录		是否记录： 1．手术安全核查记录单并且填写完整 2．手术医师、麻醉医师和手术护士三方核对，并签字齐全	5□ 4□ 3□ 1□ 0□		
	手术清点记录		是否记录： 1．一般项目 2．术中所用各种器械和敷料数量的清点核对 3．巡回护士和手术器械护士签名	5□ 4□ 3□ 1□ 0□		
	术后首次病程记录		是否记录： 1．手术时间 2．术中诊断 3．麻醉方式 4．手术简要经过 5．术后处理措施 6．术后患者一般情况 7．术后医嘱及应当特别注意观察的事项	5□ 4□ 3□ 1□ 0□		参加手术者术后即时完成
住院第3~4天（术后第1天）	病程记录	住院医师查房记录	是否记录、分析如下内容： 1．生命体征，病情变化，引流量及性状，拔除胸管拔除尿管等 2．切口情况、换药情况、拆线情况 3．核查辅助检查结果是否有异常 4．病情评估 5．调整治疗依据 6．上级医师意见执行情况 7．术后注意事项宣教	5□ 4□ 3□ 1□ 0□		术后连续3天须有参加手术的医师或上级医师的查房记录
		上级医师查房记录	是否记录： 1．术后病情评估 2．确定是否有术后并发症 3．术后需要注意的事项 4．术后治疗方案 5．补充、更改诊断分析和确定诊断分析	5□ 4□ 3□ 1□ 0□		
住院第4~10天（术后日）	病程记录	住院医师查房记录	是否记录、分析： 1．目前的症状、体征，切口愈合情况 2．病情评估及疗效评估 3．目前的治疗情况 4．分析是否符合出院标准 5．出院后的治疗方案 6．出院后注意事项	5□ 4□ 3□ 1□ 0□		
		上级医师查房记录	是否记录、分析： 1．手术疗效评估，预期目标完成情况 2．确定符合出院标准 3．出院后治疗方案	5□ 4□ 3□ 1□ 0□		

续 表

住院时间＼监控类别		监控项目	监控要点	分数	减分理由	备注
住院第11~15天（出院日）	病程记录	住院医师查房记录	是否记录： 1．目前症状及体征，切口愈合情况 2．目前治疗情况 3．实验室检查指标正常与否 4．向患者交代出院后注意事项	5□ 4□ 3□ 1□ 0□		
	出院记录		记录是否齐全，重要内容无遗漏，如： 1．入院情况 2．诊疗经过：麻醉、手术方式；术中特殊情况及处理；术后并发症等 3．出院情况：症状体征、切口愈合情况等 4．出院医嘱：出院带药需写明药物名称、用量、服用方法，需要调整的药物要注明调整的方法；需要复查的辅助检查；出院后患者需要注意的事项；门诊复查时间及项目等	5□ 4□ 3□ 1□ 0□		
	特殊检查、特殊治疗同意书的医学文书		包括自然项目（另页书写时）、特殊检查、特殊治疗项目名称、目的、可能出现的并发症及风险、或替代治疗方案、患者或家属（家属或代理人要有授权委托书）签署是否同意检查或治疗、患者签名、医师签名等	5□ 4□ 3□ 1□ 0□		
	病危（重）通知书		包括自然项目（另页书写时）、目前诊断、病情危重情况，患方签名（家属或代理人要有授权委托书）、医师签名并填写日期	5□ 4□ 3□ 1□ 0□		
重点医嘱	长期医嘱	住院第1天	1．先心病护理常规 2．二级护理 3．饮食 4．患者既往基础用药	5□ 4□ 3□ 1□ 0□		
		住院第2天（术前准备日）	1．先心病护理常规 2．二级护理 3．饮食 4．患者既往基础用药 5．强心、利尿、补钾治疗（必要时）			
		住院第2~3天（手术日）	1．心脏体外循环直视术后护理 2．禁食、水 3．持续血压、心电及经皮血氧饱和度监测 4．呼吸机辅助呼吸 5．预防用抗生素			
		住院第3~4天（术后第1天）	1．一级护理 2．半流饮食 3．氧气吸入 4．心电、无创血压及经皮血氧饱和度监测 5．预防用抗生素 6．强心、利尿、补钾治疗			
		住院第4~10天（术	1．饮食 2．二级护理（视病情恢复定）			

续 表

住院时间 \ 监控类别		监控项目	监控要点	分数	减分理由	备注
		后日）	3. 停监测（视病情恢复定） 4. 停抗生素（视病情恢复定）			
	临时医嘱	住院第 1 天	1. 血、尿、粪常规，血型，凝血功能，血生化全套，感染性疾病筛查 2. 胸片、心电图、超声心动图 3. 肺功能（酌情） 4. 必要时行冠状动脉造影检查			
		住院第 2 天（术前准备日）	1. 拟于明日在全麻体外循环下行室间隔缺损修补术 2. 备皮 3. 备血 4. 验血型 5. 术前晚灌肠 6. 术前禁食、水 7. 术前镇静药（酌情） 8. 其他特殊医嘱			
		住院第 2~3 天（手术日）	1. 床旁心电图、胸片 2. 其他特殊医嘱			
		住院第 3~4 天（术后第 1 天）	1. 心电图 2. 大换药 3. 复查血常规及相关指标 4. 其他特殊医嘱			
		住院第 4~10 天（术后日）	1. 拔除深静脉置管并行留置针穿刺（视病情恢复定） 2. 复查胸片、心电图、超声心动图以及血常规、血生化全套 3. 大换药，拆线换药			
		住院第 11~15 天（出院日）	1. 出院带药 2. 门诊随诊时间			
一般书写规范		各项内容	完整、准确、清晰、签字	5□ 4□ 3□ 1□ 0□		
变异情况		变异条件及原因	1. 围术期并发症等造成住院日延长和费用增加 2. 手术耗材的选择：由于病情不同，使用不同的内植物和耗材，导致住院费用存在差异 3. 医师认可的变异原因分析 4. 其他患者方面的原因等	5□ 4□ 3□ 1□ 0□		

（三）动脉导管未闭

动脉导管未闭临床路径

1．进入临床路径标准

疾病诊断：动脉导管未闭（ICD-10：Q25.0）

手术操作：动脉导管未闭介入封堵术（ICD-9-CM-3：39.7901）

2．病案质量监控表

监控类别／住院时间		监控项目		监控要点	分数	减分理由	备注
首页		主要诊断名称及编码		动脉导管未闭（ICD-10：Q25.0）	5□ 4□ 3□ 1□ 0□		
		主要手术名称及编码		动脉导管未闭介入封堵术（ICD-9-CM-3：39.7901）			
		其他诊断名称及编码		无遗漏，编码准确			
		其他项目		内容完整、准确、无遗漏	5□ 4□ 3□ 1□ 0□		
住院第1天	入院记录	主诉与现病史	主要症状	是否记录本病最主要的症状及发病时间，如气短、反复上呼吸道感染等，并重点描述： 1．发作及加重的诱因 2．发作频率或持续时间 3．程度 4．缓解方式 5．对体力、饮食、睡眠、活动的影响	5□ 4□ 3□ 1□ 0□		入院24小时内完成
			病情演变过程	是否描述主要症状的演变过程，如： 气短的变化或是否出现发绀	5□ 4□ 3□ 1□ 0□		
			其他伴随症状	是否记录伴随症状，如： 乏力、反复肺部感染、心力衰竭、发绀、生长发育迟缓等	5□ 4□ 3□ 1□ 0□		
			住院前诊疗过程	是否记录诊断、治疗情况，如： 1．是否做过心电图、X 线胸片、超声心动图检查，结果是否正常 2．诊断过何种疾病	5□ 4□ 3□ 1□		

续 表

住院时间 \ 监控类别		监控项目	监控要点	分数	减分理由	备注
			3．用过何种药物，用药时间、剂量、总量及效果如何	0□		
		既往史 个人史 家族史	是否按照病历书写规范记录，并重点记录： 1．是否是早产儿 2．慢性疾病史 3．家族中有无类似患者	5□ 4□ 3□ 1□ 0□		
		体格检查	是否按照病历书写规范记录，并记录重要体征，无遗漏，如： 1．胸骨左缘第 2 肋间闻及连续性机器样杂音，收缩期增强，舒张期减弱 2．局部触及震颤 3．收缩压正常，舒张压降低，脉差增大 4．四肢动脉可触及水冲脉，股动脉可闻枪击音 5．分流量大者，心尖部可闻舒张期杂音 6．肺动脉高压者，仅有收缩期杂音或杂音消失，而 P2 亢进	5□ 4□ 3□ 1□ 0□		
		辅助检查	是否记录辅助检查结果，如： 心电图、胸部正侧位片、超声心动图、心导管检查	5□ 4□ 3□ 1□ 0□		
	首次病程记录	病例特点	是否简明扼要，重点突出，无遗漏： 1．年龄、发病年龄 2．病程演变特点 3．突出的症状和体征 4．辅助检查结果 5．其他疾病史	5□ 4□ 3□ 1□ 0□		入院 8 小时内完成
		初步诊断	第一诊断为：动脉导管未闭（ICD-10：Q25.0）	5□ 4□ 3□ 1□ 0□		
		诊断依据	是否充分、分析合理： 1．病史：可有反复肺部感染、乏力、发育迟缓、发现心脏杂音等 2．体征：可有胸骨左缘第 2 肋间连续性机械样杂音等 3．周围血管征 3．辅助检查：心电图、X 线胸片、超声心动图等	5□ 4□ 3□ 1□ 0□		
		鉴别诊断	是否根据病例特点与下列疾病鉴别： 1．主-肺动脉间隔缺损 2．主动脉窦瘤破裂 3．冠状动静脉瘘 4．室间隔缺损伴主动脉瓣关闭不全	5□ 4□ 3□ 1□ 0□		

续 表

住院时间 \ 监控类别		监控项目	监控要点	分数	减分理由	备注
		诊疗计划	是否全面并具有个性化： 1．完成必需的检查项目 （1）实验室检查：血常规+血型，尿常规，肝肾功能，血电解质，凝血功能，感染性疾病筛查（乙肝、丙肝、梅毒、艾滋病等） （2）胸片、心电图、超声心动图 2．根据患者病情选择：如心肌酶、肺功能检查等 3．评估是否可以手术 4．术前准备 5．手术方案：动脉导管介入封堵术 6．对症治疗	5□ 4□ 3□ 1□ 0□		
	病程记录	上级医师查房记录	是否有重点内容并结合本病例： 1．补充病史和查体 2．诊断、鉴别诊断分析 3．手术前风险评估 4．提示需要观察和注意的内容	5□ 4□ 3□ 1□ 0□		入院48小时内完成
		住院医师查房记录	是否记录、分析全面： 1．主要症状、体征的变化，病情变化 2．具体治疗措施和术前准备 3．记录上级医师查房意见的执行情况 4．知情告知情况，患者及家属意见	5□ 4□ 3□ 1□ 0□		
住院第2天（术前准备日）	病程记录	住院医师查房记录	是否记录： 1．目前症状及体征变化 2．术前准备工作完成情况，包括检查、药物、配血、备皮、麻醉科会诊意见等，以及检查结果等对手术的影响分析 3．请相应科室会诊情况 4．对症治疗具体内容 5．向患者或家属交代术前、术中和术后注意事项，签署手术知情同意书情况 6．手术者术前查看患者的情况	5□ 4□ 3□ 1□ 0□		
		上级医师查房记录	是否记录： 1．综合分析术前检查结果 2．手术前评估及手术指征 3．确定手术方案 4．结合本病例提出手术风险及预防措施	5□ 4□ 3□ 1□ 0□		
	麻醉知情同意书		是否记录： 1．一般项目 2．术前诊断 3．拟行手术方式 4．拟行麻醉方式 5．患者基础疾病及可能对麻醉产生影响的特殊情况 6．麻醉中拟行的有创操作和监测 7．麻醉风险，麻醉中及麻醉后可能发生的并发症及应对措施	5□ 4□ 3□ 1□ 0□		

续 表

住院时间 \ 监控类别	监控项目	监控要点	分数	减分理由	备注
			8．患者签署意见并签名，如为家属或代理人要有授权委托书 9．麻醉医师签字，并写明日期时间			
	麻醉术前访视记录		是否记录： 1．患者自然信息 2．患者一般情况 3．简要病史 4．与麻醉相关的辅助检查结果 5．拟行手术方式 6．拟行麻醉方式 7．麻醉适应证 8．麻醉风险及预防措施和麻醉中需注意的问题 9．术前麻醉医嘱 10．麻醉医师签字，并写明日期时间	5□ 4□ 3□ 1□ 0□		
	输血知情同意书		是否记录： 1．一般项目 2．输血指征 3．拟输血成分 4．输血前有关检查结果 5．输血风险及可能产生的不良后果及应对措施 6．患者签署意见并签名，如为家属或代理人要有授权委托书 7．医师签名并填写日期	5□ 4□ 3□ 1□ 0□		
	手术知情同意书		是否记录： 1．术前诊断 2．手术名称 3．术式选择及可能改变的术式或替代治疗方案 4．术中、术后可能出现的并发症应对措施 5．手术风险 6．患者签署意见并签名，如为家属或代理人要有授权委托书 7．经治医师和术者签名	5□ 4□ 3□ 1□ 0□		
	术前小结		是否记录： 1．简要病情 2．术前诊断及诊断依据 3．手术指征 4．拟行手术名称和方式 5．拟行麻醉方式 6．术前准备 7．术中注意事项 8．术后处置意见 9．术者术前查看患者的情况	5□ 4□ 3□ 1□ 0□		
	术前讨论		是否记录： 1．讨论地点、时间 2．参加者及主持者的姓名、职称 3．简要病情	5□ 4□ 3□ 1□		

续 表

住院时间	监控类别	监控项目	监控要点	分数	减分理由	备注
			4．术前诊断及术前准备情况 5．手术指征及手术方案 6．可能出现的意外和防范措施 7．具体讨论意见和主持人小结 8．记录者签名	0□		
住院第2~3 天（手术日）	麻醉记录单		是否记录： 1．一般项目 2．患者一般情况和术前特殊情况 3．麻醉前用药及效果 4．术前及术中疾病诊断 5．手术方式及日期 6．麻醉方式 7．麻醉诱导及各项操作开始及结束时间 8．麻醉期间用药名称、方式及剂量 9．麻醉期间特殊或突发情况及处理 10．术中出血量、输血量、输液量等 11．手术起止时间 12．麻醉医师签名	5□ 4□ 3□ 1□ 0□		
	麻醉术后访视记录		是否记录： 1．一般项目 2．患者一般情况 3．目前麻醉恢复情况，清醒时间 4．术后医嘱、是否拔除气管插管等 5．如有特殊情况应详细记录 6．麻醉医师签字并填写日期	5□ 4□ 3□ 1□ 0□		
	手术记录		是否记录： 1．一般项目 2．手术日期 3．术前及术中诊断 4．手术名称 5．手术医师术者及助手姓名 6．护士姓名（分别记录刷手及巡回护士） 7．输血量、特殊成分输血、输液量 8．麻醉方法 9．手术经过：按照规定记录手术经过，详细描述穿刺部位、导管型号、各腔室压力、造影所见、封堵器类型等 10．术后患者去向：回病房、监护室或麻醉恢复室 11．医师签字	5□ 4□ 3□ 1□ 0□		术者术后24 小时内完成
	手术安全核查记录		是否记录： 1．手术安全核查记录单并且填写完整 2．手术医师、麻醉医师和手术护士三方核对，并签字齐全	5□ 4□ 3□ 1□ 0□		
	手术清点记录		是否记录： 1．一般项目	5□ 4□		

续　表

住院时间＼监控类别		监控项目	监控要点	分数	减分理由	备注
			2. 术中所用各种器械和敷料数量的清点核对 3. 巡回护士和手术器械护士签名	3□ 1□ 0□		
	术后首次病程记录		是否记录： 1. 手术时间 2. 术中诊断 3. 麻醉方式 4. 手术简要经过 5. 术后处理措施 6. 术后患者一般情况 7. 术后医嘱及应当特别注意观察的事项	5□ 4□ 3□ 1□ 0□		参加手术者术后即时完成
住院第3~5天（出院日）	病程记录	住院医师查房记录	是否记录、分析如下内容： 1. 生命体征，病情变化 2. 观察穿刺点及下肢血运、换药情况 3. 核查辅助检查结果是否有异常 4. 病情评估 5. 调整治疗分析 6. 上级医师意见执行情况 7. 术后注意事项宣教 8. 分析是否符合出院标准 9. 出院后注意事项	5□ 4□ 3□ 1□ 0□		术后连续3天须有参加手术的医师或上级医师的查房记录
		上级医师查房记录	是否记录： 1. 术后病情评估 2. 确定是否有术后并发症 3. 术后需要注意的事项 4. 术后治疗方案 5. 补充、更改诊断分析和确定诊断分析 6. 确定符合出院标准 7. 出院后治疗方案	5□ 4□ 3□ 1□ 0□		
	出院记录		记录是否齐全，重要内容无遗漏，如： 1. 入院情况 2. 诊疗经过：麻醉、手术方式；术中特殊情况及处理；术后并发症等 3. 出院情况：症状、体征 4. 出院医嘱：出院带药需写明药物名称、用量、服用方法，需要调整的药物要注明调整的方法；需要复查的辅助检查；出院后患者需要注意的事项；门诊复查时间及项目等	5□ 4□ 3□ 1□ 0□		
	特殊检查、特殊治疗同意书的医学文书		包括自然项目（另页书写时）、特殊检查、特殊治疗项目名称、目的、可能出现的并发症及风险、或替代治疗方案、患者或家属签署（家属或代理人要有授权委托书）是否同意检查或治疗、患者签名、医师签名等	5□ 4□ 3□ 1□ 0□		
	病危（重）通知书		包括自然项目（另页书写时）、目前诊断、病情危重情况，患方签名（家属或代理人要有授权委托书）、医师签名并填写日期	5□ 4□ 3□ 1□ 0□		

续 表

<table>
<tr><th colspan="2">监控类别
住院时间</th><th>监控项目</th><th>监控要点</th><th>分数</th><th>减分理由</th><th>备注</th></tr>
<tr><td rowspan="6">重点医嘱</td><td rowspan="3">长期医嘱</td><td>住院第 1~2 天（术前准备日）</td><td>1. 二级护理
2. 饮食
3. 患者既往基础用药</td><td rowspan="6">5□
4□
3□
1□
0□</td><td rowspan="6"></td><td rowspan="6"></td></tr>
<tr><td>住院第 2~3 天（手术日）</td><td>1. 二级护理
2. 饮食
3. 心电监测
4. 平卧 24 小时</td></tr>
<tr><td>住院第 3~5 天（出院日）</td><td>二级护理/三级护理</td></tr>
<tr><td rowspan="3">临时医嘱</td><td>住院第 1~2 天（术前准备日）</td><td>1. 血、尿常规，血型，凝血功能，血电解质+肝肾功能，感染性疾病筛查
2. 胸片、心电图、超声心动图
3. 留置针穿刺，建立静脉通路
4. 拟于明日行动脉导管介入封堵术
5. 备皮
6. 预防用抗生素</td></tr>
<tr><td>住院第 2~3 天（手术日）</td><td>1. 预防用抗生素
2. 穿刺点弹力绷带包扎
3. 其他特殊医嘱</td></tr>
<tr><td>住院第 3~5 天（出院日）</td><td>1. 穿刺部位换药
2. 出院带药
3. 门诊随诊时间</td></tr>
<tr><td colspan="2">一般书写规范</td><td>各项内容</td><td>完整、准确、清晰、签字</td><td>5□
4□
3□
1□
0□</td><td></td><td></td></tr>
<tr><td colspan="2">变异情况</td><td>变异条件及原因</td><td>1. 围术期并发症等造成住院日延长和费用增加
2. 手术耗材的选择：由于病情不同，使用不同的内植物和耗材，导致住院费用存在差异
3. 医师认可的变异原因分析
4. 其他患者方面的原因等</td><td>5□
4□
3□
1□
0□</td><td></td><td></td></tr>
</table>

（四）冠状动脉粥样硬化性心脏病

冠状动脉粥样硬化性心脏病临床路径

1．进入临床路径标准

疾病诊断：冠状动脉粥样硬化性心脏病（ICD-10：I25. 1）

手术操作：冠状动脉旁路移植术（ICD-9-CM-3：36. 1）

2．病案质量监控表

<table>
<tr><th colspan="2">监控类别
住院时间</th><th colspan="2">监控项目</th><th>监控要点</th><th>分数</th><th>减分理由</th><th>备注</th></tr>
<tr><td colspan="2" rowspan="4">首页</td><td colspan="2">主要诊断名称及编码</td><td>冠状动脉粥样硬化性心脏病（ICD-10：I25.1）</td><td rowspan="3">5□
4□
3□
1□
0□</td><td rowspan="3"></td><td rowspan="3"></td></tr>
<tr><td colspan="2">主要手术名称及编码</td><td>冠状动脉旁路移植术（ICD-9-CM-3：36.1）</td></tr>
<tr><td colspan="2">其他诊断名称及编码</td><td>无遗漏，编码准确</td></tr>
<tr><td colspan="2">其他项目</td><td>内容完整、准确、无遗漏</td><td>5□
4□
3□
1□
0□</td><td></td><td></td></tr>
<tr><td rowspan="4">住院第1天</td><td rowspan="4">入院记录</td><td rowspan="4">主诉与现病史</td><td>主要症状</td><td>是否记录本病最主要的症状及发病时间，如胸痛、胸闷等，并重点描述：
1．发作及加重的诱因
2．发作频率或持续时间
3．发作时间、性质、程度
4．缓解方式：自行缓解或采取某种措施缓解以及采取缓解措施的频率
5．对体力、饮食、睡眠、活动的影响</td><td>5□
4□
3□
1□
0□</td><td></td><td rowspan="4">入院24小时内完成</td></tr>
<tr><td>病情演变过程</td><td>是否描述主要症状的演变过程，如：
胸痛、胸闷程度的变化</td><td>5□
4□
3□
1□
0□</td><td></td></tr>
<tr><td>其他伴随症状</td><td>是否记录伴随症状，如：
恶心、呕吐、大汗淋漓、呼吸困难、咳嗽、烦躁、不能平卧等</td><td>5□
4□
3□
1□
0□</td><td></td></tr>
<tr><td>住院前诊疗过</td><td>是否记录诊断、治疗情况，如：
1．是否做过心电图、X 线胸片、超声心动图、冠状动脉造影检查，结果是否正常</td><td>5□
4□
3□</td><td></td></tr>
</table>

续 表

住院时间 \ 监控类别		监控项目	监控要点	分数	减分理由	备注
		程	2．诊断过何种疾病 3．用过何种药物，用药时间、剂量、总量及效果如何 4．是否做过介入或手术治疗	1□ 0□		
		既往史 个人史 家族史	是否按照病历书写规范记录，并重点记录： 1．饮食习惯、环境因素、精神因素及烟酒嗜好 2．慢性疾病史 3．家族中有无类似患者	5□ 4□ 3□ 1□ 0□		
		体格检查	是否按照病历书写规范记录，并记录重要体征，无遗漏，如： 血压、心律、心率、心音、心脏杂音等	5□ 4□ 3□ 1□ 0□		
		辅助检查	是否记录辅助检查结果，如： 心电图、心肌酶、超声心动图、心电图运动试验、冠状动脉造影	5□ 4□ 3□ 1□ 0□		
	首次病程记录	病例特点	是否简明扼要，重点突出，无遗漏： 1．年龄、饮食习惯及嗜好等 2．病情特点 3．突出的症状和体征 4．辅助检查结果 5．其他疾病史	5□ 4□ 3□ 1□ 0□		入院8小时内完成
		初步诊断	第一诊断为：冠状动脉粥样硬化性心脏病（ICD-10：I25.1）	5□ 4□ 3□ 1□ 0□		
		诊断依据	是否充分、分析合理： 1．病史：可有心绞痛发作史 2．临床表现：可有体力劳动、情绪激动或饱餐时心前区憋闷、不适，心律失常等 3．辅助检查：心电图和心电图运动试验、超声心动图、冠状动脉造影等	5□ 4□ 3□ 1□ 0□		
		鉴别诊断	是否根据病例特点与下列疾病鉴别： 1．主动脉瓣狭窄或主动脉瓣关闭不全 2．急性非特异性心包炎 3．急性肺动脉栓塞 4．急腹症	5□ 4□ 3□ 1□ 0□		
		诊疗计划	是否全面并具有个性化： 1．完成必需的检查项目 （1）实验室检查：血常规+血型，尿常规，血生化全项（血电解质+肝肾功能+血糖），凝血功能，感染性疾病筛查（乙肝、丙肝、梅毒、艾滋病等），血气分析 （2）X线胸片、心电图、超声心动图	5□ 4□ 3□ 1□ 0□		

续　表

住院时间 \ 监控类别		监控项目	监控要点	分数	减分理由	备注
			（3）冠状动脉造影检查 2．根据患者病情选择：如心肌酶、血肌钙蛋白、胸部CT，肺功能、颈动脉血管超声、取材血管超声、腹部超声检查等 3．评估是否可以手术 4．术前准备 5．手术方案，冠状动脉旁路移植术 6．对症治疗			
	病程记录	上级医师查房记录	是否有重点内容并结合本病例： 1．补充病史和查体 2．诊断、鉴别诊断分析 3．手术前风险评估 4．提示需要观察和注意的内容	5□ 4□ 3□ 1□ 0□		入院48小时内完成
		住院医师查房记录	是否记录、分析全面： 1．主要症状、体征的变化，病情变化 2．具体治疗措施和术前准备 3．记录上级医师查房意见的执行情况 4．知情告知情况，患者及家属意见	5□ 4□ 3□ 1□ 0□		
住院第2~3天（术前准备日）	病程记录	住院医师查房记录	是否记录： 1．目前症状及体征变化 2．术前准备工作完成情况，包括检查、药物、配血、备皮、麻醉科会诊意见等，以及检查结果等对手术的影响分析 3．请相应科室会诊情况 4．对症治疗具体内容 5．向患者或家属交代术前、术中和术后注意事项，签署手术知情同意书情况 6．手术者术前查看患者的情况	5□ 4□ 3□ 1□ 0□		
		上级医师查房记录	是否记录： 1．综合分析术前检查结果 2．手术前评估及手术指征 3．确定手术方案 4．结合本病例提出手术风险及预防措施	5□ 4□ 3□ 1□ 0□		
	麻醉知情同意书		是否记录： 1．一般项目 2．术前诊断 3．拟行手术方式 4．拟行麻醉方式 5．患者基础疾病及可能对麻醉产生影响的特殊情况 6．麻醉中拟行的有创操作和监测 7．麻醉风险，麻醉中及麻醉后可能发生的并发症及应对措施 8．患者签署意见并签名，如为家属或代理人要有授权委托书 9．麻醉医师签字，并写明日期时间	5□ 4□ 3□ 1□ 0□		

续 表

住院时间 \ 监控类别		监控项目	监控要点	分数	减分理由	备注
	麻醉术前访视记录		是否记录： 1．患者自然信息 2．患者一般情况 3．简要病史 4．与麻醉相关的辅助检查结果 5．拟行手术方式 6．拟行麻醉方式 7．麻醉适应证 8．麻醉风险及预防措施和麻醉中需注意的问题 9．术前麻醉医嘱 10．麻醉医师签字，并写明日期时间	5□ 4□ 3□ 1□ 0□		
	输血知情同意书		是否记录： 1．一般项目 2．输血指征 3．拟输血成分 4．输血前有关检查结果 5．输血风险及可能产生的不良后果及应对措施 6．患者签署意见并签名，如为家属或代理人要有授权委托书 7．医师签名并填写日期	5□ 4□ 3□ 1□ 0□		
	手术知情同意书		是否记录： 1．术前诊断 2．手术名称 3．术式选择及可能改变的术式或替代治疗方案 4．术中、术后可能出现的并发症应对措施 5．手术风险 6．患者签署意见并签名，如为家属或代理人要有授权委托书 7．经治医师和术者签名	5□ 4□ 3□ 1□ 0□		
	术前小结		是否记录： 1．简要病情 2．术前诊断及诊断依据 3．手术指征 4．拟行手术名称和方式 5．拟行麻醉方式 6．术前准备 7．术中注意事项 8．术后处置意见 9．术者术前查看患者的情况	5□ 4□ 3□ 1□ 0□		
	术前讨论		是否记录： 1．讨论地点、时间 2．参加者及主持者的姓名、职称 3．简要病情 4．术前诊断及术前准备情况	5□ 4□ 3□ 1□ 0□		

续 表

住院时间 \ 监控类别		监控项目	监控要点	分数	减分理由	备注
			5．手术指征及手术方案 6．可能出现的意外和防范措施 7．具体讨论意见和主持人小结 8．记录者签名			
住院第2~4天（手术日）	麻醉记录单		是否记录： 1．一般项目 2．患者一般情况和术前特殊情况 3．麻醉前用药及效果 4．术前及术中疾病诊断 5．手术方式及日期 6．麻醉方式 7．麻醉诱导及各项操作开始及结束时间 8．麻醉期间用药名称、方式及剂量 9．麻醉期间特殊或突发情况及处理 10．术中出血量、输血量、输液量等 11．手术起止时间 12．麻醉医师签名	5□ 4□ 3□ 1□ 0□		
	麻醉术后访视记录		是否记录： 1．一般项目 2．患者一般情况 3．目前麻醉恢复情况，清醒时间 4．术后医嘱、是否拔除气管插管等 5．如有特殊情况应详细记录 6．麻醉医师签字并填写日期	5□ 4□ 3□ 1□ 0□		
	体外循环记录单		是否记录： 1．一般项目 2．术前及术后疾病诊断 3．体外循环方法 4．体外循环起止时间 5．心脏停搏起止时间 6．心脏复搏方法及复搏后情况 7．体外循环氧合器类型及粘贴条码 8．术中出血量、输血量、心脏停搏液体量、其他液体量	5□ 4□ 3□ 1□ 0□		
	手术记录		是否记录： 1．一般项目 2．手术日期 3．术前及术中诊断 4．手术名称 5．手术医师术者及助手姓名 6．护士姓名（分别记录刷手及巡回护士） 7．输血量、特殊成分输血、输液量 8．麻醉方法 9．手术经过：按照规定记录手术经过，详细描述旁路移植血管类型、吻合口及远端通畅情况、缝线型号，术中心脏停搏时间，心脏复搏情况	5□ 4□ 3□ 1□ 0□		术者术后24小时内完成

续 表

住院时间 \ 监控类别		监控项目	监控要点	分数	减分理由	备注
			10．术后患者去向：回病房、监护室或麻醉恢复室 11．医师签字			
	手术安全核查记录		是否记录： 1．手术安全核查记录单并且填写完整 2．手术医师、麻醉医师和手术护士三方核对，并签字齐全	5□ 4□ 3□ 1□ 0□		
	手术清点记录		是否记录： 1．一般项目 2．术中所用各种器械和敷料数量的清点核对 3．巡回护士和手术器械护士签名	5□ 4□ 3□ 1□ 0□		
	术后首次病程记录		是否记录： 1．手术时间 2．术中诊断 3．麻醉方式 4．手术简要经过 5．术后处理措施 6．术后患者一般情况 7．术后医嘱及应当特别注意观察的事项	5□ 4□ 3□ 1□ 0□		参加手术者术后即时完成
住院第3~5天（术后第1天）	病程记录	住院医师查房记录	是否记录、分析如下内容： 1．生命体征，病情变化，体温，引流量及性状，切口情况，饮食恢复情况和药物不良反应 2．切口情况、换药情况、拔除引流管情况等 3．核查辅助检查结果是否有异常 4．病情评估 5．调整治疗分析 6．上级医师意见执行情况 7．术后注意事项宣教	5□ 4□ 3□ 1□ 0□		术后连续3天须有参加手术的医师或上级医师的查房记录
		上级医师查房记录	是否记录： 1．术后病情评估 2．确定是否有术后并发症 3．术后需要注意的事项 4．术后治疗方案 5．补充、更改诊断分析和确定诊断分析	5□ 4□ 3□ 1□ 0□		
住院第4~12天（术后日）	病程记录	住院医师查房记录	是否记录、分析： 1．目前的症状、体征，拆线情况及切口愈合情况 2．病情评估及疗效评估 3．目前的治疗情况 4．分析是否符合出院标准 5．出院后的治疗方案 6．出院后注意事项	5□ 4□ 3□ 1□ 0□		
		上级医师查房记录	是否记录、分析： 1．手术疗效评估，预期目标完成情况 2．确定符合出院标准 3．出院后治疗方案	5□ 4□ 3□ 1□ 0□		

续　表

住院时间＼监控类别		监控项目	监控要点	分数	减分理由	备注
出院日	病程记录	住院医师查房记录	是否记录： 1．目前症状及体征 2．目前治疗情况 3．实验室检查指标正常与否 4．向患者交代出院后注意事项	5□ 4□ 3□ 1□ 0□		
	出院记录		记录是否齐全，重要内容无遗漏，如： 1．入院情况 2．诊疗经过：麻醉、手术方式；术中特殊情况及处理；术后并发症等 3．出院情况：症状、体征切口愈合情况等 4．出院医嘱：出院带药需写明药物名称、用量、服用方法，需要调整的药物要注明调整的方法；需要复查的辅助检查；出院后患者需要注意的事项；门诊复查时间及项目等	5□ 4□ 3□ 1□ 0□		住院医师
	特殊检查、特殊治疗同意书的医学文书		包括自然项目（另页书写时）、特殊检查、特殊治疗项目名称、目的、可能出现的并发症及风险、或替代治疗方案、患者或家属（家属或代理人要有授权委托书）签署是否同意检查或治疗、患者签名、医师签名等	5□ 4□ 3□ 1□ 0□		
	病危（重）通知书		包括自然项目（另页书写时）、目前诊断、病情危重情况，患方签名（家属或代理人要有授权委托书）、医师签名并填写日期	5□ 4□ 3□ 1□ 0□		
重点医嘱	长期医嘱	住院第1天	1．冠状动脉粥样硬化性心脏病护理常规 2．二级护理 3．饮食：低盐低脂饮食、糖尿病饮食、其他 4．患者既往基础用药	5□ 4□ 3□ 1□ 0□		
		住院第2~3天（术前准备日）	术前基础用药			
		住院第2~4天（手术日）	1．心脏体外循环直视术后护理 2．禁食、水 3．持续血压、心电及经皮血氧饱和度监测 4．呼吸机辅助呼吸 5．预防用抗生素			
		住院第3~5天（手术第1天）	1．一级护理 2．半流饮食 3．氧气吸入 4．心电、无创血压及经皮血氧饱和度监测 5．预防用抗生素 6．抗血小板治疗 7．扩冠、控制心率药物治疗			
		住院第4~12天（术后日）	1．饮食：低盐低脂饮食、糖尿病饮食、其他 2．停一级护理，改二级护理（视病情恢复情况） 3．停监测（视病情恢复情况） 4．停抗生素（视病情恢复情况）			

续 表

监控类别 住院时间		监控项目	监控要点	分数	减分理由	备注
	临时医嘱	住院第 1 天	1．血、尿、粪常规，血型，凝血功能，血生化全套，感染性疾病筛查 2．胸片、心电图、超声心动图 3．肺功能及颈动脉超声检查（视病情）			
		住院第 2~3 天（术前准备日）	1．拟于明日在全麻下行冠状动脉旁路移植术 2．备皮 3．备血 4．验血型 5．术前晚灌肠 6．术前禁食、水 7．术前镇静药（酌情） 8．其他特殊医嘱			
		住院第 2~4 天（手术日）	1．床旁心电图、胸片 2．其他特殊医嘱			
		住院第 3~5 天（术后第 1 天）	1．床旁心电图 2．大换药 3．复查血常规及相关指标 4．其他特殊医嘱			
		住院第 4~12 天（术后日）	1．拔除深静脉置管并行留置针穿刺（视病情恢复定） 2．复查胸片、心电图、超声心动图以及血常规、血生化全项 3．大换药，拆线换药			
		出院日	1．出院带药 2．门诊随诊时间			
一般书写规范		各项内容	完整、准确、清晰、签字	5□ 4□ 3□ 1□ 0□		
变异情况		变异条件及原因	1．术前需停用阿司匹林、氯吡格雷等抗血小板药物 5~6 天，手术时间相应顺延，导致住院时间延长 2．围术期并发症等造成住院日延长和费用增加 3．手术耗材的选择：由于病情不同，使用不同的内植物和耗材，导致住院费用存在差异 4．医师认可的变异原因分析 5．其他患者方面的原因等	5□ 4□ 3□ 1□ 0□		

（五）风湿性心脏病二尖瓣病变

风湿性心脏病二尖瓣病变临床路径

1．进入临床路径标准

疾病诊断：风湿性心脏病二尖瓣病变（ICD-10：I05）

手术操作：二尖瓣人工机械瓣置换术（ICD-9-CM-3：35.24）

2．病案质量监控表

<table>
<tr><th colspan="2">监控类别
住院时间</th><th colspan="2">监控项目</th><th>监控要点</th><th>分数</th><th>减分理由</th><th>备注</th></tr>
<tr><td colspan="2" rowspan="4">首页</td><td colspan="2">主要诊断名称及编码</td><td>风湿性心脏病二尖瓣病变（ICD-10：I05）</td><td rowspan="3">5□
4□
3□
1□
0□</td><td rowspan="3"></td><td rowspan="3"></td></tr>
<tr><td colspan="2">主要手术名称及编码</td><td>二尖瓣人工机械瓣置换术（ICD-9-CM-3：35.24）</td></tr>
<tr><td colspan="2">其他诊断名称及编码</td><td>无遗漏，编码准确</td></tr>
<tr><td colspan="2">其他项目</td><td>内容完整、准确、无遗漏</td><td>5□
4□
3□
1□
0□</td><td></td><td></td></tr>
<tr><td rowspan="4">住院第1天</td><td rowspan="4">入院记录</td><td rowspan="4">主诉与现病史</td><td>主要症状</td><td>是否记录本病最主要的症状及发病时间，如呼吸困难、端坐呼吸等，并重点描述：
1．发作及加重的诱因
2．发作频率或持续时间
3．发作时间、性质、程度
4．缓解方式：自行缓解或采取某种措施缓解以及采取缓解措施的频率
5．对体力、饮食、睡眠、活动的影响</td><td>5□
4□
3□
1□
0□</td><td></td><td rowspan="4">入院24小时内完成</td></tr>
<tr><td>病情演变过程</td><td>是否描述主要症状的演变过程，如：
呼吸困难的变化、咳嗽、咯血、不能平卧</td><td>5□
4□
3□
1□
0□</td><td></td></tr>
<tr><td>其他伴随症状</td><td>是否记录伴随症状，如：
1．易血栓脱落引起的栓塞，多见于脑和下肢
2．左心房扩大压迫喉返神经，可至声音嘶哑</td><td>5□
4□
3□
1□
0□</td><td></td></tr>
<tr><td>住院前诊疗过</td><td>是否记录诊断、治疗情况，如：
1．是否做过心电图、X线胸片、超声心动图检查，结果是否正常</td><td>5□
4□
3□</td><td></td></tr>
</table>

续 表

监控类别 住院时间		监控项目	监控要点	分数	减分理由	备注
		程	2．诊断过何种疾病 3．用过何种药物，用药时间、剂量、总量及效果如何	1□ 0□		
		既往史 个人史 家族史	是否按照病历书写规范记录，并重点记录： 1．饮食习惯、环境因素、精神因素 2．慢性疾病史，如是否有风湿热病史等 3．家族中有无类似患者	5□ 4□ 3□ 1□ 0□		
		体格检查	是否按照病历书写规范记录，并记录重要体征，无遗漏，如： 1．颧部潮红、口唇轻度发绀（二尖瓣面容） 2．二尖瓣狭窄：心尖区舒张期震颤和右心抬举性搏动；第一心音亢进，舒张中期滚筒样杂音；可闻及胸骨左缘第 3~4 肋间开放拍击音；肺动脉高压及右心衰竭时，P_2亢进、分裂 3．二尖瓣关闭不全：心尖区可闻及III级或III级以上的全收缩期杂音伴收缩晚期加强，并向腋部传导；心尖搏动增强并向左下移位；心尖区第一心音减弱或消失；P_2亢进 4．颈静脉曲张，肝大，腹水，四肢水肿	5□ 4□ 3□ 1□ 0□		
		辅助检查	是否记录辅助检查结果，如： 心电图、胸部正侧位片及超声心动图	5□ 4□ 3□ 1□ 0□		
	首次病程记录	病例特点	是否简明扼要，重点突出，无遗漏： 1．年龄、特殊的生活习惯及嗜好等 2．病情特点 3．突出的症状和体征 4．辅助检查结果 5．其他疾病史	5□ 4□ 3□ 1□ 0□		入院8小时内完成
		初步诊断	第一诊断为：风湿性心脏病二尖瓣病变（ICD-10：I05）	5□ 4□ 3□ 1□ 0□		
		诊断依据	是否充分、分析合理： 1．病史：风湿热等 2．有明显症状体征：呼吸困难、咯血、不能平卧、尿少、水肿，典型心脏杂音 3．辅助检查：心电图、胸部 X 线检查，超声心动图、冠状动脉造影（年龄>50 岁）	5□ 4□ 3□ 1□ 0□		
		鉴别诊断	是否根据病例特点与下列疾病鉴别： 1．Carey-coombs 杂音 2．Austin-flint 杂音 3．左心房黏液瘤 4．三尖瓣狭窄	5□ 4□ 3□ 1□ 0□		

续 表

住院时间	监控类别	监控项目	监控要点	分数	减分理由	备注
		诊疗计划	是否全面并具有个性化： 1. 完成必需的检查项目 （1）血、尿、粪常规、肝肾功能、电解质、凝血功能、术前感染性疾病筛查（乙肝、丙肝、艾滋病、梅毒等）、风湿活动筛查、血型+术前配血 （2）胸片、心电图、超声心动图 2. 根据患者病情选择 （1）血气分析和肺功能（高龄或既往有肺部病史者）、冠状动脉造影（年龄≥50岁） （2）有其他专业疾病者及时请相关科室会诊 3. 评估是否可以手术 4. 术前准备 5. 手术方案：二尖瓣人工机械瓣置换术 6. 对症治疗	5□ 4□ 3□ 1□ 0□		
	病程记录	上级医师查房记录	是否有重点内容并结合本病例： 1. 补充病史和查体 2. 诊断、鉴别诊断分析 3. 手术前风险评估 4. 提示需要观察和注意的内容，如注意心功能对于手术治疗的影响和注意房颤患者血栓栓塞	5□ 4□ 3□ 1□ 0□		入院48小时内完成
		住院医师查房记录	是否记录、分析全面： 1. 主要症状、体征的变化，病情变化 2. 具体治疗措施和术前准备 3. 记录上级医师查房意见的执行情况 4. 知情告知情况，患者及家属意见	5□ 4□ 3□ 1□ 0□		
住院第2~7天（术前准备日）	病程记录	住院医师查房记录	是否记录： 1. 目前症状及体征变化 2. 术前准备工作完成情况，包括检查、药物、配血、备皮、麻醉科会诊意见等，以及检查结果等对手术的影响分析 3. 请相应科室会诊情况 4. 对症治疗具体内容 5. 向患者或家属交代术前、术中和术后注意事项，签署手术知情同意书情况 6. 手术者术前查看患者的情况	5□ 4□ 3□ 1□ 0□		
		上级医师查房记录	是否记录： 1. 综合分析术前检查结果 2. 手术前评估及手术指征 3. 确定手术方案 4. 结合本病例提出手术风险及预防措施	5□ 4□ 3□ 1□ 0□		
	麻醉知情同意书		是否记录： 1. 一般项目 2. 术前诊断 3. 拟行手术方式 4. 拟行麻醉方式			

续　表

监控类别 / 住院时间		监控项目	监控要点	分数	减分理由	备注
			5．患者基础疾病及可能对麻醉产生影响的特殊情况 6．麻醉中拟行的有创操作和监测 7．麻醉风险，麻醉中及麻醉后可能发生的并发症及应对措施 8．患者签署意见并签名，如为家属或代理人要有授权委托书 9．麻醉医师签字，并写明日期时间	5□ 4□ 3□ 1□ 0□		
	麻醉术前访视记录		是否记录： 1．患者自然信息 2．患者一般情况 3．简要病史 4．与麻醉相关的辅助检查结果 5．拟行手术方式 6．拟行麻醉方式 7．麻醉适应证 8．麻醉风险及预防措施和麻醉中需注意的问题 9．术前麻醉医嘱 10．麻醉医师签字，并写明日期时间	5□ 4□ 3□ 1□ 0□		
	输血知情同意书		是否记录： 1．一般项目 2．输血指征 3．拟输血成分 4．输血前有关检查结果 5．输血风险及可能产生的不良后果及应对措施 6．患者签署意见并签名，如为家属或代理人要有授权委托书 7．医师签名并填写日期	5□ 4□ 3□ 1□ 0□		
	手术知情同意书		是否记录： 1．术前诊断 2．手术名称 3．术式选择及可能改变的术式或替代治疗方案 4．术中、术后可能出现的并发症应对措施 5．手术风险 6．患者签署意见并签名，如为家属或代理人要有授权委托书 7．经治医师和术者签名	5□ 4□ 3□ 1□ 0□		
	术前小结		是否记录： 1．简要病情 2．术前诊断及诊断依据 3．手术指征 4．拟行手术名称和方式 5．拟行麻醉方式 6．术前准备 7．术中注意事项 8．术后处置意见 9．术者术前查看患者的情况	5□ 4□ 3□ 1□ 0□		

续 表

住院时间＼监控类别		监控项目	监控要点	分数	减分理由	备注
	术前讨论		是否记录： 1．讨论地点、时间 2．参加者及主持者的姓名、职称 3．简要病情 4．术前诊断及术前准备情况 5．手术指征及手术方案 6．可能出现的意外和防范措施 7．具体讨论意见和主持人小结 8．记录者签名	5□ 4□ 3□ 1□ 0□		
住院第8天(手术日)	麻醉记录单		是否记录： 1．一般项目 2．患者一般情况和术前特殊情况 3．麻醉前用药及效果 4．术前及术中疾病诊断 5．手术方式及日期 6．麻醉方式 7．麻醉诱导及各项操作开始及结束时间 8．麻醉期间用药名称、方式及剂量 9．麻醉期间特殊或突发情况及处理 10．术中出血量、输血量、输液量等 11．手术起止时间 12．麻醉医师签名	5□ 4□ 3□ 1□ 0□		
	麻醉术后访视记录		是否记录： 1．一般项目 2．患者一般情况 3．目前麻醉恢复情况，清醒时间 4．术后医嘱、是否拔除气管插管等 5．如有特殊情况应详细记录 6．麻醉医师签字并填写日期	5□ 4□ 3□ 1□ 0□		
	体外循环记录单		1．一般项目 2．术前及术后疾病诊断 3．体外循环方法 4．体外循环起止时间 5．心脏停搏起止时间 6．心脏复搏方法及复搏后情况 7．体外循环氧合器类型及粘贴条码 8．术中出血量、输血量、心脏停搏液体量、其他液体量	5□ 4□ 3□ 1□ 0□		
	手术记录		是否记录： 1．一般项目 2．手术日期 3．术前及术中诊断 4．手术名称 5．手术医师术者及助手姓名 6．护士姓名（分别记录刷手及巡回护士）	5□ 4□ 3□ 1□ 0□		术者术后24小时内完成

续 表

住院时间 \ 监控类别		监控项目	监控要点	分数	减分理由	备注
			7．输血量、特殊成分输血、输液量 8．麻醉方法 9．手术经过：按照规定记录手术经过，详细描述手术中探查及术中所见病灶的解剖位置及外观（大小、位置）、人工机械瓣型号、缝线型号，术中心脏停搏时间，心脏复搏情况 10．术后患者去向：回病房、监护室或麻醉恢复室 11．医师签字			
	手术安全核查记录		是否记录： 1．手术安全核查记录单并且填写完整 2．手术医师、麻醉医师和手术护士三方核对，并签字齐全	5□ 4□ 3□ 1□ 0□		
	手术清点记录		是否记录： 1．一般项目 2．术中所用各种器械和敷料数量的清点核对 3．巡回护士和手术器械护士签名	5□ 4□ 3□ 1□ 0□		
	术后首次病程记录		是否记录： 1．手术时间 2．术中诊断 3．麻醉方式 4．手术简要经过 5．术后处理措施 6．术后患者一般情况 7．术后医嘱及应当特别注意观察的事项	5□ 4□ 3□ 1□ 0□		参加手术者术后即时完成
住院第9天(术后第1天)	病程记录	住院医师查房记录	是否记录、分析如下内容： 1．生命体征，病情变化，体温、引流量及性状，饮食恢复情况和药物不良反应 2．切口情况、换药情况、拔除引流管及拆线情况 3．核查辅助检查结果是否有异常 4．病情评估 5．调整治疗分析，如抗凝治疗及抗凝监测 6．上级医师意见执行情况 7．术后注意事项宣教	5□ 4□ 3□ 1□ 0□		术后连续3天须有参加手术的医师或上级医师的查房记录
		上级医师查房记录	是否记录： 1．术后病情评估 2．确定是否有术后并发症 3．术后需要注意的事项 4．术后治疗方案 5．补充、更改诊断分析和确定诊断分析	5□ 4□ 3□ 1□ 0□		

续 表

住院时间	监控类别	监控项目	监控要点	分数	减分理由	备注
住院第10~17天（术后日）	病程记录	住院医师查房记录	是否记录、分析： 1．目前的症状、体征，伤口换药或拆线及切口愈合情况 2．病情评估及疗效评估 3．目前的治疗情况 4．分析是否符合出院标准 5．出院后的治疗方案 6．出院后注意事项	5□ 4□ 3□ 1□ 0□		
		上级医师查房记录	是否记录、分析： 1．手术疗效评估，预期目标完成情况 2．确定符合出院标准 3．出院后治疗方案	5□ 4□ 3□ 1□ 0□		
住院第18天（出院日）	病程记录	住院医师查房记录	是否记录： 1．目前症状及体征 2．目前治疗情况 3．实验室检查指标正常与否 4．向患者交代出院后注意事项	5□ 4□ 3□ 1□ 0□		
	出院记录		记录是否齐全，重要内容无遗漏，如： 1．入院情况 2．诊疗经过：麻醉、手术方式；术中特殊情况及处理；术后并发症等 3．出院情况：症状、体征、切口愈合情况等 4．出院医嘱：出院带药需写明药物名称、用量、服用方法，需要调整的药物要注明调整的方法，如抗凝治疗及抗凝监测；需要复查的辅助检查；出院后患者需要注意的事项；门诊复查时间及项目等	5□ 4□ 3□ 1□ 0□		
	特殊检查、特殊治疗同意书的医学文书		包括自然项目（另页书写时）、特殊检查、特殊治疗项目名称、目的、可能出现的并发症及风险、或替代治疗方案、患者或家属（家属或代理人要有授权委托书）签署是否同意检查或治疗、患者签名、医师签名等	5□ 4□ 3□ 1□ 0□		
	病危（重）通知书		包括自然项目（另页书写时）、目前诊断、病情危重情况，患方签名（家属或代理人要有授权委托书）、医师签名并填写日期	5□ 4□ 3□ 1□ 0□		
重点医嘱	长期医嘱	住院第1天	1．心外科二级护理常规 2．饮食 3．术前调整心功能	5□ 4□ 3□ 1□ 0□		
		住院第2~7天（术前准备日）	1．患者基础用药 2．既往用药			
		住院第8天（手术日）	1．心脏体外循环直视术后护理 2．特级护理 3．禁食、水			

续 表

住院时间	监控类别	监控项目	监控要点	分数	减分理由	备注
			4．生命体征、血流动力学监测 5．呼吸机辅助呼吸 6．预防用抗生素 7．强心利尿补钾药 8．留置引流管并计引流量 9．保留尿管并记录尿量 10．胃黏膜保护剂 11．其他特殊医嘱			
		住院第 9 天（术后第 1 天）	特级或一级护理，余同前			
		住院第 10~17 天（术后日）	根据病情变化调整抗生素			
	临时医嘱	住院第 1 天	1．血尿粪常规检查、凝血功能、术前感染性疾病筛查、肝肾功能、电解质、血气分析 2．X 线胸片、心电图、超声心动图 3．根据患者情况选择肺功能、脑血管、冠状动脉造影检查			
		住院第 2~7 天（术前准备日）	1．根据会诊科室要求开检查单 2．对症处理 3．术前医嘱 4．准备明日在全麻体外循环下行二尖瓣人工机械瓣置换术 5．术前禁食、水 6．术前用抗生素皮试 7．术区备皮 8．术前灌肠 9．配血 10．术中特殊用药 11．其他特殊医嘱			
		住院第 8 天（手术日）	1．补液 2．血管活性药 3．血常规、生化全项、X 线床旁摄片，血气分析、凝血功能检查 4．输血及或补晶体、胶体液（必要时） 5．其他特殊医嘱			
		住院第 9 天（术后第 1 天）	1．复查血常规及相关指标 2．输血及/或补晶体、胶体液（必要时） 3．换药，拔引流管，拆线 4．镇痛等对症处理 5．补液 6．血管活性药 7．强心利尿药 8．拔除气管插管后开始常规抗凝治疗、抗凝监测			

续 表

住院时间 \ 监控类别		监控项目	监控要点	分数	减分理由	备注
		住院第10~17天（术后日）	1．复查血尿常规、生化（必要时） 2．输血及或补晶体、胶体液（必要时） 3．换药（必要时） 4．对症处理 5．抗凝治疗、抗凝监测			
		住院第18天（出院日）	1．出院带药 2．终生抗凝 3．定期复查，如有不适，随诊			
一般书写规范		各项内容	完整、准确、清晰、签字	5□ 4□ 3□ 1□ 0□		
变异情况		变异条件及原因	1．围术期并发症：左心室破裂、人工瓣功能障碍、心功能不全、出血、瓣周漏、与抗凝相关的血栓栓塞和出血、溶血、感染性心内膜炎、术后伤口感染等造成住院日延长和费用增加 2．合并其他系统疾病，可能导致这些疾病加重而需要治疗，从而延长治疗时间和增加住院费用 3．人工机械瓣的选择：由于患者的要求选择了不同的机械瓣（国产和进口）会导致住院费用存在差异 4．其他因素：术前心功能及其他重要脏器功能不全需调整；特殊原因（如稀有血型短缺等）造成的住院时间延长费用增加	5□ 4□ 3□ 1□ 0□		

十四、妇　　科

（一）子宫腺肌病

子宫腺肌病临床路径

1．进入临床路径标准

疾病诊断：子宫腺肌病（ICD-10：N80.001）

手术操作：子宫切除术（ICD-9-CM-3：68.3/68.4/68.5）

2．病案质量监控表

住院时间＼监控类别			监控项目	监控要点	分数	减分理由	备注
首页			主要诊断名称及编码	疾病诊断：子宫腺肌病（ICD-10：N80.001）	5□ 4□ 3□ 1□ 0□		
			主要手术名称及编码	子宫切除术（ICD-9-CM-3：68.3/68.4/68.5）			
			其他诊断名称及编码	无遗漏，编码准确			
			其他项目	内容完整、准确、无遗漏	5□ 4□ 3□ 1□ 0□		
住院第1天	入院记录	主诉与现病史	主要症状	是否记录描述主要症状及发病时间，并重点描述： 1．痛经：继发痛经，进行性加剧，常为痉挛性 2．月经量：表现为月经量增多及经期延长，少数可有月经前后点滴出血 3．其他：经血过多可引起贫血、虚弱 4．对体力、饮食、睡眠、活动的影响	5□ 4□ 3□ 1□ 0□		入院24小时内完成
			病情演变过程	是否描述主要症状的演变过程，如： 1．痛经变化 2．月经改变 3．是否做过妇科检查，是否治疗过，效果如何 4．是否定期妇科检查	5□ 4□ 3□ 1□ 0□		
			其他伴随症状	是否记录伴随症状，如： 1．不孕 2．贫血	5□ 4□ 3□ 1□ 0□		
			住院前诊疗过	是否记录诊断、治疗情况，如： 1．做过何种检查，结果是否正常（超声，诊刮） 2．诊断过何种疾病	5□ 4□ 3□		

续　表

住院时间 \ 监控类别		监控项目	监控要点	分数	减分理由	备注
		程	3．用过何种药物，用药时间、剂量、总量及效果如何（GnRH-α 等）	1□ 0□		
		个人史 月经婚育史 既往史 家族史	是否按照病历书写规范记录，并重点记录与疾病相关内容，如： 1．个人史 2．月经婚育史：月经周期，量；孕产次 3．既往史：有无人流史，有无内科合并症 4．家族中有无类似患者	5□ 4□ 3□ 1□ 0□		
		体格检查	是否按照病历书写规范记录，并记录重要体征，无遗漏，如： 1．大体检查：是否贫血貌 2．妇科检查 （1）外阴：是否有溃疡、赘生物 （2）阴道：是否通畅 （3）宫颈：大小、质地、有无接触出血、有无触痛 （4）子宫：位置、大小、质地、活动度、有无压痛 （5）附件	5□ 4□ 3□ 1□ 0□		
		辅助检查	是否记录辅助检查结果，如： 血常规、盆腔超声	5□ 4□ 3□ 1□ 0□		
	首次病程记录	病例特点	是否简明扼要，重点突出，无遗漏，如： 1．主要症状 2．主要检查、治疗过程 3．突出体征，如妇科检查结果 4．辅助检查结果。如影像学结果 5．其他疾病史	5□ 4□ 3□ 1□ 0□		入院8小时内完成
		初步诊断	第一诊断为：子宫腺肌病（ICD-10：N80.001）	5□ 4□ 3□ 1□ 0□		
		诊断依据	是否充分、分析合理，如： 1．病史：继发渐进性痛经 2．症状：痛经及月经改变是本病的主要症状。注意描述痛经的严重程度，是否需要服药，服药是否有效；月经周期、经期、经量等 3．体征：腹部查体，描述与疾病诊断及鉴别诊断有关的阳性、阴性体征 4．辅助检查：超声检查	5□ 4□ 3□ 1□ 0□		
		鉴别诊断	是否根据病例特点与下列疾病鉴别： 1．子宫肌瘤 2．子宫肉瘤 3．子宫肥大症	5□ 4□ 3□ 1□ 0□		

续 表

<table>
<tr><td colspan="2">监控类别
住院时间</td><td>监控项目</td><td>监控要点</td><td>分数</td><td>减分理由</td><td>备注</td></tr>
<tr><td rowspan="3"></td><td></td><td>诊疗计划</td><td>是否全面并具有个性化：
1. 完成必需的检查项目
（1）血常规、尿常规、粪常规
（2）肝肾功能、电解质、血糖、血型、凝血功能、感染性疾病筛查（乙肝、丙肝、艾滋病、梅毒等）
（3）盆腔超声，胸片，心电图
（4）宫颈 TCT 或巴氏涂片
（5）必要时行血清肿瘤标志物，腹部超声，盆腔 CT 或 MRI，肠道及泌尿系造影，心、肺功能测定
2. 评估是否可以手术
3. 术前准备
4. 手术方案：经腹腔镜或开腹或经阴道行子宫切除术
5. 对症治疗</td><td>5□
4□
3□
1□
0□</td><td></td><td></td></tr>
<tr><td rowspan="2">病程记录</td><td>上级医师查房记录</td><td>是否有重点内容并结合本病例：
1. 补充病史和查体
2. 诊断、鉴别诊断
3. 完善术前检查
4. 提示需要观察和注意的内容</td><td>5□
4□
3□
1□
0□</td><td></td><td>入院 48 小时内完成</td></tr>
<tr><td>住院医师查房记录</td><td>是否记录、分析全面：
1. 主要症状、体征
2. 具体治疗措施和术前准备
3. 上级医师查房意见的执行情况
4. 知情告知情况，患者及家属意见</td><td>5□
4□
3□
1□
0□</td><td></td><td></td></tr>
<tr><td rowspan="3">住院第 2 天（术前准备日）</td><td rowspan="2">病程记录</td><td>住院医师查房记录</td><td>是否记录：
1. 目前症状及体征变化
2. 术前准备工作完成情况，包括检查、药物、配血、备皮、麻醉科会诊意见等，以及检查结果等对手术的影响分析
3. 请相应科室会诊情况
4. 向患者或家属交代术前、术中和术后注意事项，签署手术知情同意书情况
5. 手术者术前查看患者的情况</td><td>5□
4□
3□
1□
0□</td><td></td><td></td></tr>
<tr><td>上级医师查房记录</td><td>是否记录：
1. 综合分析术前检查结果
2. 手术前评估及手术指征，无手术禁忌证
3. 确定手术方案
4. 结合本病例提出手术风险及预防措施</td><td>5□
4□
3□
1□
0□</td><td></td><td></td></tr>
<tr><td>麻醉知情同意书</td><td></td><td>是否记录：
1. 一般项目
2. 术前诊断
3. 拟行手术方式
4. 拟行麻醉方式
5. 患者基础疾病及可能对麻醉产生影响的特殊情况</td><td>5□
4□
3□
1□
0□</td><td></td><td></td></tr>
</table>

续 表

监控类别／住院时间		监控项目	监控要点	分数	减分理由	备注
			6．麻醉中拟行的有创操作和监测 7．麻醉风险，麻醉中及麻醉后可能发生的并发症及应对措施 8．患者签署意见并签名，如为家属或代理人需有授权委托书 9．麻醉医师签字，并记录日期和时间			
	麻醉术前访视记录		是否记录： 1．患者自然信息 2．患者一般情况 3．简要病史 4．与麻醉相关的辅助检查结果 5．拟行手术方式 6．拟行麻醉方式 7．麻醉适应证 8．麻醉风险及预防措施和麻醉中需注意的问题 9．术前麻醉医嘱 10．麻醉医师签字，并记录日期和时间	5□ 4□ 3□ 1□ 0□		
	输血知情同意书		是否记录： 1．一般项目 2．输血指征 3．拟输血成分 4．输血前有关检查结果 5．输血风险及可能产生的不良后果及应对措施 6．患者签署意见并签名，如为家属或代理人需有授权委托书 7．医师签名并填写日期	5□ 4□ 3□ 1□ 0□		
	手术知情同意书		是否记录： 1．术前诊断 2．手术名称 3．术式选择及可能改变的术式 4．术中、术后可能出现的并发症及应对措施 5．手术风险 6．患者签署意见并签名，如为家属或代理人需有授权委托书 7．经治医师和术者签名	5□ 4□ 3□ 1□ 0□		
	术前小结		是否记录： 1．简要病情 2．术前诊断及诊断依据 3．手术指征 4．拟行手术名称和方式 5．拟行麻醉方式 6．术前准备 7．术中注意事项 8．术后处置意见 9．术者术前查看患者的情况	5□ 4□ 3□ 1□ 0□		

续 表

住院时间＼监控类别		监控项目	监控要点	分数	减分理由	备注
	术前讨论		是否记录： 1．讨论地点、时间 2．参加者及主持者的姓名、职称 3．简要病情 4．术前诊断及术前准备情况 5．手术指征及手术方案 6．可能出现的意外和防范措施 7．具体讨论意见和主持人小结 8．记录者签名	5□ 4□ 3□ 1□ 0□		
住院第3~4天（手术日）	麻醉记录单		是否记录： 1．一般项目 2．患者一般情况和术前特殊情况 3．麻醉前用药及效果 4．术前及术中疾病诊断 5．手术方式及日期 6．麻醉方式 7．麻醉诱导及各项操作开始及结束时间 8．麻醉期间用药名称、方式及剂量 9．麻醉期间特殊或突发情况及处理 10．术中出血量、输血量、输液量等 11．手术起止时间 12．麻醉医师签名	5□ 4□ 3□ 1□ 0□		
	麻醉术后访视记录		是否记录： 1．一般项目 2．患者一般情况 3．目前麻醉恢复情况，清醒时间 4．术后医嘱、是否拔除气管插管等 5．如有特殊情况应详细记录 6．麻醉医师签字并填写日期	5□ 4□ 3□ 1□ 0□		
	手术记录		是否记录： 1．一般项目 2．手术日期 3．术前及术中诊断 4．手术名称 5．手术医师术者及助手姓名 6．护士姓名（分别记录刷手及巡回护士） 7．输血量、特殊成分输血、输液量 8．麻醉方法 9．手术经过：麻醉是否成功；患者体位；手术切口位置；手术中探查脏器顺序；术中所见子宫的外观、大小、与周围组织的关系；切除的范围，切除标本的去向；术中对输尿管的保护措施，是否有损伤；术中出血量；手术结束前器械、纱布清点情况 10．术后患者去向：回病房、监护室或麻醉恢复室 11．术者签字	5□ 4□ 3□ 1□ 0□		术者术后24小时内完成

续 表

住院时间＼监控类别		监控项目	监控要点	分数	减分理由	备注
	手术安全核查记录		是否记录： 1. 手术安全核查记录单并且填写完整 2. 手术医师、麻醉医师和手术护士三方核对，并签字齐全	5□ 4□ 3□ 1□ 0□		
	手术清点记录		是否记录： 1. 一般项目 2. 术中所用各种器械和敷料数量的清点核对 3. 巡回护士和手术器械护士签名	5□ 4□ 3□ 1□ 0□		
	术后首次病程记录		是否记录： 1. 手术时间 2. 术中诊断 3. 麻醉方式 4. 手术简要经过 5. 术后处理措施 6. 术后患者一般情况 7. 术后医嘱及特别注意观察的事项	5□ 4□ 3□ 1□ 0□		参加手术者术后即时完成
住院第4~5天（术后第1天）	病程记录	住院医师查房记录	是否记录、分析如下内容： 1. 生命体征，病情变化，肠功能恢复情况及饮食恢复情况 2. 腹部引流液的量、颜色、性状 3. 切口情况、换药情况 4. 核查辅助检查结果是否有异常 5. 术后病情评估 6. 调整治疗分析 7. 上级医师意见执行情况 8. 术后注意事项宣教	5□ 4□ 3□ 1□ 0□		术后连续3天须有参加手术的医师或上级医师的查房记录
		上级医师查房记录	是否记录： 1. 术后病情评估 2. 确定是否有术后并发症和手术切口感染 3. 术后需要注意的事项 4. 术后治疗方案 5. 补充、更改诊断分析和确定诊断分析	5□ 4□ 3□ 1□ 0□		
住院第5~8天（术后日）	病程记录	住院医师查房记录	是否记录、分析： 1. 目前的症状、体征，切口换药及引流情况 2. 病情评估及疗效评估 3. 目前的治疗情况 4. 分析是否符合出院标准 5. 出院后治疗方案 6. 出院后注意事项	5□ 4□ 3□ 1□ 0□		
		上级医师查房记录	是否记录、分析： 1. 手术疗效评估，预期目标完成情况 2. 确定符合出院标准 3. 出院后治疗方案	5□ 4□ 3□ 1□ 0□		

续 表

住院时间	监控类别	监控项目	监控要点	分数	减分理由	备注
住院第9~12天（出院日）	病程记录	住院医师查房记录	是否记录： 1．目前症状及体征 2．目前治疗情况，下一步治疗方案 3．切口拆线及愈合情况 4．实验室检查指标正常与否 5．向患者交代出院后治疗方案及注意事项	5□ 4□ 3□ 1□ 0□		
	出院记录		是否记录齐全，重要内容无遗漏，如： 1．入院情况 2．诊疗经过：麻醉、手术方式；术中特殊情况及处理；术后并发症等 3．出院情况：症状、体征、功能恢复、切口愈合情况及病理结果等 4．出院医嘱：出院带药需写明药物名称、用量、服用方法，需要调整的药物要注明调整的方法；出院后患者需要注意的事项；门诊复查时间及项目等	5□ 4□ 3□ 1□ 0□		
	特殊检查、特殊治疗同意书的医学文书		包括自然项目（另页书写时）、特殊检查、特殊治疗项目名称、目的、可能出现的并发症及风险、或替代治疗方案、患者或家属签署是否同意检查或治疗、患者签名、医师签名等	5□ 4□ 3□ 1□ 0□		
	病危（重）通知书		包括自然项目（另页书写时）、目前诊断、病情危重情况，患方签名、医师签名并填写日期	5□ 4□ 3□ 1□ 0□		
重点医嘱	长期医嘱	住院第1天	1．妇科二级护理常规 2．饮食 3．患者既往基础用药	5□ 4□ 3□ 1□ 0□		
		住院第2天（术前准备日）	1．妇科二级护理常规 2．饮食 3．患者既往基础用药			
		住院第3~4天（手术日）	1．禁食、水 2．一级护理 3．引流（酌情） 4．留置尿管 5．会阴冲洗 6．抗生素			
		住院第4~5天（术后第1天）	1．一级护理 2．流食 3．抗生素 4．可停留置导尿			
		住院第5~8天（术后日）	1．二级护理 2．半流质或普食（根据情况） 3．停引流记量 4．停留置导尿			

续 表

住院时间＼监控类别		监控项目	监控要点	分数	减分理由	备注
	临时医嘱	住院第1天	1．血常规、尿常规、粪常规 2．肝肾功能、电解质、血糖、血型、凝血功能、感染性疾病筛查 3．盆腔超声，胸片，心电图 4．宫颈TCT或巴氏涂片 5．行血清肿瘤标志物，腹部超声，盆腔CT或MRI，肠道及泌尿系造影，心、肺功能测定（必要时）			
		住院第2天（术前准备日）	1．常规准备明日在全麻或腰硬联合麻醉下经腹腔镜或开腹或经阴道行子宫切除术 2．手术野皮肤准备 3．配血400ml 4．术前禁食、水 5．阴道准备 6．肠道准备 7．抗生素 8．导尿包 9．其他特殊医嘱			
		住院第3~4天（手术日）	1．今日在全麻或腰硬联合麻醉下经腹腔镜或经开腹或经阴道行子宫切除术 2．心电监护、吸氧（必要时） 3．补液、维持水电平衡 4．镇吐、镇痛（酌情） 5．其他特殊医嘱			
		住院第4~5天（术后第1天）	1．换药 2．镇吐、镇痛（酌情） 3．补液、维持水电解质平衡 4．其他特殊医嘱			
		住院第5~8天（术后日）	1．换药 2．复查相关检查（血、尿常规等）			
		住院第9~12天（出院日）	1．全休6周 2．禁性生活及盆浴6周 3．出院带药			
一般书写规范		各项内容	完整、准确、清晰、签字	5□ 4□ 3□ 1□ 0□		
变异情况		变异条件及原因	1．因实验室检查异常需要复查，导致术前住院时间延长 2．有影响手术的合并症，需要进行相关的诊断和治疗 3．因手术并发症需要进一步治疗	5□ 4□ 3□ 1□ 0□		

（二）卵巢良性肿瘤

卵巢良性肿瘤临床路径

1．进入临床路径标准

疾病诊断：卵巢良性肿瘤（ICD-10：D27）

手术操作：卵巢肿瘤剥除术或附件切除术（ICD-9-CM-3：65.22/65.24/65.25/65.29/65.4/65.6）

2．病案质量监控表

住院时间 \ 监控类别		监控项目		监控要点	分数	减分理由	备注
首页		主要诊断名称及编码		卵巢良性肿瘤（ICD-10：D27）	5□ 4□ 3□ 1□ 0□		
		主要手术名称及编码		卵巢肿瘤剥除术或附件切除术（ICD-9-CM-3：65.22/65.24 /65.25/65.29/65.4/65.6）			
		其他诊断名称及编码		无遗漏，编码准确			
		其他项目		内容完整、准确、无遗漏	5□ 4□ 3□ 1□ 0□		
住院第1天	入院记录	主诉与现病史	主要症状	是否记录描述发现盆腔包块的原因及发病时间（体检或自己扪及），并重点描述： 1．如何发现盆腔包块，时间，自觉症状等 2．对体力、饮食、睡眠、活动的影响	5□ 4□ 3□ 1□ 0□		入院24小时内完成
			病情演变过程	是否描述主要症状的演变过程，如： 1．较大肿瘤是否有盆腔压迫症状，包括呼吸困难、尿潴留、下肢水肿等 2．是否有腹痛，性质如何；是否伴随月经改变 3．发现后的诊治过程是否做过妇科检查，是否治疗过，效果如何 4．是否定期妇科检查	5□ 4□ 3□ 1□ 0□		
			其他伴随症状	是否记录伴随症状，如： 1．下腹痛及腰痛 2．体重下降、消化道症状	5□ 4□ 3□ 1□ 0□		
			住院前诊疗过程	是否记录诊断、治疗情况，如： 1．做过何种检查，结果是否正常 2．诊断过何种疾病 3．用过何种药物，用药时间、剂量、总量及效果如何	5□ 4□ 3□ 1□ 0□		

续 表

住院时间	监控类别	监控项目	监控要点	分数	减分理由	备注
		个人史 月经婚育史 既往史 家族史	是否按照病历书写规范记录，并重点记录与疾病相关内容： 1．个人史 2．月经婚育史：月经周期，量；孕产次 3．既往史：有无慢性病史等 4．家族史：有无恶性肿瘤家族史	5□ 4□ 3□ 1□ 0□		
		体格检查	是否按照病历书写规范记录，并记录重要体征，无遗漏，如： 1．大体检查 2．妇科检查 （1）外阴 （2）阴道 （3）宫颈：大小、质地、有无接触出血、有无触痛 （4）子宫：位置、大小、质地、活动度、有无压痛 （5）附件：重点描述包块大小、位置、活动度、有无压痛	5□ 4□ 3□ 1□ 0□		
		辅助检查	是否记录辅助检查结果，如： 血常规、盆腔超声	5□ 4□ 3□ 1□ 0□		
	首次病程记录	病例特点	是否简明扼要，重点突出，无遗漏： 1．主要症状 2．主要检查及治疗过程 3．突出体征，如妇科检查结果 4．辅助检查结果，如妇科检查、影像学检查、肿瘤标志物 5．其他疾病史	5□ 4□ 3□ 1□ 0□		入院8小时内完成
		初步诊断	第一诊断为：卵巢良性肿瘤（ICD-10：D27）	5□ 4□ 3□ 1□ 0□		
		诊断依据	是否充分、分析合理： 1．妇科检查：重点为肿物的大小、性质、活动度，有无压痛 2．盆腔B超结果	5□ 4□ 3□ 1□ 0□		
		鉴别诊断	是否根据病例特点与下列疾病鉴别： 1．卵巢恶性肿瘤 2．输卵管肿物或积液 3．子宫浆膜下肌瘤 4．腹膜外肿瘤	5□ 4□ 3□ 1□ 0□		

续 表

住院时间 \ 监控类别		监控项目	监控要点	分数	减分理由	备注
		诊疗计划	是否全面并具有个性化： 1. 完成必需的检查项目 （1）血常规、尿常规、粪常规 （2）肝肾功能、电解质、血糖、血型、凝血功能、感染性疾病筛查（乙肝、丙肝、艾滋病、梅毒等）、血清肿瘤标志物 （3）宫颈 TCT 或巴氏涂片 （4）盆、腹腔超声，胸片，心电图 （5）行腹部超声，盆腔 CT 或 MRI，肠道及泌尿系造影，心、肺功能测定（必要时） 2. 评估是否可以手术 3. 术前准备 4. 手术方案：全麻或腰硬联合麻醉下经腹腔镜或开腹行卵巢肿瘤剥除术或附件切除术 5. 对症治疗	5□ 4□ 3□ 1□ 0□		
	病程记录	上级医师查房记录	是否有重点内容并结合本病例： 1. 补充病史和查体 2. 诊断、鉴别诊断 3. 治疗方案分析，提出诊疗意见 4. 完善术前检查 5. 提示需要观察和注意的内容	5□ 4□ 3□ 1□ 0□		入院48 小时内完成
		住院医师查房记录	是否记录、分析全面： 1. 主要症状、体征 2. 具体治疗措施和术前准备 3. 上级医师查房意见的执行情况 4. 知情告知情况，患者及家属意见	5□ 4□ 3□ 1□ 0□		
住院第2天(术前准备日)	病程记录	住院医师查房记录	是否记录： 1. 目前症状及体征变化 2. 术前准备工作完成情况，包括检查、药物、配血、备皮、麻醉科会诊意见等，以及检查结果等对手术的影响分析 3. 请相应科室会诊情况 4. 向患者或家属交代术前术中和术后注意事项，签署手术知情同意书情况 5. 手术者术前查看患者的情况	5□ 4□ 3□ 1□ 0□		
		上级医师查房记录	是否记录： 1. 综合分析术前检查结果 2. 手术前评估及手术指征，无手术禁忌证 3. 确定手术方案 4. 结合本病例提出手术风险及预防措施	5□ 4□ 3□ 1□ 0□		
	麻醉知情同意书		是否记录： 1. 一般项目 2. 术前诊断 3. 拟行手术方式 4. 拟行麻醉方式 5. 患者基础疾病及可能对麻醉产生影响的特殊情况	5□ 4□ 3□ 1□ 0□		

续 表

住院时间 \ 监控类别		监控项目	监控要点	分数	减分理由	备注
			6．麻醉中拟行的有创操作和监测 7．麻醉风险，麻醉中及麻醉后可能发生的并发症及应对措施 8．患者签署意见并签名，如为家属或代理人需有授权委托书 9．麻醉医师签字，并记录日期和时间			
	麻醉术前访视记录		是否记录： 1．患者自然信息 2．患者一般情况 3．简要病史 4．与麻醉相关的辅助检查结果 5．拟行手术方式 6．拟行麻醉方式 7．麻醉适应证 8．麻醉风险及预防措施和麻醉中需注意的问题 9．术前麻醉医嘱 10．麻醉医师签字，并记录日期和时间	5□ 4□ 3□ 1□ 0□		
	输血知情同意书		是否记录： 1．一般项目 2．输血指征 3．拟输血成分 4．输血前有关检查结果 5．输血风险及可能产生的不良后果及应对措施 6．患者签署意见并签名，如为家属或代理人需有授权委托书 7．医师签名并填写日期	5□ 4□ 3□ 1□ 0□		
	手术知情同意书		是否记录： 1．术前诊断 2．手术名称 3．术式选择及有可能改变的术式 4．术中、术后可能出现的并发症及应对措施 5．手术风险 6．患者签署意见并签名，如为家属或代理人需有授权委托书 7．经治医师和术者签名	5□ 4□ 3□ 1□ 0□		
	术前小结		是否记录： 1．简要病情 2．术前诊断及诊断依据 3．手术指征 4．拟行手术名称和方式 5．拟行麻醉方式 6．术前准备 7．术中注意事项 8．术后处置意见 9．术者术前查看患者的情况	5□ 4□ 3□ 1□ 0□		

续 表

<table>
<tr><th colspan="2">监控类别
住院时间</th><th>监控项目</th><th>监控要点</th><th>分数</th><th>减分理由</th><th>备注</th></tr>
<tr><td></td><td>术前讨论</td><td></td><td>是否记录：
1．讨论地点、时间
2．参加者及主持者的姓名、职称
3．简要病情
4．术前诊断及术前准备情况
5．手术指征及手术方案
6．可能出现的意外和防范措施
7．具体讨论意见和主持人小结
8．记录者签名</td><td>5□
4□
3□
1□
0□</td><td></td><td></td></tr>
<tr><td rowspan="3">住院第3~5天（手术日）</td><td>麻醉记录单</td><td></td><td>是否记录：
1．一般项目
2．患者一般情况和术前特殊情况
3．麻醉前用药及效果
4．术前及术中疾病诊断
5．手术方式及日期
6．麻醉方式
7．麻醉诱导及各项操作开始及结束时间
8．麻醉期间用药名称、方式及剂量
9．麻醉期间特殊或突发情况及处理
10．术中出血量、输血量、输液量等
11．手术起止时间
12．麻醉医师签名</td><td>5□
4□
3□
1□
0□</td><td></td><td></td></tr>
<tr><td>麻醉术后访视记录</td><td></td><td>是否记录：
1．一般项目
2．患者一般情况
3．目前麻醉恢复情况，清醒时间
4．术后医嘱、是否拔除气管插管等
5．如有特殊情况应详细记录
6．麻醉医师签字并填写日期</td><td>5□
4□
3□
1□
0□</td><td></td><td></td></tr>
<tr><td>手术记录</td><td></td><td>是否记录：
1．一般项目
2．手术日期
3．术前及术中诊断
4．手术名称
5．手术医师术者及助手姓名
6．护士姓名（分别记录刷手及巡回护士）
7．输血量、特殊成分输血、输液量
8．麻醉方法
9．手术经过：麻醉是否成功；患者体位；手术切口位置；手术中探查脏器顺序；术中所见肿瘤的解剖位置、外观、大小、与周围组织的关系；切除肿瘤的范围；切除肿瘤的大小，切除标本的去向；术中对周围脏器的保护措施，是否有损伤；术中出血量；手术结束前器械、纱布清点情况
10．术后患者去向：回病房、监护室或麻醉恢复室
11．术者签字</td><td>5□
4□
3□
1□
0□</td><td></td><td>术者术后24小时内完成</td></tr>
</table>

续　表

监控类别 住院时间		监控项目	监控要点	分数	减分理由	备注
	手术安全核查记录		是否记录： 1．手术安全核查记录单并且填写完整 2．手术医师、麻醉医师和手术护士三方核对，并签字齐全	5□ 4□ 3□ 1□ 0□		
	手术清点记录		是否记录： 1．一般项目 2．术中所用各种器械和敷料数量的清点核对 3．巡回护士和手术器械护士签名	5□ 4□ 3□ 1□ 0□		
	术后首次病程记录		是否记录： 1．手术时间 2．术中诊断 3．麻醉方式 4．手术简要经过 5．术后处理措施 6．术后患者一般情况 7．术后医嘱及应当特别注意观察的事项	5□ 4□ 3□ 1□ 0□		参加手术者术后即时完成
住院第4~6天（术后第1天）	病程记录	住院医师查房记录	是否记录、分析如下内容： 1．生命体征，病情变化，肠功能恢复情况及饮食恢复情况 2．腹部引流液的量、颜色、性状 3．切口情况、换药情况 4．核查辅助检查结果是否有异常 5．术后病情评估 6．调整治疗分析 7．上级医师意见执行情况 8．术后注意事项宣教	5□ 4□ 3□ 1□ 0□		术后连续3天须有参加手术的医师或上级医师的查房记录
		上级医师查房记录	是否记录： 1．术后病情评估 2．确定是否有术后并发症和手术切口感染 3．术后需要注意的事项 4．术后治疗方案 5．补充、更改诊断分析和确定诊断分析	5□ 4□ 3□ 1□ 0□		
住院第5~7天（术后日）	病程记录	住院医师查房记录	是否记录、分析： 1．目前的症状体征，切口换药情况 2．病情评估及疗效评估 3．目前的治疗情况 4．分析是否符合出院标准 5．出院后的治疗方案 6．出院后注意事项	5□ 4□ 3□ 1□ 0□		
		上级医师查房记录	是否记录、分析： 1．手术疗效评估，预期目标完成情况 2．确定符合出院标准 3．出院后治疗方案	5□ 4□ 3□ 1□ 0□		

续 表

住院时间 \ 监控类别		监控项目	监控要点	分数	减分理由	备注
住院第6~10天（出院日）	病程记录	住院医师查房记录	是否记录： 1．目前症状及体征 2．目前治疗情况，下一步治疗方案 3．切口拆线及愈合情况 4．实验室检查指标正常与否 5．向患者交代出院后治疗方案及注意事项	5□ 4□ 3□ 1□ 0□		
	出院记录		是否记录齐全，重要内容无遗漏，如： 1．入院情况 2．诊疗经过：麻醉、手术方式；术中特殊情况及处理；术后并发症等 3．出院情况：症状、体征、功能恢复、切口愈合情况及病理结果等 4．出院医嘱：出院带药需写明药物名称、用量、服用方法，需要调整的药物要注明调整的方法；出院后患者需要注意的事项；门诊复查时间及项目等	5□ 4□ 3□ 1□ 0□		
	特殊检查、特殊治疗同意书的医学文书		包括自然项目（另页书写时）、特殊检查、特殊治疗项目名称、目的、可能出现的并发症及风险、或替代治疗方案、患者或家属签署是否同意检查或治疗、患者签名、医师签名等	5□ 4□ 3□ 1□ 0□		
	病危（重）通知书		包括自然项目（另页书写时）、目前诊断、病情危重情况，患方签名、医师签名并填写日期	5□ 4□ 3□ 1□ 0□		
重点医嘱	长期医嘱	住院第1天	1．妇科二级护理常规 2．饮食 3．患者既往基础用药	5□ 4□ 3□ 1□ 0□		
		住院第2天（术前准备日）	1．妇科二级护理常规 2．饮食 3．患者既往基础用药			
		住院第3~5天（手术日）	1．一级护理 2．明日流质饮食 3．保留腹腔引流管，记引流量（酌情） 4．留置导尿管，记尿量			
		住院第4~6天（术后第1天）	1．一级护理 2．流质饮食 3．抗生素 4．可留置导尿管			
		住院第5~7天（术后日）	1．二级护理 2．半流质饮食（根据情况） 3．停腹腔引流记量 4．拔除导尿管			
	临时医嘱	住院第1天	1．血、尿、粪常规 2．肝肾功能、电解质、血糖、凝血功能、血型、感染性疾病筛查、血清肿瘤标志物			

续　表

住院时间 \ 监控类别		监控项目	监控要点	分数	减分理由	备注
			3．宫颈 TCT 或巴氏涂片 4．盆腔超声，胸片，心电图 5．腹部超声，盆腔 CT 或 MRI，肠道及泌尿系造影，心、肺功能测定（必要时）			
		住院第 2 天（术前准备日）	1．术前医嘱：常规准备明日在全麻或腰硬联合麻醉下经腹腔镜或开腹行卵巢肿瘤剥除术或附件切除术 2．手术野皮肤准备 3．配血 4．术前禁食、水 5．阴道准备 6．肠道准备 7．抗生素 8．导尿包 9．其他特殊医嘱			
		住院第 3~5 天（手术日）	1．今日在在全麻或腰硬联合麻醉下经腹腔镜或开腹行卵巢肿瘤剥除术或附件切除术 2．心电监护、吸氧（必要时） 3．补液、维持水电平衡 4．镇吐、镇痛（酌情） 5．其他特殊医嘱			
		住院第 4~6 天（术后第 1 天）	1．换药 2．镇吐、镇痛（酌情） 3．补液、维持水电解质平衡 4．其他特殊医嘱			
		住院第 5~7 天（术后日）	1．换药 2．复查血、尿常规 3．复查血肿瘤标志物（术前异常者）			
		住院第 6~10 天（出院日）	1．全休 4 周 2．禁盆浴和性生活指导 3．出院带药			
一般书写规范		各项内容	完整、准确、清晰、签字	5□ 4□ 3□ 1□ 0□		
变异情况		变异条件及原因	1．因实验室检查结果异常需要复查，导致术前住院时间延长 2．术前合并其他基础疾病影响手术的患者，需要进行相关的诊断和治疗 3．因手术并发症需要进一步治疗 4．术后病理提示为恶性肿瘤，则转入相应的路径治疗	5□ 4□ 3□ 1□ 0□		

（三）宫颈癌Ⅰa_2期~Ⅱa期

宫颈癌Ⅰa_2期~Ⅱa期临床路径

1. 进入临床路径标准

疾病诊断：宫颈癌Ⅰa_2期~Ⅱa期（ICD-10：C53）

手术操作：根治性全子宫切除+腹膜后淋巴结切除术（ICD-9-CM-3：68.6/68.7伴40.3/40.5）

2. 病案质量监控表

<table>
<tr><th colspan="2">监控类别
住院时间</th><th colspan="2">监控项目</th><th>监控要点</th><th>分数</th><th>减分理由</th><th>备注</th></tr>
<tr><td colspan="2" rowspan="4">首页</td><td colspan="2">主要诊断名称及编码</td><td>宫颈癌Ⅰa_2期~Ⅱa期（ICD-10：C53）</td><td rowspan="3">5□
4□
3□
1□
0□</td><td rowspan="3"></td><td rowspan="3"></td></tr>
<tr><td colspan="2">主要手术名称及编码</td><td>根治性全子宫切除+腹膜后淋巴结切除术（ICD-9-CM-3：68.6 /68.7伴40.3/40.5）</td></tr>
<tr><td colspan="2">其他诊断名称及编码</td><td>无遗漏，编码准确</td></tr>
<tr><td colspan="2">其他项目</td><td>内容完整、准确、无遗漏</td><td>5□
4□
3□
1□
0□</td><td></td><td></td></tr>
<tr><td rowspan="4">住院第1天</td><td rowspan="4">入院记录</td><td rowspan="4">主诉与现病史</td><td>主要症状</td><td>是否记录描述不规则阴道流血或接触性阴道流血及出现的时间等，并重点描述：
1．出血时间和量
2．血量变化
3．对体力、饮食、睡眠、活动的影响</td><td>5□
4□
3□
1□
0□</td><td></td><td rowspan="4">入院24小时内完成</td></tr>
<tr><td>病情演变过程</td><td>是否描述主要症状的演变过程，如：
1．是否做过妇科检查，是否治疗过，效果如何
2．细胞学及HPV检查结果，阴道镜检查结果，是否做过宫颈锥切术，病理学检查结果
3．是否定期妇科检查</td><td>5□
4□
3□
1□
0□</td><td></td></tr>
<tr><td>其他伴随症状</td><td>是否记录伴随症状，如：
1．下腹痛及腰痛
2．体重下降、血便、血尿</td><td>5□
4□
3□
1□
0□</td><td></td></tr>
<tr><td>住院前诊疗过程</td><td>是否记录诊断治疗情况，如：
1．做过何种检查，结果是否正常
2．诊断过何种疾病
3．用过何种药物，用药时间、剂量、总量及效果如何</td><td>5□
4□
3□
1□
0□</td><td></td></tr>
</table>

续 表

住院时间 \ 监控类别		监控项目	监控要点	分数	减分理由	备注
		个人史 月经婚育史 既往史 家族史	是否按照病历书写规范记录，并重点记录与疾病相关内容： 1．个人史 2．月经婚育史：月经周期，量；孕产次；是否有早婚早育，多产，多性伴侣 3．既往史：是否有 HPV 感染，是否有妇科炎症或性病史；有无内科合并症 4．家族史：有无恶性肿瘤家族史	5□ 4□ 3□ 1□ 0□		
		体格检查	是否按照病历书写规范记录，并记录重要体征，无遗漏，如： 1．大体检查：是否消瘦，贫血貌 2．妇科检查 （1）外阴：是否有溃疡、赘生物 （2）阴道：穹隆是否完整，有无变浅 （3）宫颈：大小、质地、有无空洞溃疡、有无接触出血、有无触痛 （4）子宫：位置、大小、质地、活动度、有无压痛；重点描述宫旁组织是否增厚，是否有压痛 （5）附件：是否有包块、压痛 3．直肠指检：直肠黏膜是否光滑	5□ 4□ 3□ 1□ 0□		
		辅助检查	是否记录辅助检查结果，如： 血常规、盆腔超声	5□ 4□ 3□ 1□ 0□		
	首次病程记录	病例特点	是否简明扼要，重点突出，无遗漏： 1．主要症状 2．主要检查、治疗过程 3．突出体征，如妇科检查结果 4．辅助检查结果，如细胞学，HPV 及病理检查结果 5．其他疾病史	5□ 4□ 3□ 1□ 0□		入院8小时内完成
		初步诊断	第一诊断为：宫颈癌Ⅰa_2期~Ⅱa 期（ICD-10：C53）	5□ 4□ 3□ 1□ 0□		
		诊断依据	是否充分、分析合理： 1．典型者为中年女性，是否有早婚早育，多产多性伴侣 2．病史：不规则阴道流血或接触性阴道流血，细胞学及 HPV 检查结果，阴道镜检查结果，是否做过宫颈锥切术，病理结果 3．妇科检查：重点描述阴道、宫颈和宫旁	5□ 4□ 3□ 1□ 0□		

续 表

住院时间 \ 监控类别		监控项目	监控要点	分数	减分理由	备注
		鉴别诊断	是否根据病例特点与下列疾病鉴别： 1．宫颈炎 2．子宫内膜癌 3．阴道癌	5□ 4□ 3□ 1□ 0□		
		诊疗计划	是否全面并具有个性化： 1．完成必需的检查项目 （1）血常规、尿常规、粪常规 （2）肝肾功能、电解质、血糖、血型、凝血功能、感染性疾病筛查（乙肝、丙肝、艾滋病、梅素等） （3）盆、腹腔超声，胸片，心电图 （4）针吸病理或会诊病理 2．根据病情需要：肿瘤标志物（血 SCC 或 CA 125），盆腔 CT 或 MRI，心、肺功能测定，排泄性尿路造影等 3．评估是否可以手术 4．术前准备 5．手术方案：根治性全子宫切除+腹膜后淋巴结切除术 6．对症治疗	5□ 4□ 3□ 1□ 0□		
	病程记录	上级医师查房记录	是否有重点内容并结合本病例： 1．补充病史和查体 2．诊断、鉴别诊断及分期分析 3．完善术前检查 4．提示需要观察和注意的内容	5□ 4□ 3□ 1□ 0□		入院48小时内完成
		住院医师查房记录	是否记录、分析全面： 1．主要症状、体征 2．具体治疗措施和术前准备 3．上级医师查房意见的执行情况 4．知情告知情况，患者及家属意见	5□ 4□ 3□ 1□ 0□		
住院第2~4天（术前准备日）	病程记录	住院医师查房记录	是否记录： 1．目前症状及体征变化 2．术前准备工作完成情况，包括检查、药物、配血、备皮、麻醉科会诊意见等，以及检查结果等对手术的影响分析 3．请相应科室会诊情况 4．向患者或家属交代术前、术中和术后注意事项，签署手术知情同意书情况 5．手术者术前查看患者的情况	5□ 4□ 3□ 1□ 0□		
		上级医师查房记录	是否记录： 1．综合分析术前检查结果 2．手术前评估及手术指征，即妇科检查除外Ⅱb 期以上病变，病理提示宫颈癌，无手术禁忌证 3．确定手术方案 4．结合本病例提出手术风险及预防措施	5□ 4□ 3□ 1□ 0□		

续 表

监控类别 / 住院时间		监控项目	监控要点	分数	减分理由	备注
	麻醉知情同意书		是否记录： 1．一般项目 2．术前诊断 3．拟行手术方式 4．拟行麻醉方式 5．患者基础疾病及可能对麻醉产生影响的特殊情况 6．麻醉中拟行的有创操作和监测 7．麻醉风险，麻醉中及麻醉后可能发生的并发症及应对措施 8．患者签署意见并签名，如为家属或代理人需有授权委托书 9．麻醉医师签字，并写记录日期和时间	5□ 4□ 3□ 1□ 0□		
	麻醉术前访视记录		是否记录： 1．患者自然信息 2．患者一般情况 3．简要病史 4．与麻醉相关的辅助检查结果 5．拟行手术方式 6．拟行麻醉方式 7．麻醉适应证 8．麻醉风险及预防措施和麻醉中需注意的问题 9．术前麻醉医嘱 10．麻醉医师签字，并记录日期和时间	5□ 4□ 3□ 1□ 0□		
	输血知情同意书		是否记录： 1．一般项目 2．输血指征 3．拟输血成分 4．输血前有关检查结果 5．输血风险及可能产生的不良后果及应对措施 6．患者签署意见并签名，如为家属或代理人需有授权委托书 7．医师签名并填写日期	5□ 4□ 3□ 1□ 0□		
	手术知情同意书		是否记录： 1．术前诊断 2．手术名称 3．术式选择及可能改变的术式 4．术中、术后可能出现的并发症及应对措施 5．手术风险 6．患者签署意见并签名，如为家属或代理人需有授权委托书 7．经治医师和术者签名	5□ 4□ 3□ 1□ 0□		
	术前小结		是否记录： 1．简要病情 2．术前诊断及诊断依据 3．手术指征 4．拟行手术名称和方式	5□ 4□ 3□ 1□ 0□		

续 表

监控类别 住院时间		监控项目	监控要点	分数	减分理由	备注
			5. 拟行麻醉方式 6. 术前准备 7. 术中注意事项 8. 术后处置意见 9. 术者术前查看患者的情况			
	术前讨论		是否记录： 1. 讨论地点、时间 2. 参加者及主持者的姓名、职称 3. 简要病情 4. 术前诊断及术前准备情况 5. 手术指征及手术方案 6. 可能出现的意外和防范措施 7. 具体讨论意见和主持人小结 8. 记录者签名	5□ 4□ 3□ 1□ 0□		
住院第3~5天（手术日）	麻醉记录单		是否记录： 1. 一般项目 2. 患者一般情况和术前特殊情况 3. 麻醉前用药及效果 4. 术前及术中疾病诊断 5. 手术方式及日期 6. 麻醉方式 7. 麻醉诱导及各项操作开始及结束时间 8. 麻醉期间用药名称、方式及剂量 9. 麻醉期间特殊或突发情况及处理 10. 术中出血量、输血量、输液量等 11. 手术起止时间 12. 麻醉医师签名	5□ 4□ 3□ 1□ 0□		
	麻醉术后访视记录		是否记录： 1. 一般项目 2. 患者一般情况 3. 目前麻醉恢复情况，清醒时间 4. 术后医嘱、是否拔除气管插管等 5. 如有特殊情况应详细记录 6. 麻醉医师签字并填写日期	5□ 4□ 3□ 1□ 0□		
	手术记录		是否记录： 1. 一般项目 2. 手术日期 3. 术前及术中诊断 4. 手术名称 5. 手术医师术者及助手姓名 6. 护士姓名（分别记录刷手及巡回护士） 7. 输血量、特殊成分输血、输液量 8. 麻醉方法 9. 手术经过：麻醉是否成功；患者体位；手术切口位置；手术中探查脏器顺序；术中所见子宫外观、	5□ 4□ 3□ 1□ 0□		术者术后24小时内完成

续 表

住院时间＼监控类别		监控项目	监控要点	分数	减分理由	备注
			大小及与周围组织的关系；切除组织的范围，切除标本的去向；术中对输尿管的保护措施，是否有损伤；术中出血量；手术结束前器械、纱布清点情况 10. 术后患者去向：回病房、监护室或麻醉恢复室 11. 术者签字			
	手术安全核查记录		是否记录： 1. 手术安全核查记录单并且填写完整 2. 手术医师、麻醉医师和手术护士三方核对，并签字齐全	5□ 4□ 3□ 1□ 0□		
	手术清点记录		是否记录： 1. 一般项目 2. 术中所用各种器械和敷料数量的清点核对 3. 巡回护士和手术器械护士签名	5□ 4□ 3□ 1□ 0□		
	术后首次病程记录		是否记录： 1. 手术时间 2. 术中诊断 3. 麻醉方式 4. 手术简要经过 5. 术后处理措施 6. 术后患者一般情况 7. 术后医嘱及应当特别注意观察的事项	5□ 4□ 3□ 1□ 0□		参加手术者术后即时完成
住院第4~6天（术后第1天）	病程记录	住院医师查房记录	是否记录、分析如下内容： 1. 生命体征，病情变化，肠功能恢复情况及饮食恢复情况 2. 腹部引流液的量、颜色、性状 3. 切口情况、换药情况 4. 核查辅助检查结果是否有异常 5. 术后病情评估 6. 调整治疗分析 7. 上级医师意见执行情况 8. 术后注意事项宣教	5□ 4□ 3□ 1□ 0□		术后连续3天须有参加手术的医师或上级医师的查房记录
		上级医师查房记录	是否记录： 1. 术后病情评估 2. 确定是否有术后并发症和手术切口感染 3. 术后需要注意的事项 4. 术后治疗方案 5. 补充、更改诊断分析和确定诊断分析	5□ 4□ 3□ 1□ 0□		
住院第5~14天（术后日）	病程记录	住院医师查房记录	是否记录、分析： 1. 目前的症状、体征，切口换药及引流情况 2. 病情评估及疗效评估 3. 目前的治疗情况 4. 分析是否符合出院标准 5. 出院后的治疗方案 6. 出院后注意事项	5□ 4□ 3□ 1□ 0□		

续 表

住院时间 \ 监控类别		监控项目	监控要点	分数	减分理由	备注
		上级医师查房记录	是否记录、分析： 1．手术疗效评估，预期目标完成情况 2．确定符合出院标准 3．出院后治疗方案	5□ 4□ 3□ 1□ 0□		
住院第15~20天（出院日）	病程记录	住院医师查房记录	是否记录： 1．目前症状及体征 2．目前治疗情况，下一步治疗方案 3．切口拆线及愈合情况 4．实验室检查指标正常与否 5．向患者交代出院后治疗方案及注意事项	5□ 4□ 3□ 1□ 0□		
	出院记录		是否记录齐全，重要内容无遗漏，如： 1．入院情况 2．诊疗经过：麻醉、手术方式；术中特殊情况及处理；术后并发症等 3．出院情况：症状、体征、功能恢复、切口愈合情况及病理结果等 4．出院医嘱：出院带药需写明药物名称、用量、服用方法，需要调整的药物要注明调整的方法；出院后患者需要注意的事项；门诊复查时间及项目（根据病理结果决定下一步治疗方案）	5□ 4□ 3□ 1□ 0□		
	特殊检查、特殊治疗同意书的医学文书		包括自然项目（另页书写时）、特殊检查、特殊治疗项目名称、目的、可能出现的并发症及风险、或替代治疗方案、患者或家属签署是否同意检查或治疗、患者签名、医师签名等	5□ 4□ 3□ 1□ 0□		
	病危（重）通知书		包括自然项目（另页书写时）、目前诊断、病情危重情况，患方签名、医师签名并填写日期	5□ 4□ 3□ 1□ 0□		
重点医嘱	长期医嘱	住院第1天	1．妇科二级护理常规 2．饮食 3．患者既往基础用药			
		住院第2~4天（术前准备日）	1．妇科二级护理常规 2．饮食 3．患者既往基础用药			
		住院第3~5天（手术日）	1．一级护理 2．禁食水 3．引流管 4．留置导尿管，记尿量			
		住院第4~6天（术后第1天）	1．一级护理 2．流质饮食 3．留置引流管、记引流量 4．留置导尿管、记尿量 5．抗生素			

续 表

住院时间 \ 监控类别		监控项目	监控要点	分数	减分理由	备注
		住院第5~14天（术后日）	1．二级护理 2．半流质饮食/普食（根据情况） 3．停引流记量 4．停抗生素 5．拔除导尿管（酌情）	5□ 4□ 3□ 1□ 0□		
	临时医嘱	住院第1天	1．血、尿、粪常规 2．肝肾功能、电解质、血糖、血型、凝血功能、感染性疾病筛查 3．盆、腹腔超声，胸片，心电图 4．根据病情需要而定：肿瘤标志物（血 SCC 或 CA125），盆腔 CT 或 MRI，心、肺功能测定，排泄性尿路造影等			
		住院第2~4天（术前准备日）	1．明日在全麻或腰硬联合麻醉下开腹或经腹腔镜行根治性全子宫切除术+腹膜后淋巴结切除术 2．配血 3．术前禁食、水 4．阴道准备 5．肠道准备 6．导尿包 7．抗生素 8．其他特殊医嘱			
		住院第3~5天（手术日）	1．今日在全麻或腰硬联合麻醉下开腹或经腹腔镜行根治性全子宫切除术+腹膜后淋巴结切除术 2．心电监护、吸氧（必要时） 3．补液、维持水电平衡 4．镇吐、镇痛（酌情） 5．其他特殊医嘱			
		住院第4~6天（术后第1天）	1．换药 2．镇吐、镇痛（酌情） 3．补液、维持水电解质平衡 4．复查血、尿常规，肝肾功能 5．其他特殊医嘱			
		住院第5~14天（术后日）	1．换药 2．复查血、尿常规			
		住院第15~20天（出院日）	1．全休6周 2．膀胱功能锻炼、预约拔除导尿管及测残余尿时间（留置导尿管出院者） 3．禁盆浴和性生活指导 4．出院带药			

续 表

监控类别 住院时间	监控项目	监控要点	分数	减分理由	备注
一般书写规范	各项内容	完整、准确、清晰、签字	5□ 4□ 3□ 1□ 0□		
变异情况	变异条件及原因	1．有影响手术的合并症，需要进行相关的诊断和治疗，相应延长住院时间，增加治疗费用 2．术中发现无法行根治性全子宫切除，仅行卵巢移位，术后放疗 3．术后根据病理需辅助放化疗 4．出现手术并发症需对症处理	5□ 4□ 3□ 1□ 0□		

（四）输卵管妊娠

输卵管妊娠临床路径

1．进入临床路径标准

疾病诊断：输卵管妊娠（ICD-10：O00.1）

手术操作：腹腔镜下或开腹输卵管切除术或输卵管切开取胚术（ICD-9-CM-3：66.62/66.62/66.01/66.01/66.02/66.02）

2．病案质量监控表

住院时间 \ 监控类别		监控项目		监控要点	分数	减分理由	备注
首页		主要诊断名称及编码		输卵管妊娠（ICD-10：O00.1）	5□ 4□ 3□ 1□ 0□		
		主要手术名称及编码		腹腔镜下或开腹输卵管切除术或输卵管切开取胚术（ICD-9-CM-3：66.62/66.62/66.01/66.01/66.02/66.02）			
		其他诊断名称及编码		无遗漏，编码准确			
		其他项目		内容完整、准确、无遗漏	5□ 4□ 3□ 1□ 0□		
住院第1天（术前准备日）	入院记录	主诉与现病史	主要症状	是否记录描述典型三联征，即停经、阴道流血和下腹痛及发病时间，并重点描述： 1．停经或末次月经异常 2．阴道流血：点滴或不规则出血或正常月经量的出血 3．腹痛：剧烈腹痛或肩痛（破裂）或下腹部疼痛 4．对体力、饮食、睡眠、活动的影响	5□ 4□ 3□ 1□ 0□		入院24小时内完成
			病情演变过程	是否描述主要症状的演变过程，如： 1．阴道出血的持续时间、量 2．下腹痛的性质 3．发现后的诊治过程，是否做过妇科检查，是否治疗过，效果如何 4．是否定期妇科检查	5□ 4□ 3□ 1□ 0□		
			其他伴随症状	是否记录伴随症状，如： 1．破裂：可有急腹症表现及失血性休克表现 2．消化道症状	5□ 4□ 3□ 1□ 0□		
			住院前诊	是否记录诊断治疗情况，如： 1．做过何种检查，结果是否正常	5□ 4□ 3□		

续 表

住院时间	监控类别	监控项目		监控要点	分数	减分理由	备注
			疗过程	2．诊断过何种疾病 3．用过何种药物，用药时间、剂量、总量及效果如何	1□ 0□		
		个人史 月经婚育史 既往史 家族史		是否按照病历书写规范记录，并重点记录与疾病相关内容，如： 1．个人史 2．月经婚育史：月经周期，量；孕产次 3．既往史 （1）人流史 （2）盆腔炎史、宫内节育器史 （3）输卵管手术史 （4）有无内科合并症	5□ 4□ 3□ 1□ 0□		
		体格检查		是否按照病历书写规范记录，并记录重要体征，无遗漏，如： 1．大体检查：有无贫血貌 2．妇科检查 （1）外阴 （2）阴道 （3）宫颈：双合诊时宫颈举痛 （4）子宫：位置、大小、质地、活动度、有无压痛 （5）附件：不到半数患者于附件区触及包块	5□ 4□ 3□ 1□ 0□		
		辅助检查		是否记录辅助检查结果，如： 血常规、盆腔超声	5□ 4□ 3□ 1□ 0□		
	首次病程记录	病例特点		是否简明扼要，重点突出，无遗漏： 1．主要症状，如停经或月经改变，腹痛，阴道出血 2．主要检查、治疗过程 3．突出体征，如妇科检查结果 4．辅助检查结果，尿妊娠试验、血 β-hCG、P 检查及影像学检查结果 5．其他疾病史	5□ 4□ 3□ 1□ 0□		入院8小时内完成
		初步诊断		第一诊断为：输卵管妊娠（ICD-10：O00.1）	5□ 4□ 3□ 1□ 0□		
		诊断依据		是否充分、分析合理： 1．病史：育龄期女性停经后阴道流血伴下腹部痛 2．症状：停经后阴道流血是本病的主要症状，注意是否伴有下腹部疼痛 3．体征：腹部查体，重点描述与疾病诊断及鉴别诊断有关的阳性、阴性体征 4．辅助检查：超声检查，血 β-hCG、P 检查	5□ 4□ 3□ 1□ 0□		

续 表

住院时间	监控类别	监控项目	监控要点	分数	减分理由	备注
		鉴别诊断	是否根据病例特点与下列疾病鉴别： 1．先兆流产或不全流产 2．黄体囊肿破裂 3．急性盆腔炎 4．急性阑尾炎 5．巧克力囊肿破裂 6．卵巢囊肿蒂扭转	5□ 4□ 3□ 1□ 0□		
		诊疗计划	是否全面并具有个性化： 1．完成必需的检查项目 （1）血常规、尿常规、粪常规 （2）β-hCG、尿 hCG、肝肾功能、电解质、血糖、凝血功能、血型、感染性疾病筛查（乙肝、丙肝、艾滋病、梅毒等） （3）盆、腹腔 B 超，心电图，X 线胸片 （4）备血 （5）必要时行后穹隆穿刺或腹腔穿刺术 2．评估是否可以手术 3．术前准备 4．手术方案：在全麻或腰硬联合麻醉下经腹腔镜或开腹行输卵管切开取胚术或输卵管切除术 5．对症治疗	5□ 4□ 3□ 1□ 0□		
	病程记录	上级医师查房记录	是否有重点内容并结合本病例： 1．补充病史和查体 2．诊断、鉴别诊断 3．治疗方案分析，提出诊疗意见 4．完善术前检查 5．提示需要观察和注意的内容	5□ 4□ 3□ 1□ 0□		入院 48 小时内完成
		住院医师查房记录	是否记录、分析全面： 1．主要症状、体征 2．具体治疗措施和术前准备 3．记录上级医师查房意见的执行情况 4．知情告知情况，患者及家属意见	5□ 4□ 3□ 1□ 0□		
住院第2天（手术日）	病程记录	住院医师查房记录	是否记录： 1．目前症状及体征变化 2．术前准备工作完成情况，包括检查、药物、配血、备皮、麻醉科会诊意见等，以及检查结果等对手术的影响分析 3．请相应科室会诊情况 4．向患者或家属交代术前、术中和术后注意事项，签署手术知情同意书情况 5．手术者术前查看患者的情况	5□ 4□ 3□ 1□ 0□		
		上级医师查房记录	是否记录： 1．综合分析术前检查结果 2．手术前评估及手术指征，无手术禁忌证 3．确定手术方案 4．结合本病例提出手术风险及预防措施	5□ 4□ 3□ 1□ 0□		

续　表

住院时间＼监控类别		监控项目	监控要点	分数	减分理由	备注
	麻醉知情同意书		是否记录： 1．一般项目 2．术前诊断 3．拟行手术方式 4．拟行麻醉方式 5．患者基础疾病及可能对麻醉产生影响的特殊情况 6．麻醉中拟行的有创操作和监测 7．麻醉风险，麻醉中及麻醉后可能发生的并发症及应对措施 8．患者签署意见并签名，如为家属或代理人需有授权委托书 9．麻醉医师签字，并记录日期和时间	5□ 4□ 3□ 1□ 0□		
	麻醉术前访视记录		是否记录： 1．患者自然信息 2．患者一般情况 3．简要病史 4．与麻醉相关的辅助检查结果 5．拟行手术方式 6．拟行麻醉方式 7．麻醉适应证 8．麻醉风险及预防措施和麻醉中需注意的问题 9．术前麻醉医嘱 10．麻醉医师签字，并记录日期和时间	5□ 4□ 3□ 1□ 0□		
	输血知情同意书		是否记录： 1．一般项目 2．输血指征 3．拟输血成分 4．输血前有关检查结果 5．输血风险及可能产生的不良后果及应对措施 6．患者签署意见并签名，如为家属或代理人需有授权委托书 7．医师签名并填写日期	5□ 4□ 3□ 1□ 0□		
	手术知情同意书		是否记录： 1．术前诊断 2．手术名称 3．术式选择及有可能改变的术式 4．术中、术后可能出现的并发症及应对措施 5．手术风险 6．患者签署意见并签名，如为家属或代理人需有授权委托书 7．经治医师和术者签名	5□ 4□ 3□ 1□ 0□		
	术前小结		是否记录： 1．简要病情 2．术前诊断及诊断依据 3．手术指征 4．拟行手术名称和方式	5□ 4□ 3□ 1□ 0□		

续 表

住院时间	监控类别	监控项目	监控要点	分数	减分理由	备注
住院第2天（手术日）			5. 拟行麻醉方式 6. 术前准备 7. 术中注意事项 8. 术后处置意见 9. 术者术前查看患者的情况			
	术前讨论		是否记录： 1. 讨论地点、时间 2. 参加者及主持者的姓名、职称 3. 简要病情 4. 术前诊断及术前准备情况 5. 手术指征及手术方案 6. 可能出现的意外和防范措施 7. 具体讨论意见和主持人小结 8. 记录者签名	5□ 4□ 3□ 1□ 0□		
	麻醉记录单		是否记录： 1. 一般项目 2. 患者一般情况和术前特殊情况 3. 麻醉前用药及效果 4. 术前及术中疾病诊断 5. 手术方式及日期 6. 麻醉方式 7. 麻醉诱导及各项操作开始及结束时间 8. 麻醉期间用药名称、方式及剂量 9. 麻醉期间特殊或突发情况及处理 10. 术中出血量、输血量、输液量等 11. 手术起止时间 12. 麻醉医师签名	5□ 4□ 3□ 1□ 0□		
	麻醉术后访视记录		是否记录： 1. 一般项目 2. 患者一般情况 3. 目前麻醉恢复情况，清醒时间 4. 术后医嘱、是否拔除气管插管等 5. 如有特殊情况应详细记录 6. 麻醉医师签字并填写日期	5□ 4□ 3□ 1□ 0□		
	手术记录		是否记录： 1. 一般项目 2. 手术日期 3. 术前及术中诊断 4. 手术名称 5. 手术医师术者及助手姓名 6. 护士姓名（分别记录刷手及巡回护士） 7. 输血量、特殊成分输血、输液量 8. 麻醉方法 9. 手术经过：麻醉是否成功；患者体位；手术切口位置；手术中探查脏器顺序；术中所见病灶的解	5□ 4□ 3□ 1□ 0□		术者术后24小时内完成

续 表

监控类别 / 住院时间		监控项目	监控要点	分数	减分理由	备注
			剖位置、外观、大小、与周围组织的关系及腹腔内出血量；切除病灶的范围；切除病灶的大小，切除标本的去向；术中对周围脏器的保护措施，是否有损伤；术中出血量；手术结束前器械、纱布清点情况 10．术后患者去向：回病房、监护室或麻醉恢复室 11．术者签字			
	手术安全核查记录		是否记录： 1．手术安全核查记录单并且填写完整 2．手术医师、麻醉医师和手术护士三方核对，并签字齐全	5□ 4□ 3□ 1□ 0□		
	手术清点记录		是否记录： 1．一般项目 2．术中所用各种器械和敷料数量的清点核对 3．巡回护士和手术器械护士签名	5□ 4□ 3□ 1□ 0□		
	术后首次病程记录		是否记录： 1．手术时间 2．术中诊断 3．麻醉方式 4．手术简要经过 5．术后处理措施 6．术后患者一般情况 7．术后医嘱及应当特别注意观察的事项	5□ 4□ 3□ 1□ 0□		参加手术者术后即时完成
住院第3天（术后第1天）	病程记录	住院医师查房记录	是否记录、分析如下内容： 1．生命体征，病情变化，肠功能恢复情况及饮食恢复情况 2．腹部引流液的量、颜色、性状 3．切口情况、换药情况 4．核查辅助检查结果是否有异常 5．术后病情评估 5．调整治疗分析 7．上级医师意见执行情况 8．术后注意事项宣教	5□ 4□ 3□ 1□ 0□		术后连续3天须有参加手术的医师或上级医师的查房记录
		上级医师查房记录	是否记录： 1．术后病情评估 2．确定是否有术后并发症和手术切口感染 3．术后需要注意的事项 4．术后治疗方案 5．补充、更改诊断分析和确定诊断分析	5□ 4□ 3□ 1□ 0□		
住院第4~5天（术后日）	病程记录	住院医师查房记录	是否记录、分析： 1．目前的症状、体征，切口换药情况 2．病情评估及疗效评估 3．目前的治疗情况 4．分析是否符合出院标准 5．出院后的治疗方案 6．出院后注意事项	5□ 4□ 3□ 1□ 0□		

续 表

住院时间＼监控类别		监控项目	监控要点	分数	减分理由	备注
		上级医师查房记录	是否记录、分析： 1．手术疗效评估，预期目标完成情况 2．确定符合出院标准 3．出院后治疗方案	5□ 4□ 3□ 1□ 0□		
住院第4~10天（出院日）	病程记录	住院医师查房记录	是否记录： 1．目前症状及体征 2．目前治疗情况，下一步治疗方案 3．切口拆线及愈合情况 4．实验室检查指标正常与否 5．向患者交代出院后治疗方案及注意事项	5□ 4□ 3□ 1□ 0□		
	出院记录		是否记录齐全，重要内容无遗漏，如： 1．入院情况 2．诊疗经过：麻醉、手术方式；术中特殊情况及处理；术后并发症等 3．出院情况：症状体征、功能恢复、切口愈合情况及病理结果等 4．出院医嘱：出院带药需写明药物名称、用量、服用方法，需要调整的药物要注明调整的方法；出院后患者需要注意的事项；门诊复查时间及项目等	5□ 4□ 3□ 1□ 0□		
	特殊检查、特殊治疗同意书的医学文书		包括自然项目（另页书写时）、特殊检查、特殊治疗项目名称、目的、可能出现的并发症及风险、或替代治疗方案、患者或家属签署是否同意检查或治疗、患者签名、医师签名等	5□ 4□ 3□ 1□ 0□		
	病危（重）通知书		包括自然项目（另页书写时）、目前诊断、病情危重情况，患方签名、医师签名并填写日期	5□ 4□ 3□ 1□ 0□		
重点医嘱	长期医嘱	住院第1天（术前准备日）	1．妇科二级护理常规 2．饮食	5□ 4□ 3□ 1□ 0□		
		住院第2天（手术日）	1．一级护理 2．明日流质饮食 3．患者既往基础用药 4．保留腹腔引流管（酌情），记引流量 5．留置导尿管，记尿量			
		住院第3天（术后第1天）	1．半流质饮食（根据情况） 2．拔尿管、停尿管接袋计量			
		住院第4~5天（术后日）	1．二级护理 2．普食 3．拔除腹腔引流管、停引流计量（酌情）			

续 表

住院时间＼监控类别		监控项目	监控要点	分数	减分理由	备注
	临时医嘱	住院第1天（术前准备日）	1．血、尿、粪常规 2．血β-hCG、尿hCG、肝肾功能、电解质、血糖、凝血功能、血型、感染性疾病筛查 3．盆、腹腔B超，心电图，X线胸片 4．备血 5．行后穹窿穿刺或腹腔穿刺术（必要时）			
		住院第2天（手术日）	1．在全麻或腰硬联合麻醉下经腹腔镜或开腹行输卵管切开取胚术或输卵管切除术 2．术前禁食、水 3．抗生素 4．心电监护、吸氧（必要时） 5．补液、维持水电平衡 6．其他特殊医嘱			
		住院第3天（术后第1天）	1．换药 2．镇痛 3．补液（根据情况） 4．血β-hCG、血常规			
		住院第4~5天（术后日）	1．换药 2．根据情况开具			
		住院第4~10天（出院日）	1．复查血β-hCG至正常 2．全休4周 3．禁盆浴和性生活1个月 4．避孕指导 5．出院带药			
一般书写规范		各项内容	完整、准确、清晰、签字	5□ 4□ 3□ 1□ 0□		
变异情况		变异条件及原因	1．有急诊手术指征入院后应立即施行手术 2．因诊断不明确，导致术前住院时间延长 3．有影响手术的合并症，需要进行相关的诊断和治疗 4．因手术并发症需要进一步治疗	5□ 4□ 3□ 1□ 0□		

（五）子宫平滑肌瘤

子宫平滑肌瘤临床路径

1. 进入临床路径标准

疾病诊断：子宫平滑肌瘤（ICD-10：D25）

手术操作：经腹子宫全/次全切除术（ICD9CM-3：68.39/68.49）

2. 病案质量监控表

<table>
<tr><th colspan="2">监控类别
住院时间</th><th colspan="2">监控项目</th><th>监控要点</th><th>分数</th><th>减分理由</th><th>备注</th></tr>
<tr><td colspan="2" rowspan="4">首页</td><td colspan="2">主要诊断名称及编码</td><td>子宫平滑肌瘤（ICD-10：D25）</td><td rowspan="3">5□
4□
3□
1□
0□</td><td rowspan="3"></td><td rowspan="3"></td></tr>
<tr><td colspan="2">主要手术名称及编码</td><td>经腹子宫全/次全切除术（ICD-9-CM-3：68.39/68.49）</td></tr>
<tr><td colspan="2">其他诊断名称及编码</td><td>无遗漏，编码准确</td></tr>
<tr><td colspan="2">其他项目</td><td>内容完整、准确、无遗漏</td><td>5□
4□
3□
1□
0□</td><td></td><td></td></tr>
<tr><td rowspan="2">住院第1天（术前准备日）</td><td rowspan="2">入院记录</td><td rowspan="2">主诉与现病史</td><td>主要症状</td><td>是否记录描述主要症状，并重点描述：
1. 阴道流血：多为经量增多、经期延长或周期缩短，少数为不规则出血，取决于肌瘤生长的部位
2. 腹部包块：下腹扪及实性包块，不规则，膀胱充盈时明显
3. 白带增多：合并黏膜下更为明显
4. 压迫症状：尿频、尿急、尿潴留，排便困难
5. 可有盆腔压迫感、充血感、膨胀感、下腹沉重感或腰背疼痛
6. 其他：经血过多可引起贫血、虚弱、甚至充血性心力衰竭；通常不伴疼痛，但子宫肌瘤红色变性（急性梗死）可引起剧烈疼痛；可能与不孕概率增加有关
7. 对体力、饮食、睡眠、活动的影响</td><td>5□
4□
3□
1□
0□</td><td></td><td rowspan="2">入院24小时内完成</td></tr>
<tr><td>病情演变过程</td><td>是否描述主要症状的演变过程，如：
1. 月经周期、持续时间、经量的变化
2. 肌瘤增长的速度变化
3. 是否做过妇科检查，是否治疗过，效果如何
4. 是否定期妇科检查</td><td>5□
4□
3□
1□
0□</td><td></td></tr>
</table>

续 表

住院时间 \ 监控类别		监控项目		监控要点	分数	减分理由	备注
			其他伴随症状	是否记录伴随症状，如： 1. 由于经血过多造成的贫血引发各重要脏器的功能变化 2. 肌瘤过大引发的盆腔压迫症状	5□ 4□ 3□ 1□ 0□		
			住院前诊疗过程	是否记录诊断、治疗情况，如： 1. 做过何种检查，结果是否正常（超声，诊刮，宫腔镜） 2. 诊断过何种疾病 3. 用过何种药物，用药时间、剂量、总量及效果如何（GnRH-a、米非司酮、孕激素等）	5□ 4□ 3□ 1□ 0□		
		个人史 月经婚育史 既往史 家族史		是否按照病历书写规范记录，并重点记录与疾病相关内容： 1. 个人史 2. 月经婚育史：月经周期，量；孕产次 3. 既往史：有无肌瘤剔除史，有无内科合并症 4. 家族中有无类似患者	5□ 4□ 3□ 1□ 0□		
		体格检查		是否按照病历书写规范记录，并记录重要体征，无遗漏，如： 1. 大体检查：是否贫血貌 2. 妇科检查： （1）外阴 （2）阴道 （3）宫颈 （5）子宫：位置、大小、质地、活动度；位于子宫一侧的肿块可随子宫移动。双合诊时可扪及质硬的、不规则增大的子宫伴有光滑的圆形或球形突起 （6）附件：是否有包块、压痛	5□ 4□ 3□ 1□ 0□		
		辅助检查		是否记录辅助检查结果，如： 血常规、盆腔超声	5□ 4□ 3□ 1□ 0□		
	首次病程记录	病例特点		是否简明扼要，重点突出，无遗漏： 1. 主要症状 2. 主要检查治疗过程 3. 突出体征，如妇科检查结果 4. 辅助检查结果，妇科检查结果，影像学结果 5. 其他疾病史	5□ 4□ 3□ 1□ 0□		入院8小时内完成
		初步诊断		第一诊断为：子宫平滑肌瘤（ICD-10：D25）	5□ 4□ 3□ 1□ 0□		

续 表

住院时间	监控类别	监控项目	监控要点	分数	减分理由	备注
		诊断依据	是否充分、分析合理： 育龄期女性： 1．病史：下腹包块，月经变化 2．症状：月经改变是本病的主要症状，注意描述周期、经期、经量 3．体征：腹部查体描述与疾病诊断及鉴别诊断有关的阳性、阴性体征 4．辅助检查：超声检查、分段诊刮、宫腔镜检查（必要时）	5□ 4□ 3□ 1□ 0□		
		鉴别诊断	是否根据病例特点与下列疾病鉴别： 1．子宫腺肌病 2．子宫肉瘤 3．卵巢肿瘤 4．输卵管卵巢的炎性包块 5．肠道炎性肿块或结肠癌	5□ 4□ 3□ 1□ 0□		
		诊疗计划	是否全面并具有个性化： 1．完成必需的检查项目 （1）血常规、尿常规、粪常规 （2）肝肾功能、电解质、血糖、血型、凝血功能、感染性疾病筛查（乙肝、丙肝、艾滋病、梅素等） （3）盆、腹腔超声，胸片，心电图 2．评估是否可以手术 3．术前准备 4．手术方案：经腹子宫全/次全切除术 5．对症治疗	5□ 4□ 3□ 1□ 0□		
	病程记录	上级医师查房记录	是否有重点内容并结合本病例： 1．补充病史和查体 2．诊断、鉴别诊断及分期分析 3．完善术前检查 4．提示需要观察和注意的内容	5□ 4□ 3□ 1□ 0□		入院48小时内完成
	病程记录	住院医师查房记录	是否记录、分析全面： 1．主要症状体征 2．具体治疗措施和术前准备 3．上级医师查房意见的执行情况 4．知情告知情况，患者及家属意见	5□ 4□ 3□ 1□ 0□		
	病程记录	住院医师查房记录	是否记录： 1．目前症状及体征变化 2．术前准备工作完成情况，包括检查、药物、配血、备皮、麻醉科会诊意见等，以及检查结果等对手术的影响分析 3．请相应科室会诊情况 4．向患者或家属交代术前、术中和术后注意事项，签署手术知情同意书情况 5．手术者术前查看患者的情况	5□ 4□ 3□ 1□ 0□		

续　表

监控类别 住院时间		监控项目	监控要点	分数	减分理由	备注
		上级医师查房记录	是否记录： 1. 综合分析术前检查结果 2. 手术前评估及手术指征，无手术禁忌证 3. 确定手术方案 4. 结合本病例提出手术风险及预防措施	5□ 4□ 3□ 1□ 0□		
	麻醉知情同意书		是否记录： 1. 一般项目 2. 术前诊断 3. 拟行手术方式 4. 拟行麻醉方式 5. 患者基础疾病及可能对麻醉产生影响的特殊情况 6. 麻醉中拟行的有创操作和监测 7. 麻醉风险，麻醉中及麻醉后可能发生的并发症及应对措施 8. 患者签署意见并签名，如为家属或代理人需有授权委托书 9. 麻醉医师签字，并记录日期和时间	5□ 4□ 3□ 1□ 0□		
	麻醉术前访视记录		是否记录： 1. 患者自然信息 2. 患者一般情况 3. 简要病史 4. 与麻醉相关的辅助检查结果 5. 拟行手术方式 6. 拟行麻醉方式 7. 麻醉适应证 8. 麻醉风险及预防措施和麻醉中需注意的问题 9. 术前麻醉医嘱 10. 麻醉医师签字，并记录日期和时间	5□ 4□ 3□ 1□ 0□		
	输血知情同意书		是否记录： 1. 一般项目 2. 输血指征 3. 拟输血成分 4. 输血前有关检查结果 5. 输血风险及可能产生的不良后果及应对措施 6. 患者签署意见并签名，如为家属或代理人需有授权委托书 7. 医师签名并填写日期	5□ 4□ 3□ 1□ 0□		
	手术知情同意书		是否记录： 1. 术前诊断 2. 手术名称 3. 术式选择及可能改变的术式 4. 术中、术后可能出现的并发症及应对措施 5. 手术风险 6. 患者签署意见并签名，如为家属或代理人需有授权委托书 7. 经治医师和术者签名	5□ 4□ 3□ 1□ 0□		

续　表

住院时间＼监控类别		监控项目	监控要点	分数	减分理由	备注
	术前小结		是否记录： 1．简要病情 2．术前诊断及诊断依据 3．手术指征 4．拟行手术名称和方式 5．拟行麻醉方式 6．术前准备 7．术中注意事项 8．术后处置意见 9．术者术前查看患者的情况	5□ 4□ 3□ 1□ 0□		
	术前讨论		是否记录： 1．讨论地点、时间 2．参加者及主持者的姓名、职称 3．简要病情 4．术前诊断及术前准备情况 5．手术指征及手术方案 6．可能出现的意外和防范措施 7．具体讨论意见和主持人小结 8．记录者签名	5□ 4□ 3□ 1□ 0□		
住院第2~4天（手术日）	麻醉记录单		是否记录： 1．一般项目 2．患者一般情况和术前特殊情况 3．麻醉前用药及效果 4．术前及术中疾病诊断 5．手术方式及日期 6．麻醉方式 7．麻醉诱导及各项操作开始及结束时间 8．麻醉期间用药名称、方式及剂量 9．麻醉期间特殊或突发情况及处理 10．术中出血量、输血量、输液量等 11．手术起止时间 12．麻醉医师签名	5□ 4□ 3□ 1□ 0□		
	麻醉术后访视记录		是否记录： 1．一般项目 2．患者一般情况 3．目前麻醉恢复情况，清醒时间 4．术后医嘱、是否拔除气管插管等 5．如有特殊情况应详细记录 6．麻醉医师签字并填写日期	5□ 4□ 3□ 1□ 0□		
	手术记录		是否记录： 1．一般项目 2．手术日期 3．术前及术中诊断 4．手术名称 5．手术医师术者及助手姓名 6．护士姓名（分别记录刷手及巡回护士）	5□ 4□ 3□ 1□ 0□		术者术后24小时内完成

续 表

住院时间	监控类别	监控项目	监控要点	分数	减分理由	备注
			7．输血量、特殊成分输血、输液量 8．麻醉方法 9．手术经过：麻醉是否成功；患者体位；手术切口位置；手术中探查脏器顺序；术中所见子宫的外观、大小及与周围组织的关系；切除组织的范围，切除标本的去向；术中对输尿管的保护措施，是否有损伤；术中出血量；手术结束前器械、纱布清点情况 10．术后患者去向：回病房、监护室或麻醉恢复室 11．术者签字			
	手术安全核查记录		是否记录： 1．手术安全核查记录单并且填写完整 2．手术医师、麻醉医师和手术护士三方核对，并签字齐全	5□ 4□ 3□ 1□ 0□		
	手术清点记录		是否记录： 1．一般项目 2．术中所用各种器械和敷料数量的清点核对 3．巡回护士和手术器械护士签名	5□ 4□ 3□ 1□ 0□		
	术后首次病程记录		是否记录： 1．手术时间 2．术中诊断 3．麻醉方式 4．手术简要经过 5．术后处理措施 6．术后患者一般情况 7．术后医嘱及应当特别注意观察的事项	5□ 4□ 3□ 1□ 0□		参加手术者术后即时完成
住院第3~5天（术后第1天）	病程记录	住院医师查房记录	是否记录、分析如下内容： 1．生命体征，病情变化，肠功能恢复情况及饮食恢复情况 2．腹部引流液的量、颜色、性状 3．切口情况、换药情况 4．核查辅助检查结果是否有异常 5．术后病情评估 6．调整治疗分析 7．上级医师意见执行情况 8．术后注意事项宣教	5□ 4□ 3□ 1□ 0□		术后连续3天须有参加手术的医师或上级医师的查房记录
		上级医师查房记录	是否记录： 1．术后病情评估 2．确定是否有术后并发症和手术切口感染 3．术后需要注意的事项 4．术后治疗方案 5．补充、更改诊断分析和确定诊断分析	5□ 4□ 3□ 1□ 0□		
	病程记录	住院医师查房记录	是否记录、分析： 1．目前的症状、体征，切口换药及引流情况			

续　表

住院时间＼监控类别		监控项目	监控要点	分数	减分理由	备注
住院第4~8天（术后日）			2．病情评估及疗效评估 3．目前的治疗情况 4．分析是否符合出院标准 5．出院后的治疗方案 6．出院后注意事项	5□ 4□ 3□ 1□ 0□		
		上级医师查房记录	是否记录、分析： 1．手术疗效评估，预期目标完成情况 2．确定符合出院标准 3．出院后治疗方案	5□ 4□ 3□ 1□ 0□		
住院第9~11天（出院日）	病程记录	住院医师查房记录	是否记录： 1．目前症状及体征 2．目前治疗情况，下一步治疗方案 3．切口拆线及愈合情况 4．实验室检查指标正常与否 5．向患者交代出院后治疗方案及注意事项	5□ 4□ 3□ 1□ 0□		
	出院记录		是否记录齐全，重要内容无遗漏，如： 1．入院情况 2．诊疗经过：麻醉、手术方式；术中特殊情况及处理；术后并发症等 3．出院情况：症状、体征、功能恢复、切口愈合情况及病理结果等 4．出院医嘱：出院带药需写明药物名称、用量、服用方法，需要调整的药物要注明调整的方法；出院后患者需要注意的事项；门诊复查时间及项目等	5□ 4□ 3□ 1□ 0□		
	特殊检查、特殊治疗同意书的医学文书		包括自然项目（另页书写时）、特殊检查、特殊治疗项目名称、目的、可能出现的并发症及风险、或替代治疗方案、患者或家属签署是否同意检查或治疗、患者签名、医师签名等	5□ 4□ 3□ 1□ 0□		
	病危（重）通知书		包括自然项目（另页书写时）、目前诊断、病情危重情况，患方签名、医师签名并填写日期	5□ 4□ 3□ 1□ 0□		
重点医嘱	长期医嘱	住院第1~3天（术前准备日）	1．妇科常规 2．二级护理 3．普食 4．阴道冲洗			
		住院第2~4天（手术日）	1．按子宫全切除术后护理 2．一级护理 3．禁食、水			
		住院第3~5天（术后第1天）	1．一级护理 2．流食 3．留置尿管接无菌引流袋 4．碘伏会阴擦洗			

续 表

监控类别 住院时间		监控项目	监控要点	分数	减分理由	备注
			5．抗菌药物治疗 6．补液			
		住院第 4~8 天（术后日）	1．二/三级护理 2．普食 3．会阴擦洗（必要时） 4．抗菌药物治疗（必要时）			
	临时医嘱	住院第 1 天	1．妇科检查 2．阴道清洁度检查 3．血、尿、粪常规 4．肝肾功能、电解质、血糖、血型、凝血功能、感染性疾病筛查 5．盆、腹腔超声，胸片，心电图			
		住院第 1~3 天（术前准备日）	1．明日在腰麻或硬膜外麻醉或联合麻醉下行经腹子宫全/次全切除术 2．术晨禁食、水 3．术区备皮 4．静脉取血 5．交叉备血 6．抗菌药物皮试 7．生理盐水 10ml，皮试用 8．肠道准备 9．留置尿管（术晨） 10．阴道擦洗（术晨） 11．碘伏 100ml，阴道擦洗用	5□ 4□ 3□ 1□ 0□		
		住院第 2~4 天（手术日）	1．留置尿管 2．如留置引流管，接袋计量 3．记录 24 小时出入量 4．生命体征监测，必要时心电监护 5．抗菌药物治疗 6．补液 7．止血药物（必要时）			
		住院第 3~5 天（术后第 1 天）	1．血、尿常规检查（术后 1~3 天内完成） 2．电解质（必要时） 3．静脉取血 4．止血药物（必要时） 5．拔除尿管（留置 24 小时者）			
		住院第 4~8 天（术后日）	1．换药 2．拔除尿管（留置 48 小时者）			
		住院第 9~11 天（出院日）	1．全休 6 周 2．出院带药			

续　表

监控类别 住院时间	监控项目	监控要点	分数	减分理由	备注
一般书写规范	各项内容	完整、准确、清晰、签字	5□ 4□ 3□ 1□ 0□		
变异情况	变异条件及原因	1．因实验室检查结果异常需要复查，导致术前住院时间延长 2．其他意外情况需进一步明确诊断，导致术前住院时间延长 3．术后出现发热及出血等并发症需要治疗和住院观察，导致住院时间延长	5□ 4□ 3□ 1□ 0□		

十五、产　　科

（一）胎膜早破阴道分娩（足月）

胎膜早破阴道分娩（足月）临床路径

1. 进入临床路径标准

   疾病诊断：胎膜早破（足月）(ICD-10：O42 伴 Z37)

2. 病案质量监控表

<table>
<tr><th colspan="2">监控类别
住院时间</th><th colspan="2">监控项目</th><th>监控要点</th><th>分数</th><th>减分理由</th><th>备注</th></tr>
<tr><td colspan="2" rowspan="3">首页</td><td colspan="2">主要诊断名称及编码</td><td>胎膜早破（足月）(ICD-10：O42 伴 Z37)</td><td rowspan="2">5□
4□
3□
1□
0□</td><td rowspan="2"></td><td rowspan="2"></td></tr>
<tr><td colspan="2">其他诊断名称及编码</td><td>无遗漏，编码准确</td></tr>
<tr><td colspan="2">其他项目</td><td>内容完整、准确、无遗漏</td><td>5□
4□
3□
1□
0□</td><td></td><td></td></tr>
<tr><td rowspan="4">住院第1~2天</td><td rowspan="4">入院记录</td><td rowspan="4">主诉与现病史</td><td>主要症状</td><td>重点描述阴道流水情况、时间、量及性状及有无宫缩</td><td>5□
4□
3□
1□
0□</td><td></td><td></td></tr>
<tr><td>此次妊娠情况</td><td>是否记录描述此次妊娠情况，并重点描述：
1．末次月经，预产期
2．妊娠早、中、晚期检查情况等</td><td>5□
4□
3□
1□
0□</td><td></td><td rowspan="3">入院24小时内完成</td></tr>
<tr><td>病情演变过程</td><td>是否描述主要症状的演变过程，如：
1．主要症状出现前有否异常发生
2．阴道流水演变情况（开始时间、量、性状）
3．辅助检查情况</td><td>5□
4□
3□
1□
0□</td><td></td></tr>
<tr><td>其他伴随症状</td><td>是否记录伴随症状，如：
1．是否伴有宫缩（腹痛）：开始时间、持续时间、间歇时间
2．是否伴有阴道流血：开始时间、量及性状
3．妊娠期是否有合并症、并发症，是否治疗过，效果如何
4．是否定期产前检查</td><td>5□
4□
3□
1□
0□</td><td></td></tr>
</table>

续 表

住院时间＼监控类别		监控项目		监控要点	分数	减分理由	备注
			住院前诊疗过程	是否记录诊断、治疗情况，如： 1．做过何种检查，结果是否正常 2．诊断过何种疾病 3．用过何种药物，用药时间、剂量、总量及效果如何	5□ 4□ 3□ 1□ 0□		
		个人史 月经婚育史 既往史 家族史		是否按照病历书写规范记录，并重点记录与疾病相关内容（表格式病历逐项填写）： 1．个人史 2．月经婚育史：月经周期，量；孕产次 3．既往史：药敏史；慢性疾病史及传染病史；既往生产史：流产史、早产史、足月产及末次生产情况，新生儿情况 4．家族史：有无遗传性疾病史	5□ 4□ 3□ 1□ 0□		
		体格检查		是否按照病历书写规范记录，并记录重要体征，无遗漏（表格式病历逐项填写），如： 1．系统检查，有格必填 2．产科检查：宫高、腹围、羊水、宫缩、胎位、胎心、胎先露及估计胎儿大小 3．直肠指检：外阴、阴道、宫颈扩张、骨盆情况、胎方位及先露位置 4．阴道检查：触不到前羊膜囊；阴道窥器检查见羊水自宫颈管内流出，或后穹隆有积液	5□ 4□ 3□ 1□ 0□		
		辅助检查		是否记录辅助检查结果，如： 1．血常规、产科超声及阴道酸碱度检查试纸测定pH>7（需要时） 2．阴道液涂片检查见羊齿状结晶（需要时）	5□ 4□ 3□ 1□ 0□		
		初步诊断		第一诊断为：胎膜早破（足月）（ICD-10：O42 伴 Z37）	5□ 4□ 3□ 1□ 0□		
		诊疗计划		是否全面并具有个性化： 1．完成必需的检查项目 （1）血常规、尿常规 （2）凝血功能 （3）血型、感染性疾病筛查（乙肝、丙肝、艾滋病、梅毒等）（孕期未查者） （4）心电图，超声，肝肾功能，电解质，C 反应蛋白（必要时） （5）胎心监护 2．评估是否可以阴道分娩 3．对症治疗	5□ 4□ 3□ 1□ 0□		
	病程记录	住院医师查房记录		是否有重点内容并结合本病例： 1．主要症状、体征 2．详细记录产前记录单：时间、血压、脉搏、体温、胎心、宫缩、检查法、宫口扩张、胎膜及先露高度情况 3．具体治疗措施（抗生素治疗指征及是否催产素引产）	5□ 4□ 3□ 1□ 0□		

续 表

住院时间＼监控类别		监控项目	监控要点	分数	减分理由	备注
		上级医师查房记录	是否记录、分析全面： 1. 补充病史和查体 2. 完善各项检查 3. 提出治疗方案及分娩评估 4. 提出需观察注意的内容	5□ 4□ 3□ 1□ 0□		入院48小时内完成
	其余记录单（表格式）		1. 产前记录单：时间、血压、脉搏、体温、胎心、宫缩、检查法、宫口扩张、胎膜及先露高度情况 2. 产程进展记录（产程图） 3. 分娩记录单（产时记录单）：记录子宫口开全时间，胎儿娩出时间，胎盘娩出时间、大小及重量是否完整，胎膜是否完整，脐带长度，脐血管是否异常，羊水性状，出血情况等。分娩时出血量>300毫升，寻找原因 4. 新生儿处理：清理呼吸道，处理脐带，阿普加评分 5. 产后护理记录：产后观察两小时按规定记录，阴道出血量>100毫升，寻找原因 6. 新生儿病历：病历内是否印有新生儿足印，是否逐项填写新生儿查体内容等	5□ 4□ 3□ 1□ 0□		
	知情同意书		1. 注意描述患者及家属意见：知情同意书应由患者本人签字，如为家属或代理人签字，必须有授权委托书（自然项目应完整填写） 2. 胎盘处置知情同意书 3. 自然分娩知情同意书 4. 缩宫术点滴知情同意书 5. 胎膜早破知情同意书 6. 产钳助产知情同意书等 7. 新生儿接种乙型肝炎疫苗知情同意书 8. 新生儿接种卡介苗知情同意书等 9. 谈话医师签名，上级医师签名	5□ 4□ 3□ 1□ 0□		
住院第3~4天（产后第1~2天）	病程记录	住院医师查房记录（表格式）	是否记录、分析如下内容： 1. 日期，产后日期，乳腺情况及泌乳量是否充足，指导产妇哺乳 2. 会阴侧切伤口情况、换药情况；子宫收缩情况，宫底高度，恶露性状、量 3. 核查辅助检查结果 4. 分娩后病情评估 5. 目前的治疗情况，是否继续应用抗生素，及原因 6. 分娩后注意事项宣教 7. 新生儿病历《表格式》（新生儿查体由儿科医师进行，逐项检查并填写）	5□ 4□ 3□ 1□ 0□		

续　表

住院时间 \ 监控类别		监控项目	监控要点	分数	减分理由	备注
		住院医师查房记录	是否记录： 1．分娩后病情评估 2．确定是否有分娩后并发症和侧切伤口感染 3．分娩后治疗方案 4．分娩后需要注意的事项 5．补充、更改诊断分析和确定诊断分析 6．分析是否符合出院标准 7．出院后注意事项	5□ 4□ 3□ 1□ 0□		
		上级医师查房记录	是否记录、分析如下内容： 1．产程进展及产后评估，目前需注意问题及处理意见 2．确定符合出院标准 3．出院后治疗方案	5□ 4□ 3□ 1□ 0□		
产后第3天(出院日)	病程记录	住院医师查房记录	是否记录： 1．产后子宫复旧，恶露，会阴伤口及乳房的评估 2．会阴侧切伤口拆线（需要时） 3．实验室检查指标正常与否 4．指导哺乳及新生儿护理 5．向患者交代出院后注意事项 6．新生儿出院查体	5□ 4□ 3□ 1□ 0□		
	出院记录		是否记录齐全，重要内容无遗漏，如： 1．入院情况 2．诊疗经过 3．出院情况：症状、体征、功能恢复、侧切伤口愈合情况 4．出院医嘱：出院带药需写明药物名称、用量、服用方法，需要调整的药物要注明调整的方法；出院后患者需要注意的事项；门诊复查时间及项目等	5□ 4□ 3□ 1□ 0□		
	特殊检查、特殊治疗同意书的医学文书		包括自然项目（另页书写时）、特殊检查、特殊治疗项目名称、目的、可能出现的并发症及风险、或替代治疗方案、患者或家属签署是否同意检查或治疗、患者签名、医师签名等	5□ 4□ 3□ 1□ 0□		
	病危（重）通知书		包括自然项目（另页书写时）、目前诊断、病情危重情况，患方签名、医师签名并填写日期	5□ 4□ 3□ 1□ 0□		
重点医嘱	长期医嘱	住院第1~2天	1．产前常规护理 2．胎膜早破护理常规 3．一/二级护理 4．普食 5．抗生素治疗（必要时）			
		住院第3~4天（产后第1~2天）	1．阴道分娩后常规护理 2．普食 3．观察宫底及阴道出血情况			

续 表

监控类别 住院时间		监控项目	监控要点	分数	减分理由	备注
			4．会阴清洁 2 次/日 5．乳房护理或停哺乳（必要时） 6．抗生素治疗（必要时） 7．促子宫收缩药物（必要时） 8．新生儿洗浴 1 次/日，新生儿抚触 1 次/日，新生儿脐护理、新生儿滴眼液 1 次/日等			
	临时医嘱	住院第 1~2 天	1．血、尿常规 2．凝血功能，感染性疾病筛查 3．肝肾功能，电解质，C 反应蛋白（必要时） 4．胎儿超声 5．心电图 6．胎心监护	5□ 4□ 3□ 1□ 0□		
		产房医嘱	按分娩时情况开具医嘱			
		住院第 3~4 天（产后第 1~2 天）	根据情况开具临时医嘱，根据新生儿情况开具医嘱			
		产后第 3 天（出院日）	1．侧切伤口拆线（需要时） 2．新生儿母乳喂养后 72 小时取足跟血筛查及听力筛查，有条件医院进行 3．出院带药 4．出院 42 天母、婴门诊复诊 5．新生儿出院医嘱			
一般书写规范		各项内容	完整、准确、清晰、签字	5□ 4□ 3□ 1□ 0□		
变异情况		变异条件及原因	1．本路径以阴道分娩方式终止妊娠，若为剖宫产则进入剖宫产临床路径 2．实施本路径时，若产程中、引产中及治疗过程中出现剖宫产指征（如胎儿窘迫、难产等），即退出路径 3．有感染者退出路径 4．引产至阴道分娩结束时间不确定，跨度可为 1~3 天，故标准住院天数存在变异	5□ 4□ 3□ 1□ 0□		

（二）自然临产阴道分娩

自然临产阴道分娩临床路径

1．进入临床路径标准

疾病诊断：足月头位自然顺产（无阴道分娩禁忌证）(ICD-10：O80.0 伴 Z37)

2．病案质量监控表

住院时间	监控类别	监控项目		监控要点	分数	减分理由	备注
首页		主要诊断名称及编码		足月头位自然顺产（无阴道分娩禁忌证）(ICD-10：O80.0 伴 Z37)	5□ 4□ 3□ 1□ 0□		
		其他诊断名称及编码		无遗漏，编码准确			
		其他项目		内容完整、准确、无遗漏	5□ 4□ 3□ 1□ 0□		
住院第1天	入院记录	主诉与现病史	此次妊娠情况	是否记录描述此次妊娠情况及时间，并重点描述： 1．末次月经，预产期 2．妊娠早、中、晚期检查情况等	5□ 4□ 3□ 1□ 0□		入院24小时内完成
			病情演变过程	是否描述主要症状的演变过程，如： 1．宫缩（腹痛）：开始时间、持续时间、间歇时间 2．阴道流血：开始时间、量及性状 3．阴道流水：开始时间、量及性状 4．辅助检查情况	5□ 4□ 3□ 1□ 0□		
			其他伴随症状	是否记录伴随症状，如： 1．妊娠期是否有合并症、并发症，是否治疗过，效果如何 2．主要症状出现前有否异常发生 3．是否定期产前检查	5□ 4□ 3□ 1□ 0□		
			住院前诊疗过程	是否记录诊断、治疗情况，如： 1．做过何种检查，结果是否正常 2．诊断过何种疾病 3．用过何种药物，用药时间、剂量、总量及效果如何	5□ 4□ 3□ 1□ 0□		

续 表

住院时间 \ 监控类别		监控项目	监控要点	分数	减分理由	备注
		个人史 月经婚育史 既往史 家族史	是否按照病历书写规范记录，并重点记录与疾病相关内容： 1．个人史 2．月经婚育史：月经周期，量；孕产次 3．既往史：药敏史；慢性疾病史及传染病史；既往生产史：流产史、早产史、足月产及末次生产情况，新生儿情况 4．家族史：有无遗传性疾病史	5□ 4□ 3□ 1□ 0□		
		体格检查	是否按照病历书写规范记录，并记录重要体征，无遗漏，如： 1．系统检查，有格必填 2．产科检查：宫高、腹围、羊水、宫缩、胎位、胎心、胎先露及估计胎儿大小 3．直肠检查：外阴、阴道、宫颈扩张、骨盆情况、胎方位及先露位置 4．阴道检查：适用于肛查不清者	5□ 4□ 3□ 1□ 0□		
		辅助检查	是否记录辅助检查结果，如： 血常规、产科超声	5□ 4□ 3□ 1□ 0□		
		初步诊断	第一诊断为：足月头位自然顺产（无阴道分娩禁忌证）（ICD-10：O80.0 伴 Z37）	5□ 4□ 3□ 1□ 0□		
		诊疗计划	是否全面并具有个性化： 1．完成必需的检查项目 （1）血常规、尿常规 （2）凝血功能 （3）血型，乙肝、丙肝、艾滋病、梅毒等感染性疾病筛查（孕期未查者） （4）心电图，超声，肝肾功能，电解质，C 反应蛋白（必要时） （5）胎心监护 2．评估是否可以阴道分娩 3．对症治疗	5□ 4□ 3□ 1□ 0□		
	病程记录	住院医师查房记录	是否有重点内容并结合本病例： 1．主要症状、体征 2．详细记录产前记录单：时间、血压、脉搏、体温、胎心、宫缩、检查法、宫口扩张、胎膜及先露高度情况 3．具体治疗措施	5□ 4□ 3□ 1□ 0□		
		上级医师查房记录	是否记录、分析全面： 1．补充病史和查体	5□ 4□ 3□		入院 48 小

续 表

住院时间 \ 监控类别		监控项目	监控要点	分数	减分理由	备注
			2．完善各项检查 3．提出治疗方案及分娩评估 4．提出需观察注意的内容	1□ 0□		时内完成
	其余记录单（表格式）		1．产前记录单：时间、血压、脉搏、体温、胎心、宫缩、检查法、宫口扩张、胎膜及先露高度情况 2．产程进展记录（产程图） 3．分娩记录单（产时记录单）：记录子宫口开全时间，胎儿娩出时间，胎盘娩出时间、大小及重量是否完整，胎膜是否完整，脐带长度，脐血管是否异常，羊水情况，出血情况等。分娩时出血量>300毫升，寻找原因 4．新生儿处理：清理呼吸道，处理脐带，阿普加评分 5．产后护理记录：产后观察两小时按规定记录，阴道出血量>100毫升，寻找原因 6．新生儿病历：病历内是否印有新生儿足印，是否逐项填写新生儿查体内容等	5□ 4□ 3□ 1□ 0□		
	知情同意书		1．注意描述患者及家属意见。知情同意书应由患者本人签字，如为家属或代理人签字，必须有授权委托书 2．胎盘处置知情同意书 3．自然分娩知情同意书 4．缩宫术点滴知情同意书 5．胎膜早破知情同意书 6．产钳助产知情同意书等 7．新生儿接种乙型肝炎疫苗知情同意书 8．新生儿接种卡介苗知情同意书等 9．谈话医师签名，上级医师签名	5□ 4□ 3□ 1□ 0□		
住院第2~3天（产后第1~2天）	病程记录	住院医师查房记录（表格式）	是否记录、分析如下内容： 1．日期，产后日期，乳腺情况及泌乳量是否充足，指导产妇哺乳 2．会阴侧切伤口情况、换药情况；子宫收缩情况，宫底高度，恶露性状、量 3．核查辅助检查结果 4．分娩后病情评估 5．目前的治疗情况，是否继续应用抗生素，及原因 6．分娩后注意事项宣教 7．新生儿病历《表格式》（新生儿查体由儿科医师进行，逐项检查并填写）	5□ 4□ 3□ 1□ 0□		
		住院医师查房记录	是否记录： 1．分娩后病情评估 2．确定是否有分娩后并发症和侧切伤口感染 3．分娩后治疗方案 4．分娩后需要注意的事项 5．补充、更改诊断分析和确定诊断分析 6．分析是否符合出院标准 7．出院后注意事项	5□ 4□ 3□ 1□ 0□		

续　表

住院时间	监控类别	监控项目	监控要点	分数	减分理由	备注
		上级医师查房记录	是否记录、分析如下内容： 1．分娩及产后评估，目前仍需注意情况提出意见 2．确定符合出院标准 3．出院后治疗方案	5□ 4□ 3□ 1□ 0□		
住院第4天(出院日)	病程记录	住院医师查房记录	是否记录： 1．产后子宫复旧，恶露，会阴伤口及乳房的评估 2．会阴侧切伤口拆线（根据病情） 3．实验室检查指标正常与否 4．指导哺乳及新生儿护理 5．向患者交代出院后注意事项 6．新生儿出院查体	5□ 4□ 3□ 1□ 0□		
	出院记录		是否记录齐全，重要内容无遗漏，如： 1．入院情况 2．诊疗经过 3．出院情况：症状、体征、功能恢复、侧切伤口愈合情况 4．出院医嘱：出院带药需写明药物名称、用量、服用方法，需要调整的药物要注明调整的方法；出院后患者需要注意的事项；门诊复查时间及项目等	5□ 4□ 3□ 1□ 0□		
	特殊检查、特殊治疗同意书的医学文书		包括自然项目（另页书写时）、特殊检查、特殊治疗项目名称、目的、可能出现的并发症及风险、或替代治疗方案、患者或家属签署是否同意检查或治疗、患者签名、医师签名等	5□ 4□ 3□ 1□ 0□		
	病危（重）通知书		包括自然项目（另页书写时）、目前诊断、病情危重情况，患方签名、医师签名并填写日期	5□ 4□ 3□ 1□ 0□		
重点医嘱	长期医嘱	住院第1~2天	1．产前常规护理 2．一级护理 3．普食	5□ 4□ 3□ 1□ 0□		
		住院第2~3天（产后第1~2天）	1．阴道分娩后常规护理 2．普食 3．观察宫底及阴道出血情况 4．会阴清洁2次/日 5．乳房护理（不能哺乳者需停哺乳） 6．抗生素治疗（必要时） 7．促子宫收缩药物（必要时） 8．新生儿洗浴1次/日，新生儿抚触1次/日，新生儿脐护理、新生儿滴眼液1次/日等			

续 表

监控类别 / 住院时间		监控项目	监控要点	分数	减分理由	备注
	临时医嘱	住院第 1 天	1．血、尿常规，凝血功能，血型 2．乙肝、丙肝、艾滋病、梅毒等感染性疾病筛查（孕期未查者） 3．心电图、胎儿超声、肝肾功能、电解质（必要时） 4．胎心监护			
		产房医嘱	按分娩时情况开具			
		住院第 2~3 天（产后第 1~2 天）	1．复查血常规、尿常规（必要时） 2．根据情况开具临时医嘱（抗生素、宫缩剂等） 3．新生儿根据病情开具医嘱			
		住院第 4 天（出院日）	1．侧切伤口拆线（需要时） 2．新生儿母乳喂养后 72 小时取足跟血筛查及听力筛查，有条件医院进行。 3．出院带药 4．出院 42 天母、婴门诊复诊 5．新生儿出院医嘱			
一般书写规范		各项内容	完整、准确、清晰、签字	5□ 4□ 3□ 1□ 0□		
变异情况		变异条件及原因	1．产程中若出现剖宫产指征（如胎儿窘迫、头位难产等），转入剖宫产临床路径，退出本路径 2．阴道手术助产者，可适当延长住院时间 3．产后出现感染、出血等并发症，导致住院时间延长	5□ 4□ 3□ 1□ 0□		

（三）计划性剖宫产

计划性剖宫产临床路径

1．进入临床路径标准

疾病诊断：妊娠、分娩和产褥期并发症（ICD-10：O20-O75/O98-O99）

手术操作：子宫下段剖宫产术（ICD-9-CM-3：74.1）

2．病案质量监控表

<table>
<tr><th colspan="2">监控类别
住院时间</th><th colspan="2">监控项目</th><th>监控要点</th><th>分数</th><th>减分理由</th><th>备注</th></tr>
<tr><td colspan="2" rowspan="4">首页</td><td colspan="2">主要诊断名称及编码</td><td>妊娠、分娩和产褥期并发症（ICD-10：O20-O75/O98-O99）</td><td rowspan="3">5□
4□
3□
1□
0□</td><td rowspan="3"></td><td rowspan="3"></td></tr>
<tr><td colspan="2">主要手术名称及编码</td><td>子宫下段剖宫产术（ICD-9-CM-3：74.1）</td></tr>
<tr><td colspan="2">其他诊断名称及编码</td><td>无遗漏，编码准确</td></tr>
<tr><td colspan="2">其他项目</td><td>内容完整、准确、无遗漏</td><td>5□
4□
3□
1□
0□</td><td></td><td></td></tr>
<tr><td rowspan="4">住院第1天</td><td rowspan="4">入院记录</td><td rowspan="4">主诉与现病史</td><td>此次妊娠情况</td><td>是否记录描述此次妊娠情况及时间，并重点描述：
1．末次月经，预产期
2．妊娠早、中、晚期检查情况等</td><td>5□
4□
3□
1□
0□</td><td></td><td rowspan="4">入院24小时内完成</td></tr>
<tr><td>病情演变过程</td><td>是否描述主要症状的演变过程，如：
1．重点描述此次妊娠目前影响阴道分娩的各种情况
2．辅助检查情况</td><td>5□
4□
3□
1□
0□</td><td></td></tr>
<tr><td>其他伴随症状</td><td>是否记录伴随症状，如：
1．妊娠期是否有合并症、并发症，是否治疗过，效果如何
2．是否定期产前检查</td><td>5□
4□
3□
1□
0□</td><td></td></tr>
<tr><td>住院前诊疗过程</td><td>是否记录诊断、治疗情况，如：
1．做过何种检查，结果是否正常
2．诊断过何种疾病
3．用过何种药物，用药时间、剂量、总量及效果如何</td><td>5□
4□
3□
1□
0□</td><td></td></tr>
</table>

续 表

监控类别 住院时间		监控项目	监控要点	分数	减分理由	备注
		个人史 月经婚育史 既往史 家族史	是否按照病历书写规范记录，并重点记录与疾病相关内容： 1．个人史 2．月经婚育史：月经周期，量；孕产次 3．既往史：药敏史；慢性疾病史及传染病史；既往生产史：流产史、早产史、足月产及末次生产情况，新生儿情况 4．家族史：有无遗传性疾病史	5□ 4□ 3□ 1□ 0□		
		体格检查	是否按照病历书写规范记录，并记录重要体征，无遗漏，如： 1．系统检查，有格必填 2．产科检查：宫高、腹围、羊水、宫缩、胎位、胎心、胎先露及估计胎儿大小 3．肛查：外阴、阴道、宫颈扩张、骨盆情况、胎方位及先露位置 4．阴道检查：适用于肛查不清者	5□ 4□ 3□ 1□ 0□		
		辅助检查	是否记录辅助检查结果，如： 血常规、产科超声	5□ 4□ 3□ 1□ 0□		
		初步诊断	第一诊断为：妊娠、分娩和产褥期并发症（ICD-10：O20-O75/O98-O99）	5□ 4□ 3□ 1□ 0□		
		诊疗计划	是否全面并具有个性化： 1．完成必需的检查项目 （1）血常规、尿常规 （2）凝血功能 （3）乙肝、丙肝、艾滋病、梅毒等感染性疾病筛查（孕期未查） （4）胎儿超声及脐带血流检查 （5）拟明日上午时在硬膜外或腰硬联合麻醉下行子宫下段剖宫产术 （6）明晨禁食、水 （7）明晨留置尿管 （8）常规备皮 （9）抗菌药物皮试 （10）必要时配血、备血 2．评估是否可以手术 3．对症治疗	5□ 4□ 3□ 1□ 0□		

续 表

住院时间 \ 监控类别		监控项目	监控要点	分数	减分理由	备注
	病程记录	住院医师查房记录	是否有重点内容并结合本病例： 1．主要症状、体征 2．详细记录产前记录单：时间、血压、脉搏、体温、胎心、宫缩、检查法、宫口扩张、胎膜及先露高度情况 3．具体治疗措施及术前准备工作完成情况：包括检查、药物、配血、备皮、麻醉科会诊意见，以及检查结果等对手术的影响分析等 4．请相应科室会诊情况 5．向患者或家属交代术前、术中和术后注意事项，签署手术知情同意书情况 6．术者术前查看患者的情况	5□ 4□ 3□ 1□ 0□		
		上级医师查房记录	是否记录、分析全面： 1．补充病史和查体 2．并完善术前检查 3．手术前评估及手术指征 4．确定手术方案 5．结合本病例提出手术风险及预防措施	5□ 4□ 3□ 1□ 0□		入院48小时内完成
	麻醉知情同意书		是否记录： 1．一般项目 2．术前诊断 3．拟行手术方式 4．拟行麻醉方式 5．患者基础疾病及可能对麻醉产生影响的特殊情况 6．麻醉中拟行的有创操作和监测 7．麻醉风险，麻醉中及麻醉后可能发生的并发症及应对措施 8．患者签署意见并签名，如为家属或代理人需有授权委托书 9．麻醉医师签名，并记录日期和时间	5□ 4□ 3□ 1□ 0□		
	麻醉术前访视记录		是否记录： 1．患者自然信息 2．患者一般情况 3．简要病史 4．与麻醉相关的辅助检查结果 5．拟行手术方式 6．拟行麻醉方式 7．麻醉适应证 8．麻醉风险及预防措施和麻醉中需注意的问题 9．术前麻醉医嘱 10．麻醉医师签名，并记录日期和时间	5□ 4□ 3□ 1□ 0□		

续 表

住院时间 \ 监控类别		监控项目	监控要点	分数	减分理由	备注
	输血知情同意书		是否记录： 1. 一般项目 2. 输血指征 3. 拟输血成分 4. 输血前有关检查结果 5. 输血风险及可能产生的不良后果及应对措施 6. 患者签署意见并签名，如为家属或代理人需有授权委托书 7. 医师签名并填写日期	5□ 4□ 3□ 1□ 0□		
	手术知情同意书		是否完整填写自然项目，记录： 1. 术前诊断 2. 手术名称 3. 术式选择及可能改变的术式 4. 术中、术后可能出现的并发症及应对措施和新生儿可能发生的情况 5. 手术风险 6. 患者签署意见并签名，如为家属或代理人需有授权委托书 7. 胎盘处置知情同意书等 8. 新生儿接种乙型肝炎疫苗知情同意书 9. 新生儿接种卡介苗知情同意书等 10. 经治医师和术者签名，日期	5□ 4□ 3□ 1□ 0□		
	术前小结		是否记录： 1. 简要病情 2. 术前诊断及诊断依据 3. 手术指征 4. 拟行手术名称和方式 5. 拟行麻醉方式 6. 术前准备 7. 术中注意事项 8. 术后处置意见 9. 术者术前查看患者的情况	5□ 4□ 3□ 1□ 0□		
	术前讨论		是否记录： 1. 讨论地点、时间 2. 参加者及主持者的姓名、职称 3. 简要病情 4. 术前诊断及术前准备情况 5. 手术指征及手术方案 6. 可能出现的意外和防范措施 7. 具体讨论意见和主持人小结 8. 记录者签名	5□ 4□ 3□ 1□ 0□		

续　表

住院时间＼监控类别		监控项目	监控要点	分数	减分理由	备注
住院第2天(手术日)	麻醉记录单		是否记录： 1．一般项目 2．患者一般情况和术前特殊情况 3．麻醉前用药及效果 4．术前及术中疾病诊断 5．手术方式及日期 6．麻醉方式 7．麻醉诱导及各项操作开始及结束时间 8．麻醉期间用药名称、方式及剂量 9．麻醉期间特殊或突发情况及处理 10．术中出血量、输血量、输液量等 11．手术起止时间 12．麻醉医师签名	5□ 4□ 3□ 1□ 0□		
	麻醉术后访视记录		是否记录： 1．一般项目 2．患者一般情况 3．目前麻醉恢复情况，清醒时间 4．术后医嘱、是否拔除气管插管等 5．如有特殊情况应详细记录 6．麻醉医师签名并填写日期	5□ 4□ 3□ 1□ 0□		
	手术记录		是否记录： 1．一般项目 2．手术日期 3．术前及术中诊断 4．手术名称 5．手术医师：术者及助手姓名 6．护士姓名（分别记录刷手及巡回护士） 7．输血量、特殊成分输血、输液量 8．麻醉方法 9．手术经过：麻醉是否成功；患者体位；手术切口位置；手术中探查脏器顺序；胎儿、胎盘娩出方式，胎儿、胎盘重量及双侧附件情况，如有异常，切除后的标本或胎盘需送病理，应描述标本大小、外观及去向；术中出血量；手术结束前器械、纱布清点情况 10．术后患者去向：回病房、监护室或麻醉恢复室 11．术者签字	5□ 4□ 3□ 1□ 0□		术者术后24小时内完成
	手术安全核查记录		是否记录： 1．手术安全核查记录单并且填写完整 2．手术医师、麻醉医师和手术护士三方核对，并签字齐全	5□ 4□ 3□ 1□ 0□		
	手术清点记录		是否记录： 1．一般项目 2．术中所用各种器械和敷料数量的清点核对 3．巡回护士和手术器械护士签名	5□ 4□ 3□ 1□ 0□		

续 表

住院时间 \ 监控类别		监控项目	监控要点	分数	减分理由	备注
	术后首次病程记录		是否记录： 1．手术时间 2．术后诊断 3．麻醉方式 4．手术简要经过 5．术后患者一般情况 6．术后治疗方案及抗生素应用指征 7．术后医嘱及应当特别注意观察的事项	5□ 4□ 3□ 1□ 0□		参加手术者术后即时完成
	其余记录单（表格式）		1．分娩记录单：填写内容与手术记录单内容相符 2．新生儿处理：清理呼吸道，处理脐带，阿普加评分 3．产后护理记录：产后观察两小时按规定记录，阴道出血量大于100毫升，寻找原因 4．新生儿病历记录：病历内是否有新生儿足印，是否逐项填写新生儿查体内容等	5□ 4□ 3□ 1□ 0□		
住院第3天(术后第1天)	病程记录	住院医师查房记录（表格式）	是否记录、分析如下内容： 1．产后日期，乳腺情况及泌乳量是否充足，指导产妇哺乳 2．腹部切口情况、换药情况；子宫收缩情况，宫底高度，恶露性状、量及腹部伤口情况 3．核查辅助检查结果 4．术后病情评估 5．调整治疗分析 6．术后注意事项宣教 7．新生儿病历《表格式》(新生儿查体由儿科医师进行，逐项检查并填写)	5□ 4□ 3□ 1□ 0□		术后连续3天须有参加手术的医师或上级医师的查房记录
		上级医师查房记录	是否记录： 1．术后病情评估 2．确定是否有术后并发症和手术切口感染 3．术后需要注意的事项 4．术后治疗方案 5．补充、更改诊断和确定的诊断分析	5□ 4□ 3□ 1□ 0□		
住院第4天(术后第2天)	病程记录	住院医师查房记录	是否记录、分析： 1．记录乳腺情况及泌乳量是否充足，指导产妇哺乳 2．记录子宫收缩情况，宫底高度，恶露性状、量及腹部伤口情况 3．及时记录分析术后辅助检查情况 4．目前的治疗情况，是否继续应用抗生素，并记录原因 5．记录上级医师查房意见 6．新生儿病历《表格式》(新生儿查体由儿科医师进行，逐项检查并填写)	5□ 4□ 3□ 1□ 0□		

续 表

住院时间＼监控类别		监控项目	监控要点	分数	减分理由	备注
		上级医师查房记录	是否记录、分析： 手术疗效评估，预期目标完成情况	5□ 4□ 3□ 1□ 0□		
住院第5天（术后第3天）	病程记录	住院医师查房记录	是否记录： 1．目前症状及体征 2．目前治疗情况，下一步治疗方案 3．腹部切口愈合情况，乳腺及泌乳量情况，子宫收缩情况，恶露性状 4．实验室检查指标正常与否 5．向患者交代注意事项	5□ 4□ 3□ 1□ 0□		
		上级医师查房记录	是否记录： 1．根据目前病情评估，提出进一步治疗方案 2．确定符合出院标准 3．出院后注意事项			
住院第6~9天（出院日）	病程记录	住院医师查房记录	是否记录： 1．目前症状及体征 2．腹部切口愈合情况，乳腺及泌乳量情况，子宫收缩情况及恶露性状 3．实验室检查指标正常与否 4．目前治疗情况，抗生素是否停用，下一步治疗方案 5．上级医师查房意见 6．评估是否符合出院标准 7．腹部切口换药（必要时）	5□ 4□ 3□ 1□ 0□		
		上级医师查房记录	是否记录： 1．根据目前病情评估，提出进一步治疗方案 2．确定符合出院标准 3．出院后注意事项			
	出院记录		是否记录齐全，重要内容无遗漏，如： 1．入院情况 2．诊疗经过：麻醉、手术方式；术中特殊情况及处理；术后并发症等 3．出院情况：症状、体征、功能恢复、切口愈合情况及病理结果等 4．出院医嘱：出院带药的药物名称、用量、服用方法，需要调整的药物要说明调整的方法；出院后患者需要注意的事项；门诊复查时间及项目等	5□ 4□ 3□ 1□ 0□		
	特殊检查、特殊治疗同意书的医学文书		包括自然项目（另页书写时）、特殊检查、特殊治疗项目名称、目的、可能出现的并发症及风险、或替代治疗方案、患者或家属签署是否同意检查或治疗、患者签名、医师签名等	5□ 4□ 3□ 1□ 0□		

续 表

监控类别 住院时间		监控项目	监控要点	分数	减分理由	备注
	病危（重）通知书		包括自然项目（另页书写时）、目前诊断、病情危重情况，患方签名、医师签名并填写日期	5□ 4□ 3□ 1□ 0□		
重点医嘱	长期医嘱	住院第 1 天	1．产科常规护理 2．二级护理 3．普食 4．听胎心 1 次/4~6 小时 5．胎心监护 1~2 次/日	5□ 4□ 3□ 1□ 0□		
		住院第 2 天（手术日）	1．剖宫产术后常规护理 2．一级护理 3．禁食水 12 小时后流食 4．测血压：1 次/15 分钟，2 小时血压平稳后，改为每日两次 5．观察宫底及阴道出血情况 6．尿管引流接无菌袋 7．会阴擦洗 2 次/日 8．乳房护理 9．静脉输液 1 次/日 10．抗菌药物 11．缩宫素 12．剖宫产新生儿护理常规 13．新生儿抚触 1 次/日 14．新生儿油浴 1 次/日 15．脐部护理			
		住院第 3 天（术后第 1 天）	1．剖宫产术后常规护理 2．一级护理 3．排气后半流食 4．测血压 1 次/日 5．观察宫底及阴道出血情况 6．乳房护理，停哺乳（必要时） 7．静脉输液 1 次/日 8．抗菌药物 9．缩宫药物 10．剖宫产新生儿护理常规 11．新生儿抚触 1 次/日 12．新生儿洗浴 1 次/日 13．脐部护理			
		住院第 4~5 天（术后日）	1．剖宫产术后常规护理 2．二级护理 3．半流食或普食 4．乳房护理 5．抗菌药物 6．剖宫产新生儿护理常规			

续 表

监控类别 住院时间		监控项目	监控要点	分数	减分理由	备注
			7．新生儿抚触 1 次/日 8．新生儿洗浴 1 次/日 9．脐部护理			
	临时医嘱	住院第 1 天	1．血、尿常规 2．凝血功能（孕期未查者） 3．感染性疾病筛查，肝肾功能，电解质（孕期未查者） 4．胎儿超声及脐带血流检查（必要时） 5．心电图 6．胎心监护 7．拟明日在硬膜外或腰硬联合麻醉下行子宫下段剖宫产术 8．明晨禁食水 9．明晨留置尿管 10．常规备皮 11．抗菌药物皮试 12．必要时配血、备血			
		住院第 2 天（手术日）	1．新生儿低流量吸氧（术后必要时） 2．新生儿维生素 K_1 5mg im 3．新生儿注射卡介苗及乙肝疫苗			
		住院第 3 天（术后第 1 天）	1．腹部切口换药 2．拔除留置导尿管，根据病情开具临时医嘱			
		住院第 4~5 天（术后日）	1．根据病情开具临时医嘱 2．新生儿母乳喂养 72 小时取足跟血筛查及听力筛查			
		住院第 6~9 天（出院日）	1．腹部切口拆线（需要时） 2．出院带药 3．出院 42 天母、婴门诊复诊 4．新生儿出院医嘱			
一般书写规范		各项内容	完整、准确、清晰、签字	5□ 4□ 3□ 1□ 0□		
变异情况		变异条件及原因	1．因孕妇原因延期手术 2．子宫复旧不良，并发阴道流血过多 3．并发产褥感染 4．切口延期愈合	5□ 4□ 3□ 1□ 0□		

十六、口 腔 科

（一）舌癌

舌癌临床路径

1．进入临床路径标准

疾病诊断：舌癌（ICD-10：C01/C02）

手术操作：舌癌扩大切除术＋颈淋巴清扫术（ICD-9-CM-3：25.4 伴 40.4）

2．病案质量监控表

住院时间	监控类别	监控项目		监控要点	分数	减分理由	备注
首页		主要诊断名称及编码		舌癌（ICD-10：C01/C02）	5□ 4□ 3□ 1□ 0□		
		主要手术名称及编码		舌癌扩大切除术+颈淋巴清扫术（ICD-9-CM-3：25.4 伴 40.4）			
		其他诊断名称及编码		无遗漏，编码准确			
		其他项目		内容完整、准确、无遗漏	5□ 4□ 3□ 1□ 0□		
住院第 1 天	入院记录	主诉与现病史	主要症状	是否记录本病最主要症状及发病时间，并重点描述： 1．局部常有慢性刺激因素（如锐利牙尖或残根），也可有白斑等癌前病损 2．无明显诱发因素，病变发展较快 3．舌体局部溃疡或浸润块，也可外突呈菜花样 4．常有明显自发痛及触痛	5□ 4□ 3□ 1□ 0□		入院 24 小时内完成
			病情演变过程	是否描述主要症状的演变过程，如： 溃疡或浸润块发现时间、进展速度，有无疼痛麻木等自觉症状	5□ 4□ 3□ 1□ 0□		
			其他伴随症状	是否记录伴随症状，如： 舌感觉麻木及运动障碍	5□ 4□ 3□ 1□ 0□		
			住院前诊疗过程	是否记录诊断、治疗情况，如： 活组织病理检查明确为癌瘤	5□ 4□ 3□ 1□ 0□		

续 表

住院时间	监控类别	监控项目	监控要点	分数	减分理由	备注
		既往史 个人史 家族史	是否按照病历书写规范记录，并重点记录与疾病相关内容： 有无舌体长期溃疡史或白斑史，何时行活组织检查，是否有 CT、MRI 检查	5□ 4□ 3□ 1□ 0□		
		体格检查	是否按照病历书写规范记录，并记录重要体征，无遗漏，如： 1．好发于舌侧缘中 1/3 部位，舌体局部溃疡或浸润块，可有压痛并发射至耳颞部 2．肿瘤相应部位有慢性刺激因素存在（残根、锐利牙尖）或有白斑 3．可有颈部淋巴结转移	5□ 4□ 3□ 1□ 0□		
		辅助检查	是否记录辅助检查结果	5□ 4□ 3□ 1□ 0□		
	首次病程记录	病例特点	是否简明扼要，重点突出，无遗漏： 1．年龄、性别 2．吸烟、酗酒史，长期舌体局部溃疡或白斑史 3．舌体溃疡面或肿瘤部位、大小、性质、边界，疼痛或麻木 4．有无颈部淋巴结转移、有无局部刺激因素等情况 5．检查结果及既往治疗	5□ 4□ 3□ 1□ 0□		入院 8 小时内完成
		初步诊断	第一诊断为：舌癌（ICD-10：C01/C02）	5□ 4□ 3□ 1□ 0□		
		诊断依据	是否充分，分析合理： 1．病史：长期舌体局部溃疡或白斑史 2．症状：舌体局部溃疡或浸润块疼痛或麻木是本病的主要症状，应描述有无伴随症状 3．体征：颌面部查体描述与疾病诊断及鉴别诊断有关的阳性、阴性体征 4．辅助检查：活组织病理检查明确为癌瘤，CT、MRI 检查	5□ 4□ 3□ 1□ 0□		
		鉴别诊断	是否根据病例特点与下列疾病鉴别： 1．白斑 2．结核性溃疡 3．良性肿瘤：乳头状瘤、血管瘤 4．口腔单纯性溃疡	5□ 4□ 3□ 1□ 0□		
		诊疗计划	是否全面并具有个性化： 1．完成必需的检查项目 （1）血常规、尿常规、粪常规 （2）肝肾功能、血型、凝血功能、感染性疾病筛查（乙肝、丙肝、梅毒、艾滋病等）	5□ 4□ 3□ 1□ 0□		

续 表

住院时间	监控类别	监控项目	监控要点	分数	减分理由	备注
			（3）正位胸片 2．评估是否可以手术 （1）完善术前影像学检查 （2）术前检查排除手术禁忌证 （3）手术治疗：舌癌扩大切除术+颈淋巴清扫术			
	病程记录	上级医师查房记录	是否有重点内容并结合本病例： 1．补充病史和查体 2．病情评估，诊断分析 3．治疗方案分析，提出诊疗意见 4．提示手术指征及手术禁忌证	5□ 4□ 3□ 1□ 0□		入院48小时内完成
		住院医师查房记录	是否记录、分析全面： 1．主要症状体征 2．具体治疗措施和术前准备 3．上级医师查房意见的执行情况	5□ 4□ 3□ 1□ 0□		
住院第2~3天（术前准备日）	病程记录	住院医师查房记录	是否记录： 1．患者入院后一般情况，如体温、有无感染 2．术前准备工作完成情况 3．术前检查项目是否完成，血常规、胸片有无异常 4．活检（入院前未行活检者） 5．向患者及家属交待围术期注意事项，签署知情同意书 6．请相应科室会诊情况	5□ 4□ 3□ 1□ 0□		
		上级医师查房记录	是否记录： 1．综合分析术前检查结果 2．手术前评估及手术指征 3．确定手术方案 4．结合本病例提出手术风险及预防措施	5□ 4□ 3□ 1□ 0□		
	麻醉知情同意书		是否记录： 1．一般项目 2．术前诊断 3．拟行手术方式 4．拟行麻醉方式 5．患者基础疾病及可能对麻醉产生影响的特殊情况 6．麻醉中拟行的有创操作和监测 7．麻醉风险，麻醉中及麻醉后可能发生的并发症及应对措施 8．患者签署意见并签名，如为家属或代理人要有授权委托书 9．麻醉医师签字，并写明日期时间	5□ 4□ 3□ 1□ 0□		

续 表

住院时间 \ 监控类别		监控项目	监控要点	分数	减分理由	备注
	麻醉术前访视记录		是否记录： 1. 患者自然信息 2. 患者一般情况 3. 简要病史 4. 与麻醉相关的辅助检查结果 5. 拟行手术方式 6. 拟行麻醉方式 7. 麻醉适应证 8. 麻醉风险及预防措施和麻醉中需注意的问题 9. 术前麻醉医嘱 10. 麻醉医师签字，并写明日期时间	5□ 4□ 3□ 1□ 0□		
	输血知情同意书		是否记录： 1. 一般项目 2. 输血指征 3. 拟输血成分 4. 输血前有关检查结果 5. 输血风险及可能产生的不良后果及应对措施 6. 患者签署意见并签名，如为家属或代理人要有授权委托书 7. 医师签名并填写日期	5□ 4□ 3□ 1□ 0□		
	手术知情同意书		是否记录： 1. 术前诊断 2. 手术名称 3. 术式选择及有可能改变的术式 4. 术中、术后可能出现的并发症应对措施 5. 手术风险 6. 患者签署意见并签名，如为家属或代理人要有授权委托书 7. 经治医师和术者签名	5□ 4□ 3□ 1□ 0□		
	术前小结		是否记录： 1. 简要病情 2. 术前诊断及诊断依据 3. 手术指征 4. 拟行手术名称和方式 5. 拟行麻醉方式 6. 术前准备 7. 术中注意事项 8. 术后处置意见 9. 术者术前查看患者的情况	5□ 4□ 3□ 1□ 0□		
	术前讨论		是否记录： 1. 讨论地点、时间 2. 参加者及主持者的姓名、职称 3. 简要病情 4. 术前诊断及术前准备情况	5□ 4□ 3□ 1□ 0□		

续 表

监控类别/住院时间		监控项目	监控要点	分数	减分理由	备注
			5. 手术指征及手术方案 6. 可能出现的意外和防范措施 7. 具体讨论意见和主持人小结 8. 记录者签名			
住院第3~4天（手术日）	麻醉记录单		是否记录： 1. 一般项目 2. 患者一般情况和术前特殊情况 3. 麻醉前用药及效果 4. 术前及术中疾病诊断 5. 手术方式及日期 6. 麻醉方式 7. 麻醉诱导及各项操作开始及结束时间 8. 麻醉期间用药名称、方式及剂量 9. 麻醉期间特殊或突发情况及处理 10. 术中出血量、输血量、输液量等 11. 手术起止时间 12. 麻醉医师签名	5□ 4□ 3□ 1□ 0□		
	麻醉术后访视记录		是否记录： 1. 一般项目 2. 患者一般情况 3. 目前麻醉恢复情况，清醒时间 4. 术后医嘱、是否拔除气管插管等 5. 如有特殊情况应详细记录 6. 麻醉医师签字并填写日期	5□ 4□ 3□ 1□ 0□		
	手术记录		是否记录： 1. 一般项目 2. 手术日期 3. 术前及术中诊断 4. 手术名称 5. 手术医师术者及助手姓名 6. 护士姓名（分别记录刷手及巡回护士） 7. 输血量、特殊成分输血、输液量 8. 麻醉方法 9. 手术经过：麻醉是否成功、患者体位、手术体位、手术切口、解剖部位、术中出血量、手术结束前器械、纱布清点情况，术中意外情况的发生发展及处理情况 10. 患者是否回病房、监护室或麻醉恢复室 11. 各类手术应附有图示	5□ 4□ 3□ 1□ 0□		术者术后24小时内完成
	手术安全核查记录		是否记录： 1. 手术安全核查记录单并且填写完整 2. 手术医师、麻醉医师和手术护士三方核对，并签字齐全	5□ 4□ 3□ 1□ 0□		

续 表

住院时间 \ 监控类别		监控项目	监控要点	分数	减分理由	备注
	手术清点记录		是否记录： 1．一般项目 2．术中所用各种器械和敷料数量的清点核对 3．巡回护士和手术器械护士签名	5□ 4□ 3□ 1□ 0□		
	术后首次病程记录		是否记录： 1．手术时间 2．术中诊断 3．麻醉方式 4．手术简要经过 5．术后处理措施 6．术后患者一般情况 7．术后医嘱及应当特别注意观察的事项 8．向患者及家属交代病情和术后注意事项	5□ 4□ 3□ 1□ 0□		参加手术者术后即时完成
住院第4~6天（术后第1~2天）	病程记录	住院医师查房记录	是否记录、分析如下内容： 1．生命体征，体温、血压等术后病情变化 2．术后病情评估 3．复查血常规、电解质及调整治疗分析 4．引流量和引流液性状 5．上级医师意见执行情况	5□ 4□ 3□ 1□ 0□		术后连续3天须有参加手术的医师或上级医师的查房记录
		上级医师查房记录	是否记录： 1．术后病情评估 2．确定是否有术后并发症和手术切口感染 3．术后需要注意的事项 4．术后治疗方案 5．补充、更改诊断分析和确定诊断分析	5□ 4□ 3□ 1□ 0□		
住院第6~10天（术后日）	病程记录	住院医师查房记录	是否记录、分析： 1．目前的症状、体征，切口愈合情况及换药情况 2．病情评估及疗效评估 3．目前的治疗情况，根据患者进食情况调整补液 4．根据引流情况决定是否拔除引流管 5．分析是否符合出院标准 6．出院后的治疗方案 7．出院后注意事项	5□ 4□ 3□ 1□ 0□		
		上级医师查房记录	是否记录、分析： 1．进行手术及伤口评估，确定有无手术并发症和预期目标完成情况 2．确定符合出院标准：患者一般情况良好，伤口愈合好，引流管拔出，伤口无感染，无皮下积液，无组织坏死等并发症（或）合并症 3．出院后治疗方案	5□ 4□ 3□ 1□ 0□		
住院第10~14天（出院日）	病程记录	住院医师查房记录	是否记录： 1．目前症状及体征，手术评估分析符合出院标准 2．记录拆线过程及切口愈合情况 3．实验室检查指标正常与否	5□ 4□ 3□ 1□ 0□		

续　表

监控类别 住院时间		监控项目	监控要点	分数	减分理由	备注
			4．向患者及其家属交代出院后注意事项，预约复诊时间、地点 5．出院后需要注意的事项 6．出院后的治疗方案，是否需要术后放疗等			
	出院记录		记录是否齐全，重要内容无遗漏，如： 1．入院情况 2．诊疗经过：麻醉、手术方式；术中特殊情况及处理；术后并发症等 3．出院情况：症状、体征、切口愈合情况及病理结果等 4．出院医嘱：出院带药需写明药物名称、用量、服用方法，需要调整的药物要注明调整的方法；出院后患者需要注意的事项；门诊复查时间及项目等	5□ 4□ 3□ 1□ 0□		
	特殊检查、特殊治疗同意书的医学文书		包括自然项目（另页书写时）、特殊检查、特殊治疗项目名称、目的、可能出现的并发症及风险、或替代治疗方案、患者或家属签署是否同意检查或治疗、患者签名、医师签名等	5□ 4□ 3□ 1□ 0□		
	病危（重）通知书		包括自然项目（另页书写时）、目前诊断、病情危重情况，患方签名、医师签名并填写日期	5□ 4□ 3□ 1□ 0□		
重点医嘱	长期医嘱	住院第1天	1．二/三级护理（根据病情） 2．饮食：普食、糖尿病饮食、其他 3．患者既往基础用药	5□ 4□ 3□ 1□ 0□		
		住院第2~3天（术前准备日）	1．外科二级护理 2．饮食：根据患者情况 3．患者以往基础用药			
		住院第3~4天（手术日）	1．全麻术后护理常规 2．特级护理 3．保留胃管，间断胃肠减压 4．禁食、水1日 5．保留颈部负压引流管			
		住院第4~6天（术后第1~2天）	1．一级护理/二级护理 2．鼻饲流食（留置胃管者）、流食 3．雾化吸入 4．口腔创口护理 5．抗菌药物			
		住院第6~10天（术后日）	1．二/三级护理 2．鼻饲流食（留置胃管者）、流食 3．雾化吸入 4．口腔创口护理 5．抗菌药物（根据病情停用）			
		住院第10~14天（出院日）	1．三级护理 2．流食			

续 表

监控类别 住院时间		监控项目	监控要点	分数	减分理由	备注
	临时医嘱	住院第 1 天	1．血常规、尿常规、粪常规、血型、凝血功能 2．肝肾功能、电解质、感染性疾病筛查 3．胸部正位片 4．心电图 5．全口曲面断层片（必要时） 6．颅面 CT（必要时） 7．颅面 MRI（必要时） 8．牙周洁治（视情况） 9．会诊（视情况） 10．超声心动图（视情况） 11．肺功能检查（视情况）			
		住院第 2~3 天（术前准备日）	1．拟明日局麻+监测、局麻+强化、全麻下行舌癌扩大切除术+颈淋巴清扫术 2．术前 6 小时禁食、水 3．术前插胃管 4．术中插尿管（视情况而定） 5．术前口鼻腔清洁，口周备皮 6．药物过敏试验（必要时） 7．术前 30 分钟使用预防性抗菌药物 8．备血（视情况） 9．患者既往基础用药 10．其他特殊医嘱			
		住院第 3~4 天（手术日）	1．心电监护 2．持续/间断吸氧（视情况） 3．抗菌药物、补液（根据需要计算输入量） 4．止血药物（视情况） 5．激素（视情况） 6．其他特殊医嘱			
		住院第 4~6 天（术后第 1~2 天）	1．心电监护、吸氧（必要时） 2．补液（根据需要量） 3．镇痛药（必要时）			
		住院第6~10 天（术后日）	1．补液（根据需要量） 2．换药 3．拔除负压引流管（<30ml/24h）			
		住院第 10~14 天（出院日）	1．明日出院 2．拆线 3．出院带药			
一般书写规范		各项内容	完整、准确、清晰、签字	5□ 4□ 3□ 1□ 0□		
变异情况		变异条件及原因	1．有影响手术的全身疾病或合并症，需进行相关诊断和治疗 2．越过中线的舌癌，需要行双侧颈淋巴清扫术 3．侵及口底接近下颌骨的舌癌，扩大切除肿瘤时可能需要切除部分下颌骨 4．舌体局部切除后需要皮瓣修复者	5□ 4□ 3□ 1□ 0□		

（二）唇裂

唇裂临床路径

1．进入临床路径标准

疾病诊断：唇裂（ICD-10：Q36）

手术操作：唇裂修复术（ICD-9-CM-3：27.54）

2．病案质量监控表

<table>
<tr><th colspan="2">监控类别
住院时间</th><th colspan="2">监控项目</th><th>监控要点</th><th>分数</th><th>减分理由</th><th>备注</th></tr>
<tr><td colspan="2" rowspan="4">首页</td><td colspan="2">主要诊断名称及编码</td><td>唇裂（ICD-10：Q36）</td><td rowspan="3">5□
4□
3□
1□
0□</td><td rowspan="3"></td><td rowspan="3"></td></tr>
<tr><td colspan="2">主要手术名称及编码</td><td>唇裂修复术（ICD-9-CM-3：27.54）</td></tr>
<tr><td colspan="2">其他诊断名称及编码</td><td>无遗漏，编码准确</td></tr>
<tr><td colspan="2">其他项目</td><td>内容完整、准确、无遗漏</td><td>5□
4□
3□
1□
0□</td><td></td><td></td></tr>
<tr><td rowspan="4">住院第1天</td><td rowspan="4">入院记录</td><td rowspan="4">主诉与现病史</td><td>主要症状</td><td>是否记录本病最主要的症状及发病时间，并重要描述：
1．上唇裂开，可为完全或不完全裂开，单侧或双侧
2．可有吸吮及喂养困难
3．营养状况</td><td>5□
4□
3□
1□
0□</td><td></td><td rowspan="4">入院24小时内完成</td></tr>
<tr><td>病情演变过程</td><td>先天性畸形，出生后即存在</td><td>5□
4□
3□
1□
0□</td><td></td></tr>
<tr><td>其他伴随症状</td><td>是否记录伴随症状，如：
1．腭裂及语音障碍
2．四肢或其他器官畸形</td><td>5□
4□
3□
1□
0□</td><td></td></tr>
<tr><td>住院前诊疗过程</td><td>是否记录诊断、治疗情况，如：
是否进行过术前正畸辅助治疗</td><td>5□
4□
3□
1□
0□</td><td></td></tr>
</table>

续 表

住院时间 \ 监控类别		监控项目	监控要点	分数	减分理由	备注
		既往史 个人史 家族史	是否按照病历书写规范记录，并重点记录与疾病相关内容： 1．有无外伤手术史 2．家族中有无唇腭裂亲属 3．有无慢性病或上呼吸道感染	5□ 4□ 3□ 1□ 0□		
		体格检查	是否按照病历书写规范记录，并记录重要体征，无遗漏，如： 1．患儿体重、营养状况 2．上唇部分或完全裂开，可为单侧或双侧 3．可伴鼻孔、鼻翼、鼻小柱、牙槽嵴不同程度的畸形 4．可伴腭裂或四肢或其他器官畸形	5□ 4□ 3□ 1□ 0□		
		辅助检查	是否记录辅助检查结果	5□ 4□ 3□ 1□ 0□		
	首次病程记录	病例特点	是否简明扼要，重点突出，无遗漏： 1．患儿年龄、体重 2．上唇部分或完全裂开，单侧或双侧 3．有无鼻畸形、有无腭裂、有无吸吮及语音障碍 4．其他脏器有无严重先天性异常	5□ 4□ 3□ 1□ 0□		入院8小时内完成
		初步诊断	第一诊断为：唇裂（ICD-10：Q36）	5□ 4□ 3□ 1□ 0□		
		诊断依据	是否充分、分析合理： 病史：先天性畸形，出生后即存在 症状：上唇部分或完全裂开；伴随症状 体征：颌面部查体描述与疾病诊断有关的阳性、阴性体征	5□ 4□ 3□ 1□ 0□		
		诊疗计划	是否全面并具有个性化： 1．完成必需的检查项目 （1）血、尿、粪常规 （2）肝肾功能、血型、凝血功能、正位胸片、超声心动图（先心病患儿） 2．评估是否可以手术 （1）术前检查排除手术禁忌证 （2）拟行唇裂修复术	5□ 4□ 3□ 1□ 0□		
	病程记录	上级医师查房记录	是否有重点内容并结合本病例： 1．补充病史和查体 2．病情评估，诊断分析 3．治疗方案分析，提出诊疗意见 4．提示手术指征及手术禁忌证：单侧唇裂一般在3个月左右，双侧唇裂年龄在6个月左右；体重应在5kg以上；实验室检查结果在正常范围；无发	5□ 4□ 3□ 1□ 0□		入院48小时内完成

续 表

住院时间 \ 监控类别		监控项目	监控要点	分数	减分理由	备注
			热、上呼吸道感染及腹泻等症状，胸片正常，无严重的先天性心脏病、胸腺肥大等			
		住院医师查房记录	是否记录、分析全面： 1．主要症状、体征 2．具体治疗措施和术前准备 3．上级医师查房意见的执行情况 4．知情告知情况，患者及家属意见	5□ 4□ 3□ 1□ 0□		
住院第2天（术前准备日）	病程记录	住院医师查房记录	是否记录： 1．入院后一般情况，如体温、有无感染 2．术前准备工作完成情况 3．术前检查项目是否完成，血常规、胸片有无异常 4．请相应科室会诊情况	5□ 4□ 3□ 1□ 0□		
		上级医师查房记录	是否记录： 1．综合分析术前检查结果 2．手术前评估及手术指征 3．确定手术方案 4．结合本病例提出手术风险及预防措施	5□ 4□ 3□ 1□ 0□		
	麻醉知情同意书		是否记录： 1．一般项目 2．术前诊断 3．拟行手术方式 4．拟行麻醉方式 5．患者基础疾病及可能对麻醉产生影响的特殊情况 6．麻醉中拟行的有创操作和监测 7．麻醉风险，麻醉中及麻醉后可能发生的并发症及应对措施 8．患者签署意见并签名，如为家属或代理人要有授权委托书 9．麻醉医师签字，并写明日期时间	5□ 4□ 3□ 1□ 0□		
	麻醉术前访视记录		是否记录： 1．自然信息 2．一般情况 3．简要病史 4．与麻醉相关的辅助检查结果 5．拟行手术方式 6．拟行麻醉方式 7．麻醉适应证 8．麻醉风险及预防措施和麻醉中需注意的问题 9．术前麻醉医嘱 10．麻醉医师签字，并写明日期时间	5□ 4□ 3□ 1□ 0□		

续 表

监控类别 / 住院时间		监控项目	监控要点	分数	减分理由	备注
	输血知情同意书		是否记录： 1. 一般项目 2. 输血指征 3. 拟输血成分 4. 输血前有关检查结果 5. 输血风险及可能产生的不良后果及应对措施 6. 患者签署意见并签名，如为家属或代理人要有授权委托书 7. 医师签名并填写日期	5□ 4□ 3□ 1□ 0□		
	手术知情同意书		是否记录： 1. 术前诊断 2. 手术名称 3. 术式选择及可能改变的术式 4. 术中、术后可能出现的并发症应对措施 5. 手术风险 6. 患者签署意见并签名，如为家属或代理人要有授权委托书 7. 经治医师和术者签名	5□ 4□ 3□ 1□ 0□		
	术前小结		是否记录： 1. 简要病情 2. 术前诊断及诊断依据 3. 拟行手术名称和方式 4. 拟行麻醉方式 5. 术前准备 6. 术中注意事项 7. 术后处置意见 8. 术者术前查看患者的情况	5□ 4□ 3□ 1□ 0□		
	术前讨论		是否记录： 1. 讨论地点、时间 2. 参加者及主持者的姓名、职称 3. 简要病情 4. 术前诊断及术前准备情况 5. 手术指征及手术方案 6. 可能出现的意外和防范措施 7. 具体讨论意见和主持人小结 8. 记录者签名	5□ 4□ 3□ 1□ 0□		

续 表

住院时间 \ 监控类别		监控项目	监控要点	分数	减分理由	备注
住院第3~4天（手术日）	麻醉记录单		是否记录： 1．一般项目 2．患者一般情况和术前特殊情况 3．麻醉前用药及效果 4．术前及术中疾病诊断 5．手术方式及日期 6．麻醉方式 7．麻醉诱导及各项操作开始及结束时间 8．麻醉期间用药名称、方式及剂量 9．麻醉期间特殊或突发情况及处理 10．术中出血量、输血量、输液量等 11．手术起止时间 12．麻醉医师签名	5□ 4□ 3□ 1□ 0□		
	麻醉术后访视记录		是否记录： 1．一般项目 2．患者一般情况 3．目前麻醉恢复情况，清醒时间 4．术后医嘱、是否拔除气管插管等 5．如有特殊情况应详细记录 6．麻醉医师签字并填写日期	5□ 4□ 3□ 1□ 0□		
	手术记录		是否记录： 1．一般项目 2．手术日期 3．术前及术中诊断 4．手术名称 5．手术医师术者及助手姓名 6．护士姓名（分别记录刷手及巡回护士） 7．输血量、特殊成分输血、输液量 8．麻醉方法 9．手术经过：麻醉是否成功、患者体位、手术体位、手术切口、解剖部位、术中出血量、手术结束前器械、纱布清点情况，术中意外情况的发生、发展及处理情况 10．患者是否回病房、监护室或麻醉恢复室 11．各类手术应附有图示	5□ 4□ 3□ 1□ 0□		术者术后24小时内完成
	手术安全核查记录		是否记录： 1．手术安全核查记录单并且填写完整 2．手术医师、麻醉医师和手术护士三方核对，并签字齐全	5□ 4□ 3□ 1□ 0□		
	手术清点记录		是否记录： 1．一般项目 2．术中所用各种器械和敷料数量的清点核对 3．巡回护士和手术器械护士签名	5□ 4□ 3□ 1□ 0□		

续 表

住院时间	监控类别	监控项目	监控要点	分数	减分理由	备注
	术后首次病程记录		是否记录： 1．手术时间 2．术中诊断 3．麻醉方式 4．手术简要经过 5．术后处理措施 6．术后患者一般情况 7．术后医嘱及应当特别注意观察的事项	5□ 4□ 3□ 1□ 0□		参加手术者术后即时完成
住院第4~5天（术后第1天）	病程记录	住院医师查房记录	是否记录、分析如下内容： 1．生命体征，术后病情变化 2．面部肿胀、呼吸情况和情况 3．体温、进食量、创口渗血和换药情况 4．核查辅助检查结果是否有异常 5．术后病情评估 6．调整治疗分析 7．上级医师意见执行情况 8．术后注意事项宣教	5□ 4□ 3□ 1□ 0□		术后连续3天须有参加手术的医师或上级医师的查房记录
		上级医师查房记录	是否记录： 1．术后病情评估 2．确定是否有术后并发症和手术切口感染 3．术后需要注意的事项 4．术后治疗方案 5．补充、更改诊断分析和确定诊断分析	5□ 4□ 3□ 1□ 0□		
住院第5~7天（术后日）	病程记录	住院医师查房记录	是否记录、分析： 1．目前的症状体征，切口拆线及换药情况 2．病情评估及疗效评估 3．目前的治疗情况 4．分析是否符合出院标准	5□ 4□ 3□ 1□ 0□		
		上级医师查房记录	是否记录、分析： 1．手术疗效评估，预期目标完成情况 2．确定符合出院标准 3．出院后治疗方案	5□ 4□ 3□ 1□ 0□		
住院第8~10天（出院日）	病程记录	住院医师查房记录	是否记录： 1．目前症状及体征，手术评估分析符合出院标准 2．全麻下拆线过程及切口愈合情况 3．实验室检查指标正常与否 4．向患者及其家属交代出院后注意事项，预约复诊日期 5．出院后需要注意的事项 6．出院后的治疗方案	5□ 4□ 3□ 1□ 0□		
	出院记录		记录是否齐全，重要内容无遗漏，如： 1．入院情况 2．诊疗经过：麻醉、手术方式；术中特殊情况及处理；术后并发症等 3．出院情况：症状、体征、功能恢复、切口愈合情	5□ 4□ 3□ 1□ 0□		

续 表

监控类别 住院时间		监控项目	监控要点	分数	减分理由	备注
			况及病理结果等 4．出院医嘱：出院带药需写明药物名称、用量、服用方法，需要调整的药物要注明调整的方法；出院后患者需要注意的事项；门诊复查时间及项目等			
	特殊检查、特殊治疗同意书的医学文书		包括自然项目（另页书写时）、特殊检查、特殊治疗项目名称、目的、可能出现的并发症及风险、或替代治疗方案、患者或家属签署是否同意检查或治疗、患者签名、医师签名等	5□ 4□ 3□ 1□ 0□		
	病危（重）通知书		包括自然项目（另页书写时）、目前诊断、病情危重情况，患方签名、医师签名并填写日期	5□ 4□ 3□ 1□ 0□		
重点医嘱	长期医嘱	住院第1天	1．外科二级护理 2．饮食：根据患者情况	5□ 4□ 3□ 1□ 0□		
		住院第2天（术前准备日）	1．外科二级护理 2．饮食：根据患者情况			
		住院第3~4天（手术日）	1．外科全麻术后护理常规 2．一级护理 3．术后6小时流食			
		住院第4~5天（术后第1天）	1．全麻术后护理常规 2．外科一级护理 3．术后6小时流质饮食 4．口服抗菌药物 5．解热镇痛类药物（小儿） 6．创口换药			
		住院第5~7天（术后日）	二级护理			
	临时医嘱	住院第1天	1．血常规、尿常规、粪常规 2．肝肾功能、血型、凝血功能 3．正位胸片、超声心动图等（必要时）			
		住院第2天（术前准备日）	1．术前医嘱 2．拟明日在全麻下行唇裂修补术 3．术前6小时禁食、水 4．口鼻腔清洁 5．术前30分钟抗菌药物			
		住院第3~4天（手术日）	1．心电监护 2．吸氧 3．抗菌药物			

续 表

监控类别 住院时间	监控项目	监控要点	分数	减分理由	备注
	住院第 5~7 天（术后日）	1．口服抗菌药物 2．口服解热镇痛类药物（小儿） 3．创口换药 4．复查血常规（必要时）			
	住院第 8~10 天（出院日）	1．拟明日全麻下行唇裂修复术拆线 2．术前 6 小时禁食、水 3．明日出院 4．注意创口及进食护理，及时复诊			
一般书写规范	各项内容	完整、准确、清晰、签字	5□ 4□ 3□ 1□ 0□		
变异情况	变异条件及原因	1．有影响手术的综合征或全身疾病，需要进行相关的诊断和治疗 2．上颌骨段移位严重的唇裂，需要正畸辅助复位移位的骨段、缩小裂隙 3．裂隙过宽的双侧唇裂，可能需要两次手术分别关闭两侧唇裂 4．患儿体重低于 5kg	5□ 4□ 3□ 1□ 0□		

（三）腭裂

腭裂临床路径

1．进入临床路径标准

疾病诊断：腭裂（ICD-10：Q35）

手术操作：腭裂修复术（ICD-9-CM-3：27.62）

2．病案质量监控表

<table>
<tr><th colspan="2">监控类别
住院时间</th><th colspan="2">监控项目</th><th>监控要点</th><th>分数</th><th>减分理由</th><th>备注</th></tr>
<tr><td colspan="2" rowspan="4">首页</td><td colspan="2">主要诊断名称及编码</td><td>腭裂（ICD-10：Q35）</td><td rowspan="3">5□
4□
3□
1□
0□</td><td rowspan="3"></td><td rowspan="4"></td></tr>
<tr><td colspan="2">主要手术名称及编码</td><td>腭裂修复术（ICD-9-CM-3：27.62）</td></tr>
<tr><td colspan="2">其他诊断名称及编码</td><td>无遗漏，编码准确</td></tr>
<tr><td colspan="2">其他项目</td><td>内容完整、准确、无遗漏</td><td>5□
4□
3□
1□
0□</td><td></td></tr>
<tr><td rowspan="4">住院第1天</td><td rowspan="4">入院记录</td><td rowspan="4">主诉与现病史</td><td>主要症状</td><td>是否记录畸形特点，并重要描述：
1．腭部裂开，可为完全或不完全裂开，可单侧或双侧
2．吸吮无力，进食困难，进食时有液体从鼻腔流出
3．语音不清，伴程度不等鼻音
4．营养状况</td><td>5□
4□
3□
1□
0□</td><td></td><td rowspan="4">入院24小时内完成</td></tr>
<tr><td>病情演变过程</td><td>先天性畸形，出生后即存在</td><td>5□
4□
3□
1□
0□</td><td></td></tr>
<tr><td>其他伴随症状</td><td>是否记录伴随症状，如：
1．是否伴有唇裂或牙槽突裂
2．是否伴有四肢或其他器官畸形</td><td>5□
4□
3□
1□
0□</td><td></td></tr>
<tr><td>住院前诊疗过程</td><td>是否记录诊断、治疗情况，如：
是否进行过唇裂修复术及术前正畸辅助治疗</td><td>5□
4□
3□
1□
0□</td><td></td></tr>
</table>

续 表

住院时间 \ 监控类别		监控项目	监控要点	分数	减分理由	备注
		既往史 个人史 家族史	是否按照病历书写规范记录，并重点记录与疾病相关内容： 1．有无外伤手术史 2．家族中有无唇腭裂亲属	5□ 4□ 3□ 1□ 0□		
		体格检查	是否按照病历书写规范记录，并记录重要体征，无遗漏，如： 1．患儿体重、营养状况 2．腭部部分或完全裂开，可为单侧或双侧 3．完全性腭裂常伴牙槽突裂及唇裂，牙列错乱 4．有的为黏膜下裂（隐裂），腭部未见裂隙 5．常伴有上颌骨发育不足，面中部凹陷	5□ 4□ 3□ 1□ 0□		
		辅助检查	是否记录辅助检查结果	5□ 4□ 3□ 1□ 0□		
	首次病程记录	病例特点	是否简明扼要，重点突出，无遗漏： 1．患儿年龄、体重、营养状况 2．腭部完全性或不完全性裂开、单侧裂或双侧裂 3．有无唇裂或牙槽突裂、有无吸吮及语音障碍、有无面中部凹陷畸形 4．其他脏器无严重先天性畸形 5．重点检查结果及既往治疗情况	5□ 4□ 3□ 1□ 0□		入院8小时内完成
		初步诊断	第一诊断为：腭裂（ICD-10：Q35）	5□ 4□ 3□ 1□ 0□		
		诊断依据	是否充分、分析合理： 1．病史：先天性畸形，出生后即存在 2．症状：腭部部分或完全裂开是本病的主要症状，注意描述有无伴随症状 3．体征：颌面部查体描述与疾病诊断有关的阳性、阴性体征	5□ 4□ 3□ 1□ 0□		
		诊疗计划	是否全面并具有个性化： 1．完成必需的检查项目 （1）血常规、尿常规、粪常规 （2）肝肾功能、血型、凝血功能、感染性疾病筛查（乙肝、丙肝、艾滋病、梅毒等） （3）正位胸片、超声心动路图（先心病患儿） 2．评估是否可以手术 （1）术前检查排除手术禁忌证 （2）拟行腭裂修复术	5□ 4□ 3□ 1□ 0□		
	病程记录	上级医师查房记录	是否有重点内容并结合本病例： 1．补充病史和查体 2．病情评估，诊断分析			

续　表

住院时间＼监控类别		监控项目	监控要点	分数	减分理由	备注
			3．治疗方案分析，提出诊疗意见 4．提示手术指征及手术禁忌证：10 个月以上的患儿，血常规和胸片正常范围，无上呼吸道感染、腹泻，无严重的先天性心脏病、胸腺肥大等，口腔内无溃疡及黏膜糜烂，两侧扁桃体和增殖体无炎症	5□ 4□ 3□ 1□ 0□		入院 48 小时内完成
		住院医师查房记录	是否记录、分析全面： 1．主要症状、体征 2．具体治疗措施和术前准备 3．上级医师查房意见的执行情况 4．知情告知情况，患者及家属意见	5□ 4□ 3□ 1□ 0□		
住院第2天（术前准备日）	病程记录	住院医师查房记录	是否记录： 1．患者入院后一般情况，如体温、有无感染 2．术前准备工作完成情况 3．术前检查项目是否完成，血常规、胸片有无异常 4．请相应科室会诊情况	5□ 4□ 3□ 1□ 0□		
		上级医师查房记录	是否记录： 1．综合分析术前检查结果 2．手术前评估及手术指征 3．确定手术方案 4．结合本病例提出手术风险及预防措施	5□ 4□ 3□ 1□ 0□		
	麻醉知情同意书		是否记录： 1．一般项目 2．术前诊断 3．拟行手术方式 4．拟行麻醉方式 5．患者基础疾病及可能对麻醉产生影响的特殊情况 6．麻醉中拟行的有创操作和监测 7．麻醉风险，麻醉中及麻醉后可能发生的并发症及应对措施 8．患者签署意见并签名，如为家属或代理人要有授权委托书 9．麻醉医师签字，并写明日期时间	5□ 4□ 3□ 1□ 0□		
	麻醉术前访视记录		是否记录： 1．患者自然信息 2．患者一般情况 3．简要病史 4．与麻醉相关的辅助检查结果 5．拟行手术方式 6．拟行麻醉方式 7．麻醉适应证 8．麻醉风险及预防措施和麻醉中需注意的问题 9．术前麻醉医嘱 10．麻醉医师签字，并写明日期时间	5□ 4□ 3□ 1□ 0□		

续 表

住院时间 \ 监控类别		监控项目	监控要点	分数	减分理由	备注
	输血知情同意书		是否记录： 1. 一般项目 2. 输血指征 3. 拟输血成分 4. 输血前有关检查结果 5. 输血风险及可能产生的不良后果及应对措施 6. 患者签署意见并签名，如为家属或代理人要有授权委托书 7. 医师签名并填写日期	5□ 4□ 3□ 1□ 0□		
	手术知情同意书		是否记录： 1. 术前诊断 2. 手术名称 3. 术式选择及有可能改变的术式 4. 术中、术后可能出现的并发症应对措施 5. 手术风险 6. 患者签署意见并签名，如为家属或代理人要有授权委托书 7. 经治医师和术者签名	5□ 4□ 3□ 1□ 0□		
	术前小结		是否记录： 1. 简要病情 2. 术前诊断及诊断依据 3. 手术指征 4. 拟行手术名称和方式 5. 拟行麻醉方式 6. 术前准备 7. 术中注意事项 8. 术后处置意见 9. 术者术前查看患者的情况	5□ 4□ 3□ 1□ 0□		
	术前讨论		是否记录： 1. 讨论地点、时间 2. 参加者及主持者的姓名、职称 3. 简要病情 4. 术前诊断及术前准备情况 5. 手术指征及手术方案 6. 可能出现的意外和防范措施 7. 具体讨论意见和主持人小结 8. 记录者签名	5□ 4□ 3□ 1□ 0□		

续　表

住院时间 \ 监控类别		监控项目	监控要点	分数	减分理由	备注
住院第3~4天（手术日）	麻醉记录单		是否记录： 1．一般项目 2．患者一般情况和术前特殊情况 3．麻醉前用药及效果 4．术前及术中疾病诊断 5．手术方式及日期 6．麻醉方式 7．麻醉诱导及各项操作开始及结束时间 8．麻醉期间用药名称、方式及剂量 9．麻醉期间特殊或突发情况及处理 10．术中出血量、输血量、输液量等 11．手术起止时间 12．麻醉医师签名	5□ 4□ 3□ 1□ 0□		
	麻醉术后访视记录		是否记录： 1．一般项目 2．患者一般情况 3．目前麻醉恢复情况，清醒时间 4．术后医嘱、是否拔除气管插管等 5．如有特殊情况应详细记录 6．麻醉医师签字并填写日期	5□ 4□ 3□ 1□ 0□		
	手术记录		是否记录： 1．一般项目 2．手术日期 3．术前及术中诊断 4．手术名称 5．手术医师术者及助手姓名 6．护士姓名（分别记录刷手及巡回护士） 7．输血量、特殊成分输血、输液量 8．麻醉方法 9．手术经过：手术经过（麻醉是否成功、患者体位、手术体位、手术切口、解剖部位、术中出血量、手术结束前器械、纱布清点情况，术中意外情况的发生发展及处理情况 10．患者是否回病房、监护室或麻醉恢复室 11．各类手术应附有图示	5□ 4□ 3□ 1□ 0□		术者术后24小时内完成
	手术安全核查记录		是否记录： 1．手术安全核查记录单并且填写完整 2．手术医师、麻醉医师和手术护士三方核对，并签字齐全	5□ 4□ 3□ 1□ 0□		
	手术清点记录		是否记录： 1．一般项目 2．术中所用各种器械和敷料数量的清点核对 3．巡回护士和手术器械护士签名	5□ 4□ 3□ 1□ 0□		

续 表

住院时间	监控类别	监控项目	监控要点	分数	减分理由	备注
	术后首次病程记录		是否记录： 1．手术时间 2．术中诊断 3．麻醉方式 4．手术简要经过 5．术后处理措施 6．术后患者一般情况 7．术后医嘱及应当特别注意观察的事项	5□ 4□ 3□ 1□ 0□		参加手术者术后即时完成
住院第4~5天（术后第1天）	病程记录	住院医师查房记录	是否记录、分析如下内容： 1．生命体征，术后病情变化 2．面部肿胀、呼吸情况和情况 3．体温、进食量、创口渗血和换药情况 4．核查辅助检查结果是否有异常 5．术后病情评估 6．调整治疗分析 7．上级医师意见执行情况 8．术后注意事项宣教	5□ 4□ 3□ 1□ 0□		术后连续3天须有参加手术的医师或上级医师的查房记录
		上级医师查房记录	是否记录： 1．术后病情评估 2．确定是否有术后并发症：如咽喉部水肿、出血、创口裂开或穿孔及手术切口感染 3．术后需要注意的事项 4．术后治疗方案 5．补充、更改诊断分析和确定诊断分析	5□ 4□ 3□ 1□ 0□		
住院第5~7天（术后日）	病程记录	住院医师查房记录	是否记录、分析： 1．目前的症状、体征，切口及换药情况 2．病情评估及疗效评估 3．目前的治疗情况 4．分析是否符合出院标准	5□ 4□ 3□ 1□ 0□		
		上级医师查房记录	是否记录、分析： 1．手术疗效评估，预期目标完成情况 2．确定符合出院标准 3．出院后治疗方案	5□ 4□ 3□ 1□ 0□		
住院第8~9天（出院日）	病程记录	住院医师查房记录	是否记录： 1．目前症状及体征，手术评估分析符合出院标准 2．全麻下拆线过程及切口愈合情况 3．实验室检查指标正常与否 4．向患者及其家属交代出院后注意事项，预约复诊日期 5．出院后需要注意的事项 6．出院后的治疗方案	5□ 4□ 3□ 1□ 0□		
	出院记录		记录是否齐全，重要内容无遗漏，如： 1．入院情况 2．诊疗经过：麻醉、手术方式；术中特殊情况及处理；术后并发症等	5□ 4□ 3□ 1□ 0□		

续 表

监控类别 住院时间		监控项目	监控要点	分数	减分理由	备注
			3．出院情况：症状、体征、功能恢复、切口愈合情况及病理结果等 4．出院医嘱：出院带药需写明药物名称、用量、服用方法，需要调整的药物要注明调整的方法；出院后患者需要注意的事项；门诊复查时间及项目等			
	特殊检查、特殊治疗同意书的医学文书		包括自然项目（另页书写时）、特殊检查、特殊治疗项目名称、目的、可能出现的并发症及风险、或替代治疗方案、患者或家属签署是否同意检查或治疗、患者签名、医师签名等	5□ 4□ 3□ 1□ 0□		
	病危（重）通知书		包括自然项目（另页书写时）、目前诊断、病情危重情况，患方签名、医师签名并填写日期	5□ 4□ 3□ 1□ 0□		
重点医嘱	长期医嘱	住院第1天	1．外科二级护理 2．饮食：根据患者情况	5□ 4□ 3□ 1□ 0□		
		住院第2天（术前准备日）	1．外科二级护理 2．饮食：根据患者情况			
		住院第3~4天（手术日）	1．外科全麻术后护理常规 2．一级护理 3．术后6小时流食			
		住院第4~5天（术后第1天）	1．外科全麻术后一级护理 2．流质饮食 3．陪住一人			
		住院第5~7天（术后日）	1．二级护理（更改护理级别） 2．流食			
	临时医嘱	住院第1天	1．血、尿、粪常规，血型，凝血功能 2．肝肾功能、感染性疾病筛查 3．正位胸片 4．心电图（根据情况） 5．超声心动图（先心病患儿）			
		住院第2天（术前准备日）	1．拟明日在全麻下行腭裂修复术 2．术前6小时禁食、水 3．口鼻腔清洁 4．药物过敏试验（必要时） 5．术前30分钟预防性使用抗菌药物			
		住院第3~4天（手术日）	1．心电监护 2．持续或间断吸氧 3．抗菌药物、补液（根据需要计算输入量） 4．输血（视术中情况）			

续 表

监控类别 / 住院时间		监控项目	监控要点	分数	减分理由	备注
		住院第 4~5 天（术后第 1 天）	1．口服抗菌药物 2．口服解热镇痛类药物（小儿） 3．创口换药 4．复查血常规（必要时） 5．止血药（必要时） 6．激素（必要时） 7．根据患儿进食量补液			
		住院第 5~7 天（术后日）	明日出院（出院前 1 天）			
		住院第 8~9 天（出院日）	1．二级护理 2．出院带药 （1）口服抗菌药物 （2）口服解热镇痛类药物（小儿） （3）止血药（必要时） （4）激素（必要时）			
一般书写规范		各项内容	完整、准确、清晰、签字	5□ 4□ 3□ 1□ 0□		
变异情况		变异条件及原因	1．有影响手术的综合征或全身疾病，需要进行相关的诊断和治疗 2．上颌骨段移位严重的腭裂，需要正畸辅助复位移位的骨段、缩小裂隙 3．裂隙过宽的单、双侧腭裂，可能需要犁骨黏骨膜瓣来关闭腭裂的鼻腔侧裂隙 4．软腭过短、腭咽闭合功能差的腭裂必要时需要同时行咽成形术以改善发音	5□ 4□ 3□ 1□ 0□		

（四）下颌骨骨折

下颌骨骨折临床路径

1. 进入临床路径标准

疾病诊断：下颌骨骨折（ICD-10：S02.6）

手术操作：下颌骨骨折切开复位内固定术（ICD-9-CM-3：76.76）

2. 病案质量监控表

<table>
<tr><th colspan="2">监控类别
住院时间</th><th colspan="2">监控项目</th><th>监控要点</th><th>分数</th><th>减分理由</th><th>备注</th></tr>
<tr><td colspan="2" rowspan="4">首页</td><td colspan="2">主要诊断名称及编码</td><td>下颌骨骨折（ICD-10：S02.6）</td><td rowspan="3">5□
4□
3□
1□
0□</td><td rowspan="3"></td><td rowspan="4"></td></tr>
<tr><td colspan="2">主要手术名称及编码</td><td>下颌骨骨折切开复位内固定术（ICD-9-CM-3：76.76）</td></tr>
<tr><td colspan="2">其他诊断名称及编码</td><td>无遗漏，编码准确</td></tr>
<tr><td colspan="2">其他项目</td><td>内容完整、准确、无遗漏</td><td>5□
4□
3□
1□
0□</td><td></td></tr>
<tr><td rowspan="4">住院第1天</td><td rowspan="4">入院记录</td><td rowspan="4">主诉与现病史</td><td>主要症状</td><td>是否记录本病最主要的症状及发病时间，并重点描述：
1. 伤处局部肿胀、压痛，可有皮下淤血，下唇麻木
2. 有不同程度开口受限
3. 咬合关系正常或紊乱
4. 可有面部畸形、不对称</td><td>5□
4□
3□
1□
0□</td><td></td><td rowspan="4">入院24小时内完成</td></tr>
<tr><td>病情演变过程</td><td>明确的外伤史</td><td>5□
4□
3□
1□
0□</td><td></td></tr>
<tr><td>其他伴随症状</td><td>是否记录伴随症状，如：
1. 咀嚼、语言及关节功能障碍
2. 身体其他部位骨折</td><td>5□
4□
3□
1□
0□</td><td></td></tr>
<tr><td>住院前诊疗过程</td><td>是否记录诊断、治疗情况，如：
是否进行过其他部位手术</td><td>5□
4□
3□
1□
0□</td><td></td></tr>
</table>

续　表

住院时间 \ 监控类别		监控项目	监控要点	分数	减分理由	备注
		既往史 个人史 家族史	是否按照病历书写规范记录，并重点记录与疾病相关内容： 1．明确的外伤史 2．既往史：有无疾病史、输血史、手术史	5□ 4□ 3□ 1□ 0□		
		体格检查	是否按照病历书写规范记录，并记录重要体征，无遗漏，如： 1．局部肿胀、压痛 2．张口受限，张闭口运动异常 3．咬合关系紊乱 4．骨折处牙龈撕裂、出血 5．骨折部位触诊可有台阶感、骨擦音及假关节运动	5□ 4□ 3□ 1□ 0□		
		辅助检查	是否记录辅助检查结果	5□ 4□ 3□ 1□ 0□		
	首次病程记录	病例特点	是否简明扼要，重点突出，无遗漏： 1．明确的外伤史 2．骨折部位、移位情况、有无软组织创口 3．咬合关系变化、张闭口运动情况等 4．牙龈撕裂、出血、下唇麻木 5．影像学检查结果及院外治疗情况	5□ 4□ 3□ 1□ 0□		入院8小时内完成
		初步诊断	第一诊断为：下颌骨骨折（ICD-10：S02.6）	5□ 4□ 3□ 1□ 0□		
		诊断依据	是否充分、分析合理： 1．病史：明确的外伤史 2．症状：局部肿痛、张口受限、咬合关系紊乱是本病的主要症状，应描述有无伴随症状 3．体征：颌面部查体描述与疾病诊断有关的阳性、阴性体征 4．辅助检查：影像学检查可见明确的骨折影像	5□ 4□ 3□ 1□ 0□		
		诊疗计划	是否全面并具有个性化： 1．完成必需的检查项目 （1）血常规、尿常规、粪常规 （2）肝肾功能、血型、凝血功能、感染性疾病筛查（乙肝、丙肝、艾滋病、梅毒等） （3）正位胸片、超声心动图（先心病患儿） 2．评估是否可以手术 （1）完善术前影像学检查（颅颌面及全全身影像检查） （2）术前检查排除手术禁忌证 （3）手术方案：择期行下颌骨骨折切开复位内固定术	5□ 4□ 3□ 1□ 0□		

续　表

住院时间	监控类别	监控项目	监控要点	分数	减分理由	备注
	病程记录	上级医师查房记录	是否有重点内容并结合本病例： 1．补充病史和查体 2．病情评估，诊断分析 3．治疗方案分析，提出诊疗意见 4．提示手术指征及手术禁忌证	5□ 4□ 3□ 1□ 0□		入院48小时内完成
		住院医师查房记录	是否记录、分析全面： 1．主要症状、体征 2．具体治疗措施和术前准备 3．上级医师查房意见的执行情况 4．知情告知情况，患者及家属意见	5□ 4□ 3□ 1□ 0□		
住院第2天(术前准备日)	病程记录	住院医师查房记录	是否记录： 1．患者入院后一般情况，如体温、有无感染 2．术前准备工作完成情况 3．术前检查项目是否完成，血常规、胸片有无异常 4．请相应科室会诊情况	5□ 4□ 3□ 1□ 0□		
		上级医师查房记录	是否记录： 1．综合分析术前检查结果 2．手术前评估及手术指征：有外伤史，下颌骨骨折诊断明确，生命体征平稳，全身情况可耐受麻醉和手术，下颌骨骨折段错位明显，咬合关系紊乱 3．确定手术方案 4．结合本病例提出手术风险及预防措施	5□ 4□ 3□ 1□ 0□		
	麻醉知情同意书		是否记录： 1．一般项目 2．术前诊断 3．拟行手术方式 4．拟行麻醉方式 5．患者基础疾病及可能对麻醉产生影响的特殊情况 6．麻醉中拟行的有创操作和监测 7．麻醉风险，麻醉中及麻醉后可能发生的并发症及应对措施 8．患者签署意见并签名，如为家属或代理人要有授权委托书 9．麻醉医师签字，并写明日期时间	5□ 4□ 3□ 1□ 0□		
	麻醉术前访视记录		是否记录： 1．患者自然信息 2．患者一般情况 3．简要病史 4．与麻醉相关的辅助检查结果 5．拟行手术方式 6．拟行麻醉方式 7．麻醉适应证 8．麻醉风险及预防措施和麻醉中需注意的问题 9．术前麻醉医嘱 10．麻醉医师签字，并写明日期时间	5□ 4□ 3□ 1□ 0□		

续 表

住院时间 \ 监控类别	监控项目		监控要点	分数	减分理由	备注
	输血知情同意书		是否记录： 1．一般项目 2．输血指征 3．拟输血成分 4．输血前有关检查结果 5．输血风险及可能产生的不良后果及应对措施 6．患者签署意见并签名，如为家属或代理人要有授权委托书 7．医师签名并填写日期	5□ 4□ 3□ 1□ 0□		
	手术知情同意书		是否记录： 1．术前诊断 2．手术名称 3．术式选择及可能改变的术式 4．术中、术后可能出现的并发症应对措施 5．手术风险 6．患者签署意见并签名，如为家属或代理人要有授权委托书 7．经治医师和术者签名	5□ 4□ 3□ 1□ 0□		
	术前小结		是否记录： 1．简要病情 2．术前诊断及诊断依据 3．手术指征 4．拟行手术名称和方式 5．拟行麻醉方式 6．术前准备 7．术中注意事项 8．术后处置意见 9．术者术前查看患者的情况	5□ 4□ 3□ 1□ 0□		
	术前讨论		是否记录： 1．讨论地点、时间 2．参加者及主持者的姓名、职称 3．简要病情 4．术前诊断及术前准备情况 5．手术指征及手术方案 6．可能出现的意外和防范措施 7．具体讨论意见和主持人小结 8．记录者签名	5□ 4□ 3□ 1□ 0□		

续 表

住院时间 \ 监控类别		监控项目	监控要点	分数	减分理由	备注
住院第3~5天（手术日）	麻醉记录单		是否记录： 1. 一般项目 2. 患者一般情况和术前特殊情况 3. 麻醉前用药及效果 4. 术前及术中疾病诊断 5. 手术方式及日期 6. 麻醉方式 7. 麻醉诱导及各项操作开始及结束时间 8. 麻醉期间用药名称、方式及剂量 9. 麻醉期间特殊或突发情况及处理 10. 术中出血量、输血量、输液量等 11. 手术起止时间 12. 麻醉医师签名	5□ 4□ 3□ 1□ 0□		
	麻醉术后访视记录		是否记录： 1. 一般项目 2. 患者一般情况 3. 目前麻醉恢复情况，清醒时间 4. 术后医嘱、是否拔除气管插管等 5. 如有特殊情况应详细记录 6. 麻醉医师签字并填写日期	5□ 4□ 3□ 1□ 0□		
	手术记录		是否记录： 1. 一般项目 2. 手术日期 3. 术前及术中诊断 4. 手术名称 5. 手术医师术者及助手姓名 6. 护士姓名（分别记录刷手及巡回护士） 7. 输血量、特殊成分输血、输液量 8. 麻醉方法 9. 手术经过：麻醉是否成功、患者体位、手术体位、手术切口、解剖部位、术中出血量、手术结束前器械、纱布清点情况，术中意外情况的发生发展及处理情况 10. 患者是否回病房、监护室或麻醉恢复室 11. 各类手术应附有图示	5□ 4□ 3□ 1□ 0□		术者术后24小时内完成
	手术安全核查记录		是否记录： 1. 手术安全核查记录单并且填写完整 2. 手术医师、麻醉医师和手术护士三方核对，并签字齐全	5□ 4□ 3□ 1□ 0□		
	手术清点记录		是否记录： 1. 一般项目 2. 术中所用各种器械和敷料数量的清点核对 3. 巡回护士和手术器械护士签名	5□ 4□ 3□ 1□ 0□		

续　表

住院时间 \ 监控类别		监控项目	监控要点	分数	减分理由	备注
	术后首次病程记录		是否记录： 1．手术时间 2．术中诊断 3．麻醉方式 4．手术简要经过 5．术后处理措施 6．术后患者一般情况 7．术后医嘱及应当特别注意观察的事项	5□ 4□ 3□ 1□ 0□		参加手术者术后即时完成
住院第4~6天（术后第1天）	病程记录	住院医师查房记录	是否记录、分析如下内容： 1．密切注意病情变化 2．观察面部肿胀、呼吸和创口渗血情况 3．注意体温、血压、进食量情况 4．记录引流量（视情况） 5．观察咬合关系 6．开始颌间牵引（必要时）	5□ 4□ 3□ 1□ 0□		术后连续3天须有参加手术的医师或上级医师的查房记录
		上级医师查房记录	是否记录： 1．术后病情评估 2．确定是否有术后并发症和手术切口感染 3．术后需要注意的事项 4．术后治疗方案 5．补充、更改诊断分析和确定诊断分析	5□ 4□ 3□ 1□ 0□		
住院第5~8天（术后日）	病程记录	住院医师查房记录	1．密切注意病情变化 2．观察面部肿胀、呼吸和创口渗血情况 3．注意体温、进食量情况 4．换药，去除加压包扎敷料（必要时） 5．开始颌间牵引（必要时） 6．记录复查辅助检查结果及处置	5□ 4□ 3□ 1□ 0□		
		上级医师查房记录	1．确定是否有手术并发症和手术切口感染及采取措施 2．确认术后咬合情况 3．决定撤除引流时间（视引流量） 4．复查X线片结果评价	5□ 4□ 3□ 1□ 0□		
住院第9~14天（出院日）	病程记录	住院医师查房记录	是否记录： 1．切口愈合情况 2．向患者及其家属交代出院后注意事项，预约复诊日期，手术评估，记录切口愈合等级 3．分析符合出院标准：全身一般情况稳定，切口愈合，咬合关系恢复，影像学检查显示骨折复位固定良好 4．出院后需要注意的事项 5．出院后的治疗方案	5□ 4□ 3□ 1□ 0□		

续 表

住院时间	监控类别	监控项目	监控要点	分数	减分理由	备注
		上级医师查房记录	1．评估手术效果和伤口愈合 2．明确是否可以出院	5□ 4□ 3□ 1□ 0□		
	出院记录		记录是否齐全，重要内容无遗漏，如： 1．入院情况 2．诊疗经过：麻醉、手术方式；术中特殊情况及处理；术后并发症等 3．出院情况：症状、体征、功能恢复、伤口愈合情况及出院后的治疗方案 4．出院医嘱：出院带药需写明药物名称、用量、服用方法；出院后患者需要注意的事项：避免创伤，注意口腔卫生 5．出院 1~3 周门诊复诊	5□ 4□ 3□ 1□ 0□		
	特殊检查、特殊治疗同意书的医学文书		包括自然项目（另页书写时）、特殊检查、特殊治疗项目名称、目的、可能出现的并发症及风险、或替代治疗方案、患者或家属签署是否同意检查或治疗、患者签名、医师签名等	5□ 4□ 3□ 1□ 0□		
	病危（重）通知书		包括自然项目（另页书写时）、目前诊断、病情危重情况，患方签名、医师签名并填写日期	5□ 4□ 3□ 1□ 0□		
重点医嘱	长期医嘱	住院第 1 天	1．一/三级护理（根据病情） 2．饮食：普食/半流食/流食/（根据病情） 3．静脉补液、抗生素使用（根据情况）			
		住院第 2 天（术前准备日）	1．外科二级护理 2．饮食：根据患者情况			
		住院第 3~5 天（手术日）	1．全麻术后护理常规 2．外科一级护理 3．禁食水 12~24 小时 4．保留颈部负压引流管			
		住院第 4~6 天（术后第 1 天）	1．一级护理 2．鼻饲流食（留置胃管者）/流食 3．保留胃管 4．雾化吸入 5．口腔冲洗（颌间牵引者）2 次/日 6．抗菌药物 7．补液（根据需要量）			

续 表

住院时间 \ 监控类别		监控项目	监控要点	分数	减分理由	备注
		住院第 5~8 天（术后日）	1．一级护理 2．鼻饲流食（留置胃管者）/流食 3．保留胃管 4．雾化吸入 5．口腔冲洗（颌间牵引者）2 次/日 6．抗菌药物 7．补液（根据需要量）			
		住院第 9~14 天（出院日）	1．二/三级护理（术后第 4 日为二级护理，出院前改为三级护理） 2．流食 3．停雾化吸入 4．停口腔创口护理（术后 5~7 天打开咬合后） 5．补液（根据需要量） 6．术后 5~7 天拔出胃管后停医嘱			
	临时医嘱	住院第 1 天	1．血、尿、粪常规，血型，凝血功能，肝肾功能；感染性疾病筛查 2．心电图（12 岁以上患者） 3．超声心动图（视情况） 4．胸部正位片 5．曲面体层片+下颌正位片 6．颅面 CT（视情况）			
		住院第 2 天（术前准备日）	1．拟明日在麻醉下行下颌骨切开复位内固定术 2．术前 6 小时禁食、水 3．术前插胃管（视情况） 4．术中插尿管（视情况） 5．术前口鼻腔清洁，口周备皮 6．药物过敏试验（必要时） 7．术前 30 分钟预防性使用抗菌药物 8．备血（视情况） 9．患者既往基础用药 10．其他特殊医嘱	5□ 4□ 3□ 1□ 0□		
		住院第 3~5 天（手术日）	1．拟明日在麻醉下行下颌骨切开复位内固定术 2．心电监护（视情况） 3．持续/间断吸氧（视情况） 4．留置胃管，记量，胃肠减压 1 日（视情况） 5．保留尿管 1 日，尿袋接袋记量（视情况） 6．抗菌药物、补液（根据需要计算输入量） 7．其他特殊医嘱			
		住院第 4~6 天（术后第 1 天）	1．抗菌药物 2．心电监护、吸氧（必要时） 3．镇痛等对症治疗			
		住院第 5~8 天（术后日）	拍术后 X 线片（原则上应与术前所拍的片位相同）			

续　表

住院时间＼监控类别		监控项目	监控要点	分数	减分理由	备注
		住院第9~14天（出院日）	1．明日出院（出院前1天） 2．出院带药			
一般书写规范		各项内容	完整、准确、清晰、签字	5□ 4□ 3□ 1□ 0□		
变异情况		变异条件及原因	1．需手术治疗的下颌髁突骨折 2．下颌骨粉碎性骨折 3．下颌骨骨折合并面中部骨折 4．下颌骨病理性骨折	5□ 4□ 3□ 1□ 0□		

（五）下颌前突畸形

下颌前突畸形临床路径

1. 进入临床路径标准

疾病诊断：下颌前突畸形（ICD-10：K07.108）

手术操作：下颌前突畸形矫治术（ICD-9-CM-3：76.61/76.62/ 76.63/76.64）

2. 病案质量监控表

<table>
<tr><th colspan="2">监控类别
住院时间</th><th colspan="2">监控项目</th><th>监控要点</th><th>分数</th><th>减分理由</th><th>备注</th></tr>
<tr><td colspan="2" rowspan="4">首页</td><td colspan="2">主要诊断名称及编码</td><td>下颌前突畸形（ICD-10：K07.108）</td><td rowspan="3">5□
4□
3□
1□
0□</td><td rowspan="3"></td><td rowspan="3"></td></tr>
<tr><td colspan="2">主要手术名称及编码</td><td>下颌前突畸形矫治术（ICD-9-CM-3：76.61/76.62/ 76.63/76.64）</td></tr>
<tr><td colspan="2">其他诊断名称及编码</td><td>无遗漏，编码准确</td></tr>
<tr><td colspan="2">其他项目</td><td>内容完整、准确、无遗漏</td><td>5□
4□
3□
1□
0□</td><td></td><td></td></tr>
<tr><td rowspan="4">住院第1天</td><td rowspan="4">入院记录</td><td rowspan="4">主诉与现病史</td><td>主要症状</td><td>是否记录畸形特点，并重点描述：
1．下颌尤其是颏部明显前突，面下1/3比例增大，可双侧或单侧发病
2．前牙反咬合</td><td>5□
4□
3□
1□
0□</td><td></td><td rowspan="4">入院24小时内完成</td></tr>
<tr><td>病情演变过程</td><td>是否描述主要症状的演变过程，如：
病情发展缓慢，随年龄增长继续逐渐明显，青春发育期更为显著，一般无自觉症状</td><td>5□
4□
3□
1□
0□</td><td></td></tr>
<tr><td>其他伴随症状</td><td>是否记录伴随症状，如：
咀嚼、语言及关节功能障碍</td><td>5□
4□
3□
1□
0□</td><td></td></tr>
<tr><td>住院前诊疗过程</td><td>是否记录诊断、治疗情况，如：
咀嚼、语言及关节功能障碍的诊断及治疗过程</td><td>5□
4□
3□
1□
0□</td><td></td></tr>
</table>

续　表

住院时间	监控类别	监控项目	监控要点	分数	减分理由	备注
		既往史 个人史 家族史	是否按照病历书写规范记录，并重点记录与疾病相关内容： 1．家族中有无类似面型亲属 2．既往史：有无外伤手术史	5□ 4□ 3□ 1□ 0□		
		体格检查	是否按照病历书写规范记录，并记录重要体征，无遗漏，如： 1．下颌向前突出，面下 1/3 增长 2．前牙反合，后牙呈安氏Ⅲ类（近中）咬合关系；侧位头影测量示∠SNA 正常，∠SNB 大于正常，∠ANB 小于正常或为负角	5□ 4□ 3□ 1□ 0□		
		辅助检查	是否记录辅助检查结果，如： 血常规、甲状腺超声	5□ 4□ 3□ 1□ 0□		
	首次病程记录	病例特点	是否简明扼要，重点突出，无遗漏： 1．面部畸形特点、咬合关系 2．有无咀嚼、语言及关节功能障碍 3．影像学检查结果及既往治疗情况	5□ 4□ 3□ 1□ 0□		入院8小时内完成
		初步诊断	第一诊断为：下颌前突畸形（ICD-10：K07.108）	5□ 4□ 3□ 1□ 0□		
		诊断依据	是否充分、分析合理： 1．病史：病情发展缓慢，随年龄增长继续逐渐明显，青春发育期更为显著 2．症状：下颌前突，前牙反合是本病的主要症状，注意描述有无伴随症状 3．体征：颌面部查体描述与疾病诊断有关的阳性、阴性体征 4．辅助检查：侧位头影测量	5□ 4□ 3□ 1□ 0□		
		诊疗计划	是否全面并具有个性化： 1．完成必需的检查项目 （1）血常规、尿常规、粪常规、血型 （2）肝肾功能、凝血功能、感染性疾病筛查（乙肝、丙肝、艾滋病、梅毒等） 2．胸片、心电图 3．X 线头颅正侧位定位片、全口曲面断层片、双侧颞下颌关节薛氏位片或锥形束 CT 片 4．术前准备 5．术前检查排除手术禁忌证 6．完成术前模型外科及 VTO 设计 7．拟行下颌前突畸形矫治术	5□ 4□ 3□ 1□ 0□		

续 表

住院时间	监控类别	监控项目	监控要点	分数	减分理由	备注
	病程记录	上级医师查房记录	是否有重点内容并结合本病例： 1．补充病史和查体 2．诊断、鉴别诊断及分期分析 3．完善术前检查 4．提示需要观察和注意的内容	5□ 4□ 3□ 1□ 0□		入院48小时内完成
		住院医师查房记录	是否记录、分析全面： 1．主要症状体征 2．具体治疗措施和术前准备 3．上级医师查房意见的执行情况 4．知情告知情况，患者及家属意见	5□ 4□ 3□ 1□ 0□		
住院第2~3天（术前准备日）	病程记录	住院医师查房记录	是否记录： 1．手术者术前查看患者的情况 2．牙周洁治 3．术前检查项目是否完成，有无异常对手术的影响分析，除外手术禁忌证	5□ 4□ 3□ 1□ 0□		
		上级医师查房记录	是否记录： 1．综合分析术前检查结果 2．手术前评估及手术指征：骨性III类错合畸形，术前实验室、检查正常，无手术禁忌证 3．结合本病例提出手术风险及预防措施	5□ 4□ 3□ 1□ 0□		
住院第3天（术前准备日）	病程记录	住院医师查房记录	是否记录： 1．完成X线头影测量和分析，模型外科设计和咬合导板制作、试戴，颌间牵引钩就位 2．药物、配血、备皮以及请相应科室会诊情况 3．向患者或家属交代术前术中和术后注意事项，签署手术知情同意书情况	5□ 4□ 3□ 1□ 0□		
		上级医师查房记录	是否记录： 1．检查术前准备情况 2．确定术前模型外科设计方案及手术方案	5□ 4□ 3□ 1□ 0□		
	麻醉知情同意书		是否记录： 1．一般项目 2．术前诊断 3．拟行手术方式 4．拟行麻醉方式 5．患者基础疾病及可能对麻醉产生影响的特殊情况 6．麻醉中拟行的有创操作和监测 7．麻醉风险，麻醉中及麻醉后可能发生的并发症及应对措施 8．患者签署意见并签名，如为家属或代理人要有授权委托书 9．麻醉医师签字，并写明日期时间	5□ 4□ 3□ 1□ 0□		

续 表

监控类别 / 住院时间		监控项目	监控要点	分数	减分理由	备注
	麻醉术前访视记录		是否记录： 1．患者自然信息 2．患者一般情况 3．简要病史 4．与麻醉相关的辅助检查结果 5．拟行手术方式 6．拟行麻醉方式 7．麻醉适应证 8．麻醉风险及预防措施和麻醉中需注意的问题 9．术前麻醉医嘱 10．麻醉医师签字，并写明日期时间	5□ 4□ 3□ 1□ 0□		
	输血知情同意书		是否记录： 1．一般项目 2．输血指征 3．拟输血成分 4．输血前有关检查结果 5．输血风险及可能产生的不良后果及应对措施 6．患者签署意见并签名，如为家属或代理人要有授权委托书 7．医师签名并填写日期	5□ 4□ 3□ 1□ 0□		
	手术知情同意书		是否记录： 1．术前诊断 2．手术名称 3．术式选择及可能改变的术式 4．术中、术后可能出现的并发症应对措施 5．手术风险 6．说明手术效果预测和围术期注意事项 7．患者签署意见并签名，如为家属或代理人要有授权委托书 8．经治医师和术者签名	5□ 4□ 3□ 1□ 0□		
	术前小结		是否记录： 1．简要病情 2．术前诊断及诊断依据 3．手术指征 4．拟行手术名称和方式 5．拟行麻醉方式 6．术前准备 7．术中注意事项 8．术后处置意见 9．术者术前查看患者的情况	5□ 4□ 3□ 1□ 0□		
	术前讨论		是否记录： 1．讨论地点、时间 2．参加者及主持者的姓名、职称 3．简要病情	5□ 4□ 3□ 1□ 0□		

续 表

住院时间＼监控类别		监控项目	监控要点	分数	减分理由	备注
			4. 术前诊断及术前准备情况 5. 手术指征及手术方案 6. 可能出现的意外和防范措施 7. 具体讨论意见和主持人小结 8. 记录者签名			
住院第4天（手术日）	麻醉记录单		是否记录： 1. 一般项目 2. 患者一般情况和术前特殊情况 3. 麻醉前用药及效果 4. 术前及术中疾病诊断 5. 手术方式及日期 6. 麻醉方式 7. 麻醉诱导及各项操作开始及结束时间 8. 麻醉期间用药名称、方式及剂量 9. 麻醉期间特殊或突发情况及处理 10. 术中出血量、输血量、输液量等 11. 手术起止时间 12. 麻醉医师签名	5□ 4□ 3□ 1□ 0□		
	麻醉术后访视记录		是否记录： 1. 一般项目 2. 患者一般情况 3. 目前麻醉恢复情况，清醒时间 4. 术后医嘱、是否拔除气管插管等 5. 如有特殊情况应详细记录 6. 麻醉医师签字并填写日期	5□ 4□ 3□ 1□ 0□		
	手术记录		是否记录： 1. 一般项目 2. 手术日期 3. 术前及术中诊断 4. 手术名称 5. 手术医师术者及助手姓名 6. 护士姓名（分别记录刷手及巡回护士） 7. 输血量、特殊成分输血、输液量 8. 麻醉方法 9. 手术经过：麻醉是否成功、患者体位、手术体位、手术切口、解剖部位、术中出血量、手术结束前器械、纱布清点情况，术中意外情况的发生发展及处理情况 10. 患者是否回病房、监护室或麻醉恢复室 11. 各类手术应附有图示	5□ 4□ 3□ 1□ 0□		术后24小时内完成
	手术安全核查记录		是否记录： 1. 手术安全核查记录单并且填写完整 2. 手术医师、麻醉医师和手术护士三方核对，并签字齐全	5□ 4□ 3□ 1□ 0□		

续 表

住院时间	监控类别	监控项目	监控要点	分数	减分理由	备注
	手术清点记录		是否记录： 1．一般项目 2．术中所用各种器械和敷料数量的清点核对 3．巡回护士和手术器械护士签名	5□ 4□ 3□ 1□ 0□		
	术后首次病程记录		是否记录： 1．手术时间 2．术中诊断 3．麻醉方式 4．手术简要经过 5．术后处理措施 6．术后患者一般情况 7．术后医嘱及应当特别注意观察的事项	5□ 4□ 3□ 1□ 0□		参加手术者术后即时完成
住院第5天（术后第1天）	病程记录	住院医师查房记录	是否记录、分析如下内容： 1．密切注意病情变化，体温、进食量 2．观察面部肿胀、呼吸情况和创口渗血情况 3．根据病情鼓励患者下床活动	5□ 4□ 3□ 1□ 0□		术后连续3天须有参加手术的医师或上级医师的查房记录
		上级医师查房记录	是否记录： 1．术后病情评估 2．确定出现早期并发症——创口感染时采取的措施 3．术后需要注意的事项 4．术后治疗方案 5．补充、更改诊断分析和确定诊断分析	5□ 4□ 3□ 1□ 0□		
住院第6天（术后第2天）	病程记录	住院医师查房记录	是否记录、分析： 1．病情变化 2．面部肿胀、呼吸情况和创口渗血情况 3．体温、进食量情况 4．换药，去除加压包扎敷料 5．开始颌间牵引 6．复查辅助检查结果及处置	5□ 4□ 3□ 1□ 0□		
		上级医师查房记录	是否记录、分析： 1．手术疗效评估，确定上下牙列是否进入咬合导板，预期目标完成情况 2．有手术并发症和手术切口感染时采取措施 3．下一步治疗，如何调整颌间牵引	5□ 4□ 3□ 1□ 0□		
住院第7~8天（术后日）	病程记录	住院医师查房记录	是否记录： 1．病情变化 2．继续调整颌间牵引直至上下牙列进入咬合导板 3．复查定位头颅正位及侧位X线片、全口曲面断层片、双侧颞下颌关节薛氏位片或锥形束CT片	5□ 4□ 3□ 1□ 0□		
住院第9~10天（出院日）	病程记录	上级医师查房记录	1．检查咬合关系、创口愈合、面部肿胀和术后X线片等 2．分析符合出院标准，明确可以出院	5□ 4□ 3□ 1□ 0□		

续 表

监控类别 住院时间		监控项目	监控要点	分数	减分理由	备注
		住院医师查房记录	是否记录需要向患者交代的事项： 1. 记录面部肿胀情况及切口愈合情况 2. 向患者及其家属交代出院后注意事项，预约复诊日期，手术评估，记录切口愈合等级 3. 出院后的治疗方案	5□ 4□ 3□ 1□ 0□		
	出院记录		记录是否齐全，重要内容无遗漏，如： 1. 入院情况 2. 诊疗经过：麻醉、手术方式；术中特殊情况及处理；术后并发症等 3. 出院情况：症状体征、功能恢复、切口愈合情况及病理结果等 4. 出院医嘱：出院后患者需要注意的事项；门诊复查时间及项目等	5□ 4□ 3□ 1□ 0□		
	特殊检查、特殊治疗同意书的医学文书		包括自然项目（另页书写时）、特殊检查、特殊治疗项目名称、目的、可能出现的并发症及风险、或替代治疗方案、患者或家属签署是否同意检查或治疗、患者签名、医师签名等	5□ 4□ 3□ 1□ 0□		
	病危（重）通知书		包括自然项目（另页书写时）、目前诊断、病情危重情况，患方签名、医师签名并填写日期	5□ 4□ 3□ 1□ 0□		
重点医嘱	长期医嘱	住院第1天	1. 三级护理 2. 普食	5□ 4□ 3□ 1□ 0□		
		住院第2~3天（术前准备日）	1. 三级护理 2. 普食			
		住院第4天（手术日）	1. 全麻术后护理常规 2. 保留胃管 3. 视情况保留插管			
		住院第5天（术后第1天）	1. 一级护理 2. 鼻饲流食 3. 雾化吸入 4. 口腔冲洗			
		住院第6天（术后第2天）	1. 一级护理 2. 鼻饲引流 3. 雾化吸入（视情况） 4. 口腔冲洗			
		住院第7~8天（术后日）	1. 流食 2. 雾化吸入 3. 口腔冲洗 4. 拔胃管			
	临时医嘱	住院第1天	1. 血常规、尿常规、粪常规、血型 2. 凝血功能、血生化、感染性疾病筛查 3. 胸片和心电图 4. 定位头颅正位及侧位X线片、全口曲面断层片 5. 双侧颞下颌关节薛氏位片或锥形束CT片 6. 牙周洁治			

续 表

监控类别 / 住院时间		监控项目	监控要点	分数	减分理由	备注
		住院第2~3天（术前准备日）	1．拟明日在全麻下行下颌前突畸形矫治术（说明具体术式） 2．术前6小时禁食、水 3．术前插胃管，术中插尿管 4．术前口鼻腔清洁，口周备皮 5．药物过敏试验（必要时） 6．术前30分钟预防性使用抗菌药物 7．其他医嘱			
		住院第4天（手术日）	1．禁食、水1日 2．保留尿管1日，尿袋接袋记量，引流记量（必要时） 3．留置胃管，记量，胃肠减压1日 4．生命体征监护、吸氧 5．抗菌药物、补液（根据需要计算输入量） 6．止血药物 7．激素 8．其他特殊医嘱			
		住院第5天（术后第1天）	1．抗菌药物、补液（根据需要计算输入量） 2．激素 3．止血药物（必要时） 4．镇吐及其他特殊医嘱（必要时）			
		住院第6天（术后第2天）	1．输液 2．抗菌药物 3．激素			
		住院第7~8天（术后日）	1．输液 2．抗菌药物（必要时） 3．激素（必要时）			
		住院第9~10天（出院日）	1．出院后的治疗方案 2．出院带药：名称、用量、服用方法 3．避免创伤注意口腔卫生 4．出院1~3周门诊复诊			
一般书写规范		各项内容	完整、准确、清晰、签字	5□ 4□ 3□ 1□ 0□		
变异情况		变异条件及原因	1．术前合并其他基础疾病影响手术的患者，需要进行相关的诊断和治疗 2．患者合并上颌发育畸形，需行上颌手术 3．部分患者应行神经外科会诊，排除脑垂体瘤等病因	5□ 4□ 3□ 1□ 0□		

（六）腮腺多形性腺瘤

腮腺多形性腺瘤临床路径

1. 进入临床路径标准

疾病诊断：腮腺多形性腺瘤（ICD-10：D11.001 伴 M8940/0）

手术操作：腮腺肿物及浅叶切除 + 面神经解剖术（或部分腮腺切除术）(ICD-9-CM-3：26.29/26.31 伴 04.07)

2. 病案质量监控表

<table>
<tr><th colspan="2">监控类别
住院时间</th><th colspan="2">监控项目</th><th>监控要点</th><th>分数</th><th>减分理由</th><th>备注</th></tr>
<tr><td colspan="2" rowspan="4">首页</td><td colspan="2">主要诊断名称及编码</td><td>腮腺多形性腺瘤（ICD-10：D11.001 伴 M8940/0）</td><td rowspan="3">5□
4□
3□
1□
0□</td><td rowspan="3"></td><td rowspan="3"></td></tr>
<tr><td colspan="2">主要手术名称及编码</td><td>腮腺肿物及浅叶切除+面神经解剖术（或部分腮腺切除术）（ICD-9-CM-3：26.29/26.31 伴 04.07）</td></tr>
<tr><td colspan="2">其他诊断名称及编码</td><td>无遗漏，编码准确</td></tr>
<tr><td colspan="2">其他项目</td><td>内容完整、准确、无遗漏</td><td>5□
4□
3□
1□
0□</td><td></td><td></td></tr>
<tr><td rowspan="4">住院第1天</td><td rowspan="4">入院记录</td><td rowspan="4">主诉与现病史</td><td>主要症状</td><td>描述疾病特点：
腮腺部位无痛性肿块及发病时间，生长缓慢，常无自觉症状</td><td>5□
4□
3□
1□
0□</td><td></td><td rowspan="4">入院24小时内完成</td></tr>
<tr><td>病情演变过程</td><td>肿块发现时间、生长速度、有无疼痛麻木等自觉症状</td><td>5□
4□
3□
1□
0□</td><td></td></tr>
<tr><td>其他伴随症状</td><td>腮腺肿大，伴发热、畏寒</td><td>5□
4□
3□
1□
0□</td><td></td></tr>
<tr><td>住院前诊疗过程</td><td>有无院外手术史及 B 超、CT 等检查结果</td><td>5□
4□
3□
1□
0□</td><td></td></tr>
</table>

续　表

住院时间 \ 监控类别		监控项目	监控要点	分数	减分理由	备注
		既往史 个人史 家族史	是否按照病历书写规范记录，并重点记录与疾病相关内容： 1. 30~50 岁多见，女性多于男性 2. 既往史：有无肿物治疗史，效果如何，是否进行过 B 超、CT 等检查	5□ 4□ 3□ 1□ 0□		
		体格检查	是否按照病历书写规范记录，并记录重要体征，无遗漏，如： 1. 腮腺区肿块，质地中等，呈球状或分叶状，周界清楚，与周围组织无粘连 2. 无面神经功能障碍 3. B 超或 CT 显示腮腺内有占位病变	5□ 4□ 3□ 1□ 0□		
		辅助检查	是否记录辅助检查结果	5□ 4□ 3□ 1□ 0□		
	首次病程记录	病例特点	是否简明扼要，重点突出，无遗漏： 1. 患者年龄 2. 发病时间 3. 肿瘤部位、大小、性质、边界、生长速度 4. 有无面神经功能障碍等情况 5. 患者全身情况 6. 影像学检查结果、病理及既往治疗情况	5□ 4□ 3□ 1□ 0□		入院8小时内完成
		初步诊断	第一诊断为：腮腺多形性腺瘤（ICD-10：D11.001 伴 M8940/0）	5□ 4□ 3□ 1□ 0□		
		诊断依据	是否充分、分析合理： 1. 病史：腮腺部位无痛性肿块，生长缓慢，病史长 2. 症状：常无自觉症状 3. 体征：颌面部查体描述与疾病诊断及鉴别诊断有关的阳性、阴性体征 4. 辅助检查：B 超、CT 显示腮腺内有占位病变	5□ 4□ 3□ 1□ 0□		
		鉴别诊断	是否根据病例特点与下列疾病鉴别： 1. 腮腺多形性腺瘤恶变 2. 腮腺沃辛瘤 3. 腮腺黏液表皮样癌 4. 腮腺腺样囊性癌	5□ 4□ 3□ 1□ 0□		
		诊疗计划	是否全面并具有个性化： 1. 完成必需的检查项目 （1）血常规、尿常规、粪常规 （2）肝肾功能、血型、凝血功能、感染性疾病筛查（乙肝、丙肝、艾滋病、梅毒等）	5□ 4□ 3□ 1□ 0□		

续 表

监控类别 住院时间		监控项目	监控要点	分数	减分理由	备注
			（3）正位胸片 （4）B 超或 CT 2．评估是否可以手术 （1）术前检查排除手术禁忌证 （2）手术治疗：腮腺肿物及浅叶切除术或部分腮腺切除术+面神经解剖术			
	病程记录	上级医师查房记录	是否有重点内容并结合本病例： 1．补充病史和查体 2．病情评估，诊断分析 3．治疗方案分析，提出诊疗意见 4．提示手术指征及手术禁忌证：腮腺浅叶多形性腺瘤，患者无发热，全身状况可耐受手术	5□ 4□ 3□ 1□ 0□		入院 48 小时内完成
		住院医师查房记录	是否记录、分析全面： 1．主要症状体征 2．具体治疗措施和术前准备 3．上级医师查房意见的执行情况 4．知情告知情况，患者及家属意见	5□ 4□ 3□ 1□ 0□		
住院第 2 天（术前准备日）	病程记录	住院医师查房记录	是否记录： 1．患者入院后一般情况，如体温、有无感染 2．术前准备工作完成情况 3．术前检查项目是否完成，血常规、胸片有无异常 4．请相应科室会诊情况	5□ 4□ 3□ 1□ 0□		
		上级医师查房记录	是否记录： 1．综合分析术前检查结果 2．手术前评估及手术指征 3．确定手术方案 4．结合本病例提出手术风险及预防措施	5□ 4□ 3□ 1□ 0□		
	麻醉知情同意书		是否记录： 1．一般项目 2．术前诊断 3．拟行手术方式 4．拟行麻醉方式 5．患者基础疾病及可能对麻醉产生影响的特殊情况 6．麻醉中拟行的有创操作和监测 7．麻醉风险，麻醉中及麻醉后可能发生的并发症及应对措施 8．患者签署意见并签名，如为家属或代理人要有授权委托书 9．麻醉医师签字，并写明日期时间	5□ 4□ 3□ 1□ 0□		
	麻醉术前访视记录	麻醉医师	是否记录： 1．患者自然信息 2．患者一般情况 3．简要病史 4．与麻醉相关的辅助检查结果 5．拟行手术方式	5□ 4□ 3□ 1□ 0□		

续 表

住院时间 \ 监控类别		监控项目	监控要点	分数	减分理由	备注
			6．拟行麻醉方式 7．麻醉适应证 8．麻醉风险及预防措施和麻醉中需注意的问题 9．术前麻醉医嘱 10．麻醉医师签字，并写明日期时间			
	输血知情同意书		是否记录： 1．一般项目 2．输血指征 3．拟输血成分 4．输血前有关检查结果 5．输血风险及可能产生的不良后果及应对措施 6．患者签署意见并签名，如为家属或代理人要有授权委托书 7．医师签名并填写日期	5□ 4□ 3□ 1□ 0□		
	手术知情同意书		是否记录： 1．术前诊断 2．手术名称 3．术式选择及可能改变的术式 4．术中、术后可能出现的并发症应对措施 5．手术风险 6．患者签署意见并签名，如为家属或代理人要有授权委托书 7．经治医师和术者签名	5□ 4□ 3□ 1□ 0□		
	术前小结	住院医师	是否记录： 1．简要病情 2．术前诊断及诊断依据 3．手术指征 4．拟行手术名称和方式 5．拟行麻醉方式 6．术前准备 7．术中注意事项 8．术后处置意见 9．术者术前查看患者的情况	5□ 4□ 3□ 1□ 0□		
	术前讨论	住院医师	是否记录： 1．讨论地点、时间 2．参加者及主持者的姓名、职称 3．简要病情 4．术前诊断及术前准备情况 5．手术指征及手术方案 6．可能出现的意外和防范措施 7．具体讨论意见和主持人小结 8．记录者签名	5□ 4□ 3□ 1□ 0□		

续 表

住院时间 \ 监控类别		监控项目	监控要点	分数	减分理由	备注
住院第3天(手术日)	麻醉记录单		是否记录： 1．一般项目 2．患者一般情况和术前特殊情况 3．麻醉前用药及效果 4．术前及术中疾病诊断 5．手术方式及日期 6．麻醉方式 7．麻醉诱导及各项操作开始及结束时间 8．麻醉期间用药名称、方式及剂量 9．麻醉期间特殊或突发情况及处理 10．术中出血量、输血量、输液量等 11．手术起止时间 12．麻醉医师签名	5□ 4□ 3□ 1□ 0□		
	麻醉术后访视记录		是否记录： 1．一般项目 2．患者一般情况 3．目前麻醉恢复情况，清醒时间 4．术后医嘱、是否拔除气管插管等 5．如有特殊情况应详细记录 6．麻醉医师签字并填写日期	5□ 4□ 3□ 1□ 0□		
	手术记录		是否记录： 1．一般项目 2．手术日期 3．术前及术中诊断 4．手术名称 5．手术医师术者及助手姓名 6．护士姓名（分别记录刷手及巡回护士） 7．输血量、特殊成分输血、输液量 8．麻醉方法 9．手术经过：麻醉是否成功、患者体位、手术体位、手术切口、解剖部位、术中出血量、手术结束前器械、纱布清点情况，术中意外情况的发生发展及处理情况 10．患者是否回病房、监护室或麻醉恢复室 11．各类手术应附有图示	5□ 4□ 3□ 1□ 0□		术者术后24小时内完成
	手术安全核查记录		是否记录： 1．手术安全核查记录单并且填写完整 2．手术医师、麻醉医师和手术护士三方核对，并签字齐全	5□ 4□ 3□ 1□ 0□		
	手术清点记录		是否记录： 1．一般项目 2．术中所用各种器械和敷料数量的清点核对 3．巡回护士和手术器械护士签名	5□ 4□ 3□ 1□ 0□		

续 表

住院时间 \ 监控类别		监控项目	监控要点	分数	减分理由	备注
	术后首次病程记录		是否记录： 1．手术时间 2．术中诊断 3．麻醉方式 4．手术简要经过 5．术后处理措施 6．术后患者一般情况 7．术后医嘱及应当特别注意观察的事项	5□ 4□ 3□ 1□ 0□		参加手术者术后即时完成
住院第4天（术后第1天）	病程记录	住院医师查房记录	是否记录、分析如下内容： 1．生命体征，术后病情变化 2．记录引流量（视情况） 3．患者禁食刺激性食物	5□ 4□ 3□ 1□ 0□		术后连续3天须有参加手术的医师或上级医师的查房记录
		上级医师查房记录	是否记录： 1．术后病情评估 2．确定是否有术后并发症和手术切口感染 3．术后需要注意的事项 4．术后治疗方案 5．补充、更改诊断分析和确定诊断分析	5□ 4□ 3□ 1□ 0□		
住院第5~7天（出院日）	病程记录	住院医师查房记录	是否记录、分析： 1．目前的症状体征，切口及换药情况 2．撤除引流 3．目前的治疗情况 4．分析是否符合出院标准：生命体征平稳，手术切口无红、肿、热、痛等炎症表现，无新鲜渗血、伤口无明显渗漏等需要住院治疗的并发症	5□ 4□ 3□ 1□ 0□		
		上级医师查房记录	是否记录、分析： 1．手术疗效评估，预期目标完成情况 2．确定符合出院标准 3．出院后治疗方案	5□ 4□ 3□ 1□ 0□		
	病程记录	住院医师查房记录	是否记录： 1．目前症状及体征，手术评估分析符合出院标准 2．实验室检查指标正常与否 3．向患者及其家属交代出院后注意事项，预约复诊日期 4．出院后需要注意的事项 5．出院后的治疗方案	5□ 4□ 3□ 1□ 0□		
	出院记录		记录是否齐全，重要内容无遗漏，如： 1．入院情况 2．诊疗经过：麻醉、手术方式；术中特殊情况及处理；术后并发症等 3．出院情况：症状、体征、功能恢复、切口愈合情	5□ 4□ 3□ 1□ 0□		

续 表

监控类别 住院时间		监控项目	监控要点	分数	减分理由	备注
			况及病理结果等 4．出院医嘱：出院带药需写明药物名称、用量、服用方法，需要调整的药物要注明调整的方法；出院后患者需要注意的事项；门诊复查时间及项目等			
	特殊检查、特殊治疗同意书的医学文书		包括自然项目（另页书写时）、特殊检查、特殊治疗项目名称、目的、可能出现的并发症及风险、或替代治疗方案、患者或家属签署是否同意检查或治疗、患者签名、医师签名等	5□ 4□ 3□ 1□ 0□		
	病危（重）通知书		包括自然项目（另页书写时）、目前诊断、病情危重情况，患方签名、医师签名并填写日期	5□ 4□ 3□ 1□ 0□		
重点医嘱	长期医嘱	住院第1天	1．三级护理 2．普食 3．患者既往基础用药	5□ 4□ 3□ 1□ 0□		
		住院第2天（术前准备日）	1．三级护理 2．普食			
		住院第3天（手术日）	1．术后二级护理 2．术后6小时进食，禁食刺激性食物			
		住院第4天（术后第1天）	1．三级护理 2．普食（禁食刺激性食物）			
	临时医嘱	住院第1天	1．血、尿、粪常规，血型，凝血功能 2．肝肾功能、电解质、感染性疾病筛查 3．胸部正位片 4．心电图 5．会诊（视情况） 6．B超（视情况） 7．CT（视情况）			
		住院第2天（术前准备日）	1．拟明日全麻或局麻下行腮腺肿物及浅叶切除+面神经解剖术或部分腮腺切除术 2．术前6小时禁食、水 3．术前肠道准备 4．耳后、发际上3寸备皮 5．药物过敏试验（必要时） 6．术前30分钟预防性使用抗菌药物 7．术中冰冻活检 8．患者既往基础用药			

续 表

<table>
<tr><td colspan="2">监控类别
住院时间</td><td>监控项目</td><td>监控要点</td><td>分数</td><td>减分理由</td><td>备注</td></tr>
<tr><td rowspan="3"></td><td rowspan="3"></td><td>住院第3天（手术日）</td><td>1．全麻术后护理常规2小时
2．持续低流量吸氧2小时
3．心电监护2小时
4．抗菌药物
5．补液（根据需要计算输入量）
6．雾化吸入1次
7．记录引流量</td><td rowspan="3"></td><td rowspan="3"></td><td rowspan="3"></td></tr>
<tr><td>住院第4天（术后第1天）</td><td>1．雾化吸入
2．局部换药
3．抗菌药物（必要时）
4．实验室检查（必要时）</td></tr>
<tr><td>住院第5~7天（出院日）</td><td>1．明日出院（出院前1日）
2．撤除负压引流局部创口纱布覆盖
3．5~7天后拆线
4．术后1年内每3个月复查一次
5．出院带药
（1）口服抗菌药物
（2）口服解热镇痛类药物（小儿）
（3）止血药（必要时）
（4）激素（必要时）</td></tr>
<tr><td colspan="2">一般书写规范</td><td>各项内容</td><td>完整、准确、清晰、签字</td><td>5□
4□
3□
1□
0□</td><td></td><td></td></tr>
<tr><td colspan="2">变异情况</td><td>变异条件及原因</td><td>1．有影响手术的全身疾病或合并症，需进行相关诊断和治疗
2．肿瘤位于腮腺深叶
3．肿瘤生长时间长，特别巨大（直径大于8cm），有生长迅速、疼痛、出现面瘫症状等恶变倾向时
4．复发性腮腺多形性腺瘤</td><td>5□
4□
3□
1□
0□</td><td></td><td></td></tr>
</table>

十七、小儿内科

（一）轮状病毒肠炎

轮状病毒肠炎临床路径

1．进入临床路径标准

疾病诊断：轮状病毒肠炎（ICD-10：A08.0）

2．病案质量监控表

住院时间＼监控类别		监控项目		监控要点	分数	减分理由	备注
首页		主要诊断名称及编码		轮状病毒肠炎（ICD-10：A08.0）	5□ 4□ 3□ 1□ 0□		
		其他诊断名称及编码		无遗漏，编码准确			
		其他项目		内容完整、准确、无遗漏	5□ 4□ 3□ 1□ 0□		
住院第1天	入院记录	主诉与现病史	主要症状	是否记录本病最主要的症状及发病时间——腹泻，并重点描述： 1．发生的时间 2．诱因 3．粪便性质、排便次数及每次排便量	5□ 4□ 3□ 1□ 0□		入院24小时内完成
			病情演变过程	是否描述主要症状的演变过程，如： 发病以来腹泻有无加重或减轻，粪便性状的变化及尿量	5□ 4□ 3□ 1□ 0□		
			其他伴随症状	是否记录伴随症状，如： 呕吐或发热，有无口渴喜饮，精神烦躁或萎靡、嗜睡，以及休克、昏迷	5□ 4□ 3□ 1□ 0□		
			住院前诊疗过程	是否记录诊断、治疗情况，如： 1．治疗经过：补液情况（包括补充液体性质） 2．脱水纠正与否 3．血生化或血气分析结果、粪常规和轮状病毒检查结果	5□ 4□ 3□ 1□ 0□		

续 表

住院时间＼监控类别		监控项目	监控要点	分数	减分理由	备注
		既往史 个人史 家族史	是否按照病历书写规范记录，并重点记录： 1．喂养情况 2．预防接种史：卡介苗、白百破接种史和其他疫苗接种史 3．传染病史及接触史：结核病病史及接触史 4．药物及食物过敏史 5．家族史：有无结核病患者	5□ 4□ 3□ 1□ 0□		
		体格检查	是否按照病历书写规范记录，并记录重要体征，无遗漏： 重点描述有无脱水体征，如前囟、眼窝是否凹陷，皮肤弹性如何，肠鸣音情况并注意描述有无精神萎靡、腹胀、心律失常等	5□ 4□ 3□ 1□ 0□		
		辅助检查	是否记录辅助检查结果	5□ 4□ 3□ 1□ 0□		
	首次病程记录	病例特点	是否简明扼要，重点突出，无遗漏： 1．患儿年龄 2．发病季节、时间 3．粪便性质、排便次数；呕吐情况，尿量 4．体温、精神状态、皮肤弹性、前囟情况、口唇是否干燥、腹部情况、肠鸣音是否活跃 5．辅助检查：粪常规检查、粪便轮状病毒检测结果；血常规结果，C 反应蛋白（CRP）	5□ 4□ 3□ 1□ 0□		入院8小时内完成
		初步诊断	第一诊断为：轮状病毒肠炎（ICD-10：A08.0）	5□ 4□ 3□ 1□ 0□		
		诊断依据	是否充分，分析合理： 1．病史：6~24 月龄小儿多见；腹泻，黄稀便、水样或蛋花汤样，每天达十余次；伴或不伴发热、呕吐 2．体征：有或无脱水征，肠鸣音活跃 3．实验室检查：粪常规：镜检正常，或见少许白细胞，无吞噬细胞；血常规：白细胞计数正常或轻度升高；粪轮状病毒检测：阳性	5□ 4□ 3□ 1□ 0□		
		鉴别诊断	是否根据病例特点与下列疾病鉴别： 1．急性细菌性痢疾 2．坏死性肠炎 3．生理性腹泻			

续　表

住院时间	监控类别	监控项目	监控要点	分数	减分理由	备注
		诊疗计划	是否全面并具有个性化： 1．入院后需作的检查 （1）血、尿、粪常规 （2）粪便轮状病毒抗原 （3）肝肾功能、电解质、血气分析 （4）C 反应蛋白 （5）其他 2．治疗 （1）饮食疗法 （2）纠正脱水和电解质紊乱 （3）药物治疗：控制感染，肠道菌群调节剂，胃肠黏膜保护剂	5□ 4□ 3□ 1□ 0□		
	病程记录	上级医师查房记录	是否有重点内容并结合本病例： 1．对病历点评，有无补充病史、核对体征 2．对诊断分析，评估是否有脱水，评定为轻、中、重度脱水 3．诊疗意见：制定补液步骤及治疗计划 4．防治并发症的意见，提示需要观察的内容、需要复查项目	5□ 4□ 3□ 1□ 0□		入院 48 小时内完成
		住院医师查房记录	是否记录、分析全面： 1．入院后补液步骤及补液量，纠正脱水及水电解质情况 2．入院后排便次数及排尿时间 3．上级医师的治疗意见及下一步补液、诊疗计划	5□ 4□ 3□ 1□ 0□		
住院第 2~3 天	病程记录	住院医师查房记录	是否记录： 1．症状：腹泻好转、加重或消失，尿量；脱水纠正情况；发热情况 2．饮食 3．体征：重点描述有无脱水体征，如前囟、双眼是否凹陷，皮肤弹性如何，肠鸣音情况 4．治疗：用药、剂量，补充液体性质 5．上级医师查房意见及执行情况，医嘱变动内容及分析 6．注意并发症：神经系统、心脏、肝 7．辅助检查结果及分析，包括需要复查项目	5□ 4□ 3□ 1□ 0□		
		上级医师查房记录	是否记录： 1．入院后病情及治疗评估 2．分析目前病情治疗中的主要问题 3．下一步治疗方案	5□ 4□ 3□ 1□ 0□		
住院第 4~7 天（出院日）	病程记录	住院医师查房记录	是否记录、分析如下内容： 1．连续 2~3 天无吐泻、体温正常；脱水纠正 2．各项检查正常 3．准备出院及出院后注意事项	5□ 4□ 3□ 1□ 0□		

续 表

住院时间	监控类别	监控项目	监控要点	分数	减分理由	备注
		上级医师查房记录	是否记录： 1．出院标准：体温正常，腹泻好转；无呕吐，脱水纠正；粪常规、电解质正常 2．确定出院	5□ 4□ 3□ 1□ 0□		
	出院记录		记录是否齐全，重要内容无遗漏，如： 1．入院时情况 2．入院后治疗经过 3．出院时情况 4．出院注意事项 5．出院带药：名称、用量、服用方法 6．门诊随诊：时间	5□ 4□ 3□ 1□ 0□		
	特殊检查、特殊治疗同意书的医学文书		包括自然项目（另页书写时）、特殊检查、特殊治疗项目名称、目的、可能出现的并发症及风险、或替代治疗方案、患者或家属签署是否同意检查或治疗、患者签名、医师签名等	5□ 4□ 3□ 1□ 0□		
	病危（重）通知书		包括自然项目（另页书写时）、目前诊断、病情危重情况，患方签名、医师签名并填写日期	5□ 4□ 3□ 1□ 0□		
重点医嘱	长期医嘱	住院第1天	1．腹泻护理常规 2．饮食：流质、半流质，乳糖不耐受者为低乳糖奶粉喂养 3．病重者予呼吸、心电监护，吸氧 4．口服补液盐：按需供给 5．肠道菌群调节剂 6．胃肠黏膜保护剂	5□ 4□ 3□ 1□ 0□		
		住院第2~3天	1．腹泻护理常规 2．饮食 3．服补液盐：按需供给 4．肠道菌群调节剂 5．胃肠黏膜保护剂			
	临时医嘱	住院第1天	1．血常规、尿常规、粪常规，CRP，肝肾功能，电解质 2．粪轮状病毒检测 3．必要时做血气分析、粪乳糖检测 4．根据血气分析结果纠正酸碱失衡及电解质紊乱 5．按照脱水程度补液 6．高热时降温处理			
		住院第2~3天	1．必要时复查血气分析、电解质 2．根据脱水程度、电解质及血气分析结果予以液体疗法 3．高热时降温处理 4．必要时查心电图、心肌酶谱			

续 表

监控类别 住院时间		监控项目	监控要点	分数	减分理由	备注
		住院第4~7天（出院日）	1．出院带药 2．门诊随诊			
一般书写规范		各项内容	完整、准确、清晰、签字	5□ 4□ 3□ 1□ 0□		
变异情况		变异条件及原因	1．存在使腹泻进一步加重的其他疾病，需要处理干预 2．患儿入院时已发生严重脱水、电解质紊乱，需进行积极对症处理，完善相关检查，导致住院时间延长、增加住院费用等	5□ 4□ 3□ 1□ 0□		

（二）支原体肺炎

支原体肺炎临床路径

1. 进入临床路径标准

   疾病诊断：支原体肺炎（ICD-10：J15. 7）

2. 病案质量监控表

监控类别 住院时间		监控项目		监控要点	分数	减分理由	备注
首页		主要诊断名称及编码		支原体肺炎（ICD-10：J15.7）	5□ 4□ 3□ 1□ 0□		
		其他诊断名称及编码		无遗漏，编码准确			
		其他项目		内容完整、准确、无遗漏	5□ 4□ 3□ 1□ 0□		
住院第1天	入院记录	主诉与现病史	主要症状	是否记录本病最主要的症状及发病时间，如咳嗽、发热，并重点描述： 1．咳嗽发生的诱因、时间 2．发热及热型、持续时间	5□ 4□ 3□ 1□ 0□		入院24小时内完成
			病情演变过程	是否描述主要症状的演变过程，如： 慢性或急性起病	5□ 4□ 3□ 1□ 0□		
			其他伴随症状	是否记录伴随症状，如： 发热、冷汗、痉挛性咳嗽等；包括与鉴别诊断有关的症状和体征，如发热、热型、盗汗，痉挛性咳等；除外其他肺外损害的并发症，如脑膜炎、神经根炎、心肌炎、心包炎、肾炎、血小板减少相关表现、溶血性贫血、皮疹等	5□ 4□ 3□ 1□ 0□		
			住院前诊疗过程	重点记录药物治疗情况，如： 青霉素治疗无效、大环内酯类抗生素治疗效果好	5□ 4□ 3□ 1□ 0□		

续 表

住院时间 \ 监控类别		监控项目	监控要点	分数	减分理由	备注
		既往史 个人史 家族史	是否按照病历书写规范记录，并重点记录 1．个人史 （1）是否到过疫区 （2）月经史 2．既往史 （1）预防接种史：卡介苗、百白破接种史 （2）传染病史及接触史：结核病病史及接触史 （3）外伤及手术史 （4）药物及食物过敏史 3．家族史：有无结核病患者	5□ 4□ 3□ 1□ 0□		
		体格检查	按照病历书写规范记录，并记录重要体征无遗漏： 1．重点描述肺部体征，如肺部无任何阳性体征是本病特点，少数病例有呼吸音减弱、干湿啰音 2．有肺外损害时应有相应体征的描述，以除外肺外并发症，如神经系统、心血管系统、皮肤、肌肉和关节等阳性体征	5□ 4□ 3□ 1□ 0□		
		辅助检查	是否记录辅助检查结果	5□ 4□ 3□ 1□ 0□		
	首次病程记录	病例特点	是否简明扼要，重点突出，无遗漏： 1．患者年龄 2．发病时间 3．咳嗽剧烈、持续 4．肺部阳性体征少，X 线胸片改变出现早，且青霉素无效、大环内酯类抗生素治疗效果好 5．辅助检查	5□ 4□ 3□ 1□ 0□		入院8小时内完成
		初步诊断	第一诊断为：支原体肺炎（ICD-10：J15.7）	5□ 4□ 3□ 1□ 0□		
		诊断依据	是否充分、分析合理： 1．发病年龄为 5~18 岁 2．咳嗽突出而持久 3．肺部体征少而 X 线胸片改变出现早，且明显 4．使用青霉素无效，大环内酯类抗生素治疗效果好 5．外周血白细胞数正常或升高 6．血清肺炎支原体 IgM 抗体阳性、血清冷凝集效价>1∶32 或咽拭子分离支原体阳性	5□ 4□ 3□ 1□ 0□		
		鉴别诊断	是否根据病例特点与下列疾病鉴别： 1．病毒性肺炎 2．细菌性肺炎 3．肺结核 4．百日咳			

续　表

住院时间	监控类别	监控项目	监控要点	分数	减分理由	备注
		诊疗计划	是否全面并具有个性化： 1．入院后需作的检查 （1）血、尿、粪常规 （2）肝肾功能、电解质、血气分析 （3）C 反应蛋白（CPR） （4）血清肺炎支原体测定、血清冷凝集试验或咽拭子分离支原体 （5）X 线胸片 2．治疗 （1）大环内酯类抗生素 （2）对症治疗	5□ 4□ 3□ 1□ 0□		
	病程记录	上级医师查房记录	是否有重点内容并结合本病例： 1．对病历点评，有无补充病史、核对体征 2．对诊断分析及病情评估 3．诊疗意见 4．防治并发症的意见，提示需要观察的内容	5□ 4□ 3□ 1□ 0□		入院 48 小时内完成
		住院医师查房记录	是否记录、分析全面： 1．入院后病情变化，如体温、呼吸、心率及咳喘 2．辅助检查结果 3．上级医师查房意见执行情况	5□ 4□ 3□ 1□ 0□		
住院第 2~4 天	病程记录	住院医师查房记录	是否记录： 1．患儿症状：发热、咳嗽好转加重或消失 2．饮食 3．体征：如肺啰音消失、胸片肺部阴影吸收等 4．药物治疗情况：用药、剂量 5．上级医师查房意见及执行情况，医嘱变动内容及分析 6．注意并发症：神经系统、心脏、肝 7．辅助检查结果及分析，包括需要复查项目	5□ 4□ 3□ 1□ 0□		
		上级医师查房记录	是否记录： 1．入院后病情及治疗评估 2．分析目前病情治疗中的主要问题 3．下一步治疗方案	5□ 4□ 3□ 1□ 0□		
住院第 5~9 天	病程记录	住院医师查房记录	是否记录、分析如下内容： 1．病情变化，如体温正常、咳嗽减轻 2．检查结果分析及阳性结果复查情况 3．准备出院	5□ 4□ 3□ 1□ 0□		
		上级医师查房记录	是否记录： 1．出院标准：咳嗽明显减轻，一般状况良好；连续 3 天夜温<37.5℃；X 线胸片显示炎症吸收好转 2．确定出院	5□ 4□ 3□ 1□ 0□		

续 表

住院时间＼监控类别		监控项目	监控要点	分数	减分理由	备注
住院第10~14天（出院日）	出院记录		记录是否齐全，重要内容无遗漏，如： 1．入院情况 2．入院后治疗经过 3．出院时情况 4．出院注意事项 5．出院带药：名称、用量、服用方法 6．门诊随诊：时间	5□ 4□ 3□ 1□ 0□		
	特殊检查、特殊治疗同意书的医学文书		包括自然项目（另页书写时）、特殊检查、特殊治疗项目名称、目的、可能出现的并发症及风险、或替代治疗方案、患者或家属签署是否同意检查或治疗、患者签名、医师签名等	5□ 4□ 3□ 1□ 0□		
	病危（重）通知书		包括自然项目（另页书写时）、目前诊断、病情危重情况，患方签名、医师签名并填写日期	5□ 4□ 3□ 1□ 0□		
重点医嘱	长期医嘱	住院第1天	1．肺炎护理常规 2．饮食 3．抗生素 4．镇咳祛痰 5．雾化吸入治疗 6．对症治疗	5□ 4□ 3□ 1□ 0□		
		住院第2~4天	1．肺炎护理常规 2．饮食 3．抗生素 4．镇咳祛痰 5．雾化吸入治疗 6．对症治疗 7．心肌酶谱异常者加护心肌治疗 8．肝功能异常者保肝治疗			
		住院第5~9天	1．肺炎护理常规 2．饮食 3．抗生素 4．镇咳祛痰 5．雾化吸入治疗 6．对症治疗 7．心肌酶谱异常者继续护心肌治疗 8．肝功能异常者继续保肝治疗			
	临时医嘱	住院第1天	1．血、尿、粪常规 2．CRP、肝肾功能 3．血清肺炎支原体抗体测定、血清冷凝集试验或咽拭子分离支原体试验 4．X线胸片 5．血气分析、心肌酶谱（必要时）			

续　表

监控类别 / 住院时间		监控项目	监控要点	分数	减分理由	备注
		住院第 2~4 天	心电图、呼吸道病毒和细菌检测、血气分析、肺功能、胸部 CT（必要时）			
		住院第 5~9 天	1．复查血常规、CRP、肝肾功能 2．复查胸片			
		住院 10~14 天（出院日）	1．出院带药 2．门诊随诊			
一般书写规范		各项内容	完整、准确、清晰、签字	5□ 4□ 3□ 1□ 0□		
变异情况		变异条件及原因	1．难治性支原体肺炎，即对大环内酯类抗生素反应不佳的支原体肺炎，包括： （1）病情较重，有肺外并发症，单用大环内酯类抗生素不能控制病情 （2）大环内酯类抗生素治疗 2 周，仍有咳嗽，肺部阴影持续无吸收好转 （3）混合其他病原体感染，需要延长住院治疗时间 2．对于难治性支原体肺炎患儿，若病情重，可在炎症反应的极期加用肾上腺皮质激素或静注丙种球蛋白，亦可合用利福平，导致住院时间延长、医疗费用增加	5□ 4□ 3□ 1□ 0□		

（三）麻疹合并肺炎

麻疹合并肺炎临床路径

1．进入临床路径标准

疾病诊断：麻疹合并肺炎（ICD-10：B05. 2†J17. 1*）

2．病案质量监控表

住院时间 \ 监控类别		监控项目		监控要点	分数	减分理由	备注
首页		主要诊断名称及编码		麻疹合并肺炎（ICD-10：B05.2†J17.1*）	5□ 4□ 3□ 1□ 0□		
		其他诊断名称及编码		无遗漏，编码准确			
		其他项目		内容完整、准确、无遗漏	5□ 4□ 3□ 1□ 0□		
住院第1天	入院记录	主诉与现病史	主要症状	是否记录本病最主要的症状，并重点描述： 发热、皮疹、卡他症状，咳嗽发生时间、性质、程度，有无气喘、痰量，中毒症状	5□ 4□ 3□ 1□ 0□		入院24小时内完成
			病情演变过程	是否描述主要症状的演变过程，如： 急性起病，病程第几日出皮疹、皮疹特征；皮疹消退后色素沉着等	5□ 4□ 3□ 1□ 0□		
			其他伴随症状	是否记录伴随症状，如： 全身中毒症状加重，如发热、咳嗽加剧、气急、发绀等	5□ 4□ 3□ 1□ 0□		
			住院前诊疗过程	是否记录诊断治疗情况，如： 重点记录实验室检查结果和药物治疗及效果	5□ 4□ 3□ 1□ 0□		
		既往史 个人史 家族史		是否按照病历书写规范记录，并重点记录： 1．喂养史 2．传染病接触史 3．预防接种史：卡介苗、白百破接种史 4．药物及食物过敏史 5．家族史	5□ 4□ 3□ 1□ 0□		

续 表

住院时间 \ 监控类别		监控项目	监控要点	分数	减分理由	备注
		体格检查	是否按照病历书写规范记录，并记录重要体征，无遗漏： 皮疹性状，口腔麻疹黏膜斑，肺部阳性体征	5□ 4□ 3□ 1□ 0□		
		辅助检查	是否记录辅助检查结果	5□ 4□ 3□ 1□ 0□		
	首次病程记录	病例特点	是否简明扼要，重点突出，无遗漏： 1．患者年龄 2．流行病学史 3．起病时间及皮疹出现时间 4．肺部阳性体征少，X 线改变 5．辅助检查	5□ 4□ 3□ 1□ 0□		入院 8 小时内完成
		初步诊断	麻疹合并肺炎（ICD-10：B05.2†J17.1*）	5□ 4□ 3□ 1□ 0□		
		诊断依据	是否充分，分析合理： 1．流行病学资料 2．麻疹各期临床表现：麻疹黏膜斑、皮疹特征、皮疹退后留下的色素沉着及糠麸样脱屑 3．麻疹病程中出现全身中毒症状加重：咳嗽加剧，气急，发绀，肺部有细湿啰音 4．胸片提示肺部感染灶 5．呼吸道分泌物致病原检测阳性或血标本检测：麻疹病毒 IgM 抗体阳性	5□ 4□ 3□ 1□ 0□		
		鉴别诊断	是否根据病例特点与下列疾病鉴别： 1．风疹病毒性肺炎 2．细菌性肺炎 3．支原体肺炎			
		诊疗计划	是否全面并具有个性化： 1．入院后需作的检查 （1）血、尿、粪常规 （2）血清麻疹抗体 IgM （3）呼吸道分泌物致病原检测阳性 （4）胸片 （5）心电图 （6）血气分析 2．治疗 （1）呼吸道隔离至出诊后 10 天 （2）氧疗：鼻导管、面罩，必要时人工机械通气治疗	5□ 4□ 3□ 1□ 0□		

续 表

住院时间＼监控类别		监控项目	监控要点	分数	减分理由	备注
			（3）雾化吸入疗法 （4）抗病毒治疗，必要时抗生素治疗 （5）支持治疗，必要时丙种球蛋白静注			
	病程记录	上级医师查房记录	是否有重点内容并结合本病例： 1．对病历点评，有无补充病史、核对体征 2．对诊断分析 3．对病情的评估 4．诊疗意见 5．防治并发症的意见，提示需要观察的内容	5□ 4□ 3□ 1□ 0□		入院48小时内完成
		住院医师查房记录	是否记录、分析全面： 1．患者入院后情况，如发热、咳嗽、气喘、心率及肺部啰音 2．入院后检查结果 3．上级医师查房执行情况 4．向家属交代病情	5□ 4□ 3□ 1□ 0□		
住院第2~4天	病程记录	住院医师查房记录	是否记录： 1．入院后体温、精神状态、神志情况及咳喘加重或减轻 2．肺部体征 3．检查结果回报及分析 4．下一步治疗计划	5□ 4□ 3□ 1□ 0□		
		上级医师查房记录	是否记录： 1．入院后病情及治疗评估 2．分析目前病情治疗中的主要问题 3．下一步治疗方案	5□ 4□ 3□ 1□ 0□		
住院第5~9天	病程记录	住院医师查房记录	是否记录、分析如下内容： 1．症状：发热、皮疹、咳嗽好转、加重或消失 2．饮食 3．体征：皮疹性状、肺部啰音情况，胸片肺部阴影吸收等 4．药物治疗情况：用药、剂量 5．记录上级医师查房意见及执行情况，医嘱变动内容及分析 6．注意并发症：神经系统、心脏、肝 7．辅助检查结果及分析，包括需要复查项目：血常规、C反应蛋白、心肌酶谱及胸片	5□ 4□ 3□ 1□ 0□		
		上级医师查房记录	是否记录病情评估： 1．对入院后的病情及治疗效果进行评估 2．致病菌明确后，根据结果换药并说明换药原因及继续治疗意见 3．疗程进展情况，是否可以出院 4．出院标准 （1）体温正常，咳嗽减轻，精神好转 （2）肺部体征减轻 （3）X线胸片提示肺部炎症吸收好转	5□ 4□ 3□ 1□ 0□		

续 表

住院时间	监控类别	监控项目	监控要点	分数	减分理由	备注
住院第10~14天（出院日）	病程记录	住院医师查房记录	是否记录： 1．血常规、C 反应蛋白（CPR）、心肌酶谱及 X 线胸片结果 2．患儿症状体征减轻的描述 3．建议出院	5□ 4□ 3□ 1□ 0□		
		上级医师查房意见	是否记录： 1．出院标准 （1）体温正常，咳嗽减轻，精神好转 （2）肺部体征减轻 （3）X 线胸片提示肺部炎症吸收好转 2．出院评估，同意出院 3．出院后注意事项	5□ 4□ 3□ 1□ 0□		
	出院记录		记录是否齐全，重要内容无遗漏，如： 1．入院时情况 2．入院后诊疗过程及主要检查结果 3．出院时情况 4．出院后注意事项 5．出院带药：名称、用量、服用方法 6．门诊复诊时间及需要复查的项目	5□ 4□ 3□ 1□ 0□		
	特殊检查、特殊治疗同意书的医学文书		包括自然项目（另页书写时）、特殊检查、特殊治疗项目名称、目的、可能出现的并发症及风险、或替代治疗方案、患者或家属签署是否同意检查或治疗、患者签名、医师签名等	5□ 4□ 3□ 1□ 0□		
	病危（重）通知书		包括自然项目（另页书写时）、目前诊断、病情危重情况，患方签名、医师签名并填写日期	5□ 4□ 3□ 1□ 0□		
重点医嘱	长期医嘱	住院第 1 天	1．麻疹、肺炎护理常规 2．饮食 3．病重者予心电监护，吸氧 4．抗病毒药物 5．抗生素 6．雾化、吸痰 7．镇咳祛痰	5□ 4□ 3□ 1□ 0□		
		住院第 2~4 天	1．麻疹、肺炎护理常规 2．饮食 3．病重者给予心电监护，吸氧 4．抗病毒药物 5．抗生素 6．雾化、吸痰 7．镇咳祛痰 8．心肌酶谱显著异常者加护心肌治疗 9．肝功能异常者保肝治疗			

续 表

住院时间 \ 监控类别		监控项目	监控要点	分数	减分理由	备注
		住院第5~9天	1．麻疹、肺炎护理常规 2．饮食 3．镇咳祛痰 4．抗病毒药物 5．抗生素 6．心肌酶谱异常者继续护心肌治疗 7．肝功能异常者继续保肝治疗			
	临时医嘱	住院第1天	1．血、尿、粪常规 2．血CRP、肝肾功能、电解质、血心肌酶谱 3．血气分析 4．血麻疹IgM抗体 5．X线胸片、心电图 6．高热时退热治疗 7．补液			
		住院第2~4天	1．高热时退热治疗 2．补液 3．呼吸道分泌物其他致病原检测（必要时） 4．复查血气分析（必要时） 5．肺部CT（必要时） 6．细胞免疫功能检测（必要时）			
		住院第5~9天	1．复查X线胸片 2．复查血常规、CRP			
		住院第10~14天（出院日）	1．出院带药 2．门诊随诊			
一般书写规范		各项内容	完整、准确、清晰、签字	5□ 4□ 3□ 1□ 0□		
变异情况		变异条件及原因	1．存在使肺炎进一步加重的其他疾病，需要干预 2．患儿入院时已发生严重肺部感染、呼吸困难，需进行积极对症处理，完善相关检查，导致住院时间延长	5□ 4□ 3□ 1□ 0□		

（四）母婴ABO血型不合溶血病

母婴ABO血型不合溶血病临床路径

1. 进入临床路径标准

   疾病诊断：母婴 ABO 血型不合溶血病（ICD-10：P55. 1）

   手术操作：光疗或换血治疗（ICD-9-CM-3：99. 01/99. 83）

2. 病案质量监控表

<table>
<tr><th colspan="2">监控类别
住院时间</th><th colspan="2">监控项目</th><th>监控要点</th><th>分数</th><th>减分理由</th><th>备注</th></tr>
<tr><td colspan="2" rowspan="4">首页</td><td colspan="2">主要诊断名称及编码</td><td>母婴 ABO 血型不合溶血病（ICD-10：P55.1）</td><td rowspan="3">5□
4□
3□
1□
0□</td><td rowspan="3"></td><td rowspan="3"></td></tr>
<tr><td colspan="2">主要手术名称及编码</td><td>光疗或换血治疗（ICD-9-CM-3：99.01/99.83）</td></tr>
<tr><td colspan="2">其他诊断名称及编码</td><td>无遗漏，编码准确</td></tr>
<tr><td colspan="2">其他项目</td><td>内容完整、准确、无遗漏</td><td>5□
4□
3□
1□
0□</td><td></td><td></td></tr>
<tr><td rowspan="4">住院第1天</td><td rowspan="4">入院记录</td><td rowspan="4">主诉与现病史</td><td>主要症状</td><td>是否记录本病最主要的症状及发病时间，如黄疸，并重写描述：
黄疸的发生时间、程度；母亲血型 O 型，患儿血型为 A 型或 B 型</td><td>5□
4□
3□
1□
0□</td><td></td><td rowspan="4">入院24小时内完成</td></tr>
<tr><td>病情演变过程</td><td>是否描述主要症状的演变过程，如：
生后出现黄疸，迅速加重，伴贫血</td><td>5□
4□
3□
1□
0□</td><td></td></tr>
<tr><td>其他伴随症状</td><td>是否记录伴随症状，如：
1. 嗜睡、反应低下、吸吮无力，偶有尖叫
2. 发热、双眼凝视、抽搐、角弓反张、呼吸暂停
3. 手足徐动、落日眼</td><td>5□
4□
3□
1□
0□</td><td></td></tr>
<tr><td>住院前诊疗过程</td><td>是否记录诊断、治疗情况，如：
实验室结果和外院治疗经过及治疗效果</td><td>5□
4□
3□
1□
0□</td><td></td></tr>
</table>

续 表

住院时间	监控类别	监控项目	监控要点	分数	减分理由	备注
		既往史 个人史 家族史	是否按照病历书写规范记录，并重点记录与疾病相关内容： 1．是否足月，胎（产）次 2．是否有窒息 3．既往史 4．家族史	5□ 4□ 3□ 1□ 0□		
		体格检查	是否按照病历书写规范记录，并记录重要体征，无遗漏，如： 1．重点描述患儿精神反应，如嗜睡、反应低下、吸吮无力 2．黄疸程度，贫血程度 3．神经系统：如双眼凝视、落日眼、尖叫、抽搐、拥抱反射减弱、肌张力减低或增高及角弓反张等	5□ 4□ 3□ 1□ 0□		
		辅助检查	是否记录辅助检查结果： 1．母子 ABO 和 Rh 血型 2．红细胞数和血红蛋白量减少 3．网织红细胞增高（>6%），血涂片有核红细胞增多（>10/100 个白细胞）；血清总胆红素和未结合胆红素明显增加 4．改良直接抗人球蛋白试验阳性 5．抗体释放试验阳性 6．游离抗体试验阳性	5□ 4□ 3□ 1□ 0□		
	首次病程记录	病例特点	是否简明扼要，重点突出，无遗漏： 1．患儿日龄，是否早产及出生体重，有无窒息 2．黄疸出现早，并迅速加重 3．母婴血型不合 4．实验室检查有血红蛋白下降、网织和（或）有核红细胞升高、高间接胆红素血症等溶血依据；Coombs（抗人球蛋白）试验阳性和（或）抗体释放试验阳性	5□ 4□ 3□ 1□ 0□		入院8小时内完成
		初步诊断	第一诊断为：母婴 ABO 血型不合溶血病（ICD-10：P55.1）	5□ 4□ 3□ 1□ 0□		
		诊断依据	是否充分、分析合理： 1．黄疸出现早，达到病理性黄疸诊断标准 2．母婴血型不合：母亲血型多为 O 型，婴儿血型为 A 型或 B 型 3．实验室检查有血红蛋白下降、网织和（或）有核红细胞升高、高间接胆红素血症等溶血依据；Coombs（抗人球蛋白）试验阳性和（或）抗体释放试验阳性	5□ 4□ 3□ 1□ 0□		
		鉴别诊断	是否根据病例特点与下列疾病鉴别： 1．新生儿贫血 2．生理性黄疸			

续　表

住院时间 \ 监控类别		监控项目	监控要点	分数	减分理由	备注
		诊疗计划	是否全面并具有个性化： 1. 完成必需的检查项目：血常规、尿常规、粪常规、外周血血细胞涂片，网织红细胞计数；血清胆红素、肝肾功能、电解质；Coombs（抗人球蛋白）试验阳性和（或）抗体释放试验阳性；患儿和母亲血型鉴定 2. 降低胆红素治疗：光疗或换血 3. 预防高胆红素脑病：必要时白蛋白 4. 控制感染 5. 纠正贫血	5□ 4□ 3□ 1□ 0□		
	病程记录	上级医师查房记录	是否有重点内容并结合本病例： 1. 对病历点评，有无补充病史、核对体征 2. 对诊断分析 3. 诊疗意见 4. 防治并发症的意见，提示需要观察的内容	5□ 4□ 3□ 1□ 0□		入院48小时内完成
		住院医师查房记录	是否记录、分析全面： 1. 主要症状体征，如黄疸程度，有无神经系统症状和体征 2. 具体治疗措施和换血前准备 3. 记录上级医师查房意见的执行情况 4. 知情告知情况及患儿家长意见	5□ 4□ 3□ 1□ 0□		
住院第2天	病程记录	住院医师查房记录	是否记录： 1. 黄疸程度和有无胆红素脑病症状、体征如落日眼、尖叫、抽搐等 2. 分析辅助检查结果 3. 光疗者要记录光疗箱情况，患儿反应情况，保护双眼及会阴部。每日补充液体、热卡情况 4. 密切监测血胆红素	5□ 4□ 3□ 1□ 0□		
		上级医师查房记录	是否记录： 1. 诊疗意见换血指征：产前已明确诊断，出生时脐血总胆红素>4mg/dl，血红蛋白<120g/L，伴水肿、肝脾大和心力衰竭者；生后12小时内胆红素每小时上升>0.7mg/dl者；总胆红素已达到20mg/dl者 2. 防治并发症的意见，提示需要观察的内容 3. 光疗注意事项 （1）注意适当增加补液量，以防光疗中液体丢失过多 （2）注意检测体温，特别是荧光灯管光疗时可因环境温度升高引起发热 （3）注意保护患儿的双眼和会阴 （4）密切检测胆红素水平	5□ 4□ 3□ 1□ 0□		
住院第3天	病程记录	住院医师查房记录	是否记录、分析如下内容： 1. 黄疸的程度，胆红素水平 2. 入院后检查结果 3. 提请治疗计划（是否换血）	5□ 4□ 3□ 1□ 0□		

续 表

住院时间	监控类别	监控项目	监控要点	分数	减分理由	备注
		上级医师查房记录	是否记录病情评估： 1．制定治疗方案：光照疗法或换血 2．换血指征：产前已明确诊断，出生时脐血总胆红素>4mg/dl，血红蛋白<120g/L，伴水肿、肝脾大和心力衰竭者；生后 12 小时内胆红素每小时上升>0.7mg/dl 者；总胆红素已达到 20mg/dl 者 3．换血前的准备工作 （1）血源的准备 （2）物品及换血条件的准备 （3）换血途径的确定 （4）血液抗凝剂的选择 （5）交换速度和交换量的制定 4．提示换血注意事项 5．家属谈话，签署换血同意书	5□ 4□ 3□ 1□ 0□		
住院第4~6天（换血日）	病程记录	住院医师查房记录	是否记录： 1．换血记录 （1）开始时间、结束时间 （2）操作者姓名 （3）插管途径及位置，交换速度和交换量 （4）测静脉压，根据静脉压情况而调节输血的量和速度 （5）换血前收集标本，作胆红素、血红蛋白、白蛋白和二氧化碳结合力等检查 2．换血后注意事项：继续应用前光疗和药物治疗抗生素预防感染，复查胆红素，如血红蛋白<70g/L，应小量输血，以纠正贫血	5□ 4□ 3□ 1□ 0□		
		上级医师查房记录	是否记录： 1．观察换血前后患儿生命体征，静脉压水平及血生化指标 2．评估换血效果，确定是否继续再次换血 3．继续治疗方案 4．换血后注意事项	5□ 4□ 3□ 1□ 0□		
住院第7~10天（出院日）	病程记录	住院医师查房记录	是否记录、分析： 1．患儿黄疸消退和贫血纠正情况；体温、精神反应如何 2．体征：黄疸程度，神经系统情况 3．液体及热量补充情况 4．药物治疗情况：用药、剂量 5．辅助检查结果及分析，包括需要复查项目，记录上级医师查房意见及执行情况，医嘱变动内容	5□ 4□ 3□ 1□ 0□		
		上级医师查房记录	是否记录： 1．病情评估 2．出院标准 （1）血清胆红素稳定下降，结束光疗 24~48 小时后，胆红素仍低于需要临床干预的黄疸标准 （2）血红蛋白稳定 （3）患儿一般情况好，体重增加理想	5□ 4□ 3□ 1□ 0□		

续　表

<table>
<tr><th colspan="2">监控类别
住院时间</th><th>监控项目</th><th>监控要点</th><th>分数</th><th>减分理由</th><th>备注</th></tr>
<tr><td></td><td>出院记录</td><td></td><td>记录是否齐全，重要内容无遗漏，如：
1．入院时情况
2．住院治疗经过及出院前情况（黄疸程度、贫血纠正情况等）
3．出院注意事项
4．出院带药：名称、用量、服用方法
5．门诊随诊时间</td><td>5□
4□
3□
1□
0□</td><td></td><td></td></tr>
<tr><td></td><td>特殊检查、特殊治疗同意书的医学文书</td><td></td><td>包括自然项目（另页书写时）、特殊检查、特殊治疗项目名称、目的、可能出现的并发症及风险、或替代治疗方案、患者或家属签署是否同意检查或治疗、患者签名、医师签名等</td><td>5□
4□
3□
1□
0□</td><td></td><td></td></tr>
<tr><td></td><td>病危（重）通知书</td><td></td><td>包括自然项目（另页书写时）、目前诊断、病情危重情况，患方签名、医师签名并填写日期</td><td>5□
4□
3□
1□
0□</td><td></td><td></td></tr>
<tr><td rowspan="7">重点医嘱</td><td rowspan="5">长期医嘱</td><td>住院第 1 天</td><td>1．新生儿/早产儿护理常规
2．体重≤2 千克者入暖箱
3．根据患儿一般情况决定能否开奶，如能进食，按患儿孕周、日龄、体重等开奶
4．抗生素（必要时）</td><td rowspan="7">5□
4□
3□
1□
0□</td><td rowspan="7"></td><td rowspan="7"></td></tr>
<tr><td>住院第 2 天</td><td>1．新生儿/早产儿护理常规
2．调整奶量</td></tr>
<tr><td>住院第 3 天</td><td>1．新生儿/早产儿护理常规
2．调整奶量</td></tr>
<tr><td>住院第 4~6 天（换血前）</td><td>1．入 NICU
2．心电监护
3．预防性应用抗生素</td></tr>
<tr><td>住院第 4~6 天(换血后)</td><td>1．根据患儿情况适时开奶
2．换血后心电监护</td></tr>
<tr><td rowspan="2">临时医嘱</td><td>住院第 1 天</td><td>1．血常规、尿常规、粪常规
2．外周血血细胞涂片
3．网织红细胞计数
4．血清胆红素、肝肾功能、电解质
5．患儿及其母亲血型鉴定
6．Coombs 试验和（或）抗体释放试验
7．光疗
8．补液
9．检测胆红素水平
10．静注白蛋白、丙种球蛋白（必要时）
11．换血或输血（必要时）</td></tr>
<tr><td>住院第 2 天</td><td>1．补液
2．光疗
3．检测胆红素
4．静注白蛋白、丙种球蛋白（必要时）
5．换血或输血（必要时）</td></tr>
</table>

续　表

监控类别 住院时间	监控项目	监控要点	分数	减分理由	备注
	住院第 3 天	1．补液 2．光疗 3．听力检测 4．检查脑干听觉诱发电位（必要时） 5．头颅 MRI 检查（必要时）			
	住院第 4~6 天（换血前）	1．换血前 4 小时起禁食 2．禁食后增加补液 3．置管医嘱 4．换血医嘱 5．完善用血前感染性疾病筛查 6．血气分析、胆红素、血常规、电解质、血糖 7．肝肾功能、凝血功能 8．苯巴比妥钠 9．换血前应用白蛋白			
	住院第 4~6 天（换血后）	1．光疗方式（单或多面光疗）及时间 2．检测胆红素水平 3．必要时静注丙种球蛋白			
	住院第 7~10 天（出院日）	1．通知出院 2．出院带药			
一般书写规范	各项内容	完整、准确、清晰、签字	5□ 4□ 3□ 1□ 0□		
变异情况	变异条件及原因	1．存在使高胆红素血症进一步加重的其他情况，需要处理干预 2．患儿如发生高胆红素脑病，需要相关检查和处理，延长住院治疗时间	5□ 4□ 3□ 1□ 0□		

十八、小 儿 外 科

（一）先天性巨结肠

先天性巨结肠临床路径

1．进入临床路径标准

疾病诊断：先天性巨结肠（ICD-10：Q43.101/Q43.102）

手术操作：先天性巨结肠根治术（ICD-9-CM-3：48.41/17.39/45.79）

2．病案质量监控表

<table>
<tr><th colspan="2">监控类别
住院时间</th><th colspan="2">监控项目</th><th>监控要点</th><th>分数</th><th>减分理由</th><th>备注</th></tr>
<tr><td colspan="2" rowspan="4">首页</td><td colspan="2">主要诊断名称及编码</td><td>先天性巨结肠（ICD-10：Q43.101/Q43.102）</td><td>5□
4□
3□
1□
0□</td><td></td><td></td></tr>
<tr><td colspan="2">主要手术名称及编码</td><td>先天性巨结肠根治术（ICD-9-CM-3：48.41/17.39/45.79）</td><td>5□
4□
3□
1□
0□</td><td></td><td></td></tr>
<tr><td colspan="2">其他诊断名称及编码</td><td>无遗漏，编码准确</td><td>5□
4□
3□
1□
0□</td><td></td><td></td></tr>
<tr><td colspan="2">其他项目</td><td>内容完整、准确、无遗漏</td><td>5□
4□
3□
1□
0□</td><td></td><td></td></tr>
<tr><td rowspan="3">住院第1天</td><td rowspan="3">入院记录</td><td rowspan="3">主诉与现病史</td><td>主要症状</td><td>是否记录本病最主要的症状及发病时间，如胎便延迟或不排、腹胀，并重点描述：
1．胎便延迟（生后24小时以上）或不排胎便，以后便秘持续存在
2．不同程度的腹胀</td><td>5□
4□
3□
1□
0□</td><td rowspan="3"></td><td rowspan="3">入院24小时内完成</td></tr>
<tr><td>病情演变过程</td><td>是否描述主要症状的演变过程，如：
未经治疗患儿便秘、腹胀逐渐加重，3~7天才少量排便，甚至1个月不排便。后期须靠洗肠维持排便，患儿可出现消瘦、贫血、低蛋白血症等营养不良表现</td><td>5□
4□
3□
1□
0□</td></tr>
<tr><td>其他伴随症状</td><td>是否记录伴随症状，如：
1．呕吐，呕吐物可为胃内容、胆汁样、粪样
2．可伴有营养不良、生长发育迟缓</td><td>5□
4□
3□
1□
0□</td></tr>
</table>

续 表

住院时间 \ 监控类别		监控项目	监控要点	分数	减分理由	备注
		住院前诊疗过程	是否记录诊断、治疗情况，如： 1．扩肛、引便 2．口服缓泻剂 3．洗肠情况	5□ 4□ 3□ 1□ 0□		
		既往史 个人史 家族史	是否按照病历书写规范记录，并重点记录与疾病相关内容： 1．特殊预防接种史 2．喂养情况、生长发育情况 3．家族中有否类似症状或疾病	5□ 4□ 3□ 1□ 0□		
		体格检查	是否按照病历书写规范记录，并记录重要体征，无遗漏，如： 1．不同程度的腹胀，许多患儿可见到粗大的结肠肠形 2．直肠指诊是否触及狭窄，手指退出是否有爆破样排便	5□ 4□ 3□ 1□ 0□		
		辅助检查	是否记录辅助检查结果	5□ 4□ 3□ 1□ 0□		
	首次病程记录	病例特点	重点突出，简明扼要，重点突出，无遗漏： 1．生后排胎便延迟病史 2．便秘症状 3．直肠指检结果 4．钡灌肠造影 5．肛直肠测压或者直肠活检结果	5□ 4□ 3□ 1□ 0□		入院8小时内完成
		初步诊断	第一诊断为：先天性巨结肠（ICD-10：Q43.101/Q43.102）	5□ 4□ 3□ 1□ 0□		
		诊断依据	是否充分、分析合理： 1．典型病史：胎便延迟（生后48小时以上）或不排胎便，以后便秘持续存在且日益加重。不同程度的腹胀；呕吐，呕吐物可为胃内容、胆汁样、粪样 2．体征：直肠指诊喷射性排便 3．辅助检查：钡灌肠造影显示有肠管狭窄、移行和扩张的表现 4．肛直肠测压：无内括约肌松弛反射 5．直肠活检：提示先天性巨结肠病理改变	5□ 4□ 3□ 1□ 0□		

续 表

住院时间＼监控类别		监控项目	监控要点	分数	减分理由	备注
		鉴别诊断	是否根据病例特点与下列疾病鉴别： 新生儿期： 1．先天性肛门直肠畸形 2．先天性肠闭锁或狭窄 3．功能性肠梗阻 4．坏死性小肠结肠炎 5．单纯性胎粪便秘 6．新生儿腹膜炎 婴幼儿、儿童期： 1．继发性巨结肠 2．特发性巨结肠 3．先天性巨结肠同源病 4．先天性乙状结肠冗长 5．其他原因便秘	5□ 4□ 3□ 1□ 0□		
		诊疗计划	是否全面并具有个性化： 1．血常规、尿常规、粪常规+潜血+培养 2．肝肾功能、血气分析、C 反应蛋白、电解质、凝血功能 3．感染性疾病筛查（乙肝、丙肝、艾滋病、梅毒等） 4．心电图、胸片 5．超声心动图（必要时） 6．术前充分肠道准备	5□ 4□ 3□ 1□ 0□		
	病程记录	上级医师查房记录	是否记录： 1．补充病史和查体 2．诊断、鉴别诊断分析 3．治疗方案分析，提出诊疗意见 4．手术前评估 5．提示需要观察和注意的内容	5□ 4□ 3□ 1□ 0□		入院 48 小时内完成
住院第 2~7 天（肠道准备阶段，可延长至 14 天）	病程记录	住院医师查房记录	是否记录： 1．补充病史和查体 2．诊断、鉴别诊断分析 3．记录分析辅助检查结果 4．手术前评估 5．记录每日观察和注意的内容	5□ 4□ 3□ 1□ 0□		
		上级医师查房记录	是否记录： 1．补充病史和查体 2．诊断、鉴别诊断分析 3．治疗方案分析，提出诊疗意见 4．手术前评估 5．提示需要观察和注意的内容	5□ 4□ 3□ 1□ 0□		

续 表

住院时间 \ 监控类别		监控项目	监控要点	分数	减分理由	备注
住院第8天（术前第3天）	病程记录	住院医师查房记录	是否记录： 1．上级医师查房与术前评估 2．评估检查结果符合诊断和手术条件 3．异常者分析处理后复查 4．相关科室会诊情况	5□ 4□ 3□ 1□ 0□		
		上级医师查房记录	是否记录： 1．上级医师查房与术前评估 2．评估检查结果符合诊断和手术条件 3．异常者分析处理后复查			
住院第10天（术前第1天）	病程记录	住院医师查房记录	是否记录： 1．术前查房情况 2．手术准备情况 3．麻醉科医师术前访视情况 4．术前上级医师意见执行情况	5□ 4□ 3□ 1□ 0□		
		上级医师查房记录	是否记录： 1．根据病情变化和检查结果决定治疗方案 2．明确手术指征，确定手术方案 3．确定手术方式 4．向患者监护人交代病情 5．必要时和手术室和麻醉师讨论手术方案	5□ 4□ 3□ 1□ 0□		
	手术知情同意书		是否记录： 1．术式选择及有可能改变的术式 2．术中、术后并发症的发生及应对措施或替代治疗方案。患儿监护人签字，如为亲属或代理人要有授权书 3．各级医师签字	5□ 4□ 3□ 1□ 0□		
	麻醉知情同意书		1．麻醉方式选择 2．麻醉中及麻醉后可能发生的并发症及应对措施 3．患儿监护人签字，如为亲属或代理人要有授权委托书 4．各级医师签字	5□ 4□ 3□ 1□ 0□		
	麻醉术前术后访视记录		是否记录： 1．麻醉前访视记录于术前完成（拟行术名称、拟行麻醉方法） 2．麻醉后访视记录于麻醉后24小时内完成（术后诊断、术中麻醉情况、术后不良反应/并发症、回病房/ICU后情况术后处置）	5□ 4□ 3□ 1□ 0□		

续 表

监控类别 / 住院时间		监控项目	监控要点	分数	减分理由	备注
	术前小结		是否记录： 1. 术前诊断及诊断依据 2. 拟行手术名称 3. 手术指征 4. 麻醉方式 5. 手术日期 6. 术前准备 7. 术中注意事项 8. 术后处置意见 9. 手术者术前查看患者的情况	5□ 4□ 3□ 1□ 0□		
住院第11天（手术日）	麻醉记录单		是否记录： 1. 一般项目 2. 术前疾病诊断 3. 麻醉前用药及效果 4. 手术方式及日期 5. 麻醉方法 6. 麻醉开始及结束时间 7. 术中出血量、输血量、液体量、特殊用药 8. 麻醉中发生的并发症与意外 9. 麻醉恢复情况 10. 术者、麻醉者、洗手及巡回护士姓名	5□ 4□ 3□ 1□ 0□		
	手术记录		是否记录： 1. 一般项目 2. 术前及术后诊断 3. 手术名称 4. 手术医师（术者、助手）名称 5. 护士名称（分别记录刷手及巡回护士） 6. 输血量、特殊成分输血要记录具体名称（记录应与麻醉单一致） 7. 手术经过：麻醉是否成功、患者手术体位、手术切口、术中探查所见病灶情况，术中出血量、手术结束前器械、纱布清点情况；术中意外情况的发生发展及处理情况，包括抢救情况；切除标本是否送病理学检查 8. 患者是否回病房、监护室或麻醉恢复室 9. 各类手术应附图	5□ 4□ 3□ 1□ 0□		术者术后24小时内完成
	手术安全核查记录		是否记录： 1. 手术安全核查记录单并且填写完整 2. 手术医师、麻醉医师和手术护士三方核对，并签字齐全	5□ 4□ 3□ 1□ 0□		

续 表

监控类别 住院时间		监控项目	监控要点	分数	减分理由	备注
	术后首次病程记录		是否记录： 1．简述手术过程 2．手术中患者情况 3．术后医嘱及注意事项	5□ 4□ 3□ 1□ 0□		参加手术者术后即时完成
住院第 12 天（术后第 1 天）	病程记录	住院医师查房记录	注意观察生命体征： 1．观察胃肠功能恢复情况 2．观察术后进水、奶后有无呕吐 3．观察切口情况 4．评估辅助检查结果	5□ 4□ 3□ 1□ 0□		术后连续 3 天须有参加手术的医师或上级医师的查房记录
		上级医师查房记录	是否记录： 1．仔细观察患儿腹部体征变化，腹腔引流情况 2．对手术进行评估 3．确定是否有早期并发症逐渐增加奶量 4．确定该是否可以出院	5□ 4□ 3□ 1□ 0□		
住院第 13~14 天（术后第 2~4 天）	病程记录	住院医师查房记录	是否记录： 1．仔细观察患儿腹部体征变化 2．腹腔引流情况、肛门有无出血等 3．上级医师查房意见及执行情况	5□ 4□ 3□ 1□ 0□		
		上级医师查房记录	是否记录： 1．对手术进行评估，仔细观察患儿腹部体征变化 2．确定有无手术并发症 3．是否拔除引流管	5□ 4□ 3□ 1□ 0□		
住院第 15 天（术后第 5 天）	病程记录	住院医师查房记录	是否记录： 1．腹腔引流情况，肛门有无出血等 2．记录上级医师查房意见及执行情况	5□ 4□ 3□ 1□ 0□		
		上级医师查房记录	是否记录： 确定有无手术并发症和手术切口感染	5□ 4□ 3□ 1□ 0□		
住院第 16~19 天（术后第 6~9 天）	病程记录	住院医师查房记录	是否记录： 1．伤口愈合情况 2．肛门有无出血等 3．上级医师查房意见及执行情况	5□ 4□ 3□ 1□ 0□		
		上级医师查房记录	是否记录： 1．确定有无手术并发症和手术切口感染 2．下一步治疗计划	5□ 4□ 3□ 1□ 0□		

续　表

住院时间	监控类别	监控项目	监控要点	分数	减分理由	备注
住院第20天（出院日）	病程记录	住院医师查房记录	是否记录： 1．切口愈合情况 2．向患儿家属交待出院后注意事项，预约复诊日期及拆线日期 3．手术评估、病理结果、切口愈合等级 4．目前的治疗情况，逐渐增加奶量至正常有无呕吐 5．复查辅助检查结果及处置，分析符合出院标准 6．出院后的治疗方案 7．对患儿家属进行出院准备指导和出院宣教 8．对患儿家属进行扩肛指导 9．帮助患儿家属办理出院手续	5□ 4□ 3□ 1□ 0□		
		上级医师查房记录	是否记录： 1．确定有无手术并发症和手术切口感染 2．肛指诊检查了解吻合口情况，并确定扩张器直径，指导患儿家属进行扩肛操作 如果该患者可以出院： 1．通知患者及其家属出院 2．交待出院后注意事项及术后随访事宜，预约复诊日期及拆线日期	5□ 4□ 3□ 1□ 0□		
	出院记录		记录是否齐全，重要内容无遗漏，如： 1．住院时情况及辅助检查结果 2．住院期间治疗情况及出院前检查结果 3．出院后的治疗方案 4．出院带药：名称、用量、服用方法 5．出院后患者需要注意的事项 6．出院1、3个月后门诊复诊	5□ 4□ 3□ 1□ 0□		
	特殊检查、特殊治疗同意书的医学文书		包括自然项目（另页书写时）、特殊检查、特殊治疗项目名称、目的、可能出现的并发症及风险、或替代治疗方案、患者或家属签署是否同意检查或治疗、患者签名、医师签名等	5□ 4□ 3□ 1□ 0□		
	病危（重）通知书		包括自然项目（另页书写时）、目前诊断、病情危重情况，患方签名、医师签名并填写日期	5□ 4□ 3□ 1□ 0□		
重点医嘱	长期医嘱	住院第1天	1．小儿外科护理常规 2．二级护理 3．无渣普食 4．清洁灌肠 qd			
		住院第2~7天	1．小儿外科护理常规 2．二级护理 3．无渣普食 4．清洁灌肠 qd			

续 表

监控类别 / 住院时间		监控项目	监控要点	分数	减分理由	备注
		住院第8~10天（术前准备日）	1．小儿外科护理常规 2．二级护理 3．饮食种类 4．巨结肠清洁灌肠 qd	5□ 4□ 3□ 1□ 0□		
		住院第11天（手术日）	1．小儿外科护理常规 2．一级护理 3．持续心电监护 4．留置引流管，禁食 5．如有腹腔引流，接袋，记量 6．肛周护理 7．甲硝唑静脉滴注 8．广谱抗菌药物			
		住院第12天（术后第1天）	1．小儿外科护理常规 2．转入普通病房 3．一级护理 4．流质 5．甲硝唑静脉滴注 6．广谱抗菌药物 7．肛周护理 如为经腹（腹腔镜或开放）手术，除上述外，则： 1．一级护理 2．持续心电、血压、SaO_2 监测 3．胃肠减压接负压吸引，记量 4．留置导尿，记量 5．如有腹腔引流，接袋，记量			
		住院第13~14天（术后第2~4天）	1．小儿外科护理常规 2．一/二级护理 3．半流质 4．甲硝唑静脉滴注 5．广谱抗菌药物 6．肛周护理 7．去除胃肠减压 8．拔除导尿管 9．拔除腹腔引流 如为经腹（腹腔镜或开放）手术： 1．流质 2．转入普通病房 3．一/二级护理			
		住院第15天（术后第5天）	1．小儿外科护理常规 2．二级护理 3．普食 4．肛周护理			

续 表

监控类别 住院时间		监控项目	监控要点	分数	减分理由	备注
		住院第16~19天（术后第6~9天）	1．小儿外科护理常规 2．二级护理 3．普食 4．肛周护理			
	临时医嘱	住院第1天	1．血常规、尿常规、粪常规+隐血+培养 2．肝肾功能、血气分析、C反应蛋白、电解质、凝血功能 3．感染性疾病筛查 4．心电图、胸片 5．超声心动图（必要时）			
		住院第8天	1．复查钡剂灌肠造影（必要时） 2．术前肠道准备 3．按其他科室会诊意见进行相应处理			
		住院第10天（术前准备日）	1．手术的具体方式 2．术前禁食水 3．今晚、明晨清洁洗肠 4．明晨留置胃管、导尿管 5．常规皮肤准备 6．预防性抗菌药物 7．备血			
		住院第11天（手术日）	1．今日在全麻插管下行先天性巨结肠经肛门结肠拖出术、腹腔镜辅助经肛门结肠拖出术、开腹巨结肠根治术 2．术后复查血常规、血气分析、电解质（必要时） 3．头罩吸氧 4小时 4．按体重和出入量补充液体和电解质 5．按需输血（必要时） 6．其他特殊医嘱			
		住院第12天（术后第1天）	1．复查血常规、C反应蛋白、电解质、血气分析（必要时） 2．按体重和出入量补充液体和电解质			
		住院第13~14天（术后第2~4天）	1．复查血常规、C反应蛋白、电解质、血气分析、肝肾功能 2．按体重和出入量补充液体和电解质			
		住院第16~19天（术后第6~9天）	拆线（如腹部有小切口缝线）			
		住院第20天（出院日）	出院带药			

续 表

监控类别 / 住院时间	监控项目	监控要点	分数	减分理由	备注
一般书写规范	各项内容	完整、准确、清晰、各级签字清晰	5□ 4□ 3□ 1□ 0□		
变异情况	变异条件及原因	1．术前合并其他基础疾病影响手术的患者，需要进行相关的诊断和治疗 2．有并发症（穿孔、出血等）的婴儿肥厚性幽门狭窄患者，则转入相应临床路径	5□ 4□ 3□ 1□ 0□		

（二）先天性幽门肥厚性狭窄

先天性幽门肥厚性狭窄临床路径

1．进入临床路径标准

疾病诊断：先天性肥厚性幽门狭窄（ICD-10：Q40.0）

手术操作：幽门环肌切开术（ICD-9-CM-3：43.3）

2．病案质量监控表

监控类别 住院时间		监控项目		监控要点	分数	减分理由	备注
首页		主要诊断名称及编码		先天性幽门肥厚性狭窄（ICD-10：Q40.0）	5□ 4□ 3□ 1□ 0□		
		主要手术名称及编码		幽门环肌切开术（ICD-9-CM-3：43.3）	5□ 4□ 3□ 1□ 0□		
		其他诊断名称及编码		无遗漏，编码准确	5□ 4□ 3□ 1□ 0□		
		其他项目		内容完整、准确、无遗漏	5□ 4□ 3□ 1□ 0□		
住院第1天	入院记录	主诉与现病史	主要症状	是否记录本病最主要的症状及发病时间，如呕吐、慢性脱水和营养不良，并重点描述： 1．呕吐：多于生后2~4周开始，最初仅溢奶，逐渐加重转为喷射性呕吐，呕吐物自口鼻喷出；吐物为黏液、乳汁或乳凝块，不含胆汁；体重不增，食欲良好 2．慢性脱水和营养不良：随着呕吐加剧和频繁，入量不足，引起慢性脱水，眼眶凹陷、皮肤松弛、皮下脂肪减少、体重下降、消瘦、营养不良、尿量减少、粪便干而少。因呕吐致大量胃液丢失，可引起低钾低氯性碱中毒	5□ 4□ 3□ 1□ 0□		入院24小时内完成

续 表

监控类别 / 住院时间		监控项目		监控要点	分数	减分理由	备注
			病情演变过程	是否描述主要症状的演变过程，如： 1．呕吐频率、程度的变化，具有时间依赖性 2．脱水、营养不良逐渐加重	5□ 4□ 3□ 1□ 0□		
			其他伴随症状	是否记录伴随症状，如： 胃食管反流、黄疸	5□ 4□ 3□ 1□ 0□		
			住院前诊疗过程	是否记录诊断、治疗情况，如： 1．体位疗法 2．服药情况 3．院外诊治情况，是否经过B超及X线钡餐造影检查，治疗效果 4．有无呕吐黄绿色物病史（鉴别需要）	5□ 4□ 3□ 1□ 0□		
		既往史 个人史 家族史		既往史中应记录患儿出生后吃奶和呕吐情况：幽门肌的肥厚发生在婴儿出生后，具有时间依赖性。随着时间增长，患儿幽门肌逐渐肥厚而形成机械性梗阻，最终出现临床症状，为“获得性”而非“先天性”疾病	5□ 4□ 3□ 1□ 0□		
		体格检查		是否按照病历书写规范记录，并记录重要体征，无遗漏，如： 1. 喂奶后腹部可见胃型和由左向右的胃蠕动波 2. 空腹时在右上腹肋缘下腹直肌外缘深部可触及橄榄形、光滑、硬韧、稍可活动的包块	5□ 4□ 3□ 1□ 0□		
	首次病程记录	病例特点		是否重点突出，简明扼要无遗漏： 1．男性患儿约为女性的4倍 2．多于生后2~4周开始、逐渐加重的喷射性呕吐，呕吐物不含胆汁；体重不增，食欲良好 3．随着呕吐加剧和频繁，引起脱水、营养不良，可引起低钾、低氯、代谢性碱中毒	5□ 4□ 3□ 1□ 0□		入院8小时内完成
		初步诊断		第一诊断为：先天性肥厚性幽门狭窄（ICD-10：Q40.0）	5□ 4□ 3□ 1□ 0□		

续 表

监控类别 住院时间		监控项目	监控要点	分数	减分理由	备注
		诊断依据	是否充分、分析合理： 典型者为男性患儿，生后2~4周发病 1．病史：最初仅溢奶，逐渐加重转为喷射性呕吐，呕吐物自口鼻喷出；呕吐物为黏液、乳汁或乳凝块，不含胆汁；体重不增，食欲良好 2．症状：逐渐加重的非胆汁性呕吐，是本病的主要症状。注意描述呕吐的程度和频率 3．体征：腹部查体描述与疾病诊断及鉴别诊断有关的阳性、阴性体征 4．辅助检查：腹部B超、上消化道造影	5□ 4□ 3□ 1□ 0□		
		鉴别诊断	是否根据病例特点与下列疾病鉴别： 1．胃扭转 2．幽门痉挛 3．贲门失弛缓症和食管裂孔疝 4．胃食管反流	5□ 4□ 3□ 1□ 0□		
		诊疗计划	是否全面并具有个性化： 1．手术治疗：幽门环肌切开术或腹腔镜下幽门环肌切开术 2．术前检查 （1）血常规、尿常规 （2）肝肾功能、电解质、血气分析、凝血功能、血型、感染性疾病筛查（乙肝、丙肝、艾滋病、梅毒等） （3）心电图、胸部正位片 （4）B超检查：幽门肌厚度≥4mm，幽门管长度>15mm （5）X线检查：吞稀钡造影特征表现，如胃扩张、胃蠕动增强、幽门管细长似“鸟嘴状”、胃排空延迟	5□ 4□ 3□ 1□ 0□		
	病程记录	上级医师查房记录	是否记录： 1．补充病史和查体 2．诊断、鉴别诊断分析 3．治疗方案分析，提出诊疗意见 4．手术前评估 5．提示需要观察和注意的内容	5□ 4□ 3□ 1□ 0□		入院48小时内完成
住院第1天（术前准备日）	病程记录	住院医师查房记录	是否记录： 1．患儿一般情况的改善 2．术前准备情况 3．请相应科室会诊情况 4．向患儿家长交待病情并签署知情同意书	5□ 4□ 3□ 1□ 0□		

续 表

监控类别／住院时间		监控项目	监控要点	分数	减分理由	备注
		上级医师查房记录	确定有手术指征，确定手术方案 手术适应证： 1. 逐渐加重的非胆汁性呕吐 2. 空腹时右上腹肋缘下腹直肌外缘深部可触及橄榄形、光滑、硬韧、稍可活动的包块 3. B 超检查：幽门肌厚度≥4mm，幽门管长度>15mm 4. X 线检查：吞稀钡造影特征表现 （1）胃扩张 （2）胃蠕动增强 （3）幽门管细长如“鸟嘴状” （4）胃排空延迟	5□ 4□ 3□ 1□ 0□		
	手术知情同意书		是否记录： 1. 术式选择及有可能改变的术式 2. 术中、术后并发症的发生及应对措施或替代治疗方案 3. 患儿监护人签字，如为亲属或代理人要有授权委托书 4. 各级医师签字	5□ 4□ 3□ 1□ 0□		
	麻醉知情同意书		是否记录： 1. 麻醉方式选择 2. 麻醉中及麻醉后可能发生的并发症及应对措施 3. 患儿监护人签字，如为亲属或代理人要有授权书 4. 各级医师签字	5□ 4□ 3□ 1□ 0□		
	麻醉术前术后访视记录		1. 麻醉前访视记录于术前完成（拟行术名称、拟行麻醉方法） 2. 麻醉后访视记录于麻醉后 24 小时内完成（术后诊断、术中麻醉情况、术后不良反应/并发症、回病房/ICU 后情况术后处置）	5□ 4□ 3□ 1□ 0□		
	术前小结		是否记录： 1. 术前诊断及诊断依据 2. 拟行手术名称 3. 手术指征 4. 麻醉方式 5. 手术日期 6. 术前准备 7. 术中注意事项 8. 术后处置意见 9. 记录手术者术前查看患者的情况	5□ 4□ 3□ 1□ 0□		

续 表

住院时间 \ 监控类别		监控项目	监控要点	分数	减分理由	备注
住院第1~2天（手术日）	麻醉记录单		1．一般项目 2．术前及术后疾病诊断 3．麻醉前用药及效果 4．拟行手术方式及日期 5．麻醉方法 6．麻醉开始及结束时间 7. 麻醉中情况及可能发生的并发症与意外和危险（术中出血量、输血量、液体量、特殊用药） 8．麻醉恢复情况 9．术者、麻醉者、洗手及巡回护士名称	5□ 4□ 3□ 1□ 0□		
	手术记录		是否记录： 1．术前及术后诊断 2．手术适应证 3．手术名称 4．手术医师（术者、助手）名称 5．护士名称（分别记录刷手及巡回护士） 6．输血量、特殊成分输血要记录具体名称（记录应与麻醉单一致） 7．手术经过：麻醉是否成功、患者手术体位、手术切口、解剖部位、手术中探查脏器顺序、术中所见病灶的解剖位置、外观及处置，术中出血量、手术结束前器械、纱布清点情况；术中意外情况的发生发展及处理情况，包括抢救情况 8．患者是否回病房、监护室或麻醉恢复室，各类手术应附有图示	5□ 4□ 3□ 1□ 0□		术者术后24小时内完成
	手术安全核查记录		是否记录： 1．手术安全核查记录单并且填写完整 2．手术医师、麻醉医师和手术护士三方核对，并签字齐全	5□ 4□ 3□ 1□ 0□		
	术后首次病程记录		是否记录： 1．手术时间 2．术中诊断 3．麻醉方式 4．手术简要经过 5．术后处理措施 6．术后患者一般情况 7．术后医嘱及应当特别注意观察的事项	5□ 4□ 3□ 1□ 0□		参加手术者术后即时完成

续 表

住院时间	监控类别	监控项目	监控要点	分数	减分理由	备注
住院第3天（术后日）	病程记录	住院医师查房记录	是否记录： 1．注意观察生命体征 2．观察胃肠功能恢复情况 3．观察术后进水、奶后有无呕吐 4．观察切口情况 5．评估辅助检查结果 6．向家长交待出院的注意事项，预约复诊及拆线日期	5□ 4□ 3□ 1□ 0□		术后连续3天须有参加手术的医师或上级医师的查房记录
		上级医师查房记录	是否记录： 1．进行手术评估，确定是否有早期并发症 2．逐渐增加奶量 3．确定该患儿是否可以出院	5□ 4□ 3□ 1□ 0□		
住院第4~7天（出院日）	病程记录	住院医师查房记录	是否记录： 1．注意观察体温及记录切口愈合情况 2．复查辅助检查、病理结果及处置 3．目前的治疗情况，逐渐增加奶量至正常有无呕吐 4．分析符合出院标准，如患儿可以出院，完成出院记录，并向患儿家属交待出院后注意事项 5．预约复诊日期及拆线日期 6．出院后的治疗方案	5□ 4□ 3□ 1□ 0□		
		上级医师查房记录	是否记录： 1．进行手术及伤口评估，确定有无手术并发症和切口愈合不良情况 2．明确是否出院	5□ 4□ 3□ 1□ 0□		
	出院记录	住院医师查房记录	是否记录： 1．住院时情况及辅助检查结果 2．住院期间治疗情况及出院前的检查结果 3．出院后继续治疗方案 4．出院带药：名称、用量、服用方法 5．出院后患者需要注意的事项	5□ 4□ 3□ 1□ 0□		
	特殊检查、特殊治疗同意书的医学文书		包括自然项目（另页书写时）、特殊检查、特殊治疗项目名称、目的、可能出现的并发症及风险、或替代治疗方案、患者或家属签署是否同意检查或治疗、患者签名、医师签名等	5□ 4□ 3□ 1□ 0□		
	病危（重）通知书		包括自然项目（另页书写时）、目前诊断、病情危重情况，患方签名、医师签名并填写日期	5□ 4□ 3□ 1□ 0□		

续 表

<table>
<tr><th colspan="2">监控类别
住院时间</th><th>监控项目</th><th>监控要点</th><th>分数</th><th>减分理由</th><th>备注</th></tr>
<tr><td rowspan="6">重点医嘱</td><td rowspan="3">长期医嘱</td><td>住院第1天</td><td>1. 小儿外科护理常规
2. 一级护理
3. 禁食
4. 胃肠减压</td><td rowspan="6">5□
4□
3□
1□
0□</td><td rowspan="6"></td><td rowspan="6"></td></tr>
<tr><td>住院第1~2天(手术日)</td><td>1. 小儿外科术后护理常规
2. 一级护理
3. 胃肠减压4~6小时
4. 心电监护
5. 禁食、水
6. 吸痰、头罩吸氧4小时
7. 记24小时出入量
8. 术后6小时糖水30ml q3h
9. 术后12小时婴奶 30ml q3h</td></tr>
<tr><td>住院第3天（术后日）</td><td>1. 小儿外科术后常规护理
2. 一级护理
3. 母乳或婴奶 60~90ml q3h</td></tr>
<tr><td rowspan="3">临时医嘱</td><td>住院第1天</td><td>1. 血常规、尿常规
2. 肝肾功能、电解质、血气分析、凝血功能、血型、感染性疾病筛查
3. 心电图、胸部正位片
4. 抗菌药物
5. 纠正水、电解质紊乱
6. 严重营养不良者给予胃肠外营养
7. 拟明日在全麻气管插管下行幽门环肌切开术或腹腔镜下幽门环肌切开术
8. 术前禁食、水
9. 明晨留置胃管
10. 常规皮肤准备
11. 预防性抗菌药物</td></tr>
<tr><td>住院第1~2天(手术日、术后日)</td><td>1. 今日在全麻气管插管下行幽门环肌切开术或腹腔镜下幽门环肌切开术
2. 术后复查血常规、血气分析、电解质（必要时）</td></tr>
<tr><td>住院第4天（出院日）</td><td>1. 二级护理
2. 母乳或婴奶 60~90ml q3h</td></tr>
<tr><td colspan="2">一般书写规范</td><td>各项内容</td><td>完整、准确、清晰、各级签字清晰</td><td>5□
4□
3□
1□
0□</td><td></td><td></td></tr>
<tr><td colspan="2">变异情况</td><td>变异条件及原因</td><td>1. 术前合并其他基础疾病影响手术的患者，需要进行相关的诊断和治疗
2. 有并发症（穿孔、出血等）的婴儿肥厚性幽门狭窄患者，则转入相应临床路径</td><td>5□
4□
3□
1□
0□</td><td></td><td></td></tr>
</table>

（三）尿道下裂

尿道下裂临床路径

1．进入临床路径标准

疾病诊断：尿道下裂（ICD-10：Q54）

手术操作：阴茎伸直术和尿道成形术（ICD-9-CM-3：58.4501）

2．病案质量监控表

<table>
<tr><th colspan="2">监控类别
住院时间</th><th colspan="2">监控项目</th><th>监控要点</th><th>分数</th><th>减分理由</th><th>备注</th></tr>
<tr><td colspan="2" rowspan="4">首页</td><td colspan="2">主要诊断名称及编码</td><td>尿道下裂（ICD-10：Q54）</td><td rowspan="3">5□
4□
3□
1□
0□</td><td rowspan="3"></td><td rowspan="3"></td></tr>
<tr><td colspan="2">主要手术名称及编码</td><td>阴茎伸直术和尿道成形术（ICD-9-CM-3：58.4501）</td></tr>
<tr><td colspan="2">其他诊断名称及编码</td><td>无遗漏，编码准确</td></tr>
<tr><td colspan="2">其他项目</td><td>内容完整、准确、无遗漏</td><td>5□
4□
3□
1□
0□</td><td></td><td></td></tr>
<tr><td rowspan="3">住院第 1 天</td><td rowspan="3">入院记录</td><td rowspan="2">主诉与现病史</td><td>主要症状</td><td>是否记录本病最主要的症状，并重点描述：
患儿生后即发现尿道口达不到正常位置，造成尿道口开口于正常尿道口的近端</td><td rowspan="2">5□
4□
3□
1□
0□</td><td rowspan="2"></td><td rowspan="2">入院 24 小时内完成</td></tr>
<tr><td>住院前诊疗过程</td><td>是否有实施尿道成形术的历史及其他伴随症状</td></tr>
<tr><td colspan="2">既往史
个人史
家族史</td><td>是否按照病历书写规范记录，并重点记录：
1．父母婚育史
2．家族遗传史</td><td>5□
4□
3□
1□
0□</td><td></td><td></td></tr>
</table>

续　表

住院时间＼监控类别		监控项目	监控要点	分数	减分理由	备注
		体格检查	是否按照病历书写规范记录，并记录重要体征无遗漏，如： 1．尿道开口异常 2．阴茎下弯 3．帽状包皮、包皮系带缺如，即包皮堆积于阴茎背侧，腹侧呈 V 形缺如 4．阴茎阴囊型和会阴型尿道下裂，不能直立排尿	5□ 4□ 3□ 1□ 0□		
		辅助检查	是否记录辅助检查结果	5□ 4□ 3□ 1□ 0□		
	首次病程记录	病例特点	是否简明扼要，重点突出，无遗漏： 患儿生后即发现尿道口达不到正常位置而造成尿道口开口于正常尿道口的近端 1．尿道开口异常 2．阴茎下弯 3．帽状包皮、包皮系带缺如，即包皮堆积于阴茎背侧，腹侧呈 V 形缺如 4．阴茎阴囊型和会阴型尿道下裂，不能直立排尿	5□ 4□ 3□ 1□ 0□		入院8小时内完成
		初步诊断	第一诊断为：尿道下裂（ICD-10：Q54）	5□ 4□ 3□ 1□ 0□		
		诊断依据	是否充分，分析合理： 1．尿道开口异常 2．阴茎下弯 3．帽状包皮、包皮系带缺如，即包皮堆积于阴茎背侧，腹侧呈 V 形缺如 4．阴茎阴囊型和会阴型尿道下裂，不能直立排尿 在诊断尿道下裂的同时应以尿道开口的位置进行分型： 1．阴茎头、冠状沟型 2．阴茎体型 3．阴茎阴囊型 4．会阴型	5□ 4□ 3□ 1□ 0□		

续　表

<table>
<tr><th>监控类别
住院时间</th><th></th><th>监控项目</th><th>监控要点</th><th>分数</th><th>减分理由</th><th>备注</th></tr>
<tr><td rowspan="3"></td><td rowspan="2"></td><td>鉴别诊断</td><td>是否根据病例特点进行鉴别：
1．外生殖器检查：确定尿道口位置，作临床分型，检查双侧睾丸是否已下降至阴囊
2．重度尿道下裂并发隐睾的患儿需和性别畸形相鉴别
3．重度尿道下裂应做排尿性膀胱尿道造影，用以检出有无前列腺囊</td><td>5□
4□
3□
1□
0□</td><td rowspan="2"></td><td rowspan="2"></td></tr>
<tr><td>诊疗计划</td><td>是否全面并具个性化：
1．手术治疗方案
（1）尿道口前移阴茎头成形术（MAGPI）
（2）尿道口基底翻转皮瓣（Mathieu）
（3）加盖岛状包皮瓣尿道成形术（Onlay island flap）
（4）尿道板卷管尿道成形术（Snodgrass）
（5）横裁包皮岛状皮瓣管状尿道成形术（Duckett）
（6）Duckett+Duplay
2．术前检查
（1）血常规、尿常规、粪常规+潜血
（2）肝肾功能、电解质、凝血功能、血型、感染性疾病筛查（乙肝、丙肝、艾滋病、梅毒等）
（3）心电图、胸部正位片
（4）肺功能测定和超声心动图（必要时）</td><td>5□
4□
3□
1□
0□</td></tr>
<tr><td>病程记录</td><td>上级医师查房记录</td><td>是否记录：
1．补充病史和查体
2．诊断、鉴别诊断、分型
3．治疗方案分析，提出诊疗意见：手术前评估确定有手术指征，确定手术方案手术适应证：有或不合并阴茎下弯的尿道下裂；手术以1岁后为宜，至少应于入幼儿园或入学前完成
4．提示需要观察和注意的内容</td><td>5□
4□
3□
1□
0□</td><td></td><td>入院48小时内完成</td></tr>
<tr><td rowspan="3">住院第1~2天（术前准备日）</td><td rowspan="2">病程记录</td><td>住院医师查房记录</td><td>是否记录：
1．一般情况的改善
2．完成术前准备情况</td><td>5□
4□
3□
1□
0□</td><td></td><td></td></tr>
<tr><td>上级医师查房记录</td><td>是否记录：
1．术前评估
2．手术（阴茎伸直+尿道成形术）</td><td>5□
4□
3□
1□
0□</td><td></td><td></td></tr>
<tr><td>手术知情同意书</td><td></td><td>是否记录：
1．术式选择及有可能改变的术式
2．术中、术后并发症的发生及应对措施或替代治疗方案</td><td>5□
4□
3□
1□</td><td></td><td></td></tr>
</table>

续 表

监控类别 住院时间		监控项目	监控要点	分数	减分理由	备注
			3．患者本人签字，如为家属或代理人要有授权书 4．各级医师签字	0□		
	麻醉知情同意书		是否记录： 1．麻醉方式选择 2．麻醉中及麻醉后可能发生的并发症及应对措施 3．患者本人签字，如为家属或代理人要有授权书 4．各级医师签字	5□ 4□ 3□ 1□ 0□		
	麻醉术前术后访视记录		1．麻醉前访视记录于术前完成（拟行术名称、拟行麻醉方法） 2. 麻醉后访视记录于麻醉后 24 小时内完成（术后诊断，术中麻醉情况，术后不良反应、并发症，回病房、ICU 后情况术后处置）	5□ 4□ 3□ 1□ 0□		
	术前小结		是否记录： 1．术前诊断及诊断依据 2．拟行手术名称 3．手术指征 4．麻醉方式 5．手术日期 6．术前准备 7．术中注意事项 8．术后处置意见 9．记录手术者术前查看患者的情况	5□ 4□ 3□ 1□ 0□		
	术前讨论		是否记录： 1．术前诊断 2．拟行手术 3．参加者及主持者的姓名、职称 4．讨论时间、地点 5．讨论发言主要内容 6．主持人小结意见	5□ 4□ 3□ 1□ 0□		
住院第 2~3 天（手术日）	麻醉记录单		是否记录： 1．一般项目 2．术前及术后疾病诊断 3．麻醉前用药及效果 4．拟行手术方式及日期 5．麻醉方法 6．麻醉开始及结束时间 7. 麻醉中情况及可能发生的并发症与意外和危险（术中出血量、输血量、液体量、特殊用药） 8．麻醉恢复情况 9．术者、麻醉者、洗手及巡回护士名称	5□ 4□ 3□ 1□ 0□		

续 表

监控类别 住院时间		监控项目	监控要点	分数	减分理由	备注
	手术记录		是否记录： 1. 术前及术后诊断 2. 手术适应证 3. 手术名称 4. 手术医师（术者、助手）名称 5. 护士名称（分别记录刷手及巡回护士） 6. 输血量、特殊成分输血要记录具体名称（记录应与麻醉单一致） 7. 手术经过：麻醉是否成功、患者体位、手术体位、手术切口、解剖部位，术中出血量、手术结束前器械、纱布清点情况；术中意外情况的发生发展及处理情况，包括抢救情况 8. 患者是否回病房、监护室或麻醉恢复室，各类手术应附有图示	5□ 4□ 3□ 1□ 0□		术者术后24小时内完成
	手术安全核查记录		是否记录： 1. 手术安全核查记录单并且填写完整 2. 手术医师、麻醉医师和手术护士三方核对，并签字齐全	5□ 4□ 3□ 1□ 0□		
	术后首次病程记录		是否记录： 1. 手术时间 2. 术中诊断 3. 麻醉方式 4. 手术简要经过 5. 术后处理措施 6. 术后患者一般情况 7. 术后医嘱及应当特别注意观察的事项	5□ 4□ 3□ 1□ 0□		参加手术者术后即时完成
住院第3~4天（术后第1天）	病程记录	住院医师查房记录	是否记录： 1. 注意观察生命体征 2. 观察尿量 3. 观察切口情况 4. 注意导尿通畅情况 5. 辅助检查结果	5□ 4□ 3□ 1□ 0□		术后连续3天须有参加手术的医师或上级医师的查房记录
		上级医师查房记录	是否记录： 1. 进行手术评估 2. 确定是否有早期并发症（龟头血肿） 3. 分析辅助检查结果及下一步治疗	5□ 4□ 3□ 1□ 0□		
住院第4~7天（术后第2~4天）	病程记录	住院医师查房记录	是否记录： 1. 注意病情变化、引流量 2. 注意观察体温、血压等 3. 注意术后并发症及导尿通畅情况	5□ 4□ 3□ 1□ 0□		

续 表

住院时间	监控类别	监控项目	监控要点	分数	减分理由	备注
住院第8~10天（术后日）	病程记录	住院医师查房记录	是否记录： 1. 拆除阴茎辅料，观察阴茎皮肤、阴囊情况（有无缺血、血肿、感染等） 2. 复查辅助检查结果及处置	5□ 4□ 3□ 1□ 0□		
住院第8~10天（术后日）	病程记录	上级医师查房记录	是否记录： 确定有无手术并发症和手术切口感染	5□ 4□ 3□ 1□ 0□		
住院第10~14天（出院日）	病程记录	住院医师查房记录	是否记录： 1. 拆线情况及切口愈合情况 2. 观察阴茎皮肤、阴囊情况（有无缺血、血肿、感染等） 3. 向患者及其家属交待出院后注意事项 4. 手术评估、切口愈合等级 5. 目前的治疗情况 6. 分析符合出院标准 7. 出院后的治疗方案	5□ 4□ 3□ 1□ 0□		
住院第10~14天（出院日）	病程记录	上级医师查房记录	是否记录： 1. 进行手术及伤口评估，确定有无手术并发症和切口愈合不良情况 2. 明确是否出院	5□ 4□ 3□ 1□ 0□		
住院第10~14天（出院日）	出院记录		是否记录，分析如下内容： 1. 住院时情况及辅助检查结果 2. 住院期间治疗情况及出院前的检查结果 3. 出院后的治疗方案 4. 出院带药：名称、用量、服用方法 5. 出院后患者需要注意的事项 6. 预约复诊日期及拆线日期（未拆线者于术后10~12天拆线）	5□ 4□ 3□ 1□ 0□		
	特殊检查、特殊治疗同意书的医学文书		包括自然项目（另页书写时）、特殊检查、特殊治疗项目名称、目的、可能出现的并发症及风险、或替代治疗方案、患者或家属签署是否同意检查或治疗、患者签名、医师签名等	5□ 4□ 3□ 1□ 0□		
	病危（重）通知书		包括自然项目（另页书写时）、目前诊断、病情危重情况，患方签名、医师签名并填写日期	5□ 4□ 3□ 1□ 0□		

续 表

监控类别 住院时间		监控项目	监控要点	分数	减分理由	备注
重点医嘱	长期医嘱	住院第 1 天	1．泌尿外科护理常规 2．一级护理 3．饮食：按病情	5□ 4□ 3□ 1□ 0□		
		住院第 2~3 天（手术日）	1．今日在硬膜外麻醉或全麻下行尿道成形术 2．泌尿外科术后常规护理 3．一级护理 4．禁食、水 5．记 24 小时出入量 6．尿管接袋记量			
		住院第 3~4 天（术后第 1 天	1．小儿外科护理常规 2．二级护理 3．普食 4．导尿管护理 5．留置导尿接无菌袋 6．抗菌药物			
		住院第 4~10 天（术后日）	1．二级护理 2．普食 3．导尿管护理 4．留置导尿接无菌袋 5．抗菌药物			
	临时医嘱	住院第 1 天	1．血常规、尿常规、粪常规+潜血 2．肝肾功能、电解质、凝血功能、血型、感染性疾病筛查 3．心电图、胸部正位片 4．肺功能测定和超声心动图（必要时）			
		住院第 2~3 天（手术日）	1．术后急查肝肾功能、血常规 2．心电监护、吸氧 3．抗菌药物、补液 4．其他特殊医嘱			
		住院第 4~10 天（术后日）	1．复查血常规 2．复查尿常规、电解质（必要时）			
		住院第 10~14 天（出院日）	1．导尿管护理 2．留置导尿接无菌袋 3．口服抗菌药物（拔除导尿管停用）			
一般书写规范		各项内容	完整、准确、清晰、各级签字清晰	5□ 4□ 3□ 1□ 0□		

续　表

监控类别 / 住院时间	监控项目	监控要点	分数	减分理由	备注
变异情况	变异条件及原因	1. 术前合并其他基础疾病影响手术的患者，需要进行相关的诊断和治疗 2. 术前需确定手术方式（尿道成形术） 3. 有并发症（尿道瘘、尿道狭窄、尿道憩室）的尿道下裂患者，转入相应临床路径	5□ 4□ 3□ 1□ 0□		

（四）急性肠套叠（灌肠复位失败）

急性肠套叠（灌肠复位失败）临床路径

1. 进入临床路径标准

疾病诊断：急性肠套叠（灌肠复位失败）(ICD-10：K56.1)

手术操作：肠套叠手术复位（ICD-9-CM-3：46.80/46.81/46.82）

2. 病案质量监控表

<table>
<tr><th colspan="2">监控类别
住院时间</th><th colspan="2">监控项目</th><th>监控要点</th><th>分数</th><th>减分理由</th><th>备注</th></tr>
<tr><td colspan="2" rowspan="4">首页</td><td colspan="2">主要诊断名称及编码</td><td>急性肠套叠（灌肠复位失败）(ICD-10：K56.1)</td><td rowspan="3">5□
4□
3□
1□
0□</td><td rowspan="3"></td><td rowspan="3"></td></tr>
<tr><td colspan="2">主要手术名称及编码</td><td>肠套叠手术复位（ICD-9-CM-3：46.80/46.81/46.82）</td></tr>
<tr><td colspan="2">其他诊断名称及编码</td><td>无遗漏，编码准确</td></tr>
<tr><td colspan="2">其他项目</td><td>内容完整、准确、无遗漏</td><td>5□
4□
3□
1□
0□</td><td></td><td></td></tr>
<tr><td rowspan="2">住院第1天（手术日）</td><td rowspan="2">入院记录</td><td rowspan="2">主诉与现病史</td><td>主要症状</td><td>是否记录本病最主要症状及发病时间，如腹痛、呕吐、便血，并重点描述：
1. 腹痛（哭闹）特点：突发、剧烈、节律性
2. 呕吐：多发生在腹痛后，初为乳汁或乳块，以后带胆汁，晚期粪便样
3. 便血：典型的是红果酱样黏血便，也可有鲜血便或脓血便
4. 腹部包块：沿结肠框分布，多位于右上腹或中上腹，实性、光滑、稍可移动，并有压痛
5. 全身情况：精神、面色、脱水、发热，甚至休克腹膜炎</td><td>5□
4□
3□
1□
0□</td><td rowspan="2"></td><td rowspan="2">入院24小时内完成</td></tr>
<tr><td>病情演变过程</td><td>是否描述主要症状的演变过程，如：
腹痛、血便、呕吐频率、性质、程度的变化</td><td>5□
4□
3□
1□
0□</td></tr>
</table>

续　表

监控类别／住院时间		监控项目		监控要点	分数	减分理由	备注
			其他伴随症状	是否记录伴随症状，如： 腹泻、脱水	5□ 4□ 3□ 1□ 0□		
			住院前诊疗过程	是否记录诊断、治疗情况，如： 1．腹部平片、B 超结果等检查结果 2．治疗情况	5□ 4□ 3□ 1□ 0□		
		既往史 个人史 家族史		是否按照病历书写规范记录，并重点记录： 既往史：有无类似发作史	5□ 4□ 3□ 1□ 0□		
		体格检查		是否按照病历书写规范记录，并记录重要体征，无遗漏，如： 1．腹部包块：沿结肠框分布，多位于右上腹或中上腹，实性、光滑、稍可移动，并有压痛 2．直肠指检，血便甚至触及包块	5□ 4□ 3□ 1□ 0□		
	首次病程记录	病例特点		是否重点突出、简明扼要，无遗漏： 1．婴儿 2．阵发性哭闹或伴有呕吐、果酱样便 3．体征：腹部包块 4．辅助检查：B 超提示“同心圆”阴影；钡餐肠见“杯口状”阴影	5□ 4□ 3□ 1□ 0□		入院 8 小时内完成
		初步诊断		第一诊断为：急性肠套叠（ICD-10：K56.1）	5□ 4□ 3□ 1□ 0□		
		诊断依据		是否充分、分析合理： 1．典型者为婴儿，以 4~10 个月为发病年龄高峰，肥胖儿多见；发病季节与胃肠道病毒感染流行相一致 2．临床四联症：阵发性哭闹、呕吐、血便、腹部包块 3．辅助检查：腹部平片、B 超、空气灌肠	5□ 4□ 3□ 1□ 0□		
		鉴别诊断		是否根据病例特点与下列疾病鉴别： 1．细菌性痢疾 2．过敏性紫癜 3．梅克尔憩室 4．蛔虫肠梗阻 5．肠梗阻肠坏死 6．直肠脱垂	5□ 4□ 3□ 1□ 0□		

续 表

监控类别 住院时间		监控项目	监控要点	分数	减分理由	备注
		诊疗计划	是否全面并具有个性化： 1．门诊空气灌肠未能复位，或有空气灌肠禁忌证者，手术复位 2．入院后检查 （1）血常规、尿常规、粪常规+潜血 （2）肝肾功能、电解质、凝血功能、血型、感染性疾病筛查（乙肝、丙肝、梅毒、艾滋病等） （3）腹部超声、上消化道钡剂造影 （4）心电图、胸部正位片	5□ 4□ 3□ 1□ 0□		
	病程记录	上级医师查房记录	是否记录： 1．补充病史和查体 2．诊断、鉴别诊断分析 3．治疗方案分析，提出诊疗意见 4．确定有手术指征，确定手术方案，手术前评估 5．提示需要观察和注意的内容	5□ 4□ 3□ 1□ 0□		入院 8 小时内完成
	手术知情同意书		是否记录： 1．术式选择及有可能改变的术式 2．术中、术后并发症的发生及应对措施或替代治疗方案 3．患者本人签字，如为家属或代理人要有授权书 4．各级医师签字	5□ 4□ 3□ 1□ 0□		
	麻醉知情同意书		是否记录： 1．麻醉方式选择 2．麻醉中及麻醉后可能发生的并发症及应对措施 3．患者本人签字，如为家属或代理人要有授权书 4．各级医师签字	5□ 4□ 3□ 1□ 0□		
	麻醉术前术后访视记录		1．麻醉前访视记录于术前完成（拟行术名称、拟行麻醉方法） 2．麻醉后访视记录于麻醉后 24 小时内完成（术后诊断、术中麻醉情况、术后不良反应/并发症、回病房/ICU 后情况术后处置）	5□ 4□ 3□ 1□ 0□		
	术前小结		是否记录： 1．术前诊断及诊断依据 2．拟行手术名称 3．手术指征 4．麻醉方式 5．手术日期 6．术前准备 7．术中注意事项 8．术后处置意见 9．记录手术者术前查看患者的情况	5□ 4□ 3□ 1□ 0□		

续　表

住院时间＼监控类别		监控项目	监控要点	分数	减分理由	备注
	术前讨论		是否记录： 1．术前诊断 2．拟行手术 3．参加者及主持者的姓名、职称 4．讨论地点 5．讨论发言主要内容 6．主持人小结意见	5□ 4□ 3□ 1□ 0□		
住院第1天（手术日）	麻醉记录单		是否记录： 1．一般项目 2．术前及术后疾病诊断 3．麻醉前用药及效果 4．拟行手术方式及日期 5．麻醉方法 6．麻醉开始及结束时间 7．麻醉中情况及可能发生的并发症与意外和危险（术中出血量、输血量、液体量、特殊用药） 8．麻醉恢复情况 9．术者、麻醉者、洗手及巡回护士名称	5□ 4□ 3□ 1□ 0□		
	手术记录		是否记录： 1．术前及术后诊断 2．手术适应证 3．手术名称 4．手术医师（术者、助手）名称 5．护士名称（分别记录刷手及巡回护士） 6．输血量、特殊成分输血要记录具体名称（记录应与麻醉单一致） 7．手术经过：麻醉是否成功、患者体位、手术体位、手术切口、解剖部位、手术中探查脏器顺序、术中所见病灶的解剖位置及外观（积血、脓、水/量）、切除后标本大小、外观及处置、去向，术中出血量、手术结束前器械、纱布清点情况；术中意外情况的发生发展及处理情况，包括脏器切除及抢救情况 8．患者是否回病房、监护室或麻醉恢复室，各类手术应附有图示	5□ 4□ 3□ 1□ 0□		术者术后24小时内完成
	手术安全核查记录		是否记录： 1．手术安全核查记录单并且填写完整 2．手术医师、麻醉医师和手术护士三方核对，并签字齐全	5□ 4□ 3□ 1□ 0□		
	术后首次病程记录		是否记录： 1．手术时间 2．术中诊断 3．麻醉方式	5□ 4□ 3□ 1□ 0□		参加手术者术后即

续 表

住院时间＼监控类别		监控项目	监控要点	分数	减分理由	备注
			4．手术简要经过 5．术后处理措施 6．术后患者一般情况 7．术后医嘱及应当特别注意观察的事项			时完成
住院第2天（术后第1天）	病程记录	住院医师查房记录	是否记录： 1．注意观察生命体征 2．观察胃管引流量及性状 3．观察肠功能恢复情况 4．观察切口情况 5．评估辅助检查结果	5□ 4□ 3□ 1□ 0□		术后连续3天须有参加手术的医师或上级医师的查房记录
		上级医师查房记录	是否记录： 1．进行手术后观察 2．评估手术效果 3．确定是否有早期并发症 4．术后注意事项	5□ 4□ 3□ 1□ 0□		
住院第3天（术后第2天）	病程记录	住院医师查房记录	是否记录： 1．注意病情变化、引流量 2．注意观察体温、血压等 3．了解出入量 4．观察腹部情况	5□ 4□ 3□ 1□ 0□		
住院第4天（术后第3天）	病程记录	住院医师查房记录	是否记录： 1．患儿出入量 2．一般情况及腹部情况 3．检查伤口辅料	5□ 4□ 3□ 1□ 0□		
		上级医师查房记录	是否记录： 1．病情评估 2．有无术后并发症 3．需要复查的辅助检查	5□ 4□ 3□ 1□ 0□		
住院第5~7天（术后日）	病程记录	住院医师查房记录	是否记录： 1．复查辅助检查结果及处置 2．拆线情况及切口愈合情况 3．向患者及其家属交代出院后注意事项，预约复诊日期	5□ 4□ 3□ 1□ 0□		
		上级医师查房记录	是否记录： 1．手术评估、病理结果、切口愈合等级 2．目前的治疗情况 3．分析符合出院标准 4．出院后的治疗方案	5□ 4□ 3□ 1□ 0□		

续　表

<table>
<tr><td>监控类别
住院时间</td><td></td><td>监控项目</td><td>监控要点</td><td>分数</td><td>减分理由</td><td>备注</td></tr>
<tr><td rowspan="2">住院第8天（出院日）</td><td>病程记录</td><td>上级医师查房记录</td><td>是否记录：
1．确定有无手术并发症和手术
2．切口感染</td><td>5□
4□
3□
1□
0□</td><td></td><td></td></tr>
<tr><td>出院记录</td><td></td><td>记录是否齐全，重要内容无遗漏，如：
1．住院时情况及辅助检查结果
2．住院期间治疗情况及出院前的检查结果
3．出院后的治疗方案
4．出院带药：名称、用量、服用方法
5．出院后患者需要注意的事项
6．门诊复查时间</td><td>5□
4□
3□
1□
0□</td><td></td><td></td></tr>
<tr><td></td><td>特殊检查、特殊治疗同意书的医学文书</td><td></td><td>包括自然项目（另页书写时）、特殊检查、特殊治疗项目名称、目的、可能出现的并发症及风险、或替代治疗方案、患者或家属签署是否同意检查或治疗、患者签名、医师签名等</td><td>5□
4□
3□
1□
0□</td><td></td><td></td></tr>
<tr><td></td><td>病危（重）通知书</td><td></td><td>包括自然项目（另页书写时）、目前诊断、病情危重情况，患方签名、医师签名并填写日期</td><td>5□
4□
3□
1□
0□</td><td></td><td></td></tr>
<tr><td rowspan="4">重点医嘱</td><td rowspan="4">长期医嘱</td><td>住院第1天（手术日，术前）</td><td>1．小儿外科护理常规
2．一级护理
3．禁食、水</td><td rowspan="4"></td><td rowspan="4"></td><td rowspan="4"></td></tr>
<tr><td>住院第1天（手术日，术后）</td><td>1．小儿外科护理常规
2．一级护理
3．心电监护
4．禁食、水
5．记24小时出入量
6．留置胃管、胃肠减压
7．抗菌药物
8．尿管接袋记量</td></tr>
<tr><td>住院第2天（术后第1天）</td><td>1．小儿外科常规护理
2．一级护理
3．心电监护、吸氧
4．禁食、水
5．留置胃肠减压、胃管护理记量
6．记24小时出入量
7．维持水电解质平衡、补液
8．尿管接袋记量</td></tr>
<tr><td>住院第3天（术后第2天）</td><td>1．心电监护（必要时）
2．一级护理
3．禁食
4．留置胃肠减压
5．记24小时出入量</td></tr>
</table>

续 表

住院时间＼监控类别		监控项目	监控要点	分数	减分理由	备注
			6．抗菌药物 7．维持水电解质平衡、补液 8．尿管接袋记量 9．静脉营养液（必要时）	5□ 4□ 3□ 1□ 0□		
		住院第4天（术后第3天）	1．心电监护（必要时） 2．一/二级护理 3．停禁食（无肠切除） 4．少量多次饮水 5．停导尿管 6．停胃肠减压 7．停腹腔引流 8．停抗生素 9．维持水电解质平衡、补液 10．静脉营养液（必要时）			
		住院第5~7天（术后日）	1．二级护理 2．流质/半流质 3．减少静脉营养支持			
	临时医嘱	住院第1天（手术日，术前）	1．血常规、尿常规、粪常规+潜血 2．肝肾功能、电解质、凝血功能、血型、感染性疾病筛查 3．腹部超声、上消化道钡剂造影 4．心电图、胸部正位片 5．输血前检查 6．补液纠酸、抗菌药物应用（必要时） 7．留置导尿 8．今日在全麻下行肠套叠手术复位或肠切除术			
		住院第1~2天（手术日，术后）	1．术后急查肝肾功能、血常规、血气分析 2．心电监护、吸氧 3．抗菌药物、补液 4．切除组织送病理 5．腹腔液体培养+药敏（必要时）			
		住院第2~3天（术后第2天）	1．血常规 2．血气分析 3．血电解质 4．补充液体及电解质 5．输血（必要时） 6．通便（必要时）			
		住院第4天（术后第3天）	1．补充液体及电解质 2．通便（必要时）			
		住院第5~7天（术后日）	血常规			

续 表

住院时间 \ 监控类别		监控项目	监控要点	分数	减分理由	备注
		住院第8天（出院日）	1. 今日出院 2. 带药（必要时） 3. 拆线或出院后门诊拆线			
一般书写规范		各项内容	完整、准确、清晰、各级签字清晰	5□ 4□ 3□ 1□ 0□		
变异情况		变异条件及原因	1. 术前合并其他基础疾病影响手术的患者，需要进行相关的诊断和治疗 2. 术前需确定手术方式（剖腹探查，肠套叠复位），视术中情况定是否需要肠切除吻合或肠外置	5□ 4□ 3□ 1□ 0□		

十九、眼　　科

（一）原发性急性闭角型青光眼

原发性急性闭角型青光眼临床路径

1．进入临床路径标准

疾病诊断：原发性急性闭角型青光眼（ICD-10：H40.203）

手术操作：小梁切除术（ICD-9-CM-3：12.64）

2．病案质量监控表

监控类别 / 住院时间		监控项目		监控要点	分数	减分理由	备注
首页		主要诊断名称及编码		原发性急性闭角型青光眼（ICD-10：H40.203）	5□ 4□ 3□ 1□ 0□		
		主要手术名称及编码		小梁切除术（ICD-9-CM-3：12.64）			
		其他诊断名称及编码		无遗漏，编码准确			
		其他填写		内容完整、准确、无遗漏	5□ 4□ 3□ 1□ 0□		
住院第1天	入院记录	主诉与现病史	主要症状	是否记录本病最主要的症状及发病时间，如： 1．突发性眼球胀痛 2．头痛 3．视力下降	5□ 4□ 3□ 1□ 0□		入院24小时内完成
			病情演变过程	是否描述主要症状的演变过程，如： 1．诱因，如环境、情绪等影响 2．发病时间、症状进展情况，如视力、疼痛等是否加重、伴随症状出现情况等	5□ 4□ 3□ 1□ 0□		
			其他伴随症状	是否记录伴随症状，如： 恶心、呕吐、雾视、虹视等	5□ 4□ 3□ 1□ 0□		
			住院前诊疗过程	是否记录诊断、治疗情况，如： 1．外院就诊检查情况：眼压、视力、前房深度、房角、视野等 2．用药情况	5□ 4□ 3□ 1□ 0□		

续 表

住院时间 \ 监控类别		监控项目	监控要点	分数	减分理由	备注
		既往史 个人史 家族史	是否按照病历书写规范记录，并重点记录： 1．家族中无类似患者 2．青光眼的病史，另一眼是否有过发作史 3．眼部及全身用药史	5□ 4□ 3□ 1□ 0□		
		体格检查	是否按照病历书写规范记录，并记录重要体征，无遗漏，如： 1．视力下降 2．球结膜混合充血，角膜水肿；前房浅，前房角狭窄或关闭，虹膜脱色素；房水可有浑浊，可有絮状渗出物；瞳孔中度大，对光反射消失，常呈竖椭圆形，可有局限性瞳孔缘后粘连；眼底可见视网膜中央动脉搏动，视盘水肿或出血 3．眼压升高	5□ 4□ 3□ 1□ 0□		
		辅助检查	是否记录住院前辅助检查结果，如： 1．心电图、胸部正位片 2．房角镜、眼部 A 超、B 超、超声活体显微镜（UBM）、视野	5□ 4□ 3□ 1□ 0□		
	首次病程记录	病例特点	是否简明扼要，重点突出，无遗漏： 1．患者年龄、性别 2．剧烈眼痛，头痛、畏光、流泪，视力严重减退 3．眼压高、前房浅、结膜充血、角膜水肿，色素沉着物，青光眼斑，虹膜节段萎缩，前房角狭窄或关闭等 4．家族史及既往史 5．入院后辅助检查结果及既往检查治疗情况	5□ 4□ 3□ 1□ 0□		入院 8 小时内完成
		初步诊断	第一诊断为：原发性急性闭角型青光眼（ICD-10：H40.203）	5□ 4□ 3□ 1□ 0□		
		诊断依据	是否充分、分析合理： 1．典型者为中、老年人 2．病史及家族史 3．症状：剧烈眼痛，头痛、畏光、流泪，视力严重减退 4．体征：视力急剧下降，眼压急剧升高，前房角狭窄或关闭等 5．辅助检查：前房角镜检查，超声活体显微镜（UBM）、视野	5□ 4□ 3□ 1□ 0□		
		鉴别诊断	是否根据病例特点与下列疾病鉴别： 1．青光眼睫状体炎综合征 2．急性虹膜睫状体炎	5□ 4□ 3□ 1□ 0□		
		诊疗计划	是否全面并具有个性化： 1．紧急药物降眼压治疗			

续　表

住院时间	监控类别	监控项目	监控要点	分数	减分理由	备注
			（1）局部缩瞳剂 （2）局部β受体阻滞剂 （3）局部α受体激动剂 （4）全身、局部碳酸酐酶抑制剂 （5）全身用高渗剂 （6）局部抗炎药物（炎症重者） 2．手术治疗：小梁切除术	5□ 4□ 3□ 1□ 0□		
	病程记录	上级医师查房记录	是否有重点内容并结合本病例： 1．补充病史和查体 2．诊断、鉴别诊断分析 3．完善术前检查 4．提示需要观察和注意的内容	5□ 4□ 3□ 1□ 0□		入院48小时内完成
		住院医师查房记录	是否记录、分析全面： 1．主要症状、体征的变化，病情变化 2．具体治疗措施和术前准备 3．记录上级医师查房意见的执行情况 4．知情告知情况，患者及家属意见	5□ 4□ 3□ 1□ 0□		
住院第1~2天（术前准备日）	病程记录	住院医师查房记录	是否记录： 1．术前准备情况，请相应科室会诊情况 2．向患者或家属交待术前、术中和术后注意事项 3．手术者术前查看患者的情况	5□ 4□ 3□ 1□ 0□		
		上级医师查房记录	是否记录： 1．完善术前检查，术前评估 2．确定有手术指征，确定手术方案 3．手术适应证 （1）无影响手术操作或影响术后恢复的全身性疾病 （2）小梁切除术：房角关闭超过1/2圆周	5□ 4□ 3□ 1□ 0□		
	麻醉知情同意书		是否记录： 1．一般项目 2．术前诊断 3．拟行手术方式 4．拟行麻醉方式 5．患者基础疾病及可能对麻醉产生影响的特殊情况 6．麻醉中拟行的有创操作和监测 7．麻醉风险，麻醉中及麻醉后可能发生的并发症及应对措施 8．患者签署意见并签名，如为家属或代理人要有授权委托书 9．麻醉医师签字，并写明日期时间	5□ 4□ 3□ 1□ 0□		
	麻醉术前访视记录		是否记录： 1．患者自然信息 2．患者一般情况 3．简要病史	5□ 4□ 3□ 1□ 0□		麻醉医师术前完成

续 表

住院时间 \ 监控类别		监控项目	监控要点	分数	减分理由	备注
			4. 与麻醉相关的辅助检查结果 5. 拟行手术方式 6. 拟行麻醉方式 7. 麻醉适应证 8. 麻醉风险及预防措施和麻醉中需注意的问题 9. 术前麻醉医嘱 10. 麻醉医师签字，并写明日期时间			
	输血知情同意书		是否记录： 1. 一般项目 2. 输血指征 3. 拟输血成分 4. 输血前有关检查结果 5. 输血风险及可能产生的不良后果及应对措施 6. 患者签署意见并签名，如为家属或代理人要有授权委托书 7. 医师签名并填写日期	5□ 4□ 3□ 1□ 0□		
	手术知情同意书		是否记录： 1. 术前诊断 2. 手术名称 3. 术式选择及可能改变的术式 4. 术中、术后可能出现的并发症应对措施 5. 手术风险 6. 患者签署意见并签名，如为家属或代理人要有授权委托书 7. 经治医师和术者签名	5□ 4□ 3□ 1□ 0□		
	术前小结		是否记录： 1. 简要病情 2. 术前诊断及诊断依据 3. 手术指征 4. 拟行手术名称和方式 5. 拟行麻醉方式 6. 术前准备 7. 术中注意事项 8. 术后处置意见 9. 术者术前查看患者的情况	5□ 4□ 3□ 1□ 0□		
	术前讨论		是否记录： 1. 讨论地点时间 2. 参加者及主持者的姓名、职称 3. 简要病情 4. 术前诊断及术前准备情况 5. 手术指征及手术方案 6. 可能出现的意外和防范措施 7. 具体讨论意见和主持人小结 8. 记录者签名	5□ 4□ 3□ 1□ 0□		

续 表

监控类别 住院时间		监控项目	监控要点	分数	减分理由	备注
住院第2~3天（手术日）	麻醉记录单		是否记录： 1．一般项目 2．患者一般情况和术前特殊情况 3．麻醉前用药及效果 4．术前及术中疾病诊断 5．手术方式及日期 6．麻醉方式 7．麻醉诱导及各项操作开始及结束时间 8．麻醉期间用药名称、方式及剂量 9．麻醉期间特殊或突发情况及处理 10．术中出血量、输血量、输液量等 11．手术起止时间 12．麻醉医师签名	5□ 4□ 3□ 1□ 0□		
	麻醉术后访视记录		是否记录： 1．一般项目 2．患者一般情况 3．目前麻醉恢复情况，清醒时间 4．术后医嘱、是否拔除气管插管等 5．如有特殊情况应详细记录 6．麻醉医师签字并填写日期	5□ 4□ 3□ 1□ 0□		
	手术记录		是否记录： 1．一般项目 2．手术日期 3．术前及术中诊断 4．手术名称 5．手术医师术者及助手姓名 6．护士姓名（分别记录刷手及巡回护士） 7．输血量、特殊成分输血、输液量 8．麻醉方法 9．手术经过：患者体位，麻醉，手术切口位置、时间，小梁切除位置、大小，虹膜周切大小，巩膜瓣缝合缝线、缝合方法，结膜密闭情况及术毕前房情况；手术结束前器械清点情况；术中意外情况的发生、发展及处理情况 10．术后患者去向：是否回病房 11．医师签字	5□ 4□ 3□ 1□ 0□		术者术后24小时内完成
	手术安全核查记录		是否记录： 1．手术安全核查记录单并且填写完整 2．手术医师、麻醉医师和手术护士三方核对，并签字齐全	5□ 4□ 3□ 1□ 0□		
	手术清点记录		是否记录： 1．一般项目 2．术中所用各种器械和敷料数量的清点核对 3．巡回护士和手术器械护士签名	5□ 4□ 3□ 1□ 0□		

续 表

住院时间	监控类别	监控项目	监控要点	分数	减分理由	备注
	术后首次病程记录		是否记录： 1．手术时间 2．术中诊断 3．麻醉方式 4．手术简要经过 5．术后处理措施 6．术后患者一般情况 7．术后医嘱及应当特别注意观察的事项	5□ 4□ 3□ 1□ 0□		参加手术者术后即时完成
住院第3~4天（术后第1天）	病程记录	住院医师查房记录	是否记录、分析如下内容： 1．眼压、伤口、滤过泡、前房等情况 2．评估辅助检查结果	5□ 4□ 3□ 1□ 0□		术后连续3天须有参加手术的医师或上级医师的查房记录
		上级医师查房记录	是否记录： 1．术后病情评估 2．确定是否有术后并发症 3．术后需要注意的事项 4．术后治疗方案 5．补充、更改诊断分析和确定诊断分析	5□ 4□ 3□ 1□ 0□		
住院第4~5天（术后日）	病程记录	住院医师查房记录	是否记录、分析： 1．视力、结膜切口愈合、滤过泡、前房深度、眼压情况 2．向患者及其家属交代出院后注意事项，预约复诊日期 3．目前的治疗情况 4．出院指征 5．出院后的治疗方案，注意眼压、伤口、滤过泡、前房等情况	5□ 4□ 3□ 1□ 0□		
		上级医师查房记录	是否记录、分析： 1．手术疗效评估，预期目标完成情况 2．如出现浅前房、脉络膜脱离，或恶性青光眼，及时进行相关处理 3．根据术后伤口、前房、滤过泡情况确定符合出院标准 4．出院后治疗方案	5□ 4□ 3□ 1□ 0□		
住院第5~7天（出院日）	病程记录	住院医师查房记录	是否记录： 1．眼压、伤口、滤过泡、前房情况 2．向患者交代出院后的后续治疗及相关注意事项	5□ 4□ 3□ 1□ 0□		
	出院记录		记录是否齐全，重要内容无遗漏，如： 1．常规项目 2．出院后的治疗方案 3．出院带药：名称、用量、使用方法；需要调整	5□ 4□ 3□ 1□ 0□		

续 表

住院时间 \ 监控类别		监控项目	监控要点	分数	减分理由	备注
			的药物要注明调整的方法，如类固醇激素眼药水 4．出院后患者需要注意的事项 5．出院1周后门诊复诊，根据眼压拆除可调缝线，及嘱咐患者按摩 6．每月复查眼压，持续眼压稳定方可延长复查时间 7．每年复查视野及眼底照相			
	特殊检查、特殊治疗同意书的医学文书		包括自然项目（另页书写时）、特殊检查、特殊治疗项目名称、目的、可能出现的并发症及风险、或替代治疗方案、患者或家属签署是否同意检查或治疗、患者签名、医师签名等	5□ 4□ 3□ 1□ 0□		
	病危（重）通知书		包括自然项目（另页书写时）、目前诊断、病情危重情况，患方签名、医师签名并填写日期	5□ 4□ 3□ 1□ 0□		
重点医嘱	长期医嘱	住院第1天	1．眼科二级护理常规 2．饮食 3．抗菌药物滴眼液 4．高渗剂降眼压（甘露醇或甘油盐水） 5．服碳酸酐酶抑制剂（醋甲唑胺） 6．β受体阻断剂 7．α受体激动剂 8．缩瞳剂	5□ 4□ 3□ 1□ 0□		
		住院第1~2天（术前准备日	同第一日			
		住院第2~3天（手术日）	1．眼科术后二级护理常规 2．普食 3．抗菌药物+激素滴眼液 4．散瞳剂 5．口服止血药 6．口服抗菌药物 7．其他对症治疗			
		住院第3~4天（术后第1天）	同术后当日			
		住院第4~5天（术后日）	根据并发症予以相应处理 1．恶性青光眼：高渗剂，阿托品散瞳，复方托比卡安散瞳，口服激素，眼局部抗炎治疗 2．脉络膜脱离：阿托品散瞳，口服激素，眼局部抗炎治疗			
	临时医嘱	住院第1天	1．血、尿常规 2．肝肾功能，凝血功能，感染性疾病筛查，心电图，胸片			

续 表

监控类别 住院时间		监控项目	监控要点	分数	减分理由	备注
			3．房角镜、眼部 AB 超、UBM、视野（必要时） 4．眼压控制不满意，必要时前房穿刺			
		住院第 1~2 天（术前准备日	1．明日在局麻下行小梁切除术 2．常规准备 3．备皮洗眼 4．术前 1 小时肌注止血药 5．术前晚口服镇静药（必要时）			
		住院第 2~3 天（手术日）	今日在局麻下行小梁切除术			
		住院第 3~4 天（术后第 1 天）	如出现滤过强、前房浅，必要时包扎、散瞳			
		住院第 4~5 天（术后日）	1．出现并发症：局部注射 2．如果滤过强，前房浅，包扎			
		住院第 5~7 天（出院日）	1．出院带药 （1）抗菌药物+激素眼水 （2）非甾类抗炎药水 （3）散瞳（必要时） 2．门诊随诊时间			
一般书写规范		各项内容	完整、准确、清晰、签字	5□ 4□ 3□ 1□ 0□		
变异情况		变异条件及原因	1．术前合并其他基础疾病影响手术的患者，需要进行相关的诊断和治疗 2．术前存在持续性眼压高或眼轴短、真性小眼球等因素，容易出现恶性青光眼或脉络膜脱离等并发症，术后可能出现前房形成迟缓，需药物治疗甚至手术处理，导致住院时间相应延长 3．术后有并发症（结膜伤口愈合不良、滤过泡渗漏、前房形成迟缓、脉络膜渗漏、驱逐性脉络膜出血、恶性青光眼）则转入相应临床路径	5□ 4□ 3□ 1□ 0□		

（二）单纯性孔源性视网膜脱离

单纯性孔源性视网膜脱离临床路径

1. 进入临床路径标准

疾病诊断：单纯性孔源性视网膜脱离（ICD-10：H33.001）

手术操作：视网膜脱离复位巩膜扣带术（ICD-9-CM-3：14.4）

2. 病案质量监控表

住院时间	监控类别	监控项目		监控要点	分数	减分理由	备注
首页		主要诊断名称及编码		单纯性孔源性视网膜脱离（ICD-10：H33.001）	5□ 4□ 3□ 1□ 0□		
		主要手术名称及编码		视网膜脱离复位巩膜扣带术（ICD-9-CM-3：14.4）			
		其他诊断名称及编码		无遗漏，编码准确			
		其他项目		内容完整、准确、无遗漏	5□ 4□ 3□ 1□ 0□		
住院第1天	入院记录	主诉与现病史	病情演变过程	是否描述主要症状及发病时间，如： 1. 眼前漂浮物，闪光感及视物遮挡，视物变形出现时间、速度、位置（上方、下方、鼻侧、颞侧、鼻上、鼻下、颞上、颞下） 2. 部分病例有外伤史，外伤时间、受伤部位、伤后视力、治疗情况	5□ 4□ 3□ 1□ 0□		入院24小时内完成
			其他伴随症状	是否记录伴随症状，如： 闪光感、视物变形、变小、变色，但这些症状均不特异	5□ 4□ 3□ 1□ 0□		
			住院前诊疗过程	是否记录诊断、治疗情况，如： 1. 眼A超、B超、眼底照相、OCT、视野及FFA等检查结果 2. 用药情况	5□ 4□ 3□ 1□ 0□		
		既往史 个人史 家族史		是否按照病历书写规范记录，并重点记录： 1. 典型者为中、老年人 2. 既往史：高度近视病史、外伤史，有无白内障手术史，是否安装人工晶体，是否行过眼底激光治疗	5□ 4□ 3□ 1□ 0□		

续 表

住院时间 \ 监控类别		监控项目	监控要点	分数	减分理由	备注
		体格检查	是否按照病历书写规范记录，并记录重要体征，无遗漏，如： 1. 视力：光感、光定位 2. 散瞳查眼底：视网膜脱离范围（钟点位表示，如 3 点~6 点），是否累及黄斑区、颜色、隆起程度、活动度,是否有固定皱褶，是否有视网膜前增殖，是否有视网膜下增殖，裂孔的钟点位、与赤道部、锯齿缘的相对位置、裂孔形状、大小、是否有盖，裂孔附近是否有色素	5□ 4□ 3□ 1□ 0□		
		辅助检查	是否记录辅助检查结果	5□ 4□ 3□ 1□ 0□		
	首次病程记录	病例特点	是否简明扼要，重点突出，无遗漏： 1. 中老年人 2. 视力突然下降伴视物遮挡及闪光感、视物变形等症状 3. 有否高度近视、外伤等病史 4. 查体见视网膜脱离及裂孔位于视网膜中周部为典型体征 5. 辅助检查结果及既往检查治疗情况	5□ 4□ 3□ 1□ 0□		入院 8 小时内完成
		初步诊断	第一诊断为：单纯性孔源性视网膜脱离（ICD-10：H33.001）	5□ 4□ 3□ 1□ 0□		
		诊断依据	是否充分、分析合理： 1. 病史：典型者为中、老年人，部分患者有高度近视病史，部分患者有外伤史 2. 症状：闪光感，视物变形，视力下降时间、速度、程度；视物遮挡出现时间、速度、位置 3. 体征：视力、视功能及眼底检查描述 4. 辅助检查：眼 A 超、B 超、眼底照相、OCT、视野及 FFA 等检查结果	5□ 4□ 3□ 1□ 0□		
		鉴别诊断	是否根据病例特点与下列疾病鉴别： 1. 牵拉性视网膜脱离 2. 渗出性视网膜脱离 3. 脉络膜脱离	5□ 4□ 3□ 1□ 0□		
		诊疗计划	是否全面并具有个性化： 1. 是否完成并记录必需的检查项目 （1）血、尿常规，肝肾功能，血糖，凝血功能，感染性疾病检查（乙肝、丙肝、艾滋病、梅毒等）	5□ 4□ 3□ 1□ 0□		

续 表

住院时间 \ 监控类别		监控项目	监控要点	分数	减分理由	备注
			（2）心电图、胸片 （3）裂隙灯、三面镜和间接检眼镜检查 （4）眼 A 超、B 超、眼底照相、OCT、视野及 FFA 等 2. 是否记录分析根据患者病情选择的辅助检查，如眼底照相、OCT 及 FFA 等检查 3. 拟行视网膜脱离复位巩膜扣带术 4. 一般对症治疗 5. 评估是否可以手术			
	病程记录	上级医师查房记录	是否有重点内容并结合本病例： 1. 补充病史和查体 2. 诊断、鉴别诊断分析 3. 术前病情评估和手术评估 4. 分析手术指征和手术方案 5. 提出术前准备内容 6. 提示需要观察和注意的内容	5□ 4□ 3□ 1□ 0□		入院48小时内完成
		住院医师查房记录	是否记录、分析全面： 1. 主要症状体征裂隙灯和间接检眼镜检查 2. 观察眼压情况、伤口、玻璃体、视网膜等情况 3. 具体治疗措施和术前准备 4. 上级医师查房意见的执行情况 5. 知情告知情况，患者及家属意见	5□ 4□ 3□ 1□ 0□		
住院第 2 天（术前准备日）	病程记录	住院医师查房记录	是否记录： 1. 目前症状及体征变化 2. 裂隙灯和间接检眼镜检查 3. 观察眼压情况、伤口、玻璃体、视网膜等情况 4. 术眼完成眼科特殊检查：眼 A 超、B 超，必要时完成 FFA、OCT 等	5□ 4□ 3□ 1□ 0□		
		上级医师查房记录	是否记录： 1. 完善术前检查和术前评估 2. 对侧眼检查并制订治疗方案	5□ 4□ 3□ 1□ 0□		
住院第 3 天（术前准备日）	病程记录	住院医师查房记录	是否记录： 1. 目前症状及体征变化 2. 裂隙灯和间接检眼镜检查 3. 观察眼压情况、伤口、玻璃体、视网膜等情况 4. 术前准备工作完成情况，包括检查、药物、配血、备皮、麻醉科会诊意见等，以及检查结果等对手术的影响分析，调节全身用药，控制血压、血糖等	5□ 4□ 3□ 1□ 0□		

续 表

监控类别 / 住院时间		监控项目	监控要点	分数	减分理由	备注
			5．请相应科室会诊情况 6．向患者或家属交代术前、术中和术后注意事项，签署手术知情同意书，自费用品协议书 7．记录手术者术前查看患者的情况			
		上级医师查房记录	是否记录确定有手术指征，确定手术方案： 1．综合分析术前检查结果 2．手术前评估，判断手术的可能性 3．确定手术方案 4．手术风险及预防措施，特别是本病例的风险 5．确定有手术指征，确定手术方案 （1）无影响手术操作或影响术后恢复的全身性疾病 （2）房角关闭超过 1/2 圆周	5□ 4□ 3□ 1□ 0□		
	麻醉知情同意书		是否记录： 1．一般项目 2．术前诊断 3．拟行手术方式 4．拟行麻醉方式 5．患者基础疾病及可能对麻醉产生影响的特殊情况 6．麻醉中拟行的有创操作和监测 7．麻醉风险，麻醉中及麻醉后可能发生的并发症及应对措施 8．患者签署意见并签名，如为家属或代理人要有授权委托书 9．麻醉医师签字，并写明日期时间	5□ 4□ 3□ 1□ 0□		
	麻醉术前访视记录		是否记录： 1．患者自然信息 2．患者一般情况 3．简要病史 4．与麻醉相关的辅助检查结果 5．拟行手术方式 6．拟行麻醉方式 7．麻醉适应证 8．麻醉风险及预防措施和麻醉中需注意的问题 9．术前麻醉医嘱 10．麻醉医师签字，并写明日期时间	5□ 4□ 3□ 1□ 0□		

续 表

住院时间 \ 监控类别		监控项目	监控要点	分数	减分理由	备注
	输血知情同意书		是否记录： 1．一般项目 2．输血指征 3．拟输血成分 4．输血前有关检查结果 5．输血风险及可能产生的不良后果及应对措施 6．患者签署意见并签名，如为家属或代理人要有授权委托书 7．医师签名并填写日期	5□ 4□ 3□ 1□ 0□		
	手术知情同意书		是否记录： 1．术前诊断 2．手术名称 3．术式选择及可能改变的术式 4．术中、术后可能出现的并发症应对措施 5．手术风险 6．说明手术效果预测和围术期注意事项 7．患者签署意见并签名，如为家属或代理人要有授权委托书 8．经治医师和术者签名	5□ 4□ 3□ 1□ 0□		
	术前小结		是否记录： 1．简要病情 2．术前诊断及诊断依据 3．手术指征 4．拟行手术名称和方式 5．拟行麻醉方式 6．术前准备 7．术中注意事项 8．术后处置意见 9．术者术前查看患者的情况	5□ 4□ 3□ 1□ 0□		
	术前讨论		是否记录： 1．讨论地点、时间 2．参加者及主持者的姓名、职称 3．简要病情 4．术前诊断及术前准备情况 5．手术指征及手术方案 6．可能出现的意外和防范措施 7．具体讨论意见和主持人小结 8．记录者签名	5□ 4□ 3□ 1□ 0□		

续 表

住院时间 \ 监控类别	监控项目		监控要点	分数	减分理由	备注
住院第2~4天（手术日）	手术记录		是否记录： 1．术前及术后诊断 2．手术适应证 3．手术名称 4．手术医师（术者、助手）名称 5．护士名称（分别记录刷手及巡回护士） 6．输血量、特殊成分输血要记录具体名称（记录应与麻醉单一致） 7．手术经过：麻醉是否成功、患者体位、手术切口、解剖部位、术中所见视网膜脱离的范围、裂孔及变性区的位置、冷冻的位置及时间、巩膜穿刺放液的位置及过程、硅胶带及硅海绵固定位置、加压嵴的位置及高度、是否行眼内注气术、注入气体的种类、浓度及量，手术结束前器械清点情况；术中意外情况的发生、发展及处理情况 8．术后是否回病房	5□ 4□ 3□ 1□ 0□		术者术后24小时内完成
	麻醉记录单		是否记录： 1．一般项目 2．患者一般情况和术前特殊情况 3．麻醉前用药及效果 4．术前及术中疾病诊断 5．手术方式及日期 6．麻醉方式 7．麻醉诱导及各项操作开始及结束时间 8．麻醉期间用药名称、方式及剂量 9．麻醉期间特殊或突发情况及处理 10．术中出血量、输血量、输液量等 11．手术起止时间 12．麻醉医师签名	5□ 4□ 3□ 1□ 0□		
	麻醉术后访视记录		是否记录： 1．一般项目 2．患者一般情况 3．目前麻醉恢复情况，清醒时间 4．术后医嘱、是否拔除气管插管等 5．如有特殊情况应详细记录 6．麻醉医师签字并填写日期	5□ 4□ 3□ 1□ 0□		
	手术安全核查记录		是否记录： 1．手术安全核查记录单并且填写完整 2．手术医师、麻醉医师和手术护士三方核对，且签字齐全	5□ 4□ 3□ 1□ 0□		

续 表

<table>
<tr><th colspan="2">监控类别
住院时间</th><th>监控项目</th><th>监控要点</th><th>分数</th><th>减分理由</th><th>备注</th></tr>
<tr><td rowspan="2"></td><td>手术清点记录</td><td></td><td>是否记录：
1．一般项目
2．术中所用各种器械和敷料数量的清点核对
3．巡回护士和手术器械护士签名</td><td>5□
4□
3□
1□
0□</td><td></td><td></td></tr>
<tr><td>术后首次病程记录</td><td></td><td>是否记录：
1．手术时间
2．术中诊断
3．麻醉方式
4．手术简要经过
5．术后处理措施
6．术后患者一般情况
7．术后医嘱及应当特别注意观察的事项</td><td>5□
4□
3□
1□
0□</td><td></td><td>参加手术者术后即时完成</td></tr>
<tr><td rowspan="2">住院第3~5天（术后第1天）</td><td rowspan="2">病程记录</td><td>住院医师查房记录</td><td>是否记录、分析如下内容：
1．生命体征，病情变化
2．切口情况、换药情况
3．视功能检查：裂隙灯检查（结膜充血情况、结膜切口情况、角膜是否水肿、有无角膜后沉着物、房闪、前房深浅、瞳孔形状、大小、对光反射、晶体是否清亮）
4．观察眼压情况
5．观察眼底情况：玻璃体是否有出血、混浊、视网膜是否复位、视网膜下液体量、裂孔是否封闭、加压嵴的位置及高度
6．评估辅助检查结果</td><td>5□
4□
3□
1□
0□</td><td></td><td rowspan="2">术后连续3天须有参加手术的医师或上级医师的查房记录</td></tr>
<tr><td>上级医师查房记录</td><td>是否记录：
1．术后病情评估
2．发现有早期并发症时，应有处理意见
3．术后需要注意的事项
4．术后治疗方案
5．补充、更改诊断分析和确定诊断分析</td><td>5□
4□
3□
1□
0□</td><td></td></tr>
<tr><td rowspan="2">住院第4~6天（术后日）</td><td rowspan="2">病程记录</td><td>住院医师查房记录</td><td>是否记录、分析：
1．目前的症状体征，切口愈合情况
2．裂隙灯和间接检眼镜检查
3．眼压、伤口、玻璃体、视网膜等情况，如果眼压增高，或玻璃体混浊则进行相应处理
4．向患者及家属交代出院后注意事项，预约复诊日期</td><td>5□
4□
3□
1□
0□</td><td></td><td></td></tr>
<tr><td>上级医师查房记录</td><td>是否记录、分析：
1．手术疗效评估，包括术后伤口、玻璃体腔、视网膜情况，预期目标完成情况
2．确定符合出院标准：高眼压得到控制，前方基本恢复正常，切口愈合好，无感染征象，上级医师查房时进行手术评估，</td><td>5□
4□
3□
1□
0□</td><td></td><td></td></tr>
</table>

续　表

住院时间＼监控类别		监控项目	监控要点	分数	减分理由	备注
			确定有无手术并发症和切口愈合不良情况，明确是否出院 3. 出院后治疗方案			
住院第7~12天（出院日）	病程记录	住院医师查房记录	是否记录： 1. 裂隙灯和间接检眼镜检查 2. 注意眼压、伤口、玻璃体、视网膜等情况 3. 根据术后伤口、玻璃体腔、视网膜情况，并发症是否控制等决定出院时间 4. 实检室检查指标正常与否 5. 向患者交代出院后的继续治疗和注意事项	5□ 4□ 3□ 1□ 0□		
	特殊检查、特殊治疗同意书的医学文书		包括自然项目（另页书写时）、特殊检查、特殊治疗项目名称、目的、可能出现的并发症及风险、或替代治疗方案、患者或家属签署是否同意检查或治疗、患者签名、医师签名等	5□ 4□ 3□ 1□ 0□		
	病危（重）通知书		包括自然项目（另页书写时）、目前诊断、病情危重情况，患方签名、医师签名并填写日期	5□ 4□ 3□ 1□ 0□		
	出院记录		记录是否齐全，重要内容无遗漏，如： 1. 入院情况 2. 诊疗经过：麻醉、手术方式；术中特殊情况及处理；术后并发症等 3. 出院情况：症状体征、功能恢复、切口愈合情况及病理结果等 4. 出院医嘱：出院带药需写明药物名称、用量、服用方法，需要调整的药物要注明调整的方法；出院后患者需要注意的事项；门诊复查时间及项目等	5□ 4□ 3□ 1□ 0□		
重点医嘱	长期医嘱	住院第1~3天	1. 眼科二级护理常规 2. 饮食 3. 抗菌药物滴眼液 4. 缩瞳剂	5□ 4□ 3□ 1□ 0□		
		住院第2~4天（手术日）	1. 眼科术后二级护理常规 2. 普食 3. 抗菌药物+激素眼药水 4. 非甾体类抗炎药水 5. 散瞳剂（必要时） 6. 口服抗菌药物			

续 表

住院时间	监控类别	监控项目	监控要点	分数	减分理由	备注
			7. 口服肾上腺皮质激素 8. 口服非甾体类抗炎药（必要时） 9. 口服止血药			
		住院第 3~5 天（术后第 1 天）	1. 同术后当日 2. 眼部换药每日一次			
		住院第 4~6 天（术后日）	1. 同术后当日 2. 根据并发症情况进行相应治疗 3. 如眼压增高：噻吗洛尔，酒石酸溴莫尼定，醋甲酸胺 4. 玻璃体混浊：碘制剂			
	临时医嘱	住院第 1 天	1. 血常规、尿常规、血型 2. 凝血功能、肝肾功能、感染性疾病筛查 3. 胸片和心电图 4. 眼部 A 超、B 超 5. 眼底像（必要时）			
		住院第 2 天	1. 同第一日 2. FFA，OCT（必要时）			
		住院第 3 天	1. 常规准备明日在局麻下行视网膜脱离复位巩膜扣带术 2. 术前备皮、洗眼 3. 术前 1 小时肌注止血针 4. 术前 1 小时充分散瞳 5. 术前晚口服镇静药（必要时）			
		住院第 2~4 天（手术日）	今日局麻下行视网膜脱离复位巩膜扣带术			
		住院第 3~5 天（术后第 1 天）	如果眼压高，应用降眼压药			
		住院第 4~6 天（术后日）	炎症反应：局部注射			
		住院第 7~12 天（出院日）	1. 出院带药：抗菌药物+激素眼药水，非甾体类抗炎药水，散瞳（必要时） 2. 门诊复诊时间			
一般书写规范		各项内容	完整、准确、清晰、签字	5□ 4□ 3□ 1□ 0□		

续 表

监控类别 / 住院时间	监控项目	监控要点	分数	减分理由	备注
变异情况	变异条件及原因	1．术前合并其他基础疾病影响手术的患者，需要进行相关的诊断和治疗 2．术前评估为严重的增殖性玻璃体视网膜病变、巨大或多发或后部视网膜裂孔需行玻璃体切割术，出现眼部（如结膜炎）或全身感染（感冒等）者，不进入路径 3．黄斑裂孔性视网膜脱离，或同时合并黄斑裂孔者不进入路径 4．复发性、牵拉性或渗出性视网膜脱离者，不进入路径 5．伴严重玻璃体积血、脉络膜脱离、先天性脉络膜缺损、脉络膜脱离等眼部异常，不进入路径 6．术后有并发症（脉络膜驱逐性出血、巩膜穿孔、严重玻璃体积血、眼内炎等），则转入相应临床路径	5□ 4□ 3□ 1□ 0□		

（三）共同性斜视

共同性斜视临床路径

1．进入临床路径标准

疾病诊断：共同性斜视（ICD-10：H50. 0/H50. 1/H50. 2/H50. 3/H50. 4）

手术操作：共同性斜视矫正术（ICD-9-CM-3：15. 1/15. 2/15. 3/15. 4/15. 5）

2．病案质量监控表

住院时间 \ 监控类别		监控项目		监控要点	分数	减分理由	备注
首页		主要诊断名称及编码		共同性斜视（ICD-10：H50.0/H50.1/H50.2/H50.3/H50.4）	5□ 4□ 3□ 1□ 0□		
		主要手术名称及编码		共同性斜视矫正术（ICD-9-CM-3：15.1/15.2/15.3/15.4/15.5）			
		其他诊断名称及编码		无遗漏，编码准确			
		其他项目		内容完整、准确、无遗漏	5□ 4□ 3□ 1□ 0□		
住院第1天	入院记录	主诉与现病史	主要症状	是否描述主要症状及发病时间，如： 发生单或双侧眼偏斜的时间，斜视度数，假性外展限制	5□ 4□ 3□ 1□ 0□		入院24小时内完成
			病情演变过程	是否描述主要症状的演变过程，如： 1．先天性、后天性、继发性；眼偏斜恒定、交替性 2．偏斜角度在视近、视远和眼球运动时有无变化，是否稳定 3．间歇性周期	5□ 4□ 3□ 1□ 0□		
			其他伴随症状	是否记录伴随症状，如： 屈光不正、弱视、单侧或双侧下斜肌亢进等	5□ 4□ 3□ 1□ 0□		
			住院前诊疗过程	是否记录诊断、治疗情况，如： 1．电脑验光、散瞳验光、配镜治疗、集合训练等检查结果 2．用药情况	5□ 4□ 3□ 1□ 0□		

续　表

住院时间	监控类别	监控项目	监控要点	分数	减分理由	备注
		既往史 个人史 家族史	是否按照病历书写规范记录，并重点记录： 1．典型者为儿童、青少年 2．既往史：是否顺产、有无早产、有无吸氧史、眼眶及球内病变及神经系统异常 3．斜视家族史	5□ 4□ 3□ 1□ 0□		
		体格检查	是否按照病历书写规范记录，并记录重要体征，无遗漏，如： 1．颜面部发育情况，排除假性近视 2．视力（裸眼、矫正、近视力、远视力、单眼视力、双眼视力） 3．睑裂大小、有无上睑下垂 4．眼前节及眼底 5．注视性质 6．散瞳验光 7．选择性观看 8．眼位：包括三棱镜 33cm 及 6m 斜视度 9．眼球运动：单眼，双眼 10．代偿头位 11．同视机检查 12．集合近点 13．近立体视觉	5□ 4□ 3□ 1□ 0□		
		辅助检查	是否记录辅助检查结果，如： 同视肌检查、眼外肌功能检查、Timas 立体视表、主导眼、斜视度测定、散瞳验光	5□ 4□ 3□ 1□ 0□		
	首次病程记录	病例特点	是否简明扼要，重点突出，无遗漏： 1．患者年龄 2．发病时间及单侧或双侧斜视 3．家族史及出生史 4．双眼视轴分离，向各方向注视或更换注视眼，偏斜角度相等 5．眼外肌及其支配的神经均无器质性病变 6．分为内斜视、外斜视、上斜视 7．入院后检查结果 8．既往检查结果及治疗情况	5□ 4□ 3□ 1□ 0□		入院8小时内完成
		初步诊断	第一诊断为：共同性斜视（ICD-10：H50.0/H50.1/H50.2/H50.3/H50.4）	5□ 4□ 3□ 1□ 0□		
		诊断依据	是否充分、分析合理： 1．发病年龄，病程特点 2．相关眼部检查：屈光状态检查；戴镜去调节之后，三棱镜遮盖法测量斜视度；眼球运动检查；双眼视功能检查等	5□ 4□ 3□ 1□ 0□		

续 表

住院时间 \ 监控类别		监控项目	监控要点	分数	减分理由	备注
		鉴别诊断	是否根据病例特点与下列疾病鉴别： 1．假性斜视：内眦赘皮、鼻梁较宽或瞳孔间距异常引起的假性斜视 2．展神经麻痹 3．集合不足 4．眼球震颤阻滞综合征 5．Duane 眼球后退综合征 6．第III对脑神经麻痹 7．Mobius 综合征	5□ 4□ 3□ 1□ 0□		
		诊疗计划	是否全面并具有个性化： 1．术前抗菌药物滴眼液点眼，预防用药 2．手术治疗：斜视矫正术	5□ 4□ 3□ 1□ 0□		
	病程记录	上级医师查房记录	是否有重点内容并结合本病例： 1．补充病史和查体 2．诊断、鉴别诊断分析 3．完善术前检查 4．提示需要观察和注意的内容 5．初步确定手术方式和日期	5□ 4□ 3□ 1□ 0□		入院48小时内完成
		住院医师查房记录	是否记录、分析全面： 1．主要症状、体征 2．具体治疗措施和术前准备 3．上级医师查房意见的执行情况 4．知情告知情况，患者及家属意见，以及医师的解释内容	5□ 4□ 3□ 1□ 0□		
住院第1~2天（术前准备日）	病程记录	住院医师查房记录	是否记录： 1．术前准备情况，请相应科室会诊情况，完成眼科特殊检查 2．向患者或家属交代术前、术中和术后注意事项 3．记录手术者术前查看患者的情况	5□ 4□ 3□ 1□ 0□		
		上级医师查房记录	是否记录： 1．无影响手术操作或影响术后恢复的全身性疾病 2．进一步鉴别诊断，除外 A-V 征、垂直斜视以及其他非共同性斜视 3．眼底无其他疾病存在 4．眼外肌功能检查 5．确定手术方案	5□ 4□ 3□ 1□ 0□		
	麻醉知情同意书		是否记录： 1．一般项目 2．术前诊断 3．拟行手术方式 4．拟行麻醉方式 5．患者基础疾病及可能对麻醉产生影响的特殊情况 6．麻醉中拟行的有创操作和监测	5□ 4□ 3□ 1□ 0□		

续 表

住院时间 \ 监控类别		监控项目	监控要点	分数	减分理由	备注
			7. 麻醉风险，麻醉中及麻醉后可能发生的并发症及应对措施 8. 患者签署意见并签名，如为家属或代理人要有授权委托书 9. 麻醉医师签字，并写明日期时间			
	麻醉术前访视记录		是否记录： 1. 患者自然信息 2. 患者一般情况 3. 简要病史 4. 与麻醉相关的辅助检查结果 5. 拟行手术方式 6. 拟行麻醉方式 7. 麻醉适应证 8. 麻醉风险及预防措施和麻醉中需注意的问题 9. 术前麻醉医嘱 10. 麻醉医师签字，并写明日期时间	5□ 4□ 3□ 1□ 0□		
	手术知情同意书		是否记录： 1. 术前诊断 2. 手术名称 3. 术式选择及可能改变的术式 4. 术中、术后可能出现的并发症应对措施 5. 手术风险 6. 患者签署意见并签名，如为家属或代理人要有授权委托书 7. 经治医师和术者签名	5□ 4□ 3□ 1□ 0□		
	术前小结		是否记录： 1. 简要病情 2. 术前诊断及诊断依据 3. 手术指征 4. 拟行手术名称和方式 5. 拟行麻醉方式 6. 术前准备 7. 术中注意事项 8. 术后处置意见 9. 术者术前查看患者的情况	5□ 4□ 3□ 1□ 0□		
	术前讨论		是否记录： 1. 讨论地点、时间 2. 参加者及主持者的姓名、职称 3. 简要病情 4. 术前诊断及术前准备情况 5. 手术指征及手术方案 6. 可能出现的意外和防范措施 7. 具体讨论意见和主持人小结 8. 记录者签名	5□ 4□ 3□ 1□ 0□		
	麻醉记录单		是否记录： 1. 一般项目			

续 表

住院时间＼监控类别		监控项目	监控要点	分数	减分理由	备注
			2．患者一般情况和术前特殊情况 3．麻醉前用药及效果 4．术前及术中疾病诊断 5．手术方式及日期 6．麻醉方式 7．麻醉诱导及各项操作开始及结束时间 8．麻醉期间用药名称、方式及剂量 9．麻醉期间特殊或突发情况及处理 10．术中出血量、输液量等 11．手术起止时间 12．麻醉医师签名	5□ 4□ 3□ 1□ 0□		
住院第2~3天（手术日）	麻醉术后访视记录		是否记录： 1．一般项目 2．患者一般情况 3．目前麻醉恢复情况，清醒时间 4．术后医嘱 5．如有特殊情况应详细记录 6．麻醉医师签字并填写日期	5□ 4□ 3□ 1□ 0□		
	手术记录		是否记录： 1．一般项目 2．手术日期 3．术前及术中诊断 4．手术名称 5．手术医师术者及助手姓名 6．护士姓名（分别记录刷手及巡回护士） 7．输血量、特殊成分输血、输液量 8．麻醉方法 9．手术经过：麻醉是否成功、患者体位、肌肉牵拉试验、手术切口部位、肌肉解剖部位（测量所手术的肌肉止端）、缝线部位及剪断肌肉的部位，新的肌肉止端缝合部位测量，巩膜缝合深度；术中意外情况的发生、发展及处理情况 10．患者是否回病房 11．医师签字	5□ 4□ 3□ 1□ 0□		术者术后24小时内完成
	手术安全核查记录		是否记录： 1．手术安全核查记录单并且填写完整 2．手术医师、麻醉医师和手术护士三方核对，并签字齐全	5□ 4□ 3□ 1□ 0□		术后24小时内完成
	手术清点记录		是否记录： 1．一般项目 2．术中所用各种器械和敷料数量的清点核对 3．巡回护士和手术器械护士签名	5□ 4□ 3□ 1□ 0□		

续 表

住院时间＼监控类别		监控项目	监控要点	分数	减分理由	备注
	术后首次病程记录		是否记录： 1．手术时间 2．术中诊断 3．麻醉方式 4．手术简要经过 5．术后处理措施 6．术后患者一般情况 7．术后医嘱及应当特别注意观察的事项	5□ 4□ 3□ 1□ 0□		参加手术者术后即时完成
	病程记录	住院医师查房记录	是否记录、分析如下内容： 1．眼球运动、斜视度测定 2．评估辅助检查结果 3．向患者及家属交代手术后注意事项	5□ 4□ 3□ 1□ 0□		
住院第3~4天（术后第1天）	病程记录	住院医师查房记录	是否记录： 1．检查患者体温、血压等全身情况，记录眼位、伤口、眼球运动、前节等情况 2．评估辅助检查结果 3．目前的治疗情况 4．分析符合出院标准 5．向患者及家属交代术后注意事项，预约复诊日期	5□ 4□ 3□ 1□ 0□		术后连续3天须有参加手术的医师或上级医师的查房记录
		上级医师查房记录	是否记录、分析： 1．进行手术及伤口评估，确定有无手术并发症和切口愈合不良情况 2．明确是否出院及出院后的治疗方案	5□ 4□ 3□ 1□ 0□		
住院第4~5天（出院日）	出院记录		记录是否齐全，重要内容无遗漏，如： 1．入院情况 2．诊疗经过：麻醉、手术方式；术中特殊情况及处理；术后并发症等 3．出院情况：症状、体征、功能恢复、切口愈合情况 4．出院医嘱：出院带药需写明药物名称、用量、服用方法，需要复查的辅助检查；出院后患者需要注意的事项；门诊复查时间及项目等	5□ 4□ 3□ 1□ 0□		
	特殊检查、特殊治疗同意书的医学文书		包括自然项目（另页书写时）、特殊检查、特殊治疗项目名称、目的、可能出现的并发症及风险、或替代治疗方案、患者或家属签署是否同意检查或治疗、患者签名、医师签名等	5□ 4□ 3□ 1□ 0□		
	病危（重）通知书		包括自然项目（另页书写时）、目前诊断、病情危重情况，患方签名、医师签名并填写日期	5□ 4□ 3□ 1□ 0□		
	长期医嘱	住院第1天	1．眼科三级护理 2．饮食：根据患者情况 3．抗菌药物滴眼液点术眼			

续 表

住院时间 \ 监控类别		监控项目	监控要点	分数	减分理由	备注
重点医嘱		住院第1~2天（术前准备日）	1. 眼科三级护理 2. 饮食：根据患者情况 3. 抗菌药物滴眼液点术眼	5□ 4□ 3□ 1□ 0□		
		住院第2~3天（手术日）	1. 眼科术后一级/二级护理 2. 饮食 3. 抗菌药物滴眼液点术眼 4. 非甾体类抗炎药水 5. 口服抗菌药物			
		住院第3~4天（术后第1天）	1. 眼科术后二级护理 2. 抗菌药物滴眼液点术眼 3. 口服抗菌药物			
		住院第4~5天（出院日）	1. 眼科术后二级护理 2. 饮食 3. 抗菌药物滴眼液点术眼 4. 口服抗菌药物			
	临时医嘱	住院第1天	1. 血、尿常规，肝肾功能、凝血功能、感染性疾病筛查 2. 胸片、心电图（全麻者） 3. 眼科特殊检查：主导眼、三棱镜遮盖法检查原在位及各个诊断眼位上的斜视程度、双眼视觉检查、立体视觉检查、眼外肌功能检查等			
		住院第1~2天（术前准备日）	1. 拟明日在局麻或全麻下行左、右眼共同性斜视矫正术 2. 备皮洗眼 3. 全麻患者术前禁食、水 4. 局麻+镇静（必要时）			
		住院第2~3天（手术日）	根据病情需要			
		住院第3~4天（术后第1天）	1. 换药 2. 对症治疗			
		住院第4~5天(出院日)	1. 今日出院 2. 出院带药：抗菌药物点眼4次/日，持续2~3周			
一般书写规范		各项内容	完整、准确、清晰、签字	5□ 4□ 3□ 1□ 0□		
变异情况		变异条件及原因	1. 术前合并其他基础疾病影响手术的患者，需要进行相关的诊断和治疗 2. 术前需确定手术方式（斜视矫正术），视术中情况如牵拉试验后发现肌肉有变异可能会改变原定手术方案 3. 术后有并发症（眼球穿通、大出血、肌肉滑脱、眼前节缺血、术后感染、严重的眼心反射、粘连综合征、术后眼表病变），则转入相应临床路径	5□ 4□ 3□ 1□ 0□		

（四）上睑下垂

上睑下垂临床路径

1．进入临床路径标准

疾病诊断：上睑下垂（ICD-10：Q10.0）

手术操作：上睑下垂矫正术（ICD-9-CM-3：08.31/08.32/08.33/08.34/08.35/08.36）

2．病案质量监控表

<table>
<tr><td colspan="2">监控类别
住院时间</td><td colspan="2">监控项目</td><td>监控要点</td><td>分数</td><td>减分理由</td><td>备注</td></tr>
<tr><td colspan="2" rowspan="4">首页</td><td colspan="2">主要诊断名称及编码</td><td>上睑下垂（ICD-10：Q10.0）</td><td rowspan="3">5□
4□
3□
1□
0□</td><td rowspan="3"></td><td rowspan="3"></td></tr>
<tr><td colspan="2">主要手术名称及编码</td><td>上睑下垂矫正术（ICD-9-CM-3：08.31/08.32/08.33/08.34/08.35/08.36）</td></tr>
<tr><td colspan="2">其他诊断名称及编码</td><td>无遗漏，编码准确</td></tr>
<tr><td colspan="2">其他项目</td><td>内容完整、准确、无遗漏</td><td>5□
4□
3□
1□
0□</td><td></td><td></td></tr>
<tr><td rowspan="4">住院第1天</td><td rowspan="4">入院记录</td><td rowspan="4">主诉与现病史</td><td>主要症状</td><td>是否描述主要症状及发病时间，如：
1．双眼或单眼眼睑遮盖瞳孔数年
2．遮盖瞳孔2mm以上，上睑部分或全部不能提起，伴有耸眉、下颌上抬、仰头视物等特殊面容</td><td>5□
4□
3□
1□
0□</td><td></td><td rowspan="4">入院24小时内完成</td></tr>
<tr><td>病情演变过程</td><td>是否描述主要症状的演变过程，如：
1．伴有耸眉、下颌上抬、仰头视物等特殊面容
2．单眼上睑下垂遮盖瞳孔，存在弱视的可能性
3．提上睑肌肌力试验≤4mm、额肌功能良好
4．Bell征阳性、眼位及眼球运动无异常</td><td>5□
4□
3□
1□
0□</td><td></td></tr>
<tr><td>其他伴随症状</td><td>是否记录伴随症状，如：
先天者出生后即存在，常为双眼；后天者常伴动眼神经支配的其他眼外肌麻痹；重症肌无力引起者为清晨轻，下午和疲劳后较重；外伤性者有外伤史，伤及提上睑肌或支配提上睑肌的动眼神经</td><td>5□
4□
3□
1□
0□</td><td></td></tr>
<tr><td>住院前诊疗过程</td><td>是否记录诊断、治疗情况，如：
1．诊疗情况
2．用药情况
3．治疗效果</td><td>5□
4□
3□
1□
0□</td><td></td></tr>
</table>

续 表

监控类别 住院时间		监控项目	监控要点	分数	减分理由	备注
		既往史 个人史 家族史	是否按照病历书写规范记录，并重点记录： 1．既往史：有无神经系统疾病、重症肌无力病史，动眼神经麻痹病史及外伤史，诊治情况，是否曾用药物治疗，治疗效果；是否有难产史、有无产伤 2．家族遗传史	5□ 4□ 3□ 1□ 0□		
		体格检查	是否按照病历书写规范记录，并记录重要体征，无遗漏，如： 1．视力和矫正视力 2．提上睑肌肌力和上睑下垂量 3．上直肌和下斜肌等眼外肌功能 4．有无 Bell 征和上睑迟滞现象 5．有无 Macus Gunn 现象，必要时进行新斯的明试验	5□ 4□ 3□ 1□ 0□		
		辅助检查	是否记录辅助检查结果	5□ 4□ 3□ 1□ 0□		
	首次病程记录	病例特点	是否简明扼要，重点突出，无遗漏： 1．出生后数月、数年双眼上睑下垂遮盖瞳孔 2mm 以上，上睑部分或全部不能提起，伴有耸眉、下颌上抬、仰头视物等特殊面容 2．提上睑肌肌力试验≤4mm、额肌功能良好、Bell 征阳性、眼位及眼球运动无异常 3．家族遗传病史及既往史 4．辅助检查结果及既往检查结果和治疗情况	5□ 4□ 3□ 1□ 0□		入院 8 小时内完成
		初步诊断	第一诊断为：上睑下垂（ICD-10：Q10.0）	5□ 4□ 3□ 1□ 0□		
		诊断依据	是否充分、分析合理： 1．病史：出生后数月、数年双眼上睑下垂遮盖瞳孔 2mm 以上，上睑部分或全部不能提起，伴有耸眉、下颌上抬、仰头视物等特殊面容；单眼上睑下垂遮盖瞳孔，存在弱视的可能性 2．体征：提上睑肌肌力试验≤4mm、额肌功能良好、Bell 征阳性、眼位及眼球运动无异常 3．辅助检查：提上睑肌肌力和上睑下垂量，上直肌和下斜肌等眼外肌功能	5□ 4□ 3□ 1□ 0□		
		鉴别诊断	是否根据病例特点与下列疾病鉴别： 1．因神经系统疾病、其他眼部或全身性疾病所致的获得性上睑下垂（如重症肌无力、动眼神经麻痹、外伤性上睑下垂） 2．Marcus-Gunn 综合征	5□ 4□ 3□ 1□ 0□		

续 表

住院时间 \ 监控类别		监控项目	监控要点	分数	减分理由	备注
		诊疗计划	是否全面并具有个性化： 1．手术治疗 2．上睑下垂矫正术：包括睑下垂修补术：额肌瓣矫正术、额肌腱膜瓣悬吊术、硬脑膜异体额肌悬吊术；上睑下垂提上睑肌缩短或折叠术、上睑肌腱膜前徙术	5□ 4□ 3□ 1□ 0□		
	病程记录	上级医师查房记录	是否有重点内容并结合本病例： 1．补充病史和查体 2．诊断、鉴别诊断分析 3．完善术前检查 4．提示需要观察和注意的内容	5□ 4□ 3□ 1□ 0□		入院48小时内完成
		住院医师查房记录	是否记录、分析全面： 1．主要症状、体征 2．具体治疗措施和术前准备 3．手术方案 4．上级医师查房意见的执行情况 5．知情告知情况，患者及家属意见，以及医师的解释内容	5□ 4□ 3□ 1□ 0□		
住院第1~2天（术前准备日）	病程记录	住院医师查房记录	是否记录： 1．目前症状及体征变化 2．术前准备工作完成情况，包括检查、药物、配血、备皮、麻醉科会诊意见等，以及检查结果等对手术的影响分析 3．请相应科室会诊情况 4．向患者或家属交代术前、术中和术后注意事项，签署手术知情同意书情况 5．手术者术前查看患者的情况	5□ 4□ 3□ 1□ 0□		
		上级医师查房记录	是否记录： 1．综合分析术前检查结果 2．手术前评估及手术指征 3．确定手术方案 4．结合本病例提出手术风险及预防措施	5□ 4□ 3□ 1□ 0□		
	麻醉知情同意书		是否记录： 1．一般项目 2．术前诊断 3．拟行手术方式 4．拟行麻醉方式 5．患者基础疾病及可能对麻醉产生影响的特殊情况 6．麻醉中拟行的有创操作和监测 7．麻醉风险，麻醉中及麻醉后可能发生的并发症及应对措施 8．患者签署意见并签名，如为家属或代理人要有授权委托书 9．麻醉医师签字，并写明日期时间	5□ 4□ 3□ 1□ 0□		

续　表

住院时间＼监控类别		监控项目	监控要点	分数	减分理由	备注
	麻醉术前访视记录		是否记录： 1．患者自然信息 2．患者一般情况 3．简要病史 4．与麻醉相关的辅助检查结果 5．拟行手术方式 6．拟行麻醉方式 7．麻醉适应证 8．麻醉风险及预防措施和麻醉中需注意的问题 9．术前麻醉医嘱 10．麻醉医师签字，并写明日期时间	5□ 4□ 3□ 1□ 0□		
	输血知情同意书		是否记录： 1．一般项目 2．输血指征 3．拟输血成分 4．输血前有关检查结果 5．输血风险及可能产生的不良后果及应对措施 6．患者签署意见并签名，如为家属或代理人要有授权委托书 7．医师签名并填写日期	5□ 4□ 3□ 1□ 0□		
	手术知情同意书		是否记录： 1．术前诊断 2．手术名称 3．术式选择及可能改变的术式 4．术中、术后可能出现的并发症应对措施 5．手术风险 6．患者签署意见并签名，如为家属或代理人要有授权委托书 7．经治医师和术者签名	5□ 4□ 3□ 1□ 0□		
	术前小结		是否记录： 1．简要病情 2．术前诊断及诊断依据 3．手术指征 4．拟行手术名称和方式 5．拟行麻醉方式 6．术前准备 7．术中注意事项 8．术后处置意见 9．术者术前查看患者的情况	5□ 4□ 3□ 1□ 0□		
	术前讨论		是否记录： 1．讨论地点、时间 2．参加者及主持者的姓名、职称 3．简要病情 4．术前诊断及术前准备情况 5．手术指征及手术方案 6．可能出现的意外和防范措施	5□ 4□ 3□ 1□ 0□		

续 表

监控类别 / 住院时间		监控项目	监控要点	分数	减分理由	备注
			7．具体讨论意见和主持人小结 8．记录者签名			
住院第 2~3 天（手术日）	麻醉记录单		是否记录： 1．一般项目 2．患者一般情况和术前特殊情况 3．麻醉前用药及效果 4．术前及术中疾病诊断 5．手术方式及日期 6．麻醉方式 7．麻醉诱导及各项操作开始及结束时间 8．麻醉期间用药名称、方式及剂量 9．麻醉期间特殊或突发情况及处理 10．术中出血量、输血量、输液量等 11．手术起止时间 12．麻醉医师签名	5□ 4□ 3□ 1□ 0□		
	麻醉术后访视记录		是否记录： 1．一般项目 2．患者一般情况 3．目前麻醉恢复情况，清醒时间 4．术后医嘱 5．如有特殊情况应详细记录 6．麻醉医师签字并填写日期	5□ 4□ 3□ 1□ 0□		
	手术记录		是否记录： 1．一般项目 2．手术日期 3．术前及术中诊断 4．手术名称 5．手术医师术者及助手姓名 6．护士姓名（分别记录刷手及巡回护士） 7．输血量、特殊成分输血、输液量 8．麻醉方法 9．手术经过：麻醉是否成功、患者体位、手术切口、解剖部位、手术中恢复眼睑下垂的过程，手术结束前器械清点情况；术中意外情况的发生、发展及处理情况 10．患者是否回病房 11．医师签字	5□ 4□ 3□ 1□ 0□		术者术后 24 小时内完成
	手术安全核查记录		是否记录： 1．手术安全核查记录单并且填写完整 2．手术医师、麻醉医师和手术护士三方核对，并签字齐全	5□ 4□ 3□ 1□ 0□		
	手术清点记录		是否记录： 1．一般项目 2．术中所用各种器械和敷料数量的清点核对 3．巡回护士和手术器械护士签名	5□ 4□ 3□ 1□ 0□		

续 表

住院时间 \ 监控类别		监控项目	监控要点	分数	减分理由	备注
	术后首次病程记录		是否记录： 1．手术时间 2．术中诊断 3．麻醉方式 4．手术简要经过 5．术后处理措施 6．术后患者一般情况 7．术后医嘱及应当特别注意观察的事项	5□ 4□ 3□ 1□ 0□		参加手术者术后即时完成
住院第3~5天（术后第1~2天）	病程记录	住院医师查房记录	是否记录、分析如下内容： 1．观察缝线位置、切口对合情况，眼球运动情况和 Bell 现象；注意眼睑肿胀、淤血程度，眼睑睑缘位置，睑裂闭合不全程度 2．观察有无结膜脱垂，角膜是否清亮，角膜上皮是否有脱失	5□ 4□ 3□ 1□ 0□		术后连续3天须有参加手术的医师或上级医师的查房记录
		上级医师查房记录	是否记录： 1．术后治疗方案进行手术评估，观察病情变化，确定是否有术后并发症和手术切口感染 2．出现有早期并发症时应采取的措施	5□ 4□ 3□ 1□ 0□		
住院第5~6天（术后日）	病程记录	住院医师查房记录	是否记录、分析： 1．眼睑肿胀、淤血程度，眼睑睑缘位置，睑裂闭合不全程度 2．分析符合出院标准：伤口愈合好，无活动性出血及感染征象；没有需要住院处理的并发症和（或）合并症	5□ 4□ 3□ 1□ 0□		
		上级医师查房记录	是否记录、分析： 1．手术疗效评估，预期目标完成情况 2．明确是否出院 3．出院后治疗方案	5□ 4□ 3□ 1□ 0□		
住院第7天(出院日)	病程记录	住院医师查房记录	是否记录： 1．目前症状及体征 2．目前治疗情况 3．切口拆线及愈合情况 4．实验室检查指标正常与否 5．向患者及家属交代出院后的注意事项，如复诊的时间、地点，发生紧急情况时的处理	5□ 4□ 3□ 1□ 0□		

续　表

住院时间＼监控类别		监控项目	监控要点	分数	减分理由	备注
	出院记录		记录是否齐全，重要内容无遗漏，如： 1．入院情况 2．诊疗经过：麻醉、手术方式；术中特殊情况及处理；术后并发症等 3．出院情况：症状体征、功能恢复、切口愈合情况 4．出院医嘱：出院带药需写明药物名称、用量、服用方法，需要复查的辅助检查；出院后患者需要注意的事项；门诊复查时间及项目等	5□ 4□ 3□ 1□ 0□		
	特殊检查、特殊治疗同意书的医学文书		包括自然项目（另页书写时）、特殊检查、特殊治疗项目名称、目的、可能出现的并发症及风险、或替代治疗方案、患者或家属签署是否同意检查或治疗、患者签名、医师签名等	5□ 4□ 3□ 1□ 0□		
	病危（重）通知书		包括自然项目（另页书写时）、目前诊断、病情危重情况，患方签名、医师签名并填写日期	5□ 4□ 3□ 1□ 0□		
重点医嘱	长期医嘱	住院第1天	1．眼科三级护理 2．饮食：根据患者情况 3．抗菌药物滴眼液点术眼	5□ 4□ 3□ 1□ 0□		
		住院第1~2天（术前准备日）	1．眼科三级护理 2．饮食：根据患者情况 3．患者既往疾病基础用药			
		住院第2~3天（手术日）	1．眼科术后二级护理 2．饮食 3．局部抗菌药物滴眼液点术眼 4．抗菌药物眼膏涂术眼			
		住院第3~5天（术后第1~2天）	1．眼科术后二级护理 2．饮食 3．局部抗菌药物滴眼液点术眼 4．抗菌药物眼膏涂术眼			
		住院第5~6天（术后日）	1．眼科术后二级护理 2．饮食 3．局部抗菌药物滴眼液点术眼 4．抗菌药物眼膏涂术眼			
	临床医嘱	住院第1天	1．血常规、尿常规、粪常规+潜血 2．肝肾功能、凝血功能、感染性疾病筛查 3．胸片、心电图（全麻者） 4．超声心动图			
		住院第1~2天（术前准备日）	1．常规准备明日在局麻或全麻下行睑下垂修补术：额肌瓣矫正术、额肌腱膜瓣悬吊术、硬脑膜异体额肌悬吊术；上睑下垂提上睑肌缩短或折叠术、上睑肌腱膜前徙术 2．禁食、水 3．术前术眼结膜囊冲洗 4．术前麻醉辅助药			

续 表

监控类别 住院时间		监控项目	监控要点	分数	减分理由	备注
			5. 预防性抗菌药物：选用喹诺酮类或妥布霉素（儿童）类眼液			
		住院第 2~3 天（手术日）	1. 今日在局麻或全麻下行睑下垂修补术：额肌瓣矫正术、额肌腱膜瓣悬吊术、硬脑膜异体额肌悬吊术；上睑下垂提上睑肌缩短或折叠术、上睑肌腱膜前徙术 2. 伤口冰敷 3. 抗菌药物 4. 其他特殊医嘱			
		住院第 3~5 天（术后第 1~2 天）	1. 术眼常规换药 2. 术眼绷带包扎或伤口冰敷			
		住院第 5~6 天（术后日）	1. 术眼常规换药 2. 拆除术眼下眼睑皮肤牵引缝线			
		住院第 7 天（出院日）	1. 出院带药：术眼抗菌药物眼膏涂眼，术眼润眼凝胶涂眼 2. 术后 7~10 天门诊拆除术眼上眼睑皮肤缝线 3. 术后复诊 4. 弱视治疗			
一般书写规范		各项内容	完整、准确、清晰、签字	5□ 4□ 3□ 1□ 0□		
变异情况		变异条件及原因	1. 术前实验室检查异常，需要复查相关检查，导致住院时间延长 2. 有影响手术的合并症，如矫正不足、矫正过度、上睑内翻倒睫、暴露性角膜炎、结膜脱垂和眉额区血肿等，需要进行相关的诊断和治疗，导致住院时间延长、费用增加	5□ 4□ 3□ 1□ 0□		

（五）老年性白内障

老年性白内障临床路径

1．进入临床路径标准

疾病诊断：老年性白内障（ICD-10：H25.900）

手术操作：超声乳化白内障摘除术＋ 人工晶体植入术 （IOL)（ICD-9-CM-3：13.41 伴 13.71）

2．病案质量监控表

<table>
<tr><th colspan="2">监控类别
住院时间</th><th colspan="2">监控项目</th><th>监控要点</th><th>分数</th><th>减分理由</th><th>备注</th></tr>
<tr><td colspan="2" rowspan="4">首页</td><td colspan="2">主要诊断名称及编码</td><td>老年性白内障（ICD-10：H25.900）</td><td rowspan="3">5□
4□
3□
1□
0□</td><td rowspan="3"></td><td rowspan="3"></td></tr>
<tr><td colspan="2">主要手术名称及编码</td><td>超声乳化白内障摘除术+人工晶体植入术（IOL）（ICD-9-CM-3：13.41 伴 13.71）</td></tr>
<tr><td colspan="2">其他诊断名称及编码</td><td>无遗漏，编码准确</td></tr>
<tr><td colspan="2">其他项目</td><td>内容完整、准确、无遗漏</td><td>5□
4□
3□
1□
0□</td><td></td><td></td></tr>
<tr><td rowspan="4">住院第 1 天</td><td rowspan="4">入院记录</td><td rowspan="4">主诉与现病史</td><td>主要症状</td><td>是否记录本病最主要的症状及发病时间，并重点描述：
渐进性无痛性视力下降</td><td>5□
4□
3□
1□
0□</td><td></td><td rowspan="4">入院 24 小时内完成</td></tr>
<tr><td>病情演变过程</td><td>是否描述主要症状的演变过程，如：
视力下降时间、速度、程度</td><td>5□
4□
3□
1□
0□</td><td></td></tr>
<tr><td>其他伴随症状</td><td>是否记录伴随症状，如：
眩光、畏光、屈光改变、色泽改变、视物变形、眼前固定黑影、视野缺损、单眼复视，但这些症状均不特异</td><td>5□
4□
3□
1□
0□</td><td></td></tr>
<tr><td>住院前诊疗过程</td><td>是否记录：
1．眼 A 超、B 超、角膜曲率、电脑验光、角膜内皮计数等检查结果
2．用药情况</td><td>5□
4□
3□
1□
0□</td><td></td></tr>
</table>

续 表

监控类别 住院时间		监控项目	监控要点	分数	减分理由	备注
		既往史 个人史 家族史	是否按照病历书写规范记录，并重点记录： 1．典型者为中、老年人 2．既往史：有无糖尿病、色素膜炎、青光眼的病史，是否为玻璃体切除术后硅油眼及诊治情况，曾使用的药物及效果 3．另一眼是否已行白内障手术，有无手术并发症	5□ 4□ 3□ 1□ 0□		
		体格检查	是否按照病历书写规范记录，并记录重要体征，无遗漏，如： 1．视力：≤0.5 2．晶体浑浊（乳白色、黄色或棕黄色），有无虹膜投影征，有无皮质液化、核下沉，囊膜皱缩等；晶体有无半脱位 3．眼底模糊，红色反光黯淡	5□ 4□ 3□ 1□ 0□		
		辅助检查	是否记录辅助检查结果	5□ 4□ 3□ 1□ 0□		
	首次病程记录	病例特点	是否简明扼要，重点突出，无遗漏： 1．中、老年人 2．渐进性、无痛性视力下降，伴有眩光、畏光、屈光改变、色泽改变、视物变形、眼前固定黑影、视野缺损、单眼复视等 3．视力下降及裂隙灯显微镜检查晶状体浑浊的形态 4．既往史 5．辅助检查结果 6．既往检查治疗情况	5□ 4□ 3□ 1□ 0□		入院8小时内完成
		初步诊断	第一诊断为：老年性白内障（ICD-10：H25.900）	5□ 4□ 3□ 1□ 0□		
		诊断依据	是否充分、分析合理： 1．典型者为中、老年人 2．症状：渐进性、无痛性视力下降；视力下降时间、速度、程度；可有屈光改变和单眼复视、多视等 3．体征：视力下降及裂隙灯显微镜检查晶状体浑浊的形态 4．辅助检查：眼A超、B超、角膜曲率、电脑验光	5□ 4□ 3□ 1□ 0□		
		鉴别诊断	是否根据病例特点与下列疾病鉴别： 1．其他类型的白内障 2．老年性核硬化 3．生理性晶状体混浊	5□ 4□ 3□ 1□ 0□		

续 表

住院时间 \ 监控类别		监控项目	监控要点	分数	减分理由	备注
		诊疗计划	是否全面并具有个性化： 1．是否完成并记录必需的检查项目 （1）血、尿常规，肝肾功能，血糖，凝血功能，感染性疾病筛查（乙肝、丙肝、艾滋病、梅毒等） （2）心电图、胸片 （3）眼 A 超、B 超、角膜曲率、电脑验光、角膜内皮细胞计数 2．拟行“超声乳化白内障摘除术+人工晶体植入术”	5□ 4□ 3□ 1□ 0□		
	病程记录	上级医师查房记录	是否有重点内容并结合本病例： 1．补充病史和查体 2．诊断、鉴别诊断分析 3．术前病情评估和手术评估 4．分析手术指征和手术方案 5．提出术前准备内容 6．提示需要观察和注意的内容	5□ 4□ 3□ 1□ 0□		入院48小时内完成
		住院医师查房记录	是否记录、分析全面： 1．主要症状、体征 2．具体治疗措施和术前准备 3．上级医师查房意见的执行情况 4．知情告知情况，患者及家属意见	5□ 4□ 3□ 1□ 0□		
住院第2天（术前准备日）	病程记录	住院医师查房记录	是否记录： 1．目前症状及体征变化 2．术前准备工作完成情况，包括检查、药物、配血、备皮、麻醉科会诊意见等，以及检查结果等对手术的影响分析 3．请相应科室会诊情况 4．患者选择人工晶体（IOL） 5．选择手术用“黏弹剂” 6．向患者或家属交代术前、术中和术后注意事项，签署手术知情同意书情况 7．手术者术前查看患者的情况	5□ 4□ 3□ 1□ 0□		
		上级医师查房记录	是否记录： 1．综合分析术前检查结果 2．手术前评估，判断手术的可能性 3．确定手术方案 4．手术风险及预防措施，特别是本病例的风险 5．确定有手术指征，确定手术方案	5□ 4□ 3□ 1□ 0□		
	麻醉知情同意书		是否记录： 1．一般项目 2．术前诊断 3．拟行手术方式 4．拟行麻醉方式 5.患者基础疾病及可能对麻醉产生影响的	5□ 4□ 3□ 1□ 0□		

续 表

住院时间 \ 监控类别		监控项目	监控要点	分数	减分理由	备注
			特殊情况 6. 麻醉中拟行的有创操作和监测 7. 麻醉风险，麻醉中及麻醉后可能发生的并发症及应对措施 8. 患者签署意见并签名，如为家属或代理人要有授权委托书 9. 麻醉医师签字，并写明日期时间			
	麻醉术前访视记录		是否记录： 1. 患者自然信息 2. 患者一般情况 3. 简要病史 4. 与麻醉相关的辅助检查结果 5. 拟行手术方式 6. 拟行麻醉方式 7. 麻醉适应证 8. 麻醉风险及预防措施和麻醉中需注意的问题 9. 术前麻醉医嘱 10. 麻醉医师签字，并写明日期时间	5□ 4□ 3□ 1□ 0□		
	输血知情同意书		是否记录： 1. 一般项目 2. 输血指征 3. 拟输血成分 4. 输血前有关检查结果 5. 输血风险及可能产生的不良后果及应对措施 6. 患者签署意见并签名，如为家属或代理人要有授权委托书 7. 医师签名并填写日期	5□ 4□ 3□ 1□ 0□		
	手术知情同意书		是否记录： 1. 术前诊断 2. 手术名称 3. 术式选择及可能改变的术式 4. 术中、术后可能出现的并发症应对措施 5. 手术风险 6. 说明手术效果预测和围术期注意事项 7. 患者签署意见并签名，如为家属或代理人要有授权委托书 8. 经治医师和术者签名	5□ 4□ 3□ 1□ 0□		
	术前小结		是否记录： 1. 简要病情 2. 术前诊断及诊断依据 3. 手术指征 4. 拟行手术名称和方式 5. 拟行麻醉方式 6. 术前准备	5□ 4□ 3□ 1□ 0□		

续 表

监控类别 住院时间		监控项目	监控要点	分数	减分理由	备注
			7．术中注意事项 8．术后处置意见 9．术者术前查看患者的情况			
	术前讨论		是否记录： 1．讨论地点、时间 2．参加者及主持者的姓名、职称 3．简要病情 4．术前诊断及术前准备情况 5．手术指征及手术方案 6．可能出现的意外和防范措施 7．具体讨论意见和主持人小结 8．记录者签名	5□ 4□ 3□ 1□ 0□		
住院第3天 （手术日）	手术记录		是否记录： 1．术前及术后诊断 2．手术适应证 3．手术名称 4．手术医师（术者、助手）名称 5．护士名称（分别记录刷手及巡回护士） 6．输血量、特殊成分输血要记录具体名称（记录应与麻醉单一致） 7．手术经过：麻醉是否成功、患者体位、手术切口、解剖部位、术中所见晶体的解剖位置及外观（混浊部位及程度）、人工晶体类型及度数、植入位置、手术结束前器械清点情况；术中意外情况的发生发展及处理情况 8．患者是否回病房	5□ 4□ 3□ 1□ 0□		术者术后24小时内完成
	麻醉记录单		是否记录： 1．一般项目 2．患者一般情况和术前特殊情况 3．麻醉前用药及效果 4．术前及术中疾病诊断 5．手术方式及日期 6．麻醉方式 7．麻醉诱导及各项操作开始及结束时间 8．麻醉期间用药名称、方式及剂量 9．麻醉期间特殊或突发情况及处理 10．术中出血量、输血量、输液量等 11．手术起止时间 12．麻醉医师签名	5□ 4□ 3□ 1□ 0□		

续 表

住院时间	监控类别	监控项目	监控要点	分数	减分理由	备注
	麻醉术后访视记录		是否记录： 1．一般项目 2．患者一般情况 3．目前麻醉恢复情况，清醒时间 4．术后医嘱、是否拔除气管插管等 5．如有特殊情况应详细记录 6．麻醉医师签字并填写日期	5□ 4□ 3□ 1□ 0□		
	手术安全核查记录		是否记录： 1．手术安全核查记录单并且填写完整 2．手术医师、麻醉医师和手术护士三方核对，并签字齐全	5□ 4□ 3□ 1□ 0□		
	手术清点记录		是否记录： 1．一般项目 2．术中所用各种器械和敷料数量的清点核对 3．巡回护士和手术器械护士签名	5□ 4□ 3□ 1□ 0□		
	术后首次病程记录		是否记录： 1．手术时间 2．术中诊断 3．麻醉方式 4．手术简要经过 5．术后处理措施 6．术后患者一般情况 7．术后医嘱及应当特别注意观察的事项	5□ 4□ 3□ 1□ 0□		参加手术者术后即时完成
住院第4天（术后第1天）	病程记录	住院医师查房记录	是否记录、分析如下内容： 1．视功能检查 2．裂隙灯检查：结膜充血情况、角膜是否水肿、KP、房闪、前房深浅、瞳孔形状、大小、对光反射、人工晶体位置、后囊膜是否混浊 3．观察眼压情况 4．评估辅助检查结果 5．向患者及其家属交代手术后注意事项	5□ 4□ 3□ 1□ 0□		术后连续3天须有参加手术的医师或上级医师的查房记录
		上级医师查房记录	是否记录： 1．术后病情评估 2．确定是否有术后并发症 3．术后需要注意的事项 4．术后治疗方案 5．补充、更改和确定诊断分析 6．进行手术评估，发现有早期并发症，应采取措施	5□ 4□ 3□ 1□ 0□		
住院第5天（术后日）	病程记录	住院医师查房记录	是否记录、分析： 1．视力、角膜情况，前房炎症情况，人工晶体情况 2．向患者及其家属交代出院后注意事项，	5□ 4□ 3□ 1□ 0□		

续　表

住院时间 \ 监控类别		监控项目	监控要点	分数	减分理由	备注
			预约复诊日期 3．目前的治疗情况 4．分析符合出院标准 5．出院后的治疗方案			
		上级医师查房记录	是否记录、分析： 1．手术疗效评估，预期目标完成情况 2．确定符合出院标准：手术评估，确定有无手术并发症和切口愈合不良情况，明确是否出院 3．出院后治疗方案	5□ 4□ 3□ 1□ 0□		
住院第 6 天（出院日）	病程记录	住院医师查房记录	是否记录： 1．目前症状及体征 2．目前治疗情况 3．实验室检查指标正常与否 4．向患者交代出院后注意事项	5□ 4□ 3□ 1□ 0□		
	出院记录		记录是否齐全，重要内容无遗漏，如： 1．入院情况 2．诊疗经过：麻醉、手术方式；术中特殊情况及处理；术后并发症等 3．出院情况：症状体征、功能恢复、切口愈合情况及病理结果等 4．出院医嘱：出院带药需写明药物名称、用量、服用方法，需要调整的药物要注明调整的方法；出院后患者需要注意的事项；门诊复查时间及项目等	5□ 4□ 3□ 1□ 0□		
	特殊检查、特殊治疗同意书的医学文书		包括自然项目（另页书写时）、特殊检查、特殊治疗项目名称、目的、可能出现的并发症及风险、或替代治疗方案、患者或家属签署是否同意检查或治疗、患者签名、医师签名等	5□ 4□ 3□ 1□ 0□		
	病危（重）通知书		包括自然项目（另页书写时）、目前诊断、病情危重情况，患方签名、医师签名并填写日期	5□ 4□ 3□ 1□ 0□		
重点医嘱	长期医嘱	住院第 1~2 天（术前准备日）	1．普通眼科护理常规 2．二级护理 3．饮食：按病情 4．抗生素点眼预防感染			
		住院第 3 天（手术日）	1. 今日在局麻下行超声乳化白内障摘除术+人工晶体植入术 2．普通眼科术后常规护理 3．二级护理			

续 表

监控类别 住院时间		监控项目	监控要点	分数	减分理由	备注
			4．预防性抗菌药物（口服） 5．局部抗炎药物点眼（抗菌药物+类固醇激素眼药水，必要时加用非甾体类抗炎眼药水） 6．快速短效散瞳剂活动瞳孔	5□ 4□ 3□ 1□ 0□		
		住院第4天（术后第1天）	1．普通眼科术后常规护理 2．二级护理 3．预防性抗菌药物 4．局部抗炎药物点眼 5．快速短效散瞳剂活动瞳孔 6．视功能检查 7．裂隙灯检查 8．非接触眼压			
		住院第5天（术后日）	1．普通眼科术后常规护理 2．三级护理 3．预防性口服抗菌药物 4．局部抗炎药物点眼（抗菌药物+类固醇激素眼药水，必要时加用非甾体类抗炎眼药水） 5．快速短效散瞳剂活动瞳孔 6．视功能检查 7．裂隙灯检查 8．非接触眼压			
	临时医嘱	住院第1天	1．血常规、尿常规、血型 2．凝血功能、肝肾功能、感染性疾病筛查 3．胸片和心电图 4．眼部A超、B超、角膜曲线、电脑验光、角膜内皮计数			
		住院第2（术前准备日）	1．明日在表面麻醉或球后/球周阻滞麻醉下行左、右眼超声乳化白内障摘除术+人工晶体植入术 2．术前30分钟术眼滴散瞳药水2次 3．术前麻醉辅助药 4．预防性抗菌药物			
		住院第3天（手术日）	1．小瞳孔/散瞳查眼底 2．抗菌药物 3．其他特殊医嘱			
		住院第4~5天（术后第1~2天）	术眼换药			
		住院第6天（出院日）	1．术眼换药 2．出院带药：抗菌药物+类固醇激素眼药水4次/日，持续2~3周			

续 表

监控类别 住院时间	监控项目	监控要点	分数	减分理由	备注
一般书写规范	各项内容	完整、准确、清晰、签字	5□ 4□ 3□ 1□ 0□		
变异情况	变异条件及原因	1．术前合并其他基础疾病影响手术的患者，需要进行相关的诊断和治疗 2．术前需确定手术方式（超声乳化白内障摘除术+人工晶体植入术），视术中情况：如出现后囊膜破裂，需行前部玻切术；如出现悬韧带断裂，必要时需行人工晶体睫状沟缝合固定术 3．术后有并发症（角膜水肿及内皮失代偿、虹膜睫状体炎、前房积血、脉络膜下暴发性出血、玻璃体脱出、术后高眼压、眼内炎、后发性白内障、角膜散光、视网膜脱离、人工晶体脱位、瞳孔夹持、黄斑水肿、切口漏等），则转入相应临床路径	5□ 4□ 3□ 1□ 0□		

二十、耳鼻咽喉科

（一）慢性化脓性中耳炎

慢性化脓性中耳炎临床路径

1．进入临床路径标准

疾病诊断：慢性化脓性中耳炎（ICD-10：H66.1/H66.2/H66.3/H71）

手术操作：鼓室成形术或听骨链手术或乳突中耳切开或乳突切除或喉部分或全切除术（ICD-9-CM-3：19.3/19.4/19.5/20.2/20.4）

2．病案质量监控表

住院时间＼监控类别	监控项目	监控要点	分数	减分理由	备注
首页	主要诊断名称及编码	慢性化脓性中耳炎（ICD-10：H66.1/H66.2/H66.3/H71）	5□ 4□ 3□ 1□ 0□		
	主要手术名称及编码	鼓室成形术或听骨链手术或乳突中耳切开或乳突切除或喉部分或全切除术（ICD-9-CM-3：19.3/19.4/19.5/20.2/20.4）			
	其他诊断名称及编码	无遗漏，编码准确			
	其他项目	内容完整、准确、无遗漏	5□ 4□ 3□ 1□ 0□		
住院第1天 入院记录	主诉与现病史 主要症状	是否记录描述耳溢液、听力下降、耳鸣等症状及发病时间，并重点描述： 1．发作或加重诱因 2．发作时间和程度 3．缓解方式 4．对体力、饮食、睡眠、活动等的影响	5□ 4□ 3□ 1□ 0□		入院24小时内完成
	病情演变过程	是否描述主要症状的演变过程，如： 1．溢液的时间（间断性或持续性），性质（黏液脓性，稀薄或黏稠，血性） 2．溢液的量：增多，减少（上呼吸道感染时是否变化） 3．溢液是否有异味 4．听力下降是否逐渐加重 5．耳鸣有无变化	5□ 4□ 3□ 1□ 0□		
	其他伴随症状	是否记录伴随症状，如： 1．眩晕，恶心、呕吐，平衡失调 2．头痛，体温升高，畏寒，有无脑膜刺激征 3．肢体活动有无异常 4．精神和神经状态异常 5．面瘫 6．耳内及耳后疼痛，耳后红肿压痛 7．颈深部疼痛，颈部活动受限	5□ 4□ 3□ 1□ 0□		

续 表

住院时间 \ 监控类别		监控项目	监控要点	分数	减分理由	备注
		住院前诊疗过程	是否记录诊断、治疗情况，如： 1．做过何种检查，如听力检查，影像学检查（X 线，颞骨 CT，MRI） 2．检查结果是否正常 3．诊断过何种疾病 4．用过何种药物，用药时间、剂量、总量及效果如何	5□ 4□ 3□ 1□ 0□		
		既往史 个人史 家族史	是否按照病历书写规范记录，并重点记录与疾病相关内容： 1．有无慢性扁桃体炎 2．慢性化脓性鼻窦炎 3．腺样体肥大等	5□ 4□ 3□ 1□ 0□		
		体格检查	是否按照病历书写规范记录，并记录重要体征，无遗漏，如： 1．全身检查 2．鼓膜穿孔：部位，大小 3．鼓室黏膜：充血，肿胀，增厚，高低不平，肉芽，息肉 4．溢液的性质、气味 5．面瘫 6．颈部情况 7．耳后情况 8．肢体活动情况	5□ 4□ 3□ 1□ 0□		
		辅助检查	是否记录辅助检查结果，如： 血常规、影像学检查（CT 扫描显示窦口鼻道复合体或鼻道黏膜病变）	5□ 4□ 3□ 1□ 0□		
	首次病程记录	病例特点	是否简明扼要，重点突出，无遗漏： 1．耳内持续或间断流脓，不同程度听力下降 2．鼓膜穿孔，鼓室内可见脓性分泌物，黏膜可见肿胀、增厚、肉芽形成 3．鼓膜内陷，伴中耳胆脂瘤 4．听力检查：传导性或混合性听力损失 5．颞骨 CT：提示炎性改变 6．其他疾病史	5□ 4□ 3□ 1□ 0□		入院8小时内完成
		初步诊断	第一诊断为：慢性化脓性中耳炎（ICD-10：H66.1/H66. 2/H66.3/H71）	5□ 4□ 3□ 1□ 0□		
		诊断依据	是否充分、分析合理： 1．反复耳溢液（病程迁延长达 8 周以上），可有血性，可有异味，听力改变 2．高热、恶心、呕吐，神经精神异常 3．颈部、肢体有无异常 4．体征：鼓膜，听力，颈部及肢体情况，脑膜刺激	5□ 4□ 3□ 1□ 0□		

续　表

监控类别 住院时间		监控项目	监控要点	分数	减分理由	备注
			征等 5．辅助检查：纯音听力，影像学检查（X 线片，颞骨 CT，MRI）			
		鉴别诊断	是否根据病例特点与下列疾病鉴别： 1．慢性鼓膜炎 2．慢性外耳道炎 3．中耳癌 4．结核性中耳炎	5□ 4□ 3□ 1□ 0□		
		诊疗计划	是否全面并具有个性化： 1．完成必需的检查项目 （1）血常规、尿常规 （2）肝肾功能、血糖、电解质、凝血功能、感染性疾病筛查（乙肝、丙肝、梅毒、艾滋病等） （3）胸片、心电图 （4）临床听力学检查：咽鼓管功能检查（酌情） （5）颞骨 CT （6）中耳脓液细菌培养+药敏，面神经功能测定（视情况） 2．评估是否可以手术 3．术前准备 4．手术方案：鼓室成型术 听骨链手术 乳突中耳切开乳突切除 喉部分或全切除术 5．对症治疗	5□ 4□ 3□ 1□ 0□		
	病程记录	上级医师查房记录	是否有重点内容并结合本病例： 1．补充病史和查体 2．诊断、鉴别诊断及病情严重程度判断 3．完善术前检查 4．提示需要观察和注意的内容	5□ 4□ 3□ 1□ 0□		入院48小时内完成
		住院医师查房记录	是否记录、分析全面： 1．主要症状、体征 2．具体治疗措施和术前准备 3．上级医师查房意见的执行情况 4．知情告知情况，患者及家属意见	5□ 4□ 3□ 1□ 0□		
住院第1~3天（术前准备日）	病程记录	住院医师查房记录	是否记录： 1．目前症状及体征变化 2．术前准备工作完成情况，包括检查、药物、配血、备皮、麻醉科会诊意见等，检查结果等对手术的影响分析 3．请相应科室会诊情况 4．向患者或家属交代术前、术中和术后注意事项，签署手术知情同意书情况 5．手术者术前查看患者的情况	5□ 4□ 3□ 1□ 0□		
		上级医师查房记录	是否记录： 1．审核下级医师记录的病史和体格检查是否正确 2．综合分析术前检查结果 3．手术前评估	5□ 4□ 3□ 1□		

续 表

住院时间 \ 监控类别	监控项目	监控要点	分数	减分理由	备注
		4．手术适应证 5．确定手术方案，如：鼓室探查+鼓室成形术、开放式乳突根治+鼓室成形术、完壁式乳突根治+鼓室成形术 6．结合本病例提出手术风险及预防措施	0□		
	麻醉知情同意书	是否记录： 1．一般项目 2．术前诊断 3．拟行手术方式 4．拟行麻醉方式 5．患者基础疾病及可能对麻醉产生影响的特殊情况 6．麻醉中拟行的有创操作和监测 7．麻醉风险，麻醉中及麻醉后可能发生的并发症及应对措施 8．患者签署意见并签名，如为家属或代理人要有授权委托书 9．麻醉医师签字，并写明日期时间	5□ 4□ 3□ 1□ 0□		
	麻醉术前访视记录	是否记录： 1．患者自然信息 2．患者一般情况 3．简要病史 4．与麻醉相关的辅助检查结果 5．拟行手术方式 6．拟行麻醉方式 7．麻醉适应证 8．麻醉风险及预防措施和麻醉中需注意的问题 9．术前麻醉医嘱 10．麻醉医师签字，并写明日期时间	5□ 4□ 3□ 1□ 0□		
	手术知情同意书	是否记录： 1．术前诊断 2．手术名称 3．术式选择及有可能改变的术式 4．术中、术后可能出现的并发症应对措施 5．手术风险 6．患者签署意见并签名，如为家属或代理人要有授权委托书 7．经治医师和术者签名	5□ 4□ 3□ 1□ 0□		
	术前小结	是否记录： 1．简要病情 2．术前诊断及诊断依据 3．手术指征 4．拟行手术名称和方式 5．拟行麻醉方式 6．术前准备 7．术中注意事项 8．术后处置意见 9．术者术前查看患者的情况	5□ 4□ 3□ 1□ 0□		

续 表

住院时间	监控类别	监控项目	监控要点	分数	减分理由	备注
	术前讨论		是否记录： 1．讨论地点、时间 2．参加者及主持者的姓名、职称 3．简要病情 4．术前诊断及术前准备情况 5．手术指征及手术方案 6．可能出现的意外和防范措施 7．具体讨论意见和主持人小结 8．记录者签名	5□ 4□ 3□ 1□ 0□		
住院第2~4天（手术日）	麻醉记录单		是否记录： 1．一般项目 2．患者一般情况和术前特殊情况 3．麻醉前用药及效果 4．术前及术中疾病诊断 5．手术方式及日期 6．麻醉方式 7．麻醉诱导及各项操作开始及结束时间 8．麻醉期间用药名称、方式及剂量 9．麻醉期间特殊或突发情况及处理 10．术中出血量、输血量、输液量等 11．手术起止时间 12．麻醉医师签名	5□ 4□ 3□ 1□ 0□		
	麻醉术后访视记录		是否记录： 1．一般项目 2．患者一般情况 3．目前麻醉恢复情况，清醒时间 4．术后医嘱、是否拔除气管插管等 5．如有特殊情况应详细记录 6．麻醉医师签字并填写日期	5□ 4□ 3□ 1□ 0□		
	手术记录		是否记录： 1．一般项目 2．手术日期 3．术前及术中诊断 4．手术名称 5．手术医师术者及助手姓名 6．护士姓名（分别记录刷手及巡回护士） 7．输血量、特殊成分输血、输液量 8．麻醉方法 9．手术经过：麻醉是否成功；患者体位；手术切口位置；手术中探查各器官的顺序；术中所见病灶的解剖位置、积血、脓量；切除病灶的大小，切除标本的去向；术中对周围血管神经的保护措施，是否有损伤；术中出血量；手术结束前器械、纱布清点情况 10．术后患者去向：回病房、监护室或麻醉恢复室 11．术者签字	5□ 4□ 3□ 1□ 0□		术者术后24小时内完成

续　表

住院时间＼监控类别		监控项目	监控要点	分数	减分理由	备注
	手术安全核查记录		是否记录： 1. 手术安全核查记录单并且填写完整 2. 手术医师、麻醉医师和手术护士三方核对，并签字齐全	5□ 4□ 3□ 1□ 0□		
	手术清点记录		是否记录： 1. 一般项目 2. 术中所用各种器械和敷料数量的清点核对 3. 巡回护士和手术器械护士签名	5□ 4□ 3□ 1□ 0□		
	术后首次病程记录		是否记录： 1. 手术时间 2. 术中诊断 3. 麻醉方式 4. 手术简要经过 5. 术后处理措施 6. 术后患者一般情况 7. 术后医嘱及应当特别注意观察的事项	5□ 4□ 3□ 1□ 0□		参加手术者术后即时完成
住院第3~11天（术后日）	病程记录	住院医师查房记录	是否记录、分析如下内容： 1. 生命体征，病情变化 2. 根据情况明确是否完壁式手术，注意引流量 3. 根据引流情况，明确是否拔除引流皮条 4. 核查辅助检查结果是否有异常 5. 术后病情评估 6. 调整治疗分析 7. 上级医师意见执行情况 8. 术后注意事项宣教	5□ 4□ 3□ 1□ 0□		术后连续3天须有参加手术的医师或上级医师的查房记录
		上级医师查房记录	是否记录： 1. 术后病情评估 2. 确定是否有术后并发症及感染 3. 术后需要注意的事项 4. 术后治疗方案 5. 补充、更改诊断分析和确定诊断分析	5□ 4□ 3□ 1□ 0□		
住院第11~12天（出院日）	病程记录	住院医师查房记录	是否记录、分析： 1. 目前的症状、体征、伤口情况 2. 病情评估及疗效评估 3. 目前的治疗情况 4. 分析是否符合出院标准 5. 出院后的治疗方案 6. 出院后注意事项	5□ 4□ 3□ 1□ 0□		
		上级医师查房记录	是否记录、分析： 1. 手术疗效评估，预期目标完成情况 2. 确定符合出院标准 3. 出院后治疗方案 4. 向患者交待出院后注意事项	5□ 4□ 3□ 1□ 0□		

续 表

监控类别 住院时间		监控项目	监控要点	分数	减分理由	备注
	出院记录		是否记录齐全，重要内容无遗漏，如： 1．入院情况 2．诊疗经过：麻醉、手术方式；术中特殊情况及处理；术后并发症等 3．出院情况：症状体征、功能恢复、伤口愈合情况等 4．出院医嘱：出院带药需写明药物名称、用量、服用方法，需要调整的药物要注明调整的方法；出院后患者需要注意的事项；门诊复查时间及项目等	5□ 4□ 3□ 1□ 0□		
	特殊检查、特殊治疗同意书的医学文书		包括自然项目（另页书写时）、特殊检查、特殊治疗项目名称、目的、可能出现的并发症及风险、或替代治疗方案、患者或家属签署是否同意检查或治疗、患者签名、医师签名等	5□ 4□ 3□ 1□ 0□		
	病危（重）通知书		包括自然项目（另页书写时）、目前诊断、病情危重情况，患方签名、医师签名并填写日期	5□ 4□ 3□ 1□ 0□		
重点医嘱	长期医嘱	住院第1天	1．耳鼻咽喉科护理常规 2．二级/三级护理 3．普食	5□ 4□ 3□ 1□ 0□		
		住院第1~3天（术前准备日）	1．耳鼻咽喉科护理常规 2．二级护理 3．普食 4．患者既往疾病基础用药			
		住院第2~4天（手术日）	1．全麻术后常规护理 2．鼓室成形术术后护理常规 3．一级护理 4．术后6小时半流食 5．抗菌药物			
		住院第3~11天（术后日）	1．一/二级护理 2．半流食或普食 3．可停用抗菌药物			
	临时医嘱	住院第1天	1．血常规、尿常规 2．肝肾功能、血糖、电解质、凝血功能、感染性疾病筛查 3．胸片、心电图 4．临床听力学检查：酌情行咽鼓管功能检查 5．颞骨CT 6．中耳脓液细菌培养+药敏，面神经功能测定（视情况）			

续　表

监控类别 住院时间		监控项目	监控要点	分数	减分理由	备注
		住院第1~3天（术前准备日）	1．术前医嘱：明日全身麻醉或局麻下行鼓室成形术 2．术前禁食、水 3．术前抗菌药物 4．术前准备 5．其他特殊医嘱嘱			
		住院第2~4天（手术日）	1．标本送病理检查 2．酌情心电监护 3．酌情吸氧 4．其他特殊医嘱			
		住院第3~11天（术后日）	1．换药 2．其他特殊医嘱			
		住院第11~12天（出院日）	1．出院带药 2．门诊随诊			
一般书写规范		各项内容	完整、准确、清晰、签字	5□ 4□ 3□ 1□ 0□		
变异情况		变异条件及原因	1．术前合并其他基础疾病影响手术的患者，需要进行相关的诊断和治疗 2．术中、术后出现并发症（如面瘫，颅内感染等）需要特殊诊断治疗措施，延长住院时间 3．伴有影响本病治疗效果的合并症，需要采取进一步检查和诊断，延长住院时间	5□ 4□ 3□ 1□ 0□		

（二）声带息肉

声带息肉临床路径

1．进入临床路径标准

疾病诊断：声带息肉（ICD-10：J38.102）

手术操作：支撑喉镜下手术（ICD-9-CM-3：30.0901/30.0902）

2．病案质量监控表

监控类别 住院时间		监控项目		监控要点	分数	减分理由	备注
首页		主要诊断名称及编码		声带息肉（ICD-10：J38.102）	5□ 4□ 3□ 1□ 0□		
		主要手术名称及编码		支撑喉镜下手术（ICD-9-CM-3：30.0901/30.0902）			
		其他诊断名称及编码		无遗漏，编码准确			
		其他项目		内容完整、准确、无遗漏	5□ 4□ 3□ 1□ 0□		
住院第1天	入院记录	主诉与现病史	主要症状	是否记录描述声嘶持续，不易缓解，并重点描述： 1．发作或加重诱因 2．发作时间和程度 3．缓解方式 4．对体力、饮食、睡眠、活动的影响	5□ 4□ 3□ 1□ 0□		入院24小时内完成
			病情演变过程	是否描述主要症状的演变过程，如： 1．声嘶频率、性质、程度的变化 2．声嘶的特点：时间、是否反复发作、有无节律性（持续性，间断性），音色特点，发高音时，是否有“破音”、疲劳，是否失声	5□ 4□ 3□ 1□ 0□		
			其他伴随症状	是否记录伴随症状，如： 1．呼吸困难和喘鸣 2．咳嗽	5□ 4□ 3□ 1□ 0□		
			住院前诊疗过程	是否记录诊断、治疗情况，如： 1．做过何种检查，如间接喉镜，纤维喉镜，发音功能检测 2．检查结果是否正常 3．诊断过何种疾病 4．用过何种药物，用药时间、剂量、总量及效果如何	5□ 4□ 3□ 1□ 0□		

续　表

住院时间	监控类别	监控项目	监控要点	分数	减分理由	备注
		既往史 个人史 家族史	是否按照病历书写规范记录，并重点记录与疾病相关内容： 1．职业特点：有无用声不当、过多 2．上呼吸道病变：感冒、急慢性喉炎、鼻炎、鼻窦炎等	5□ 4□ 3□ 1□ 0□		
		体格检查	是否按照病历书写规范记录，并记录重要体征，无遗漏，如： 1．全身检查 2．声带的颜色、活动度 3．肿物的颜色、大小、位置、活动度、质地、表面情况及基底情况	5□ 4□ 3□ 1□ 0□		
		辅助检查	是否记录辅助检查结果，如： 血常规等相关检查	5□ 4□ 3□ 1□ 0□		
	首次病程记录	病例特点	是否简明扼要，重点突出，无遗漏： 1．声嘶的特点 2．职业特点（有无用声不当、过多） 3．体格检查情况（主要是喉镜检查情况等） 4．其他疾病史	5□ 4□ 3□ 1□ 0□		入院8小时内完成
		初步诊断	第一诊断为：声带息肉（ICD-10：J38.102）	5□ 4□ 3□ 1□ 0□		
		诊断依据	是否充分、分析合理： 1．声嘶持续，不易缓解，可伴有呼吸困难和喘鸣 2．有职业用声、用声不当或过多的病史 3．体格检查见声带边缘前中 1/3 交界处表面光滑半透明带蒂新生物，单侧或双侧同时发生	5□ 4□ 3□ 1□ 0□		
		鉴别诊断	是否根据病例特点与下列疾病鉴别： 1．声带小结 2．喉癌	5□ 4□ 3□ 1□ 0□		
		诊疗计划	是否全面并具有个性化： 1．完成必需的检查项目 （1）血常规、尿常规 （2）肝肾功能、血糖、电解质、凝血功能 （3）感染性疾病筛查（乙肝、丙肝、梅毒、艾滋病等） （4）胸片、心电图 （5）喉镜检查 （6）有条件行发音功能检测 2．评估是否可以手术	5□ 4□ 3□ 1□ 0□		

续 表

住院时间 \ 监控类别		监控项目	监控要点	分数	减分理由	备注
			3．术前准备 4．手术方案：支撑喉镜下声带息肉切除术 5．对症治疗			
	病程记录	上级医师查房记录	是否有重点内容并结合本病例： 1．审核下级医师记录的病史和体格检查是否正确 2．补充病史和查体 3．诊断、鉴别诊断及病情严重程度判断 4．完善术前检查 5．提示需要观察和注意的内容	5□ 4□ 3□ 1□ 0□		入院48小时内完成
		住院医师查房记录	是否记录、分析全面： 1．主要症状体征 2．具体治疗措施和术前准备 3．上级医师查房意见的执行情况 4．知情告知情况，患者及家属意见	5□ 4□ 3□ 1□ 0□		
住院第1~3天（术前准备日）	病程记录	住院医师查房记录	是否记录： 1．目前症状及体征变化 2．术前准备工作完成情况，包括检查、药物、麻醉科会诊意见等，检查结果等对手术的影响分析 3．请相应科室会诊情况 4．向患者或家属交代术前、术中和术后注意事项，签署手术知情同意书情况 5．手术者术前查看患者的情况	5□ 4□ 3□ 1□ 0□		
		上级医师查房记录	是否记录： 1．综合分析术前检查结果 2．手术前评估 3．手术适应证 4．确定手术方案：支撑喉镜下声带息肉切除术 5．结合本病例提出手术风险及预防措施	5□ 4□ 3□ 1□ 0□		
	麻醉知情同意书		是否记录： 1．一般项目 2．术前诊断 3．拟行手术方式 4．拟行麻醉方式 5．患者基础疾病及可能对麻醉产生影响的特殊情况 6．麻醉中拟行的有创操作和监测 7．麻醉风险，麻醉中及麻醉后可能发生的并发症及应对措施 8．患者签署意见并签名，如为家属或代理人要有授权委托书 9．麻醉医师签字，并写明日期时间	5□ 4□ 3□ 1□ 0□		

续 表

住院时间 \ 监控类别		监控项目	监控要点	分数	减分理由	备注
	麻醉术前访视记录		是否记录： 1. 患者自然信息 2. 患者一般情况 3. 简要病史 4. 与麻醉相关的辅助检查结果 5. 拟行手术方式 6. 拟行麻醉方式 7. 麻醉适应证 8. 麻醉风险及预防措施和麻醉中需注意的问题 9. 术前麻醉医嘱 10. 麻醉医师签字，并写明日期时间	5□ 4□ 3□ 1□ 0□		
	手术知情同意书		是否记录： 1. 术前诊断 2. 手术名称 3. 术式选择及有可能改变的术式 4. 术中、术后可能出现的并发症应对措施 5. 手术风险 6. 患者签署意见并签名，如为家属或代理人要有授权委托书 7. 经治医师和术者签名	5□ 4□ 3□ 1□ 0□		
	术前小结		是否记录： 1. 简要病情 2. 术前诊断及诊断依据 3. 手术指征 4. 拟行手术名称和方式 5. 拟行麻醉方式 6. 术前准备 7. 术中注意事项 8. 术后处置意见 9. 术者术前查看患者的情况	5□ 4□ 3□ 1□ 0□		
	术前讨论		是否记录： 1. 讨论地点、时间 2. 参加者及主持者的姓名、职称 3. 简要病情 4. 术前诊断及术前准备情况 5. 手术指征及手术方案 6. 可能出现的意外和防范措施 7. 具体讨论意见和主持人小结 8. 记录者签名	5□ 4□ 3□ 1□ 0□		

续　表

住院时间＼监控类别		监控项目	监控要点	分数	减分理由	备注
住院第2~4天（手术日）	麻醉记录单		是否记录： 1．一般项目 2．患者一般情况和术前特殊情况 3．麻醉前用药及效果 4．术前及术中疾病诊断 5．手术方式及日期 6．麻醉方式 7．麻醉诱导及各项操作开始及结束时间 8．麻醉期间用药名称、方式及剂量 9．麻醉期间特殊或突发情况及处理 10．术中出血量、输血量、输液量等 11．手术起止时间 12．麻醉医师签名	5□ 4□ 3□ 1□ 0□		
	麻醉术后访视记录		是否记录： 1．一般项目 2．患者一般情况 3．目前麻醉恢复情况，清醒时间 4．术后医嘱、是否拔除气管插管等 5．如有特殊情况应详细记录 6．麻醉医师签字并填写日期	5□ 4□ 3□ 1□ 0□		
	手术记录		是否记录： 1．一般项目 2．手术日期 3．术前及术中诊断 4．手术名称 5．手术医师术者及助手姓名 6．护士姓名（分别记录刷手及巡回护士） 7．输血量、特殊成分输血、输液量 8．麻醉方法 9．手术经过：麻醉是否成功；患者体位；手术切口位置；手术中探查脏器的顺序；术中所见病灶的解剖位置、切除病灶的大小，是否切除完全，注意说明有无声带损伤；切除标本的去向；术中对周围血管神经的保护措施，是否有损伤；术中出血量；手术结束前器械、纱布清点情况 10．术后患者去向：回病房、监护室或麻醉恢复室 11．术者签字	5□ 4□ 3□ 1□ 0□		术者术后24小时内完成
	手术安全核查记录		是否记录： 1．手术安全核查记录单并且填写完整 2．手术医师、麻醉医师和手术护士三方核对，并签字齐全	5□ 4□ 3□ 1□ 0□		

续　表

监控类别 住院时间		监控项目	监控要点	分数	减分理由	备注
	手术清点记录		是否记录： 1．一般项目 2．术中所用各种器械和敷料数量的清点核对 3．巡回护士和手术器械护士签名	5□ 4□ 3□ 1□ 0□		
	术后首次病程记录		是否记录： 1．手术时间 2．术中诊断 3．麻醉方式 4．手术简要经过 5．术后处理措施 6．术后患者一般情况 7．术后医嘱及应当特别注意观察的事项	5□ 4□ 3□ 1□ 0□		参加手术者术后即时完成
住院第3~5天（术后日）	病程记录	住院医师查房记录	是否记录、分析如下内容： 1．生命体征，病情变化 2．观察咽喉部情况 3．核查辅助检查结果是否有异常 4．术后病情评估 5．调整治疗分析 6．上级医师意见执行情况 7．术后注意事项宣教	5□ 4□ 3□ 1□ 0□		术后连续3天须有参加手术的医师或上级医师的查房记录
		上级医师查房记录	是否记录： 1．术后病情评估 2．确定是否有术后并发症及感染 3．术后需要注意的事项 4．术后治疗方案 5．补充、更改诊断分析和确定诊断分析	5□ 4□ 3□ 1□ 0□		
住院第4~7天（出院日）	病程记录	住院医师查房记录	是否记录、分析： 1．目前的症状、体征，观察咽喉部情况 2．病情评估及疗效评估 3．目前治疗情况 4．分析是否符合出院标准 5．出院后治疗方案 6．出院后注意事项	5□ 4□ 3□ 1□ 0□		
		上级医师查房记录	是否记录、分析： 1．手术疗效评估，预期目标完成情况 2．确定符合出院标准 3．出院后治疗方案 4．向患者交代出院后注意事项	5□ 4□ 3□ 1□ 0□		

续 表

住院时间 \ 监控类别		监控项目	监控要点	分数	减分理由	备注
	出院记录		是否记录齐全，重要内容无遗漏，如： 1. 入院情况 2. 诊疗经过：麻醉、手术方式；术中特殊情况及处理；术后并发症等 3. 出院情况：症状体征、功能恢复、咽喉部愈合情况等 4. 出院医嘱：出院带药需写明药物名称、用量、服用方法，需要调整的药物要注明调整的方法；出院后患者需要注意的事项；门诊复查时间及项目等	5□ 4□ 3□ 1□ 0□		
	特殊检查、特殊治疗同意书的医学文书		包括自然项目（另页书写时）、特殊检查、特殊治疗项目名称、目的、可能出现的并发症及风险、或替代治疗方案、患者或家属签署是否同意检查或治疗、患者签名、医师签名等	5□ 4□ 3□ 1□ 0□		
	病危（重）通知书		包括自然项目（另页书写时）、目前诊断、病情危重情况，患方签名、医师签名并填写日期	5□ 4□ 3□ 1□ 0□		
重点医嘱	长期医嘱	住院第1天	1. 耳鼻咽喉科护理常规 2. 二级/三级护理 3. 普食	5□ 4□ 3□ 1□ 0□		
		住院第1~3天（术前准备日）	1. 耳鼻咽喉科护理常规 2. 二级护理 3. 普食 4. 患者既往基础用药			
		住院第2~4天（手术日）	1. 全麻术后常规护理 2. 支撑喉镜下声带息肉切除术术后护理常规 3. 一级护理 4. 半流食 5. 适当休声 6. 抗菌药物 7. 雾化吸入			
		住院第3~5天（术后日）	1. 二级护理 2. 半流食或普食 3. 其他特殊医嘱			
	临时医嘱	住院第1天	1. 血常规、尿常规 2. 肝肾功能、血糖、电解质、凝血功能、感染性疾病筛查 3. 胸片、心电图 4. 喉镜检查 5. 有条件行发音功能检测			

续 表

监控类别 住院时间		监控项目	监控要点	分数	减分理由	备注
		住院第1~3天（术前准备日）	1．术前医嘱：明日全身麻醉下行支撑下喉镜声带息肉切除术 2．术前禁食、水 3．术前抗菌药物 4．术前准备 5．其他特殊医嘱			
		住院第2~4天（手术日）	1．标本送病理检查 2．心电监护（酌情） 3．吸氧（酌情） 4．其他特殊医嘱 5．漱口液			
		住院第3~5天（术后日）	其他特殊医嘱			
		住院第4~7天（出院日）	1．出院带药 2．门诊随诊			
一般书写规范		各项内容	完整、准确、清晰、签字	5□ 4□ 3□ 1□ 0□		
变异情况		变异条件及原因	1．术前合并其他基础疾病影响手术的患者，需要进行相关的诊断和治疗 2．有手术并发症，如声带损伤、粘连等 3．病理学检查是恶性肿瘤等则转入相应临床路径	5□ 4□ 3□ 1□ 0□		

（三）慢性鼻-鼻窦炎

慢性鼻-鼻窦炎临床路径

1．进入临床路径标准

疾病诊断：慢性鼻-鼻窦炎（ICD-10：J32）

手术操作：鼻内镜手术（ICD-9-CM-3：21. 31/21. 5/22. 2/22. 3/22. 4/22. 5/22. 6）

2．病案质量监控表

<table>
<tr><td colspan="2">监控类别
住院时间</td><td colspan="2">监控项目</td><td>监控要点</td><td>分数</td><td>减分理由</td><td>备注</td></tr>
<tr><td colspan="2" rowspan="4">首页</td><td colspan="2">主要诊断名称及编码</td><td>慢性鼻-鼻窦炎（ICD-10：J32）</td><td rowspan="3">5□
4□
3□
1□
0□</td><td rowspan="3"></td><td rowspan="3"></td></tr>
<tr><td colspan="2">主要手术名称及编码</td><td>鼻内镜手术（ICD-9-CM-3：21.31/21.5/22.2/22.3/22.4/22.5/22.6）</td></tr>
<tr><td colspan="2">其他诊断名称及编码</td><td>无遗漏，编码准确</td></tr>
<tr><td colspan="2">其他项目</td><td>内容完整、准确、无遗漏</td><td>5□
4□
3□
1□
0□</td><td></td><td></td></tr>
<tr><td rowspan="3">住院第1天</td><td rowspan="3">入院记录</td><td rowspan="3">主诉与现病史</td><td>主要症状</td><td>是否记录描述鼻塞、黏性、脓性鼻涕、头面部胀痛、嗅觉减退或丧失等，并重点描述：
1．发作或加重诱因
2．发作时间和程度
3．缓解方式
4．对体力、饮食、睡眠、活动的影响</td><td>5□
4□
3□
1□
0□</td><td></td><td rowspan="3">入院24小时内完成</td></tr>
<tr><td>病情演变过程</td><td>是否描述主要症状的演变过程，如：
1．鼻塞的诱因、时间和程度的变化
2．脓涕的量，颜色，有无异味
3．头痛的部位、性质和时间</td><td>5□
4□
3□
1□
0□</td><td></td></tr>
<tr><td>其他伴随症状</td><td>是否记录伴随症状，如：
1．头晕，易倦，精神抑郁，记忆力减退，注意力不集中等
2．眼睑有无水肿、压痛，充血、肿胀，眼球活动度，视力情况等
3．有无颅内感染和或颅压增高的症状</td><td>5□
4□
3□
1□
0□</td><td></td></tr>
</table>

续 表

住院时间	监控类别	监控项目	监控要点	分数	减分理由	备注
		住院前诊疗过程	是否记录诊断、治疗情况，如： 1. 做过何种检查，如影像学检查（X 线平片，CT，MRI），鼻窦 A 超 2. 检查结果是否正常 3. 诊断过何种疾病 4. 用过何种药物，用药时间、剂量、总量及效果如何	5□ 4□ 3□ 1□ 0□		
		既往史 个人史 家族史	是否按照病历书写规范记录，并重点记录与疾病相关内容： 1. 有无牙尖感染，拔牙史 2. 有无鼻及鼻窦外伤史 3. 有无鼻腔填塞史，游泳呛水史等	5□ 4□ 3□ 1□ 0□		
		体格检查	是否按照病历书写规范记录，并记录重要体征，无遗漏，如： 1. 全身检查 2. 鼻腔检查：鼻黏膜充血，鼻甲肿胀，中鼻道黄脓涕或有鼻息肉	5□ 4□ 3□ 1□ 0□		
		辅助检查	是否记录辅助检查结果如： 血常规、影像学检查（CT 扫描显示窦口鼻道复合体或鼻黏膜病变）	5□ 4□ 3□ 1□ 0□		
	首次病程记录	病例特点	是否简明扼要，重点突出，无遗漏： 1. 鼻部症状持续 12 周以上，症状未完全缓解甚至加重 2. 是否有合并症病史、体征及症状 3. 鼻部查体所见鼻黏膜充血，鼻甲肿胀，中鼻道黄脓涕或有鼻息肉 4. 影像学检查（CT）：提示鼻腔、鼻窦黏膜慢性炎性改变 5. 其他疾病史	5□ 4□ 3□ 1□ 0□		入院8小时内完成
		初步诊断	第一诊断为：慢性鼻-鼻窦炎（ICD-10：J32）	5□ 4□ 3□ 1□ 0□		
		诊断依据	是否充分、分析合理： 1. 鼻塞流涕持续 12 周以上 2. 鼻部查体所见：鼻黏膜充血，鼻甲肿胀，中鼻道黄脓涕；或有鼻息肉 3. 影像学检查（CT）：提示鼻腔、鼻窦黏膜慢性炎性改变	5□ 4□ 3□ 1□ 0□		
		鉴别诊断	是否根据病例特点与下列疾病鉴别： 鼻腔、鼻窦的恶性肿瘤	5□ 4□ 3□ 1□ 0□		

续　表

住院时间	监控类别	监控项目	监控要点	分数	减分理由	备注
		诊疗计划	是否全面并具有个性化： 1．完成必需的检查项目 （1）血常规、尿常规 （2）肝肾功能、血糖、电解质、凝血功能、感染性疾病筛查（乙肝、丙肝、梅毒、艾滋病等） （3）胸片、心电图 （4）鼻窦 CT （5）酌情行过敏原及相关免疫学检测 （6）酌情行鼻功能测试 2．评估是否可以手术 3．术前准备 4．手术方案：鼻内镜手术 5．对症治疗	5□ 4□ 3□ 1□ 0□		
	病程记录	上级医师查房记录	是否有重点内容并结合本病例： 1．审核下级医师记录的病史和体格检查是否正确 2．补充病史和查体 3．诊断、鉴别诊断及病情严重程度判断 4．完善术前检查 5．提示需要观察和注意的内容	5□ 4□ 3□ 1□ 0□		入院48小时内完成
		住院医师查房记录	是否记录、分析全面： 1．主要症状体征 2．具体治疗措施和术前准备 3．上级医师查房意见的执行情况 4．知情告知情况，患者及家属意见	5□ 4□ 3□ 1□ 0□		
住院第1~3天（术前准备日）	病程记录	住院医师查房记录	是否记录： 1．目前症状及体征变化 2．术前准备工作完成情况，包括检查、药物、配血、备皮、麻醉科会诊意见等，检查结果等对手术的影响分析 3．请相应科室会诊情况 4．向患者或家属交代术前、术中和术后注意事项，签署手术知情同意书情况 5．手术者术前查看患者的情况	5□ 4□ 3□ 1□ 0□		
		上级医师查房记录	是否记录： 1．综合分析术前检查结果 2．手术前评估 3．手术适应证 （1）有眶内和颅内并发病 （2）有影响窦口鼻道复合体或各鼻窦引流的鼻息肉 （3）影响窦口鼻道复合体或各鼻窦引流的明显解剖学异常 4．确定手术方案 5．结合本病例提出手术风险及预防措施	5□ 4□ 3□ 1□ 0□		

续 表

监控类别 住院时间		监控项目	监控要点	分数	减分理由	备注
	麻醉知情同意书		是否记录： 1．一般项目 2．术前诊断 3．拟行手术方式 4．拟行麻醉方式 5．患者基础疾病及可能对麻醉产生影响的特殊情况 6．麻醉中拟行的有创操作和监测 7．麻醉风险，麻醉中及麻醉后可能发生的并发症及应对措施 8．患者签署意见并签名，如为家属或代理人要有授权委托书 9．麻醉医师签字，并写明日期时间	5□ 4□ 3□ 1□ 0□		
	麻醉术前访视记录		是否记录： 1．患者自然信息 2．患者一般情况 3．简要病史 4．与麻醉相关的辅助检查结果 5．拟行手术方式 6．拟行麻醉方式 7．麻醉适应证 8．麻醉风险及预防措施和麻醉中需注意的问题 9．术前麻醉医嘱 10．麻醉医师签字，并写明日期时间	5□ 4□ 3□ 1□ 0□		
	手术知情同意书		是否记录： 1．术前诊断 2．手术名称 3．术式选择及有可能改变的术式 4．术中、术后可能出现的并发症应对措施 5．手术风险 6．患者签署意见并签名，如为家属或代理人要有授权委托书 7．经治医师和术者签名	5□ 4□ 3□ 1□ 0□		
	术前小结		是否记录： 1．简要病情 2．术前诊断及诊断依据 3．手术指征 4．拟行手术名称和方式 5．拟行麻醉方式 6．术前准备 7．术中注意事项 8．术后处置意见 9．术者术前查看患者的情况	5□ 4□ 3□ 1□ 0□		

续 表

住院时间 \ 监控类别		监控项目	监控要点	分数	减分理由	备注
	术前讨论		是否记录： 1．讨论地点、时间 2．参加者及主持者的姓名、职称 3．简要病情 4．术前诊断及术前准备情况 5．手术指征及手术方案 6．可能出现的意外和防范措施 7．具体讨论意见和主持人小结 8．记录者签名	5□ 4□ 3□ 1□ 0□		
住院第2~4天（手术日）	麻醉记录单		是否记录： 1．一般项目 2．患者一般情况和术前特殊情况 3．麻醉前用药及效果 4．术前及术中疾病诊断 5．手术方式及日期 6．麻醉方式 7．麻醉诱导及各项操作开始及结束时间 8．麻醉期间用药名称、方式及剂量 9．麻醉期间特殊或突发情况及处理 10．术中出血量、输血量、输液量等 11．手术起止时间 12．麻醉医师签名	5□ 4□ 3□ 1□ 0□		
	麻醉术后访视记录		是否记录： 1．一般项目 2．患者一般情况 3．目前麻醉恢复情况，清醒时间 4．术后医嘱、是否拔除气管插管等 5．如有特殊情况应详细记录 6．麻醉医师签字并填写日期	5□ 4□ 3□ 1□ 0□		
	手术记录		是否记录： 1．一般项目 2．手术日期 3．术前及术中诊断 4．手术名称 5．手术医师术者及助手姓名 6．护士姓名（分别记录刷手及巡回护士） 7．输血量、特殊成分输血、输液量 8．麻醉方法 9．手术经过：麻醉是否成功；患者体位；手术切口位置；手术中探查脏器的顺序；术中所见病灶的解剖位置、积血、脓量；切除病灶的大小，切除标本的去向；术中对周围血管神经的保护措施，是否有损伤；术中出血量；手术结束前器械、纱布清点情况 10．术后患者去向：回病房、监护室或麻醉恢复室 11．术者签字	5□ 4□ 3□ 1□ 0□		术者术后24小时内完成

续 表

住院时间 \ 监控类别		监控项目	监控要点	分数	减分理由	备注
	手术安全核查记录		是否记录： 1．手术安全核查记录单并且填写完整 2．手术医师、麻醉医师和手术护士三方核对，并签字齐全	5□ 4□ 3□ 1□ 0□		
	手术清点记录		是否记录： 1．一般项目 2．术中所用各种器械和敷料数量的清点核对 3．巡回护士和手术器械护士签名	5□ 4□ 3□ 1□ 0□		
	术后首次病程记录		是否记录： 1．手术时间 2．术中诊断 3．麻醉方式 4．手术简要经过 5．术后处理措施 6．术后患者一般情况 7．术后医嘱及应当特别注意观察的事项	5□ 4□ 3□ 1□ 0□		参加手术者术后即时完成
住院第3~9天（术后日）	病程记录	住院医师查房记录	是否记录、分析如下内容： 1．生命体征，病情变化 2．根据情况明确是否拔除鼻腔填塞物 3．伤口情况 4．核查辅助检查结果是否有异常 5．术后病情评估 6．调整治疗分析 7．上级医师意见执行情况 8．术后注意事项宣教	5□ 4□ 3□ 1□ 0□		术后连续3天须有参加手术的医师或上级医师的查房记录
		上级医师查房记录	是否记录： 1．术后病情评估 2．确定是否有术后并发症及感染 3．术后需要注意的事项 4．术后治疗方案 5．补充、更改诊断分析和确定诊断分析	5□ 4□ 3□ 1□ 0□		
住院第4~10天（出院日）	病程记录	住院医师查房记录	是否记录、分析： 1．目前的症状、体征，伤口情况 2．病情评估及疗效评估 3．目前的治疗情况 4．分析是否符合出院标准 5．出院后的治疗方案 6．出院后注意事项	5□ 4□ 3□ 1□ 0□		
		上级医师查房记录	是否记录、分析： 1．手术疗效评估，预期目标完成情况 2．确定符合出院标准 3．出院后治疗方案 4．向患者交代出院后注意事项	5□ 4□ 3□ 1□ 0□		

续 表

住院时间 \ 监控类别		监控项目	监控要点	分数	减分理由	备注
	出院记录		是否记录齐全，重要内容无遗漏，如： 1. 入院情况 2. 诊疗经过：麻醉、手术方式；术中特殊情况及处理；术后并发症等 3. 出院情况：症状、体征、功能恢复、伤口愈合情况等 4. 出院医嘱：出院带药需写明药物名称、用量、服用方法，需要调整的药物要注明调整的方法；出院后患者需要注意的事项；门诊复查时间及项目等	5□ 4□ 3□ 1□ 0□		
	特殊检查、特殊治疗同意书的医学文书		包括自然项目（另页书写时）、特殊检查、特殊治疗项目名称、目的、可能出现的并发症及风险、患者或家属签署是否同意检查或治疗、患者签名、医师签名等	5□ 4□ 3□ 1□ 0□		
	病危（重）通知书		包括自然项目（另页书写时）、目前诊断、病情危重情况，患方签名、医师签名并填写日期	5□ 4□ 3□ 1□ 0□		
重点医嘱	长期医嘱	住院第1天	1. 耳鼻咽喉科护理常规 2. 二/三级护理 3. 普食	5□ 4□ 3□ 1□ 0□		
		住院第1~3天（术前准备日）	1. 耳鼻咽喉科护理常规 2. 二级护理 3. 普食 4. 患者既往疾病基础用药			
		住院第2~4天（手术日）	1. 全麻术后常规护理 2. 鼻内镜手术术后护理常规 3. 一级护理 4. 半流食 5. 抗菌药物			
		住院第3~9天（术后日）	1. 二级护理 2. 半流食/普食 3. 可停用抗菌药物 4. 其他特殊医嘱			
	临时医嘱	住院第1天	1. 血常规、尿常规 2. 肝肾功能、血糖、电解质、凝血功能、感染性疾病筛查（乙肝、丙肝、梅毒、艾滋病等） 3. 胸片、心电图 4. 鼻窦CT 5. 过敏原及相关免疫学检测（酌情） 6. 鼻功能测试（酌情）			
		住院第1~3天（术前准备日）	1. 术前医嘱：明日全身麻醉或局麻下行鼻内镜手术 2. 术前禁食、水 3. 术前抗菌药物			

续 表

监控类别 / 住院时间		监控项目	监控要点	分数	减分理由	备注
			4. 术前准备 5. 其他特殊医嘱			
		住院第2~4天（手术日）	1. 标本送病理检查 2. 心电监护（酌情） 3. 吸氧（酌情） 4. 其他特殊医嘱			
		住院第3~9天（术后日）	1. 换药 2. 其他特殊医嘱			
		住院第4~10天（出院日）	1. 出院带药 2. 门诊随诊			
一般书写规范		各项内容	完整、准确、清晰、签字	5□ 4□ 3□ 1□ 0□		
变异情况		变异条件及原因	1. 术前合并其他基础疾病影响手术的患者，需要进行相关的诊断和治疗 2. 伴有影响手术的合并症，需进行相关诊断和治疗等，导致住院时间延长，治疗费用增加 3. 出现手术并发症，需进一步诊断和治疗，导致住院时间延长，治疗费用增加	5□ 4□ 3□ 1□ 0□		

（四）喉癌

喉癌临床路径

1. 进入临床路径标准

   疾病诊断：喉癌（ICD-10：C32）

   手术操作：喉部分或全切除术（ICD-9-CM-3：30.1/30.2/30.3/30.4）

2. 病案质量监控表

监控类别 住院时间		监控项目		监控要点	分数	减分理由	备注
首页		主要诊断名称及编码		喉癌（ICD-10：C32）	5□ 4□ 3□ 1□ 0□		
		主要手术名称及编码		喉部分或全切除术（ICD-9-CM-3：30.1/30.2/30.3/30.4）			
		其他诊断名称及编码		无遗漏，编码准确			
		其他项目		内容完整、准确、无遗漏	5□ 4□ 3□ 1□ 0□		
住院第1天	入院记录	主诉与现病史	主要症状	是否记录描述喉部不适、声音嘶哑、呼吸困难等，并重点描述： 1. 发作或加重诱因 2. 发作时间和程度 3. 缓解方式 4. 对体力、饮食、睡眠、活动的影响	5□ 4□ 3□ 1□ 0□		入院24小时内完成
			病情演变过程	是否描述主要症状的演变过程，如： 1. 声嘶频率、性质、程度的变化，声音改变 2. 咽痒，咽喉疼，咽部异物感，吞咽不适 3. 咳嗽、咳痰，痰中带血 4. 呼吸困难，吞咽困难 5. 口臭，放射性耳痛 6. 颈部情况：肿大淋巴结	5□ 4□ 3□ 1□ 0□		
			其他伴随症状	是否记录伴随症状，如： 1. 呼吸的情况 2. 咳血情况 3. 颈部情况	5□ 4□ 3□ 1□ 0□		

续　表

住院时间	监控类别	监控项目	监控要点	分数	减分理由	备注
		住院前诊疗过程	是否记录诊断、治疗情况，如： 1．做过何种检查，如间接喉镜、纤维喉镜、发音功能检测、喉部X线侧位片，CT，MIR、活检等 2．检查结果是否正常 3．诊断过何种疾病 4．用过何种药物，用药时间、剂量、总量及效果如何	5□ 4□ 3□ 1□ 0□		
		既往史 个人史 家族史	是否按照病历书写规范记录，并重点记录与疾病相关内容： 1．个人史：吸烟、饮酒 2．既往史：成人型喉乳头状瘤感染，放散线接触 3．家族史：有无类似患者	5□ 4□ 3□ 1□ 0□		
		体格检查	是否按照病历书写规范记录，并记录重要体征，无遗漏，如： 1．喉镜检查（重点对声带的描述） 2．声带的颜色，活动度 3．肿物的颜色，大小，位置，活动度，质地，表面情况及基底情况 4．肿物位于会厌、前联合、喉室声门下 5．颈部淋巴结，颈前软组织，喉体，甲状腺	5□ 4□ 3□ 1□ 0□		
		辅助检查	是否记录辅助检查结果，如： 血常规、喉部相关检查	5□ 4□ 3□ 1□ 0□		
	首次病程记录	病例特点	是否简明扼要，重点突出，无遗漏： 1．年龄超过40岁，有声音嘶哑，咽部异物感 2．伴随情况：咽喉疼痛，吞咽困难，咳嗽，痰中带血等 3．喉镜检查情况：直接喉镜，间接喉镜，纤维喉镜提示，喉部新生物情况 4．喉部X线侧位片，CT，MRI，B超检查提示病变情况 5．活检病理结果 6．其他疾病史	5□ 4□ 3□ 1□ 0□		入院8小时内完成
		初步诊断	第一诊断为：喉癌（ICD-10：C32）	5□ 4□ 3□ 1□ 0□		
		诊断依据	是否充分、分析合理： 1．年龄超过40岁 2．声嘶超过2周，有无咽部异物感，咳嗽、咳痰、痰中带血，呼吸困难 3．伴随情况 4．喉镜检查情况：直接喉镜、间接喉镜、纤维喉镜提示喉部情况 5．喉部CT扫描提示肿瘤大小、范围、浸润深度及颈部淋巴结转移等 6．活检病理结果	5□ 4□ 3□ 1□ 0□		

续 表

住院时间 \ 监控类别		监控项目	监控要点	分数	减分理由	备注
		鉴别诊断	是否根据病例特点与下列疾病鉴别： 1．喉结核 2．喉乳头状瘤 3．喉淀粉样变 4．喉梅毒	5□ 4□ 3□ 1□ 0□		
		诊疗计划	是否全面并具有个性化： 1．完成必需的检查项目 （1）血常规、尿常规 （2）肝肾功能、血糖、电解质、凝血功能、感染性疾病筛查（乙肝、丙肝、梅毒、艾滋病等） （3）胸片、心电图 （4）喉镜检查 （5）病理学检查 （6）CT 和（或）MRI 或 B 超，肺功能，输血准备（酌情） 2．评估是否可以手术 3．术前准备 4．手术方案：喉部分或全切除术 5．对症治疗	5□ 4□ 3□ 1□ 0□		
	病程记录	上级医师查房记录	是否有重点内容并结合本病例： 1．审核下级医师记录的病史和体格检查是否正确 2．补充病史和查体 3．诊断、鉴别诊断及分期分析 4．完善术前检查 5．提示需要观察和注意的内容	5□ 4□ 3□ 1□ 0□		入院48 小时内完成
		住院医师查房记录	是否记录、分析全面： 1．主要症状、体征 2．具体治疗措施和术前准备 3．上级医师查房意见的执行情况 4．知情告知情况，患者及家属意见	5□ 4□ 3□ 1□ 0□		
住院第1~3 天（术前准备日）	病程记录	住院医师查房记录	是否记录： 1．目前症状及体征变化 2．术前准备工作完成情况，包括检查、药物、配血、备皮、麻醉科会诊意见等，以及检查结果等对手术的影响分析 3．请相应科室会诊情况 4．向患者或家属交代术前、术中和术后注意事项，签署手术知情同意书情况 5．手术者术前查看患者的情况	5□ 4□ 3□ 1□ 0□		
		上级医师查房记录	是否记录： 1．综合分析术前检查结果 2．手术前评估及手术指征 （1）激光喉癌切除术，T_1，部分 T_2 （2）喉部分切除术，T_1，T_2，部分 T_3，少数 T_4 适	5□ 4□ 3□ 1□ 0□		

续 表

住院时间 \ 监控类别		监控项目	监控要点	分数	减分理由	备注
			合喉部分切除术的喉癌患者 （3）全喉切除术，不适合上述手术方式的喉癌患者 （4）是否行缺损修复，是否行颈淋巴结清扫术 3．确定手术方案 4．结合本病例提出手术风险及预防措施			
	麻醉知情同意书		是否记录： 1．一般项目 2．术前诊断 3．拟行手术方式 4．拟行麻醉方式 5．患者基础疾病及可能对麻醉产生影响的特殊情况 6．麻醉中拟行的有创操作和监测 7．麻醉风险，麻醉中及麻醉后可能发生的并发症及应对措施 8．患者签署意见并签名，如为家属或代理人要有授权委托书 9．麻醉医师签字，并写明日期时间	5□ 4□ 3□ 1□ 0□		
	麻醉术前访视记录		是否记录： 1．患者自然信息 2．患者一般情况 3．简要病史 4．与麻醉相关的辅助检查结果 5．拟行手术方式 6．拟行麻醉方式 7．麻醉适应证 8．麻醉风险及预防措施和麻醉中需注意的问题 9．术前麻醉医嘱 10．麻醉医师签字，并写明日期时间	5□ 4□ 3□ 1□ 0□		
	输血知情同意书		是否记录： 1．一般项目 2．输血指征 3．拟输血成分 4．输血前有关检查结果 5．输血风险及可能产生的不良后果及应对措施 6．患者签署意见并签名，如为家属或代理人要有授权书 7．医师签名并填写日期	5□ 4□ 3□ 1□ 0□		
	手术知情同意书		是否记录： 1．术前诊断 2．手术名称 3．术式选择及有可能改变的术式 4．术中、术后可能出现的并发症应对措施 5．手术风险 6．患者签署意见并签名，如为家属或代理人要有授权委托书 7．经治医师和术者签名	5□ 4□ 3□ 1□ 0□		

续 表

住院时间 \ 监控类别		监控项目	监控要点	分数	减分理由	备注
	术前小结		是否记录： 1．简要病情 2．术前诊断及诊断依据 3．手术指征 4．拟行手术名称和方式 5．拟行麻醉方式 6．术前准备 7．术中注意事项 8．术后处置意见 9．术者术前查看患者的情况	5□ 4□ 3□ 1□ 0□		
	术前讨论		是否记录： 1．讨论地点、时间 2．参加者及主持者的姓名、职称 3．简要病情 4．术前诊断及术前准备情况 5．手术指征及手术方案 6．可能出现的意外和防范措施 7．具体讨论意见和主持人小结 8．记录者签名	5□ 4□ 3□ 1□ 0□		
住院第2~5天（手术日）	麻醉记录单		是否记录： 1．一般项目 2．患者一般情况和术前特殊情况 3．麻醉前用药及效果 4．术前及术中疾病诊断 5．手术方式及日期 6．麻醉方式 7．麻醉诱导及各项操作开始及结束时间 8．麻醉期间用药名称、方式及剂量 9．麻醉期间特殊或突发情况及处理 10．术中出血量、输血量、输液量等 11．手术起止时间 12．麻醉医师签名	5□ 4□ 3□ 1□ 0□		
	麻醉术后访视记录		是否记录： 1．一般项目 2．患者一般情况 3．目前麻醉恢复情况，清醒时间 4．术后医嘱、是否拔除气管插管等 5．如有特殊情况应详细记录 6．麻醉医师签字并填写日期	5□ 4□ 3□ 1□ 0□		

续　表

住院时间	监控类别	监控项目	监控要点	分数	减分理由	备注
	手术记录		是否记录： 1．一般项目 2．手术日期 3．术前及术中诊断 4．手术名称 5．手术医师术者及助手姓名 6．护士姓名（分别记录刷手及巡回护士） 7．输血量、特殊成分输血、输液量 8．麻醉方法 9．手术经过：麻醉是否成功；患者体位；手术切口位置；手术中探查脏器顺序；术中所见肿瘤的解剖位置、外观、大小、与周围组织的关系；切除肿瘤的范围；切除肿瘤的大小，切除标本的去向；术中对周围血管神经的保护措施，是否有损伤；术中出血量；手术结束前器械、纱布清点情况 10．术后患者去向：回病房、监护室或麻醉恢复室 11．术者签字	5□ 4□ 3□ 1□ 0□		术后24小时内完成
	手术安全核查记录		是否记录： 1．手术安全核查记录单并且填写完整 2．手术医师、麻醉医师和手术护士三方核对，并签字齐全	5□ 4□ 3□ 1□ 0□		
	手术清点记录		是否记录： 1．一般项目 2．术中所用各种器械和敷料数量的清点核对 3．巡回护士和手术器械护士签名	5□ 4□ 3□ 1□ 0□		
	术后首次病程记录		是否记录： 1．手术时间 2．术中诊断 3．麻醉方式 4．手术简要经过 5．术后处理措施 6．术后患者一般情况 7．术后医嘱及应当特别注意观察的事项	5□ 4□ 3□ 1□ 0□		参加手术者术后即时完成
住院第3~19天（术后日）	病程记录	住院医师查房记录	是否记录、分析如下内容： 1．生命体征，病情变化 2．喉部引流液的量、颜色、性状，根据其情况决定何时拔除引流管 3．切口情况、换药情况 4．核查辅助检查结果是否有异常 5．术后病情评估 6．调整治疗分析 7．上级医师意见执行情况 8．术后注意事项宣教	5□ 4□ 3□ 1□ 0□		术后连续3天须有参加手术的医师或上级医师的查房记录

续 表

住院时间 \ 监控类别		监控项目	监控要点	分数	减分理由	备注
		上级医师查房记录	是否记录： 1．术后病情评估 2．确定是否有术后并发症和手术切口感染 3．术后需要注意的事项 4．术后治疗方案 5．补充、更改和确定诊断分析	5□ 4□ 3□ 1□ 0□		
住院第7~21天（出院日）	病程记录	住院医师查房记录	是否记录： 1．目前症状及体征 2．目前治疗情况 3．切口拆线及愈合情况 4．实验室检查指标正常与否 5．向患者交代出院后注意事项	5□ 4□ 3□ 1□ 0□		
	出院记录		记录是否齐全，重要内容无遗漏，如： 1．入院情况 2．诊疗经过：麻醉、手术方式；术中特殊情况及处理；术后并发症等 3．出院情况：症状、体征、功能恢复、切口愈合情况及病理结果等 4．出院医嘱：出院带药需写明药物名称、用量、服用方法，需要调整的药物要注明调整的方法；出院后患者需要注意的事项；门诊复查时间及项目等	5□ 4□ 3□ 1□ 0□		
	特殊检查、特殊治疗同意书的医学文书		包括自然项目（另页书写时）、特殊检查、特殊治疗项目名称、目的、可能出现的并发症及风险、患者或家属签署是否同意检查或治疗、患者签名、医师签名等	5□ 4□ 3□ 1□ 0□		
	病危（重）通知书		包括自然项目（另页书写时）、目前诊断、病情危重情况，患方签名、医师签名并填写日期	5□ 4□ 3□ 1□ 0□		
重点医嘱	长期医嘱	住院第1天	1．耳鼻咽喉科护理常规 2．二级护理 3．普食	5□ 4□ 3□ 1□ 0□		
		住院第1~3天（术前准备日）	1．耳鼻咽喉科护理常规 2．二级护理 3．普食 4．患者既往疾病基础用药			

续 表

监控类别 住院时间		监控项目	监控要点	分数	减分理由	备注
		住院第 2~5 天（手术日）	1．全麻术后常规护理 2．喉部分或全切除术*术后常规护理 3．气管切开术后常规护理 4．一级护理 5．鼻饲饮食 6．抗菌药物 7．其他特殊医嘱			
		住院第 3~19 天（术后日）	1．一/二级护理 2．酌情停用鼻饲饮食 3．酌情停用抗菌药物 4．其他特殊医嘱			
	临时医嘱	住院第 1 天	1．血常规、尿常规 2．肝肾功能、血糖、电解质、凝血功能、感染性疾病筛查（乙肝、丙肝、梅毒、艾滋病等） 3．胸片、心电图 4．喉镜检查 5．病理学检查 6．CT 和（或）MRI 或 B 超，肺功能，输血准备（酌情）			
		住院第 1~3 天（术前准备日）	1．术前医嘱 2．术前医嘱：明日全身麻醉下行喉部分或全切除术 3．术前禁食、水 4．术前抗菌药物 5．术前准备 6．留置鼻饲管（术前或术中，激光手术除外） 7．其他特殊医嘱嘱			
		住院第 2~5 天（手术日）	1．标本送病理检查 2．心电监护（酌情） 3．吸氧（酌情） 4．其他特殊医嘱氧			
		住院第 3~19 天（术后日）	1．换药 2．其他特殊医嘱			
		住院第 7~21 天（出院日）	1．出院带药 2．肿瘤综合治疗（酌情） 3．门诊随诊			
一般书写规范		各项内容	完整、准确、清晰、签字	5□ 4□ 3□ 1□ 0□		

续 表

监控类别 / 住院时间	监控项目	监控要点	分数	减分理由	备注
变异情况	变异条件及原因	1．术前合并其他基础疾病影响手术的患者，需要进行相关的诊断和治疗 2．术中、术后出现并发症（如咽瘘等）需要特殊诊断治疗措施，延长住院时间 3．伴有影响本病治疗效果的合并症，需要采取进一步检查和诊断，延长住院时间	5□ 4□ 3□ 1□ 0□		

二十一、皮肤性病科

（一）带状疱疹

带状疱疹临床路径

1．进入临床路径标准

疾病诊断：带状疱疹（ICD-10：B02. 9）

2．病案质量监控表

<table>
<tr><th colspan="2">监控类别
住院时间</th><th colspan="2">监控项目</th><th>监控要点</th><th>分数</th><th>减分理由</th><th>备注</th></tr>
<tr><td colspan="2" rowspan="3">首页</td><td colspan="2">主要诊断名称及编码</td><td>带状疱疹（ICD-10：B02.9）</td><td rowspan="2">5□
4□
3□
1□
0□</td><td rowspan="2"></td><td rowspan="2"></td></tr>
<tr><td colspan="2">其他诊断名称及编码</td><td>无遗漏，编码准确</td></tr>
<tr><td colspan="2">其他项目</td><td>内容完整、准确、无遗漏</td><td>5□
4□
3□
1□
0□</td><td></td><td></td></tr>
<tr><td rowspan="5">住院第1天</td><td rowspan="5">入院记录</td><td rowspan="4">主诉与现病史</td><td>主要症状</td><td>是否记录本病最主要的症状及发病时间，如皮疹、神经痛等，并重点描述：
1．诱因
2．起病前是否有轻度全身症状（低热、食欲不振等）
3．皮疹的部位、分布、外观、形态、数量等
4．神经痛发生的时间、疼痛程度</td><td>5□
4□
3□
1□
0□</td><td></td><td rowspan="5">入院24小时内完成</td></tr>
<tr><td>病情演变过程</td><td>是否描述疾病演变过程，如：
先有全身症状，后出现局部皮肤不适，最后出现皮疹和神经痛等</td><td>5□
4□
3□
1□
0□</td><td></td></tr>
<tr><td>其他伴随症状</td><td>是否记录伴随症状，如：
瘙痒、高热等</td><td>5□
4□
3□
1□
0□</td><td></td></tr>
<tr><td>住院前诊疗过程</td><td>是否记录诊断、治疗情况，如：
1．是否诊断过“上呼吸道感染”等
2．是否使用过抗生素等药物</td><td>5□
4□
3□
1□
0□</td><td></td></tr>
<tr><td colspan="2">既往史
个人史
家族史</td><td>是否按照病历书写规范记录，并重点记录与疾病相关内容：
1．既往史：有无疾病史、用药史、输血史、手术史
2．是否长期缺乏运动锻炼</td><td>5□
4□
3□
1□
0□</td><td></td></tr>
</table>

续 表

住院时间 \ 监控类别		监控项目	监控要点	分数	减分理由	备注
		体格检查	是否按照病历书写规范记录，并记录重要体征，无遗漏，如： 1．皮疹分布为单侧性 2．沿周围神经分布而排列成带状、簇集成群的水疱，疱壁紧张发亮，疱液澄清，外周绕以红晕，各簇水疱群间皮肤正常 3．患处皮肤痛觉敏感	5□ 4□ 3□ 1□ 0□		
		辅助检查	是否记录辅助检查结果	5□ 4□ 3□ 1□ 0□		
	首次病程记录	病例特点	是否简明扼要，重点突出，无遗漏： 1．年龄、性别、既往健康状况、特殊的生活习惯及嗜好、长期缺乏运动锻炼等 2．有无劳累、创伤、疾病、用药治疗等诱发因素 3．皮疹、神经痛的特点 4．辅助检查结果 5．其他疾病史	5□ 4□ 3□ 1□ 0□		入院8小时内完成
		初步诊断	第一诊断为：带状疱疹（ICD-10：B02.9）	5□ 4□ 3□ 1□ 0□		
		诊断依据	是否充分，分析合理： 1．病史：起病前常有轻度全身症状（低热、食欲不振等） 2．症状：沿周围神经分布而排列成带状、簇集成群的水疱样皮疹和神经痛是本病的主要症状，并注意有无伴随症状 3．体征：皮疹沿神经走向、单侧分布、一般不超过正中线	5□ 4□ 3□ 1□ 0□		
		鉴别诊断	是否根据病例特点与下列疾病鉴别： 1．单纯疱疹 2．脓疱疮	5□ 4□ 3□ 1□ 0□		
		诊疗计划	是否全面并具有个性化： 拟定治疗方案（视病情） 1．抗病毒剂 2．镇痛：药物治疗 3．物理治疗 4．神经营养药 5．糖皮质激素、免疫增强剂等	5□ 4□ 3□ 1□ 0□		
	病程记录	上级医师查房记录	是否有重点内容并结合本病例： 1．补充病史和查体 2．病情评估，诊断分析 3．治疗方案分析，提出诊疗意见	5□ 4□ 3□ 1□ 0□		入院48小时内完成

续 表

监控类别／住院时间		监控项目	监控要点	分数	减分理由	备注
			4．提示需要观察和注意的内容 5．上级医师的姓名、专业技术职务			
		住院医师查房记录	是否记录、分析全面： 1．主要症状、体征 2．具体治疗措施 3．上级医师查房意见的执行情况	5□ 4□ 3□ 1□ 0□		
	知情同意书		是否记录： 1．一般情况 2．入院初步诊断 3．诊疗计划 4．治疗方案 5．影响病情转归的因素和注意事项 6．患者签署意见并签名，如为家属或代理人要有授权委托书 7．医师签名并填写日期	5□ 4□ 3□ 1□ 0□		
住院第2天	病程记录	住院医师查房记录	是否记录： 1．一般情况，如体温、有无感染 2．皮疹情况和伴随症状的变化 3．必需的检查项目是否完成，辅助检查结果分析 4．相关科室会诊意见和会诊意见的执行情况 5．上级医师意见执行情况	5□ 4□ 3□ 1□ 0□		
		上级医师查房记录	是否记录： 1．病情评估和确定诊断分析 2．制订治疗方案 3．决定是否应用糖皮质激素治疗 4．上级医师的姓名、专业技术职务	5□ 4□ 3□ 1□ 0□		
	接受糖皮质激素治疗知情同意书		是否记录： 1．患者一般情况和入院诊断 2．在激素治疗过程中可能出现的不良反应和并发症 3．患者签署意见并签名，如为家属或代理人要有授权委托书 4．医师签名并填写日期	5□ 4□ 3□ 1□ 0□		
住院第3~6天	病程记录	住院医师查房记录	是否记录、分析全面： 1．一般情况，如体温、有无感染 2．皮疹创面和疼痛的变化情况，并记录皮疹创面的处理情况 3．药物不良反应及处理治疗情况 4．复查血常规、电解质、肝肾功能等 5．上级医师意见执行情况	5□ 4□ 3□ 1□ 0□		
		上级医师查房记录	是否记录： 1．对病情、已完成的诊疗进行总结分析，评价前期的治疗效果，并提出下一步诊疗意见 2．调整治疗方案的分析 3．上级医师的姓名、专业技术职务	5□ 4□ 3□ 1□ 0□		

续 表

住院时间	监控类别	监控项目	监控要点	分数	减分理由	备注
	输血知情同意书		是否记录： 1. 一般项目 2. 输血指征 3. 拟输血成分 4. 输血前有关检查结果 5. 输血风险、可能产生的不良后果及应对措施 6. 患者签署意见并签名，如为家属或代理人要有授权委托书 7. 医师签名并填写日期	5□ 4□ 3□ 1□ 0□		泛发性或出血坏死型患者需使用丙种球蛋白疗法时
	自费用品协议书		是否记录： 1. 自费药品名称、规格、使用数量 2. 大约费用 3. 患者签署意见并签名，如为家属或代理人要有授权委托书 4. 医师签名并填写日期	5□ 4□ 3□ 1□ 0□		
住院第7~14天（出院日）	病程记录	住院医师查房记录	是否记录、分析： 1. 一般情况 2. 皮疹创面及疼痛的变化情况 3. 目前的治疗情况，糖皮质激素等药物的使用情况观察并处理治疗药物的不良反应 4. 病情评估及疗效评估 5. 符合出院标准 6. 出院后的治疗方案及出院后注意事项	5□ 4□ 3□ 1□ 0□		
		上级医师查房记录	是否记录、分析： 1. 疗效评估，预期目标完成情况 2. 判断是否符合出院标准 3. 确定是否出院 4. 出院后治疗方案 5. 上级医师的姓名、专业技术职务	5□ 4□ 3□ 1□ 0□		
	出院记录		记录是否齐全，重要内容无遗漏，如： 1. 住院治疗经过及出院前情况（皮疹创面及疼痛、体温） 2. 出院注意事项 3. 出院带药：名称、用量、服用方法 4. 门诊随诊时间	5□ 4□ 3□ 1□ 0□		
	特殊检查、特殊治疗同意书的医学文书		包括自然项目（另页书写时）、特殊检查、特殊治疗项目名称、目的、可能出现的并发症及风险、或替代治疗方案、患者或家属签署是否同意检查或治疗、患者签名、医师签名等	5□ 4□ 3□ 1□ 0□		
	病危（重）通知书		包括自然项目（另页书写时）、目前诊断、病情危重情况，患方签名、医师签名并填写日期	5□ 4□ 3□ 1□ 0□		

续 表

<table>
<tr><th colspan="2">监控类别
住院时间</th><th>监控项目</th><th>监控要点</th><th>分数</th><th>减分理由</th><th>备注</th></tr>
<tr><td rowspan="8">重点医嘱</td><td rowspan="4">长期医嘱</td><td>住院第 1 天</td><td>1．皮肤科二级护理/三级护理（根据病情而定）
2．饮食：根据患者情况
3．既往基础用药
4．抗病毒药物：阿昔洛韦等
5．镇痛药（根据病情而定）
6．营养神经药
7．皮疹的局部药物治疗
8．物理治疗（必要时）</td><td rowspan="8">5□
4□
3□
1□
0□</td><td rowspan="8"></td><td rowspan="8"></td></tr>
<tr><td>住院第 2 天</td><td>1．免疫增强剂（必要时）
2．镇痛药（必要时）
3．糖皮质激素（必要时）</td></tr>
<tr><td>住院第 3~6 天</td><td>1．抗生素：根据创面培养和药敏结果用药
2．丙种球蛋白（必要时）
3．停用糖皮质激素（根据病情而定）
4．停用镇痛药（根据病情而定）</td></tr>
<tr><td>住院第 7~14 天（出院日）</td><td>停用或调整抗生素（根据病情而定/根据创面培养和药敏结果用药）</td></tr>
<tr><td rowspan="4">临时医嘱</td><td>住院第 1 天</td><td>1．血常规、尿常规、粪常规
2．肝肾功能、电解质、血糖、血脂、免疫球蛋白、感染性疾病筛查（乙肝、丙肝、艾滋病、梅毒等）
3．X 线胸片、心电图
4．肿瘤抗原及标志物，选择行 B 超、CT、MRI 检查，消化道钡餐或内镜检查（根据病情而定）
5．创面细菌培养及药敏实验（必要时）</td></tr>
<tr><td>住院第 2 天</td><td>请相关科室会诊（必要时）</td></tr>
<tr><td>住院第 3~6 天</td><td>复查血常规、肝肾功能、电解质、血糖（必要时）</td></tr>
<tr><td>住院第 7~14 天（出院日）</td><td>1．出院带药
2．门诊随诊</td></tr>
<tr><td colspan="2">一般书写规范</td><td>各项内容</td><td>完整、准确、清晰、签字</td><td>5□
4□
3□
1□
0□</td><td></td><td></td></tr>
<tr><td colspan="2">变异情况</td><td>变异条件及原因</td><td>1．神经痛剧烈，经常规治疗无效者，需请神经内科或镇痛科会诊协助治疗
2．伴有其他基础疾病或并发症，需要进一步诊断及治疗或转至其他相应科室诊治，延长住院时间，增加住院费用</td><td>5□
4□
3□
1□
0□</td><td></td><td></td></tr>
</table>

（二）皮肌炎/多发性肌炎

皮肌炎/多发性肌炎临床路径

1. 进入临床路径标准

疾病诊断：皮肌炎/多发性肌炎（ICD-10：M33）

2. 病案质量监控表

监控类别 住院时间		监控项目		监控要点	分数	减分理由	备注
首页		主要诊断名称及编码		皮肌炎/多发性肌炎（ICD-10：M33）	5□ 4□ 3□ 1□ 0□		
		其他诊断名称及编码		无遗漏，编码准确			
		其他项目		内容完整、准确、无遗漏	5□ 4□ 3□ 1□ 0□		
住院第1天	入院记录	主诉与现病史	主要症状	是否记录本病最主要的症状及发病时间，如肌炎、皮损等，并重点描述： 1．诱因 2．对称性近端肌无力，伴或不伴吞咽困难、呼吸肌无力 3．是否有特征性皮损（眶周水肿伴暗紫红皮疹，Gottron征等） 4．受累肌肉是否有自发痛和压痛	5□ 4□ 3□ 1□ 0□		入院24小时内完成
			病情演变过程	是否描述疾病演变过程，如： 初是对称性的，四肢近端肌肉先受累，以后逐渐累及其他肌肉	5□ 4□ 3□ 1□ 0□		
			其他伴随症状	是否记录伴随症状，如： 不规则发热、消瘦、贫血等	5□ 4□ 3□ 1□ 0□		
			住院前诊疗过程	是否记录诊断、治疗情况，如： 1．是否有上呼吸道感染史 2．是否使用过糖皮质激素等药物	5□ 4□ 3□ 1□ 0□		

续 表

住院时间	监控类别	监控项目	监控要点	分数	减分理由	备注
		既往史 个人史 家族史	是否按照病历书写规范记录，并重点记录与疾病相关内容： 1．既往史：有无疾病史、用药史、输血史、肿瘤史 2．家族中有无类似病史者	5□ 4□ 3□ 1□ 0□		
		体格检查	是否按照病历书写规范记录，并记录重要体征，无遗漏，如： 1．对称性近端肌无力，伴或不伴吞咽困难、呼吸肌无力、心律不齐 2．是否有特征性皮损（眶周水肿伴暗紫红皮疹，Gottron 征等） 3．受累肌肉有无自发痛和压痛 4．有无关节畸形和雷诺现象 5．有无皮肤异色或弥漫性脱发	5□ 4□ 3□ 1□ 0□		
		辅助检查	是否记录辅助检查结果	5□ 4□ 3□ 1□ 0□		
	首次病程记录	病例特点	是否简明扼要，重点突出，无遗漏： 1．年龄、性别、既往健康状况、其他疾病史、有无特殊的生活习惯及嗜好等 2．有无疾病、用药治疗、上呼吸道感染等诱发因素 3．对称性近端肌无力，有无特征性皮损等特点 4．辅助检查结果 5．有无肿瘤病史	5□ 4□ 3□ 1□ 0□		入院8小时内完成
		初步诊断	第一诊断为：皮肌炎/多发性肌炎（ICD-10：M33）	5□ 4□ 3□ 1□ 0□		
		诊断依据	是否充分、分析合理： 1．病史：起病前常有轻度全身症状（不规则发热等） 2．症状：对称性近端肌无力，伴或不伴吞咽困难、呼吸肌无力、心律不齐 3．体征：是否有特征性皮损（眶周水肿伴暗紫红皮疹，Gottron 征等） 4．辅助检查：肌电图、肌活检异常，血清肌酶异常等	5□ 4□ 3□ 1□ 0□		
		鉴别诊断	是否根据病例特点与下列疾病鉴别： 1．皮肌炎应与系统性红斑狼疮、系统性硬皮病等鉴别 2．多发性肌炎应与进行性肌营养不良、重症肌无力、风湿性多肌痛症、嗜酸性肌炎等鉴别	5□ 4□ 3□ 1□ 0□		

续 表

住院时间 \ 监控类别		监控项目	监控要点	分数	减分理由	备注
		诊疗计划	是否全面并具有个性化： 1．完成必需的检查项目 （1）血常规、尿常规、粪常规及潜血 （2）肝肾功能、电解质、血糖、血脂、血清肌酶谱、ANA、ENA、dsDNA、RF、免疫球蛋白、补体、红细胞沉降率抗“O”、感染性疾病筛查（乙肝、丙肝、艾滋病、梅毒等） （3）24 小时尿肌酸、24 小时尿肌酐 （4）X 线胸片、心电图 2．根据病情选择 （1）肌电图、肌肉活检 （2）肌肉 MRI、超声心动图、肺功能、肺 CT （3）肿瘤相关筛查：肿瘤抗原及标志物，B 超、CT、MRI 检查，消化道钡餐或内镜 3．拟定治疗方案（视病情） （1）糖皮质激素 （2）免疫抑制剂 （3）大剂量静脉丙种球蛋白 （4）支持疗法 （5）皮疹的治疗 （6）合并症的治疗	5□ 4□ 3□ 1□ 0□		
	病程记录	上级医师查房记录	是否有重点内容并结合本病例： 1．补充病史和查体 2．初步病情评估，诊断分析 3．治疗方案分析，提出诊疗意见 4．提示需要观察和注意的内容 5．请相关科室会诊（必要时） 6．上级医师的姓名、专业技术职务	5□ 4□ 3□ 1□ 0□		入院 48 小时内完成
		住院医师查房记录	是否记录、分析全面： 1．病史及主要症状、体征 2．具体治疗措施 3．上级医师查房意见的执行情况	5□ 4□ 3□ 1□ 0□		
	知情同意书		是否记录： 1．患者一般情况 2．入院初步诊断 3．诊疗计划 4．治疗方案 5．影响病情转归的因素和注意事项 6．患者签署意见并签名，如为家属或代理人要有授权委托书 7．医师签名并填写日期	5□ 4□ 3□ 1□ 0□		

续 表

住院时间 \ 监控类别		监控项目	监控要点	分数	减分理由	备注
	病危通知书		是否记录： 1. 患者一般情况 2. 入院初步诊断 3. 病情的严重程度及预后转归 4. 患者签署意见并签名，如为家属或代理人要有授权委托书 5. 医师签名并填写日期	5□ 4□ 3□ 1□ 0□		
住院第2天	病程记录	住院医师查房记录	是否记录： 1. 一般情况及生命体征 2. 肌无力情况和伴随症状的变化 3. 必需检查项目是否完成，辅助检查结果分析 4. 相关科室会诊意见和会诊意见的执行情况 5. 上级医师意见执行情况 6. 患者或其家属签署“接受糖皮质激素治疗知情同意书”	5□ 4□ 3□ 1□ 0□		
		上级医师查房记录	是否记录： 1. 病情评估和确定诊断分析 2. 制订治疗方案 3. 决定是否应用免疫抑制剂、丙种球蛋白等治疗 4. 上级医师的姓名、专业技术职务	5□ 4□ 3□ 1□ 0□		
	接受糖皮质激素治疗知情同意书		是否记录： 1. 患者一般情况和入院诊断 2. 在激素治疗过程中可能出现的不良反应和并发症 3. 患者签署意见并签名，如为家属或代理人要有授权委托书 4. 医师签字并填写明日期	5□ 4□ 3□ 1□ 0□		
住院第3~7天	病程记录	住院医师查房记录	是否记录、分析全面： 1. 一般情况及生命体征 2. 肌力变化情况 3. 根据病情变化调整糖皮质激素的剂量 4. 根据痰液培养及药敏的变化调整抗生素用药（有肺部感染者） 5. 药物不良反应及处理治疗情况 6. 复查血常规、粪常规及潜血、肌酶谱、肝肾功能、电解质、血糖、24小时尿肌酸、24小时尿肌酐等 7. 签署“自费用品协议书”、“输血治疗同意书”（使用丙种球蛋白疗法者） 8. 上级医师意见执行情况	5□ 4□ 3□ 1□ 0□		
		上级医师查房记录	是否记录： 1. 根据病情的变化和治疗反应及时调整治疗方案 2. 调整治疗方案的分析 3. 观察并处理治疗药物的不良反应 4. 上级医师的姓名、专业技术职务	5□ 4□ 3□ 1□ 0□		

续 表

住院时间 \ 监控类别	监控项目		监控要点	分数	减分理由	备注
	输血知情同意书		是否记录： 1．一般项目 2．输血指征 3．拟输血成分 4．输血前有关检查结果 5．输血风险及可能产生的不良后果及应对措施 6．患者签署意见并签名，如为家属或代理人要有授权委托书 7．医师签名并填写日期	5□ 4□ 3□ 1□ 0□		需使用丙种球蛋白疗法时
	自费用品协议书		是否记录： 1．患者一般情况 2．自费药品名称、规格、使用数量 3．大约费用 4．患者签署意见并签名，如为家属或代理人要有授权委托书 5．医师签名并填写日期	5□ 4□ 3□ 1□ 0□		
住院第8~13天	病程记录	住院医师查房记录	是否记录、分析全面： 1．注意观察肌力、血压、呼吸、体温等生命体征 2．根据病情变化调整糖皮质激素的剂量 3．根据痰液培养及药敏的结果调整抗生素用药（有肺部感染者） 4．药物不良反应及处理治疗情况 5．签署“免疫抑制剂治疗同意书”（使用免疫抑制剂者） 6．上级医师意见执行情况	5□ 4□ 3□ 1□ 0□		
		上级医师查房记录	是否记录、分析： 1．对病情、已完成的诊疗进行总结分析，评价前期的治疗效果，并提出下一步诊疗意见 2．调整治疗方案的分析 3．是否使用免疫抑制剂 4．观察并处理治疗药物的不良反应 5．上级医师的姓名、专业技术职务	5□ 4□ 3□ 1□ 0□		
	免疫抑制剂治疗同意书		是否记录： 1．患者一般情况和入院诊断 2．使用免疫抑制剂治疗，患者在治疗期或治疗间歇期可能出现的不良反应和并发症 3．患者签署意见并签名，如为家属或代理人要有授权委托书 4．医师签名并填写明日期	5□ 4□ 3□ 1□ 0□		
住院第14~28天（出院日）	病程记录	住院医师查房记录	是否记录、分析： 1．一般情况 2．肌力的变化情况 3．目前的治疗情况，糖皮质激素等药物的使用情况 4．病情评估及疗效评估 5．符合出院标准 6．出院后的治疗方案及出院后注意事项	5□ 4□ 3□ 1□ 0□		

续　表

住院时间	监控类别	监控项目	监控要点	分数	减分理由	备注
		上级医师查房记录	是否记录、分析： 1．疗效评估，预期目标完成情况 2．判断是否符合出院标准 3．确定是否出院 4．出院后治疗方案 5．上级医师的姓名、专业技术职务	5□ 4□ 3□ 1□ 0□		
	出院记录		记录是否齐全，重要内容无遗漏，如： 1．住院治疗经过及出院前情况（肌力、血压、呼吸、体温及实验室检查结果等） 2．出院注意事项：住院期间糖皮质激素用量、疗程情况 3．出院带药：名称、用量、服用方法 4．门诊随诊时间	5□ 4□ 3□ 1□ 0□		
	特殊检查、特殊治疗同意书的医学文书		包括自然项目（另页书写时）、特殊检查、特殊治疗项目名称、目的、可能出现的并发症及风险、或替代治疗方案患者或家属签署是否同意检查或治疗、患者签名、医师签名等	5□ 4□ 3□ 1□ 0□		
	病危（重）通知书		包括自然项目（另页书写时）、目前诊断、病情危重情况，患方签名、医师签名并填写日期	5□ 4□ 3□ 1□ 0□		
重点医嘱	长期医嘱	住院第 1 天	1．皮肤科二级护理/三级护理（根据病情） 2．饮食：根据患者情况 3．患者既往基础用药 4．糖皮质激素（根据病情） 5．书面病危通知（根据病情） 6．记 24 小时出入量（根据病情）	5□ 4□ 3□ 1□ 0□		
		住院第 2 天	1．糖皮质激素（根据病情） 2．免疫抑制剂（根据病情） 3．丙种球蛋白（必要时） 4．护胃治疗 5．支持治疗 6．合并症治疗			
		住院第 3~7 天	1．抗生素：根据痰液培养和药敏结果用药（有肺部感染者） 2．吸氧（有呼吸困难者） 3．机械通气（有呼吸衰竭者）			
		住院第 8~13 天	1．糖皮质激素：剂量调整 2．免疫抑制剂（必要时） 3．抗生素（必要时） 4．停病危（根据病情）			

续 表

监控类别 住院时间		监控项目	监控要点	分数	减分理由	备注
	临时医嘱	住院第1天	1．血常规、尿常规、粪常规及隐血 2．肝肾功能、电解质、血糖、血脂、血清肌酶谱、ANA、ENA、dsDNA、RF、免疫球蛋白、补体、红细胞沉降率、抗“O”、感染性疾病筛查 3．24小时尿肌酸、24小时尿肌酐 4．X线胸片、心电图 5．肌电图、肌肉活检（必要时） 6．肌肉MRI、超声心动图、肺功能（必要时） 7．肿瘤抗原及标志物，B超、CT、MRI检查，消化道钡餐或内镜检查（根据病情而定） 8．创面细菌培养及药敏实验（必要时）			
		住院第2天	B超、CT、MRI、消化道钡餐或内镜检查（必要时）			
		住院第3~7天	1．痰液细菌培养和药敏试验（有肺部感染者） 2．血气分析（有呼吸衰竭者） 3．复查血常规、粪常规及隐血、肌酶谱、肝肾功能、电解质、血糖、24小时尿肌酸/尿肌酐（必要时）			
		住院第8~13天	1．复查血常规、尿常规、粪常规及潜血 2．复查肌酶学、肝肾功能、电解质、血糖 3．复查24小时尿肌酸/尿肌酐 4．复查痰液细菌培养及药敏试验（有肺部感染者） 5．胸片 6．复查血气分析（必要时）			
		住院第14~28天（出院日）	1．出院带药 2．门诊随诊			
一般书写规范		各项内容	完整、准确、清晰、签字	5□ 4□ 3□ 1□ 0□		
变异情况		变异条件及原因	1．伴有合并症如恶性肿瘤，或其他并发症，需进一步诊断及治疗或转至其他相应科室诊治 2．对常规治疗效果差，需延长住院时间 3．如发生呼吸衰竭，需行机械通气治疗，延长住院时间，增加住院费用	5□ 4□ 3□ 1□ 0□		

（三）寻常型天疱疮

寻常型天疱疮临床路径

1．进入临床路径标准

疾病诊断：寻常型天疱疮（ICD-10：L10.0）

2．病案质量监控表

住院时间 \ 监控类别		监控项目		监控要点	分数	减分理由	备注
首页		主要诊断名称及编码		寻常型天疱疮（ICD-10：L10.0）	5□ 4□ 3□ 1□ 0□		
		其他诊断名称及编码		无遗漏，编码准确			
		其他项目		内容完整、准确、无遗漏	5□ 4□ 3□ 1□ 0□		
住院第1天	入院记录	主诉与现病史	主要症状	是否记录本病最主要的症状及发病时间，并重点描述： 1．外观正常的皮肤发生水疱或浆液性大疱 2．疱壁薄，松弛易破，形成糜烂面，渗液较多，继发感染时伴有难闻的臭味 3．Nikolsky 征阳性 4．常伴有口腔黏膜损害	5□ 4□ 3□ 1□ 0□		入院24小时内完成
			病情演变过程	是否描述疾病演变过程，如： 先有口干、咽干或吞咽时感到刺痛等不适，随后口腔黏膜局部出现水疱，破后形成疼痛性糜烂面。以后在头、面、躯干、四肢发生松弛性大疱	5□ 4□ 3□ 1□ 0□		
			其他伴随症状	是否记录伴随症状，如： 发热、乏力、瘙痒、臭味等	5□ 4□ 3□ 1□ 0□		
			住院前诊疗过程	是否记录诊断、治疗情况，如： 1．是否诊断过“口腔溃疡”等 2．是否使用过抗生素等药物	5□ 4□ 3□ 1□ 0□		
		既往史 个人史 家族史		是否按照病历书写规范记录，并重点记录与疾病相关内容： 1．既往史：有无疾病史、用药史、输血史、手术史 2．是否有紫外线照射史	5□ 4□ 3□ 1□ 0□		

续 表

住院时间 \ 监控类别		监控项目	监控要点	分数	减分理由	备注
		体格检查	是否按照病历书写规范记录，并记录重要体征，无遗漏，如： 1．皮损分布多在前胸、躯干以及头皮、颈、腋窝、腹股沟等易受摩擦处 2．表现为正常的皮肤发生水疱或浆液性大疱，疱壁薄而松弛、易破，破后露出红湿的糜烂面，渗液较多，继发感染时伴有难闻的臭味 3．Nikolsky 征阳性 4．揭皮试验阳性 5．常伴有口腔黏膜损害	5□ 4□ 3□ 1□ 0□		
		辅助检查	是否记录辅助检查结果	5□ 4□ 3□ 1□ 0□		
	首次病程记录	病例特点	是否简明扼要，重点突出，无遗漏： 1．年龄、性别、既往健康状况、特殊的生活习惯及嗜好等 2．其他疾病史 3．有无紫外线照射史 4．有无疾病、用药治疗等诱发因素 5．皮损部位分布、外观、形态等特点 6．辅助检查结果	5□ 4□ 3□ 1□ 0□		入院8小时内完成
		初步诊断	第一诊断为：寻常型天疱疮（ICD-10：L10.0）	5□ 4□ 3□ 1□ 0□		
		诊断依据	是否充分，分析合理： 1．病史：先有口干、咽干或吞咽时感到刺痛等不适，随后口腔黏膜局部出现水疱 2．症状：正常的皮肤发生水疱或浆液性大疱，疱壁薄，松弛易破，形成糜烂面是本病的主要症状，应描述有无伴随症状 3．体征：揭皮试验阳性、Nikolsky 征阳性	5□ 4□ 3□ 1□ 0□		
		鉴别诊断	大疱性类天疱疮	5□ 4□ 3□ 1□ 0□		

续 表

监控类别 住院时间		监控项目	监控要点	分数	减分理由	备注
		诊疗计划	是否全面并具有个性化： 1．完成必需的检查项目 （1）血常规、尿常规、粪常规及潜血 （2）肝肾功能、电解质、血糖、血脂、免疫球蛋白、感染性疾病筛查（乙肝、丙肝、艾滋病、梅毒等） （3）皮肤活组织病理学检查及直接免疫荧光法、血清间接免疫荧光法检测天疱疮抗体及效价 （4）创面细菌培养及药敏试验 （5）X线胸片、心电图 2．拟定治疗方案（视病情） （1）糖皮质激素 （2）免疫抑制剂 （3）大剂量静脉丙种球蛋白 （4）血浆交换疗法 （5）抗菌药物 （6）支持疗法 （7）创面处理	5□ 4□ 3□ 1□ 0□		
	病程记录	上级医师查房记录	是否有重点内容并结合本病例： 1．补充病史和查体 2．病情评估，诊断分析 3．治疗方案分析，提出诊疗意见 4．提示需要观察和注意的内容 5．上级医师的姓名、专业技术职务	5□ 4□ 3□ 1□ 0□		入院48小时内完成
		住院医师查房记录	是否记录、分析全面： 1．主要症状、体征 2．具体治疗措施 3．上级医师查房意见的执行情况	5□ 4□ 3□ 1□ 0□		
	病危（重）通知书		是否记录： 1．一般情况 2．入院初步诊断 3．病情的严重程度及预后转归 4．患者签署意见并签名，如为家属或代理人要有授权委托书 5．医师签名并填写日期	5□ 4□ 3□ 1□ 0□		
	知情同意书		是否记录： 1．一般情况 2．入院初步诊断 3．诊疗计划 4．治疗方案 5．影响病情转归的因素和注意事项 6．患者签署意见并签名，如为家属或代理人要有授权委托书 7．医师签名并填写日期	5□ 4□ 3□ 1□ 0□		

续 表

住院时间＼监控类别		监控项目	监控要点	分数	减分理由	备注
	接受糖皮质激素治疗知情同意书		是否记录： 1．患者一般情况和入院诊断 2．在激素治疗过程中可能出现的不良反应和并发症 3．患者签署意见并签名，如为家属或代理人要有授权委托书 4．医师签名并填写日期	5□ 4□ 3□ 1□ 0□		
住院第2~6天	病程记录	住院医师查房记录	是否记录： 1．一般情况，如体温、有无感染 2．生命体征及皮损变化 3．必需的检查项目是否完成，辅助检查结果分析 4．相关科室会诊意见和会诊意见的执行情况 5．上级医师意见执行情况	5□ 4□ 3□ 1□ 0□		
		上级医师查房记录	是否记录： 1．病情评估和确定诊断分析 2．制订治疗方案和抢救措施 3．决定是否应用免疫抑制剂、丙种球蛋白、血浆交换疗法、抗生素等治疗 4．上级医师的姓名、专业技术职务	5□ 4□ 3□ 1□ 0□		
	输血知情同意书		是否记录： 1．一般项目 2．输血指征 3．拟输血成分 4．输血前有关检查结果 5．输血风险及可能产生的不良后果及应对措施 6．患者签署意见并签名，如为家属或代理人要有授权委托书 7．医师签名并填写日期	5□ 4□ 3□ 1□ 0□		
	自费用品协议书		是否记录： 1．患者一般情况 2．自费药品名称、规格、使用数量 3．大约费用 4．患者签署意见并签名，如为家属或代理人要有授权委托书。 5．医师签名并填写日期	5□ 4□ 3□ 1□ 0□		
	免疫抑制剂治疗同意书		是否记录： 1．一般情况和入院诊断 2．使用免疫抑制剂治疗，患者在治疗期或治疗间歇期可能出现的不良反应和并发症 3．患者签署意见并签名，如为家属或代理人要有授权委托书 4．医师签名并填写日期	5□ 4□ 3□ 1□ 0□		

续 表

住院时间 \ 监控类别		监控项目	监控要点	分数	减分理由	备注
住院第7~14天	病程记录	住院医师查房记录	是否记录、分析全面： 1．一般情况和生命体征变化，如体温、有无感染 2．皮损创面和的变化情况，并记录皮损创面的处理情况 3．药物不良反应的观察及处理情况 4．复查血尿粪常规、电解质、肝肾功能、电解质、血糖等 5．复查血清间接免疫荧光天疱疮抗体效价 6．复查创面细菌培养及药敏试验 7．上级医师意见执行情况	5□ 4□ 3□ 1□ 0□		
		上级医师查房记录	是否记录： 1．对病情、已完成的诊疗进行总结分析，评价前期的治疗效果，并提出下一步诊疗意见 2．观察生命体征及皮疹变化并处理治疗药物的不良反应 3．调整治疗方案的分析 4．上级医师的姓名、专业技术职务	5□ 4□ 3□ 1□ 0□		
住院第15~28天（出院日）	病程记录	住院医师查房记录	是否记录、分析： 1．一般情况 2．皮损创面的变化情况 3．目前的治疗情况，糖皮质激素等药物的使用情况 4．病情评估及疗效评估 5．符合出院标准 6．出院后的治疗方案及出院后注意事项	5□ 4□ 3□ 1□ 0□		
		上级医师查房记录	是否记录、分析： 1．疗效评估，预期目标完成情况 2．判断是否符合出院标准 3．确定是否出院 4．出院后治疗方案 5．上级医师的姓名、专业技术职务	5□ 4□ 3□ 1□ 0□		
	出院记录		记录是否齐全，重要内容无遗漏，如： 1．住院治疗经过及出院前情况（肌力、皮损、血压、体温、实验室检查结果等） 2．出院注意事项 3．出院带药：名称、用量、服用方法 4．门诊随诊时间	5□ 4□ 3□ 1□ 0□		
	特殊检查、特殊治疗同意书的医学文书		包括自然项目（另页书写时）、特殊检查、特殊治疗项目名称、目的、可能出现的并发症及风险、或替代治疗方案、患者或家属签署是否同意检查或治疗、患者签名、医师签名等。	5□ 4□ 3□ 1□ 0□		
	病危（重）通知书		包括自然项目（另页书写时）、目前诊断、病情危重情况，患方签名、医师签名并填写日期	5□ 4□ 3□ 1□ 0□		

续 表

监控类别 住院时间		监控项目	监控要点	分数	减分理由	备注
重点医嘱	长期医嘱	住院第 1 天	1．皮肤科二~三级护理（根据病情） 2．饮食：根据患者情况 3．患者既往基础用药 4．支持治疗（必要时） 5．局部治疗、口腔护理（有黏膜损害者） 6．书面病危通知（根据病情） 7．记 24 小时出入量（病危患者）	5□ 4□ 3□ 1□ 0□		
		住院第 2~6 天	1．糖皮质激素 2．保护胃黏膜 3．免疫抑制剂（必要时） 4．丙种球蛋白（必要时） 5．抗生素（必要时） 6．血浆交换疗法（必要时）			
		住院第 7~14 天	1．糖皮质激素调整剂量 2．调整免疫抑制剂（必要时） 3．停用/调整抗生素（根据病情而定/根据创面培养和药敏结果用药） 4．局部治疗 5．停病危（根据病情） 6．记 24 小时出入量（病危患者）			
	临时医嘱	住院第 1 天	1．血常规、尿常规、粪常规 2．肝肾功能、电解质、血糖、血脂、免疫球蛋白、感染性疾病筛查 3．皮肤病理活检及直接免疫荧光 4．天疱疮抗体及效价 5．X 线胸片、心电图 6．肿瘤抗原及标志物，B 超、CT、MRI 检查，消化道钡餐或内镜检查（必要时）			
		住院第 2~6 天	1．清蛋白/血浆（必要时） 2．请相关科室会诊（必要时）			
		住院第 7~14 天	1．复查血常规、尿常规、粪常规、肝肾功能、电解质、血糖 2．血清间接免疫荧光查天疱疮抗体效价 3．复查创面细菌培养及药敏试验			
		住院第 15~28 天（出院日）	1．出院带药 2．门诊随诊			
一般书写规范		各项内容	完整、准确、清晰、签字	5□ 4□ 3□ 1□ 0□		

续 表

监控类别 住院时间	监控项目	监控要点	分数	减分理由	备注
变异情况	变异条件及原因	1. 对常规治疗效果差，需适当延长住院时间 2. 继发严重感染者（如败血症等） 3. 出现应用糖皮质激素、免疫抑制剂引起的并发症，需要进行相关的治疗 4. 伴恶性肿瘤，转至其他相应科室诊治	5□ 4□ 3□ 1□ 0□		

（四）重症多形红斑/中毒性表皮坏死松解型药疹

重症多形红斑/中毒性表皮坏死松解型药疹临床路径

1．进入临床路径标准

疾病诊断：重症多形红斑/中毒性表皮坏死松解型药疹（ICD-10：L51.1/L51.2）

2．病案质量监控表

<table>
<tr><th colspan="2">监控类别
住院时间</th><th colspan="2">监控项目</th><th colspan="2">监控要点</th><th>分数</th><th>减分理由</th><th>备注</th></tr>
<tr><td colspan="2" rowspan="3">首页</td><td colspan="2">主要诊断名称及编码</td><td colspan="2">重症多形红斑/中毒性表皮坏死松解型药疹（ICD-10：L51.1/L51.2）</td><td rowspan="2">5□
4□
3□
1□
0□</td><td rowspan="2"></td><td rowspan="2"></td></tr>
<tr><td colspan="2">其他诊断名称及编码</td><td colspan="2">无遗漏，编码准确</td></tr>
<tr><td colspan="2">其他项目</td><td colspan="2">内容完整、准确、无遗漏</td><td>5□
4□
3□
1□
0□</td><td></td><td></td></tr>
<tr><td rowspan="6">住院第1天</td><td rowspan="6">入院记录</td><td rowspan="6">主诉与现病史</td><td rowspan="3">主要症状</td><td colspan="2">描述疾病特点及发病时间：</td><td rowspan="3">5□
4□
3□
1□
0□</td><td rowspan="3"></td><td rowspan="6">入院24小时内完成</td></tr>
<tr><td>重症多形红斑型药疹</td><td>中毒性表皮坏死松解型药疹</td></tr>
<tr><td>1．皮损发生的诱因
2．起病突然、进展迅速，皮疹呈泛发、对称性分布
3．皮损的部位、分布、外观、形态、数量等
4．虹膜现象阳性
5．口、眼、肛门、外生殖器等黏膜是否受累</td><td>1．皮损发生的诱因
2．起病急，伴有高热、呕吐、嗜睡、烦躁等明显全身中毒症状
3．皮损的部位、分布、外观、形态、数量等
4．Nikolsky 征阳性
5．口、颊、眼、呼吸道、胃肠道黏膜是否受累</td></tr>
<tr><td rowspan="3">病情演变过程</td><td colspan="2">是否描述疾病演变过程，如：</td><td rowspan="3">5□
4□
3□
1□
0□</td><td rowspan="3"></td></tr>
<tr><td>重症多形红斑型药疹</td><td>中毒性表皮坏死松解型药疹</td></tr>
<tr><td>有一定规律性的潜伏期；起病突然、进展迅速，在红斑、丘疹、水疱的基础上出现大疱、糜烂、渗出，常累及口、眼、肛门、外生殖器等黏膜</td><td>起病急剧，有较重的全身中毒症状；皮疹出现迅速，迅速波及全身，可形成大面积的表皮坏死松解，并可累及口、颊、眼、呼吸道、胃肠道黏膜</td></tr>
</table>

续 表

<table>
<tr><th colspan="2">监控类别
住院时间</th><th colspan="2">监控项目</th><th colspan="2">监控要点</th><th>分数</th><th>减分理由</th><th>备注</th></tr>
<tr><td rowspan="8"></td><td rowspan="8"></td><td rowspan="2"></td><td>其他伴随症状</td><td colspan="2">是否记录伴随症状，如：
高热、乏力、肝肾功能损害等症状</td><td>5□
4□
3□
1□
0□</td><td></td><td rowspan="7"></td></tr>
<tr><td>住院前诊疗过程</td><td colspan="2">是否记录诊断、治疗情况</td><td>5□
4□
3□
1□
0□</td><td></td></tr>
<tr><td colspan="2">既往史
个人史
家族史</td><td colspan="2">是否按照病历书写规范记录，并重点记录与疾病相关内容：
1．是否有近期明确用药史、具体药名、剂量、用法
2．既往史：有无疾病史、输血史、手术史等
3．是否有药敏史</td><td>5□
4□
3□
1□
0□</td><td></td></tr>
<tr><td colspan="2" rowspan="3">体格检查</td><td colspan="2">是否按照病历书写规范记录，并记录重要体征，无遗漏，如：</td><td rowspan="3">5□
4□
3□
1□
0□</td><td rowspan="3"></td></tr>
<tr><td>重症多形红斑型药疹</td><td>中毒性表皮坏死松解型药疹</td></tr>
<tr><td>1．皮损分布广泛，多对称分布于四肢伸侧、躯干，伴有瘙痒
2．皮损为圆形或椭圆形水肿性红斑、丘疹，边界清楚，中心紫红色，甚者可出现大疱、糜烂、渗出，痛甚
3．虹膜现象阳性
4．常累及口、眼、肛门、外生殖器等黏膜</td><td>1．皮损分布广泛，可波及全身
2．皮肤表现为：表皮全层坏死及表皮下松弛性水疱或大疱形成，易擦破而出现大片糜烂、渗出类似Ⅱ度烫伤，触痛明显
3．Nikolsky 征阳性
4．口、颊、眼、呼吸道、胃肠道等黏膜广泛受累</td></tr>
<tr><td colspan="2">辅助检查</td><td colspan="2">是否记录辅助检查结果</td><td>5□
4□
3□
1□
0□</td><td></td></tr>
<tr><td rowspan="2">首次病程记录</td><td colspan="2" rowspan="2">病例特点</td><td colspan="2">是否简明扼要，重点突出，无遗漏</td><td rowspan="2"></td><td rowspan="2"></td><td rowspan="2">入院8小时内完成</td></tr>
<tr><td>重症多形红斑型药疹</td><td>中毒性表皮坏死松解型药疹</td></tr>
</table>

续 表

监控类别 住院时间		监控项目	监控要点		分数	减分理由	备注
			1．年龄、性别、既往健康状况、特殊的生活习惯及嗜好等 2．是否有其他疾病史 3．是否有近期用药史 4．起病突然，进展迅速，皮疹呈泛发、对称性分布 5．皮损部位分布、外观、形态等特点 6．辅助检查结果	1．年龄、性别、既往健康状况、特殊的生活习惯及嗜好等 2．是否有其他疾病史 3．是否有近期用药史 4．起病突然，前驱症状重，皮疹出现迅速、泛发 5．皮损部位分布、外观、形态等特点 6．辅助检查结果	5□ 4□ 3□ 1□ 0□		
		初步诊断	第一诊断为：重症多形红斑/中毒性表皮坏死松解型药疹（ICD-10：L51.1/L51.2）		5□ 4□ 3□ 1□ 0□		
		诊断依据	重症多形红斑型药疹	中毒性表皮坏死松解型药疹	5□ 4□ 3□ 1□ 0□		
			病史：有规律性的潜伏期，起病突然，发展迅速 症状：皮疹突然出现，发展快，开始时为水肿性红斑、丘疹，甚者可在此基础上出现大疱、糜烂、渗出，痛甚是本病的主要症状 体征：皮损多对称分布于四肢伸侧、躯干，表现为蚕豆大小圆形或椭圆形水肿性红斑、丘疹，边界清楚，中心紫红色，可有大疱、糜烂、渗出，伴有瘙痒和疼痛。虹膜现象阳性	病史：起病急剧，有较重全身中毒症状 症状：皮疹迅速出现波及全身，开始时为大片鲜红斑片，继而紫褐色，1~2 天内斑上出现松弛性水疱或大疱，易擦破形成大面积的表皮坏死松解，伴大量渗出，类似II度烫伤是本病的主要症状 体征：皮损表现为表皮全层坏死及表皮下松弛性水疱或大疱形成，易擦破而出现大片糜烂、渗出，类似II度烫伤，触痛明显；Nikolsky 征阳性			
		鉴别诊断	重症多形红斑型药疹	中毒性表皮坏死松解型药疹		5□ 4□ 3□ 1□ 0□	
			多形性红斑	金葡菌性烫伤样皮肤综合征			

续 表

住院时间	监控类别	监控项目	监控要点	分数	减分理由	备注
		诊疗计划	是否全面并具有个性化： 1．完成必需的检查项目 （1）血常规、尿常规、粪常规及潜血 （2）肝肾功能、电解质、血糖、血脂、红细胞沉降率、CRP、感染性疾病筛查（乙肝、丙肝、艾滋病、梅毒等） （3）X 线胸片、心电图 （4）创面细菌培养及药敏试验（创面破溃疑有感染者） 2．拟定治疗方案（视病情） （1）停用可疑致敏药物 （2）糖皮质激素 （3）大剂量静脉丙种球蛋白 （4）免疫抑制剂 （5）促进药物排泄 （6）支持疗法 （7）皮损局部护理及治疗	5□ 4□ 3□ 1□ 0□		
	病程记录	上级医师查房记录	是否有重点内容并结合本病例： 1．补充病史和查体 2．病情评估，诊断分析 3．治疗方案分析，提出诊疗意见 4．提示需要观察和注意的内容 5．上级医师的姓名、专业技术职务	5□ 4□ 3□ 1□ 0□		入院 48 小时内完成
		住院医师查房记录	是否记录、分析全面： 1．主要症状、体征和有无并发症 2．具体治疗措施。 3．上级医师查房意见的执行情况	5□ 4□ 3□ 1□ 0□		
	病危（重）通知书		是否记录： 1．一般情况 2．入院初步诊断 3．病情的严重程度及预后转归 4．患者签署意见并签名，如为家属或代理人要有授权委托书 5．医师签名并填写日期	5□ 4□ 3□ 1□ 0□		
	知情同意书		是否记录： 1．一般情况 2．入院初步诊断 3．诊疗计划 4．治疗方案 5．影响病情转归的因素和注意事项 6．患者签署意见并签名，如为家属或代理人要有授权委托书 7．医师签名并填写日期	5□ 4□ 3□ 1□ 0□		

续 表

住院时间	监控类别	监控项目	监控要点	分数	减分理由	备注
	接受糖皮质激素治疗知情同意书		是否记录： 1．一般情况和入院诊断 2．在激素治疗过程中可能出现的不良反应和并发症 3．患者签署意见并签名，如为家属或代理人要有授权委托书 4．医师签名并填写日期	5□ 4□ 3□ 1□ 0□		
住院第2~3天	病程记录	住院医师查房记录	是否记录： 1．一般情况，如体温、有无感染 2．生命体征及皮损变化 3．必需的检查项目是否完成，辅助检查结果分析 4．相关科室会诊意见和会诊意见的执行情况 5．上级医师意见执行情况	5□ 4□ 3□ 1□ 0□		
		上级医师查房记录	是否记录： 1．病情评估和确定诊断分析 2．根据辅助检查结果，完善治疗计划 3．决定是否应用免疫抑制剂、丙种球蛋白、抗生素等治疗 4．上级医师的姓名、专业技术职务	5□ 4□ 3□ 1□ 0□		
	输血知情同意书		是否记录： 1．一般项目 2．输血指征 3．拟输血成分 4．输血前有关检查结果 5．输血风险及可能产生的不良后果及应对措施 6．患者签署意见并签名，如为家属或代理人要有授权委托书 7．医师签名并填写日期	5□ 4□ 3□ 1□ 0□		
	自费用品协议书		是否记录： 1．一般情况 2．自费药品名称、规格、使用数量 3．大约费用 4．患者签署意见并签名，如为家属或代理人要有授权委托书 5．医师签名并填写日期	5□ 4□ 3□ 1□ 0□		
	免疫抑制剂治疗同意书		是否记录： 1．一般情况和入院诊断 2．使用免疫抑制剂治疗，患者在治疗期或治疗间歇期可能出现的不良反应和并发症 3．患者签署意见并签名，如为家属或代理人要有授权委托书 4．医师签名并填写日期	5□ 4□ 3□ 1□ 0□		

续　表

<table>
<tr><th>监控类别
住院时间</th><th></th><th>监控项目</th><th>监控要点</th><th>分数</th><th>减分理由</th><th>备注</th></tr>
<tr><td rowspan="2">住院第4~7天</td><td rowspan="2">病程记录</td><td>住院医师查房记录</td><td>是否记录、分析全面：
1．一般情况和生命体征变化，如体温、有无感染
2．皮损创面和疼痛的变化情况，并记录皮损创面的局部治疗处理情况
3．药物不良反应的观察及处理治疗情况
4．复查血尿粪常规及潜血、电解质、肝肾功能、电解质、血糖、胸片（必要时）
5．血液、痰液及分泌物细菌和真菌培养，药敏试验（必要时）
6．上级医师意见执行情况</td><td>5□
4□
3□
1□
0□</td><td></td><td></td></tr>
<tr><td>上级医师查房记录</td><td>是否记录：
1．对病情、已完成的诊疗进行总结分析，评价前期的治疗效果，并提出下一步诊疗意见
2．观察并处理治疗药物的不良反应
3．调整治疗方案的分析
4．抗生素治疗：根据创面培养及药敏结果用药（有创面感染者）
5．上级医师的姓名、专业技术职务</td><td>5□
4□
3□
1□
0□</td><td></td><td></td></tr>
<tr><td rowspan="2">住院第8~13天</td><td rowspan="2">病程记录</td><td>住院医师查房记录</td><td>是否记录、分析：
1．一般情况
2．生命体征和皮损创面的变化情况
3．目前的治疗情况，糖皮质激素等药物的使用情况
4．药物不良反应的观察及处理治疗情况
5．复查血尿粪常规及潜血、电解质、肝肾功能、电解质、血糖（必要时）
6．血液、痰液及分泌物细菌和真菌培养，药敏试验（必要时）
7．上级医师意见执行情况
8．停病危（视病情）</td><td>5□
4□
3□
1□
0□</td><td></td><td></td></tr>
<tr><td>上级医师查房记录</td><td>是否记录、分析：
1．对病情、已完成的诊疗进行总结分析，评价前期的治疗效果，并提出下一步诊疗意见
2．观察并处理治疗药物的不良反应
3．调整治疗方案的分析
4．根据创面培养及药敏结果用药（有创面感染者）
5．糖皮质激素、免疫抑制剂等剂量调整（必要时）
6．上级医师的姓名、专业技术职务</td><td>5□
4□
3□
1□
0□</td><td></td><td></td></tr>
<tr><td>住院第14~28天（出院日）</td><td>病程记录</td><td>住院医师查房记录</td><td>是否记录、分析：
1．一般情况
2．生命体征和皮损创面的变化情况
3．目前的治疗情况，糖皮质激素等药物的使用情况
4．病情评估及疗效评估
5．符合出院标准
6．出院后的治疗方案及出院后注意事项</td><td>5□
4□
3□
1□
0□</td><td></td><td></td></tr>
</table>

续 表

住院时间 \ 监控类别		监控项目	监控要点	分数	减分理由	备注
		上级医师查房记录	是否记录、分析： 1. 疗效评估，预期目标完成情况 2. 判断是否符合出院标准 3. 确定是否出院 4. 出院后治疗方案 5. 上级医师的姓名、专业技术职务	5□ 4□ 3□ 1□ 0□		
	出院记录		记录是否齐全，重要内容无遗漏，如： 1. 住院治疗经过及出院前情况（皮疹部位及皮损部位和程度、实验室检查结果等） 2. 出院注意事项：住院期间糖皮质激素用量、疗程及减量情况 3. 出院带药：名称、用量、服用方法 4. 门诊随诊时间	5□ 4□ 3□ 1□ 0□		
	特殊检查、特殊治疗同意书		包括自然项目（另页书写时）、特殊检查、特殊治疗项目名称、目的、可能出现的并发症及风险、或替代治疗方案、患者或家属签署是否同意检查或治疗、患者签名、医师签名等	5□ 4□ 3□ 1□ 0□		
	病危（重）通知书		包括自然项目（另页书写时）、目前诊断、病情危重情况，患方签名、医师签名并填写日期	5□ 4□ 3□ 1□ 0□		
重点医嘱	长期医嘱	住院第 1 天	1. 皮肤科一级护理（根据病情） 2. 饮食（根据病情） 3. 患者既往基础用药 4. 禁用致敏药物 5. 书面病危通知 6. 糖皮质激素 7. 保护胃黏膜药物 8. 支持治疗 9. 记 24 小时出入量 10. 皮肤黏膜护理，局部治疗	5□ 4□ 3□ 1□ 0□		
		住院第 2~3 天	1. 大剂量静脉丙种球蛋白（必要时） 2. 免疫抑制剂（必要时）			
		住院第 4~7 天	1. 糖皮质激素调整剂量（必要时） 2. 抗生素（根据病情/有创面感染者根据创面培养和药敏结果用药） 3. 局部治疗：根据皮疹变化调整用药 4. 是否停病危（根据病情）			
		住院第 8~13 天	1. 糖皮质激素调整剂量（必要时） 2. 抗生素（根据创面/痰液培养和药敏结果调整用药） 3. 调整免疫抑制剂（必要时） 4. 局部治疗：根据皮疹变化调整用药 5. 停病危（根据病情）			

续　表

<table>
<tr><td>监控类别
住院时间</td><td></td><td>监控项目</td><td>监控要点</td><td>分数</td><td>减分理由</td><td>备注</td></tr>
<tr><td rowspan="5"></td><td rowspan="5">临时医嘱</td><td>住院第 1 天</td><td>1．血常规、尿常规、粪常规及潜血
2．肝肾功能、电解质、血糖、血脂、红细胞沉降率、CRP、感染性疾病筛查
3．X 线胸片、心电图
4．创面细菌培养及药敏试验</td><td rowspan="5"></td><td rowspan="5"></td><td rowspan="5"></td></tr>
<tr><td>住院第 2~3 天</td><td>1．抗生素（必要时）
2．清蛋白/血浆（根据病情）
3．请相关科室会诊（必要时）</td></tr>
<tr><td>住院第 4~7 天</td><td>1．复查血常规、尿常规、粪常规及潜血、肝肾功能、电解质、血糖、胸片（必要时）
2．血液、痰液及分泌物细菌和真菌培养，药敏试验（必要时）</td></tr>
<tr><td>住院第 8~13 天</td><td>1．复查血常规、尿常规、粪常规及潜血、肝肾功能、电解质、血糖
2．血液、痰液及分泌物细菌和真菌培养，药敏试验（必要时）</td></tr>
<tr><td>住院第 14~28 天（出院日）</td><td>1．每周复查血常规、肝肾功能、电解质、血糖、尿常规、粪常规及潜血
2．出院带药
3．门诊随诊</td></tr>
<tr><td colspan="2">一般书写规范</td><td>各项内容</td><td>完整、准确、清晰、签字</td><td>5□
4□
3□
1□
0□</td><td></td><td></td></tr>
<tr><td colspan="2">变异情况</td><td>变异条件及原因</td><td>1．继发严重感染者（如败血症），需反复多次行病原学检测及药敏试验，致住院时间延长
2．伴有肝、肾、心、脑、胃肠道、血液系统等多器官严重损害，需进行相应治疗
3．由于应用糖皮质激素引起的并发症，如高血糖、电解质紊乱、消化道出血、继发感染、二重感染等，需要进行相关的治疗
4．由于患者处于高敏状态，可能发生的药物再次致敏会导致病情的反复和住院天数的延长</td><td>5□
4□
3□
1□
0□</td><td></td><td></td></tr>
</table>

二十二、肿瘤专业

（一）甲状腺癌

甲状腺癌临床路径

1．进入临床路径标准

疾病诊断：甲状腺癌（ICD-10：C73）

手术操作：部分腺体及峡叶切除或全甲状腺切除术，同期淋巴结清除术（ICD-9-CM-3：06.2/06.3/06.4 伴 40.4）

2．病案质量监控表

<table>
<tr><th colspan="2">监控类别
住院时间</th><th colspan="2">监控项目</th><th>监控要点</th><th>分数</th><th>减分理由</th><th>备注</th></tr>
<tr><td colspan="2" rowspan="4">首页</td><td colspan="2">主要诊断名称及编码</td><td>甲状腺癌（ICD-10：C73）</td><td rowspan="3">5□
4□
3□
1□
0□</td><td rowspan="3"></td><td rowspan="3"></td></tr>
<tr><td colspan="2">主要手术名称及编码</td><td>部分腺体及峡叶切除或全甲状腺切除术，同期淋巴结清除术（ICD-9-CM-3：06.2/06.3/06.4伴40.4）</td></tr>
<tr><td colspan="2">其他诊断名称及编码</td><td>无遗漏，编码准确</td></tr>
<tr><td colspan="2">其他项目</td><td>内容完整、准确、无遗漏</td><td>5□
4□
3□
1□
0□</td><td></td><td></td></tr>
<tr><td rowspan="3">住院第1天</td><td rowspan="3">入院记录</td><td rowspan="3">主诉与现病史</td><td>主要症状</td><td>是否记录声音嘶哑或饮水时呛咳等，并重点描述：
1．发作或加重诱因
2．发作时间和程度
3．缓解方式
4．对体力、饮食、睡眠、活动的影响</td><td>5□
4□
3□
1□
0□</td><td></td><td rowspan="3">入院24小时内完成</td></tr>
<tr><td>病情演变过程</td><td>是否描述主要症状的演变过程，如：
声音嘶哑或饮水时呛咳的变化</td><td>5□
4□
3□
1□
0□</td><td></td></tr>
<tr><td>其他伴随症状</td><td>是否记录伴随症状，如：
1．呼吸困难或吞咽困难
2．耳、枕、肩部有放射性疼痛
3．颈部静脉受压扩张或出现眼裂、瞳孔缩小
4．同侧或双侧淋巴结肿大等</td><td>5□
4□
3□
1□
0□</td><td></td></tr>
</table>

续 表

住院时间＼监控类别		监控项目	监控要点	分数	减分理由	备注
		住院前诊疗过程	是否记录诊断、治疗情况，如： 1．做过何种检查，结果是否正常 2．诊断过何种疾病 3．用过何种药物，用药时间、剂量、总量及效果如何	5□ 4□ 3□ 1□ 0□		
		既往史 个人史 家族史	是否按照病历书写规范记录，并重点记录与疾病相关内容： 1．饮食习惯、环境因素、精神因素 2．有无头颈部的 X 线照射史 3．家族中有无类似患者	5□ 4□ 3□ 1□ 0□		
		体格检查	是否按照病历书写规范记录，并记录重要体征，无遗漏，如： 1．甲状腺肿物：孤立的、不规则的、境界不清楚的、活动性欠佳的硬性肿物 2．有或无颈部肿大淋巴结	5□ 4□ 3□ 1□ 0□		
		辅助检查	是否记录辅助检查结果，如： 血常规、甲状腺超声	5□ 4□ 3□ 1□ 0□		
	首次病程记录	病例特点	是否简明扼要，重点突出，无遗漏： 1．年龄、特殊的生活习惯、X 线照射史 2．突出的症状和体征 3．辅助检查结果 4．其他疾病史	5□ 4□ 3□ 1□ 0□		入院8小时内完成
		初步诊断	第一诊断为：甲状腺癌（ICD-10：C73）	5□ 4□ 3□ 1□ 0□		
		诊断依据	是否充分、分析合理： 1．声音嘶哑 2．甲状腺肿物，有或无颈部肿大淋巴结 3．影像学：主要依靠彩超诊断，其他如 CT、MRI 及 SPECT 等可提供参考 4．病理：组织病理诊断或术中冰冻活检诊断，有条件者提倡针吸细胞学检查（滤泡癌除外）	5□ 4□ 3□ 1□ 0□		
		鉴别诊断	是否根据病例特点与下列疾病鉴别： 1．甲状腺瘤或囊肿 2．慢性甲状腺炎 3．甲状舌骨囊肿	5□ 4□ 3□ 1□ 0□		

续 表

住院时间 \ 监控类别		监控项目	监控要点	分数	减分理由	备注
		诊疗计划	是否全面并具有个性化： 1．完成必需的检查项目 （1）血常规、尿常规、粪常规 （2）肝肾功能、电解质、血糖、血型、凝血功能、血钙、血磷、甲状腺功能、感染性疾病筛查（乙肝、丙肝、艾滋病、梅毒等） （3）甲状腺及颈部彩超，颈部及胸部X线，喉镜检查 （4）针吸病理或会诊病理 2．根据患者病情选择：甲状腺和颈部CT或MRI，胸部CT、PET-CT，上消化道造影，肺功能，超声心动图等 3．评估是否可以手术 4．术前准备 5．手术方案：一侧腺叶及峡部切除，及同侧 V_1 区探查，清扫转移淋巴结；或全甲状腺切除及双侧 V_1 区清扫（双侧有癌灶，或高危病例）；或姑息性手术和（或）气管造瘘术等 6．对症治疗	5□ 4□ 3□ 1□ 0□		
	病程记录	上级医师查房记录	是否有重点内容并结合本病例： 1．补充病史和查体 2．诊断、鉴别诊断及分期分析 3．完善术前检查 4．提示需要观察和注意的内容	5□ 4□ 3□ 1□ 0□		入院48小时内完成
		住院医师查房记录	是否记录、分析全面： 1．主要症状、体征 2．具体治疗措施和术前准备 3．记录上级医师查房意见的执行情况 4．知情告知情况，患者及家属意见，以及医师的解释内容	5□ 4□ 3□ 1□ 0□		
住院第2~5天（术前准备日）	病程记录	住院医师查房记录	是否记录： 1．目前症状及体征变化 2．术前准备工作完成情况，包括检查、药物、配血、备皮、麻醉科会诊意见等，以及检查结果等对手术的影响分析 3．请相应科室会诊情况 4．向患者或家属交代术前、术中和术后注意事项，签署手术知情同意书情况 5．术者术前查看患者的情况	5□ 4□ 3□ 1□ 0□		
		上级医师查房记录	是否记录： 1．综合分析术前检查结果 2．手术前评估及手术指征 3．确定手术方案 4．结合本病例提出手术风险及预防措施	5□ 4□ 3□ 1□ 0□		

续 表

监控类别 住院时间		监控项目	监控要点	分数	减分理由	备注
	麻醉知情同意书		是否记录： 1．一般项目 2．术前诊断 3．拟行手术方式 4．拟行麻醉方式 5．患者基础疾病及可能对麻醉产生影响的特殊情况 6．麻醉中拟行的有创操作和监测 7．麻醉风险，麻醉中及麻醉后可能发生的并发症及应对措施 8．患者签署意见并签名，如为家属或代理人要有授权委托书 9．麻醉医师签名并写明日期时间	5□ 4□ 3□ 1□ 0□		
	麻醉术前访视记录		是否记录： 1．患者自然信息 2．患者一般情况 3．简要病史 4．与麻醉相关的辅助检查结果 5．拟行手术方式 6．拟行麻醉方式 7．麻醉适应证 8．麻醉风险及预防措施和麻醉中需注意的问题 9．术前麻醉医嘱 10．麻醉医师签名，并写明日期时间	5□ 4□ 3□ 1□ 0□		
	输血知情同意书		是否记录： 1．一般项目 2．输血指征 3．拟输血成分 4．输血前有关检查结果 5．输血风险及可能产生的不良后果及应对措施 6．患者签署意见并签名，如为家属或代理人要有授权委托书 7．医师签名并填写日期	5□ 4□ 3□ 1□ 0□		
	手术知情同意书		是否记录： 1．术前诊断 2．手术名称 3．术式选择及有可能改变的术式 4．术中、术后可能出现的并发症应对措施 5．手术风险 6．患者签署意见并签名，如为家属或代理人要有授权委托书 7．经治医师和术者签名	5□ 4□ 3□ 1□ 0□		

续 表

<table>
<tr><th colspan="2">监控类别
住院时间</th><th>监控项目</th><th>监控要点</th><th>分数</th><th>减分理由</th><th>备注</th></tr>
<tr><td rowspan="2"></td><td>术前小结</td><td></td><td>是否记录：
1．简要病情
2．术前诊断及诊断依据
3．手术指征
4．拟行手术名称和方式
5．拟行麻醉方式
6．术前准备
7．术中注意事项
8．术后处置意见
9．术者术前查看患者的情况</td><td>5□
4□
3□
1□
0□</td><td></td><td></td></tr>
<tr><td>术前讨论</td><td></td><td>是否记录：
1．讨论地点、时间
2．参加者及主持者的姓名、职称
3．简要病情
4．术前诊断及术前准备情况
5．手术指征及手术方案
6．可能出现的意外和防范措施
7．具体讨论意见和主持人小结
8．记录者签名</td><td>5□
4□
3□
1□
0□</td><td></td><td></td></tr>
<tr><td rowspan="3">住院第5~6天（手术日）</td><td>麻醉记录单</td><td></td><td>是否记录：
1．一般项目
2．患者一般情况和术前特殊情况
3．麻醉前用药及效果
4．术前及术中疾病诊断
5．手术方式及日期
6．麻醉方式
7．麻醉诱导及各项操作开始及结束时间
8．麻醉期间用药名称、方式及剂量
9．麻醉期间特殊或突发情况及处理
10．术中出血量、输血量、输液量等
11．手术起止时间
12．麻醉医师签名</td><td>5□
4□
3□
1□
0□</td><td></td><td></td></tr>
<tr><td>麻醉术后访视记录</td><td></td><td>是否记录：
1．一般项目
2．患者一般情况
3．目前麻醉恢复情况，清醒时间
4．术后医嘱、是否拔除气管插管等
5．如有特殊情况应详细记录
6．麻醉医师签名并填写日期</td><td>5□
4□
3□
1□
0□</td><td></td><td></td></tr>
<tr><td>手术记录</td><td></td><td>是否记录：
1．一般项目
2．手术日期
3．术前及术中诊断
4．手术名称</td><td>5□
4□
3□
1□
0□</td><td></td><td>术者术后24小时内完成</td></tr>
</table>

续　表

住院时间 \ 监控类别		监控项目	监控要点	分数	减分理由	备注
			5．手术医师：术者及助手姓名 6．护士姓名（分别记录刷手及巡回护士） 7．输血量、特殊成分输血、输液量 8．麻醉方法 9．手术经过：按照规定记录手术经过，详细描述神经血管的处理情况，肿瘤切除的具体情况 10．术后患者去向：回病房、监护室或麻醉恢复室 11．术者签名			
	手术安全核查记录		是否记录： 1．手术安全核查记录单并且填写完整 2．手术医师、麻醉医师和手术护士三方核对，并签字齐全	5□ 4□ 3□ 1□ 0□		
	手术清点记录		是否记录： 1．一般项目 2．术中所用各种器械和敷料数量的清点核对 3．巡回护士和手术器械护士签名	5□ 4□ 3□ 1□ 0□		
	术后首次病程记录		是否记录： 1．手术时间 2．术中诊断 3．麻醉方式 4．手术简要经过 5．术后处理措施 6．术后患者一般情况 7．术后医嘱及应当特别注意观察的事项	5□ 4□ 3□ 1□ 0□		参加手术者术后即时完成
住院第6~7天（术后第1天）	病程记录	住院医师查房记录	是否记录、分析如下内容： 1．生命体征，病情变化，声音嘶哑的变化，饮食恢复情况 2．颈部引流液的量、颜色、性状 3．切口情况、换药情况 4．核查辅助检查结果 5．术后病情评估 6．调整治疗分析 7．上级医师意见执行情况 8．术后注意事项宣教	5□ 4□ 3□ 1□ 0□		术后连续3天须有参加手术的医师或上级医师的查房记录
		上级医师查房记录	是否记录： 1．术后病情评估 2．确定是否有术后并发症和手术切口感染 3．术后需要注意的事项 4．术后治疗方案 5．补充、更改诊断分析和确定诊断分析	5□ 4□ 3□ 1□ 0□		

续 表

住院时间＼监控类别		监控项目	监控要点	分数	减分理由	备注
住院第7~14天（术后日）	病程记录	住院医师查房记录	是否记录、分析： 1．目前症状、体征、切口拆线及换药情况 2．病情评估及疗效评估 3．目前的治疗情况 4．分析是否符合出院标准 5．出院后的治疗方案 6．出院后注意事项	5□ 4□ 3□ 1□ 0□		
		上级医师查房记录	是否记录、分析： 1．手术疗效评估，预期目标完成情况 2．确定符合出院标准 3．出院后治疗方案	5□ 4□ 3□ 1□ 0□		
住院第15~20天（出院日）	病程记录	住院医师查房记录	是否记录： 1．目前症状及体征 2．目前治疗情况 3．切口愈合情况 4．实验室检查指标正常与否 5．向患者交待出院后注意事项	5□ 4□ 3□ 1□ 0□		
	出院记录		记录是否齐全，重要内容无遗漏，如： 1．入院情况 2．诊疗经过：麻醉、手术方式；术中特殊情况及处理；术后并发症等 3．出院情况：症状、体征、功能恢复、切口愈合情况及病理结果等 4．出院医嘱：出院带药需写明药物名称、用量、服用方法，需要调整的药物要注明调整的方法；出院后患者需要注意的事项；门诊复查时间及项目等	5□ 4□ 3□ 1□ 0□		
	特殊检查、特殊治疗同意书的医学文书		包括自然项目（另页书写）、特殊检查、特殊治疗项目名称、目的、可能出现的并发症及风险、或替代治疗方案、患者或家属签署是否同意检查或治疗、患者签名、医师签名等	5□ 4□ 3□ 1□ 0□		
	病危（重）通知书		包括自然项目（另页书写）、目前诊断、病情危重情况，患方签名、医师签名并填写日期	5□ 4□ 3□ 1□ 0□		
重点医嘱	长期医嘱	住院第1天	1．外科护理常规 2．二级护理 3．饮食：根据患者情况			
		住院第2~5天（术前准备日）	1．外科护理常规 2．二级护理 3．饮食：根据患者情况 4．患者既往基础用药			
		住院第5~6天（手术日）	1．外科全麻术后护理常规 2．一级护理 3．禁食、水			

续　表

监控类别 住院时间		监控项目	监控要点	分数	减分理由	备注
			4．颈部引流接袋记量 5．尿管接袋记量 6．记出入量			
		住院第 6~7 天（术后第 1 天）	1．外科全麻术后护理常规 2．一级护理 3．半流质饮食 4．颈部引流接袋记量			
		住院第 7~14 天（术后日）	1．二级护理 2．普食			
	临时医嘱	住院第 1 天	1．血常规、尿常规、粪常规 2．肝肾功能、电解质、血糖、血型、凝血功能、血钙、血磷、甲状腺功能、感染性疾病筛查 3．甲状腺、颈部彩超，颈部及胸部 X 线，喉镜检查 4．针吸病理或会诊病理 5．甲状腺和颈部 CT 或 MRI，胸部 CT，上消化道钡餐，肺功能，超声心动图等（必要时）			
		住院第 2~5 天（术前准备日）	1．术前医嘱 2．拟明日在全麻下行甲状腺叶加峡部切除或全甲状腺切除，淋巴结清除术 3．明晨禁食、水 4．明晨留置尿管 5．手术区域皮肤准备 6．抗菌药物皮试，术前 30 分钟抗菌药物静脉输注 7．备血（必要时） 8．其他特殊医嘱	5□ 4□ 3□ 1□ 0□		
		住院第 5~6 天（手术日）	1．术后清醒后半卧位 2．心电监护 3．吸氧 4．镇痛（必要时） 5．补液 6．抗菌药物：手术时间超过 2 小时者，术中追加使用一次			
		住院第 6~7 天（术后第 1 天）	1．心电监护（必要时） 2．镇痛（必要时） 3．补液 4．补钙（必要时） 4．抗菌药物，酌情更换抗菌药物治疗，并进行血、引流液、痰等细菌培养+药敏 5．拔尿管，停记出入量 6．根据情况决定是否需要复查血常规、肝肾功能、电解质、血糖、甲状腺功能、血钙、血磷、甲状旁腺素			

续 表

住院时间 \ 监控类别	监控项目	监控要点	分数	减分理由	备注
	住院第7~14天（术后日）	1．复查血常规、肝肾功能、电解质、血糖（必要时） 2．拆线及伤口换药 3．拔引流管（24小时引流量≤50ml）			
	住院第15~20天（出院日）	1．出院带药 2．门诊随诊时间			
一般书写规范	各项内容	完整、准确、清晰、签字	5□ 4□ 3□ 1□ 0□		
变异情况	变异条件及原因	1．有影响手术的合并症，需要进行相关的诊断和治疗 2．不能耐受规范根治性手术的患者，酌情适当缩小手术范围 3．晚期已有远处转移的PTC及FTC患者，行全甲状腺切除术，术后给予^{131}I治疗 4．甲状腺癌通常对外照射放疗不敏感，但对于有术中无法彻底切除的残余癌灶者，不能经手术或^{131}I治疗的局部晚期患者，以及有骨和肺转移灶患者，可考虑采用外照射放疗	5□ 4□ 3□ 1□ 0□		

（二）结肠癌

结肠癌临床路径

1．进入临床路径标准

疾病诊断：结肠癌（ICD-10：C18）

手术操作：结肠癌根治术（或腹腔镜下）、局部切除（或结肠曲段切除）、姑息切除术＋短路（或造口术）(ICD-9-CM-3：45. 4/45. 71/45. 73/45. 74/45. 75/45. 76/45. 79/17. 33/17. 34/17. 35/17. 36/17. 39/45. 8/46. 1)

2．病案质量监控表

<table>
<tr><th colspan="2">监控类别
住院时间</th><th colspan="2">监控项目</th><th>监控要点</th><th>分数</th><th>减分理由</th><th>备注</th></tr>
<tr><td colspan="2" rowspan="4">首页</td><td colspan="2">主要诊断名称及编码</td><td>结肠癌（ICD-10：C18）</td><td rowspan="3">5□
4□
3□
1□
0□</td><td rowspan="3"></td><td rowspan="3"></td></tr>
<tr><td colspan="2">主要手术名称及编码</td><td>结肠癌根治术（或腹腔镜下）、局部切除（或结肠曲段切除）、姑息切除术＋短路（或造口术）（ICD-9-CM-3：45.4/45.71/45.73/45.74/45.75/45.76/45.79/17.33/17.34/17.35/17.36/17.39/45.8/46. 1）</td></tr>
<tr><td colspan="2">其他诊断名称及编码</td><td>无遗漏，编码准确</td></tr>
<tr><td colspan="2">其他项目</td><td>内容完整、准确、无遗漏</td><td>5□
4□
3□
1□
0□</td><td></td><td></td></tr>
<tr><td rowspan="3">住院第1天</td><td rowspan="3">入院记录</td><td rowspan="3">主诉与现病史</td><td>主要症状</td><td>是否记录腹胀、腹痛、排便习惯改变、便血、贫血等症状及发病时间，并重点描述：
1．发作或加重诱因
2．发作频率和程度，便血量等
3．缓解方式
4．对体力、体重、饮食、睡眠、活动的影响</td><td>5□
4□
3□
1□
0□</td><td></td><td rowspan="3">入院24小时内完成</td></tr>
<tr><td>病情演变过程</td><td>是否描述主要症状的演变过程，如：
逐渐出现排便习惯改变等</td><td>5□
4□
3□
1□
0□</td><td></td></tr>
<tr><td>其他伴随症状</td><td>是否记录伴随症状，如：
低热、乏力、消瘦、水肿、黄疸等</td><td>5□
4□
3□
1□
0□</td><td></td></tr>
</table>

续 表

住院时间＼监控类别		监控项目	监控要点	分数	减分理由	备注
		住院前诊疗过程	是否记录诊断、治疗情况，如： 1．做过何种检查，如乙状结肠镜和纤维结肠镜，结果是否正常 2．诊断过何种疾病 3．用过何种药物，如解痉、镇痛、止血药等，效果如何	5□ 4□ 3□ 1□ 0□		
		既往史 个人史 家族史	是否按照病历书写规范记录，并重点记录： 1．生活习惯及有无烟、酒嗜好等 2．饮食习惯、环境因素、精神因素 3．慢性疾病史 4．家族中有无类似患者	5□ 4□ 3□ 1□ 0□		
		体格检查	是否按照病历书写规范记录，并记录重要体征，无遗漏，如： 1．腹部肿块 2．消瘦、贫血 3．肠梗阻的体征 4．左锁骨上淋巴结肿大 5．肝大、腹水、黄疸	5□ 4□ 3□ 1□ 0□		
		辅助检查	是否记录辅助检查结果，如： 血常规、粪常规和潜血、乙状结肠镜和纤维结肠镜等	5□ 4□ 3□ 1□ 0□		
	首次病程记录	病例特点	是否简明扼要，重点突出，无遗漏： 1．年龄、特殊的生活习惯、饮食习惯及慢性疾病史 2．突出的症状和体征 3．辅助检查结果 4．其他疾病史	5□ 4□ 3□ 1□ 0□		入院8小时内完成
		初步诊断	第一诊断为：结肠癌（ICD-10：C18）	5□ 4□ 3□ 1□ 0□		
		诊断依据	是否充分、分析合理： 1．症状：长期腹胀、腹痛、排便习惯改变、便血、贫血等 2．体征：腹部触及肿块、左锁骨上淋巴结肿大和肝大、腹水、黄疸 3．辅助检查：粪潜血试验持续阳性；纤维结肠镜检查明确肿瘤情况，取活组织检查作出病理诊断；影像学检查提示并了解有无器官和淋巴结转移	5□ 4□ 3□ 1□ 0□		

续 表

住院时间	监控类别	监控项目	监控要点	分数	减分理由	备注
		鉴别诊断	是否根据病例特点与下列疾病鉴别： 1．结肠良性肿物 2．结肠炎性疾患，如结核、血吸虫病肉芽肿、溃疡性结肠炎、痢疾等	5□ 4□ 3□ 1□ 0□		
		诊疗计划	是否全面并具有个性化： 1．完成必需的检查项目 （1）血常规、尿常规、粪常规+潜血 （2）肝肾功能、电解质、血糖、血型、凝血功能、血脂、消化道肿瘤标志物、感染性疾病筛查（乙肝、丙肝、艾滋病、梅毒等） （3）胸片、心电图 （4）结肠镜和（或）钡剂灌肠造影、腹盆腔 CT （5）病理学活组织检查与诊断 2．根据患者病情选择：超声心动图、肺功能、PET-CT 等 3．评估是否可以手术 4．术前准备 5．手术方案：局部切除术或结肠区段切除手术；根治手术（结肠癌根治术）；腹腔镜结肠癌根治术；姑息手术 6．对症治疗	5□ 4□ 3□ 1□ 0□		
	病程记录	上级医师查房记录	是否有重点内容并结合本病例： 1．补充病史和查体 2．诊断、鉴别诊断分析 3．完善术前检查 4．提示需要观察和注意的内容	5□ 4□ 3□ 1□ 0□		入院48 小时内完成
		住院医师查房记录	是否记录、分析全面： 1．主要症状、体征的变化，病情变化 2．具体治疗措施和术前准备 3．记录上级医师查房意见的执行情况 4．知情告知情况，患者及家属意见，以及医师的解释内容	5□ 4□ 3□ 1□ 0□		
住院第2~4 天（术前准备日）	病程记录	住院医师查房记录	是否记录： 1．目前症状及体征变化 2．术前准备工作完成情况，包括结肠镜检查和必要的检查、药物、配血、备皮、麻醉科会诊意见等，以及检查结果等对手术的影响分析 3．请相应科室会诊情况 4．向患者或家属交代术前术中和术后注意事项，签署手术知情同意书情况 5．记录术者术前查看患者的情况	5□ 4□ 3□ 1□ 0□		

续 表

监控类别 / 住院时间		监控项目	监控要点	分数	减分理由	备注
		上级医师查房记录	是否记录： 1. 综合分析术前检查结果，判断是早期结肠癌还是进展期结肠癌 2. 手术前评估，判断手术的可能性 3. 确定手术方案 4. 结合本病例提出手术风险及预防措施	5□ 4□ 3□ 1□ 0□		
	麻醉知情同意书		是否记录： 1. 一般项目 2. 术前诊断 3. 拟行手术方式 4. 拟行麻醉方式 5. 患者基础疾病及可能对麻醉产生影响的特殊情况 6. 麻醉中拟行的有创操作和监测 7. 麻醉风险，麻醉中及麻醉后可能发生的并发症及应对措施 8. 患者签署意见并签名，如为家属或代理人要有授权委托书 9. 麻醉医师签名，并写明日期时间	5□ 4□ 3□ 1□ 0□		
	麻醉术前访视记录		是否记录： 1. 患者自然信息 2. 患者一般情况 3. 简要病史 4. 与麻醉相关的辅助检查结果 5. 拟行手术方式 6. 拟行麻醉方式 7. 麻醉适应证 8. 麻醉风险及预防措施和麻醉中需注意的问题 9. 术前麻醉医嘱 10. 麻醉医师签名，并写明日期时间	5□ 4□ 3□ 1□ 0□		
	输血知情同意书		是否记录： 1. 一般项目 2. 输血指征 3. 拟输血成分 4. 输血前有关检查结果 5. 输血风险及可能产生的不良后果及应对措施 6. 患者签署意见并签名，如为家属或代理人要有授权委托书 7. 医师签名并填写日期	5□ 4□ 3□ 1□ 0□		
	手术知情同意书		是否记录： 1. 术前诊断 2. 手术名称 3. 术式选择及有可能改变的术式 4. 术中、术后可能出现的并发症应对措施 5. 手术风险	5□ 4□ 3□ 1□ 0□		

续 表

住院时间 \ 监控类别	监控项目		监控要点	分数	减分理由	备注
			6. 患者签署意见并签名，如为家属或代理人要有授权委托书 7. 经治医师和术者签名			
	术前小结		是否记录： 1. 简要病情 2. 术前诊断及诊断依据 3. 手术指征 4. 拟行手术名称和方式 5. 拟行麻醉方式 6. 术前准备 7. 术中注意事项 8. 术后处置意见 9. 术者术前查看患者的情况	5□ 4□ 3□ 1□ 0□		
	术前讨论		是否记录： 1. 讨论地点、时间 2. 参加者及主持者的姓名、职称 3. 简要病情 4. 术前诊断及术前准备情况 5. 手术指征及手术方案 6. 可能出现的意外和防范措施 7. 具体讨论意见和主持人小结 8. 记录者签名	5□ 4□ 3□ 1□ 0□		
住院第5天(手术日)	麻醉记录单		是否记录： 1. 一般项目 2. 患者一般情况和术前特殊情况 3. 麻醉前用药及效果 4. 术前及术中疾病诊断 5. 手术方式及日期 6. 麻醉方式 7. 麻醉诱导及各项操作开始及结束时间 8. 麻醉期间用药名称、方式及剂量 9. 麻醉期间特殊或突发情况及处理 10. 术中出血量、输血量、输液量等 11. 手术起止时间 12. 麻醉医师签名	5□ 4□ 3□ 1□ 0□		
	麻醉术后访视记录		是否记录： 1. 一般项目 2. 患者一般情况 3. 目前麻醉恢复情况，清醒时间 4. 术后医嘱、是否拔除气管插管等 5. 如有特殊情况应详细记录 6. 麻醉医师签名并填写日期	5□ 4□ 3□ 1□ 0□		

续 表

住院时间 \ 监控类别		监控项目	监控要点	分数	减分理由	备注
	手术记录		是否记录： 1. 一般项目 2. 手术日期 3. 术前及术中诊断 4. 手术名称 5. 手术医师：术者及助手姓名 6. 护士姓名（分别记录刷手及巡回护士） 7. 输血量、特殊成分输血、输液量 8. 麻醉方法 9. 手术经过：按照规定记录手术经过，详细描述切除肿瘤的范围；引流管的放置及吻合情况 10. 术后患者去向：回病房、监护室或麻醉恢复室 11. 术者签名	5□ 4□ 3□ 1□ 0□		术者术后24小时内完成
	手术安全核查记录		是否记录： 1. 手术安全核查记录单并且填写完整 2. 手术医师、麻醉医师和手术护士三方核对，并签字齐全	5□ 4□ 3□ 1□ 0□		
	手术清点记录		是否记录： 1. 一般项目 2. 术中所用各种器械和敷料数量的清点核对 3. 巡回护士和手术器械护士签名	5□ 4□ 3□ 1□ 0□		
	术后首次病程记录		是否记录： 1. 手术时间 2. 术中诊断 3. 麻醉方式 4. 手术简要经过 5. 术后处理措施 6. 术后患者一般情况，引流管是否通畅，引流液状态 7. 术后医嘱及应当特别注意观察的事项	5□ 4□ 3□ 1□ 0□		参加手术者术后即时完成
住院第6~7天（术后第1~2天）	病程记录	住院医师查房记录	是否记录、分析如下内容： 1. 生命体征，病情变化，肠道恢复情况，饮食恢复情况 2. 引流管是否通畅，引流液的量、颜色、性状，拔除引流管指征，拔除情况等 3. 适时拔除胃管和尿管并记录拔除情况 4. 切口情况、换药情况 5. 核查辅助检查结果是否有异常 6. 病情评估 7. 调整治疗分析 8. 上级医师意见执行情况 9. 对患者的宣教情况	5□ 4□ 3□ 1□ 0□		术后连续3天须有参加手术的医师或上级医师的查房记录

续　表

住院时间＼监控类别		监控项目	监控要点	分数	减分理由	备注
		上级医师查房记录	是否记录： 1. 术后病情评估 2. 确定是否有术后并发症和手术切口感染 3. 术后需要注意的事项 4. 术后治疗方案 5. 补充、更改诊断分析和确定诊断分析	5□ 4□ 3□ 1□ 0□		
住院第8~20天（术后日）	病程记录	住院医师查房记录	是否记录、分析： 1. 目前症状、体征、拆线及切口愈合情况 2. 病情评估及疗效评估 3. 目前的治疗情况 4. 分析是否符合出院标准 5. 出院后的治疗方案 6. 出院后注意事项	5□ 4□ 3□ 1□ 0□		
		上级医师查房记录	是否记录、分析： 1. 手术疗效评估，预期目标完成情况 2. 确定符合出院标准 3. 出院后治疗方案	5□ 4□ 3□ 1□ 0□		
住院第14~21天（出院日）	病程记录	住院医师查房记录	是否记录： 1. 目前症状及体征 2. 目前治疗情况 3. 切口愈合情况 4. 实验室检查指标正常与否 5. 向患者交待出院后注意事项	5□ 4□ 3□ 1□ 0□		
	出院记录		记录是否齐全，重要内容无遗漏，如： 1. 入院情况 2. 诊疗经过：麻醉、手术方式；术中特殊情况及处理；术后并发症等 3. 出院情况：症状、体征、功能恢复、切口愈合情况及病理结果等 4. 出院医嘱：出院带药需写明药物名称、用量、服用方法，需要调整的药物要注明调整的方法；需要复查的辅助检查；出院后患者需要注意的事项；门诊复查时间及项目等	5□ 4□ 3□ 1□ 0□		
	特殊检查、特殊治疗同意书的医学文书		包括自然项目（另页书写）、特殊检查、特殊治疗项目名称、目的、可能出现的并发症及风险、或替代治疗方案、患者或家属签署是否同意检查或治疗、患者签名、医师签名等	5□ 4□ 3□ 1□ 0□		
	病危（重）通知书		包括自然项目（另页书写）、目前诊断、病情危重情况，患方签名、医师签名并填写日期	5□ 4□ 3□ 1□ 0□		

续　表

住院时间 \ 监控类别		监控项目	监控要点	分数	减分理由	备注
重点医嘱	长期医嘱	住院第 1 天	1．外科护理常规 2．二级护理 3．饮食：根据患者情况	5□ 4□ 3□ 1□ 0□		
		住院第 2~4 天（术前准备日）	1．外科护理常规 2．二级护理 3．饮食：根据患者情况 4．患者既往基础用药			
		住院第 5 天（手术日）	1．外科全麻术后护理常规 2．一级护理 3．禁食水 4．胃肠减压接负压吸引 5．记出入量 6．腹腔置引流管接无菌袋 7．留置尿管接无菌袋			
		住院第 6~7 天（术后第 1~2 天）	1．外科术后护理常规 2．一级护理 3．禁食、水，根据病情逐渐改变饮食 4．胃肠减压接负压吸引 5．记出入量 6．腹腔置引流管接无菌袋 7．留置尿管接无菌袋			
		住院第 8~20 天（术后日）	1．外科三级护理常规 2．饮食（根据病情）			
	临时医嘱	住院第 1 天	1．血常规、尿常规、粪常规 2．肝肾功能、电解质、血糖、血脂、凝血功能、消化道肿瘤标志物、感染性疾病筛查 3．胸片、心电图、腹盆腔 CT 4．病理学检查 5．肺功能、超声心动图、PET-CT（必要时）			
		住院第 2~4 天（术前准备日）	1．结肠镜和（或）钡剂灌肠造影 2．术前营养支持（营养不良或消化道梗阻者） 3．术前医嘱 4．常规准备在全麻或连续硬膜外麻醉下行、结肠癌根治术、腹腔镜下结肠癌根治术+短路或造口手术 5．术前 1 日和手术日晨肠道准备各一次 6．术前 1 日禁食水、留置尿管、手术区域皮肤准备 7．抗菌药物皮试 8．备血（必要时） 9．其他特殊医嘱			

续 表

监控类别 住院时间	监控项目	监控要点	分数	减分理由	备注
	住院第 5 天（手术日）	1．术后清醒后半卧位 2．心电监护 3．吸氧 4．镇痛（必要时） 5．补液 6．术前 30 分钟抗菌药物静脉输注，手术时间超过 2 小时者，术中追加使用一次 7．手术中标本送病理检查			
	住院第 6~7 天（术后 1~2 天）	1．测血压、脉搏 2．补液，逐步增加经口进食量，减少肠外营养，直至完全停止 3．适时拔除胃管和尿管以及根据引流情况决定拔除引流管 4．抗菌药物 5．复查血常规、肝肾功能、电解质、血糖、胸片、腹部超声、CT 检查等（根据情况） 6．镇痛			
	住院第 8~20 天（术后日）	1．测血压、脉搏 2．拔除引流管 3．拆线			
	住院 14~21 天（出院日）	1．出院带药 2．门诊随诊时间			
一般书写规范	各项内容	完整、准确、清晰、签字	5□ 4□ 3□ 1□ 0□		
变异情况	变异条件及原因	1．围术期的合并症和（或）并发症，需要进行相关的诊断和治疗，导致住院时间延长、费用增加 2．结肠癌根治术中，结肠的切除范围根据肿瘤部位、大小、浸润程度等决定，可分为右半结肠切除、横结肠切除、左半结肠切除、乙状结肠切除、全结肠切除、联合脏器切除术等	5□ 4□ 3□ 1□ 0□		

（三）胃癌

胃癌临床路径

1．进入临床路径标准

疾病诊断：胃癌（ICD-10：C16）

手术操作：胃局部切除术、胃癌根治术或扩大胃癌根治术，姑息切除术，短路或造口术（ICD-9-CM-3：43.4/43.5/43.6/43.7/43.8/43.9/44.31/44.39/43.19）

2．病案质量监控表

<table>
<tr><th colspan="2">监控类别
住院时间</th><th colspan="2">监控项目</th><th>监控要点</th><th>分数</th><th>减分理由</th><th>备注</th></tr>
<tr><td colspan="2" rowspan="4">首页</td><td colspan="2">主要诊断名称及编码</td><td>胃癌（ICD-10：C16）</td><td rowspan="3">5□
4□
3□
1□
0□</td><td rowspan="3"></td><td rowspan="3"></td></tr>
<tr><td colspan="2">主要手术名称及编码</td><td>胃局部切除术、胃癌根治术或扩大胃癌根治术，姑息切除术，短路或造口术（ICD-9-CM-3：43.4/43.5/43.6/43.7/43.8/43.9/44.31/44.39/43.19）</td></tr>
<tr><td colspan="2">其他诊断名称及编码</td><td>无遗漏，编码准确</td></tr>
<tr><td colspan="2">其他项目</td><td>内容完整、准确、无遗漏</td><td>5□
4□
3□
1□
0□</td><td></td><td></td></tr>
<tr><td rowspan="4">住院第1天</td><td rowspan="4">入院记录</td><td rowspan="4">主诉与现病史</td><td>主要症状</td><td>是否记录上腹不适　饱胀、隐痛、贫血等症状及发病时间，并重点描述：
1．发作或加重诱因
2．持续时间和程度
3．缓解方式
4．对体力、饮食、睡眠、活动的影响</td><td>5□
4□
3□
1□
0□</td><td></td><td rowspan="4">入院24小时内完成</td></tr>
<tr><td>病情演变过程</td><td>是否描述主要症状的演变过程，如：
上腹不适程度的变化</td><td>5□
4□
3□
1□
0□</td><td></td></tr>
<tr><td>其他伴随症状</td><td>是否记录伴随症状，如：
恶心，呕吐、食欲减退、腹泻、黑便、消瘦、贫血、疲倦、水肿、发热等</td><td>5□
4□
3□
1□
0□</td><td></td></tr>
<tr><td>住院前诊疗过程</td><td>是否记录诊断、治疗情况，如：
1．做过何种检查如胃镜、上消化道造影、CT、粪便潜血试验等，结果是否正常
2．诊断过何种疾病
3．用过何种药物，效果如何</td><td>5□
4□
3□
1□
0□</td><td></td></tr>
</table>

续 表

监控类别 住院时间		监控项目	监控要点	分数	减分理由	备注
		既往史 个人史 家族史	是否按照病历书写规范记录，并重点记录： 1．生活习惯、饮食习惯及有无烟、酒嗜好 2．慢性疾病史 3．家族中有无类似患者	5□ 4□ 3□ 1□ 0□		
		体格检查	是否按照病历书写规范记录，并记录重要体征，无遗漏，如： 1．上腹部压痛 2．腹部可触及肿块，质硬，表面不平滑，有触痛 3．锁骨上淋巴结肿大 4．消瘦、贫血貌、腹水	5□ 4□ 3□ 1□ 0□		
		辅助检查	是否记录辅助检查结果，如： 血常规、胃镜等	5□ 4□ 3□ 1□ 0□		
	首次病程记录	病例特点	是否简明扼要，重点突出，无遗漏： 1．年龄、性别、特殊的生活习惯及饮食习惯 2．突出的症状和体征 3．辅助检查结果 4．慢性疾病史	5□ 4□ 3□ 1□ 0□		入院8小时内完成
		初步诊断	第一诊断为：胃癌（ICD-10：C16）	5□ 4□ 3□ 1□ 0□		
		诊断依据	是否充分、分析合理： 1．病史：长期上腹不适、饱胀、隐痛、贫血等 2．体征：腹部触及肿块、锁骨上淋巴结肿大和腹水等 3．辅助检查：粪便潜血试验持续阳性；胃镜检查明确肿瘤情况，取活组织检查作出病理学诊断；影像学检查了解有无淋巴结及脏器转移，钡餐检查了解肿瘤大小、形态和病变范围	5□ 4□ 3□ 1□ 0□		
		鉴别诊断	是否根据病例特点与下列疾病鉴别： 1．胃溃疡、胃内单纯性息肉、良性肿瘤、胃内慢性炎症 2．胃其他恶性肿瘤，如胃原发性恶性淋巴瘤和胃间质瘤等	5□ 4□ 3□ 1□ 0□		
		诊疗计划	是否全面并具有个性化： 1．完成必需的检查项目 （1）血常规、尿常规、粪常规+潜血 （2）肝肾功能、电解质、血糖、血脂、凝血功能、消化道肿瘤标志物、感染性疾病筛查（乙肝、丙肝、艾滋病、梅毒等） （3）胃镜、X 线钡餐、腹部及盆腔超声、腹部及盆腔 CT （4）胸片、心电图 （5）病理学活组织检查与诊断	5□ 4□ 3□ 1□ 0□		

续　表

监控类别 / 住院时间		监控项目	监控要点	分数	减分理由	备注
			2. 根据患者病情选择：超声心动图、肺功能、PET-CT、超声内镜检查等 3. 评估是否可以手术 4. 术前准备 5. 手术方案：胃局部切除术或胃大部切除术；根治手术；姑息手术 6. 对症治疗			
	病程记录	上级医师查房记录	是否有重点内容并结合本病例： 1. 补充病史和查体 2. 诊断、鉴别诊断分析 3. 完善术前检查 4. 提示需要观察和注意的内容	5□ 4□ 3□ 1□ 0□		入院48小时内完成
		住院医师查房记录	是否记录、分析全面： 1. 主要症状、体征 2. 具体治疗措施和术前准备 3. 手术方案 4. 上级医师查房意见的执行情况 5. 知情告知情况，患者及家属意见，以及医师的解释内容	5□ 4□ 3□ 1□ 0□		
住院第2~4天（术前准备日）	病程记录	住院医师查房记录	是否记录： 1. 目前症状及体征变化 2. 术前准备工作完成情况，包括检查、药物、配血、备皮、麻醉科会诊意见等，以及检查结果等对手术的影响分析 3. 请相应科室会诊情况 4. 向患者或家属交代术前、术中和术后注意事项，签署手术知情同意书情况 5. 术者术前查看患者的情况	5□ 4□ 3□ 1□ 0□		
		上级医师查房记录	是否记录： 1. 综合分析术前检查结果 2. 手术前评估及手术指征 3. 确定手术方案 4. 结合本病例提出手术风险及预防措施	5□ 4□ 3□ 1□ 0□		
	麻醉知情同意书		是否记录： 1. 一般项目 2. 术前诊断 3. 拟行手术方式 4. 拟行麻醉方式 5. 患者基础疾病及可能对麻醉产生影响的特殊情况 6. 麻醉中拟行的有创操作和监测 7. 麻醉风险，麻醉中及麻醉后可能发生的并发症及应对措施 8. 患者签署意见并签名，如为家属或代理人要有授权委托书 9. 麻醉医师签名，并写明日期时间	5□ 4□ 3□ 1□ 0□		

续 表

监控类别 / 住院时间		监控项目	监控要点	分数	减分理由	备注
	麻醉术前访视记录		是否记录： 1．患者自然信息 2．患者一般情况 3．简要病史 4．与麻醉相关的辅助检查结果 5．拟行手术方式 6．拟行麻醉方式 7．麻醉适应证 8．麻醉风险及预防措施和麻醉中需注意的问题 9．术前麻醉医嘱 10．麻醉医师签名，并写明日期时间	5□ 4□ 3□ 1□ 0□		
	输血知情同意书		是否记录： 1．一般项目 2．输血指征 3．拟输血成分 4．输血前有关检查结果 5．输血风险及可能产生的不良后果及应对措施 6．患者签署意见并签名，如为家属或代理人要有授权委托书 7．医师签名并填写日期	5□ 4□ 3□ 1□ 0□		
	手术知情同意书		是否记录： 1．术前诊断 2．手术名称 3．术式选择及有可能改变的术式 4．术中、术后可能出现的并发症应对措施 5．手术风险 6．患者签署意见并签名，如为家属或代理人要有授权委托书 7．经治医师和术者签名	5□ 4□ 3□ 1□ 0□		
	术前小结		是否记录： 1．简要病情 2．术前诊断及诊断依据 3．手术指征 4．拟行手术名称和方式 5．拟行麻醉方式 6．术前准备 7．术中注意事项 8．术后处置意见 9．术者术前查看患者的情况	5□ 4□ 3□ 1□ 0□		
	术前讨论		是否记录： 1．讨论地点、时间 2．参加者及主持者的姓名、职称 3．简要病情 4．术前诊断及术前准备情况 5．手术指征及手术方案	5□ 4□ 3□ 1□ 0□		

续 表

住院时间 \ 监控类别		监控项目	监控要点	分数	减分理由	备注
			6．可能出现的意外和防范措施 7．具体讨论意见和主持人小结 8．记录者签名			
住院第5~7天（手术日）	麻醉记录单		是否记录： 1．一般项目 2．患者一般情况和术前特殊情况 3．麻醉前用药及效果 4．术前及术中疾病诊断 5．手术方式及日期 6．麻醉方式 7．麻醉诱导及各项操作开始及结束时间 8．麻醉期间用药名称、方式及剂量 9．麻醉期间特殊或突发情况及处理 10．术中出血量、输血量、输液量等 11．手术起止时间 12．麻醉医师签名	5□ 4□ 3□ 1□ 0□		
	麻醉术后访视记录		是否记录： 1．一般项目 2．患者一般情况 3．目前麻醉恢复情况，清醒时间 4．术后医嘱、是否拔除气管插管等 5．如有特殊情况应详细记录 6．麻醉医师签名并填写日期	5□ 4□ 3□ 1□ 0□		
	手术记录		是否记录： 1．一般项目 2．手术日期 3．术前及术中诊断 4．手术名称 5．手术医师：术者及助手姓名 6．护士姓名（分别记录刷手及巡回护士） 7．输血量、特殊成分输血、输液量 8．麻醉方法 9．手术经过：按照规定记录手术经过，详细描述切除肿瘤的范围及吻合口和残端处理情况 10．术后患者去向：回病房、监护室或麻醉恢复室 11．医师签名	5□ 4□ 3□ 1□ 0□		术者术后24小时内完成
	手术安全核查记录		是否记录： 1．手术安全核查记录单并且填写完整 2．手术医师、麻醉医师和手术护士三方核对，并签字齐全	5□ 4□ 3□ 1□ 0□		
	手术清点记录		是否记录： 1．一般项目 2．术中所用各种器械和敷料数量的清点核对 3．巡回护士和手术器械护士签名	5□ 4□ 3□ 1□ 0□		

续 表

住院时间	监控类别	监控项目	监控要点	分数	减分理由	备注
	术后首次病程记录		是否记录： 1. 手术时间 2. 术中诊断 3. 麻醉方式 4. 手术简要经过 5. 术后处理措施 6. 术后患者一般情况 7. 术后医嘱及应当特别注意观察的事项	5□ 4□ 3□ 1□ 0□		参加手术者术后即时完成
住院第6~8天（术后第1天）	病程记录	住院医师查房记录	是否记录、分析如下内容： 1. 生命体征，病情变化，肠道功能恢复情况，饮食恢复情况 2. 注意观察胃液、腹腔引流液的量、颜色、性状 3. 切口情况、换药情况 4. 核查辅助检查结果是否有异常 5. 病情评估 6. 调整治疗分析 7. 上级医师意见执行情况 8. 术后注意事项宣教	5□ 4□ 3□ 1□ 0□		术后连续3天须有参加手术的医师或上级医师的查房记录
		上级医师查房记录	是否记录： 1. 术后病情评估 2. 确定是否有术后并发症和手术切口感染 3. 术后需要注意的事项 4. 术后治疗方案 5. 补充、更改诊断分析和确定诊断分析	5□ 4□ 3□ 1□ 0□		
住院第7~12天（术后日）	病程记录	住院医师查房记录	是否记录、分析： 1. 观察胃肠功能恢复情况，决定是否拔除胃管 2. 注意观察胃液、腹腔引流液的量、颜色、性状 3. 目前的症状、体征、切口换药情况 4. 病情评估及疗效评估 5. 目前的治疗情况 6. 分析是否符合出院标准 7. 出院后的治疗方案 8. 出院后注意事项	5□ 4□ 3□ 1□ 0□		
		上级医师查房记录	是否记录、分析： 1. 手术疗效评估，预期目标完成情况 2. 确定符合出院标准 3. 出院后治疗方案	5□ 4□ 3□ 1□ 0□		
住院第12~14天（出院日）	病程记录	住院医师查房记录	是否记录： 1. 目前症状及体征 2. 目前治疗情况 3. 切口拆线及愈合情况，引流管拔除 4. 实验室检查指标正常与否 5. 向患者交代出院后注意事项	5□ 4□ 3□ 1□ 0□		
	出院记录		记录是否齐全，重要内容无遗漏。如： 1. 入院情况 2. 诊疗经过：麻醉、手术方式；术中特殊情况及处			

续 表

监控类别 住院时间		监控项目	监控要点	分数	减分理由	备注
			理；术后并发症等 3．出院情况：症状体征、功能恢复、切口愈合情况及病理结果等 4．出院医嘱：出院带药需写明药物名称、用量、服用方法，需要调整的药物要注明调整的方法；需要复查的辅助检查；出院后患者需要注意的事项；门诊复查时间及项目等	5□ 4□ 3□ 1□ 0□		
	特殊检查、特殊治疗同意书的医学文书		包括自然项目（另页书写）、特殊检查、特殊治疗项目名称、目的、可能出现的并发症及风险、或或替代治疗方案、患者或家属签署是否同意检查或治疗、患者签名、医师签名等。	5□ 4□ 3□ 1□ 0□		
	病危（重）通知书		包括自然项目（另页书写）、目前诊断、病情危重情况，患方签名、医师签名并填写日期	5□ 4□ 3□ 1□ 0□		
重点医嘱	长期医嘱	住院第 1 天	1．外科护理常规 2．二级护理 3．饮食：根据患者情况	5□ 4□ 3□ 1□ 0□		
		住院第 2~4 天（术前准备日）	1．外科护理常规 2．二级护理 3．饮食：根据患者情况 4．患者既往疾病基础用药			
		住院第 5~7 天（手术日）	1．外科手术术后护理常规 2．一级护理 3．心电监护、SpO_2 监护 4．禁食水 5．胃肠减压接袋记量 6．腹腔引流接袋记量 7．尿管接袋记量 8．保留营养管 9．记出入量			
		住院第 6~8 天（术后第 1 天）	1．外科手术术后护理常规 2．一级护理 3．心电监护、SpO_2 监护 4．禁食、水 5．胃肠减压接袋记量 6．腹腔引流接袋记量 7．尿管接袋记量 8．保留营养管 9．记出入量 10．补液			
		住院第 7~12 天（术后日）	1．二级护理 2．饮食：禁食、流食或半流食 3．保留营养管 4．记出入量			

续 表

住院时间＼监控类别		监控项目	监控要点	分数	减分理由	备注
	临时医嘱	住院第1天	1．血常规、尿常规、粪便常规+潜血 2．肝肾功能、电解质、血糖、血脂、凝血功能、消化道肿瘤标志物 3．胸片、心电图 4．胃镜、X线钡餐、腹部及盆腔超声、CT 5．病理或会诊病理 6．血型、配血、肺功能、超声心动图、PET CT（必要时） 7．超声内镜检查			
		住院第2~4天（术前准备日）	1．术前营养支持（营养不良或幽门梗阻者） 2．纠正贫血、低蛋白血症、水电解质紊乱（酌情） 3．术前医嘱 4．明日连续硬膜外或全麻下行、胃部分切除术、胃大部切除术、胃癌根治术或扩大胃癌根治术 5．肠道准备（口服药物或灌肠） 6．明日晨禁食、水 7．明日晨置胃管、营养管、尿管 8．手术区域皮肤准备 9．术前抗菌药物皮试 10．备血（必要时） 11．其他特殊医嘱			
		住院第5~7天（手术日）	1．麻醉清醒后半卧位 2．心电、SpO_2监护 3．持续吸氧 4．制酸（胃次全切除者） 5．镇痛、补液 6．抗菌药物、术前30分钟抗菌药物静脉输注，手术时间超过2小时者，术中追加使用一次			
		住院第6~8天（术后第1天）	1．心电监护、SpO_2监护 2．持续吸氧 3．复查血常规、电解质、血糖，根据结果决定是否需要输血，调整电解质、血糖等 4．换药，适时拔除胃肠减压、尿管、引流管 5．镇痛、补液，适时开始肠内营养 6．术后抗菌药物使用			
		住院第7~12天（术后日）	1．复查血常规、肝肾功能、电解质、血糖（必要时） 2．换药，拆线 3．拔引流管 4．逐渐减少肠外营养，直至完全停止			
		住院第12~14天（出院日）	1．出院带药 2．门诊随诊时间			

续 表

住院时间＼监控类别	监控项目	监控要点	分数	减分理由	备注
一般书写规范	各项内容	完整、准确、清晰、签字	5□ 4□ 3□ 1□ 0□		
变异情况	变异条件及原因	1．围术期的合并症和（或）并发症，需要进行相关的诊断和治疗，导致住院时间延长、费用增加 2．早期胃癌可行腹腔镜下或内镜下切除 3．胃癌根治术中，胃的切除范围根据肿瘤部位、大小、浸润程度等决定，可分为远端胃次全切除、近端胃次全切除、全胃切除术、联合脏器切除术	5□ 4□ 3□ 1□ 0□		

附录 病历书写基本规范

第一章 基本要求

第一条 病历是指医务人员在医疗活动过程中形成的文字、符号、图表、影像、切片等资料的总和，包括门（急）诊病历和住院病历。

第二条 病历书写是指医务人员通过问诊、查体、辅助检查、诊断、治疗、护理等医疗活动获得有关资料，并进行归纳、分析、整理形成医疗活动记录的行为。

第三条 病历书写应当客观、真实、准确、及时、完整、规范。

第四条 病历书写应当使用蓝黑墨水、碳素墨水，需复写的病历资料可以使用蓝或黑色油水的圆珠笔。计算机打印的病历应当符合病历保存的要求。

第五条 病历书写应当使用中文，通用的外文缩写和无正式中文译名的症状、体征、疾病名称等可以使用外文。

第六条 病历书写应规范使用医学术语，文字工整，字迹清晰，表述准确，语句通顺，标点正确。

第七条 病历书写过程中出现错字时，应当用双线划在错字上，保留原记录清楚、可辨，并注明修改时间，修改人签名。不得采用刮、粘、涂等方法掩盖或去除原来的字迹。

上级医务人员有审查修改下级医务人员书写的病历的责任。

第八条 病历应当按照规定的内容书写，并由相应医务人员签名。

实习医务人员、试用期医务人员书写的病历，应当经过本医疗机构注册的医务人员审阅、修改并签名。

进修医务人员由医疗机构根据其胜任本专业工作实际情况认定后书写病历。

第九条 病历书写一律使用阿拉伯数字书写日期和时间，采用 24 小时制记录。

第十条 对需取得患者书面同意方可进行的医疗活动，应当由患者本人签署知情同意书。患者不具备完全民事行为能力时，应当由其法定代理人签字；患者因病无法签字时，应当由其授权的人员签字；为抢救患者，在法定代理人或被授权人无法及时签字的情况下，可由医疗机构负责人或者授权的负责人签字。

因实施保护性医疗措施不宜向患者说明情况的，应当将有关情况告知患者近亲属，由患者近亲属签署知情同意书，并及时记录。患者无近亲属的或者患者近亲属无法签署同意书的，由患者的法定代理人或者关系人签署同意书。

第二章 门（急）诊病历书写内容及要求

第十一条 门（急）诊病历内容包括门（急）诊病历首页［门（急）诊手册封面］、病历记录、化验单（检验报告）、医学影像检查资料等。

第十二条 门（急）诊病历首页内容应当包括患者姓名、性别、出生年月日、民族、婚姻状况、职业、工作单位、住址、药物过敏史等项目。

门诊手册封面内容应当包括患者姓名、性别、年龄、工作单位或住址、药物过敏史等项目。

第十三条 门（急）诊病历记录分为初诊病历记录和复诊病历记录。

初诊病历记录书写内容应当包括就诊时间、科别、主诉、现病史、既往史，阳性体征、必要的阴性体征和辅助检查结果，诊断及治疗意见和医师签名等。

复诊病历记录书写内容应当包括就诊时间、科别、主诉、病史、必要的体格检查和辅助检查结果、诊断、治疗处理意见和医师签名等。

急诊病历书写就诊时间应当具体到分钟。

第十四条　门（急）诊病历记录应当由接诊医师在患者就诊时及时完成。

第十五条　急诊留观记录是急诊患者因病情需要留院观察期间的记录，重点记录观察期间病情变化和诊疗措施，记录简明扼要，并注明患者去向。抢救危重患者时，应当书写抢救记录。门（急）诊抢救记录书写内容及要求按照住院病历抢救记录书写内容及要求执行。

第三章　住院病历书写内容及要求

第十六条　住院病历内容包括住院病案首页、入院记录、病程记录、手术同意书、麻醉同意书、输血治疗知情同意书、特殊检查（特殊治疗）同意书、病危（重）通知书、医嘱单、辅助检查报告单、体温单、医学影像检查资料、病理资料等。

第十七条　入院记录是指患者入院后，由经治医师通过问诊、查体、辅助检查获得有关资料，并对这些资料归纳分析书写而成的记录。可分为入院记录、再次或多次入院记录、24 小时内入出院记录、24 小时内入院死亡记录。

入院记录、再次或多次入院记录应当于患者入院后 24 小时内完成；24 小时内入出院记录应当于患者出院后 24 小时内完成，24 小时内入院死亡记录应当于患者死亡后 24 小时内完成。

第十八条　入院记录的要求及内容

（一）患者一般情况包括姓名、性别、年龄、民族、婚姻状况、出生地、职业、入院时间、记录时间、病史陈述者。

（二）主诉是指促使患者就诊的主要症状（或体征）及持续时间。

（三）现病史是指患者本次疾病的发生、演变、诊疗等方面的详细情况，应当按时间顺序书写。内容包括发病情况、主要症状特点及其发展变化情况、伴随症状、发病后诊疗经过及结果、睡眠和饮食等一般情况的变化，以及与鉴别诊断有关的阳性或阴性资料等。

1. 发病情况：记录发病的时间、地点、起病缓急、前驱症状、可能的原因或诱因。

2. 主要症状特点及其发展变化情况：按发生的先后顺序描述主要症状的部位、性质、持续时间、程度、缓解或加剧因素，以及演变发展情况。

3. 伴随症状：记录伴随症状，描述伴随症状与主要症状之间的相互关系。

4. 发病以来诊治经过及结果：记录患者发病后到入院前，在院内、外接受检查与治疗的详细经过及效果。对患者提供的药名、诊断和手术名称需加引号（“”）以示区别。

5. 发病以来一般情况：简要记录患者发病后的精神状态、睡眠、食欲、大小便、体重等情况。

与本次疾病虽无紧密关系、但仍需治疗的其他疾病情况，可在现病史后另起一段予以记录。

（四）既往史是指患者过去的健康和疾病情况。内容包括既往一般健康状况、疾病史、传染病史、预防接种史、手术外伤史、输血史、食物或药物过敏史等。

（五）个人史，婚育史、月经史、家族史

1. 个人史：记录出生地及长期居留地，生活习惯及有无烟、酒、药物等嗜好，职业与工作条件及有无工业毒物、粉尘、放射性物质接触史，有无冶游史。

2. 婚育史、月经史：婚姻状况、结婚年龄、配偶健康状况、有无子女等。女性患者记录初潮年龄、行经期天数、间隔天数、末次月经时间（或闭经年龄），月经量、痛经及生育等情况。

3. 家族史：父母、兄弟、姐妹健康状况，有无与患者类似疾病，有无家族遗传倾向的疾病。

（六）体格检查应当按照系统循序进行书写。内容包括体温、脉搏、呼吸、血压，一般情况，皮肤、黏膜，全身浅表淋巴结，头部及其器官，颈部，胸部（胸廓、肺部、心脏、血管），腹部（肝、脾等），直肠肛门，外生殖器，脊柱，四肢，神经系统等。

（七）专科情况应当根据专科需要记录专科特殊情况。

（八）辅助检查指入院前所作的与本次疾病相关的主要检查及其结果。应分类按检查时间顺序记录检查结果，如系在其他医疗机构所作检查，应当写明该机构名称及检查号。

（九）初步诊断是指经治医师根据患者入院时情况，综合分析所作出的诊断。如初步诊断为多项时，应当主次分明。对待查病例应列出可能性较大的诊断。

（十）书写入院记录的医师签名。

第十九条 再次或多次入院记录，是指患者因同一种疾病再次或多次住入同一医疗机构时书写的记录。要求及内容基本同入院记录。主诉是记录患者本次入院的主要症状（或体征）及持续时间；现病史中要求首先对本次住院前历次有关住院诊疗经过进行小结，然后再书写本次入院的现病史。

第二十条 患者入院不足24小时出院的，可以书写24小时内入出院记录。内容包括患者姓名、性别、年龄、职业、入院时间、出院时间、主诉、入院情况、入院诊断、诊疗经过、出院情况、出院诊断、出院医嘱，医师签名等。

第二十一条 患者入院不足24小时死亡的，可以书写24小时内入院死亡记录。内容包括患者姓名、性别、年龄、职业、入院时间、死亡时间、主诉、入院情况、入院诊断、诊疗经过（抢救经过）、死亡原因、死亡诊断，医师签名等。

第二十二条 病程记录是指继入院记录之后，对患者病情和诊疗过程所进行的连续性记录。内容包括患者的病情变化情况、重要的辅助检查结果及临床意义、上级医师查房意见、会诊意见、医师分析讨论意见、所采取的诊疗措施及效果、医嘱更改及理由、向患者及其近亲属告知的重要事项等。

病程记录的要求及内容：

（一）首次病程记录是指患者入院后由经治医师或值班医师书写的第一次病程记录，应当在患者入院8小时内完成。首次病程记录的内容包括病例特点、拟诊讨论（诊断依据及鉴别诊断）、诊疗计划等。

1. 病例特点：应当在对病史、体格检查和辅助检查进行全面分析、归纳和整理后写出本病例特征，包括阳性发现和具有鉴别诊断意义的阴性症状和体征等。

2. 拟诊讨论（诊断依据及鉴别诊断）：根据病例特点，提出初步诊断和诊断依据；对诊断不明的写出鉴别诊断并进行分析；并对下一步诊治措施进行分析。

3. 诊疗计划：提出具体的检查及治疗措施安排。

（二）日常病程记录是指对患者住院期间诊疗过程的经常性、连续性记录。由经治医师书写，也可以由实习医务人员或试用期医务人员书写，但应有经治医师签名。书写日常病程记录时，首先标明记录时间，另起一行记录具体内容。对病危患者应当根据病情变化随时书写病程记录，每天至少1次，记录时间应当具体到分钟。对病重患者，至少2天记录一次病程记录。对病情稳定的患者，至少3天记录一次病程记录。

（三）上级医师查房记录是指上级医师查房时对患者病情、诊断、鉴别诊断、当前治疗措施疗效的分析及下一步诊疗意见等的记录。

主治医师首次查房记录应当于患者入院48小时内完成。内容包括查房医师的姓名、专业技术职务、补充的病史和体征、诊断依据与鉴别诊断的分析及诊疗计划等。

主治医师日常查房记录间隔时间视病情和诊疗情况确定，内容包括查房医师的姓名、专业技术职务、对病情的分析和诊疗意见等。

科主任或具有副主任医师以上专业技术职务任职资格医师查房的记录，内容包括查房医师的姓名、专业技术职务、对病情的分析和诊疗意见等。

（四）疑难病例讨论记录是指由科主任或具有副主任医师以上专业技术任职资格的医师主持、召集有关医务人员对确诊困难或疗效不确切病例讨论的记录。内容包括讨论日期、主持人、参加人员姓名及专业技术职务、具体讨论意见及主持人小结意见等。

（五）交（接）班记录是指患者经治医师发生变更之际，交班医师和接班医师分别对患者病情及诊疗情况进行简要总结的记录。交班记录应当在交班前由交班医师书写完成；接班记录应当由接班医师于接班后24小时内完成。交（接）班记录的内容包括入院日期、交班或接班日期、患者姓名、性别、年龄、主诉、入院情况、入院诊断、诊疗经过、目前情况、目前诊断、交班注意事项或接班诊疗计划、医师签名等。

（六）转科记录是指患者住院期间需要转科时，经转入科室医师会诊并同意接收后，由转出科室和转入科室医师分别书写的记录。包括转出记录和转入记录。转出记录由转出科室医师在患者转出科室前书写完成（紧急情况除外）；转入记录由转入科室医师于患者转入后24小时内完成。转科记录内容包括入院日期、转出或转入日期，转出、转入科室，患者姓名、性别、年龄、主诉、入院情况、入院诊断、诊疗经过、目前情况、目前诊断、转科目的及注意事项或转入诊疗计划、医师签名等。

（七）阶段小结是指患者住院时间较长，由经治医师每月所作病情及诊疗情况总结。阶段小结的内容包括入院日期、小结日期，患者姓名、性别、年龄、主诉、入院情况、入院诊断、诊疗经过、目前情况、目前诊断、诊疗计划、医师签名等。

交（接）班记录、转科记录可代替阶段小结。

（八）抢救记录是指患者病情危重，采取抢救措施时作的记录。因抢救急危患者，未能及时书写病历的，有关医务人员应当在抢救结束后6小时内据实补记，并加以注明。内容包括病情变化情况、抢救时间及措施、参加抢救的医务人员姓名及专业技术职称等。记录抢救时间应当具体到分钟。

（九）有创诊疗操作记录是指在临床诊疗活动过程中进行的各种诊断、治疗性操作（如胸腔穿刺、腹腔穿刺等）的记录。应当在操作完成后即刻书写。内容包括操作名称、操作时间、操作步骤、结果及患者一般情况，记录过程是否顺利、有无不良反应，术后注意事项及是否向患者说明，操作医师签名。

（十）会诊记录（含会诊意见）是指患者在住院期间需要其他科室或者其他医疗机构协助诊疗时，分别由申请医师和会诊医师书写的记录。会诊记录应另页书写。内容包括申请会诊记录和会诊意见记录。申请会诊记录应当简要载明患者病情及诊疗情况、申请会诊的理由和目的，申请会诊医师签名等。常规会诊意见记录应当由会诊医师在会诊申请发出后48小时内完成，急会诊时会诊医师应当在会诊申请发出后10分钟内到场，并在会诊结束后即刻完成会诊记录。会诊记录内容包括会诊意见、会诊医师所在的科别或者医疗机构名称、会诊时间及会诊医师签名等。申请会诊医师应在病程记录中记录会诊意见执行情况。

（十一）术前小结是指在患者手术前，由经治医师对患者病情所作的总结。内容包括简要病情、术前诊断、手术指征、拟施手术名称和方式、拟施麻醉方式、注意事项，并记录手术者术前查看患者相关情况等。

（十二）术前讨论记录是指因患者病情较重或手术难度较大，手术前在上级医师主持下，对拟实施手术方式和术中可能出现的问题及应对措施所作的讨论。讨论内容包括术前准备情况、手术指征、手术方案、可能出现的意外及防范措施、参加讨论者的姓名及专业技术职务、具体讨论意见及主持人小结意见、讨论日期、记录者的签名等。

（十三）麻醉术前访视记录是指在麻醉实施前，由麻醉医师对患者拟施麻醉进行风险评估的记录。麻醉术前访视可另立单页，也可在病程中记录。内容包括姓名、性别、年龄、科别、病案号，患者一般情况、简要病史、与麻醉相关的辅助检查结果、拟行手术方式、拟行麻醉方式、麻醉适应证及麻醉中需注意的问题、术前麻醉医嘱、麻醉医师签字并填写日期。

（十四）麻醉记录是指麻醉医师在麻醉实施中书写的麻醉经过及处理措施的记录。麻醉记录应当另页书写，内容包括患者一般情况、术前特殊情况、麻醉前用药、术前诊断、术中诊断、手术方式及日期、麻醉方式、麻醉诱导及各项操作开始及结束时间、麻醉期间用药名称、方式及剂量、麻醉期间特殊或突发情况及处理、手术起止时间、麻醉医师签名等。

（十五）手术记录是指手术者书写的反映手术一般情况、手术经过、术中发现及处理等情况的特殊记录，应当在术后24小时内完成。特殊情况下由第一助手书写时，应有手术者签名。手术记录应当另页书写，内容包括一般项目（患者姓名、性别、科别、病房、床位号、住院病历号或病案号）、手术日期、术前诊断、术中诊断、手术名称、手术者及助手姓名、麻醉方法、手术经过、术中出现的情况及处理等。

（十六）手术安全核查记录是指由手术医师、麻醉医师和巡回护士三方，在麻醉实施前、手术开始前和病人离室前，共同对病人身份、手术部位、手术方式、麻醉及手术风险、手术使用物品清点等内容进行核对的记录，输血的病人还应对血型、用血量进行核对。应有手术医师、麻醉医师和巡回护士三方核对、确认并签字。

（十七）手术清点记录是指巡回护士对手术患者术中所用血液、器械、敷料等的记录，应当在手术结束后即时完成。手术清点记录应当另页书写，内容包括患者姓名、住院病历号（或病案号）、手术日期、手术名称、术中所用各种器械和敷料数量的清点核对、巡回护士和手术器械护士签名等。

（十八）术后首次病程记录是指参加手术的医师在患者术后即时完成的病程记录。内容包括手术时间、术中诊断、麻醉方式、手术方式、手术简要经过、术后处理措施、术后应当特别注意观察的事项等。

（十九）麻醉术后访视记录是指麻醉实施后，由麻醉医师对术后患者麻醉恢复情况进行访视的记录。麻醉术后访视可另立单页，也可在病程中记录。内容包括姓名、性别、年龄、科别、病案号，患者一般情况、麻醉恢复情况、清醒时间、术后医嘱、是否拔除气管插管等，如有特殊情况应详细记录，麻醉医师签字并填写日期。

（二十）出院记录是指经治医师对患者此次住院期间诊疗情况的总结，应当在患者出院后24小时内完成。内容主要包括入院日期、出院日期、入院情况、入院诊断、诊疗经过、出院诊断、出院情况、出院医嘱、医师签名等。

（二十一）死亡记录是指经治医师对死亡患者住院期间诊疗和抢救经过的记录，应当在患者死亡后24小时内完成。内容包括入院日期、死亡时间、入院情况、入院诊断、诊疗经过（重点记录病情演变、抢救经过）、死亡原因、死亡诊断等。记录死亡时间应当具体到分钟。

（二十二）死亡病例讨论记录是指在患者死亡一周内，由科主任或具有副主任医师以上专业技术职务任职资格的医师主持，对死亡病例进行讨论、分析的记录。内容包括讨论日期、主持人及参加人员姓名、专业技术职务、具体讨论意见及主持人小结意见、记录者的签名等。

（二十三）病重（病危）患者护理记录是指护士根据医嘱和病情对病重（病危）患者住院期间护理过程的客观记录。病重（病危）患者护理记录应当根据相应专科的护理特点书写。内容包括患者姓名、科别、住院病历号（或病案号）、床位号、页码、记录日期和时间、出入液量、体温、脉搏、呼吸、血压等病情观察、护理措施和效果、护士签名等。记录时间应当具体到分钟。

第二十三条 手术同意书是指手术前，经治医师向患者告知拟施手术的相关情况，并由患者签署是否同意手术的医学文书。内容包括术前诊断、手术名称、术中或术后可能出现的并发症、手术风险、患者签署意见并签名、经治医师和术者签名等。

第二十四条 麻醉同意书是指麻醉前，麻醉医师向患者告知拟施麻醉的相关情况，并由患者签署是否同意麻醉意见的医学文书。内容包括患者姓名、性别、年龄、病案号、科别、术前诊断、拟行手术方式、拟行麻醉方式，患者基础疾病及可能对麻醉产生影响的特殊情况，麻醉中拟行的有创操作和监测，麻醉风险、可能发生的并发症及意外情况，患者签署意见并签名、麻醉医师签名并填写日期。

第二十五条 输血治疗知情同意书是指输血前，经治医师向患者告知输血的相关情况，并由患者签署是否同意输血的医学文书。输血治疗知情同意书内容包括患者姓名、性别、年龄、科别、病案号、诊断、输血指征、拟输血成分、输血前有关检查结果、输血风险及可能产生的不良后果、患者签署意见并签名、医师签名并填写日期。

第二十六条　特殊检查、特殊治疗同意书是指在实施特殊检查、特殊治疗前，经治医师向患者告知特殊检查、特殊治疗的相关情况，并由患者签署是否同意检查、治疗的医学文书。内容包括特殊检查、特殊治疗项目名称、目的、可能出现的并发症及风险、患者签名、医师签名等。

第二十七条　病危（重）通知书是指因患者病情危、重时，由经治医师或值班医师向患者家属告知病情，并由患方签名的医疗文书。内容包括患者姓名、性别、年龄、科别，目前诊断及病情危重情况，患方签名、医师签名并填写日期。一式两份，一份交患方保存，另一份归病历中保存。

第二十八条　医嘱是指医师在医疗活动中下达的医学指令。医嘱单分为长期医嘱单和临时医嘱单。

长期医嘱单内容包括患者姓名、科别、住院病历号（或病案号）、页码、起始日期和时间、长期医嘱内容、停止日期和时间、医师签名、执行时间、执行护士签名。临时医嘱单内容包括医嘱时间、临时医嘱内容、医师签名、执行时间、执行护士签名等。

医嘱内容及起始、停止时间应当由医师书写。医嘱内容应当准确、清楚，每项医嘱应当只包含一个内容，并注明下达时间，应当具体到分钟。医嘱不得涂改。需要取消时，应当使用红色墨水标注“取消”字样并签名。

一般情况下，医师不得下达口头医嘱。因抢救急危患者需要下达口头医嘱时，护士应当复诵一遍。抢救结束后，医师应当即刻据实补记医嘱。

第二十九条　辅助检查报告单是指患者住院期间所做各项检验、检查结果的记录。内容包括患者姓名、性别、年龄、住院病历号（或病案号）、检查项目、检查结果、报告日期、报告人员签名或者印章等。

第三十条　体温单为表格式，以护士填写为主。内容包括患者姓名、科室、床号、入院日期、住院病历号（或病案号）、日期、手术后天数、体温、脉搏、呼吸、血压、大便次数、出入液量、体重、住院周数等。

第四章　打印病历内容及要求

第三十一条　打印病历是指应用字处理软件编辑生成并打印的病历（如 Word 文档、WPS 文档等）。打印病历应当按照本规定的内容录入并及时打印，由相应医务人员手写签名。

第三十二条　医疗机构打印病历应当统一纸张、字体、字号及排版格式。打印字迹应清楚易认，符合病历保存期限和复印的要求。

第三十三条　打印病历编辑过程中应当按照权限要求进行修改，已完成录入打印并签名的病历不得修改。

第五章　其　　他

第三十四条　住院病案首页按照《卫生部关于修订下发住院病案首页的通知》（卫医发〔2001〕286 号）的规定书写。

第三十五条　特殊检查、特殊治疗按照《医疗机构管理条例实施细则》（1994 年卫生部令第 35 号）有关规定执行。

第三十六条　中医病历书写基本规范由国家中医药管理局另行制定。

第三十七条　电子病历基本规范由卫生部另行制定。

第三十八条　本规范自 2010 年 3 月 1 日起施行。我部于 2002 年颁布的《病历书写基本规范（试行)》（卫医发〔2002〕190 号）同时废止。